中华医学百科全书

基础医学

医学伦理学

国家出版基金项目
NATIONAL PUBLICATION FOUNDATION

中国协和医科大学出版社
北 京

图书在版编目（CIP）数据

中华医学百科全书·医学伦理学 / 杜治政主编 . —北京：中国协和医科大学出版社，2020.12
ISBN 978-7-5679-1595-4

Ⅰ.①中…　Ⅱ.①杜…　Ⅲ.①医学伦理学—基本知识　Ⅳ.①R

中国版本图书馆 CIP 数据核字（2020）第 245239 号

中华医学百科全书·医学伦理学

主　　编：杜治政

编　　审：张之生

责任编辑：沈冰冰　左　谦

出版发行：**中国协和医科大学出版社**
　　　　　（北京市东城区东单三条 9 号　邮编 100730　电话 010-6526 0431）

网　　址：www.pumcp.com

经　　销：新华书店总店北京发行所

印　　刷：北京雅昌艺术印刷有限公司

开　　本：889×1230　1/16

印　　张：35

字　　数：975 千字

版　　次：2020 年 12 月第 1 版

印　　次：2020 年 12 月第 1 次印刷

定　　价：398.00 元

ISBN 978-7-5679-1595-4

《中华医学百科全书》编纂委员会

总顾问　吴阶平　韩启德　桑国卫

总指导　陈　竺

总主编　刘德培　王　辰

副总主编　曹雪涛　李立明　曾益新　吴沛新

编纂委员（以姓氏笔画为序）

丁　洁	丁　樱	丁安伟	于中麟	于布为	于学忠	万经海
马　军	马　进	马　骁	马　静	马　融	马安宁	马建辉
马烈光	马绪臣	王　伟	王　辰	王　政	王　恒	王　铁
王　硕	王　舒	王　键	王一飞	王一镗	王士贞	王卫平
王长振	王文全	王心如	王生田	王立祥	王兰兰	王汉明
王永安	王永炎	王成锋	王延光	王华兰	王旭东	王军志
王声湧	王坚成	王良录	王拥军	王茂斌	王松灵	王明荣
王明贵	王金锐	王宝玺	王诗忠	王建中	王建业	王建军
王建祥	王临虹	王贵强	王美青	王晓民	王晓良	王高华
王鸿利	王维林	王琳芳	王喜军	王晴宇	王道全	王德文
王德群	木塔力甫·艾力阿吉	尤启冬	戈　烽	牛　侨	毛秉智
毛常学	乌　兰	卞兆祥	文卫平	文历阳	文爱东	方　浩
方以群	尹　佳	孔北华	孔令义	孔维佳	邓文龙	邓家刚
书　亭	毋福海	艾措千	艾儒棣	石　岩	石远凯	石学敏
石建功	布仁达来	占　堆	卢志平	卢祖洵	叶　桦	叶冬青
叶常青	叶章群	申昆玲	申春悌	田家玮	田景振	田嘉禾
史录文	冉茂盛	代　涛	代华平	白春学	白慧良	丛　斌
丛亚丽	包怀恩	包金山	冯卫生	冯希平	冯泽永	冯学山
边旭明	边振甲	匡海学	邢小平	达万明	达庆东	成　军
成翼娟	师英强	吐尔洪·艾买尔	吕时铭	吕爱平	朱　珠
朱万孚	朱立国	朱华栋	朱宗涵	朱建平	朱晓东	朱祥成
乔延江	伍瑞昌	任　华	任钧国	华　伟	伊河山·伊明
向　阳	多　杰	邬堂春	庄　辉	庄志雄	刘　平	刘　进
刘　玮	刘　强	刘　蓬	刘大为	刘小林	刘中民	刘玉清
刘尔翔	刘训红	刘永锋	刘吉开	刘芝华	刘伏友	刘华平

刘华生	刘志刚	刘克良	刘更生	刘迎龙	刘建勋	刘胡波
刘树民	刘昭纯	刘俊涛	刘洪涛	刘献祥	刘嘉瀛	刘德培
闫永平	米玛	米光明	安锐	祁建城	许媛	许腊英
那彦群	阮长耿	阮时宝	孙宁	孙光	孙皎	孙锟
孙少宣	孙长颢	孙立忠	孙则禹	孙秀梅	孙建中	孙建方
孙建宁	孙贵范	孙洪强	孙晓波	孙海晨	孙景工	孙颖浩
孙慕义	严世芸	苏川	苏旭	苏荣扎布	杜元灏	杜文东
杜治政	杜惠兰	李飞	李方	李龙	李东	李宁
李刚	李丽	李波	李勇	李桦	李鲁	李磊
李燕	李冀	李大魁	李云庆	李太生	李曰庆	李玉珍
李世荣	李立明	李永哲	李志平	李连达	李灿东	李君文
李劲松	李其忠	李若瑜	李泽坚	李宝馨	李建初	李建勇
李映兰	李思进	李莹辉	李晓明	李凌江	李继承	李森恺
李曙光	杨凯	杨恬	杨勇	杨健	杨硕	杨化新
杨文英	杨世民	杨世林	杨伟文	杨克敌	杨甫德	杨国山
杨宝峰	杨炳友	杨晓明	杨跃进	杨腊虎	杨瑞馥	杨慧霞
励建安	连建伟	肖波	肖南	肖永庆	肖培根	肖鲁伟
吴东	吴江	吴明	吴信	吴令英	吴立玲	吴欣娟
吴勉华	吴爱勤	吴群红	吴德沛	邱建华	邱贵兴	邱海波
邱蔚六	何维	何勤	何方方	何绍衡	何春涤	何裕民
余争平	余新忠	狄文	冷希圣	汪海	汪静	汪受传
沈岩	沈岳	沈敏	沈铿	沈卫峰	沈心亮	沈华浩
沈俊良	宋国维	张泓	张学	张亮	张强	张霆
张澍	张大庆	张为远	张世民	张永学	张华敏	张宇鹏
张志愿	张丽霞	张伯礼	张宏誉	张劲松	张奉春	张宝仁
张建中	张建宁	张承芬	张琴明	张富强	张新庆	张潍平
张德芹	张燕生	陆华	陆林	陆小左	陆付耳	陆伟跃
陆静波	阿不都热依木·卡地尔		陈文	陈杰	陈实	陈洪
陈琪	陈楠	陈薇	陈士林	陈大为	陈文祥	陈代杰
陈尧忠	陈红风	陈志南	陈志强	陈规化	陈国良	陈佩仪
陈家旭	陈智轩	陈锦秀	陈誉华	邵蓉	邵荣光	武志昂
其仁旺其格	范明	范炳华	林三仁	林久祥	林子强	林江涛
林曙光	杭太俊	郁琦	欧阳靖宇	尚红	果德安	
明根巴雅尔	易定华	易著文	罗力	罗毅	罗小平	罗长坤
罗颂平	帕尔哈提·克力木		帕塔尔·买合木提·吐尔根			

图门巴雅尔	岳伟华	岳建民	金 玉	金 奇	金少鸿	金伯泉
金季玲	金征宇	金银龙	金惠铭	周 兵	周永学	周光炎
周灿全	周良辅	周纯武	周学东	周宗灿	周定标	周宜开
周建平	周建新	周春燕	周荣斌	周福成	郑一宁	郑志忠
郑金福	郑法雷	郑建全	郑洪新	郑家伟	郎景和	房 敏
孟 群	孟庆跃	孟静岩	赵 平	赵 群	赵子琴	赵中振
赵文海	赵玉沛	赵正言	赵永强	赵志河	赵彤言	赵明杰
赵明辉	赵耐青	赵临襄	赵继宗	赵铱民	赵靖平	郝 模
郝小江	郝传明	郝晓柯	胡 志	胡大一	胡文东	胡向军
胡国华	胡昌勤	胡晓峰	胡盛寿	胡德瑜	柯 杨	查 干
柏树令	柳长华	钟翠平	钟赣生	香多·李先加		段 涛
段金廒	段俊国	侯一平	侯金林	侯春林	俞光岩	俞梦孙
俞景茂	饶克勤	施慎逊	姜小鹰	姜玉新	姜廷良	姜国华
姜柏生	姜德友	洪 两	洪 震	洪秀华	洪建国	祝庆余
祝蕈晨	姚永杰	姚克纯	姚祝军	秦 川	袁文俊	袁永贵
都晓伟	晋红中	栗占国	贾 波	贾建平	贾继东	夏照帆
夏慧敏	柴光军	柴家科	钱传云	钱忠直	钱家鸣	钱焕文
倪 健	倪 鑫	徐 军	徐 晨	徐云根	徐永健	徐志云
徐志凯	徐克前	徐金华	徐建国	徐勇勇	徐桂华	凌文华
高 妍	高 晞	高志贤	高志强	高金明	高学敏	高树中
高健生	高思华	高润霖	郭 岩	郭小朝	郭长江	郭巧生
郭宝林	郭海英	唐 强	唐向东	唐朝枢	唐德才	诸欣平
谈 勇	谈献和	陶广正	陶永华	陶芳标	陶·苏和	陶建生
黄 钢	黄 峻	黄 烽	黄人健	黄叶莉	黄宇光	黄国宁
黄国英	黄跃生	黄璐琦	萧树东	梅 亮	梅长林	曹 佳
曹广文	曹务春	曹建平	曹洪欣	曹济民	曹雪涛	曹德英
龚千锋	龚守良	龚非力	袭著革	常耀明	崔 蒙	崔丽英
庾石山	康 健	康廷国	康宏向	章友康	章锦才	章静波
梁 萍	梁显泉	梁铭会	梁繁荣	谌贻璞	屠鹏飞	隆 云
绳 宇	巢永烈	彭 成	彭 勇	彭明婷	彭晓忠	彭瑞云
彭毅志	斯拉甫·艾白		葛 坚	葛立宏	董方田	蒋力生
蒋建东	蒋建利	蒋澄宇	韩晶岩	韩德民	惠延年	粟晓黎
程 伟	程天民	程仕萍	程训佳	童培建	曾 苏	曾小峰
曾正陪	曾学思	曾益新	谢 宁	谢立信	蒲传强	赖西南
赖新生	詹启敏	詹思延	鲍春德	窦科峰	窦德强	赫 捷

蔡　威　　裴国献　　裴晓方　　裴晓华　　廖品正　　谭仁祥　　谭先杰
翟所迪　　熊大经　　熊鸿燕　　樊飞跃　　樊巧玲　　樊代明　　樊立华
樊明文　　樊瑜波　　黎源倩　　颜　虹　　潘国宗　　潘柏申　　潘桂娟
薛社普　　薛博瑜　　魏光辉　　魏丽惠　　藤光生　　B·吉格木德

《中华医学百科全书》学术委员会

主任委员　巴德年

副主任委员（以姓氏笔画为序）

汤钊猷　　吴孟超　　陈可冀　　贺福初

学术委员（以姓氏笔画为序）

丁鸿才	于是凤	于润江	于德泉	马遂	王宪	王大章
王之虹	王文吉	王正敏	王邦康	王声涌	王近中	王政国
王晓仪	王海燕	王鸿利	王琳芳	王锋鹏	王满恩	王模堂
王德文	王澍寰	王翰章	毛秉智	乌正赉	尹昭云	巴德年
邓伟吾	石一复	石中瑗	石四箴	石学敏	平其能	卢世璧
卢光琇	史俊南	皮昕	吕军	吕传真	朱预	朱大年
朱元珏	朱晓东	朱家恺	仲剑平	刘正	刘耀	刘又宁
刘宝林（口腔）		刘宝林（公共卫生）		刘敏如	刘景昌	刘新光
刘嘉瀛	刘镇宇	刘德培	闫剑群	江世忠	汤光	汤钊猷
阮金秀	孙燕	孙汉董	孙曼霁	纪宝华	严隽陶	苏志
苏荣扎布	杜乐勋	李亚洁	李传胪	李仲智	李连达	李若新
李钟铎	李济仁	李舜伟	李巍然	杨莘	杨圣辉	杨宠莹
杨瑞馥	肖文彬	肖承悰	肖培根	吴坚	吴坤	吴蓬
吴乐山	吴永佩	吴在德	吴军正	吴观陵	吴希如	吴孟超
吴咸中	邱蔚六	何大澄	余森海	谷华运	邹学贤	汪华
汪仕良	沈竞康	张乃峥	张习坦	张月琴	张世臣	张丽霞
张伯礼	张金哲	张学文	张学军	张承绪	张洪君	张致平
张博学	张朝武	张蕴惠	陆士新	陆道培	陈子江	陈文亮
陈世谦	陈可冀	陈立典	陈宁庆	陈在嘉	陈尧忠	陈君石
陈育德	陈治清	陈洪铎	陈家伟	陈家伦	陈寅卿	邵铭熙
范乐明	范茂槐	欧阳惠卿	罗才贵	罗成基	罗启芳	罗爱伦
罗慰慈	季成叶	金义成	金水高	金惠铭	周俊	周仲瑛
周荣汉	赵云凤	胡永华	胡永洲	钟世镇	钟南山	段富津
侯云德	侯惠民	俞永新	俞梦孙	施侣元	姜世忠	姜庆五
恽榴红	姚天爵	姚新生	贺福初	秦伯益	贾继东	贾福星
夏惠明	顾美仪	顾觉奋	顾景范	徐文严	翁心植	栾文明
郭定	郭子光	郭天文	郭宗儒	唐由之	唐福林	涂永强
黄洁夫	黄璐琦	曹仁发	曹采方	曹谊林	龚幼龙	龚锦涵

基础医学

总主编

　　刘德培　　中国医学科学院北京协和医学院

本卷编委会

主　编

　　杜治政　　大连医科大学

副主编（以姓氏笔画为序）

　　王延光　　中国社会科学院

　　丛亚丽　　北京大学医学人文学院

　　冯泽永　　重庆医科大学

　　孙慕义　　东南大学人文学院

　　赵明杰　　大连医科大学

编　委（以姓氏笔画为序）

　　马先松　　华中科技大学同济医学院

　　王延光　　中国社会科学院

　　王丽宇　　中国医科大学

　　王明旭　　西安交通大学医学院

　　王洪奇　　山西医科大学

　　卢光琇　　中南大学生殖与干细胞工程研究所

　　丛亚丽　　北京大学医学人文学院

　　兰礼吉　　四川大学华西医学中心

　　冯泽永　　重庆医科大学

　　边　林　　河北医科大学

　　朱　伟　　复旦大学社会科学基础部

　　任　苒　　大连医科大学

　　刘俊荣　　广州医科大学

孙福川　　哈尔滨医科大学

孙慕义　　东南大学人文学院

杜治政　　大连医科大学

杨　放　　海军军医大学

李义庭　　首都医科大学

李久辉　　上海健康医学院

何　伦　　东南大学人文学院

张大庆　　北京大学医学人文学院

张拓红　　北京大学公共卫生学院

张春美　　中共上海市委党校

卓小勤　　中国政法大学

赵明杰　　大连医科大学

胡林英　　北京大学医学人文学院

柯斌铮　　北京市西城区科学技术协会

姜柏生　　南京医科大学

郭永松　　杭州医学院

涂　玲　　中南大学湘雅医院

曹永福　　山东大学医学院

常　春　　北京大学公共卫生学院

雷瑞鹏　　华中科技大学

翟晓梅　　北京协和医学院

樊民胜　　上海中医药大学

前　言

《中华医学百科全书》终于和读者朋友们见面了!

古往今来,凡政通人和、国泰民安之时代,国之重器皆为科技、文化领域的鸿篇巨制。唐代《艺文类聚》、宋代《太平御览》、明代《永乐大典》、清代《古今图书集成》等,无不彰显盛世之辉煌。新中国成立后,国家先后组织编纂了《中国大百科全书》第一版、第二版,成为我国科学文化事业繁荣发达的重要标志。医学的发展,从大医学、大卫生、大健康角度,集自然科学、人文社会科学和艺术之大成,是人类社会文明与进步的集中体现。随着经济社会快速发展,医药卫生领域科技日新月异,知识大幅更新。广大读者对医药卫生领域的知识文化需求日益增长,因此,编纂一部医药卫生领域的专业性百科全书,进一步规范医学基本概念,整理医学核心体系,传播精准医学知识,促进医学发展和人类健康的任务迫在眉睫。在党中央、国务院的亲切关怀以及国家各有关部门的大力支持下,《中华医学百科全书》应运而生。

作为当代中华民族"盛世修典"的重要工程之一,《中华医学百科全书》肩负着全面总结国内外医药卫生领域经典理论、先进知识,回顾展现我国卫生事业取得的辉煌成就,弘扬中华文明传统医药璀璨历史文化的使命。《中华医学百科全书》将成为我国科技文化发展水平的重要标志、医药卫生领域知识技术的最高"检阅"、服务千家万户的国家健康数据库和医药卫生各学科领域走向整合的平台。

肩此重任,《中华医学百科全书》的编纂力求做到两个符合。一是符合社会发展趋势:全面贯彻以人为本的科学发展观指导思想,通过普及医学知识,增强人民群众健康意识,提高人民群众健康水平,促进社会主义和谐社会构建。二是符合医学发展趋势:遵循先进的国际医学理念,以"战略前移、重心下移、模式转变、系统整合"的人口与健康科技发展战略为指导。同时,《中华医学百科全书》的编纂力求做到两个体现:一是体现科学思维模式的深刻变革,即学科交叉渗透/知识系统整合;二是体现继承发展与时俱进的精神,准确把握学科现有基础理论、基本知识、基本技能以及经典理论知识与科学思维精髓,深刻领悟学科当前面临的交叉渗透与整合转化,敏锐洞察学科未来的发展趋势与突破方向。

作为未来权威著作的"基准点"和"金标准",《中华医学百科全书》编纂过程中，制定了严格的主编、编者遴选原则，聘请了一批在学界有相当威望、具有较高学术造诣和较强组织协调能力的专家教授（包括多位两院院士）担任大类主编和学科卷主编，确保全书的科学性与权威性。另外，还借鉴了已有百科全书的编写经验。鉴于《中华医学百科全书》的编纂过程本身带有科学研究性质，还聘请了若干科研院所的科研管理专家作为特约编审，站在科研管理的高度为全书的顺利编纂保驾护航。除了编者、编审队伍外，还制订了详尽的质量保证计划。编纂委员会和工作委员会秉持质量源于设计的理念，共同制订了一系列配套的质量控制规范性文件，建立了一套切实可行、行之有效、效率最优的编纂质量管理方案和各种情况下的处理原则及预案。

《中华医学百科全书》的编纂实行主编负责制，在统一思想下进行系统规划，保证良好的全程质量策划、质量控制、质量保证。在编写过程中，统筹协调学科内各编委、卷内条目以及学科间编委、卷间条目，努力做到科学布局、合理分工、层次分明、逻辑严谨、详略有方。在内容编排上，务求做到"全准精新"。形式"全"：学科"全"，册内条目"全"，全面展现学科面貌；内涵"全"：知识结构"全"，多方位进行条目阐释；联系整合"全"：多角度编制知识网。数据"准"：基于权威文献，引用准确数据，表述权威观点；把握"准"：审慎洞察知识内涵，准确把握取舍详略。内容"精"："一语天然万古新，豪华落尽见真淳。"内容丰富而精练，文字简洁而规范；逻辑"精"："片言可以明百意，坐驰可以役万里。"严密说理，科学分析。知识"新"：以最新的知识积累体现时代气息；见解"新"：体现出学术水平，具有科学性、启发性和先进性。

《中华医学百科全书》之"中华"二字，意在中华之文明、中华之血脉、中华之视角，而不仅限于中华之地域。在文明交织的国际化浪潮下，中华医学汲取人类文明成果，正不断开拓视野，敞开胸怀，海纳百川般融入，润物无声状拓展。《中华医学百科全书》秉承了这样的胸襟怀抱，广泛吸收国内外华裔专家加入，力求以中华文明为纽带，牵系起所有华人专家的力量，展现出现今时代下中华医学文明之全貌。《中华医学百科全书》作为由中国政府主导，参与编纂学者多、分卷学科设置全、未来受益人口广的国家重点出版工程，得到了联合国教科文等组织的高度关注，对于中华医学的全球共享和人类的健康保健，都具有深远意义。

《中华医学百科全书》分基础医学、临床医学、中医药学、公共卫生学、军事与特种医学和药学六大类，共计144卷。由中国医学科学院/北京协和医学院牵头，联合军事医学科学院、中国中医科学院和中国疾病预防控制中心，带动全国知名院校、科研单位和医院，有多位院士和海内外数千位优秀专家参加。国内知名的医学和百科编审汇集中国协和医科大学出版社，并培养了一批热爱百科事业的中青年编辑。

回览编纂历程，犹然历历在目。几年来，《中华医学百科全书》编纂团队呕心沥血，孜孜矻矻。组织协调坚定有力，条目撰写字斟句酌，学术审查一丝不苟，手书长卷撼人心魂……在此，谨向全国医学各学科、各领域、各部门的专家、学者的积极参与以及国家各有关部门、医药卫生领域相关单位的大力支持致以崇高的敬意和衷心的感谢！

《中华医学百科全书》的编纂是一项泽被后世的创举，其牵涉医学科学众多学科及学科间交叉，有着一定的复杂性；需要体现在当前医学整合转型的新形式，有着相当的创新性；作为一项国家出版工程，有着毋庸置疑的严肃性。《中华医学百科全书》开创性和挑战性都非常强。由于编纂工作浩繁，难免存在差错与疏漏，敬请广大读者给予批评指正，以便在今后的编纂工作中不断改进和完善。

刘德培

凡 例

一、《中华医学百科全书》（以下简称《全书》）按基础医学类、临床医学类、中医药学类、公共卫生类、军事与特种医学类、药学类的不同学科分卷出版。一学科辑成一卷或数卷。

二、《全书》基本结构单元为条目，主要供读者查检，亦可系统阅读。条目标题有些是一个词，例如"炎症"；有些是词组，例如"弥散性血管内凝血"。

三、由于学科内容有交叉，会在不同卷设有少量同名条目。例如《肿瘤学》《病理生理学》都设有"肿瘤"条目。其释文会根据不同学科的视角不同各有侧重。

四、条目标题上方加注汉语拼音，条目标题后附相应的外文。例如：

zhīqíng tóngyì
知情同意（informed consent）

五、本卷条目按学科知识体系顺序排列。为便于读者了解学科概貌，卷首条目分类目录中条目标题按阶梯式排列，例如：

临床医学伦理学 ……………………………………………………………
　知情同意 …………………………………………………………………
　　知情不同意 ……………………………………………………………
　　代理同意 ………………………………………………………………
　　家属同意 ………………………………………………………………
　保密 ………………………………………………………………………
　　讲真话 …………………………………………………………………
　　善意谎言 ………………………………………………………………

六、各学科都有一篇介绍本学科的概观性条目，一般作为本学科卷的首条。介绍学科大类的概观性条目，列在本大类中基础性学科卷的学科概观性条目之前。

七、条目之中设立参见系统，体现相关条目内容的联系。一个条目的内容涉及其他条目，需要其他条目的释文作为补充的，设为"参见"。所参见的本卷条目的标题在本条目释文中出现的，用蓝色楷体字印刷；所参见的本卷条目的标题未在本条目释文中出现的，在括号内用蓝色楷体字印刷该标题，另加"见"字；参见其他卷条目的，注明参见条所属学科卷名，如"参见□□□卷"或"参见□□□卷□□□□"。

八、《全书》医学名词以全国科学技术名词审定委员会审定公布的为标准。同一概念或疾病在不同学科有不同命名的，以主科所定名词为准。字数较多，释文中拟用简称的名词，每个条目中第一次出现时使用全称，并括注简称，例如：甲型病毒性肝炎（简称甲肝）。个别众所周知的名词直接使用简称、缩写，例如：B 超。药物名称参照《中华人民共和国药典》2015 年版和《国家基本药物目录》2012 年版。

九、《全书》量和单位的使用以国家标准 GB 3100—1993《国际单位制及其应用》、GB/T 3101—1993《有关量、单位和符号的一般原则》及 GB/T 3102 系列国家标准为准。援引古籍或外文时维持原有单位不变。必要时括注与法定计量单位的换算。

十、《全书》数字用法以国家标准 GB/T 15835—2011《出版物上数字用法》为准。

十一、正文之后设有内容索引和条目标题索引。内容索引供读者按照汉语拼音字母顺序查检条目和条目之中隐含的知识主题。条目标题索引分为条目标题汉字笔画索引和条目外文标题索引，条目标题汉字笔画索引供读者按照汉字笔画顺序查检条目，条目外文标题索引供读者按照外文字母顺序查检条目。

十二、部分学科卷根据需要设有附录，列载本学科有关的重要文献资料。

目　录

yīxué lúnlǐxué

医学伦理学（medical ethics）

研究临床医学、公共卫生、医学科研实践中的伦理规范，调节医务人员与患者关系应遵循伦理规范的学科。属于应用伦理学范畴，是医学学科体系的重要组成部分。

历史　医学伦理学有古老的传统，其发展经历了 3 个不同阶段：①以医师个人品格为标志的医德学阶段。这个阶段在西方最早可追溯到古希腊——公元前 5 世纪的《希波克拉底誓言》，其核心内容包括医师要"遵守为病家谋利益之信条，并检束一切堕落及害人行为，不得把毒药品给予他人"，医师应为病家"保守秘密"，对"授我艺者敬之如父母"。《希波克拉底誓言》奠定了以医师个人道德为标志的医学伦理学发展第一阶段的基础，并产生了广泛的影响。公元 10 世纪的《阿巴斯：医生须知》，迈蒙尼德（Maimonides）的《迈蒙尼德日祷词》，以及 1762～1836 年胡弗兰德（Hufeland）的《胡弗兰德医德十二箴》，都强调"医生不要追求名誉和个人利益，而要用忘我的工作救活别人；救死扶伤，治病救人，不应怀有其他个人目的"，这些都是医师的基本品德。1948 年在日内瓦召开世界医学会全体大会，会议通过的《日内瓦宣言》及其几次修订，始终将"我首先考虑的是患者的利益"作为医学的宗旨。以医师个人品德为特征的医学伦理学阶段，持续了 1000 多年，至今其光辉仍存。②医学伦理学发展的第二阶段，发端于医疗服务手段开始以医师个人的技艺为主转向以医学技术手段为主和医师依托医疗机构开展工作的时代。15 世纪以后，在近代科学的推动下，医疗服务领域涌现了如听诊器、体温计、X 线机、麻醉法、消毒法、输血法以及人工合成的磺胺、青霉素等一批诊断和治疗的器械、治疗方法和药品，医师在工作中如何保护而不伤害患者成为医生不能不考虑的问题。此阶段医学伦理学的特点在于，关注如何规范使用医疗干预技术，不仅需要关注医师的美德和医患关系，还需考虑与同行关系的协调。英国的托马斯·珀斯瓦尔（Thomas Percival）于 1803 年出版《医学伦理学》一书，首次提出"医学伦理学"这一名词。他提出这一称谓，主要用来指称来自职业中的、用来管理职业中各成员彼此交往的成规与礼节，医师应像绅士一样地行为。他认为"职业伦理学是'人性的知识'与'广泛的道德责任'之间的综合"，"医学伦理学的一般体系使无论是官方正式的行为还是医学领域之间相互的交往都受儒雅和正直原则所指导"。1847 年美国医学会制定的伦理准则，主要引自托马斯·珀斯瓦尔的《医学伦理学》。③医学伦理学发展的第三阶段，源于 20 世纪 60 年代以后医疗技术手段日新月异，对人体的干预也越来越大的情势。呼吸机的出现，使先前无法维持生命的患者可以较长时间地维持生命；辅助生殖技术可以帮助无生育能力的人获得自己的子女；失去功能的脏器可通过移植他人的脏器重新获得失去的功能；遭受疾病痛苦折磨且无法摆脱痛苦的患者宁愿安乐死；第二次世界大战中德国纳粹和日本 731 部队实施无人性的大屠杀和人体试验一度使医学伦理遭到严重的践踏！与此同时，受医学科研热情的驱动，一些牺牲或伤害人体生命的丑闻也屡屡发生，需要应对这类新的课题并予以规范。医学伦理学从先前的诊治疾病、维护生命扩展到直接干预、影响人的生与死。医学伦理学发展第三阶段的生命伦理学阶段，既是前两个阶段的传统的继承，又是在新的历史条件下适应医学发展的新形势，回答医学技术提出种种伦理新课题的需要。在这一阶段，医学伦理学与生命伦理学存在交叉。

中国的医学伦理学走过的道路与西方医学伦理学基本相同。早在中国医学发展开端，就有过神农氏尝百草，一日而遇七十毒的传说；《黄帝内经》也有关于医师个人品德的记述；司马迁的《史记·扁鹊仓公列传》记述了扁鹊、淳于意两位名医诊疗的故事，彰显了他们的许多美德；此后历朝历代的许多名医，如皇甫谧、沈括、董奉、陈实功、龚廷贤等就医德所做的论述和他们高尚行医品德的故事，表明中国的医德学阶段具有丰富的内容。中国医学伦理学从以医师个人道德转向医学伦理学阶段，是 19 世纪末至 20 世纪上半叶实现的。1932 年宋国宾出版了《医业伦理学》，全书分成引言——医业伦理学与普通伦理学的关系，第一篇——医师之人格，第二篇——医师与病人，第三篇——医师与同道，第四篇——医师与社会及两个附录，其中包括上海震旦大学医学院学生的毕业宣誓誓言，表明中国医学伦理学已进入了医学伦理学的发展时期。1981 年，医学伦理道德学术研讨会在上海召开，会上既交流了传统的医德教育，也探讨了安乐死、死亡标准等伦理敏感问题，表明医学伦理学向生命伦理学的转变正在酝酿中。

属性与特征　①医学伦理学

是现代医学科学体系的组成部分。由于现代医学处于比先前更加复杂的技术体系和社会关系中，伦理问题更加突出和重要，它不只是研究医学中的道德现象和研究医师从事涉及人体生命安危的医疗服务应有的美德，而且要探索现代医疗中的许多新技术应用的伦理限度和干预的伦理规则，促使医学更好地维护人类生命和健康。它是适应生物-心理-社会医学模式的需要，以医学体系中的人文社会医学学科的属性立足于医学中的；医学伦理学的起点是医学，终点也是医学。虽然从学科属性看，医学伦理学属于应用伦理学范畴，但它更为重要的属性是现代医学学科体系的组成部分。②医学伦理学具有鲜明的实践性。医学伦理学的课题取材于医学实践，它的本源在医疗实践而非伦理学的理论体系，它不是由于应用伦理学的某种理论而生，而是应对医疗实践的需要铸成的，伦理学中的理念和原则，已渐渐融入医疗实践中，如患者利益至上、知情同意等，其目的是服务于医疗实践，是为使医疗技术更好地造福于人类的生命和健康。③医学伦理学的研究方法主要不是依靠实验和观察，而更多是依靠论证、逻辑推理、案例分析等方式。它通常针对医学实践中提出的某些伦理问题或难题，通过论证、分析，寻找其伦理的可接受度，继而提升或归纳而成为医学伦理规范，帮助医学更好地服务于患者健康。④医学伦理学是德性伦理学和规范伦理学的统一。德性伦理历史悠久，后来由于工业社会和市场经济的兴起，德性伦理的主导地位逐渐被规范伦理取代。但是近百年来社会经济发展的实践证明，现代市场经济和

人际繁忙的交往，不仅需要伦理规范，也需要德性伦理的支持。1981年美国哲学家阿拉斯戴尔·麦金泰尔（Alasdair MacIntyre）《德性之后》一书出版，很快引起社会的关注，形成了一股回归德性伦理的潮流。医学由于其涉及人的生命和健康的特殊性，医师的美德至关重要，因而当代的医学伦理学，不仅要重视伦理规范，也要重视医师的美德。完美的医学伦理学，应当是规范伦理与美德伦理的统一。⑤医学伦理学的实践首先是依靠医师和护士，医学伦理学首先是医务人员的伦理学。随着医学的现代化，医学已经发展成为一个庞大的体系，这个庞大体系各方面的工作无不涉及伦理问题，而医护人员一直是这个庞大医疗体系中的主体。因此，医务人员一直是医学伦理学实践的主要依靠对象。⑥医学伦理学既要关注伦理原则和伦理规范的制定，也要关注伦理责任和伦理效应。尽管经过论证的伦理原则、伦理规范和规则是合理的，但在实践过程所产生的效应并非都是正面的，也可能是负面的。例如尊重和知情同意的伦理原则，不仅要关注知情同意书的签字，还要加强与之相关的机构伦理、责任伦理、伦理冲突等问题的探索和实践，这些都是影响知情同意伦理效应的重要因素。

主要内容　①医学伦理学学科的基础理论、原则、规范、评价及相关伦理学说的研究：作为一门成熟的学科，都有其自身的学科范式。医学伦理学也是如此。诸如尊重、自主、有利、不伤害、公正，尤其是关爱生命、患者利益第一这些基本原则，是医学伦理学的基础，是医学伦理学不可缺少的内容。②临床医学（包括

生命技术在临床中的应用）、公共卫生、医学科研中的伦理问题：特别是临床实践中所有环节的伦理，应视为医学伦理学的主体内容，加以重视和研究。鉴于临床医学与公共卫生的关系日益紧密，公共卫生、传染病防治的伦理是医学伦理不可忽视的重要方面。③德性伦理：医师的美德伦理，是医学伦理的原德，医学伦理在很长时间主要依靠医师的美德支撑，至今仍然十分重要，诸如关爱、尊重、忠诚、担当、刚毅、敏捷、应变、友善等美德，几乎时时、事事都涉及患者的生命安危和健康，应加强研究和弘扬。美德伦理不能代替规范伦理，但规范伦理的落实需要美德伦理的支持。④以医患关系为核心的以及医护、医管、医商等人际关系的研究和伦理规范：所有医疗实践都是在医师与患者及其他人际关系中运行的。没有良好的以医患关系为主体的人际关系，就不可能有满意的医疗。⑤医师专业精神：医师作为社会早已存在和发展的一支专业队伍，在长期历史发展中形成特有的对患者和社会负责的专业精神，并且成为取信于民和医师立业的基础。由于当代医学面临前所未有的挑战，医疗行业不仅要求医师个人，而且更要求他们作为一个特殊的社会群体，对社会负责，为社会公众的健康利益而努力。应将医师专业精神视为医学伦理学的内容之一加以重视和研究。

与生命伦理学的异同　生命伦理学可以理解为医学伦理学发展的现代阶段，但实际上医学伦理学和生命伦理学已经是生物-心理-社会医学领域中两个有联系且在某些方面相互重叠但又各有侧重的不同的应用伦理学学科。两

者的理念、内容在很多方面是同一的，例如一些重要的伦理原则，如自主、公正、保密等原则，都是互相通用的。因而，有的学者认为生命伦理学的涵义更为广泛，可以囊括医学伦理学，一些国家用生命伦理学取代医学伦理学；但也有的国家视医学伦理学为更广的内容，而将生命伦理学囊括其中。在中国也有将医学伦理学与生命伦理学混用的情况。但两者仍是有区别的，某些情况下不宜相互取代和混淆。①两者产生的背景与情境不同：生命伦理学出现的导火线，是纽伦堡审判发布的《纽伦堡法典》和美国等地发生的一系列以人体作为试验对象的科学研究，它直接面对的是当今诸多生命技术的伦理问题。当代的生命技术，如脑死亡、安乐死、代孕、基因技术、人工合成生命等，直接催生了生命伦理学。医学伦理学则与临床及与临床相关的情境直接相连。医学伦理学处理的是关于医学领域相关的价值和判断问题，临床情境是其主战场。②两者的研究范围不同：生命伦理学的内涵远比医学伦理学广阔，凡将与人类生命伦理有关的方面均可纳入生命伦理学视域，而医学伦理学则以包括医患关系在内的医疗实践保健服务中的伦理问题为主要疆域。③两者的主体内容不同：生命伦理学虽然也讨论临床伦理内容，但主体内容无疑是以生命技术开发、应用中的伦理问题和宏观的卫生保健政策的伦理问题为主；生命伦理学不存在类似医患关系的核心关系，而医学伦理学是以临床医学伦理问题及医患关系为主体内容，患者利益至上被作为核心价值，是医学的使命所在。④两者处理伦理问题的原则不同：

生命伦理学的四原则对于生命伦理学来说是适当的，但它却不能满足医学伦理的需要；将患者利益置于首位无疑应视为医学伦理学的首要原则，而这对于生命伦理学来说并非如此。⑤两者的工作模式不同：生命伦理学主要通过制定伦理规范来解决生命伦理问题，医学伦理学虽然也需要通过规范的制定解决医疗实践中的伦理难题，但更需要医师的美德，医学伦理学面临的大量实际伦理问题的解决离不开医师的美德，美德在医学伦理学中一直有其核心地位，生命伦理学虽然也需要美德，但它更加侧重伦理共识的制定和规范指南的形成，仅靠美德解决不了当前生命技术中诸多道德难题。⑥两者的受众不同：医学伦理学的主体对象是从事医疗保健服务的医务人员，而生命伦理学参与的主体较广，既有专业群体，也有公众，还包括法律和政策制定者等方面的人士。⑦两者的目标不同：医学伦理学目的比较单一，旨在维护患者利益，促进医疗质量的提高；生命伦理学的目标比较多样，其直接、首要的目标在于保证在生命技术的研发与应用中不伤害生命，不亵渎生命，维护生命的尊严；同时也十分关注卫生保健政策及其改革中公正、公平与效益，关注弱势群体的生命权与健康权。简言之，医学伦理学是以患者的健康利益为导向，生命伦理学则以社会的长远利益和社会公众利益为导向。

（丛亚丽　杜治政）

shēngmìng lúnlǐxué

生命伦理学（bioethics）　以生命科学技术开发、应用过程中遇到的伦理问题作为主要研究对象的新兴学科。是应用伦理学的分

支，生物学、医学与包括伦理学在内的人文及社会科学之间的交叉性学科。生命伦理学密切结合生命科学、生物技术和医疗保健的发展，针对实践中提出的伦理问题，通过社会多方参与的方式，以讨论和制定伦理共识为主要工作模式，逐渐更新伦理理念，树立新的生命技术观，体现了一种新的学术思想。

概述　生命伦理学这一名词的源头在阿尔伯特·R.琼森（Albert R. Jonsen）所著《生命伦理学的诞生》一书中有清晰描述。1970年，美国首任和平部队主任萨金特·施瑞弗（Sargent Shriver）先生和乔治城大学校长安德烈·海勒格斯（Andree Hellegers）等一起讨论商谈：说服肯尼迪基金会资助建立一个研究中心，以致力于生物学和医学前沿发展引发的宗教和伦理问题的研究。大家同意用"bioethics"一词作为研究中心命名。肯尼迪伦理研究中心的研究员瓦伦·瑞奇（Warren Reich）编辑第一版《生命伦理学百科全书》。他认为首次提出此词的是美国威斯康星大学的生物学家和肿瘤研究者范·伦塞勒·波特（van Rensselaer Potter），在1970年撰写的一篇文章《生命伦理学，生存的科学（bioethics, the science of survival）》中提到，随后他在1971年出版的《生命伦理学，通往未来的桥梁》，认为生命伦理学是一个新的学科，将生物学的知识和人类价值体系知识结合了起来。1971年4月19日的美国《时代周刊》发表了长篇文章，题为《从人到超人：新遗传学的承诺和危险》，其中便引用了波特此书的指称。瓦伦认为是波特首次提出生命伦理学，但施瑞弗也偶然地用了此词，二者对前

面的"bio"的理解一致，但对后面的"ethics"理解不一致，波特指称之人类价值，施瑞弗严格指称伦理道德规范。后来有德国学者提出，德国最先发明此词，可以追溯到 1927 年德国牧师弗里茨·雅尔（Fritz Jahr）在一本出版物中介绍了"Bio-Ethik"这个词。他描述的生命伦理学的概念是广泛的，以尊重人类和宇宙中的其他生命有机体为基础。

《生命伦理学百科全书》第三版对生命伦理学词条如此界定：狭义地说，生命伦理学是基于新兴的科学和技术兴起而产生的新领域。生命伦理学是应用伦理学的分支，旨在研究生物医学科技发展中引发的伦理问题和形成伦理共识，指导宏观卫生政策的制定。它是 20 世纪 60 年代在美国开始兴起的一门新兴学科和一个新领域，紧密结合生命科学、生物技术和医疗保健实践，面对现实，开创了一个新领域，体现了一种新的学术思想，是介于生物学、医学与伦理学之间的交叉性学科。也有从更广阔的视野理解生命伦理学的观点，英国的拉南·吉隆（Raanan Gillon）在《应用伦理学百科全书》中对生命伦理学的界定是：它的研究范围很广，除生物科学研究中的伦理学，还包括环境伦理学（包括环境污染和人与动物和自然界中其他部分之间的关系），也研究性、生殖、遗传和人口中的伦理问题和各种社会政治道德问题，如失业、贫穷、歧视、犯罪、战争和迫害对人群健康的负面效应。涉及此学科的人员包括医师、护士、生命科学家、患者、受试者等，学科范围涉及哲学、道德神学、法学、经济学、心理学、社会学、人类学和历史学。生命伦理学在

20 世纪中期出现，其直接推动力首先是来自这一时期临床医学技术和生命科学技术取得的一系列突破引发的伦理争论：①20 世纪 60 年代以后，人们开始广泛使用肾脏透析治疗，但在透析对象的选择上遇到难题。②1967 年心脏移植的成功引起死亡标准的讨论，哈佛大学医学院提出的脑死亡标准也进一步加大了死亡标准的讨论。③流产在医学上很安全，避孕药丸已经可及，导致人们对于生命起始问题的关注。④重症监护病房和人工呼吸机等均已普遍出现，通过昆兰案件反映的撤掉呼吸机和安乐死问题引起普遍关注。⑤人们对传统上死在家里到现在死在医院里的现状，从观念上构成很大冲击。⑥第二次世界大战后生物医学研究取得诸多成果，但美国的几起未得到病人知情同意所开展的人体试验丑闻，遭到社会的普遍谴责。⑦蕾切尔·卡森（Rachel Carson）《寂静的春天》的出版，掀起了保护环境的浪潮。⑧美国的民主权利运动、个人主义、女权运动兴起，但人们在与之平行的文化进程方面又远未跟上这些变化。美国生命伦理学家阿尔伯特·R. 琼森在其《生命伦理学的诞生》一书中详细地描写了更多的背景。

以上生物医学科学的发展和社会、文化的新趋向一起共同构成了 20 世纪 60 年代末开始的生命伦理学运动，它根植于公众对个人权利、社会公正和环境质量等问题的关心。不能将生命伦理学简单地理解为只是生物医学高科技的产物，而是多种因素共同作用的结果。1969 年在美国成立了美国社会、伦理学和生命科学研究所（1971 年更名为海斯汀斯研究中心），反映了人们对医学、

自然科学以及社会和行为科学面临课题的关注，该研究所明确规定将器官移植、人体试验、遗传学的产前诊断、延长生命的技术、重组 DNA 技术、人类行为医学等作为研究课题；1971 年在乔治城大学成立肯尼迪人类生殖和生命伦理学研究所，该研究所创办了《医学与哲学杂志》（*The Journal of Medicine and Philosophy*），哈斯汀斯中心创办了《哈斯汀斯通讯》（*Hastings Center Report*）。生命伦理学领域的代表性的文献，包括 1978 年出版的第一版《生命伦理学百科全书》，彼得·辛格（Peter Singer）的《实践伦理学》、汉斯·约纳斯（Hans Jonas）1984 年出版的《责任的命令》、1986 年 H. T. 恩格尔哈特（H. Tristram Engellaardt）的《生命伦理学基础》等。1979 年汤姆·比彻姆（Tom Beauchamp）和詹姆士·邱卓思（James Childress）编著的《生物医学伦理原则》一书，提出了生命伦理学的四原则，对生命伦理的决策产生了广泛的影响，对生命伦理学扎根于医学和生命科学起了重要作用，该书目前已更新至第七版。

生命伦理学首先出现在美国，后在欧洲等地也逐渐展开。亚洲和非洲的生命伦理学起步较晚。在生命伦理学发展进程中，首先是一批有思考的医学科学家在 20 世纪 60 年代打破了这些争论、纠结和沉默，组织召开了一系列影响很大的会议，如达特茅斯学院在 1960 年 9 月 16～18 日召开的"现代医学中的重大良知问题"会议便是其中之一。随后是从会议走向研究中心的成立，除美国的两个重要研究所成立外，1963 年英国成立了医学伦理学会和医学伦理学研究所，1975 年出版了

《医学伦理学杂志》（*Journal of Medical Ethics*）；生命伦理学发展的重要进展之一即走进大学的讲堂。美国一些大学从 20 世纪 70 年代起相继开设了生命伦理学课程，设立了生命伦理学学位，如哈佛大学医学院开设了一系列的生命伦理学课程，后在欧洲等地，如法国大部分医学院开设了医学伦理学课程，教授生物伦理与法学、医疗隐私、安乐死等课程；生命伦理学的进一步发展，便是由学术走向建制，包括总统、国家相关机关、医疗和医学科研机构、教会中的伦理委员会、伦理审查委员会、伦理咨询委员会等应运而生，并得到广泛认可，在医疗、医学技术开发和推广应用方面，发挥了重要作用。

生命伦理学与医学伦理学密切相关。正是因为医学伦理学长期深厚的传统和理念，使得生物医学技术的使用在涉及生死问题时，引发极大的冲突。例如，肾衰竭需要透析技术，谁来决定谁能得到透析机会？呼吸机的出现引发的能否撤除的争论，都是技术发展和传统理念之间冲突的表现。因此，生命伦理学一方面表现为作为医学伦理学的延伸，但又因理念和范围等方面的不同而最终发展为一个不同的全新的领域。

中国生命伦理学从 20 世纪 80 年代初起步。1981 年召开的全国第一届医学伦理道德学术会议开启了医学伦理学的先河，1980 年创刊的《医学与哲学》杂志和 1988 年创刊的《中国医学伦理学杂志》为医学伦理学、生命伦理学提供了学术阵地；1987 年《生命伦理学》（邱仁宗著）一书的出版，较全面地面向中国读者介绍生命伦理学这一新学科所讨论

的问题。此后，中国的生命伦理学有了长足的进步，无论是从学术研究、学生培养，还是机构决策能力或公共政策制定等方面都取得了实质性进展。2000 年中国人类基因组南方研究中心（Chinese National Human Genome Center of Shanghai）建立及其随后组建的伦理、法律与社会问题研究部，开展了人类基因组、干细胞、克隆技术等的伦理、法律和社会问题研究。一些综合性院校和医科院校也设立了生命伦理学研究中心或系所，并逐渐开设了生命伦理学课程，教学的内容也逐渐形成共识。中国自然辩证法学会下设生命伦理学二级学会，吸引了诸多年轻学者、科学家和政策制定者参与到学术研讨中。还有一些院校、科研机构以通讯等多种形式的出版物搭建起了生命伦理学交流平台。卫生部早在 1998 年便成立了首个政府层面的医学伦理专家委员会，越来越多的生命伦理学者参与到中国卫生政策的制定中，机构层面的伦理委员会也在切实地建设、发展和完善中。

内容　①生命伦理学的理论基础、规范、原则：生命伦理学是一个独立的学科，有其稳定的学科范式，探讨生物医学领域中的问题和问题背后的伦理原则、理念，是生命伦理学不能回避的课题。②生命技术研究与开发的伦理问题：生命技术是当代科学技术的前沿技术之一，因为其对象是人体生命，面临许多复杂而又尖锐的伦理问题，且可能影响千秋万代，因而成为生命伦理学主要的研究课题之一。如异种移植、人体干细胞技术、人类胚胎技术、胚胎操纵、人兽混合胚胎、基因编辑、基因增强、神经增强、

生命合成技术等，都是生命技术开发进程不能回避又十分敏感的生命伦理问题。③临床实践中的伦理两难问题的处理与决策：当代临床医学和先前的临床医学一个最大的不同点，是大量新技术涌进临床。这些技术的应用，与传统的伦理观发生冲突，需要重新审视，需要进行伦理论证，以使这些技术的开展和应用符合伦理学规范。④生物医学科学研究的伦理规范：包括科研选题、科研设计、受试者的选择和知情同意、数据的真实和诚信、实验动物的福利、伦理审查的程序、伦理委员会的建设和能力提升，以及科研工作人员的道德规范等。⑤公共卫生和全球卫生领域中的伦理问题：由于全球化带来的人际交往越来越密切，以及人类对山川河岳开发的无序扩张，带来的生态环境、公共卫生和全球卫生伦理问题越来越多，而这些问题的解决需要伦理学的思考。诸如为了保护最大多数人的健康而对少数人自由的限制，发达国家与不发达国家公共卫生资源分配的公平与公正等问题，都有赖于生命伦理学的参与和论证，提供伦理的决策依据。⑥卫生保健政策的伦理学问题：诸如卫生资源的分配、弱势人群的照顾和保护、医疗保险设计与安排、医疗资源投放的优先领域、医疗机构如何合理布局，以及国家卫生政策与全球化关系的处理等，都存在伦理问题，而这些领域伦理问题的合理解决，将极大地促进这些事业的发展。

性质和特点　①实践性：生命伦理学植根于生命科学的开发和应用的实践以及公共政策、法律和公众讨论等领域。生命伦理学的逻辑出发点是新兴生命科学

技术创新、研发和应用中的实质伦理学和程序伦理学问题。生命伦理学具有鲜明的实践性，它关注人类的行动，不谋求建立体系，而是以问题为导向，其目的是更好地解决生命科学、生物医学和生物技术以及医疗卫生中的伦理问题，以便采取较为合适的行动，为实践服务。②前沿性：关注生物医学前沿进展及对由此引发与传统伦理观念冲突的敏感，是生命伦理学的重要特点。没有对生物医学发展前沿的关注及对其引发的伦理观念的探索，就没有生命伦理学。生命技术已经成为当代科学技术的前沿，而生命技术的前沿一般都伴随着尖锐的伦理问题。如何使生命技术的发展符合伦理规范，正是生命伦理学的使命。生命伦理学对此的关注不是阻碍生命科学，而是助推生命科学健康发展和造福于人类健康，使生命科学家依据伦理规范开展研究和公众安全地享用其成果。③对伦理问题分析和判断是理性的：生命伦理学是理性的学科，其目标不是构建什么理论体系，而以现实为出发点探索解决实际面临的问题为归宿点。生命伦理学不是依据感觉、直觉、权威指令，也不仅是依据对事实的描述就生命伦理问题作出判断，而是以一定的理论为依据，经过严密的逻辑推理和论证，对现实的、具体的生命伦理问题作出判断。当今诸多生命伦理问题通常处于多种情境中，生命伦理学对生命伦理问题的判断不宜拘泥于单一视角，而应是多元复合的。生命伦理学对所有的道德哲学持开放态度，这也正是生命伦理学具有深厚理性和理论性根基的原因。④研究范围和伦理判断不是固定不变的：《生命伦理学百科全书》

第三版将生命伦理学的范围主要归纳为4个领域：理论生命伦理学、临床生命伦理学、法规和政策生命伦理学和文化生命伦理学。理论生命伦理学主要关注此领域的伦理学基础；临床生命伦理主要涉及那些日常照护患者的医务人员的临床伦理决策；法规和政策生命伦理学不关注个案，而是关注适用于一般实践情况的法规和程序；文化生命伦理学是指对问题从历史、意识形态、文化和社会环境等方面进行系统地理解和关联起来。这是拓展生命伦理研究范围的一种尝试。对于自主原则认识，美国从其文化的特点出发则给予特别关注；其他国家，如中欧和东欧国家，则更多地强调团结互助。它表明伦理原则的确定可以因历史、文化的差异而有所不同；对基因编辑的伦理判断，也是随着基因编辑技术不断进步对其伦理的许可度做相应的调整。⑤边界性：生命伦理学是有边界的，这个边界就是生物、医学和伦理的结合与交叉。生命是一个十分广阔的课题，生命的本质、生命的构成要素、生命的价值和使命等，都是生命的研究课题；与生命有关的因素更多，农业、畜牧业、餐饮业、生态环境、住房等，但这些不能纳入生命伦理学的研究范畴，生态伦理学、食品伦理学等，也不是生命伦理学的核心领域。需纠正将生命伦理视为无所不包的大口袋的误解。⑥世俗性：生命伦理学的世俗性是指不以某种宗教观或特定哲学观作为生命伦理学善恶判断的标准，它通过广泛吸纳专业人士、政策制定者等多方人士进行讨论，吸纳不同文化的合理内涵，为广大民众提供适合他们需要的伦理需求。当今生命技术开

发和应用中遇到的伦理问题是全球性的，人类对生命的期盼是共同的，解决这些伦理问题的基本原则也是相同的，但矛盾的特殊性是普遍性的表现形式，矛盾的普遍性总是寓于矛盾的特殊性中，因而生命伦理学这些普世原则又无不呈现国家与民族的不同文化的特点。生命伦理学的世俗性，以民众的世俗性接纳为归宿。世俗性体现了生命伦理学的普世性与民族性的结合。

（丛亚丽　杜治政）

yīxué lúnlǐxué yǔ yīxué
医学伦理学与医学（medical ethics and medicine）

解析医学伦理学与医学相互依存、相互影响、相互促进关系。

医学经历了数千年的发展和演变，不再仅限于疾病诊断与治疗的技艺，已拓展为涉及治疗和预防疾病、维护健康的诸多领域。医学就其研究方法而言，它是一门科学，就其实践而言，它是一门技艺。医学科学以研究生命和疾病为对象，医学技术以防治疾病和促进健康为目的。医学是预防和治疗疾病、保护和增强人类健康的科学知识体系和实践活动；有从狭义与广义不同视角理解医学的观点：狭义可视为医学科学的同义语，广义则应理解为医学科学和医疗保健事业的综合称谓。

医学必须建立在生物学和行为科学的基础上，通过探索人体的生理、病理和心理的机制，对疾病的原因作出合理的解释，为疾病防治提供适宜的路径，医学当然是一门科学或逐步成为一门科学，但医学同时也是一门技艺。医学在为患者诊断和治疗疾病中，诸如对病情判断的直觉、敏感、省悟、联想等，实际上是医师的思维艺术；在医治损害、清除污

染和病菌、恢复破损的组织，以及从事各种手术中积累的丰富和熟练的经验更是高超技巧和精密的艺术，"医者艺也"正是对医学的这种特质的正确表述，医学绝不能仅依靠科学就能完成救死扶伤任务的；医学发展至今天，早已走出先前那种由单个医师走门串户的原始形态，发展成为具有各种先进设施装备、医师及护技人员相互间分工严密的医疗技术中心（医院），形成了担负防病治病不同任务的分级医疗体系，同时构筑了较为完善的医疗保障体系；在现代社会，医学还跨越了局限于医治疾病的范围，承担着维护和促进全体公民健康的责任，医学及其所包罗的体系已成为实现建设健康家庭、健康社区、健康国家的中坚力量。医学在当今已经成为完备的社会建制，成为庞大的社会事业。

医学在其发展过程中始终与医学伦理相伴而行。医学是随着减轻人类病痛的愿望而诞生，也是随着解释人体生命和治疗疾病的辛勤探索而成为科学，医学的最高目标是解除病痛和增进健康。医学科技与医学伦理学的关系，从古至今，都是形影相随、鱼水相依的。没有不断发展和完善的医学科技，无法实现救死扶伤、增进健康的目标，医学伦理的良好愿望只能是空谈；而即使是最好的医学科技，如果背离造福于生命和健康的宗旨，不仅失去其存在价值，甚或可能成一种邪恶。只有医学科技与医学伦理学的完美融合，才是理想的医学，才是人类需要的医学。

医学科技对于医学伦理学而言，是医学伦理学的载体和依托。以维护生命和促进健康美好意愿为宗旨的医学伦理学，只能依靠

医学科技才能实现；同时也只有不断发展和日益进步的医学科技，才能满足人们不断提升的疾病治疗期望和身心健康。医学科学技术是医学伦理的基石，是实现医学伦理期望的物质力量。医学伦理学理应为日益进步与发展的医学科学技术欢呼和高兴，要为促进医学科技进步而发挥自身的作用；对于医学而言，医学伦理学体现了医学的目的与宗旨，是医学科技进步与发展的指路明灯。医学科学技术的发展与进步是无边无际的，在这无边无际的浩瀚海洋中，何者有利于人体的生命和健康？何者无利或者有害于生命和健康？一些既有益又有害的医学技术，如何权衡其利大于弊或弊大于利？医学科学技术在其发展进程中遇到的种种伦理社会难题，都需要医学伦理学的辩护与支持，医学伦理学是医学科技沿着有益于人类生命和健康方向发展的重要保证；医学伦理学有益于从全视野评估现代医学，揭示生物医学的局限性和其不足，将人文、社会、心理等诸因素纳入医学领域，使医学成为更完美的医学，医学伦理学为医学增添了新的内容和血液，承担着完善现代医学的重要角色；医学实现其维护生命和增进健康的使命，需要良好的环境条件，医学伦理学在构建和谐的医患关系和调节医务人员关系，以及处理医疗卫生服务部门与医药开发等其他部门之间的关系中，发挥着重要作用，医学伦理学协调这种关系的润滑剂；医学的历史使命通过广大医务人员和医院及其他医疗卫生机构实现，医师和医院及其机构的形象和社会对他们的信赖，是完成这种历史结合的前提，而社会对医师、医院和其他卫生机

构的诚信以医学伦理学为支撑条件。

现代社会处于急速进步和发展中，特别是由于科学技术的飞速发展，各种工程技术、材料技术、纳米技术、信息技术、智能技术等，如潮水般地进入医学领域，科技人员对技术充满了无限的期盼；由于当代技术发展自主性的特点，以及人们对技术的渴望和无止境的追求，加上资本与权利的诱惑，医学技术在一定程度上由客体变成主体，人们不是为了治病和健康谋求技术的创新，而是为了创新技术而寻找患者和健康，是为了获取自己的利益而追捧技术。在这种情况下，医学伦理学担负着拨乱反正的任务，有助于在科技进步的大潮中不迷失方向。

（张大庆）

yīxué lúnlǐxué yǔ yīxué mùdì

医学伦理学与医学目的

（medical ethics and the goals of medicine） 医学伦理学与医学目的的关系。医学目的直接体现了医学伦理要求，医学目的的调整与扩大，反映医学在新的情况下满足人们对医学的要求，体现医学始终是沿着呵护生命、促进人类健康的方向前进的轨迹。

概述 促使人们在新的情况下反思"医学目的"，美国海斯汀斯中心主任丹尼尔·卡拉汉（Daniel Callahan）在 1993 年发起的一个国际研究项目，旨在形成在新的历史条件下广泛认同与理解的医学目的。参与该项目的有美国、英国、德国、瑞典、丹麦、中国、捷克、斯洛伐克、匈牙利、意大利、荷兰、西班牙、智利、印度尼西亚 14 个国家的专家，先后于 1993 年、1994 年、1995 年举行了三次讨论会，并于 1996 年

11月通过了《医学目的：确定新的优先战略》14 国宣言。该"宣言"在讨论了传统医学目的挑战后，分别从矛盾的来源、医学和社会、规定新的医学目的、错误的医学目的和误用的医学知识、实用目的的含义等几个方面概述了这一研究的成果。该研究报告认为：由于在科学、经济、社会和政治方面的原因，医学处于极大的压力之下，而有些压力源自医学的成功而非医学的失败。医学传统目的显示出一些深刻的难题和进退两难的问题，需要重新审视医学目的。专家们一致认为，目前的医学是供不起、不公正、不可持续的医学，医学应从治愈和高科技优先转移至以照料为重点以及加强公共卫生和疾病预防。研究报告指出，各国的医疗改革大多集中在讨论市场的作用、价格控制和价格效益分析、筹资和支付方式的改革等技术方面，忽视了对医学目的和方向的讨论。该报告认为，发展中国家应避免发达国家的模式，因为若将发达国家中错误的优先战略，作为应用于发展中国家，将会威胁到减少疾苦，威胁到改善公共卫生以及威胁到发展一个供得起的医学。报告还指出，现代医学的进步是一柄双刃剑。医学的成功通常是它所面临的许多困难的根源：新的技术虽能治愈疾病和延长生命，但较长的寿命常伴以发生更多的疾苦和花费较高昂的价格，对个人和社会都是如此。同时，该中心还出版了更为广泛、深入讨论医学目的的论义集《医学目的：卫生保健改革所遗忘了的问题》（The Goals of Medicine: The Forgotten Issue in Health Care Reform）。

中国 7 名学者应邀参加了"医学目的"项目主办的多次国际学术会议，中国中医研究院的中西医结合专家吕维柏担任组长，提出了中国的观点，为"医学目的"项目作出了积极的学术贡献。为推动医学目的的讨论对医疗各方面工作的促进作用，1995 年 10 月，中华医学会医学伦理学分会于湖南张家界市举行了以"医学目的·生命质量·医学伦理"为主题，1996 年 9 月在宁波组织了以护理界为参会对象、主题为"医学目的·生命质量·护理道德"的学术研讨会，24 个省市 400 多名学者、临床医师、护士和管理工作者出席了这两次会议，会议收到的 400 多篇论文就医学目的的多元化、医学目的的与社会发展、医学目的的时代特征、医学目的的真善美、医学目的的与医疗危机、医学目的的与医学道德的更新、医学目的的健康、医学目的的与生命质量、医学目的的与护理、医学目的的与医学教育等几十个方面进行了讨论。1997 年 4 月 27 日《健康报》发表了中国组成员写的一组文章，标题为《重新认识"医学目的"》。1997 年 5 月中医研究院举行了"医学目的的学术讨论会"，国内一些著名的医学家、卫生行政管理人员和生命伦理学家约 100 人与会。

医学目的 研究报告基于公共卫生优先的战略，提出以下 4 点医学目的，以指导公共卫生官员、医院行政人员和全世界的医师。①预防疾病与损伤、促进与维持健康：医师应帮助他们的患者，使其保持健康，并告诫由烟草、酒、药物和其他生活方式引起的危险性的存在；社会需要比个人需要更优先，涉及全社会的戒烟活动比只涉及相对少数人的心脏移植更重要。②解除由疾病引起的疼痛和疾苦：当代医学对

解除疼痛有不正确的理解，并且很少理解伴随疾病发生的精神和心理疾苦的处理。医师应知道如何解除疼痛，以及了解在解除伴发性疼痛的限度，这需要哲学或精神疗法。③治疗和照料疾病以及照料无法治愈者：并不是所有的疾病都可以治愈。寻找治愈所有疾病的努力，通常要牺牲改善生命质量，这实际上会导致一般公众健康水平的降低。慢性病更需要强调照料和姑息治疗的作用，帮助患者带病延年。慢性病是一个日益增加的常见现象，部分源于技术进步。④避免早死和追求安乐死：医学必须维持它在与死亡作斗争和接受死亡作为人类不可避免的命运两者之间的张力。通过技术革新避免早死应是医学目的，但是不顾代价和困难延长生命的努力常常是微弱而短暂的，因此照料垂死者也非常重要。报告最后指出，现代医学应当是：高尚的、并贯穿在医学专业中；有节制和谨慎的；供得起和经济上可持续的；公正的和公平的；尊重人的选择和尊严。

基于对医学目的的新认识，研究报告认为，未来的医学应该期望成为：一门崇高的和贯穿于专业中的医学；一门有节制和谨慎的医学；一门供得起和在经济上可持续的医学；一门对社会敏锐和多元的医学；一门公正和公平的医学；一门尊重人的选择和尊严的医学。对医学目的的新认识，深度反映医学伦理学的诉求。

(张大庆)

měidélùn

美德论（virtue theory） 由情感、认知、意志和行为组成人之道德品质的学说。又称德性论、德行论。是以个人内在德性完成或完善为基本价值尺度的道德标

准的道德体系。是伦理学的重要传统和重要的道德意识概念。该理论认为：一个高尚的人，应该拥有美德、具备多种优秀品德的人；一个人只要拥有美德，就会作出好的行为决策，做出种种善事，就会有益于他人和社会。

历史 美德伦理有着久远的历史传统。在荷马古诗描述的古代社会的英雄故事中，将勇敢视为美德，勇敢的人就是值得信任的人。在当时，勇敢是维持一个家庭或集体必须具备的品质；英雄社会的德性的践行既要有特定的人，而维系这种特定社会的人也有一定的社会结构；苏格拉底（Socrates）曾对雅典人的德性做过研究，雅典人从他的祖先荷马那里继承了竞争的德性，而雅典民主政体社会又培植了合作的品德。一般雅典人认为，成为一个好人至少要有节制、公正和智慧等品德，吝啬和不慷慨大度成为当时雅典人嘲笑的话柄。柏拉图（Plato）是较早对德性做过研究的哲学家。他认为，各种德性不仅并非不相容，而且单个德性的存在需要德性之全体存在，他特别将德性和他的理想国联系起来。在柏拉图看来，合理的欲望在物质世界中任何实际存在的城邦中都不可能得到真正满足，而只有存在一种理想制度的理想国得到；他在《理想国》中提出城邦公民应推崇的四种美德，即智慧、公正、节制、勇敢。在德性伦理学说中有着重要影响的是亚里士多德（Aristotle）的《尼各马可伦理学》。书中亚里士多德将善看成是最为重要的美德，并对此做了很精辟的论述：善是人类成员一种特殊本质，这种本质决定了他们都有一定的目的和目标，并使他们在本性上朝着一个特殊的目的

迈进；善不能等于同金钱、荣誉或快乐；善是这样一种品质，拥有它们就会使一个人获得幸福；构成人类的善是人的最好时期的全部人类生活。他还特别指出：德性不仅是按某种特殊方式行事的气质，也是以某种特殊方式去感觉的气质；真正有德性的人的行为以正确合理的判断为基础；德性实践需要一种对时间、地点、方式是否恰当的判断能力，以及在恰当的时间、地点和方式下做出正当事的能力。亚里士多德关于德性极为重要的论点是："有些行为是绝对禁止或绝对必要的，而不考虑环境和后果"，"核心的德性是智慧"，"智慧是一种理性的智慧，没有这种理智德性，品格中的任何德性就难以践行"。他将德性区分为理智德性和品格德性。理智德性通过教育获得，品格德性来自习惯性行为实践。中世纪时期基督教的伦理学提出三种基本美德：信仰、适度、智慧，其中首先是信仰上帝，希望上帝的恩赐和对上帝的爱。所有这些美德都被赋予为死后的生活，放弃尘世幸福和人间快乐的禁欲。文艺复兴时代和资本主义阶段，美德概念和基督教时期相反，他们将美德和尘世间的幸福联系起来。此后，由于资本主义经济的兴起，基于古典自然法理和社会契约论逐步生成的规范伦理学开始兴起，并逐步代替了美德伦理的主导地位，美德伦理一度衰落沉寂下来。

应该指出，中国春秋战国时代的思想家十分重视美德伦理，无论是老子、孔子、孟子、墨子、庄子，对美德都有过很多精辟的论述。《论语·学而》提出五种美德："温、良、恭、俭、让"；《论语·阳货》中，子张问仁于孔

子，孔子曰："能行五者于天下为仁矣"，这五种美德是："恭、宽、信、敏、惠"；"君子成人之美，不成人之恶"，"君子周而不比，小人比而不周"，"礼为用，和为贵"以及墨子的"夫爱人者，人必从而爱之；利人者，人必从而利之"等，都是有着深远影响中国传统的美德。《中庸》提出通行天下之品德（即所谓的"三达德"）："智、仁、勇"；董仲舒在孔子和孟子思想的基础上，提出了所谓的五常："仁、义、礼、智、信"。中国传统美德思想极为丰富。

20世纪80年代到最近40年间，欧美伦理学界的确出现了一个美德伦理学的复兴运动，首先是美国伦理学家阿拉斯戴尔·麦金太尔（Alasdair MacIntyre）于1981年出版《德性之后》一书，这本书同约翰·罗尔斯（John Rawls）的《正义论》在美国的影响不分上下。之后查尔斯·泰勒（Charles Taylor）、迈克尔·沃尔泽（Michael Walzer）、迈克尔·桑德尔（Michael Sandel）等相继发表了一批关于美德伦理学的文章，其中尤以迈克尔·斯洛特（Michael Slote）最有代表性，他和其他一些学者试图在麦金太尔基础上，借援于大卫·休谟（David Hume）、亚当·斯密（Adam Smith）等18世纪英国情感主义伦理学的资源，开出另一种形态的美德伦理学。美德伦理学复兴的缘由：①规范伦理学遇到严重的社会挫折和前所未有的困难与挑战：17世纪以后，现代国家为了消除民族、社群和各种文化共同体之间的差异，创立一个超越传统社会政治、经济和文化的特殊主义的局限性，需要一种普遍意识的规范伦理体系，但这种普

遍的规范的践行，必须以人们有一种遵守的普遍道德规范为德性行为前提，而现代社会强调个人自主、自由的个人主义，而这恰巧有形或无形地抽掉了人人应当遵守公共法则的德行，因而使得规范伦理学面临空前的危机。②现代社会需要应对公共道德的强化和个人诉求强化对公共道德抵制的困局：现代社会日益扩大的公共领域和人际交往，要求有更多的公共秩序、公共伦理、规范伦理以适应其需求，以维护社会的正常运转，但由市场主导的现代社会又不断催生和强化着整个社会的世俗功利主义和实用主义，并时刻激励着每一个人的自我诉求的不断增强，这一趋势必然在客观上侵犯整个社会的文化精神和大众心理，极大地削弱道德对人们趋利行为的约束，造成社会公共秩序的强化与社会个体道德弱化的两极张力，因而形成了社会要求公共道德的强化和个人诉求对公共道德抵制的矛盾。③协调社会普遍规范和制度约束与个体价值认同和内在目的追求的需要：社会制度和秩序的公共化程度愈高、愈普遍，有效性对制度之中的人及其作为社会公民的美德要求也愈高。正义的原则，只有对具有公正美德的人来说才有实际意义。④道德实践需要理性但也需要情感：道德如果只讲理性，只讲智的计算，没有情感的响应，则无法相信任何人，在一些问题上就会陷入死胡同。现代社会在履行规范契约时，在诸多情况下未能弥合分歧反而形成分裂的情况就证明了这一点；道德的理性与情感不可分离。只有纯粹的理性，难以引发主动履行义务的动机，而没有情感的理性可能造成动机与效果的分裂。理

性与情感的真实关系是相互融合和渗透。一个人去探望友人，说这是我应尽的义务与说这是我与他之间的友谊，是大不一样的；当然，情感也不能没有理智。理智需要与情感的结合；美德伦理中的情感要素能够弥补规范伦理的许多不足；它能很好地解释道德行为的真相；能为道德行为提供价值观的保障；能较好地避免一些道德学说中的片面性；能够为处理某些道德难题提供正确的方向。一句话，美德伦理为当今社会依靠理智和规范运行提供了价值观和情感纽带的保障。

特征 ①美德伦理是目的论，以特定的价值目标为旨归，它与规范伦理不同，大多数规范伦理的基本指向是道义论。美德伦理是完善主义的，始终以追求完善或完美目标，美德伦理崇尚英雄主义。②美德伦理是以行为者为中心而非以行为为中心的伦理学；它所关心的人"在"（being）的状态，而非"行"（doing）的规条；它所强调的问题是"我应该是什么样的人"，而非"你应该做什么事"；它所采用的具有特性的德性概念（如好、善、恶），而非规范伦理学的概念（正当、公平）；它拒绝为人们提供特殊行为指导规则；它基于人的德性和个人的内在特质，对人的行为作出评价。③美德伦理有鲜明的个人主体性和自主性。美德伦理始自个人的内心自觉要求，具有鲜明的自律而非外力强制的特点，以落实到个人实践为目标，其群体行为也是以个体表达为基础的。④美德伦理首先强调的是动机而非效果。它作为一种以主体而非以行为为中心的伦理学，不仅关心行为，更关心行为的动机、愿望和情感。⑤美德伦理主张通过

培养品格而指导行动。它认为行为的正当性由德性界定，或根源于德性，或被德性确证，或根据德性来阐明。⑥美德伦理具有对文化环境的独特依赖性。只须在某一特定的文化共同语境中，美德的价值标准才能确定并获得权威力量。⑦美德伦理崇尚多元主义，承认不同族类、不同种族、不同社群、不同信仰，接受拥有不同的美德。

局限性 ①德性这个概念并非德性伦理的特有概念，而是一般概念，德性概念从一定的道德原则中引申出来，从严格地遵守和服从道德原则的倾向中引申出来。但每种德性都有与之相对应的道德规则，不同文化、不同社群的人可能具有不同的德性，德性伦理难以成为当今全球性交往的通行规则。②道德规则既可由具有德性的人完成，也可由不具有德性的人完成。德性只是一种心理状态，它本身无法告诉我们应该做什么，无法提供行动准则，德性伦理所主张的一些价值理念难以实现。③德性伦理蕴涵一种精英、等级的思维，是一种较高层次的欲望调节的情感，经过特定的情境内化逐渐形成，它反映的只是社会部分人群的现实，将其视为社会所有人群的道德要求是不现实的。具有德性和不具有德性的人相比，有可以做更正确、正确、不太正确的事的差别，要求所有人都做更正确的事，这种差别难以消除。④对行为者的评价与对行为的评价是有区别的。对行为的评价应先于对行为者的评价，对行为者的评价不脱离对行为的评价，行为者的品德并不能保证行为的正当与善。⑤德性伦理主张"内在好"，它与一定的"共同体"具有不可分割的联系，

而这正是德性伦理脆弱性的表现。在现今社会，真正的共同体是很难达到的。伦理学首要任务是处理基本生活领域，而非只能是自我实现的领域。⑥德性伦理道德要求与评价的模糊性，导致德性伦理难以操作，难有明确的评价标准。⑦德性伦理存在现代适应性的困境。德性伦理是适应古典社会共同体的条件的，对维护当时社会的稳定发挥了极好的作用，但现代社会与传统社会相比已发生很大变化，市场经济要求交换的主体必须具有平等、自由、独立的人格，社会交往将经济利益凸显出来，多元文化价值观念并存，社会由精英文化转变为普通的、大众的文化，价值观发生很大变化。上述变化表明，传统德性伦理丧失了自己的土壤，忽视了当代社会的现实。据此，规范伦理对德性伦理提出了种种批评，德性伦理需要有规范伦理的结合。

尽管如此，美德论仍然给我们重要启示：人们应该拥有美德，弘扬美德；在任何时候，人们都应该寻求否定恶劣道德的优良道德，都应该为优良道德取代恶劣道德而努力。

（曹永福　杜治政）

yīxué měidé

医学美德（medical virtue）
医务人员在长期医疗实践中形成的忠诚于患者生命和健康的情感、认知、意志和行为的品德。是医学伦理的起点，是医学伦理的原德或母德，至今仍是医学伦理学的重要基础。

概述　很长一段时间，由于对人体生命了解的局限性，医学技术还很原始，对疾病的诊治，医学在很大程度上是依靠医师的美德。为了治病救人，他们甚至不惜冒生命危险，神农氏尝百草一日而遇七十毒，就是这种自我牺牲精神的写照。医学发展到14世纪以后，出现了物理、化学等各种手段，听诊器、血压计、X线、化学药剂才逐一问世；19世纪，特别是20世纪六七十年代以后，随着科学技术的进步，医学技术更是日新月异，医师治疗疾病的方法越来越多，这才引发了医师从自身的德性延伸到药物器械、手术等医学技术的伦理的探索，技术应用的伦理规范方引起了人们的重视。至今，中外的医学家、医学界自治组织和医学专业组织，无不仍然强调医学美德的重要性。如1847年正式通过，后经1903年、1912年、1947年、1955年四次修改的《美国医学会伦理准则》包括的十节，诸如会诊的先后次序、科学上的能力、职业礼节、对病人的招揽、收费、开业条件、保密等项目，都涉及医师的美德。如该《准则》规定："一个医生在提供非必要服务和辅助治疗或为之开处方是不道德的"，"在手术处置或开处方时接受回扣，或从协助照料患者的人那里接受佣金，都是不道德的"；最近的一次修改，第二节一开头就是希波克拉底文献的引文，要求"医生应该谦虚、朴实、有耐心，迅速地但不急躁地执行自己的全部职责，虔诚而不迷信，在自己的医业上和生活的一切行为中都举止得体"。2002年由美国内科学基金、美国医师学院基金和欧洲内科医学联盟倡议的《新世纪的医师职业精神——医师宣言》规定，"将患者利益放在首位的原则"视为医师职业精神的第一条，并明确医师有对患者诚实、保密、保持适当关系的责任。2014年6月，中国医师协会颁布《中国医师道德准则》，明确医师应处理好与患者、与同行、与社会及与企业之间的关系，为执业医师划出道德底线。要求广大医师遵从这些行业准则，将职业谋生手段升华为职业信仰，赢得社会的尊重。

医学美德在当今仍然重要，是因为：①医疗是一种特殊的职业，是涉及人命关天的大事，在许多情况下要依靠医师的仁爱、忠诚、尊重、严谨、公正、敬业这些美德，而这些是无法规范的。如果完全以规范和法律观点指导医师的实践，必然要大大削弱医疗事业的人道性。医师德性过去是、现在仍旧是医学伦理的基石。②当今医疗行为，特别是许多医学新技术的应用，需要有必要的规范，没有规范不能成方圆，但规范伦理是一种外在约束，它未能顾及行为的自律、情感的作用，以及行为与行为者动机的关系。行为是否正确，不仅与行为的道德判断规则有关，也与行为者的秉性是否高尚有关。在干细胞研究中，韩国出现了黄禹锡，日本发生了小保芳晴子事件，以及一批又一批医学论文造假被揭露，表明医师德性的重要性。德性伦理基于个体的内在特质动机和个人特有品格，可以弥补规范伦理的不足。③当今社会的新情况，更加需要呼唤德性伦理。当前，医学面临科技爆炸、市场力量介入医疗体系、医疗卫生实施中存在的问题、生物恐怖主义以及全球化带来的压力，医师的美德可以为应对这些新情况提供支持和动力。

几千年的历史实践表明，医学美德是医务人员在长期实践中积累起来的智慧、情感和行为习惯，是医疗行业稳定的文化品质，对从事医疗职业的所有医师有极大的凝聚力和感召力，是全体医务人员团结的基础，是激励医务人员不断前进、永不衰竭的力量；医学美德也是医务人员与社会达成承诺的根基，是社会公众信赖医务人员和医疗行业的最重条件。弘扬医学美德，无疑必然获得社会公众的支持，密切医务人员、医疗行业与社会的关系，必然会增加社会对医务人员的信赖；医学美德也是医学和医务人员应对当前面临诸多复杂情况和各种问题的智慧源泉。面对医疗服务的多元性和复杂性，医学在其发展和服务过程中，经常发生这样或那样的矛盾和冲突，而医学美德常可为处理这些矛盾和冲突提供选择、机会和方略。医学美德的建设，是医学精神文明建设十分重要的任务，具有战略性意义。

内容 ①关爱。关爱生命，敬畏生命，对患者满腔热忱，热爱医疗卫生事业，急患者之所急，为患者提供质量高、伤害少、负担轻、温馨细致的服务。②尊重。尊重患者的人格，尊重患者对于生命和健康的自主权，尊重患者的意愿和主体意识，不轻易否定患者的要求。③忠诚。忠诚于患者的生命和健康，忠诚于救死扶伤的职守，诚实、诚挚、诚信地对待患者和同事。④严谨。严格谨慎地对待医疗保健的一切工作，不马虎，不草率，谨言慎行，严防纰漏。⑤担当。勇于负责，敢于和善于面对医疗风险，不推诿责任，不文过饰非。⑥刚毅。以刚强和毅然决然的精神应对复杂多变的病情，不退缩，不逃避，不轻言放弃，不避重就轻，不弃高就低。⑦应变。善于根据不同情况应对医疗处置，不死守陈规，知常达变，智行方圆，在应变中求创新。⑧敏捷。病情瞬息万变，

必须敏捷果敢地处理病情变化提出的问题，要沉着冷静，但不能拖拖拉拉，犹豫不决，力避丧失病机，贻误诊治。⑨友善。友善地对待患者和同事，不以钱财多产、权势高低待人；遇有分歧和矛盾，多商量协调，同舟共济，互助共赢。

(杜治政　曹永福)

yìwùlùn

义务论（deontological ethics）

用"应当"的观念形式反映社会的客观必然性，反映人们、社会和历史的需要，以确定道德理念的学说。又称道义论或非目的论。是关于道德义务与责任的理论体系，是伦理学的一个分支。义务论以道德义务与责任为中心，研究与探讨人应该做什么，不该做什么，即人应该遵守怎样的道德规范，并对人的行为动机和意向进行研究，以保证人的行为合乎道德。以应当的观念形成关于应当做什么应用到一个人的身上，就表现为他的职责，这些职责应用于所有人的规则以普遍形式表示，就形成道德的规范和戒律。所有这些伦理学的范畴都是伦理学这个特殊分支——义务论的研究对象。正因为如此，义务论又称职责论。

概述 义务论是伦理学中有着广泛影响的伦理思想，伊曼努尔·康德（Immanuel Kant）、乔治·爱德华·穆尔（George Edward Moore）、普罗查德（Prichard）、罗斯（Ross）等均做过深入论述。德国古典哲学创始人，启蒙运动时期18世纪上半叶最重要的思想家康德说："道德完善就是出于义务而履行义务"。这里的义务，即"法则"，或道德律，这里的法则不仅是支配人之行为的规则，而且是其行动的动机。所

以，"道德的价值，则只当置在下面一个事实中，就是，行为必须是本于职责，即单单是为了法则才成立的"。康德认为："有两种东西，我对它们的思考越是深沉和持久，它们在我心灵中唤起的赞叹和敬畏就会越来越历久弥新：一是我们头顶浩瀚灿烂的星空，一是我们心中崇高的道德法则。"康德将道德法则、道德律、义务的基本道德原则称为"绝对命令"，认为其中两个非常重要。①一个行动在伦理上是对的，当且仅当这个行动准则可以普遍化：他说："按照这样的准则去做事情，即可以愿意你自己所遵循的这个准则成为普遍法则。"②一个行动在伦理上是对的，当且仅当行动者在完成这个行动时不把任何人仅仅当作手段。他说："总要这样对待人，无论是你自己的人或是其他任何人，绝不要简单地把他们仅仅作为手段加以利用，而永远地与此同时把他们当作目的。"

19世纪下半叶英国新实证论和分析哲学家创始人之一的穆尔认为："能产生可能最大总量的人类善"的行为是正当的行为。最大总量善结果是行为正当的根据。他在给"正当"下定义时说："正当是达到好或者善结果的工具。""正当的东西，或者成为我们的义务的东西，无论如何，必定可以定义作为取得善的手段的东西"。在穆尔看来，"正当"和"有利""利益"的概念是一致的。他认为"正当"和"义务"这些概念与善不同，不是"自明的"，不能通过直觉来认识，必须从善那里推导出来。在穆尔看来，由于"正当""义务"都是从善推导出来的，因此它们是不可分割地联系着的。履行义务的行为，

也就是正当的行为。19 世纪下半叶至 20 世纪上半叶牛津道德哲学家普里查德、罗斯等将道德"义务"本体论化，视"义务"为伦理学的主要概念；认为"义务"是客观的、独立自在的、宇宙的现象，将道德神秘化、绝对化，他们将"义务"视为如"自然规律""逻辑和数学真理"一样的客观的。他们认为，道德律不是上帝赐予的，也不是人自己创造的，它是"实在的特殊方面"。罗斯说："人们的道德义务存在于宇宙的本质中。这些义务是基本的，第一性的，不能推导的、不能解释，像几何和算术的公理一样是自明的。"普里查德认为责任实际上有不同等级，当一个人面对多种不同责任时，必须对何者较大作定义。罗斯还进一步将义务分成为 7 点：①忠诚的义务，要求人履行自己承担的义务、诺言，必须实说实话。②赔偿的义务，要求赔偿给他人造成的损失，偿还债务。③知恩的义务，要求人永远感激帮助他的人。④正义与公正的义务，要求在个人之间同等地处理世界上的善和恶。⑤行善的义务，要求改善一切人的状况。⑥不作恶的义务，要求不使他人遭受不幸和灾祸。⑦自我完善的义务，要求人人提高自己的美德。罗斯的义务论的 7 点内容，表明义务论所谓的自明的义务主要集中在个人与他人的关系，个人与社会关系的义务没有纳入他们的视野。

综合各家义务论学者的观点，义务论的内容可以概括为以下几点：①将义务视为伦理学的最重要、最基本的概念，也即将义务看作是伦理学的核心思想；只有出于完善自我品德之心的、为完善品德而完善品德的行为——即只有出于义务心、为义务而义务、为道德而道德的行为——才因其能够使行为者的品德达到完善境界而实现人之所以为人，从而才是道德的、应该的。②义务论出发点或其根据是行为的正当性，行为的正当性使之成为绝对义务，而这种行为的正当性是从善推导出来的。义务、正当、善、有利，在义务论看来，是相互连在一起的。"产生最大能量的善"就是"正当"的行为，这是对义务核心思想的概括。从这个意义上说，义务论和美德论是相通的。③义务论将"义务""正当"，视为一种"自然规律"，它不是人也不是上帝创造的，基本的道德义务存在于宇宙的本质中。义务论将义务看作是不依赖于社会历史、社会关系、社会物质条件的超时空的抽象不变的东西，因而走上了绝对主义、形式主义虚幻道路。④义务论强调的义务，主要是针对个人与他人关系，强调个人对他人的义务，但不仅是生活在与他人的关系中，同时也生活在整个社会关系中，在每个人的后面，有着广大的他们，而这种他们，同样是维护社会生活的重要条件。⑤义务论认为，只能通过"无私利他"的行为才能使人的品德达到完善境界。因为在人类的所有行为中，只有无私利他才是最完善的道德境界，才符合义务论的道德目的，即能够使人的品德达到完善、实现人之所以为人的道德目的，才是道德的；而其他行为，只要是目的为了自己的行为，例如，为己利他或单纯利己，因其不是完善的道德境界，并不符合义务论的道德目的，从而都是不道德的。所以，义务论认为：无私利他是评价一个人的行为是否道德的唯一道德原则。

义务论是一种经典的关于社会确立道德的目的，即一个社会为什么确立道德，以及道德终极标准，即评价一种行为是否道德的根本标准的伦理学理论。义务论的这些思想，在历史上曾发挥十分重要的积极作用，它引导人们从善，做好事；认为只要是应当的，就应当积极行动；义务论非常直接地告诉人们应该遵循的道德，即所谓的义、道义，便于人们按照道德去行动，显著提高了人们道德行为的效率。在人类思想史上，许多义务论大师的伦理思想贡献，往往就是这些"义"，就是这些道德原则和规则，这些"义"成为古往今来人类坚守的基本伦理价值。孔子提出了仁爱和忠恕思想："仁者爱人。"（《孟子·离娄下》）"己欲立而立人，己欲达而达人。"（《论语·雍也》）"己所不欲，勿施于人。"（《论语·颜渊》）这些思想确立了处理人与人之间关系的"黄金"道德原则。但它相对于后果论，道义论对一个行为的正、误的评价不在于诉诸行为的后果，而在于规定伦理道德的原则或规则，而有些原则或规则是不管后果如何都必须贯彻的。比较极端的道义论认为伦理评价与行为后果无关，评价一个行为的对、错，要看它是否符合规定了义务的伦理道德原则与规范；不那么极端的道义论认为行为的对、错，只是部分与行为的后果有关。道义论认为体现在伦理原则或规则中的"义务"来自一些特殊的关系，在这种关系中一方对对方负有义务，这些义务来自效用或后果，而道义论也认为效用主义没有考虑过去行为会造成今天的义务。当然，义务论也有其局限性。在人类的道德实践中，当人们面对不同道德义务冲突时，义务论往往会陷入两难境地，即当两条规则或规定的义务之间发生矛盾时应该怎么办。这时如果为道德而道德，为义务而义务，人们就容易抱残守缺，往往成为道德的奴隶。应指出，义务论讨论的义务，是道德意义上的义务，而非法律意义上的义务。道德义务与法律义务相比，道德义务的形成与维系，依靠的是社会舆论、传统习惯、内心信念等精神信念力量，而非强制力量；道德义务的履行通常是为了完善自己的美德，不以获取道德权利，反而以或多或少的自我牺牲为前提；道德义务涉及的范围比法律义务的范围广泛；与履行法律义务而形成的违法与合法单一境界相比，医学道德义务的履行会形成最高境界、基本境界、最低境界和不道德境界。

医学义务论　在医学中有着久远的历史传统和广泛的影响，是医学伦理学古老而永恒的理论之一，是义务论在医学领域中的贯彻。自古至今，人们从医学道德义务出发，提出了大量的医学道德规范，作为医务人员的义务与责任。《希波克拉底誓言》明确表示"无论至于何处，遇男或女，贵人或奴婢，我之唯一目的，为病家谋幸福。"中国隋唐时期的大医孙思邈说："人命至重，有贵千金，一方济之，德逾于此。"明朝的名医龚信认为："至重唯人命，最难却是医。"这都是将治病救人作为医学义务的明确表述。世界医学会于1948年通过的《日内瓦宣言》虽经多次修改，但"我庄严宣誓终生为人类服务"这一义务承诺，始终坚守不变；1988年中华人民共和国卫生部颁布的《医务人员医德规范及实施办法》明确规定："救死扶伤，实行社会

主义人道主义。时刻为病人着想，千方百计为病人解除病痛"，也实际上是对医学义务的承诺。尽管今天医学面临的情况与古代、近代乃至20世纪以前有很大不同，但拯救生命在任何时候，对于任何人、任何组织来说，是一种不能讨价还价的、不可推脱的义务是不会变的。特别在当今面临"利欲熏心"的情势，倡导医学义务论，仍是具有十分重要的现实意义。

义务论的意义只能限于一定范围，只能限于面对生死攸关紧要关头人们的基本态度。当今医学面临对生命和健康的问题比先前复杂得多，这些问题仅依靠义务论无法解决。诸如生与死某些情况下的两难选择，一些先进技术的取舍，伦理道德的某些冲突，都不是义务论能够回答的。医学伦理学需要更广阔的思路与多视角的理论。义务论只是应对当今医学伦理问题伦理思想体系之一。

（曹永福　杜治政）

yīxué réndàozhǔyì

医学人道主义 (humanistic medicine)

在医学研究和医疗卫生保健实践中关爱患者生命、尊重患者人格和权利、维护患者利益，为不同国家、不同地区、不同民族人民普遍接受的伦理思想。医学人道主义认为，医学在救治生命和维护健康面前，没有种族、肤色、性别、语言、宗教、政治信仰、国籍、社会出身、财产或其他身份等任何区别，他们均享有同等的医疗保健的权利。

医学人道主义与作为一种社会思潮的人道主义不同。作为社会思潮的人道主义，是文艺复兴时期出现的资产阶级世界观和伦理观，最早出现于意大利，十五、十六世纪在整个欧洲迅速传播。

它不仅复兴古希腊的学风和精神，而且具有鲜明的时代特点，其主旨是冲破中世纪教会统治下以神学为中心的禁欲主义，极力倡导以人为中心的思想，注重人的价值和尊严，强调个性解放和自由平等。医学人道主义与之不同。自从人类产生以来，生命就被视为最宝贵的，人命至重，有贵千金；天覆地载，万物备悉，莫贵于人；至重唯人命。这也决定了以医学为职业的医师天职是治病救人。关爱生命、敬畏生命，救治患者生命和促进健康，视为医学人道主义的基本内容，医学人道主义也就成为医学最古老的传统，在《希波克拉底誓词》《大医精诚》等医学文献中，都有充分的体现。1949年世界医学会采纳的《日内瓦协议法》首先提出医师的职责是"我把我的一生献给为人道主义服务"。人的生命是最宝贵的信条不变，医学治病救人的宗旨不变，医学人道主义的传统就不会消失。作为一种世界观和历史观的资产阶级的人道主义，与医学人道主义也有某些联系，它的天赋人权、解放人性、生命权和健康权是人的基本人权的思想，与医学关爱生命、敬畏生命也是一致的，但两者毕竟不属于同一范畴。医学人道主义以对任何人来说是最宝贵、最重要的人的生命，维护生命是人类最普遍、最基本的愿望的理性为基础。这也正是医学人道主义思想在医学中经久不衰的原因。只要人类要求生存的欲望不改变，只要医疗卫生职业救死扶伤的宗旨不改变，医学道德中的人道主义传统就不会消失。

医学人道主义的传统在医学发展的漫长历史中，由于社会历史的条件不同，医学科学的发展

水平不同，其内容和表现形式也有区别。在古代，由于科学技术还处于萌芽状态，对人体生命缺乏科学的认识，当时的医学人道主义思想带有直观的朴素的性质，建立在怜悯、同情患者痛苦基础上，是面对处于痛苦中的患者而萌发的恻隐之心，有时还与"神灵"保持一定联系，甚或披上"神"的外衣，但是尽管如此，正是这种发自同情患者痛苦、愿意为解除患者痛苦而努力的善良之心，奠定了医学人道主义的基础。实验医学时期，医学逐步摆脱了"神"的影响，解剖学、生理学、病理学、卫生学等一系列学科诞生了，医师治病开始有了科学的基础，医学人道主义的愿望，由于有了科学的诊治方法，逐步得到实现，因为迷信或愚昧而产生的与患者利益相背离的道德戒规，如禁止解剖尸体、禁止抽血等，相继被一些医师抛弃，医学人道主义有了真正的科学基础。20世纪以来，医学人道主义有了进一步的发展。这一时期的医学人道主义，由于自身发展的成熟，不仅被医师视为对待患者的一种态度，而且被医师当作一种思想武器，用于捍卫患者和人类社会的利益，自觉抵制医学领域中与医学相关联的不人道的行为，医学人道主义突破了仅限于医师与患者关系的范围，开始引向社会的某些方面，医学人道主义有了很大的发展。如强调医学是全人类的事业。1949年颁布的《日内瓦协议法》规定："在我的职责和我的病人之间不允许把宗教、国籍、种族、政党和社会派别的考虑掺杂进去。"反对利用医学作为残害人类或作为政治党派斗争工具的行为。如《东京宣言》规定："不论受害者受什么嫌疑，指控或

认什么罪，也不论受害者的信仰、动机如何，医师在任何情况下绝不赞助、容忍或参与折磨、虐待或非人道行为。"强调医师对患者的治疗是自主的，不接受非医学需要的干扰；这一时期的医学人道主义，还特别强调患者的知情同意权，这一切都是医学人道主义的巨大成就。尽管如此，这一时期的医学人道主义尚未达到完备的程度，如只把人看成自然、抽象的人，只把疾病看成是生理上的缺失，不了解社会、心理因素对疾病与健康的影响。在这方面，实验医学阶段的医学人道主义，不仅未能继承，反而抛弃了朴素人道主义阶段在这方面的长处。尽管它揭露了这一时期在医学领域中的非人道、反人道的行为，但未能指出这些非人道行为的根源，不了解不消除产生非人道行为的根源，就难以全面切实地实行医学人道主义。

20世纪后半叶以来，由于医学技术的飞速发展，以及市场力量介入医学，医学人道主义遇到了严重挑战。医学技术的飞速进步，提出了许多医学人道主义传统难以应对的课题，如辅助生殖技术、代孕、胚胎研究、安乐死、干细胞研究与开发、放弃治疗、基因编辑、生命合成等技术，都是医学人道主义传统难以回答的；由于市场经营机制进入医疗保健服务领域引发的医学在诊疗、医学研究、公共卫生等领域中的义与利的冲突，更是对传统医学人道主义的严重冲击。新的情况引起了人们对以道义论为基础的传统医学人道主义的反思。在新的情况下，医学人道主义不能只要道义而不考虑功利，医学人道主义需要补充新的内容，需要给予功利一席之地，需要一种新的医

学人道主义，即人道功利主义，将人道与功利两者结合起来，在人道管控或指引下的人道功利主义。人道功利主义伦理思想认为，人道与功利是互相制约和互相渗透的。人道必须顾及功利，功利必须以人道为前提。人道应有功利的要求，但功利不可侵犯人道的原则。人道在先，功利在后，在服从人道的前提下谋求功利。人道功利主义的伦理观，为当今社会处理各种义利关系，包括医学中的各种义与利的关系，提供了一种可供选择的正确原则。

（杜治政　丛亚丽）

xiàoguǒlùn

效果论（consequentialism）

将行为效果作为标准判定该行为善恶的伦理学理论。又称后果论。效果一般是指行为所产生的客观效用或实际结果。属于这种理论的有功利主义、快乐主义、幸福论、价值论的直觉主义。最有影响的效果论伦理学派是功利主义或称功利论，主要代表人物是杰瑞米·边沁（Jeremy Bentham）和约翰·史都华·密尔（John Stuart Mill）。效果论是医学伦理学的重要基础性理论。

概述　效果论认为，人的行为应该是"达到最大善"的行为；所谓最大善的计算，是依靠此行为所涉及的每个个体之苦乐感觉的总和，其中每个个体都被视为具有相同分量，且快乐与痛苦是能够换算的，痛苦仅是"负的快乐"。功利主义效果论衡量行为善恶标准的最著名的命题是"最大多数人的最大幸福"。他们认为幸福不仅涉及行为当事人，也涉及受到该行为影响的每一个人。功利主义在判断行为善恶时，不考虑行为的动机与手段，仅考虑行为的效用，即一个行为的结果对

最大快乐值的影响，其效果能增加最大快乐值的行为就是善行，反之则为恶行。

效果论的早期理论表现形态是快乐主义或快乐论。公元前5~前4世纪古希腊的亚里斯提卜（Aristippus）、伊壁鸠鲁（Epicurus），以及几乎同时期的中国古代思想家墨子及其学派，都将追求最大快乐作为自己学说的主题。近代英国哲学家与伦理学家如理查德·坎伯兰（Richard Cumberland）、弗兰西斯·哈奇森（Francis Hutcheson）及托马斯·厄内斯特·休姆（Thomas Ernest Hulme）都有效果论的倾向。边沁在英国化学家约瑟夫·普利斯特里（Joseph Priestley）、法国哲学家克洛德·阿德里安·爱尔维修（Claude Adrien Helvetius）、意大利法学家切萨雷·贝卡里亚（Cesare Beccaria）及休姆等的著作中都发现了功利主义效果论原则。功利主义效果论系统学说正式形成于18世纪末19世纪初，由英国哲学家兼经济学家边沁和密尔提出和确定了其基本原则：若一种行为的结果有助于增进幸福，则为善行；若其结果有损于幸福的增进，则为恶行。19世纪末，经英国思想家亨利·西奇威克（Henry Sidgwick）的进一步发展，功利主义效果论进入鼎盛时期，不仅成为欧美学界的主流学派，而且成为深刻影响西方乃至全世界社会生活各领域的基本价值理念。效果论伦理学比较科学地揭示了道德与利益的关系，使行为善恶评价标准建立在唯物论的基础上，实现了道德生活的世俗化。马克思主义伦理学在揭露注重效果的伦理学局限时，要求全面分析道德行为的社会意义，由于效果论具有明显的形而上学缺陷，

所以在以下几个方面经常受到批评：①缺少公认的统一尺度，所谓最大多数人最大幸福的计算难以进行。②如果最大多数人最大幸福与不良偏好相联系，就会对少数人的正当利益造成伤害，即导致多数人对少数人的暴政，有违社会公平正义。③片面强调行为结果，无视行为动机，则会割裂行为整体，使道德评价失真。进入20世纪，经过乔治·摩尔（George Moore）的集中批判以及后现代主义的不断解构，效果论一度走向衰落，但在英美伦理学家斯蒂芬·爱德斯顿·图尔敏（Stephen Edelston Toulmin）、帕特里克·诺埃尔·史密斯（Patrick Nowell Smith）、厄姆森（Urmson）、约翰·罗尔斯（John Rawls）及澳大利亚伦理学家斯马特（Smart）等的辩护和修补之下得以顽强坚持下来。20世纪中后期，效果论在某种程度上得到复兴，以新功利主义规范伦理学的面貌出现的现代效果论在英国、美国、澳大利亚等英语国家应运而生。根据行为效果指向主体的不同，现代效果论除经过改造的利己主义、功利主义流派，还包括在应用伦理学中新诞生的公益论。

医学中的效果论　作为医学伦理学的基本理论之一，效果论是指以医学行为结果作为确定医学行为善恶评价标准的医学伦理学理论。效果论的医学伦理理论认为，医学最终追求的是人类的健康利益；医学道德是人们合理追求和实现健康利益的反应，医学道德所规范的就是人们之间的以健康利益为核心的多元利益关系；判断医学行为善与恶，最终要看该行为的结果是否获得最大化的利益。无论中外，效果论医

德思想都是源远流长的传统医德理念。在西方，最早的效果论医德思想可以追溯到古希腊的希波克拉底。在著名的《希波克拉底誓言》中，希波克拉底提出的"为病人谋幸福""不伤害病人"等行医准则，就是效果论医德思想的典型命题。在中国，自春秋以来，战国·左丘明国学平公六年《国语·卷十四·晋语八》以"上医医国，中医医人，下医医病"的提法对医师境界进行区分和界定，《黄帝内经》中"征四失论""疏五过论"等医德告诫，甚至汉语中"医生"这个名词本身，都是效果论医德思想的集中体现。古今中外的大量医德规范，如医术精湛、保守医密、团结协作、利他、公正等，其提出依据和阐释理由都首推效果论医德思想。医德史研究表明，效果论医德思想的具体内容由一个从专注患者个人诊治到关注群体健康、从内涵规定简单到内涵规定复杂的发展变化过程。近代及以前的效果论医德思想，强调的是医学行为对某一患者个人的诊治结果。现代的效果论医德理论既强调医学行为对具体的某一患者个人的诊治结果，又强调医学行为对其他患者和健康人群甚至全人类健康利益的全面影响，即医学公益论。现代效果论医德理论还主张兼顾医学行为结果对医学科学事业及医务人员职业价值所产生影响的考察。

意义　效果论医学伦理理论在现代医学伦理学体系中具有不可替代的理论地位，在医德实践中具有举足轻重的现实意义。尽管中外学者对医学伦理学基本理论构成及其各种理论之间相互关系的问题尚不能达成共识，但都认为效果论是医学伦理学基本理

论体系中不可或缺的基本理论。在传统的医德思想中，不论是强调忠于患者利益的美德伦理学，还是诉诸规范行为、调解利益关系的规范伦理学，都离不开效果论医学伦理理论。效果论给医学伦理学提供了一个唯物主义的理论基石，为理解医学道德生活提供了一种确定性和可能性。在医德实践中，效果论医德思想的积极作用充分体现在整体医德建设和个人医德实践中。在整体医德建设中，效果论是营造职业伦理生态，尤其是制定、检验和完善医德规范的理论基础和依据。在个人的医德实践中，效果论为医务人员在多元价值、多重义务中优化行为选择提供理论指南，如当患者生命权与知情同意权出现冲突时，效果论可以帮助医务人员作出最有利于患者最佳利益的优化选择；效果论为评价医德行为（包括医德动机）提供了最终的参照系，为辩证地把握医德评价中动机与效果的关系提供了理论依托；效果论为医德教育及医德修养的实践性和有效性提供了理论保障；效果论为评价医学高新技术能否应用于医疗实践提供了一个客观尺度。

同一般伦理学的效果论一样，效果论医学伦理理论同样具有局限性。例如，医学利益计算中"多数人对少数人的暴政"的问题就需要警惕和防范：拿一个或一些健康人做人体试验，他或他们的利益甚至重大利益的牺牲可以换来医学科学的巨大进步，为更多患者和健康人群带来更大更多的医学利益，这种做法是可以得到功利主义效果论的辩护的，但并不一定可行，因为这样做可能得不到人本论、义务论、正义论等理论的支持。至于效果论在医

德评价中明显存在的片面性和失真性，早已为学界所关注并作出了必要的修正。

（孙福川）

lìyì

利益（interest） 主体在一定社会关系中获得的物质、精神或其他形式的好处。人的生命存在事实及其生存状况本身就产生了鲜明的利益取向，产生了人、社会、国家之间的利益追求与现实的冲突。利益的冲突与调节是人类伦理史的主题，也是医学伦理学的主题。

概述 利益是关系范畴。多数学者认为，主体需要、能满足主体需要的客观对象以及社会认可，是构成利益关系的三要素。其中，主体需要和客观对象是利益的客观基础，社会认可是利益实现的现实条件。但也有学者认为，价值抉择、身受好处、社会权利才是构成利益的三个必要条件。利益具有两种属性即自然属性和社会属性。利益的自然属性是其在直接的现象形态中表现出来的规定性，即人对自然物品需求的直接性、具体性和无限多样性等；利益的社会属性指在具体的社会关系中实现自然需要所形成的规定性即需求的社会可能性、条件性、差别性。社会属性是利益的根本属性。因此，利益的本质是一定的主体对相应对象和条件的拥有关系。在现实生活中，人的需要是多样的、无限的、经常发生冲突的，由此决定了利益内容的丰富多彩、形式的多种多样、性质的鲜明对立。就实际内容而言，利益可以分为物质利益、精神利益及政治利益等；就表现形式而言，利益可分为个人利益与群体利益、近期利益与远期利益、局部利益与整体利益、一般

利益与特殊利益等；就自身性质而言，利益可分为合法利益与非法利益、正当利益与不当利益、根本利益与次要利益、真实利益与虚假利益等。

在历史长河中，人类对利益的认识经历了从混沌到逐渐清晰，从贫乏到逐渐丰富，从表浅到逐渐深刻的历程。在漫长的前文明时期，人类主要是在人与自然（其扭曲表现为人与神）之间关系上，依据利与害的感受和经验，比较粗糙地认识和把握利益关系的。进入文明社会以后，人类才试图从人性本身及社会关系角度对利益问题进行感性和理性的综合思考，并逐渐成为人们把握经济生活、道德生活、政治生活、法律生活等领域的核心概念。在西方，利益一词来源于拉丁文 intecesse，原意是夹在中间，后来引申为在非报酬性的东西和事件中包含着某些报酬性的成分。但从古希腊的柏拉图（Plato）一直到古罗马、中世纪的诸多思想家，对利益概念的使用都是比较无意识、不精准和不系统的。到了近代，15世纪意大利著名的政治哲学家尼可罗·马基雅维利（Niccolò Machiavelli）被公认是现代意义上利益概念的创立者。后经欧洲尤其是英法一系列思想家的发展，利益概念逐步清晰、丰富和完善。在中国古代思想家中，对"利益"一词最早展开论述的是春秋时期的管仲。他指出："夫凡人之情，见利莫能勿就，见害莫能勿避。"此后，儒、法、道诸学派都将利益问题作为自己研究伦理思想、政治思想、法律思想的重要内容。但这些思想家们受唯心史观或形而上学的局限，并没有揭示出利益的本质和形成发展的客观规律性。辩证唯物主义

和历史唯物主义的创立，为科学地解决这些问题尤其是利益决定道德、道德体现利益即利益与道德之间的辩证关系，提供了正确的世界观和方法论。为更加深刻和系统地认识利益现象，中外现代的伦理学家仍在继续努力。

医学中的利益　在医学领域，医学利益的核心是对人类生命的维系和对健康的追求。医学利益是医德存在的根基，是医德生活的实质；在整个医学伦理学中，正确理解医学利益是解读所有医德问题的逻辑起点和理论前提。医学中的利益关系表现甚为复杂和多样，但首先且主要是医学服务对象——患者生命的维护和健康的支持。医德思想史研究表明，古今中外所有的医德问题都围绕医患利益关系产生和展开。传统医德关注的是具体患者诊治和康复的利益，强调的是对患者的救死扶伤，主张将患者利益放在第一位。古希腊名医希波克拉底（Hippocrates）在《希波克拉底誓言》中提出："我愿尽余之能力与判断力所及，遵守为病家谋利益之信条。"中国唐代名医孙思邈在论述行医宗旨和待患准则时明确指出："凡大医治病，必当安神定志，无欲无求，先发大慈恻隐之心，誓愿普救含灵之苦。"在现代医德生活中，利益关系空前复杂化，其主要表现是：进入医学关系的利益主体不断增多，除医务人员与患者，同一医疗机构乃至同一行业的同事、医疗行政管理人员、医疗保险机构、医药和医疗器械企业及其推销商等都会参与其中，还有患者家属、社会公众、新闻媒体等；医学职业自身的利益也日益彰显；利益内涵十分丰富，如传统的简单的职业技术关系已经具体化为经济关系、法律关系、伦理关系等。利益表现异常复杂，如在市场经济背景下出现了利益博弈、利益冲突、利益链条等现象，健康公益也越来越成为考量医学利益的重要指标，但医患利益关系仍是医学利益关系的主导与核心内容，尽管患者健康利益第一位的理念受到了越来越大的冲击，但1949年公布的《日内瓦协议法》，仍然强调为患者谋利益的原则，例如其中第四条特别要求医务人员："我首先考虑的是病人的健康。"进入新世纪之后，为应对现代医学发展面临的诸多挑战尤其是医患关系市场化对患者健康利益的负面影响，美国内科学基金、美国医师学院基金和欧洲内科医学联盟于2002年出台的重要文献《新世纪的医师专业精神——医师宣言》，将"病人利益首位原则"置于其所倡导的三原则（另两原则为"病人自主原则""社会公平原则"）之首，并作为对医务人员所有职业要求、专业职责的根本精神。医学利益多元化、利益冲突尤其是患者利益被淡化的现象已逐步引起中外医学伦理学学者的关注。在现代医学服务及改革开放的背景下，合理兼顾患者健康利益、社会健康公益、医学事业发展利益、医务人员利益甚至医院利益是必要的，但患者健康利益首位的原则必须坚守。

（孙福川）

gōnglì zhǔyì

功利主义（utilitarianism）　将人所获得的现实利益或幸福作为判断其行为善恶最终准则的伦理学说。又译为功用主义或快乐主义，有学者称该学说为效果论伦理学、最大幸福主义。

概述　在西方，功利主义思想萌芽于古希腊时期德谟克利特（Demokritos）和伊壁鸠鲁（Epicurus）的快乐主义学说。经17世纪的托马斯·霍布斯（Thomas Hobbes）、弗朗西斯·培根（Francis Bacon）及18世纪以后的约翰·洛克（John Locke）、克洛德·阿德里安·爱尔维修（Claude Adrien Helvetius）以及保尔·昂利·霍尔巴赫（Paul Heinrich Dietrich）、大卫·休谟（David Hume）和亚当·斯密（Adam Smith）等创立和积累［此期间，19世纪英国哲学家约翰·斯图尔特·密尔（John Stuart Mill）首先使用"功利主义"一词］，功利主义理论初步形成，此后开始成为在西方乃至全球影响巨大的一个伦理学学派。这一时期的功利主义一般被称为古典功利主义。其主要代表人物是古典功利主义集大成者英国思想家杰里米·边沁（Jeremy Bentham）和密尔。边沁15岁即毕业于牛津，16岁取得律师资格，不久游访法国，与多位哲人讨论哲学、法律等问题，深受法国功利论先驱爱尔维修、意大利经济及法律名家切萨雷·贝卡里亚（Cesare Beccaria）等学者的影响，形成了以苦乐权衡为核心的功利主义思想体系。这个理论以避苦趋乐是人的本性作为出发点，充分肯定每个个人追求最大幸福的合理性；为了确保这种合理性，必须以"最大多数人的最大幸福"作为判断国家制度和法律优劣的唯一标准。边沁思想虽迅速影响欧洲大陆及拉丁美洲，但在英国的影响反而十分滞后，且自边沁提出功利论以后，就不断遭到来自国内外的强烈批评。对这种思想的深刻批评，主要体现为当代著名学者哈佛大学教授迈克尔·桑德尔（Michael Sandel）所概括的两条：一是功利主义只关心社会总体幸福数量的增加，而不尊重个人的权利，其结果往往否定少数人的自由和偏好，而以多数人的幸福否定少数人的权利不一定总是合理的；二是功利主义试图比较和取舍、测量和计算的幸福数量，事实上并不存在客观公认的单一标准。后来，密尔父子（James Mill 与 John Stuart Mill）继承了边沁的观点并完善了功利主义思想体系，使其影响越来越大。老密尔的贡献主要是促进了功利主义的宣传、普及和应用。小密尔的贡献主要是最早使用"功利主义"一词并积极回应上述两种批评，使功利主义更加完善化。在《功利主义》一书中，为走出"把一切简化为幸福和痛苦的粗糙算计"的困境，他引入了独立于效用之外的人类尊严和个性的道德理想，增加了人性考量的标准，对边沁的思想做了重大的修正。首先，小密尔以功利主义与个人权利相统一来辩护和坚持功利主义，主张个人权利是"道德最神圣且不可分割的一部分"，在不伤害他人的前提下，每个人都可以追求自己的最大幸福。其次，关于幸福的测算，小密尔以强调幸福的质的差异性克服边沁单纯计算幸福数量的弊端，认为幸福有高低之分，主张某些幸福更有价值、更值得追求。这虽然并未使功利主义得到彻底救赎，甚至受到后世学者"偏离了功利主义最初的前提"的指责，但却使得功利主义获得了反击主要反对派和发展自己的立足点，并确保对英国、法国及欧美许多国家的伦理学及经济学、法学、政治学等巨大的影响力，后来美国的实用主义和欧洲福利社会的出现等，都可以从中找到边沁尤其是密尔功利主义思想的渊源和

影响。20 世纪前半叶，在元伦理学等学说的强烈冲击下，功利主义曾一度衰落。20 世纪中期以来，回归亚里士多德和德性论及美德伦理学的思潮率先出现在英国、美国和澳大利亚等英语国家，以"现代功利主义"或"新功利主义"形态与元伦理学相抗衡。其主要代表人物是澳大利亚著名伦理学家斯马特（Smart）和美国伦理学家理查德·B. 布兰特（Richard B. Brandt）。新功利主义主要从两个方面克服古典功利主义的困难：①放弃快乐、幸福等主观性较强的概念，代之以功利、福利等客观性较强的概念，力图克服"幸福"内容的形式性。②放弃价值衡量的快乐和幸福尺度，而代之以个人福利、效用或利益的满足的标准，努力实现功利的可测量性。

中国大陆当代学者孔红艳认为，新功利主义对古典功利主义的基本概念进行了内涵上的修正，对解决功利内容和标准、功利的实现手段以及人与人之间的功利比较和计算等问题有了新的见解与推进。按其学说内容的差异性，新功利主义可分为行为功利主义与规则功利主义、普遍功利主义与情境功利主义、直接功利主义与间接功利主义等理论派别。

欧美国家对功利主义的批评和修正从未停止过。其中最引人注目的是美国的约翰·罗尔斯（John Rawls）、罗伯特·诺奇克（Robert Nozick）、罗纳德·迈尔斯·德沃金（Ronald Myles Dworkin）和英国的约瑟夫·拉兹（Joseph Raz）等当代著名思想家。

中国古代功利主义产生于2000 多年前，其后大致经历了三个历史阶段，即先秦、两宋和明清。先秦时期战国时代的功利主

义代表人物是墨子和韩非。两宋时期功利主义的代表人物是李靓、陈亮和叶适。明清时期的功利主义代表人物是颜元等。当代学者马尽举将中国传统功利主义思想的特点概括为：以整体功利为出发点，以家族为本位，其论证方式囿于经验论，是一种早熟的功利主义。在当代中国，毛泽东对中外功利主义思想遗产进行了扬弃，提出并阐释了"无产阶级的革命的功利主义"，使其成为否定旧制度和指导革命的有利伦理武器；邓小平发展了毛泽东的革命功利主义思想，使其在改革开放的伟大事业中大放异彩。改革开放以来，中国学界出现了研究功利主义的热潮，20 世纪 90 年代，中国学者将功利主义伦理学基本内容归纳为：以经验主义和抽象人性论为哲学基础，以个人主义为出发点，以功利幸福为核心内涵，以行为效果为善恶评价标准，以社会感情为纽带，将个人与社会联系起来，以最大多数人的最大幸福为基本原则和最高理想。总之，西方典型的功利主义伦理学说几乎都认为：趋乐避苦是人的本性，追求功利是人的行为的目的；道德不过是求得"最大幸福之术"，一切能够增进功利的行动都是正当的、善的，反之，则是不正当的、恶的；判断善恶只看行为结果即可，没有必要追问行为动机和过程。对功利主义在西方现代化进程中所起的巨大作用以及对推进中国改革开放事业发展的现实意义，中国当代学界都给予了充分的肯定；一些学者也指出了功利主义的历史局限性，强调克服功利主义对改革开放事业的负面影响，以防止颠覆道德的崇高性，尤其是防范享乐主义哲学的泛滥。

医学中的功利主义 作为当代医学伦理学的基本理论之一，医学功利主义是以医学利益最大化作为衡量医学行为善恶标准的学说。它是功利主义在医学道德生活中的具体体现和运用。医学功利主义既强调患者个人健康利益的最大化，同时也关注其他患者和健康人群的健康利益及健康公益，还要求兼顾医学事业、医疗机构乃至医务人员的职业利益。在现代以前的医德生活中，虽然医学功利主义思想也是认识和处理医学道德问题的重要手段，但它都以医学人道思想和道义论为指导，即医学人道主义思想才是彼时人们解读医学道德问题的最权威的理论。例如，中国古代的"医乃仁术"，西方古代的"病人首位"，都是强调以患者为本，即使必须做功利的考量，也不允许有对人道主义思想立场的动摇。这种立场的典型标志，在中国首推《黄帝内经》所提出的"天覆地载，万物悉备，莫贵于人"的医德基本理念，在西方首推《希波克拉底誓言》所创立的"我首先考虑我的病人"的医德基本理念。这种状况一直延续到20世纪中期，并未受到明显的挑战。20世纪中期以来，医学服务高度技术化和高度社会化所带来的医学伦理难题逐渐显现和增多，如美国肾透析两难选择现象、严重遗传性疾病新生儿救与弃的"爱琳诉讼案"等，为功利主义走上医德理论舞台的中心创造了实践条件，此时又恰逢欧美新功利主义的兴起，借助于生命质量论、生命价值论、健康公益论等新的医学功利主义理论，生命伦理学应运而生并大有取代医学伦理学的趋势。

医学功利主义占据突出地位是欧美现代生命伦理学区别于传统医学伦理学的一个基本特点。欧美学者突出该理论的权威地位，旨在应对当代诸多医学伦理难题，构建现代生命伦理学的理论框架。面对生殖医学技术、器官移植技术、基因诊治技术、克隆人技术、安乐死选择以及医改政策设计、医疗卫生资源分配等所涉及和引发的医德难题，传统的医学人道主义往往受到质疑和责难，而新的医学功利主义则试图对其给出更为合理的伦理辩护和解决对策。生命伦理学被引入以后，新功利主义事实上一度成为中国当代医学伦理学叙事的主要立场和语境。对此，中国学者充分给予肯定：新功利主义在解决现代医德难题方面确实充分显示了自身的理论优势和应用价值，为医学的进一步发展提供了伦理辩护和推动。但其局限与弊端也不断显露出来，逐渐被中国学者关注。20世纪90年代以来，中国的一些医学伦理学学者开始深入研究医学功利主义与人道主义之间的关系问题。他们认为，在医德生活及医学伦理学中，人道主义是更为根本的理论立场，尽管传统的医学人道主义有自己的局限性，但也可以发展、完善；新的医学功利主义尽管有自己的优势尤其是应用价值明显，但不可神化，因为功利的计算离开以人为本和敬畏生命就会走向自己的反面，因为现实中扭曲、膨胀的功利主义恰恰就是社会广泛诟病的"看病贵、看病难"的思想根源；对于二者之间的关系，必须在确保医学人道主义优先地位的前提下充分能发挥功利主义的作用，以人道主义否定功利主义不可取，以功利主义取代人道主义更不可取。20世纪90年代初，国内最早发现这一

问题并提出解决思路的学者曾创立了"医学人道功利主义"新概念并进行了阐释，之后在国内引起了广泛的积极的影响。迄今，中国医学伦理学界仍在百家争鸣中继续求解二者的科学定位。

(孙福川)

gōngyìlùn

公益论（public interest theory）强调社会公众利益，主张以社会、人类及其后代的整体利益作为道德评价尺度的伦理理论及学说。

概述 在西方的教科书里，公益是一门实践的学问。在阿拉伯语中，公益（istislah）是"伊斯提斯拉赫"的意译，原意为"公共利益"或"福利"，又称"麦斯莱哈"（maslahah），后来专指伊斯兰教法专用语即马立克教法学派辅助立法、司法原则。在中国，"公益"一词在1919年5月4日"五四运动"之后才出现，为"公共利益"的简称。在中西方现代语境中，"公共利益"都是指有关社会公众乃至全人类的利益和福祉。"公益"在空间层面涵盖全社会乃至全球每一个成员的现实共同利益，这与功利主义所关注的"最大多数人的最大幸福"一致；在时间层面涵盖不同时代人们的代际共同利益，这是人类进入20世纪以后才明确意识到和加以强调的利益。公益论认为，只有符合人类的整体利益和长远利益的行为才是善的。

公益思想同人类历史一样源远流长，但生产和生活的高度社会化尤其是公益活动以及公益组织的大量出现，为公益论学说提供了实践条件和物质生长点；功利主义的产生和发展，为公益论的问世提供了理论基础并起到了催生作用。19世纪以来，西方逐

步具备了上述条件，于是以瑞典学者克努特·维克塞尔（Knut Wicksell）、英国学者阿尔弗雷德·马歇尔（Alfred Marshall）及其学生阿·瑟塞西尔·庇古（Arthur Cecil Pigou）、美国学者哈罗德·德姆塞茨（Harold Demsetz）和奥利弗·威廉姆森（Oliver Williamson）等为代表人物的公益论应运而生。其基本观点是：政府对社会公益负有主要责任，即由于市场机制的不完善及存在着市场失灵现象，政府应通过对市场进行直接干预，纠正资源配置的低效率性和分配的不公平性，增进社会福利、维护社会秩序和社会稳定。马克思主义的诞生和社会主义实践，使公益论进入了全新的发展阶段。

医学中的公益论 医学公益论是指立足于群体、社会乃至人类的健康公益思考和处理医学道德问题的理论，是现代医学伦理学基本理论之一。医学公益一般指社会整体和人类长远的健康利益。其主要内容有：医疗卫生政策的设计与制定；医疗保健机构公益性的管理与运作；人口（数量、素质、性别比例、种系延续及其纯洁性）的控制；生态（资源、环境）的保护；不同人群之间卫生资源的合理分配。医学公益论的主要观点是：医疗卫生服务尤其是基本医疗保健服务是社会公共产品，医疗卫生事业尤其是公立医疗保健机构都必须定位为社会公益事业，医学服务的公益性是设计和制定医疗卫生方针、政策和管理规章的首要依据，是保证医疗卫生费用合理投入、分配与使用的首要依据，是医疗卫生事业的体制结构及其运作的首要依据；医疗卫生服务的提供者必须树立健康公益意识，树立公

平、公正理念，将对患者尽责同对健康人、社会健康、后代健康尽责统一起来，将对人的健康公益尽责同保护资源、保护环境、保护生态的责任统一起来，尽力求得医学服务整体效益的最优化。

同医学功利论一样，医学公益思想几乎同医学一样古老。当代西方学者施尼温德（Schneewind）对西方博爱与救济意识演进史的研究，卡瓦罗（Cavallo）对1541～1789年意大利都灵地区慈善医院文献的考证等都表明，西方近代以前的医学公益仅限于施舍医药，过分依赖于宗教意识，被看作是一种单向的"赐予"，未能形成"公共产品"的概念；施舍者与被施舍者间形成的是一种传统共同体中的束缚——保护即人身依附关系。例如，16世纪都灵捐助者建立免费医院的目的往往是谋取统治者的地位，表明"公益与权力"存在着明显的相关性。在中国，三国时期（220～280年）的名医董奉身体力行并世代流传的"杏林春暖"的职业佳话，孙思邈"誓愿普救含灵之苦"的职业理想及"苍生大医"的职业实践，也反映了医学公益思想的萌芽，但这种思想仅仅是包含在医师为患者个人服务的义务中，不具有独立性和体制性，更不占有重要地位。这是由传统社会和传统医学的特点决定的，即公益活动没有成为社会性事业、医学服务的社会性也没有彰显出来。学者们认为"公益事业"及其公益论是近现代乃至后现代社会的产物。同样，医学公益及其公益论的日渐凸显和受到关注也始于近代。现代医学公益思想是随着传统共同体公益的日渐衰落，18世纪后的英国原由教会主持的慈济诊所与药房大都世俗化，乃

至19世纪行会性的医疗公益趋于消除逐步形成的。随着"理性主义-福音主义"的兴起，施药等公益事业逐渐转由国家主办，"理性主义-福音主义"医学公益取代"父爱主义"施医舍药的最早最成功的典型事例，是1888年法国创立的巴斯德研究所。这种公益性的医学研究，以其所取得的巨大成就打开现代医学公益事业之先河，被誉为"20世纪医学公益事业所继承的模范"。当今，在社会"走入现代化"的欧美国家，公益事业的"共同体基础"逐渐为"国家+市场（或政府+社会、国家+个人）基础"所取代。这一时期医学公益事业的特征是：政府的监督作用突出；志愿合作成为这些活动的纽带。后来，医学公益事业的充分发展体现在一些欧美发达国家所实施的福利医疗、免费医疗制度中。当代医学服务日益彰显的社会公益性为医学公益论的逐渐成熟提供了营养，而医学公益论在医学发达的国家率先破土而出。1973年，在美国召开的"保护健康和变化中的价值讨论会"上，美国的加利佛尼亚大学医学院的约翰逊（Johnson）教授、人类生殖和生物伦理研究所所长赫尼格斯（Henegers）首次明确提出医学公益理论，并为世界奉献了如下卓有建树的思想理论：①社会上的每一个人都平等地享有基本医疗保健权利，这是医疗保健服务公益性、公平性的现代依据。②公正合理地分配医疗卫生资源，使医疗保健服务最大限度地促进全体社会成员的身心健康。③关注医疗保健技术的两面性，防止其片面发展和不当利用对医学公益性的破坏。④将健康纳入社会整体发展目标，使医学与经济、社会协调发展。

这些都对西方医疗保健事业的福利化产生了极大影响。随着当代医学服务高度技术化、高度社会化程度急剧提高及其影响日益增大，医学公益问题越来越受到人们的关注，医学公益论在医学伦理学中的地位显得越来越重要。

在改革开放之初的20世纪80年代初，现代意义上的医学公益论被引入中国，由于医疗卫生体制改革的需要和滋养，具有中国特色的医学公益论逐渐形成，并成为当代中国医学伦理学的基本理论之一。2009年，中国新颁布和实施的医改政策所强调的"医疗卫生保障体系是公共产品""公立医院改革回归公益性""全面实行医药分开"等方针和原则，就是这种学术成果的结晶。中国学者认为，医学公益论不局限于公共卫生事业及其伦理范畴，即使是个人健康利益问题的处理，也必须有医学公益论的参与。例如，代孕技术是否应该无条件提供需求者、器官买卖市场是否应该开放以救治更多器官衰竭患者、人体换头术的纯医学价值辩护是否站得住脚、任何个人的所有医疗保健需求是否都应该得到满足等，都需要医学公益论发挥评判和论证的作用。

伦理意义　①医学公益论超越了医学功利主义，即克服了它的狭隘性，以明晰的大健康观（患者健康利益、社会整体健康利益与代际健康利益的兼顾）和大医学观（预防医学、临床医学与生态医学的统一）取得了自己的独立地位，为人们更广泛、更科学地审视医学道德生活提供了新的理论立足点，促进了大医德观的构建。②克服了义务论和美德论等传统医学伦理理论的某些严重缺陷，为摆脱个体诉求与群体利益冲突的困境指明路，为传统医学伦理基本理论的嬗变和发展提供了新的视角和方法。③医学公益论使医德生活的主体拓展了自己的视野，为医务人员服务具体患者与促进公众健康公益相统一的现代医学义务观提供正确指导。④为制定医疗卫生政策和医院管理规章等提供正确导向。医学的公益性要求医疗卫生体制改革必须坚守公益性的底线，为医德建设的全面性和有效性提供支撑，同时也促使医学模式由传统向现代的转化。

医学公益论的贡献是卓越的，但它也有明显的局限性。医学公益论必须重视个人的合理利益和诉求，必须重视效果的全面评估。孤立地强调公益，可能导致片面依赖国家福利主义的不良后果，影响大众创新的积极性，妨碍社会的进步和发展。

（孙福川）

shēngmìngguān

生命观（view of life）　对人体生命所持有的观点、看法和态度。有广义与狭义之分。广义生命观涵盖自然界中所有的生命现象，包括微生物学、植物和动物学；狭义生命观特指对人体生命现象的理性认识。医学伦理学中的生命观主要指狭义生命观。生命观的主要内容有生命的本体观、生命的本质观、生命的价值观、生命的目的观、生死观等。

概述　生命观是人类对生命现象认识的理性成果，是一个历史范畴。在前文明时代，由于人们不知道生命为何物，不明白生命从何而来、又要到哪里去，不清楚自身生命与其他物种的生命有什么关系等。因此，彼时的生命观一般表现为图腾、神话、鬼神崇拜、原始宗教等，具有突出的臆测性和神秘性。进入文明时代以后，随着人们对生命现象认识成果的不断积累和总结，借助于渐趋成熟的理性思维，如朴素哲学、宗教神学的问世等，人们对生命的认识仍充满神秘主义色彩，但其神秘性中包含着越来越多的科学因素，如道生万物、泥土造人、人是万物的尺度、上帝造人而人管万物等。在对人的生命价值定位中包含着越来越多的合理性。近现代以来，随着医学和生命科学的长足发展，人们已经认识到：生命是物质运动的高级形式，是自然界物质长期演化的产物；生命的本质是蛋白体的同化作用和异化作用的对立统一和矛盾运动，即新陈代谢、自我繁衍是生命发展的根本规律；人的生命是生命现象的最高表现形式，但人必须与其他物种及自然环境和谐相处；人的生命是多样的，人类生命观是多彩的。

迄今，世界文化孕育和形成的生命观主要有西方基督教生命观、伊斯兰教生命观、中国传统宗教（如佛教、道教等）生命观、马克思主义生命观等。

西方基督教生命观的主要内容有：①生命由上帝所造，生命的问题只有上帝才能提供真正的答案。②世界万物中，只有人是按照上帝的形象所造，上帝特别地眷顾人，并强调上帝要人去治理万物。③以上帝创造一切生命为基础，非常完整地揭示了人类生命最重要问题（生命意义、价值及目的）的答案。④强调以爱上帝为前提的博爱众生的伦理思想。⑤主张以不杀生为核心的弱禁欲主义等。

伊斯兰教生命观的主要内容如下。①生命本体论：即真主创造世界上的一切生命，包括人的生命；真主赋予了人高于其他物种生命的能力，人的生命取决于真主，但个人生命价值的实现必须依靠自身，个人不同的命运及其影响需要自身承担责任。②生命价值论：即承认现世生活的合理性，不否认人们对物质生活的享受与追求，不提倡禁欲主义和悲观厌世主义；明确反对轻生，认为人可以丰富或者充实自己的生命，但是无权结束自己的生命；认为生命的价值在于永恒性与超越性，虽不忽视现世生命，但更重视后世生命，强调末日大审判；重视道义论意义上宽容他人的价值，但强调只对无知犯错和死前悔过的人给予宽容。③生命实践论：即将真主作为正义的化身，确立"义人"境界；主张正义之举，包括信仰真主维护正义、严格履行宗教义务、不断行善以达到至善；强调舍生取义，强调为了信仰而进行顽强斗争甚至举行圣战。

中国传统宗教生命观主要有：①强调人的生命、乐生哀死、重视入世等儒家的生命观。②主张人天和谐、保身长寿、顺其自然等道家的生命观。③主张生命一律平等、生死轮回、普度众生、禁欲主义等佛教的生命观。

马克思主义生命观集近现代生命科学与生命哲学研究成果之大成，为科学、辩证的人的生命观之创立与发展开辟了一个新时代。主要内容有：①生命是作为物质世界进化的产物，人的生命是由核酸、蛋白质等物质组成的生物机体所呈现的特有现象。②生命包括生长、繁殖、发育、遗传、运动、刺激感应、传导、神经体液调节，尤其是高级神经活动。其中，新陈代谢和自我复制是最基本的生命现象，也是生命最重要的特征。③强调人的生命的社会属性，强调在社会关系中把握人的生命的本质、地位、价值等重大问题，而不能局限于生命自然本质的思考。④马克思主义生命观不仅重视生命本身及过程的意义，而且关注生命结束、死亡以后的价值。在现代，人们对自身生命现象的思考越来越丰富和深刻，其成果集中反映在各学派的生命哲学等系统理论中，敬畏、护佑人的生命的科学生命观越来越深入人心。由此可见，在历史长河中，人的生命观的内容与形式是不断发展变化的。

医学伦理学的生命观　在医学伦理学中，生命观一直具有极其重要、极其独特的地位。无论医学怎样发展，它始终既是医学存在的精神前提，更是所有医德思想建构的理念基石。在当代，形成于或投射于医学伦理学领域的生命观有三种理论形态，即生命神圣论、生命质量论和生命价值论。其中，生命神圣论源远流长，一直是医学最基本的伦理渊源和支撑理论，被称为传统生命观；生命质量论与生命价值论则是现代医学高度社会化和价值多元化发展的产物，自20世纪中期问世以来，与生命神圣论一起共同回答医学和生命科学发展所引发的生命伦理问题，尤其是复杂而尖锐的两难选择问题，被称为现代生命观。但目前对生命神圣论、生命质量论、生命价值论三者之间的关系，国内外学界尚未取得共识。其间有明显对立的两派：一是宗教伦理学或深受宗教背景影响的医学伦理学，一般将坚守生命神圣论作为主要立场，甚至坚决排斥生命质量论和生命价值论，其典型代表是被称为"丛林圣者"的阿尔贝特·施韦泽（Albert Schweitzer）的敬畏生命伦理学；二是世俗伦理学尤其是深受功利主义和后现代思想影响的西方生命伦理学，大多推崇生命质量论和生命价值论，有的甚至认为这两论是生命神圣论的新发展和替代者。在中国，20世纪80年代初以前，由于受传统宗教文化的影响，医学界和伦理学界主要遵循生命神圣论。改革开放以来，随着欧美生命伦理学的引入及其话语的不断强化，生命质量论和生命价值论在解读和论证由医学新发展引发的诸多两难选择问题所用对策的功能日益被突出，甚至有越来越多的学者认为生命神圣论已经过时，应该由新的生命观取代。鉴于这种做法和取向在解决了一些实际问题中引发了一些新的困惑，甚而导致颠覆伦理底线的后果。不少学者提出：必须正确地认识生命神圣论、生命质量论、生命价值论的区别与联系，坚持三者的统一论，把握好它们在应用中的分工互补关系。但在坚持什么样的统一论问题上，这些学者之间却存在着不同的见解。其中，有明显对立的两种观点：其一主张以生命质量论和生命价值论为主、生命神圣论为辅统一生命三论，其典型的表述是："只是有一定生命质量和价值的生命，才是神圣的"；其二主张以生命神圣论为主、以生命质量论和生命价值论为辅统一生命三论，其典型的表述是："只有在生命神圣论遭遇严重挑战时，生命质量论和生命价值论才可发挥补救、完善或者纠偏的作用，但生命神圣和敬畏生命不能因此被否定"。由于中国医学伦理学基本理论建设比较滞后，目前国内医学界和医学伦理学界还有不少人仅仅满足于对生命三论采取一种什么适用就用什么、时而用此时而用彼的实用主义态度。生命论的自觉和理性建设问题亟待进一步解决。

（孙福川）

shēngmìng shénshènglùn

生命神圣论（theory of sanctity of life）

主张人的生命至高无上、神圣不可侵犯的医学理念和伦理观点。确认人类生命的神圣性是人类自我认识的重大进步，是人类文明的重要标尺。生命神圣论是人类维护自身权利的基本思想武器，同时也是医学伦理学的基础性理论。

人类对自身生命神圣性的认识经历了漫长的历史过程。在前文明时期，虽然人类还不能把握自身生命的本质，甚至对生命现象也还懵懵懂懂，但人们仍然以图腾、神话等形式表达对生命的向往；进入文明社会以后，随着生产的发展、社会的进步和科学技术的兴起，人们逐步地认识到人类个体生命的有限性、珍贵性、唯一性，进而认识到生命的神圣性，并以"人为万物之灵""人命至重""至重为唯人命""生命无价""勿杀生"等表达了人们对生命神圣的铭记；近现代社会以来，生命科学逐渐清晰地揭示，人的生命是在社会环境中，由核酸、蛋白质等物质组成的生物机体所呈现的特有现象，是自然属性与社会属性的统一体，是社会进步的本源；历次战争，特别是第一次、第二次世界大战中德日意法西斯对人类生命的涂炭，使人们认识到捍卫生命神圣的极端重要，一种以捍卫生命、敬畏生命、珍惜生命、呵护生命、救助生命为内容的生命神圣观念，在人们的思想深处中扎根。生命神圣论的内容与形式在历史长河中不断发展变化，但生命神圣论是永恒的。

医学是人的生命的保护神，坚守生命和维护生命一直是医学的根本宗旨。《希波克拉底誓言》说："我将遵循摄生法则，尽我之所能与判断为病人利益着想，而避免伤害。即使受人请求，我将绝不给任何人毒药"，这是当时医师对生命尊严的承诺；1779年诞生的《胡弗兰德十二箴》第7条规定："即使病入膏肓无药救治时，你还应该维持他的生命"；1970年通过的《东京宣言》的序言明确宣布："即使在受到威胁的情况下也应对人的生命给予最大的尊重，并绝不应用医学知识做违反人道法律的事。"坚守生命的神圣，也是中国医学的传统。中国第一部医学经典《黄帝内经》明确提出："天覆地载，万物悉备，莫贵于人"；唐朝孙思邈《备急千金要方》说："人命至重，有贵千金，一方济之，德逾于此"；元朝戴良在《九灵山药房》一书认为："医以活人为务"；明朝王绍隆的《医灯续焰》说："医以活人为心。故曰，医乃仁术"，"医乃仁慈之术，须披发缨冠，而往救之可也"。所有这些论述表明生命贵重和尊严在医师心目中的地位。

近现代以来，由于科学的发展和欧洲文艺复兴运动人道主义思潮的传播，特别是1946年纽伦堡法庭对德国法西斯和东京国际远东军事法庭对日本法西斯的开庭审判，生命神圣论在医学领域中得到更进一步的认可，敬畏人的生命，尊重生命，已经成为医学界和整个社会的共识，成为当今社会的普世价值。在现代，医学人文主义巨匠、法国伟大医师阿尔贝特·施韦泽（Albert Schweitzer）自觉适应了现代科学与社会全面发展的新要求，基于宗教伦理，又超越了宗教伦理，总结概括了新的人文思想成果，创立和实践了全新的敬畏生命伦理学，为后来生命伦理学、环境伦理学的问世开通了道路。在施韦泽的观念里，敬畏生命有着丰富的内涵：作为世界观，敬畏生命是顺从命运、肯定世界、肯定人生与伦理的统一体；作为德行，敬畏生命体现为爱、奉献、同情、同乐和共同追求等积极作为；作为方法论，敬畏生命充分肯定一切生命都是神圣的，只允许出于不可避免的必然性才能伤害和毁灭生命，即使是合理地牺牲生命，也必须意识到并承担起重大责任，但坚决反对由于疏忽而伤害和毁灭生命。他指出："实际上，伦理与人对所有存在于他的范围之内的生命的行为有关。只有当人认为所有生命，包括人的生命和一切生物的生命都是神圣的时候，他才是伦理的。""只有体验到对一切生命负有无限责任的伦理才有思想根据"，并依此构建了一套完整的理论体系。敬畏生命伦理学的基本思想是："善是保存生命，促进生命，使可发展的生命实现其最高的价值；恶则是毁灭生命，伤害生命，压制生命的发展。这是必然的、普遍的、绝对的伦理原理。"敬畏生命伦理学有两个基本原则：一是肯定世界和人生，意指个人必须确立充分肯定人类社会生活和个体生命意义的乐观主义道德立场与价值取向，任何行为主体应承担对生命的责任，为实现人的最高价值而努力；二是恪守底线伦理，意指个人必须遵循客观的、起码的、普遍的道德准则对待所有的生命问题。它要求行为主体敬畏自我和自我以外的所有生命意志，坚守不害人和不随意杀生的道德黄金律。

在当代医学实践中，传统生命神圣论的局限性遇到了挑战，表现在：①片面关注人的生命个体，忽视人的群体。现代医学能够提供的有效服务越来越多，而医疗保健资源有限，每个人的健康需求不可能完全得到满足，需要公平分配，传统的生命神圣论仅关注个体生命，就显得捉襟见肘。②将生命神圣绝对化，认为任何情况下人的生命都是绝对神圣而不可侵犯的。如经遗传学检查证实存有严重缺陷（如无脑儿）的胚胎，应当流产以避免娩出严重残缺的生命，以生命神圣而拒绝流产任其出生，显然是背离生命神圣的根本宗旨的。生命神圣论需要有生命质量论和生命价值论的补充。

（孙福川）

shēngmìng jiàzhílùn

生命价值论 （theory of value life of）

以个人生命对他人、对社会以及对自己具有的作用及意义评价和确认人的生命价值的伦理观念和理论。价值是关系范畴，专指主客体关系中客体的有效属性能够满足主体的特定需求。生命价值特指人的个体生命价值，即个人的生命对他人、对社会以及对自身具有何种作用与意义。人的生命价值是自然现象与社会现象综合的复杂概念，它是生命的自我价值与社会价值、内在价值与外在价值、潜在价值与现实价值等诸多价值的有机统一。人对自身生命价值的理性思考，形成了生命价值观；生命价值观的系统化和理论阐发，就是生命价值论。

生命价值论是医学伦理学基本理论之一。生命价值论的形成并受到世人关注，源于两种现象

交集的作用：一为 20 世纪中期以后，医学和生命科学的长足发展，使临床医学获得了很多有效干预人的生命的手段，尤其是维持生命系统的不断完善及其广泛应用，实现可能延长人的生物学生命的奇迹，但同时也向传统生命神圣论提出了质疑和挑战，这种医学新现象为生命价值论提供了生长点；二为现代价值哲学的问世与发展，尤其是价值伦理学的成熟，如马克思·舍勒（Max Scheler）的价值论伦理思想（善是那种在意志领域中依附于较高或更高价值实现的价值）、F. 布伦坦诺（F. Brentano）的优选公理（在同类善性价值中，人们宁愿选择比较善者）等，回应了医学新实践的呼唤，走进了医学伦理理论新思维的视野，为生命价值论的形成提供了理论前提。

生命价值论的主要观点是：人的生命之所以神圣，根本原因在于人生命存在的价值，而其价值取决于社会属性及其实现，即人的主体性和创造性、潜在意义和现实意义、人格和尊严等，纯粹生物学生命只是社会学生命的载体，即使其质量再高，也只能为生命价值提供前提和基础。

生命价值论的提出具有重要意义。若遇到有严重生命质量问题的个体，应面对有些医疗手段到底应不应当、值不值得提供的两难选择问题。例如，植物人是否应该不惜一切代价积极救治，仅有的一只供者肾移植给正在苦苦等待它的众多患者中的哪一位更为合理？这些医疗决策直接关系着人的生命，常常是极其艰难的价值抉择，需要在诸多善果中择其大，或在诸多恶果中择其小。若固守生命神圣论立场，则会对任何生命状态不加以区分、一律

视为神圣，导致最终无法取舍；若一味强调生命质量论，虽讲区别，但却过分强调生命的自然属性，忽视其社会属性，则会使取舍选择走向偏颇。为使此类医学决策更为合理、可行，生命神圣需要生命价值论加以补充和完善。生命价值论的问世使得人们对生命的认识和评估更趋完善，为医疗护理实践提供更加富有科学理性的行为指南。

生命价值论目前尚处在完善的过程中。人们对生命价值论所涉及的一系列基本和重要的问题都存在着异议和纷争。例如，生命价值如何量化标准、计算、比较；生命价值论在生命理论体系中的地位、作用及其与生命神圣论和生命质量论的关系；生命价值论在解决生育控制、死亡控制、稀缺医疗卫生资源分配等领域中两难选择问题的局限性；生命价值论以及生命质量论在应用中如何不再误入希特勒式的优生学、安乐死陷阱等。

（孙福川）

shēngmìng zhìliànglùn

生命质量论 （theory of quality of life）

以人的自然体能和智能的高低、优劣为依据衡量生命质量并以此处理相关医学问题的伦理理论。是医学生命观的重要组成部分，是现代医学伦理学的基本理论之一。

概述 生命质量是生命质量论的核心概念。生命质量指人的生命即生理、心理特征及其受限程度等综合性生存状态指标，其中主要指人生命的自然质量。为了将生命质量的概念限定在医学范畴，学者们提出只与健康相关的生命质量概念，即专指在疾病、意外伤害和医疗干预的影响下，个人生存水平与个人生活条件及

事件密切相联系的两种关系，即个人健康状态和生活事件之间的关系、个人健康状态和主观满意度之间的关系，以及它们的总和。在医学领域中，生命质量概念是现代的人们思考和决定是否继续维持或结束某种特定患者生命的产物。生命质量经常以描述性概念、评价性概念、规范性概念三种形式出现。作为描述性概念，生命质量指生命的某种客观特征或性质，以描述某一患者现在以及未来的生存状态。作为评价性概念，生命质量指对客观生命特征或性质的感受和意义评定，以揭示具有相应生命特征的某一患者的价值状态。作为规范性概念，生命质量指对客观生命特征或性质是选择维持还是选择结束的参数，以揭示具有相应生命特征的某一患者的命运状态。为了评定生命质量，国内外学者对评定内容、方法、量表等进行了多方面的研究。其中以 1976 年卡普兰（Kaplan）等提出的著名的幸福－安康（well-being）质量量表即健康良好状态指数（quality of well-being scale，QWB）最受关注。该量表包括两部分：一是考量有关患者日常活动三个方面的内容，即移动、生理活动、社会活动；二是考量 23 个症状及健康问题（死亡、意识丧失、面部等大面积烧伤、疼痛等病症，学习等困难，手足等损伤，疼痛等不舒服，排大便时疼痛、胃部不适、一般的疲劳、咳嗽等症状，阵发性不安等反应、头痛等症状，面部等大面积皮疹和充血，失语或说话困难，眼痛或不适，与年龄身高不相称的体重等，耳朵及牙齿等缺陷，因健康原因而服药或靠饮食治疗，戴眼镜或用放大镜，呼吸烟雾或不清洁的空气，没有

症状或健康问题，标准症状或健康问题）。这个量表因为项目齐全、指标明确、权重合理而闻名于世，目前被广泛用于人群或个人健康寿命的计算。

生命质量论问世的医学原因和背景与生命价值论大体相当，是人类生命伦理观丰富和发展的产物。生命质量论集中体现在医学伦理学中，其主要观点是：个体之间的生命质量是有差别的，这种差别既是客观存在，也应该和能够加以区分，区别对待不同质量的生命并不违背伦理；善既表现为对生命数量的延长和增加，更表现为对生命质量的优化和提升；只有具备一定质量的生命，才具有神圣性，才应该全力救治。反之，对于质量为零甚至为负值的生命则不应该全力救治。生命质量论比较适用于生殖医学、死亡医学、器官移植医学、稀缺卫生资源分配等领域中两难问题的决疑和对策中。

在理论上，生命质量论使医学伦理学的基础理论和研究方法更科学、更先进、更完善。生命质量论将个体的生命利益与群体甚至人类的生命利益联系起来，将延长生命年限与保证生命质量联系起来，将道德律令与客观规律联系起来，将职业的行为动机与行为效果联系起来，综合思考人的生命现象及其医疗职业伦理理论问题，使人类生命观更加科学、深刻和完善。在实践中，生命质量论使医疗护理服务有了更加明晰的道德方向和切实可行的伦理指南。在现代医疗护理服务中，生命维持系统、器官移植、辅助生殖、基因治疗等前沿技术的应用，引发了尖锐的道德冲突，仅凭传统的生命神圣论确实难以解决，而引入生命质量论并结合

运用生命神圣论及生命价值论，可为这些医学技术手段的合理使用提供比较充分的伦理指导，即给予道德辩护或道德谴责、道德促进或道德规制，使这些医学道德难题得到破解，使医疗保健服务走出伦理困境。

与生命价值论一样，生命质量论同样具有自身的局限性。生命质量论的考量只适用于应对某些两难困境的医学决策，即对处于极其特殊境况（多为稀缺医疗保健资源供不应求）中的病情极其特殊（器官移植、终末期抢救等）的患者，做何种选择更为公平和可行；如果片面地将生命质量绝对化，仅依据生命质量将患者或所有人的生命分成上中下不同等级，泛化为对患者不一视同仁理所当然，就会产生雪崩效应，彻底颠覆医学伦理赖以存在的生命神圣、生而平等的基本理念。国内有越来越多的学者认为，解决现代医学中的生命伦理问题，必须着眼于生命神圣、生命质量、生命价值诸多视角，既不能不分主次，也不能以此代彼。尽管生命神圣论的传统理念需要嬗变，但其核心与基础地位不容许否定，敬畏生命的伦理立场必须坚守，而生命质量论或生命价值论只能是生命伦理的补充和完善。如果处理不好生命神圣、生命质量、生命价值这三论之间的关系，甚至试图用后两者否定或取代生命神圣论，就会陷入比固守传统生命神圣论更加可怕的陷阱。

（孙福川）

huànzhě lìyì zhìshàng

患者利益至上（patient's interest first） 医疗从业人员从事医疗保健工作的动机、行为、效果都必将患者利益置于医务人员个人利益和其他利益之上。是医学

专业精神的基本宗旨。

历史　为患者谋利益是医学的根本宗旨，是医师从业长期形成的职业精神历史传统。早在2000多年前的希波克拉底在其《希波克拉底誓言》中就强调："无论至于何处，遇男或女，贵人及奴婢，我之唯一目的，为病家谋幸福"；公元10世纪的《阿巴斯·医生须知》明确指出："一个医生对病人精心治疗，那是出于良好的动机和道德的动机，而不是为了发财。"出生于西班牙的犹太人迈蒙尼德（Maimonides）在埃及定居后出任埃及军事领袖苏丹·萨拉丁（Sultan Saladin）父子的侍从医师，在他的《迈蒙尼德日祷词》，以祈祷的语言说："为了我的医术，也为了您的生灵，请用爱来鼓励我吧。千万不要让利欲熏心和好出风头干扰我的职业，因为这两者是真理和仁爱的敌人，在为您的生灵造福的伟大事业中，只能把人引入歧途。""请让我永远不心不在焉。但愿纷歧错杂的思想不会转移我在临床工作的注意力，或者在静默的劳动中扰乱我的心灵，因为保持您的生灵的生命和健康，要求深思熟虑，这是伟大而神圣的啊。"法国医师和律师胡弗兰德（Hufeland）在他的《胡弗兰德十二箴》第一条，特别分析医师必须将患者利益放在首位的原因："医生不是为了自己，而是为了别人，这是职业的性质决定的。不要追求名誉和个人利益，而要用忘我的工作救活别人，救死扶伤，治病救人，不应怀有别的个人目的。"1948年在日内瓦召开的世界医学会全体大会通过的《日内瓦宣言》及以后几次修订，都将"我首先考虑的是患者的利益"作为医学的宗旨。

在中国，无论文献记载还是民间流传中，患者利益至上的医学传统历史悠久并有良好的传承。隋唐时期的孙思邈在他的《大医精诚》说："凡大医治病，必当安神定志，无欲无求"；明代医学家龚延贤在《万病回春》提出，医师要"勿重利，当存仁义。贫富虽殊，药施无二"；清代名医叶桂（叶天士）的《临证指南·作序》强调："良医处世，不矜名，不计利，此当立德也"；晋代葛洪《神仙传·董奉》讲的"杏林春暖"和《神仙传·壶公》"悬壶济世"的故事，更为医学界广为流传、经久不息、行医不为名利的生动写照。中华医学会第一任会长颜福庆在《医家之责任》的长篇演讲中强调"医者对于社会，固有应尽之天职，即对于医业，亦当担保护之责任，现值西医信用未坚，名誉未盛之际，宜各出所学，无诈无欺，以保权利声望为前提。"这些都体现了中国传统医学中蕴含的患者利益至上的价值观念。

2002年，由美国内科学基金、美国医师学院基金和欧洲内科医学联盟共同发起并倡议的《新世纪的医师职业精神——医师宣言》，把"将患者利益置于首位"列为《宣言》中提到的三个基本原则中的首要原则，并特别指出："信任是医患关系的核心，而利他主义是这种信任的基础。市场力量、社会压力以及管理的迫切需要都绝不能影响这一原则。"中国医师协会于2005年5月正式宣布加入推行《新世纪的医师职业精神——医师宣言》活动。由此可见，从古至今，无论东方或西方，无论是欧洲、亚洲、美洲或拉丁美洲，无论是哪一种宗教，都认为医学的根本宗旨是治病救人。

不论在什么时候和在什么条件下，将患者的利益置于首位，都是医师从业的宗旨。

医疗从业人员始终坚持将患者利益置于首位的原因是：①医疗服务直接关系人的生命和健康，在涉及生命安危于健康面前，其他利益和其他考虑必须服从患者的生命和健康的需要。②医疗保健服务对象的患者处于疾病状态中，不同程度地丧失了生活、行动和思考的能力，常处于不能自主的境地，医务人员如果将自身或其他利益放在首位，可能造成不可想象的后果。③医学技术在当今得到迅猛发展，医师治疗疾病的办法和手段更多，医疗服务领域不断扩大，医师获得了更大的权威，这种权威有可能让医师利益超越患者利益。

挑战　坚持患者利益至上的原则并不是一帆风顺的，总是要遇到这样或那样的挑战。挑战患者利益至上原则主要来自以下5方面：①来自医师个人利益对患者利益挑战。如有的医师以医疗谋取合理报酬以外的钱财或要求患者为个人提供某种服务、方便。这当然是背离医师职业操守的，医师应自觉检点克服，将患者利益置于个人利益之上。②当医师遇到某些干扰、引诱，包括国家的某些医疗政策的干扰时，应该抵制和排除这种干扰和利诱，维护患者利益。③来自以发展医学科学的名义将患者利益置于次要地位，这种理由也是不能成立的。科研需要不能高于患者生命和健康的利益。④以社会、集体的名义牺牲患者的健康利益，一般情况下不能允许。任何社会和公共利益不能高于生命和健康利益。⑤将医疗视为商品出售给患者以换取个人利益，是更不允许的。

医疗服务属于社会的公共产品，不是用来进行交换的商品。种种事实表明，坚持患者利益至上的原则，当前迫切需要应对处理医师个人利益、医疗政策、科学发展、社会发展、医疗商业化等多方面的挑战，针对挑战提出相应的策略，方能使这一原则得到落实。

医师经过长期训练，掌握医学专业知识，患者与之相比，处于不对等的地位。医师对疾病的治疗决策，尽管患者可以参与，尽管患者的医学知识随着科学普及逐渐增加，可以表达自身的要求，但最后决策仍然有赖于医师拿主意。何者最有利于患者，何者是将患者利益置于首位，哪些手术和药物是不必要的，医师远比患者更清楚，将患者利益置于首位能否切实落实，很大程度上取决于医师对患者的同情和对医疗事业的忠诚，取决于医师的良心。

与此同时，我们提出：在中国一些医院发生的"医闹"特别是"杀医"刑事案件，也是国家法律绝对不允许的，同样会受到严惩。

需注意，由于医学技术发展进程中的种种创新，为医务人员提供广阔的利益空间，特别是极易激发了部分医师对权利、名誉、经济利益的渴求；一些国家医院经营的商业化，将原先发展技术、开办医院为患者利益服务的主旨变成为权利、名誉、金钱服务的主旨。技术主体化和资本主体化，成为现今对患者利益至上原则的最大威胁。消除这种威胁，当然需要医务人员对医学宗旨的诚信回归，更需要从国家政策方面作出相应调整，特别是要调整医院资本经营的方向，切断技术主体

化和资本主体化对患者利益至上原则、对医学宗旨的消解和侵蚀。

（丛亚丽 李晓洁）

zìzhǔ

自主（autonomy） 尊重有自主能力的个体拥有基于个人价值信念独立作出适合自己需要的选择并采取行动的权利伦理原则。简称自主权。在医疗实践中，凡是接受医学手段干预的人，无论是患者、人体试验受试者，或是其他健康人，都有权自主选择是否接受某种医学手段的干预。医师、医学科学工作者，实施任何医学干预或人体试验时必须尊重对方的自主权。但个人自主不是绝对的，常受个人内在和外在条件的制约。

概述 个人自主被认为是西方文化的传统。自主权出自希腊语 $νόμος$、$αὐτονομία$、$αὐτόνομος$，直译为"法""自我设置并约束自我的法律"，又称自治权、自决权。自古以来，自主一直是广泛存在于哲学、政治学、伦理学、社会学等学科的一个重要概念。在政治学与伦理学中，自主既被视为行为主体理应享有的权益，也被视为判断其行为责任的前提条件。在近代的欧美国家，自主理论由康德哲学加以诠释后而获得长足发展，成为全面影响现代人生活的主流意识。这就是医学领域患者自主伦理思想产生的社会及理论背景。20世纪40年代后期，著名的纽伦堡审判及其颁布的《纽伦堡法典》，以保护人体试验受试者自主权为主题，拉开了欧美病人权利运动的序幕。随后，世界医学界于1964年制定的《赫尔辛基宣言》公开发表及随后的多次修改，倡导人体试验受试者自愿自主的伦理准则成为医方自觉加入病人权利运动的标志。20

世纪70年代，发生于美国的塔斯提吉（Tuskegee）等案件及其判例，以《贝尔蒙报告》的问世将病人权利运动推向高潮，使患者自主理念逐步走进临床医学及医学的其他领域。患者自主理念进入医患关系，由医师做主的父子式的传统医患关系模式逐渐退出医学舞台的中心。20世纪六七十年代以来，由欧美学者倡导的患者自主，不仅成为重要的医学伦理学或生命伦理学的重要理念，而且是当今通行于世界的医学伦理或生命伦理的首要原则。在中国，自20世纪80年代改革开放以来，患者自主理念逐渐深入人心，成为医师行医和处理医患关系的重要准则，并列入中国的相关法规中。对患者自主决定本人的生命和健康权利的肯定，是医学的重大进步。

在医疗实践中，患者或受试者自主的内涵是：①患者有权自主选择医院、医师、医疗组、医疗方案，或放弃治疗甚至拒绝治疗等；有权同意或不同意作为医学研究的受试者。②患者或受试者的自主，必须以医师或科学研究主持人的告知为前提。为患者切实履行自主权，医师应当将患者所患疾病的性质、名称、治疗方案、预后、可能的并发症、经济花费等，一一告知患者，为患者自行决定提供依据；对作为参与科学研究的受试者，事先必须由科研主持人告知试验的目的、可能的风险及其防治、科研的受益等。③患者或受试者行使自主权，必须具备正常的思维和决断能力。在患者或受试者失去正常思维和决断能力，或由于未成年不具备独立法人资质的情况下，可由患者或受试者的近亲属或其他代理人代为行使自主权。④在

患者本不具备行使自主权，而又无近亲家属或其他法定代理人在场时，可提交医院伦理委员会或医院领导代为患者决定。⑤在病情紧急而又无法取得患者、患者近亲属、医院伦理委员会、医院领导表示意见的情况下，可由主治医师自行决定，以挽救患者的生命。

实现自主权的条件是：①患者自主需要自身条件，即患者必须具有正常的认知能力、交流能力、决定能力、表达能力等，这些条件能够保证他的自主建立在自己根本利益和真实意愿的基础上，保证其自主的合理性。②患者自主还需要医方及时提供真实、充分的信息，保证患者有足够的考虑、协商、选择，甚至是某些特殊情况下反悔的时间等。③家境条件尤其是经济支付能力也经常成为影响患者自主选择的重要条件，但不能以患者支付能力缺失为由拒绝患者的自主权。④转变传统落后的观念。医学家长主义、家庭主义等，都是妨碍自主权落实的社会因素。如果患者自身不具备自主条件，即他不能或不宜行使自主权，则应按法律规定由其家属或其代理人行使自主权即代理自主；患者自主的外部条件直接涉及并取决于医方时，则向医方提出了明确的伦理责任，即提供满足患者自主选择的信息和实践等方面的必要条件，其底线是不使者处于茫然无知尤其是面临威胁和诱惑等境地；即使是患者家境不好，一旦成为干扰患者自主的重要条件，也需要医方出于爱心和理性给予咨询、指导和寻求社会帮助。

自主权存在不可忽视的局限性：①由于患者或受试者自身医学知识的欠缺、价值偏好等原因，即使是具备自身条件和外部条件，也出于自己真实意愿，患者或受试者也不一定会作出符合其根本利益的选择。②作为患者或受试者的权益，自主并不总是最重要的权益。任何情况下，自主权都不能高于生命权，自主权不是患者、受试者唯一的权益，盲目地将自主视为最高权利，可能会自伤其生命和健康等根本利益。③自主受制于种种社会关系的制约。人是社会的动物，患者、受试者常处于一定的社会关系中，自主往往难于避免各种关系的制约。时下医学家长主义的影响，家族主义的束缚，经济利益的制约，常使自主权变异或流为空谈。④自主不是万能的。不能认为实现了自主就是万事大吉。患者或受试者需要积极主动参与，配合医疗保健和医学科研人员，为完善医疗保健和研究发挥作用，构建平等、和谐的新型关系，更不能将患者自主理解为"一切都由患者说了算"，医方也不应将患者自主当作推卸职业责任的"护身符"，该作为时不作为，使医患关系走向与"父权主义"相对立的另一个极端。关注自主权的局限性并非否定自权的重大意义，是更好地践行自主。

患者自主与医师主导既相容，又矛盾。要真正实现患者自主，须要处理好患者自主与医师主导的关系，正确运用医师的医疗干涉权。医师主导不是指医务人员代替患者做主，而是指运用自身掌握的信息，引导患者作出正确的选择，纠正患者选择的偏离。医师的干涉权有两种情况，一是指患者在选择医疗决策时，医师提供必要的信息，帮助患者（包括患者家属）决策；二是对于某些难于行使自主权或由家属授权

医师的患者，医师全权做主决策。当然医师为患者做主，也应听取患者及患者家属的意见。下列情况医师做主既是合理的，也是必需的：病情十分危急，需要立即进行处置和抢救，来不及由本人自主或合法代理自主履行知情同意原则的患者；患有"不治之症"，本人或其家属授权医师决策的患者；本人无法行使自主权、身边没有合法代理人而又急诊救治的患者；患有对他人、社会有危害的疾病而又有不合理要求和做法的患者等。在出现患者自主选择与其家属意见不一时，医师的干涉权尤其重要。片面强调患者自主，特别是片面强调其家属代行自主权，忽视其严格的限制条件，放弃必要的医师干涉权，就会走向患者自主的反面。近些年来，中国一些医院，因知情同意自主权处理失当而接连发生的几起轰动全国的医疗事件，不仅在警醒医学界高度重视中国家族主义传统带来的消极影响，而且对医务人员提出了更高的医德要求：一旦发现患者或其家属错误地行使自主权，作出的决定可能构成对患者的健康和生命的危害，或者家属的代理决定明显违背患者自己本来的意愿时，医师有权干涉，对此加以抵制、纠正；尊重和保证患者或其家属的自主权，绝不意味着医方放弃或者减轻自己的医德责任，绝不意味着可听命于患者或家属有损生命和健康的无理要求。

自主进入医学伦理学视野，发端于涉及生物医学人体试验的反人道滥用及其反思。在当代，自主问题不仅涉及试验者与受试者的关系、临床医患关系，而且涉及所有的医学关系，患者自主权及其自主伦理准则的基本思想

同样适用于其他医学领域。可以预见，当健康观覆盖医学观时，自主理念会及时跟进，参与调整更为广泛的健康利益关系。

意义 对患者自主权的肯定，推进了医学人道主义的深化和拓展，使得"以患者为中心"的现代临床服务和医改新理念具有了扎实的新内涵，为现代的生物-心理-社会医学模式进一步发展提供了理论支撑，为创新和充实医学人本论这一医学伦理学新理论提供了理论资源；实践上有利于从根本上体现和保障患者的健康权益，有利于各方面正当利益的兼顾和调节，有利于和谐医患关系的构建。

(孙福川)

gōngzhèng

公正（justice） 在医疗服务和医疗保健资源分配中，公平、正直，没有偏私地对待每一位患者及其他人群的健康权益的伦理原则。在现代语境中，公正的一般含义是公平正直，没有偏私，与公平、正义等是同义词。最早的文字记录表明，公正或正义与一般意义上的正当同义，几乎包括人的全部美德和善行。后来公正（正义）逐渐与平等、慈善区分开来。迄今为止，公正或正义概念依然是一个宽泛且充满争议的概念。某一特定时代、特定社会所倡导和实行的公正观，总是由两个相互区别又相互联系的层次组成，即形式层面的公正与内容层面的公正。形式公正是指同样的人给予相同的待遇，不同的人给予不同的待遇。内容公正是指依据个人的地位、能力、贡献、需要等分配相应的负担和收益。

概述 公正是人类始终追求的价值目标。在古希腊时期，公正就是被称道为四大美德之一。

在中国古代，公正不仅是人们崇尚的为人之道和传统美德，还融入"天下为公"之中，成为世世代代所追求的"大同世界"的要义。但在不同时代、不同社会、不同阶级阶层中，因为生产力发展水平、社会地位、利益追求、价值观念等方面都存在着差异，所以人们中间存在着不同的公正观。迄今为止，对人类产生了巨大影响的公正观有天然公正观、身份公正观、契约公正观、效用公正观、需求公正观。身份公正观强调个人做与他身份相适应的事并得到相应待遇；天然公正观强调人人生而平等，每个人都应公平地获得他所需要的一切；契约公正观强调公众意志、少数服从多数，认为只要多数人以协议方式认可、赞成的利益分配方式，就是公正方式；效用公正观强调对社会的功效，主张以个人对社会的贡献为尺度进行分配；需求公正观强调个人的正当需要，当可以满足时，按需分配才是公正的。上述公正观都包含着合理的因素，其中，效用公正观和需求公正观比较科学、比较集中地反映了现代社会人们追求公正的可行规则和理想境界。

迄今为止，人类社会仍然存在着大量的不正义（不公正）现象，并未因经济的繁荣和现代科学技术高度发达而消除，在当今社会中，正义（公正）问题新旧叠加，矛盾反而愈加突出，成为社会冲突源源不断的根源之一。这是正义（公正）论理论产生的社会背景。20世纪60年代以后，包括美国在内的西方学术界暴发了一场旷日持久、影响深远的长达20年的哈佛大论战——新保守主义与自由主义的著名论战。这为正义（公正）理论的产生提供

了学术土壤。在这场论战中，成就了诸多公正论学派，其中以约翰·罗尔斯（John Rawls）、罗伯特·诺齐克（Robert Nozick）与罗纳德·德沃金（Ronald Dworkin）三位美国学者最具代表性，但他们的理论学说也存在着明显的差异。三人中，德沃金与诺齐克处于明显对立的两方，而被称为自由平等主义者的罗尔斯力图协调、整合平等与自由两大原则，其思想集中体现在对现代社会产生巨大影响的《正义论》一书中。

用罗尔斯自己的表述，社会正义观可以概括为："所有的社会益品——自由和机会、收入和财富、自尊的基础——都必须平等地分配，除非对某一种或所有社会益品的不平等分配将有利于最少受惠者。"在这一正义观指导下，他提出了两个具体的正义原则：第一，每一个人都有平等的权利去拥有可以与别人的类似自由权并存的最广泛的基本自由权；第二，对社会和经济不平等的安排应能使这种不平等，不但可以合理地指望符合每一个人的利益，而且与向所有人开放的地位和职务联系在一起。第一个原则突出自由，第二个原则突出平等，但总体倾向是突出平等。这两个正义原则暗示着社会的基本结构的两大部分，一是有关公民的政治权利，二是有关社会和经济利益。罗尔斯的正义论从"合乎每一个人的利益"一般的正义观到两个正义原则的最后陈述落实到"合乎最少受惠者最大利益"，是理解正义论最重要的关键，也是当代正义论面临的最突出的课题，同时也是当代医疗保健服务实现公平和正义最为现实和迫切的任务。

医学公正 又称医疗公正，其实质是医学发展成果的公平合

理共享。当代中国所倡导的医学服务公正观应该是形式公正与内容公正的有机统一，即具有同样医疗需要以及同等社会贡献和条件的患者，则应得到同样的医疗待遇，不同的患者则分别享受有差别的医疗待遇；在基本医疗保健需求的满足上，要求做到公平优先兼顾效率的比较理想（无差别）的公正，即公民人人同样平等享有，而在特殊医疗保健需求的满足上，要求做到效率优先兼顾公平的比较现实（有差别）的公正，即对有不同条件的患者给予不同满足、有同样条件的患者给予同样满足。作为医学伦理原则，公正是现代医学服务高度社会化的集中反映和体现，其价值主要在于合理协调日趋复杂的医患关系，合理解决日趋尖锐的健康利益分配的基本矛盾，即日益增长且多层次化的健康需求与医疗卫生资源的开发利用不充分、不平衡之间的矛盾。在现代社会中，医疗公正的伦理学依据主要有：患者虽有千差万别，但人人享有平等的生命健康权和基本医疗保健权；患者与医师（患方与医方）在社会地位、人格尊严上是相互平等的；患者处于医患交往的弱势地位，理应得到医学所给予的公平、正义的关怀。这些因素决定了医疗公正的必然性与合理性。

在医学实践中，公正原则体现在两个方面，即资源分配公正和医患交往公正。资源分配公正要求以公平优先、兼顾效率为基本原则，优化配置和利用医疗卫生资源。医疗卫生资源指满足人们健康需要的现实可用的人力、物力、财力的总和。其分配包括宏观分配和微观分配。宏观分配是各级立法和政府机构所进行的

分配，解决的是确定卫生保健投入占国民总支出的合理比例，以及此项总投入在预防医学与临床医学、基础研究与应用研究、高新技术与适宜技术、基本医疗与特需医疗等各层次和各领域的合理分配比例的问题，目标是实现现有卫生资源的优化配置，以此充分保证人人享有基本医疗保健，并在此基础上满足人们多层次的医疗保健需求。微观分配是由医院和医师针对特定患者在临床诊治中进行的分配。在中国，目前主要指住院床位、手术机会以及贵重稀缺医疗资源的分配。临床公正原则针对微观医药卫生资源分配，要求医师依次按下述标准综合权衡，在比较中进行优化筛选，以确定稀缺医药卫生资源享用者资格。这些标准是：医学标准、社会价值标准、家庭角色标准、科研价值标准、余年寿命标准。其中，医学标准主要考虑患者病情需要及治疗价值；社会价值标准主要考虑患者既往和预期贡献；家庭角色标准主要考虑患者在家庭中的地位和作用；科研价值标准主要考虑该患者的诊治对医学发展的意义；余年寿命标准主要考虑患者治疗后生存的可能期限。在这些标准中，医学标准是必须优先保证的首要标准。医患交往公正对医师的要求是：与患方平等交往和对有千差万别的患方一视同仁，即平等待患或公平待患。平等待患，自古以来一直是先进医家提倡和遵循的医德准则。例如，孙思邈在《大医精诚》中提出："若有疾厄来求救者，不得问其贵贱贫富，长幼妍媸，怨亲善友，华夷愚智，普同一等，皆如至亲之想"。在阶级社会中，由于剥削阶级的历史局限性，医患交往公正不可能在社会

层面实现，只能体现为先进医家的个人美德。在社会主义社会中，医患交往公正不仅是医师美德的要求，而且是现代社会公正理念的要求。医师平等待患体现的是对患者人格尊严、健康权益普遍尊重和关怀的医学人道品质和人文素质。因此，要做到平等待患，医师首先应该树立现代医德平等观，其核心是：平等、公平的待遇是患者所享有的正当权益，它的实现当然离不开医师个人的美德，但绝不能视为医师给予患者的恩典。在此基础上，医师对每一位患者的人格、权利、正当健康需求给予同样的尊重和关心。而对家境贫困的患者、老年患者等弱势群体，应给予更多的真诚的医学关怀。

医学公正分配关系到每一个公民的生存权和健康权的实现，所以普遍受到医学伦理学家的重视。但对于究竟什么是医学公正，事实上人们从未取得共识。多数学者认为，非常理想化的医学公正是无法实现的。基于此，美国医学伦理学家汤姆·比彻姆（Tom Beachamp）及詹姆士·邱卓思（James Childress）认为，只能采取一种妥协方法，针对不同的保健政策诉诸有差异的公正理论，即"零碎的探究方式"。中国学者则认为，实现医疗公正原则应特别强调对公正的绝对性与相对性相互关系的正确把握：在临床服务态度和质量以及基本医疗保健需求的满足方面，公正应该是绝对的，或者以绝对性为主导；在多层次医疗保健需求尤其是特需医疗保健需求的满足方面，公正只能是以相对性为主导的，或者是相对的。

在社会层面，医疗公正的实现离不开医疗卫生体制的改革和

完善。同时，医疗公正也是医疗卫生体制改革必须遵循的首要原则。由不公正到公正，由低层次的公正到高层次的公正，是推进医疗卫生改革必须解决的核心问题。为逐步彻底克服原有及新出现的医疗不公正现象，在医疗卫生体制改革中逐步实现比较理想的医学公正目标，以下三个方面的不懈努力缺一不可：①政府从资金投入及宏观管理上全面负起医疗公正的职责，在改革中建立以广大群众基本医疗保健机制和贫困阶层医疗救助机制为基础和重点的完善的公正医疗制度和规则，政府应当好医疗公正的"守门人"，使医疗卫生改革成果人人平等共享。②医疗卫生机构从办医上直接负起医疗公正的职责，以全面覆盖、功能互补、结构合理的医疗保健格局为依托，形成以人为本、坚守公正的内部管理机制和健康执业生态，保证为广大人民群众提供人人享受得起、数量充足、质价相称的医疗保健服务。③医务人员全面培养现代公正素质，这种素质应集医学人本论、美德论、义务论、公益论于一身，保证医疗公正在人际交往中得到真实、充分的体现。

(孙福川)

bùshānghài

不伤害 (non-maleficence)　医务人员在医疗过程中应避免对患者及其他服务对象伤害的伦理原则。美国学者汤姆·比彻姆 (Tom Beachamp) 及詹姆士·邱卓思 (James Childress) 于1979年提出的生命伦理学的四原则之一，并经拉南·吉隆 (Raanan Gillon) 在欧洲推广介绍，逐渐被医学界广泛接受，成为临床医学伦理的指导方针。

不伤害患者是古老的传统行医规则，是医学人道观念的突出体现，历来受到中外医家的高度关注。在古希腊，西方医学的奠基人希波克拉底在他的著名的《希波克拉底誓言》中明确提出并详尽阐述了不伤害患者的思想："我将遵循摄生法规，尽我之所能与判断为患者利益着想，而避免伤害。即使受人请求，我将绝不给任何人毒药，也不作此授意。"公元10世纪末波斯的《阿巴斯：医生须知》明确规定："对于伤人的药物和堕胎药，医师绝不能处方和使用。"

近代以来，特别是1946年纽伦堡法庭对德国法西斯的审判，医学不能伤害人的原则引起更大的关注。1949年在伦敦召开的第三次世界医学会全会通过的《世界医学会国际医德守则》明确规定："一切行动或建议，只许符合人类的利益，不得有损人类肉体和精神的抵抗力。"这一准则成为西方医学人道主义传统，影响深远。但由于技术的发现和创新的诱惑力远远超出满足患者的需求，1956年纽约威罗布鲁克州立医院的精神残疾儿童被故意感染上乙型肝炎病毒，1963年位于布鲁克林的慢性病医院向老年患者注射癌症细胞，以及1972年塔斯基吉梅毒试验的曝光，使医学的不伤害原则再度受到关注，"不伤害"由此而列为生命伦理学的重要原则之一。

诊治实践中可能发生的伤害，依据其与医生主观意志的关系，可划分为有意伤害与无意伤害、可知伤害与意外伤害、可控伤害与不可控伤害、责任伤害与非责任伤害。①有意伤害：指医师极其不负责任，拒绝给患者以必要的临床诊治或急诊抢救，或出于增加收入等狭隘目的，为患者滥施不必要的诊治手段等所造成的直接伤害。②无意伤害：不是医师出于故意，而是实施正常诊治所带来的间接伤害。③可知伤害：指医师可以预先知晓也应该知晓的对患者的伤害。④意外伤害：医师无法预先知晓的对患者的伤害（如麻醉意外）。⑤可控伤害：指医师经过努力可以也应该降低其损伤程度，甚至可以杜绝的伤害。⑥不可控伤害：指超出医师控制能力的伤害。⑦责任伤害：指有意伤害，以及虽然无意但属可知、可控而未加认真预测与控制、任其出现的伤害。⑧非责任伤害：指意外伤害、虽可知但不可控的伤害。

不伤害原则是针对责任伤害而提出的。现实中的诊治伤害现象，还可依据其伤害内容指向划分为身体伤害、精神伤害以及经济损失。身体伤害指因误诊误治而导致患者躯体疼痛、功能损害、组织肢体伤残、生命丧失等伤害。精神伤害指因隐私被泄露、人格权被侵害等导致患者心理、人格、尊严受到的伤害。经济损失指由上述两种伤害导致的患者为补救伤害而付出的诊治费用，以及因此而减少的正常经济收入。不伤害原则要求尽力减少或杜绝以上诸多类型的伤害。

损伤是临床诊治中客观存在的现象，即使是符合患者适应证、医疗上必需的，实施后的确达到了预期的诊治目的，也可能带来某些消极后果或负面影响，这种为了患者的更大利益带来的某些难以避免的伤害，是道德容许的；医师不恪尽职守，滥施不必要的诊治手段，给患者造成的伤害，是不允许的，应尽力避免；由于谋求某种不正当利益，在医疗和科学研究中伤害患者，更是不允许的。不伤害原则的真正意义不在于消除任何伤害，而在于强调培养医师为患者高度负责的、保护患者健康和生命的理念与作风，尽力减少伤害，杜绝不允许发生的伤害。

（孙福川）

yǒulì

有利（beneficence）

医疗行为要有益于患者及所有服务人群健康权益的医学伦理原则。又称行善原则或利他主义。是生命伦理学的四原则之一。有利原则要求所有医疗行为应当为其服务对象增进健康、带来好处。

有利于患者是中外临床医学中历史悠久的优良医德传统。在西方，古希腊名医希波克拉底在《希波克拉底誓言》中明确提出并阐明了"为病家谋利益"的行医信条；到了现代，有利于患者成为临床医学最高的伦理原则。由1947年国际医学大会提出、1948年世界医学会采纳的著名的《日内瓦宣言》明确规定："在我被吸收为医学事业中的一员时，我严肃地保证将我的一生奉献于为人类服务"。"我的病人的健康将是我首先考虑的。"有利曾经是美国保护生物医学和行为研究中之受试者的《贝尔蒙特报告》所提出和强调的医学伦理"三原则（自主、有利、公正）"之一。在《生物医学伦理学原则》一书中，美国著名生命伦理学家汤姆·比彻姆（Tom Beachamp）及詹姆士·邱卓思（James Childress）将广义的有利原则一分为二，即分成狭义有利原则与不伤害原则，使其成为影响甚广的医学伦理或生命伦理"四原则（自主、不伤害、行善、公正）"之一。后来，医学伦理"三原则"或"四原则"逐步被国际性生命（医学）

伦理学文献所认可和吸纳，迄今已成世界通行的生命伦理学原则。在中国，学者对中国古代医德史及甲骨文中疾、病、医、药等文字的研究表明，利他性的助人思想是最早的医德观念的精髓，后来逐步形成集中反映行善事、有利患者的"医乃仁术"行医原则。"医乃仁术"不仅成为中国医家必须遵守的行医圭臬，而且对儒家文化圈内亚洲国家的医德思想产生了深远的影响。

20世纪80年代，欧美生命伦理"四原则说"引入中国，对中国的医学伦理学界产生了重要影响，成为国家医师资格考试医学伦理学课程的考核要点之一。有利患者的理念和原则并非舶来品，而是中国现代医学伦理思想的精华，只是表述词语明显带有中国特色。中国常用的"服务病人""全心全意为病人身心健康服务"；1988年底，中国卫生部颁布的《医务人员医德规范》的第一条规定的"救死扶伤，实行社会主义的人道主义。时刻为病人着想，千方百计为病人解除病痛"，都是与有利原则的精神完全一致的。

有利与不伤害有着密切关系。有利包含不伤害；不伤害是有利的起码要求和体现，是有利的一个方面。有利由两个层次构成，即低层次的不伤害患者，高层次的为患者谋利益。不伤害为有利规定一条底线，有利则基于此提出了更为广泛而且具有进取性的伦理诉求。在医疗实践中，有利原则具体体现在：树立全面利益观，真诚关心患者的身心健康和节省医疗费用等多方面的利益；提供最优化服务，努力使患者受益最大化，包括尽力减轻或消除疼痛，使可以治愈者得到治愈，使不能治愈者得到照料和关怀，

避免早死，实现安详死亡；努力预防或避免伤害，选择受益最大、伤害最小的医学决策；坚持公益原则，将有利于患者同有利于社会健康公益有机统一起来，注重预防疾病以及促进健康。有利原则只是比较原则性的医疗行为的价值取向，在医疗实践中践行这一原则，需要从患者所处具体情境中综合考量患者的真实利益、价值观念和文化背景等因素进行抉择。

（孙福川）

yǔnxǔ yuánzé

允许原则（permission principle）

为应对道德多元化、普适性伦理诉求被消解的后现代社会现实，"道德异乡人"处理涉及双方利害关系的问题时必须征得对方同意的伦理原则。又称允诺原则。由美国当代著名生命伦理学家H. T. 恩格尔哈特（H. Tristram Engellaardt）提出，列于他所提出的生命伦理学二原则（允许原则、行善原则）之首。在其代表作《生命伦理学的基础》一书中，恩格尔哈特阐释允许原则时指出："在一个俗世的多元化的社会中，涉及别人的行动的权威只能从别人的允许得来"。

概述 允许原则建立在对当代道德生活、医德现实生活的客观考察和分析基础之上。恩格尔哈特十分敏锐地看到：在当今时代，医学服务、医学关系、健康利益分配都空前社会化，使得医学所内含的社会属性和社会矛盾令人瞩目地凸现出来；医德关系中的相对主义理念和现象明显加大，并有逐渐成为主流而且一统天下的趋势，如各个国家医疗保健制度改革的不同模式，关于安乐死的各派论争，关于人工流产的对立观点，关于克隆人的不同

态度等，无不表明同一时代人们之间在医德观念上存在着的民族、文化、宗教、阶层等重大差别，以及不同时代人们之间在医德观念上的变动不居和非连续性。在恩格尔哈特看来，"上帝之死"这个名言是现代世俗时代开始的比喻，"人类之死"这个名言是对后现代主义时代的比喻。因为在这个后现代主义时代里，道德观已经粉碎成为各种各样的碎片，并且每一种道德观都受到某一信仰群体的捍卫。人们成了"道德异乡人"或曰"道德陌生者"。这些人共同生活在当今的同一现实世界中，明智的选择必须是公平相处、互相尊重。但对如何做到这一点，恩格尔哈特认为：在道德生活领域，现在已不存在具有绝对权威性和统摄作用的"唯一的真理"，这些"道德异乡人"之间，谁也不可能强迫谁，谁也不可能说服谁。因此，只要行为涉及他人利害，就必须征得他人允诺，才能对他人实施这种行为，如给患者治疗，即只有建立和遵循允许原则，才能使所有"道德异乡人"都融入同一道德生活中。

恩格尔哈特运用康德的道德理论来论证自己所提出的允许原则。他明确指出：康德曾经证明，从哲学上找不到或推导不出一个绝对正确或唯一正确的真理。这样的真理实际上并不存在。同样，在道德领域，包括在生命伦理学中，也找不到或推导不出一个绝对正确或唯一正确的道德。因为根据康德的不可知论和怀疑论，在经验中所认识的只是事物的现象，而不是自在之物本身。恩格尔哈特非常看重康德论证的逻辑方法和由此得出的基本哲学观点：自在之物是不可认识的。正是由此出发，他在《生命伦理学的基础》和《生命伦理学与世俗人文主义》等著作中，提出了生命伦理学两大基本原则，即允许和行善，并确认允许原则是首要原则。

允许原则提出后引起了各国医学伦理学界的广泛关注，同时也出现了一些争议。它受到的主要批评是，由此可能导致伦理相对主义。但恩格尔哈特并不赞成运用相对主义生命伦理学的思路和对策来解决现实医德问题。20世纪90年代以来，他提出以"允许原则"克服本质上属于道德虚无主义、非道德主义的相对主义生命伦理学的错误倾向。他主张"道德异乡人"可以从"人本性"出发，遵循"世俗人文主义"的取向，通过沟通、对话、协商取得共识，即通过建立起"世俗性允诺构架"缓冲或化解人们之间的以健康利益为核心的多元利益矛盾冲突和各种医学伦理观念的分歧争端。恩格尔哈特曾经非常明确地表明自己是一个绝对主义者和普遍主义者，再三强调允许原则绝不是相对主义原则，而是一项绝对的原则、普遍的原则。他甚至特别提出：中国的情况尽管有些不同，但道德多元状况同样存在，允许原则也是要遵循的。在以绝对主义理念极力推崇允许原则的同时，恩格尔哈特又持有并明确承认自己在认识论上的相对主义或怀疑主义的倾向。在《生命伦理学的基础》一书中，他分析过企图以单一思想统一人类思想的不成功，也不可能成功的范例——启蒙运动。他坚持各种文化、各种道德之间相互尊重的思想，认为文化道德的趋同化、单一化，既是错误的，也是办不到的。

意义　允许原则实质上是恩格尔哈特为化解当代医学领域内多元利益、多元道德的矛盾，并试图克服生命伦理学相对主义和绝对主义两种倾向而提出的伦理学对策。尽管受到质疑和批评，这种体现着全球意识、问题意识和创新意识的生命伦理学思想还是具有独特的价值与贡献的。20世纪90年代，允许原则被介绍进来以后，中国医学伦理学界对此进行过讨论。多数学者认为，目前，无论在一国之内，还是在各国之间，包括医德在内的道德多元化现象，即"道德异乡人"是普遍的客观现实，允许原则作为化解"道德异乡人"多元道德矛盾的一种探索，不仅是有益的，而且是必要的。在当今经济全球化、一体化的总背景中，允许原则可以成为不同文化体系、不同道德观念进行沟通、交流，并解决相关利益矛盾、冲突的一种有重要价值的现实选择。因为它突出地体现了尊重自主和平等协商的现代伦理理念。同时，在同西方生命伦理学进行对话的过程中，需要正确认识和处理道德、医德的绝对性与相对性之间的辩证统一关系，既要汲取允许原则的有益思想和启示，也要同生命伦理学相对主义划清界限。

（孙福川）

yìngyòng lúnlǐxué

应用伦理学（applied ethics）

将伦理学的理论、原则应用于实际以解决实践中的伦理问题的学科。它不只是伦理原则的简单应用，它是与理论伦理学相对应的独立的伦理学学派。其发展标志着伦理学由理论研究的分析伦理学向实践的伦理学的重大转变，是伦理学的当代形态，是20世纪60年代至70年代形成的一门伦理学的新兴学科。

概述　伦理学具有规范的性

质，传统的规范伦理学具有将道德理论应用于现实生活"应用"的特征。柏拉图（Plato）对道德的研究和他对社会制度和政策的研究是紧密联系在一起的，托马斯·阿奎那（Thomas Aquinas）研究过战争的正义性质问题，大卫·休谟（David Hume）论述过自杀的伦理，约翰·穆勒（John Mill）则对自由与妇女的屈从做过专门的讨论。但 20 世纪蓬勃兴起的应用伦理学，无论研究范围，还是研究问题的深度和难度，都是传统规范伦理学无法比拟的，诸如它对平等、公正、战争、堕胎、安乐死、核威慑、基因工程、生态环境等一系列具有专业性、技术性等现代公共问题的强烈关注，给伦理学带来的挑战也是前所未有的。

伦理学在 20 世纪发生重大转变不是偶然的。传统伦理学认为，规范来自价值，而非事实；价值与事实是二分的，价值是应然，事实是实然，这是传统伦理学的设定。但 20 世纪以来，特别是 20 世纪中叶以来，大量的政治问题、社会问题、经济问题、环境问题、医学问题和其他社会问题的出现，特别是科学技术的迅猛发展，向伦理学提出了严重的挑战。面对严峻的现实，伦理学家是继续沉湎于与现实相去甚远的概念游戏、语言解析，还是投入现实生活，勇敢地面对种种尖锐的伦理问题，是无法回避的现实。正是这种种情况催生了伦理学的转向。20 世纪前半叶，分析伦理学思潮浩浩荡荡，伦理学家们津津乐道伦理词语的分析，而到下半叶，各种实际道德问题研究蔚然成风，伦理学的应用与实践成为当今伦理学的主旋律。随着污染、人工流产和生物医学技术引发的生死问题的密集出现，这类应用伦理问题开始普遍进入伦理学家和公众的视野。首先是在美国，以应用伦理学之名出现的各种分会，诸如生命伦理学、企业伦理学、环境伦理学、政治伦理学、核伦理学、计算机伦理学、人口伦理学等，如雨后春笋；各种应用伦理学的研究机构、出版物、学术会议，让人目不暇接。1969 年在纽约成立了以研究生命伦理为主题的"哈斯汀斯中心"，1971 年在华盛顿乔治城大学成立了"肯尼迪伦理学研究所"，1974 年在堪萨斯大学召开了第一次企业伦理讨论会，会后出版了《伦理学、自由经营和公共政策：企业中的道德问题论文集》。在苏联等东欧国家，20 世纪 60 年代以后，应用伦理学也引起关注。在应用伦理学发展过程中，医学起了重要的推动作用，有的西方学者认为，医学是将伦理学从元伦理学的非真实世界的专注中解脱出来而拯救了伦理学。至 20 世纪末，应用伦理学已成为伦理学的主流。

中国应用伦理学的兴起和发展与中国的改革开放进程同步。经过近 30 年的努力，至 20 世纪末，应用伦理学已出现了可喜的局面。香港浸会大学早在 20 世纪 90 年代初就成立应用伦理学研究中心；在中国大陆，1995 年中国社会科学院和复旦大学成立了应用伦理学研究中心，1999 年北京大学应用伦理学研究中心也成立。至 2010 年前后，有近 20 所大学成立了应用伦理学研究机构；与此同时，一批应用伦理学的著作，如《生命伦理学》（邱仁宗）、《生态学哲学》（余谋昌）、《经济学的伦理问题》（厉以宁）等，相继出版；以应用伦理学为主题的学术会议，更是频频举行。

特点 ①关注伦理冲突与道德悖论，探究道德难题：这些道德悖论与难题大多来自于新旧价值观的冲突或现有道德规范冲突的两难选择；或者是并非一定要做出非此即彼之抉择而是需对不同的利益进行平衡考量；应用伦理学的任务是充分分析现实社会不同领域里面出现的重大问题的伦理维度，为这些问题所引起的道德悖论的解决创造一种对话平台，为赢得相应的社会共识提供伦理支持。应用伦理学是针对道德冲突和道德难题的探索与回答，并非职业道德。②应用伦理学的所谓应用，不是简单地将某种既成的道德原理和原则简单、直接应用，而是运用人类全部道德知识和智慧对具体问题做出具体分析的应用：美国学者汤姆·彼彻姆（Tom Beauchamp）与澳大利亚学者斯蒂芬·科恩（Stephen Cohen）等将当代应用伦理学研究最具典型性的方法归纳为以下道德推理方法：一般伦理理论与原则和规范的自上而下的道德推理、道德传统与经验、境遇的自下而上的道德归纳，以及融会贯通。它既包含以某种既定的道德原理、原则为参照考察现实道德问题，同时也包含以后者观照重新审视前者，包含对前者的补充和新解，包含创新和发展，因而应用伦理学是伦理学的一个独立学科体系和完整的理论形态；应用伦理学的意义不是应用的伦理学，而是被应用于现实的伦理学的总和。③应用伦理学要实现其应用于各专业领域的目的，必须有专业工作者的参与：应用伦理学予以解决的伦理问题不属"常识伦理"的范围，而属"专业伦理"的领域，如果不了解相关的专业性知识，没有相关专家参加，很难提出实质性的道德解决方案。应用伦理学的应用，离不开伦理学与相关学科之间的"知识联盟"。④应用伦理学的"应用"路径，不仅是传统的自上而下的"应用"，更多是自下而上"辩护"的路径：自上而下的路径有时不能满意地对应用领域的问题进行分析，只有基于自下而上、基于案例分析的路径，才能对案例的特殊情境有很好的理解，再辅以历史上相近案例的分析，才能发掘出有创新意义的解决途径。应用伦理学的出现刷新了对道德生成方式的传统理解，即道德准则与规范的产生不是自上而下的进路，而是自下而上的进路。道德不是人们头脑中的先验存在，而是人们在为某一伦理悖论寻求解答方案论证中构建出来的。⑤应用伦理学重视"程序伦理"的理念：程序在这里是一种方法，但其中也包含价值选择。今日伦理冲突的解决，往往是通过中立的程序——交往对话实现的。面对道德冲突，没有任何一种伦理学理论或价值观念权宣称自己是唯一正确的指导原则，没有哪位个人、哪个团体、哪个群体可以断言自己把持着朝向道德真理的唯一通道。应用伦理学是民主时代的道德理论与实践。应用伦理学的一个基本精神就是任何涉及当事人的决断都应体现当事人的意志，任何复杂的伦理道德问题的解决都是公开的道德交谈的结果。

与医学伦理学的关系 作为应用伦理学最早发展起来的学科，医学伦理学大大促进了应用伦理学的繁荣，拓展了伦理学研究的范围和空间，不仅为理论伦理学提供了全新的视角和养分，更为伦理道德观念的变革与升华开辟了全新的道路；其他各领域的应

用伦理学积累的经验和认识，其中关于对话商谈的程式，关于自下而上的路径，关于与专业人员合作的实践，既在医学伦理学中得到证实，同时也益于医学伦理学沿着这些路径，更好地积累经验，促进医学伦理学的发展。需要澄清的是，医学伦理学同时也具有职业伦理的性质，但应用伦理学不是职业伦理。

（丛亚丽）

guīfàn lúnlǐxué

规范伦理学（normative ethics）

将道德作为规范的体系、概念和范畴加以研究的伦理学。又称准则伦理学、实质性伦理学。它通过对人类伦理行为的善恶价值分析确立人类的道德原则和规则体系，为人的行为提供指导，以达到完善社会、完善人类自身的目的。

概述 规范伦理学有着久远历史传统，对伦理学发展有着重大影响，发展中流派纷呈，理论繁杂。实用主义、存在主义、弗洛伊德主义、功利主义、现代功利主义、基督教伦理学、境遇伦理学、正义论等，都与规范伦理学有着密切关联。

西方古典的规范伦理学更具有规范性，它相信知识与道德、事实与价值的统一，提出知识即美德，主张知识为众德之母，设立智慧、勇敢、节制、公正、仁爱、自由、平等等一系列德性，赞扬人类的理性。古代东方是以家族为本位，重视和谐，强调内向用功，突出人生义务。无论东方或西方，早期规范伦理学和美德伦理学是相互融混的，甚或美德伦理学就是规范伦理学的构成部分。在人类伦理学思想史上，一直到19世纪末，伦理学与规范伦理学几乎是同一概念，美德伦

理也包括在其中。但规范伦理学与美德伦理学仍有不同：规范伦理学以"我应该做什么"、以"道德、规范和行为"为中心，美德伦理学以"我应该是什么样的人""品德、美德和行为者"为中心；美德伦理学认为，做具有美德的人比做符合道德规范的事更根本、更重要、更具决定意义；规范伦理学认为，道德规范比美德更为根本、更重要、更具决定意义，伦理学体系中，首要的、根本的内容不能不是"道德""规范"和"行为""做什么"等规范伦理学的内容，而"品德""美德"和"行为者""是什么人"等美德伦理学内容则只能是最后的、结论的内容。

在规范伦理学的发展历史中，曾与元伦理学有过一段纠葛。元伦理学的概念是逻辑实证主义首先提出的。1903年，约翰·穆勒（John Mill）发表《伦理学原理》，宣告元伦理学诞生。元伦理学主要研究道德语言，研究道德概念的判断和逻辑分析，是关于伦理术语的意义和道德判断的确证的科学，因而是分析道德语言的科学。元伦理学研究"价值""善""应该""正当"以及"是"或"事实"等伦理术语，研究从"是"推出"应该"，从"事实"命题推导出"价值"命题。"仁爱""宽恕""公正""人道"等也是伦理术语，"人们应该仁爱、宽恕、公正、人道"也是道德判断，对它们的分析都属于道德语言分析，但这种分析和确证显然并非元伦理学研究，而是规范伦理学研究。规范伦理学所分析和确证的，是具有行为内容的、因而能够指导人们行为的道德规范；而元伦理所分析和确证的，则是抽离了行为具体内容、因而不能

指导人们行为的正当、应该、善、价值本身。可见，规范伦理学与元伦理学之分在于研究对象不同：元伦理学主要研究"应该如何"与"事实如何"之间的关系问题，研究优良道德的制定方法；规范伦理学主要研究优良道德的制定和实现问题，研究优良道德规范的内容及其制定和实现。元伦理学的兴起，给伦理学的研究带来了新的思路和方法，对现代规范伦理学研究具有重要的方法论价值，使伦理学研究更加科学。但是，元伦理学从它的产生那天起，就面临着矛盾。元伦理学关心人的实际生活，不能满足人们对伦理学的实际需要，是一种形式逻辑，并不是伦理学。

20世纪60年代，元伦理学开始走下坡路，代之而起的是以约翰·罗尔斯（John Rawls）的《正义论》为代表和其他一些关注现实道德困境的规范伦理学。当代以美国为主体的规范伦理学，其道德规范的构建，从自由、民主、平等的价值观理想开始，并扩大到个人生活的许多方面，涉及面广，成果也很多。尤其是因为它重视理论与具体的结合，与应用伦理学互补。20世纪60年代以来，鉴于科学技术的迅速进步，许多科学家特别是生命科学家、医师、律师、企业家、神学家，都涉足由科学技术提出来的伦理问题的研究，使得应用规范伦理学异军突起，出现了生命伦理学、生态伦理学、经济伦理学、军事伦理学、政治伦理学，规范伦理学可以说开始了它的黄金时代。

内容和特征 ①规范伦理强调道德规范的目的：调整人们之间利益关系，规范人们的行为，增进个人利益，保障社会的存在和发展。②道德的根本标准：或称道德终极标准，是增进每一个人的利益。在人们利益可以两全的情况下，应该无害一人地增加利益总量；在人们利益发生冲突不能两全的情况下，应该追求最大利益净余额；在他人之间发生利益冲突时，表现为"最大多数人的最大利益"；在己他利益发生冲突时，表现为"无私利他、自我牺牲"。③关于人类的伦理行为的分类：人类有利己、利他、害己、害他伦理行为；根据伦理行为目的和手段的利己、利他、害己、害他性，人类伦理行为又可进一步分为完全利己、为己利他、害己以利己、损人利己、为他利己、完全利他、自我牺牲、害他以利他、利己以害己、利他以害己、完全害己、害人以害己、利己以害他、利他以害他、害己以害他和完全害他16种；如果以其道德境界为依据，可以归并为无私利他、为己利他、单纯利己、纯粹害己、损人利己、纯粹害他六大类型。④关于道德规范化体系：有利己他是善的总原则，有害己他是恶的总原则。无私利他、为己利他、单纯利己是善的分原则；纯粹害己、损人利己、纯粹害他是恶的分原则。公正是社会治理的基本道德原则。

公正原则要求：①社会在分配给某个人权利和义务时，一个人所享有的权利应该等于他所负有的义务；而一个人所行使的权利则应该少于、至多等于他所履行的义务。②社会在不同的人中分配权利和义务时，基本权利应该完全平等；非基本权利应该比例平等；人道是社会治理的最高道德原则。

人道原则要求：①把人当人看。善待每一个人，把任何人都当人看待。②使人成为人。视人本身的自我实现为最高价值，使人自我实现，而成为最有价值的人。③自由是最根本的人道。包括自由的法治原则、平等原则和限度原则，以及政治自由原则、经济自由原则和思想自由原则。幸福是善待自我的道德原则。④对幸福的认识应该与幸福的客观本性相符，对幸福的选择应该与自己的才、力、命、德相一致，追求幸福的努力与修养自己的品德应该相结合；道德规则体系包括诚实、贵生、自尊、谦虚、智慧、节制、勇敢、中庸等。⑤规范伦理学的基本特征是理论联系实际，时刻关注社会生活，不断从社会生活中发现伦理问题，理论联系实际地加以研究，提出新的伦理课题和解决课题的原则与规范。当代的规范伦理学，不死守固定的、某种陈旧的教条，是生动活泼的伦理学。

规范伦理学在发展中，曾经忽视了美德伦理的重要性，未曾对伦理规范的落实和执行需要人的美德支持予以足够关注。道德的判断不仅与一个理性的行为正确还是错误有关，而且与完成这些行为的人的德性是高尚还是卑劣有关。规范伦理学需要美德伦理学的辅助与补充。

（曹永福 杜治政）

yīxué dàodé guīfàn

医学道德规范（medical moral principle） 医疗从业人员依据行业内部伦理共识和外部道德规范，在医疗卫生实践中形成并应遵循的行为道德准则。它既是社会对医务人员道德行为方面的外在要求，又是经由医学家和医学人文学者进行归纳与提炼，推广于医疗卫生行业的道德实践，成为医务人员普遍遵循的道德准则。

历史 历史上最早的医德规

范是古印度手稿恰拉卡撒密塔（Charaka Samhit）中的医学生誓言。与现代医学伦理学中的内容显著不同的是，此誓言提出医师不得给他们统治者的敌人、坏人、被抛弃的妇女和濒临死亡的人提供医疗服务。在医德规范中最悠久的当属《希波克拉底誓言》，它是《希波克拉底文集》中的一部分，由两方面的内容组成，一是涉及学生与老师之间的关系，二是关于一些特殊的行为要求。此誓言并不是古希腊当时主流思想的反映，它影响之所以大，是因为之后基督教思想与之的关联。

在行业官方和教育领域，最正式的医德规范是世界医学会于1948年在日内瓦召开的第二届全体会议通过的《日内瓦宣言》，一般认为它是《希波克拉底誓言》的现代版。第一版的宣言共10条，至2017年共修订6次，最新修订版是于2017年在芝加哥召开的世界医学会全体大会通过的，这次修订是基于实现医学人道主义目的，汲取第二次世界大战期间纳粹和日本731部队在医学领域中的种种恶劣行为的教训，要求进入医疗行业的专业成员，将此宣言作为誓词，郑重宣誓承诺如下13条要求：将终生奉献于为人类服务；我将患者的健康和完好作为我的第一要务；我将尊重患者的自主与尊严；我将保持对人类生命的最高敬意；我绝不容许有年龄、疾病或残疾、信仰、民族起源、性别、国籍、政治党派、种族、性取向、社会地位或任何其他因素的考虑，干扰我对于患者的责任；我将保守患者向我吐露的秘密，即便患者已经离世；我将在医疗实践中保持良知和尊严，遵从良好的医学规范；我将传承医学专业传统的圣洁和

荣誉；我将给予我的师长、同事和学生以应有的尊重和感激；我将为患者的利益和医疗卫生事业的进步，分享我的医学知识；我将关注自身健康、完好和能力，以提供最高标准的照护；即便受到胁迫，也绝不使用我的医学知识侵犯人权和公民自由；在此，以我的人格，我自愿和庄严地作出这些承诺。《日内瓦宣言》在医学伦理的专业文献中，一直占有独特的地位。它代表着全球共识，是每一位医务人员在加入医疗行业时的誓言，它一直是所有医学伦理文献，也是世界医学会所有文献中最具庄严和神圣地位的文献。

中国古代医德规范资源丰富，在张鸿铸、何兆雄和迟连庄2009年主编的《中外医德规范通览》中有大量规范的内容。中国唐代孙思邈的《大医精诚》，是中国为世界医学道德规范的一个贡献，它是孙思邈《备急千金要方》中的内容，在美国的《生命伦理学百科全书》中被专门提及。孙思邈受到佛教和道家思想的双重影响，其中的"凡大医治病，必当安神定志，无欲无求，先发大慈恻隐之心，誓愿普救含灵之苦"，确有佛教的核心理念。"老君曰：人行阳德，人自报之；人行阴德，鬼神报之。人行阳恶，人自报之；人行阴恶，鬼神害之。寻此二途，阴阳报施岂诬也哉"亦有道家的色彩，它深刻地承载了中国的思想和文化。

形式与本质 在几千年医学历史发展进程中，医德规范的表现形式是多样的。宣言、声明、誓言、准则、公约、纲领、纲要、信条、祷文等，都是医学国际性组织和一些国家医学界常采用的形式，有的以法规性道德规范来

呈现，如公元前18世纪的《汉谟拉比法典》，其中有规定，"如医生用青铜铍针治上等人之极重创伤，因而使其死亡，则赔偿一奴隶"。中国卫生部1988年发布的《医务人员道德规范及实施办法》，也是由国家颁布的重要医德规范文件。

医学道德规范的本质是社会和医学界对医学宗旨和使命认识的集中反映。医学道德观念不是一成不变的，它受很多因素的影响。随着医学科学技术水平和认识水平的提高，人们观念的变革，医德规范的内容也会随之转变。例如，旧版的《日内瓦宣言》，鉴于当时人们的认识，未将尊重患者的自我决定纳入，而尊重患者的自主性在当今已经成为医学伦理学中的一个重要原则；再如，新版的《日内瓦宣言》将旧版《日内瓦宣言》中的"患者的健康是我的首要考虑"，修改为"患者的健康和完好是我的首要考虑"，它反映了当今社会和患者对健康更完整的认识。当今安乐死、器官移植、基因编辑等问题引发的诸多伦理规则的讨论，待达成共识，也会以不同形式体现在医德规范中。目前，医学面临着科技爆炸、市场力量介入、生物恐怖主义以及全球化所带来的影响，医师们面临越来越多的责任和压力。2002年《新千年医师宣言》在开篇的前言便强调，医师专业精神是医学与社会达成承诺的基础。它要求将患者的利益置于医生的利益之上，要求制定并维护关于能力和正直的标准，还要求就健康问题向社会提供专业意见。《宣言》特别指出，面临科技爆炸、市场力量介入医疗体系、医疗卫生实施中存在问题、生物恐怖主义以及全球化所带来压力的

情况下，重申医师专业精神根本的、普遍的原则和价值——即所有医师追求的理想，变得尤为重要。医德规范也应对医疗行业在当代面临的挑战，把利益冲突等新问题补充进去。

范围与内容 医学道德规范是调整医学实践中人与人、人与社会之间关系的行为准则。医学道德规范主要涉及以下四方面：①调节医务人员与患者关系的行为规范。如何处理与患者的关系，是医学道德规范首要关注的内容。②调节医务人员相互间关系的规范。③调节医学科学研究中研究者与受试者之间关系的行为规范。④调节医务人员与社会关系的行为规范。

在当代，医疗道德的主体和受体发生了很大的变化。医疗卫生保健服务已经发展成为一个重要的社会建制。很多医疗行为的选择，受制于特定的卫生保健政策，受制于医疗保健服务体制和医疗保健服务经营单位，不是医务人员个人能够完全左右的。因此，医学道德规范还应包括卫生保健事业不同层次管理和经营单位的道德规范应当包括卫生保健事业经营者和管理者的规范。只有将医务人员个人道德规范与卫生保健事业政策及管理的道德规范结合起来，并与之协调一致，才能形成行之有效的医学道德规范。

（丛亚丽 李晓洁）

jìngyù lúnlǐxué

境遇伦理学 （situational ethics）

阐述具体境遇与伦理规范、伦理决策、伦理实践关系的伦理学说。20世纪40年代前后西方开始流行的一种伦理学说，是基督教伦理学现代化、世俗化进程中出现的一种重要的宗教伦理学派。

该伦理学理论认为应考虑发生该行为的特殊情境，而不仅仅依靠几条抽象的道德标准或者僵死的伦理规范作为评价依据。

历史 早在20世纪20年代，美国著名的实用主义伦理学家约翰·杜威（John Dewey）曾对境遇伦理学做过论证；随后，当时的新神教伦理学家卡尔·巴特（Karl Barth）、埃米尔·布伦纳（Emil Brunner）、迪特里希·朋霍费尔（Dietrich Bonhoeffer）、保罗·蒂利希（Paul Tillich）等从各自的神学立场出发，提出过境遇伦理学的思想，但系统地、全面阐述境遇伦理学，使之成为一种很有影响的宗教伦理思想，并在世界上引起轰动的，则是美国著名的神学伦理学家、生命伦理学家约瑟夫·弗莱彻（Joseph Fletcher）。弗莱彻一生著作颇多，曾出版过《教会与工会》（1931年）、《基督教及其特性》（1947年）、《医学与道德》（1949年）、《情侣》（与神父 T. 沃斯默合著）、《境遇伦理学》（1966年）、《道德的责任：起作用的境遇伦理学》（1967年）、《遗传控制伦理学》（1974年）等。其中最有影响的是《境遇伦理学》。它之所以引起人们的关注，是因为它反映了西方社会和近代科技进步，特别是医学发展所引起的一系列伦理社会问题，反映了传统基督教伦理教条所处的困境及其对解决途径的探索。第二次世界大战后，西方一些主要国家在科学技术方面取得惊人的进展，生物学、人体科学、医学等领域都有重大突破，呼吸机、人工授精、安乐死、脑死亡等问题的出现，严重地冲击了传统的伦理观，特别是传统的宗教观，并在宗教界引起关注和争议，由此形成了美国等地的

一场基督教的道德革命。境遇伦理学便是这场革命的理论产物。境遇伦理学不仅使宗教在方法上由绝对主义转向相对主义，而且在道德观念上发生了重大变化。《境遇伦理学》一书所阐述的思想即反映了这种变化，其思想极为丰富，许多具有极强的现实意义。

主要观点 ①《境遇伦理学》是作为一种伦理决策方法而非伦理学思想体系问世的。弗莱彻的此书从始至终贯穿一种理念：要解决由于现代科学技术发展所产生的种种道德问题，已不能从现行道德体系或道德原则出发，也不是构建一种道德体系能够解决的，而只能从人的境遇出发。用他的话说，"新道德论，境遇伦理学认为：任何事物正当与否，均因具体境遇而定。"他认为这是道德领域的一次革命。②弗莱彻认为，在道德决断时，实际上只有三种可供选择的方法，即律法主义方法、反律法主义方法和境遇方法。弗莱彻认为他提出的境遇伦理学，是界乎律法主义与反律法主义之间的一种决策方法。他宣称：境遇论者在其所存在社会及其传统道德准则全副武装下进入道德决策的境遇。他尊重这些准则，视之为解决难题的探照灯，但不是导向器，他也随时准备在任何境遇中放弃这些准则。他说："境遇伦理学要求我们把律法置于从属地位，在紧急情况下唯有爱与理性具备考虑价值。""境遇伦理学坚定地把原则置于恰当的位置上，发挥其不具有否决权的顾问作用。"境遇伦理学核心的基本意思是"境遇决定实情，境遇伦理学不承担任何恒定不变的义务"。③弗莱彻对教条主义、本本主义给予尖锐的批评，他反复强调不是现实适应规则，而是规则

适应现实。他说，境遇伦理学者在某种程度上同存在主义一样，反对"可敬"的传统文化道德墨守成规。他认为，教条主义的本本主义理论和实践，实在太有限、太狭隘了。他大力倡导根据不同境遇自由决断。他说，对于真正的道德决断来说，自由是必要的，具体境遇中不受任何限制的方法是必要的。境遇伦理学赋予自由决定责任以极高的价值。而且他认为，哪里有了境遇所提出的问题，哪里就有真正的伦理学。④在弗莱彻看来，行为之善与恶、正当与不正当，不在于行为本身，而在于行为的境遇。他举例说，如果离婚可以为某个家庭中的父母子女带来情感和精神上的最大幸福，那么，尽管离婚常常被认为是不道德之事，但爱证明离婚是正当的。他认为，爱的方法是根据特殊作出判断，而不是规定什么律法和善的普遍规则。⑤弗莱彻认为各种境遇中有 4 个至关重要的因素：第一也是最重要的因素是目的，想要得到什么？所追求的目标是什么？第二个因素是手段，通过什么手段实现目标？第三个因素是动机，行为背后的动力或需要的动因是什么？第四个因素是可预见的结果，包括直接的、间接的、关系较近的和关系较远的结果。对结果多于预想的目的，也要加以衡量。他认为：行为的正当性，几乎总是取决于该行为同境遇的关系。行为是相对正当的，但丝毫不意味着行为正当性是不可怀疑的。在特定境遇中，行为可以具有确定无疑的正当性。他还通俗地将境遇因素解释为何时、何处、何事、如何，只有准确把握当时当地，才能弄清楚什么是该做的正当事。⑥"爱"是弗莱彻这本书讨论的

主题。作者多次声明他厌恶伦理学的律法主义，反对僵硬不变的伦理规范教条，但同时他又将爱视为时时事事不可逾越的界规，声称自己的境遇伦理学将"爱世人"的命令作为最高规范，并坚定明确地断言：评价、价值、道德品质、善恶、是非——所有这一切都不过是论断，而不是属性。只有一样东西永远是善和正当的，不论情况如何，都是内在的善，这就是"爱"。弗莱彻所讲的爱，不是爱理想的人世，而是爱现实的人世。爱是为了人，而不是为了原则。他明确地认为，"爱是境遇伦理学的基本原则，而律法至多是调节原则，如果称得上是原则的话"。他强调境遇伦理学关注的中心是人而非物；义务是对人的义务，而非对物的义务；是对主体的义务，而不是对物体的义务。他认为，在道德选择中，首先要关心的就是人格。即使在某些境遇下选择了物的东西而不是人，但终还是为了人，而不是为了物本身。爱是属于人的，人所运用的、为人的。物是被使用的，人是被爱的。爱是唯一可以得到允许的行为。⑦弗莱彻认为，爱在每个境遇中都寻求善的最大化。爱把义务增加到最大限度，使之尽可能完善。这样，爱就必须计算。他说："我们永远处于负有复杂责任的社会中，这就是要给予别人一切应得之物。在这种情况下，爱就不能不具有计算、小心、慎重和分配的属性。""爱在道义上必须多方面地计算。爱的计算加强了创造力和有效性，它避免了当爱发挥作用时情感上的缺乏远见可选择上的盲目性。"弗莱彻所谓爱的计算，实际上就是否定冲动的、不假思索的、无知的爱，提倡理智的、要计算的爱。他认

为爱的作用必须与功利主义的分配相结合，尽可能地布施利益。爱不一定令人愉快，但爱的计算努力将品质定量化。⑧弗莱彻认为公正是伦理学不可忽视的重要问题，"爱同公正是一回事，因为公正就是被分配了的爱"。在弗莱彻看来很简单，实施爱的条件，不止于善良意义，只有借助于高度的体贴慎重和周到考虑才能实施爱。而这种周到考虑的爱，在弗莱彻看来，就是公正。慎重和仔细的计算，赋予爱以极其需要的小心；有了适度的小心，爱的内容就比单纯考虑公平更丰富了，爱也就成为公正了。"爱之所及是多方面、多目标的，而不是单向的；是多元的，而不是一元的；是多边的，而不是单边的。我们永远处于负有复杂责任的社会中，这就是要给予别人一切应得之物。在这种表况下，爱就不能不具有公正的属性。"⑨境遇伦理学不但关心纠正罪孽，而且关心制止罪孽。它需要爱和公正，也需要法律和秩序，需要两者的结合。明白地指出，无政府主义只知道需要爱，但看不到需要秩序。因此，他呼吁要使法律尽可能贴近道德公正，呼吁将法律公正与道德公正结合起来，他认为这是法学、法律、哲学和伦理学的任务。⑩关于目的与手段的关系，他提出了"唯有目的才可证明手段之正当性"，并全面阐述了他对目的与手段关系的理解。他说："除非心目中有某种作为证明或证实行为之正当性的目的或目标，否则，我们所采取的任何行为都确实是无意义的。""如果没有有待实现的目的，那么，任何行为一无例外地都是无计划的任意行为。""行为只有借助行业之外的目的才富有意义。"当然，目的也离不开

手段。弗莱彻引用康德的话说更加明确地阐明了两者的关系：没有目的的手段是无用的，没有手段的目的是盲目的。两者是相联系的。在任何行为过程中，都是行为之手段与目的的共存使得行为进入道德领域。弗莱彻也注意到，并非过去的任何目的都能证明任何手段的正当性。在考虑实现目的手段时，应尽可能地要求手段对于目的来说必须是适当的和可靠的。因为在某些情况下，手段常常成为目的的一部分，这就要求仔细地、审慎地选择手段。只有对于实现目的来说是适当的、可靠的手段，才能证明其正当性。弗莱彻强调了他的境遇伦理学观点：所有目的和手段的正当性，都是根据无限多样性的境遇的变化与偶然性而得以证明的。

意义 弗莱彻是最早从事生命伦理学研究的开拓者，可将这本书视为研究生命伦理学探索之路的开端。本书虽然在许多方面留下了宗教的印记，但由于作者赞赏和一生始终坚持马克思的认识原则——理论与实践相结合，时刻关心生活和医学中发生的种种实践，因而可以将之视为一本医学和生命伦理学的著作。他提倡依据具体境遇解决伦理问题的方法；对教条主义、本本主义批评；善与恶的界定要重视行为所处的情境；判定情境要考虑的4种因素；关于爱是伦理学的重要规范和爱的计算；爱与公正、爱与法的关系；以及目的与手段的关系的许多论述，对于当今医学伦理面临的现实，都是很有借鉴意义的。弗莱彻所讲的爱不以任何回报为先决条件，不以实行议价原则或以市场为导向，其目的是促成他人利益的实现。爱不是情感而是一种理性的规定，这种

观点对我们今天处理许多伦理难题都是有意义的。比如，我们在履行知情同意原则时，机械地看待患者履行了签字手续，而未关注签字后面体现的对患者的关爱，以至将道德义务与法律义务分割开来，造成一些不应出现的现象的发生；在医疗过程中，有的医师选择某种治疗手段，不是为了治疗患者的疾病，而是为了获取个人成功成名的资本。在这种情况下，目的就不能证明手段的正当性。当今关于克隆人、人造生命的伦理争论，我们能否以目的证明手段的正当性的观点来厘清这一争论？为什么生殖性克隆不被允许而治疗性克隆则可认可呢？这难道不正是目的检验手段的伦理性的证明吗？

弗莱彻强调依据具体情况决断道德无疑是对的，但由此而否定任何绝对的东西，似乎就是一种道德虚无主义了。他认为："科学时代和当代人类的最反常的文化特点或许就是相对主义，相对主义被用来观察和理解一切事物。我们思想方式的相对主义的程度，是我们的前人难以想象的。不但对于具体的思想，而且对于思想本身的思想（认识价值）、对于善本身（道德价值），我们都持有完全的、不可改变的'偶然态度'。"因此，在他看来，任何道德问题的解决都是相对的，领先地位的正当性由事实得到揭示。弗莱彻在其著作中谈到境遇伦理学的前提时也承认，实用主义、相对主义、实证论和人格至上论是其理论支柱。他承认，《境遇伦理学》一书吸取了美国实用主义的启示，任何事物（思想或行为），要想成为正确的或正当的，就必须有用。实用主义将美、善与知识三者结合在一个大保护

伞——价值之下。但他同时又认为："实用主义本身不是独立、完整的世界观。确切地说，它是一种方法，而不是实体信仰。"这是我们探究境遇伦理学时不可忽视的。

（杜治政）

nǚxìng zhǔyì lúnlǐxué
女性主义伦理学（feminist ethics） 从女权主义视角批判歧视和贬低妇女的道德实践，构建旨在男女平等、妇女解放的伦理理论。是伦理学分支学科。女性主义伦理学不仅限于研究妇女问题或妇女的道德问题，而是从女性主义视角出发研究社会生活中所有道德问题。

概述 女性主义伦理学源于女性主义运动。女性主义一词最早出现在法国，意味着妇女解放，后传到英美。在历史上，女性主义运动首先出现在19世纪中期的妇女参加反奴隶制的斗争中。女性主义运动有两次高潮。第一次女性主义运动是妇女争取生存、自由权、选举权，男女平等是当时的主要口号。早在1792年，玛丽·沃斯顿克拉夫特（Mary Wollstonecraft）就出版了《妇女权利的辩护》（*A Vindication of Rights of Women*）一书，指出女性受歧视的问题。她指出，女性并非天生地懦弱和情绪化，而是她们所处的社会状态以多种方式使她们变成这样。正是社会的教唆，才使得妇女表现出狡诈和虚荣自大等不良的道德品质。20世纪初期英美等西方国家的女性社会活动家们正是沿着沃斯顿克拉夫特的道路为妇女争取政治平等和投票选举权。第二次女性主义运动发生在第二次世界大战后。其目标转到与先前不同的方向，将个人的解放和社会的改造联系起来，

并深入到意识形态领域，试图建立一种女性主义理论，其特征是对伦理学进行构建，强调男女平等的差异，试图通过差异强调女性在伦理学中的地位。以法国西蒙娜·德·波伏娃（Simone de Beauvoir）的《第二性》（The Second Sex）蓝本和经典教材认为，妇女是第二性，因为在男性的眼里她们总是被认为是与男人不同的"另类"。她以女性存在主义的气质强调了独立自主对于女性的必要性以及自由地建立起她们自己的目的和计划的意义。她的目的不仅是为她们辩护、使她们觉醒、提高女权意识，而是要通过实践活动参与到争取平等权利的斗争中来。女性主义的理论家认为，传统的伦理学理论对于女性道德体验的评价存在偏见和不公平，道德理论在很大程度上所体现的是男性视角的理解，因此需要从女性的视角重新构建道德评价理论体系。女性主义伦理学包括两方面：关怀论和女权论。女权伦理学强调女性的权利，要求与男性同样的人权和尊严，强调其独立性，不做男人的附庸，其核心是为女性争取平等的权利，寻求思想自由与人格平等，确保女性的经济、政治地位，真正使女性摆脱弱者的地位。女性主义强调男女平等的差异同时也催生出了女性主义的关怀伦理。

关怀伦理学是女性主义伦理学的主要组成部分，诞生于20世纪80年代。其主要理论模型由内尔·诺丁斯（Nel Noddings）提出于1984年。这个理论以卡罗尔·吉列甘（Carol Gilligan）的心理学和伦理学的研究为基础。卡罗尔·吉列甘是著名的女性主义哲学家，她从1957年起开始进行研究，1982年提出男女有两种不同的伦理推理方法：男性的伦理推理方法以普遍的道德原则为基础进行的抽象逻辑分析，女性的伦理推理方法是集中于情境与情感的细节分析。诺丁斯对男性和女性的自然特性、社会特征做了进一步分析，找出可用于男女两性的关怀伦理。概括地说，女性主义伦理学有两大特点：一寻求平等，二是提倡关怀。

伦理观点 ①女性主义关怀伦理否认传统的规范论所强调的抽象的伦理原则或伦理规范作为伦理学的基础，注重道德行为中人与人之间的关系，强调关怀、照顾、哺育、同情等美德为伦理学的基本要素，是美德论或德行论、德性论的一种特殊形态。②关怀论以女性为中心，从女性的视角，基于女性的经验和新的概念框架而构建的一类伦理学理论。它以女性的价值观取代男性的价值观，关怀论伦理学在医学伦理学和生命伦理学领域具有重要的理论价值。③在理论与经验的关系上，女性主义伦理学家认为，道德理论不仅应用于解决实际问题，而且应该在实践中接受检验。道德理论应根据道德经验进行调整。道德探究是一个根据道德理论作出具体判断和具体行动的过程。④在理性与情感的关系上，许多女性主义伦理学家认为必须给道德情感留下用武之地。一个合理的伦理思想不仅应建立在适当的理性上，而且应建立在合适的情感上，主张应更加重视情境的方法处理道德问题，主张从现实关系中的现实人的角度进行研究；认为契约关系是非常有限的关系，只适用于特定的非常有限的场合。基于理性经济人假定的社会，人们之间的关系是工具性的、外在的和相互冲突的，

这种竞争和冲突的关系，不能维系关怀、尊重和友谊或赖以存在的纽带。⑤关于关系与自我，女性主义强调关系自我的概念，强调每一个具体的人都是在某种具体的人的关系中塑造出来的，在与其他人的相互移情的关系中得到感情的满足。在这种交互关系中自我需要承认和理解他人，同时这种关系也不要求丧失自我。⑥女权主义者并不赞成关怀论作为女性主义的道德律。她们并不认同关怀论在任何情况下都是好的。关怀论似乎是建立在男女不平等关系基础之上。母子关系就是这样的不平等关系。在这种关系中依赖性是单方向的，一方依赖于另一方，其中的一方几乎是完全地给予，而另一方则几乎是完全地接受。这种关系趋向于增加或者增强自我牺牲和心甘情愿地受屈服的一边倒的道德律的不平等性。女性主义主张的关怀是来自相互关系的关怀，而非一方对另一方的施予。

女性主义伦理学从女性主义及其关怀伦理学出发，对医学伦理学或生命伦理学的理论和实践进行了检查和批评。女性主义伦理学家将医学伦理学的所有理论，如对小克里斯蒂安·恩格尔哈特（Tristram Engellaardt, Jr.）将自主性放在第一位的世俗的多元伦理学，对罗伯特·维奇（Robert Vicky）的契约论伦理学，对埃德蒙·D. 佩莱格里诺（Edmund D. Pellegrino）以有利或行善原则为基础的伦理学，对约翰·罗尔斯（John Rawls）正义论伦理学，对汤姆·比彻姆（Tom Beauchamp）和詹姆士·邱卓思（James Childress）的原则伦理学，以及道义论、后果论的伦理学，统称为正义论伦理学，其理论模型为

工程模型，与关怀伦理学的关怀模型是对立的。女性主义伦理学家认为正义论伦理学或工程型伦理学是男性伦理学，其特征是以自主性和促进个人利益为中心价值，以权利为基础。他们批评这种伦理学不注意事件的情境关系，因而是太抽象、太普遍，不能得出正确的结论。比如，女性主义伦理学家认为生命伦理学的有利原则、自主原则、公正原则，都脱离了人与人之间的不可分割的关系，与实际相去甚远。女性主义伦理学强调关怀和境遇对伦理选择的价值，它的贡献在于弥补了伦理学的一个重要视角，有利于当今伦理学摆脱某些困境，有人甚或形容是当今伦理学的一针解毒剂。尽管女性主义具有明显的政治色彩和特定的文化氛围，但它对当今医学伦理学或生命伦理学面临的诸多问题有启示意义。

（王洪奇　杜治政）

guānhuái lúnlǐ

关怀伦理（ethics of care）　通过提升人与人之间的相互关爱人际关系的伦理思想。是女性主义伦理学的主要组成部分。关怀照料最常被定义为一种伦理实践或美德而不是一种理论，它根植于思考如何在真实世界中满足我们自己和他人的需求，否认传统的道义论和目的论伦理学所强调的抽象伦理原则或伦理规范作为伦理学基础，注重道德行为中人与人之间的关系，强调关怀、照顾、哺育、同情、感同身受等美德是伦理学的基本要素。关怀伦理是美德论或德行论、德性论的特殊形态。

概述　西方的关怀思想可以追溯到亚里士多德（Aristotle）的友爱观，他在《尼各马可伦理学》一书中，强调友爱是个体之间以善意为基点的相互关爱；德国哲学家马丁·海德格尔（Martin Heidegger）认为：关怀是人对他人生命所表现的同情态度，关怀是良心的根源，是生命的真实存在；亚伯拉罕·马斯洛（Abraham Maslow）的人本主义心理学提出需要层次论，将人看作是有多层次需要、渴望关怀的人。对关怀伦理最早进行系统研究的学者是卡罗尔·吉利根（Carol Gilligan），作为临床心理学和应用心理学学者，在其1982年出版的论著《一种不同的声音》（*In A Difference Voice*）中首次提出关怀伦理概念。她采访了男性和女性两类受访者，对不同性别采访对象的观点进行了对照研究，发现不同性别的采访者针对同一个道德现象使用不同的道德语言作出价值判断和道德逻辑推理论证。当他们遇到道德困境时，男性受访者更侧重于从他个人的理性思考和一般道德原则的角度考虑问题，提出个人的观点和看法；女性受访者更侧重于使用"伤害""有利"等表达情感的词汇，更加关注与她们关系特殊的某些人的需要，侧重于相互理解。因此吉利根提出，男性和女性具有不同类型的伦理判断。

按照桑德-施陶特·莫琳（Sander-Staudt Maureen）的理解，关怀伦理将人与人之间的关系以及人与人之间的依赖性作为基本要素，认为人际关系在人类生活中具有重要的道德价值和意义，并认为关怀伦理关注在社会关系网络的情境化语境中，通过提升照料者和受照料者的福祉（安康）来维持和提升人际关系。关怀伦理遵循美德论的情感主义传统，出自于以往接受过关照的美好记忆以及为实现自我理想的启发，建立在应该关怀照顾帮扶对象和弱势群体这样的行为动机基础之上。关怀伦理重申在道德判断和推理过程中应该注重细节，关心行为的动机、情感和身体感受的重要性。关怀伦理常用来与道义论或者效用论做对照，并认为关怀伦理与中国传统的儒家伦理有相似之处。

芭芭拉·麦凯南（Barbara MacKinnon）在研究了关怀伦理的"女性道德律"特征之后，总结到关怀伦理作出道德决定时的语境是相对的。该理论在做伦理判断时往往从人的角度，从关系和影响的角度考虑问题。因此，关怀伦理具有很高的个体偏好特征，即在作道德判断的时候会偏向所喜爱的人或者关系密切的人，并认为其道德义务应该针对特别喜爱或关系密切的人。关怀和同情是美德的关键点。首要的道德义务是不要从需要关怀的那些人身边走开，不要遗弃需要关怀的人。

内尔·诺丁斯（Nel Noddings）在其著作《关怀：女性通往伦理学和道德教育的道路》（*Caring：A Feminine Approach to Ethics and Moral Education*）（1984年）构建了一种关怀伦理的理论模型，提供了对关怀伦理做进一步论证和解释的理论基础。在此书中她提出一种观点，认为关怀的构成包含3个要素：关怀者的良好动机以及全身心的投入；关怀对象以某种方式表达的需求和反应；关怀对象对于关怀行为的意识、认可和回应。她将此称为关怀者与被关怀对象之间的"彼此完成"。

琼·特朗多（Joan Tronto）提出了关怀伦理的4个要素（也可以理解为关怀行为的4个阶段或目标）。①倾听：在关怀伦理中至关重要，实施关怀首先需要了解他人的需要是什么，需要认真区别哪些问题是由于无知造成，哪些问题则是由于漫不经心造成。②责任：愿意负责照顾需要关怀照顾者。为了实施关怀，必须由我们自己承担，与此相联系的是责任问题。责任通常意味着与业已建立起来的社会的和文化的规范及规则相联系。特朗多试图区分关怀伦理中的"责任"和"义务"两个概念。她认为关怀伦理中的"责任"概念是含混不清的，它是履行义务的能力，责任同社会角色相对应。义务概念则指恰当的行为或对某行为作出反应的情况。③权能：具备提供良好的关照和胜任此类工作的技能和资质。提供关照意味着需要具备资质、权限和能力，不能简单地认为关照就是提供某种照顾，而是需要肩负责任、具备能力并认真履行关怀照顾的义务。④响应能力：考虑其他人所理解的关照中的地位差异并认识到在关照行为中所潜在的虐待的可能性。响应能力是关怀行为中一个重要的道德问题。就关怀伦理的本质而言，该伦理学重点关注弱势群体和不平等人群的身份地位问题。她进一步提出，关怀伦理中所说的义务并非平等互利，而是通过将自己放置在与那些弱势群体和不平等人群同样的情境中理解他们的现实存在，并以设身处地的方式理解弱势群体。

卡罗琳·怀特贝克（Caroline Whitbeck）认为，从生物学差异看，关怀和同情心来自于对于女性妊娠和生育经历的认同。从生物学差异看，怀特贝克认为，关怀和同情心来自于对于女性妊娠和生育经历的认同。经历了对他人的依赖以及应对随时可能发生不测事件的特殊感受。关怀和养育自然而然地建立起父母与孩子之间的密切关系。

后果论（目的论）、道义论（义务论）伦理学与具有美德论特征的关怀伦理应该是一种互补关系。或许道义论视角所谓正义取向是最低等级的道德要求，而关怀伦理取向或许是更基本的道德取向，对于正义的关注和追求或许应该建立在如何关怀的更好这一道德基础之上。

关怀伦理产生于女性主义伦理学，因此关怀伦理具有特殊的视角，体现了男性与女性所表现出的不同道德视角和道德理性能力。麦凯南认为应该追问：真的存在这样的差异吗？一种观点认为，关怀伦理与道义论或后果论应该平行存在，都是一样的好。它们之间的关系很好地体现了人性的两个方面：爱与正义。承认关怀伦理的女性道德律特征，即道德判断的多元化特征或者道德相对主义特征，但是不能认为道德相对主义是比规范论低等的道德水准。对于关怀伦理，也存在一些批评声音，例如有学者认为，关怀伦理具有严重缺陷，本质上是一种奴隶伦理，经验上有缺陷、理论不清晰、狭隘（教区性质）、本质主义以及暧昧。还有学者将关怀伦理理解为母爱主义。也可以将关怀伦理看作是约瑟夫·弗莱彻（Joseph Fletcher）境遇论所倡导的爱的原则的操作化，即通过关怀行为体现弗莱彻爱的原则。关怀的前提是爱，爱是一切关照行为的动机和目的，关怀是关怀者对于需要接受关怀的人的爱，也是出自于关怀者自爱，是爱人如己的表现。

意义 关怀伦理的发展完全颠覆了人们对于女性主义道德水准的认识，也解构了传统的规范论伦理学的框架体系，并为道德判断提供了全新视角。关怀伦理对于医学人文关怀具有重要的理论价值。爱德华·利文斯顿·特鲁多（Edward Livingston Trudea）的墓志铭充分体现了关怀伦理在医学领域的作用，无论是救治，还是接济、安慰，都折射出关怀伦理。医学关注的是在病痛中挣扎、最需要精神关怀和治疗的人，医疗技术自身的功能是有限的，需要沟通中体现的人文关怀去弥补。在特鲁多看来，医学的目不是单纯与疾病对抗，也不是对生老病死的完全阻断，而是对于人类疾苦的深切关怀，对每一个个体生命的尊重和敬畏。临床工作中一个关爱的眼神、耐心的聆听、轻柔的体检、简单的嘱咐，足以让患者的内心得以安慰和踏实。

以弗罗伦斯·南丁格尔（Florence Nightingale）为代表的护理工作，更像是一位母亲对自己幼小子女的关怀照顾。用她的话说：护士的工作对象不是冰冷的石块或者木头纸片，而是有血有肉有灵魂的人。护理工作是最为精湛的艺术。护士必须要有慈爱的同情心和勤劳的双手。因为从外科工作中你会深刻地体会到，生命竟是如此脆弱，危机和转机就在转眼之间，患者处于生死线上，这一时刻全靠医师和护士，而医师就工作在这条生死线上。

关怀伦理是伦理学领域最新也是最富有生命力的理论观点之一。尽管该理论所体现的是女性主义伦理学的基本特征，思想观点和研究者也是从女性的视角审视伦理问题，但是不得不承认，关怀伦理在医学伦理学和生命伦理学领域具有极其重要的价值和意义，它几乎就是专门为医学伦理学和生命伦理学定制的理论。从"角色认同"方面看，医师和患者之间存在差异，这种差异在很大程度上是医师职业教育影响的结果。在医师的传统职业教育过程中，逐渐形成一种潜意识，逐渐形成医患关系的特定模式，特别是当医师面对无助的患者时，关怀和同情心占据了中心地位。

在医学伦理学和生命伦理学领域，关怀伦理体现出了更高的道德水准。例如，无论使用效用论（或者其他形式的后果论、目的论），对救治患者生命做成本-效益分析，或者从道义论（义务论）责任义务的视角论述医师应该做出自于医务工作者责任义务要求的事情，都不如从关怀伦理的视角做伦理判断更具有人性味。将病床上的患者替换成自己的亲人，他们是医师自己的儿子、女儿、兄弟、姐妹、父亲或者母亲，他们中间很多人的生命将因为疾病失去。是否应该救治他们？如何救治？这一类问题将迎刃而解。

（王洪奇）

lúnlǐ juéduì zhǔyì

伦理绝对主义（ethical absolutism）

认为人的道德观念、道德情感、道德情操和道德品质永恒不变，否认道德发展的相对性、历史性、民族性的道德观点。是规范论伦理学的重要理论形态之一。该观点主张建立一种适用于一切历史时代和一切民族的绝对的道德思想体系，认为道德理论与观念、语境、条件无关。

概述 伦理学绝对主义有着久远的历史。在西欧中世纪，经院哲学家们曾经将传统道德看作是"天启""神赐"的永恒道德，认为它具有绝对的价值，因此道德律是确定的、必然的、无条件的，是不可怀疑的道德绝对法则。经过长期的历史发展，伦理学绝对主义演变为3种主要的类型：无条件绝对主义、冲突绝对主义（或译为绝对主义冲突论）以及等级绝对主义（或译为绝对主义等级论、伦理学等级论）。

无条件绝对主义者认为，存在着一些不能违背的道德律令，它们是绝对的，道德律令之间也不会产生矛盾和冲突。一切道德冲突都是表面的，因此都不是真实发生的冲突。伦理学的绝对性不能存在例外。例如，人们必须始终坚持讲真话，即使讲真话会导致死亡也必须坚持不说假话。希波的奥古斯丁（Augustine of Hippo）、伊曼努尔·康德（Immanuel Kant）、约翰·默里（John Murray）等都属于这一学派的代表。

冲突绝对主义，又称为绝对主义冲突论。该理论认为，我们生活在一个道德水准不断下降的时代，在这样的时代，道德冲突会真实发生。该理论关注并试图解决的问题是：道德冲突的本质是什么？当两个或者多个道德义务之间不可避免地发生冲突时我们应该怎样做？对于这些问题的回答，按照无条件绝对主义的看法，这些道德冲突都是表面性质的而非真实发生，即不会发生两个或者多个道德义务之间的实质性冲突。冲突绝对主义承认会发生两个或者多个道德义务之间的实质性冲突，认为在这种情况下，无论人们作出怎样的选择都是有错甚至是有罪的。我们应选择伤害较小的行为，而且应为自己的行为所引发的伤害忏悔，请求宽恕和原谅。代表人物主要有赫尔穆特·蒂利克（Helmut Thielicke）。

等级绝对主义，又称为绝对主义等级论或伦理学等级论。与前面两种看法有相同之处也有不同点，等级绝对主义承认会发生两个或者多个道德义务之间的实质性冲突，但是不认为人们作出任何选择都是有罪的，认为人们应恰当地选择能够使善最大化、恶最小化的行为。例如，关于故意撒谎，等级绝对主义认为，并非所有的撒谎都是真正的撒谎。真话即真理是绝对的，但是在特定的场合故意不讲真话是对的行为。用他的话说就是"这一原则就是更高的责任免除了低等级零碎活计"。等级绝对主义伦理论证具备3个重要的前提条件：存在较高等级以及较低等级的道德规范；存在不可避免的道德冲突；对于不可避免的道德冲突不能被问责或归罪。索伦·阿拜·克尔凯戈尔（Soren Habay Kierkegaard）、戴维·罗斯（David Ross）是这一学派的代表。

问题 无条件绝对主义认为，不能违背道德律令。道德律是绝对的，道德律令之间也不存在矛盾和冲突。在实践层面，一切道德冲突都是表面的，因此，都不是真实发生的冲突。道德律令的绝对性真的是不存在例外吗？

临床中尊重患者的自主原则与有利无害原则之间就存在某种矛盾和冲突，即使是充分沟通，完全知情，患者（或/和其家属、监护人）也未必同意医生的临床决策方案，医生对于患者及其家属、监护人的尊重也有可能导致悲剧的发生。尽管医务工作者会因此而感觉非常的内疚，但是悲剧的诞生并不能归罪于医务工作者。冲突绝对主义认为出现道德律令的冲突时，无论我们如何选择都是错的，应请求（患者）宽恕。这种观点对于行为者（医师）

会产生一种无形的道德压力，甚至是道德绑架，也会将超义务行为义务化。

关于等级绝对主义：①如何区分等级绝对主义和境遇论伦理学。②在具体的实践层面，等级绝对主义和境遇论伦理学是否一致。③等级绝对主义是否也是一种主观主义。④等级绝对主义的绝对性如何体现。⑤等级绝对主义是否为效用论伦理学。⑥如何理解规范的绝对性而又不去遵循。⑦那些不可避免的道德规范的冲突是否真的可解析。

总之，伦理学绝对主义并非无懈可击。医学伦理学作为应用规范伦理学分支学科，不能以伦理学绝对主义或者其他某一家理论作为根据。伦理学绝对主义只能作为解决医学伦理问题的理论之一，而不能将所有的医学伦理问题都推给伦理学绝对主义。

（王洪奇）

lúnlǐ xiāngduì zhǔyì

伦理相对主义 （ethical relativism）

认为道德观念和道德规范具有绝对的相对性、可变性和条件性，强调不同历史条件下人们的道德观念和道德规范完全不同的道德观点。属于伦理多元论理论形态之一。

概述　道德相对主义有着久远的历史。古希腊哲学家赫拉克里特（Heraclitus）的名句"任何事物都处在永恒的变化之中"论证其相对主义思想观点。吉尔伯特·哈曼（Gilbert Harman）的道德相对论认为：道德判断是相对的。道德判断必须在某一个相关联的协议或理解中，才有意义。也就是说，一个行为相对于某一个协议可能是错的，但是相对于另外一个协议可能是对的，协议本身可能有时只潜伏在语境中。

哈曼在研究了道德判断的提出者、听众和行为者三者之间关系的基础上，引入"内在判断"概念，它有两个要件：①当道德判断的提出者作出"某人 B 应该做某事 T"这个判断时，意味着行为者 B 确实有理由做 T。②判断的提出者和听众也都承认这些理由是行为者 B（做某事 T）的内在动力。也就是说，对于道德判断（内在判断）而言，道德判断的提出者、行为者和听众都赞成这些理由，因为这些理由来自他们共享的目标、欲望和企图；如果一个判断只对行为者 B 做评价，或只涉及行为本身，则不是内在判断，也不属于道德判断，因为这种类型的判断没有显示出行为者和行为的内在关系。

存在两种类型的相对主义。一种称为"个人或个体伦理相对主义"，另一种称为"社会或文化伦理相对主义"。

第一种个体伦理相对主义者认为道德判断和信念都是作为个体的人自己的道德观点和态度的表达。我具有我自己的道德观，同时你也有你自己的道德观，不存在"我的道德观更好或更正确"这样的问题。我自己可以相信某场战争是正义的，你也可以认为这场战争是非正义的。有些人或许会认为一切战争都是错误的。按照个体伦理相对主义的观点，由于不存在客观的对错标准，因此没有哪一场特殊的战争可以被认为绝对正义或非正义，所有的战争都没有绝对的对错标准。我们每一个人都具有我们自己的成长历史，用来解释我们是如何形成了自己独特的态度和观点。但是，这些态度和观点都只是属于我们自己的。我们不能使用这些观点判断事情在绝对意义上的对

或错，因为如果要判断对错，就需要有一个客观的对错标准并以此为判据作出判断。根据个体伦理相对主义的看法，这样的标准是不存在的。

第二种伦理相对主义（社会或文化相对主义）持有这样的观点，道德价值随着社会和文化的不同而变化，道德判断建立在特定社会和文化观念的基础之上。对于个体而言，决定做某件对的事情，他（她）必须考虑这个特定社会的规范。事实上，生存于某个社会的人们可能会认为只有他们的道德观才是正确的。然而，从跨文化的视角看，某个生存于某个社会中的人们所持有的道德观并不一定比其他社会文化形态下的道德观更好，或许只是不同，一些道德观并不被更多社会形态下的人们共同接受。

伦理学相对主义者认为，不同文化背景下的风俗习惯之间差异非常之大。例如，有些宗教认为人患了严重的疾病也不允许输他人的血，禁戒血意味着不以任何方式将血注入身体，对于该宗教的教徒来说，输血是错误的。但是对于其他宗教或者没有宗教信仰的人则没有这样的道德禁忌。中国传统文化认为女子抛头露面是违反道德的，但是现代人却不这样认为了。可见道德会随着文化的不同而不同，会随着时代的发展而变化。

尽管存在不同类型的伦理相对主义观点，但是我们依然可以将它们统一理解为：伦理相对主义是这样一种学术观点，道德价值和道德信念是相对于不同的个体或者社会而变化的。我们说"相对于"个体和社会，意思是道德价值和道德信念是一个应变量，或者说是依赖于那些不同的个体

或社会的差异而变化的。按照伦理相对主义的理解，不存在客观意义上的对或错。相反，伦理客观主义认为存在着客观意义上的对错，这种观点又称为伦理非相对主义。

我们通常将自然科学理解为绝对的真理，理解为确定性的。但实际上，即使是自然科学的结论也具有相对性，因为它只是一种模型，建立在理想化的基础之上。自然科学的范式也是变化的。与自然科学中的定律相比较，道德律不具有明显的客观性。我们倾向于将道德律看作是主观观点。这是伦理相对主义的基本结论。根据伦理相对主义，道德律只不过是一个随着人们所持有的道德信念的不同而变化的因变量，在道德律的后面再没有其他任何东西。特别是不存在一个客观真实性的领域和范围，不存在如同自然科学结论那样的实在性。

伦理学律法论者认为存在一个或几个伦理学律令，这些律令是一切道德判断的依据，可用于判断行为者的动机、行为本身及其行为结果是否合乎道德规范，因此具有普适性。这样的看法是否具有误导性质？因为我们通常又说，一个行为在一个人看来是对的，并不一定另外一个人看来也是对的；或者在这种情况下是对的，在另外的情况下不一定也是对的。如果这种情况确实存在，如果承认这种情况的存在，那么伦理学律法论者的观点就值得怀疑了。有一个说法叫作入乡随俗。换句话说，道德律似乎具有双重属性，即完全是个人的事情同时又具有文化价值功能。这些都是有关伦理学相对主义的问题。

评价　支持伦理相对主义的三个理由：①道德观的多样性。支持伦理相对主义的一个主要理由是在人群和各种文化中普遍存在道德的多样性。在科学和历史研究中，人们倾向于达成普遍认同的共识。但是在伦理学研究中，这样的共识并不存在。从古代开始哲学家们就一直在研究道德律的基础这个问题。经过数个世纪的孜孜不倦的追求，人们或许会认为一些共识一定已经找到了。但是事实并非如此。不仅在一些具体的问题上人们很难达成一致，如对于堕胎的看法，而且在一些基本的道德价值和道德原则方面也没有达成共识。②道德的不确定性。支持伦理相对主义的第二个理由是我们常常难以在道德层面确定究竟哪些事情是对的，是真正使我们相信的和值得我们去做的。我们不知道什么事情在道德层面看是最重要的。例如，在某个不能做到两全其美的特定场合，我们不知道究竟是应该帮助某人的朋友还是应该选择诚实做事情更好一些。或许在某些场合选择帮助某人的朋友更好，而在其他场合则选择诚实做事情更好。但是在特定的场合到底应该如何选择更好，我们作出了选择而接下来会发生什么事情我们不知道，我们都意识到了我们每一个人作为个体的人的局限性，并意识到这种道德判断的主观性特征。我们都在没有证据地怀疑着自己所作出的道德判断，因为它只是出自于个人的主观视角。③境遇的差别。人群和境遇、文化和时代之间的差异非常显著。不同群体的境遇和生活的世界差异如此巨大以至于很难相信针对同一件事情会人人都认为是对的。在某些地方，超多的人口以及干旱是一个问题，而在另一些地方却在为人口稀少和过多的水发愁；在一些地方，人们几乎得不到生活所必需的最低食物保障，而另外一些地方则丰衣足食为营养过剩而发愁；一些人友好开朗，乐于助人，而另一些人则更为内敛保守，谨慎小心。身处如此不同的场合，面对差异如此巨大的人们，针对同一事物的对和错问题，怎能获得完全一致的看法？看起来似乎是任何道德理论或道德判断都不能以一般的和普遍适用的方式加以利用。这样一来使我们倾向于得到这样的结论，即它们一定是相对于特定的境遇和环境的，不存在客观的或者普遍适用的道德上的好或善。

约瑟夫·弗莱彻（Joseph Fletcher）的境遇伦理学在某种程度上体现出伦理相对主义的特征。不过境遇论伦理学与其他的伦理相对主义存在一些本质差异。境遇论伦理学认为具有唯一的一个律法——"爱"，其他任何有关"智慧"的规则和律法都或多或少地依赖于这一唯一的律法，并且在一项特殊的"决定"的确定过程中"负责任的自我在这种境遇中"决定着是否"智慧"能够服务于"爱"。

伦理相对主义重视伦理观念和道德规范的境遇和条件性是对的。各种道德观念和道德规范无不与境遇和条件相关，但伦理相对主义倾向于仅承认道德的特性而不承认道德的共性，不承认道德的共性寓于特殊性之中，这就走向另一极端。在道德历史发展中，始终存在道德的传承性，一些对人类普遍适用的道德，相对稳定地保存下来，为世界各民族提供了行为规范，发挥调剂人们相互关系、润湿社会的作用。尽管这些普遍适用的道德理念和规范也需要适应不同历史和环境条件的变化改变某种外在的形式，但其特质是相对稳定的。当前，在生命伦理学的领域中，存在一种多元主义和相对主义的倾向，似乎流行着这样一种观点：生命伦理学越多元化、越民族化越好。越是民族的，越是本土的，就越有生命力，就越体现时代的要求。其实，这是一种误解。伦理相对主义者只看到问题的一个方面而没有注意到全球化境遇中伦理学规范的普适性特征。国际伦理规范诸如世界医学协会的《赫尔辛基宣言》、国际医学科学组织委员会、WHO的《涉及人的生物医学研究国际伦理准则》（最新修订为《涉及人的健康相关研究国际伦理准则》）等，能够被广泛接受和采纳，就是因为这些伦理准则和规范所体现的普适性，它体现了不同文化之间的可理解性、可解释性和包容性，体现了小克里斯蒂安·恩格尔哈特（Tristram Engellaardt, Jr.）所谓"道德异乡人"之间所遵从的允许原则。

（王洪奇）

yīdé píngjià

医德评价（assessment of physician's medical morality）

依据一定的医德标准，以社会舆论、职业习俗和自我良心为主要方式，对医德行为作出善恶判断，进而对医德实践表明褒贬态度的评价。一般有以社会舆论、职业习俗为载体的社会评价及以良心法庭为机制的自我评价。就医德实现的主体而言，前者是医德的外在评价，后者是医德的内在评价。

概述 涉及医德评价的因素有主体、对象、标准、依据、方式。医德评价主体指评价者，即患者、患者家属、医务人员本人、同事、医疗机构、新闻媒体、社会公众等；医德评价对象指医务人员个人医德行为和医疗单位医疗活动的行为准则等；医德评价标准指评判医德行为和活动或善或恶的尺度或参照系；医德评价依据指确定评判医德行为和活动的善恶标准的根据；医德评价方式指对医德行为和活动作出或善或恶评价的办法。其中，医德评价标准和医德评价依据两大要素起关键作用。

把握评价标准是进行医德评价最关键的要素。为正确地评价别人，或者正确地对待别人所做的评价，都要求有一个客观、科学、为社会普遍认可的医德评价标准。但在现实社会里，由于利益追求、价值观念、医学认知等有差别，人们实际持有和运用的医德评价标准是多种多样的。在众多的评判标准中，如何选择更为合理和科学的标准，人们形成的共识是以下"三个有利"作为满足标准的要求：①有利于患者及每一位医疗保健需求者防病治病及促进健康长寿。它着眼于医疗保健需求者个体的临床治疗价值和直接健康权益，强调医德行为必须对已患病的患者切实起到缓解、消除疾病的作用，对健康人、亚健康人起到防止患病、促进健康的作用，未因施加医学干预对服务对象的健康权益造成不应有的伤害，才能被评价为善行，并且是首要的。②有利于促进医学科学事业的发展。它着眼于医学科学事业发展价值和人类长远健康权益，强调医德行为必须是在满足解除患者现时病痛的前提下，促进医学科学事业的发展，或者在患者及受试者付出合理代价、符合现行法规和医德程序的前提下，促进医学科学事业发展的行为，才是医德善行。③有利于人类生态环境的保护和改善。

它着眼于有利于社会发展和社会整体健康权益，强调医德行为必须是在考虑满足个人健康权益时没有严重损害社会健康公益和生态环境公益的，才是医德善行。

"三个有利"根据人们的动机或实际效果确定，这是医德评价更为根本也即标准的根据问题。任何医学行为都涉及动机与效果的问题。以动机或者是以效果评定品行的好坏和行为的善恶，是自古以来争论不休的问题。动机论认为道德评价只能看行为的动机。任何人的行为，都出于一定的动机，并受动机支配，因而道德评价只能以行为的动机为依据，行为的后果无关紧要，一个救助落水者的人尽管救助未能成功，其行为仍是善的。效果论认为道德评价只能看行为的效果，只能以效果为依据评价行为的善恶。一个援助溺水的人将溺水者救出，不管动机如何卑劣，其行为仍是善的。辩证唯物主义认为动机与效果是统一的，不能脱离动机看效果，也不能脱离效果看动机，以动机和效果相统一的观点评价医学道德。在对具体人与事的道德评价上作具体分析：①就医学干预行为（如微创手术）而言，主要从效果出发评判善与恶。医学干预行为虽然与医务人员的意识相连，但它不是意识活动而是客观物质活动，医学干预行为的道德性质，只能通过实际效果才能表现出来，对其道德评价只能是经过验证的主要的稳定的效果。②对医务人员品德的评则应侧重于动机。医务人员的道德品质一般表现于包括医学干预行为在内的所有行为上，一个有责任感的医师发现本人的某种行为有损于患者利益时，他会主动立即改正，并取消这种医学干预。仅以某一行为的后果评价医务人员的道德好坏是不客观。③动机与效果的一致可能在时间中得到检验。由于医德品质是医务人员在长期医学实践中形成的稳定的心理状态，对医务人员医德品质的评价，需要结合其长期实践加以考察，动机与效果在时间的演变中常能得到统一。

意义 ①就医务人员个人而言，医德评价是其职业行为的价值导向。只有通过医德评价，抑善扬恶，才能使医务人员懂得自己究竟做了什么、什么是值得继续做下去的。如果医德评价缺失或失误，必然导致医务人员内心困惑、行为失范甚至医德沦丧。②就职业生活而言，医德评价是医德实践的重要组成部分，是医务人员个人医德修为与整体医德建设之间相辅相成的必要条件。只有通过医德评价，才可能将医务人员个体的职业伦理素养提炼、上升为社会倡导的整个职业的伦理准则；同样，只有通过医德评价，也才能将社会所倡导的职业伦理准则转变为医务人员个人的职业伦理行为。如果医德评价缺失或失误，会导致医务人员个人修为与社会及职业管理之间的正常互动关系出现严重断裂甚至恶性循环，其累积的结果只能是职业道德的滑坡。③就医德实践规律而言，医德评价是医德他律的核心机制，是走向自律并养成医学伦理素质的最重要的实践转换环节。与医德教育和医德监督环节相比，医德评价比医德教育更具权威性和影响力，比医德监督更具有普遍性和现实性，而且医德评价可以更好地包容和渗透医德教育和医德监督。如果医德评价缺失或失误，医德他律与自律相互整合、相互转化的链条就无

法连结或顾此失彼。

（孙福川）

lìyì chōngtū

利益冲突（conflict of interest）

利益主体基于利益差别和矛盾而产生的利益纠纷和利益争夺。是利益矛盾的激化、对峙和对抗的外部表现形式。一般表现为两个或两个以上利益主体对各自利益目标不相容的确认，表现为一方利益主体为了保护自身利益，抵制他方的利益要求，进而采取一定的对抗行动。利益冲突一般集中表现在经济、政治、思想三大领域中。个人之间的利益冲突受制于群体（集团）之间的利益冲突，并在某种条件下可以上升为群体（集团）之间的冲突。医疗卫生保健领域中的医师和医院、患者和患者家属、医药开发商等几个不同的利益主体，由于医疗卫生保健工作的特殊性，这些利益不同主体有着共同的利益目标。但因为不同利益主体的自身特殊性，也存在利益差别和矛盾，这些差别和矛盾若处理不当，亦可发展为利益冲突。

分类 医疗卫生保健领域中的利益冲突可分为经济利益冲突和非经济利益冲突。经济利益，主要指礼物、股权（股票、股票期权等）、收入、咨询和决策职位等金钱和一切可以还原为金钱的东西。非经济利益包括名誉、对成功的追求、职业上的发展、事业上的抱负等社会性或心理上、精神上的利益。由经济利益引起的利益冲突，通常称为经济利益冲突；由后一种非经济性的次要利益引起的利益冲突称为非经济利益冲突。与非经济利益的相比，经济利益有其独特之处：①它可以用金钱来量化，可以近似地估计其对研究的影响；非经济利益

冲突往往无法这样量化。②人们可以自由地支配经济利益，而非经济利益则不能。如在发生经济利益冲突时，可以合理地要求一个研究者卖掉在申办试验的公司的股票，却不能要求他放弃发表论文的机会和对成功的欲望。③经济利益是看得见摸得着的，更容易使人们理解并加以处理；非经济利益冲突对研究的影响则更为隐晦，处理起来也更复杂。因此，人们首先关注和处理的是经济利益冲突。

利益冲突也可从个人利益冲突和机构利益冲突两个层面进行分类。①在个人层面引起的经济利益冲突，称为个人经济利益冲突。②在机构层面引起的经济利益冲突，称为机构的经济利益冲突。

性质 ①利益冲突本身并不具有善恶的道德性质，也不意味着处在这种情形中的人或组织在品德上有问题。但当事者意识到利益冲突而不恰当地处理时，他对利益冲突的反应（作为和不作为）则具有正当与否的道德价值。②利益冲突体现为一种趋向性。次要利益对主要利益的影响是一种趋势，而不是一种确定的结果。次要利益可能影响主要利益，也可能没有影响主要利益，但在对主要利益进行职业判断时，它有不正当地影响专业判断的趋向。③利益冲突是次要利益通过对专业判断的影响与主要利益产生的冲突，而不是主要利益之间的冲突或次要利益之间的冲突。

主要利益由职业的责任或义务定义，次要利益与主要利益的冲突在一定意义上也就是与义务、职责的冲突。另有观点认为："在利益冲突中，一个人对一个特定的人或团体的义务与他的自我利

益相冲突。"利益冲突的实质即自我利益与道德义务的冲突，用传统的伦理术语来说也就是"利"与"义"的冲突。

常见领域　医学中的经济利益冲突广泛存在于医疗实践、医学研究、医学教育、临床指南编制等多个方面。例如，一个研究者在资助他进行临床试验的公司中拥有一定量的股票，但股票的收入并没有影响他的研究，但其他人会合理地怀疑他的结果受到经济利益的影响。学术界将这种情况称为"表象的利益冲突"或"利益冲突的感知"，但这种推测也是合理的。表象利益冲突是客观存在的现象，它会引起委托人的焦虑和不安，削弱信托关系中的信任，我们必须慎重地对待。在利益冲突政策中人们通常将这种境况也包含在利益冲突中，如美国医学院协会对利益冲突的定义就是："科学中的利益冲突是指一种境况，在这种境况下，研究者对经济或其他东西的考虑，可能损害或者看起来会损害他们在研究执行和报告中的专业判断。"

在医疗实践中，医师与医药厂商可能存在密切交往的情形。医药企业为了提高销量，经常向医师赠送礼物、提供免费餐饮、资助学术会议或出国进修，甚至通过回扣等方式进行商业贿赂。由此可能会导致医师开大处方等过度医疗、过度检查等损害患者和社会利益的行为。医患关系本质上是一种信托关系。医师坚持患者利益至上的理念，是患者信任医师的基础。在医疗领域，医师对个人利益的过多考虑往往会损害患者的利益，由此产生的利益冲突削弱了医患之间的信任。患者不是医药费用的唯一支付者，不少患者的医疗费用由医疗保险机构等第三方支付。医疗保险机构等第三方支付者为了控制医疗支出，往往会采取措施鼓励医师降低患者的医疗开支，比如美国的健康维护组织会对一些医师开出的医疗和检查进行核查，对成本控制好的医师进行经济奖励，这可能反过来诱导医师少给患者开具价格昂贵的检查和药物，同样会损害患者的正当权益。

在研究领域，从20世纪80年代以来，许多国家都推出了促进产学研结合的政策，推动知识快速转化，学界和企业界建立了密切的关系，产生了复杂的利益纠结。如美国1980年通过了《贝多法案》(*Bayh-Dole Act*)，增进大学和工业的交流，加快技术转移。中国大学及其教师也在政府鼓励下创办了很多公司。有人针对全美国医学院校和大型教学医院的系主任进行调查显示，超过60%的系主任与医药企业有利益关系，如在企业担任顾问、董事等职务，在企业的资助下发表演讲，或者是企业的创办者等。医学研究者及其机构从企业获取了多种经济利益，如礼物、捐款、股票、期权、顾问费、专利使用费、管理职位等。这些经济利益可能会不当地影响他们在设计研究方案、执行研究计划、发表研究结果等方面的专业判断，影响研究结果的客观性和可靠性，危害受试者的健康和利益，导致一些科学研究中的丑闻，削弱公众对医学研究的信任和支持。

近年来，医药企业开始深度介入医学教育。美国2006年的一项调查表明，65%的临床科室的继续教育接受了企业赞助，37%的住院医师培训接受了企业资助。不少学生接受企业赠送的小礼物、食物、书本、样品等，参与企业资助的研修班、学术会议和社交活动，这些都会影响他们将来医药处方的开具。企业资助的教育项目传递的往往是有偏见的信息，演讲者介绍的多是有利于资助企业的个人经验而不是客观的科学研究结果。

临床指南建立在医学研究基础上，具有重要的教育作用，同时对医疗决策发挥指导作用。有研究表明临床指南编制人员也普遍存在利益冲突，他们与企业的关系在指南编制过程中，可能会不当地影响主题选择、证据审查和指南发布等环节的专业判断。

管理　利益冲突广泛存在于医疗、科研、教育和临床指南编制等活动中。它可能会影响医学专业人士的专业判断，损害患者和受试者的利益，削弱研究的客观性和可靠性，降低公众对医学的信心。政府、大学、医院等相关组织应制定政策，通过公开、管控、禁止等手段应对利益冲突政策的不当影响。处理利益冲突是一件非常复杂的事情，它需要个人、机构、医学组织、学术编辑机构和政府相关部门发挥各自的长处，密切配合，共同处理利益冲突。

处理医学利益冲突的具体策略通常有3种：公开，管控，禁止或消除。美国大学联合会建议对经济利益冲突应该：所有的都要公开，大部分的需要管理，必要时应该禁止。

公开是处理利益冲突的第一步，也是最重要的策略。医学专业人士应及时向相关方面公开自己在医学专业活动中的经济利益方面的信息，尽快摆脱"瓜田李下"的嫌疑，维护自己和所在机构的声誉。公开并不意味这些经济利益必然会被禁止，但隐藏的利益被公开后，人们会较为客观地估计它对医学专业人士的影响。公开的对象分为两类：一类是接受到影响的人，如患者、学生、可能参与试验的受试者、研究成果的读者和编辑；另一类是能够更好地处理利益冲突的人或机构，如利益冲突委员会和伦理委员会等。公开利益冲突是识别和控制利益冲突的重要一步，但仅公开并不能解决利益冲突，也不必然防止利益冲突可能发生的危害。

管控一般是通过利益冲突委员会进行。机构的利益冲突委员会或其他审查者，对医师、研究者、管理者报告的利益冲突材料进行审查后，可能会制定利益冲突管理计划，对他们的某些利益采取相应的管理措施，以防对他们在医疗、研究、教育等活动中的专业判断产生不当影响。

禁止是当利益冲突委员会或其他管理者认为某些人的次要利益对其专业判断可能有重大的直接影响，而又无法有效地管理控制时作出决定，禁止这些人或机构参与某些专业活动。

（丛亚丽 谢广宽）

lúnlǐ chōngtū

伦理冲突（conflict of ethics）

行为主体处于道德两难的状态。是伦理实践中的常态，是伦理实践本质性的组成部分。

概述 伦理学从某种意义上是众多伦理理论、原则、规范的集合体。这个集合体中各种理论、原则、规范在各自的论证、研究和讨论时，学者们根据各自的论证判断其是与非、善与恶，进而确定这些原则和规范的道德性。但是，当这些理论、原则、规范付诸实践时，彼此的矛盾与冲突就显现出来了。各种理论的自身的历史和逻辑阐述是一回事，它

们在实际应用中能否应对严酷的价值冲突的挑战并最终解决道德问题则是另一回事。德国生命伦理学家萨斯（Sass）认为托马斯·阿奎那（Thomas Aquinas）早就注意到这一点。他在转述阿奎那的见解时说："对于总体规范的论证与指导应有别于这些规范在日常具体生活中的实际应用。实践中总体规范应用的严格程度肯定比理论中的要低，因为在实践中交织着许多原则、许多层面与势力都必须得到相互的权衡。"尊重患者自主权是一项重要的伦理原则，当一位患者行使自主权，要求保留严重损伤的左下肢而不同意截肢，但保留左下肢有可能危及本人的生命，自主权则与生命权发生冲突；伦理的某一理论、原则、规范一般是针对定向的某种情形与实际，但任何人的实际生活是处于多种利益与需求的交互网络状态中，针对定向专一的某种原则、规范在应用于具体对象时，必然会与这种呈网络状态的利益关系某一方发生矛盾和冲突。特别是近百年来的科技进步将人类引向了一个充满张力的时代，科技后果的不确定性，技术发明所蕴含的风险，迫使人们陷于一种根本不能想象的道德两难进行决策的困境。伦理的实践不同于伦理论证，不宜将伦理的理论效应与伦理的实际应用的效应混为一谈。实践中，伦理规范的应用比其理论的论证严格度高很多，因为在实践中总是交织着许多原则、许多不同的情境、许多不同势力，而这些都需要相互权衡和协调。

伦理冲突存在道德悖论、道德冲突等不同情况。消防队员冲进失火的房间时发现双胞胎躺在床上，因为环境和条件所限，只

能救出其中的一个孩子。如何决策？先救哪一个？难产的孕妇处于危急状态，要保全孕妇的生命，胎儿可能窒息而死，如若挽救胎儿，则孕妇生命难保，保孕妇还是保胎儿？同一伦理问题（原则或规范）在应用于不同对象时发生了冲突，呈现出维护生命权的伦理原则自相矛盾的情况。德国学者萨尔迈尔（Sellmaier）称这种冲突为"道德悖论"。另一种伦理冲突的情况是"伦理差异"。如脑死标准，究竟脑死亡是从脑干死亡（如果将脑干死亡视为脑死亡的基本标准）开始就意味着死亡已经完成，还是死亡刚刚开始？认为脑干死亡就是人已经死了，从其身上摘取任何器官则没有任何道德问题，并因其摘下来的器官可以救助他人的生命，因而可以认定是一种善行；如果认为脑死亡是一个过程，脑干死亡不意味人已经死亡，从其身体摘取器官的行为则是导致当事人死亡的原因，是一种侵害其生命权的犯罪行为。前者显然有着功利主义的色彩，其着眼点是功利对其他人有益；后者显然是义务论思想的反映，其着眼点是个体价值的神圣性。伦理学家萨尔迈尔称这类冲突为"伦理差异"。他认为："伦理差异是指不同伦理理论的代表之间或者不同文化共同体成员国之间会出现的冲突。"伦理冲突第三种情况是因不同伦理主体间奉行的伦理原则不同产生的冲突。如医院奉行以谋利为先和医务人员奉行将患者利益置于首位的原则所产生的冲突，即为不同道德主体奉行伦理原则的不同产生的伦理冲突。

处理原则 ①明智原则：在实际的应用中对基于不同理论背景的道德规范进行比较和权衡，

作出有序排列，最终实现有效选择的能力。明智原则的要点，不是依据一种伦理原则，而且援引各种不同的理论类型进行比较和权衡。因为仅依据一种理论，既不能解决道德悖论也不能解决伦理差异的伦理冲突。②融贯主义原则：融贯主义（kohaerentismus）一词来自拉丁语 cohaerere，意为关联、相互适应。融贯主义与实用主义具有极大的亲缘性，其产生与当代伦理学中"排他式的多元主义"的理论背景相关。实践中的道德冲突的多样性与复杂性是任何一种伦理理论及其原则都难以应对的。因此应该用一种包容式的多元主义取代"排他式的多元主义"。在这里，理论与理论之间处于一种互补的、相互充实的关系，其中每种理论都拥有导向价值，但又不会垄断全部导向功能，因为每种理论都必须在与不同情境的关涉中、在与其他理论的比较与竞争中证明自己的有效性。融贯不仅指无内在矛盾，而且还包含协调、和谐且相互充实，构成一种内在的统一系统。融贯主义作为一种伦理学的方法论已经在当代伦理学的实践中得到广泛运用，最突出的例证是生命伦理学的四原则。自主、不伤害、有利、公正，构成了一个融贯系统，相互支撑，相互充实，为生命伦理学中的道德冲突的解决提供了理论框架。③根据具体的境遇决定取舍，在约瑟夫·弗莱彻（Joseph Fletcher）看来，行为之善与恶、正当与不正当，不在于行为本身，而在于行为的境遇。依据伦理冲突的具体境遇，相机处理。分析具体境遇的情况，通常能够帮助人们作出合乎情理的伦理选择。

伦理学的理论与原则的应用，在许多情况下是整体整合的过程。无论是义务论、功利主义，还是德性论、契约主义，都是这个整体不可缺少的。但它们之间仍是要有主次、先后的排列顺序：①个体生命价值优先于其他价值，即人的个体存在以及保障个体存在的东西，要作为价值序列的第一级而得到维护。个体价值，即人的生命神圣不可侵犯、人的身心的完整性、人的尊严、人的基本权利，是人类文明社会最基本、核心的价值，属于人类行为规范的底线，具有在其他价值、利益面前的优先性和不可权衡性、不可交易性、不可妥协性、不可相对化性，其他价值、利益与之发生冲突时，都应为之让路。只有这些人权或基本权利得到保障，人们在伦理冲突的情况下才能转向在一种公平的妥协中平等地将利与害分配到所有当事人身上。②在义务论与功利主义发生冲突时，义务论应置于功利主义之上，因为义务论对功利主义后果的决断与适用范围划出了边界。义务论所论证的涉及个体的基本价值，只有在基本价值和基本权利优先得到保障的前提下，功利主义的原则才能发挥效力。一个人的生命应视为最高利益，它禁止与其他利益权衡，即便是其他人的生命。同样，人的健康完全优先于社会的经济和科学利益。③不同量级生命之间的冲突，即单个或少数无辜者生命与多数人的生命之间发生冲突时，不能以侵害少数人甚至一个人的生命以换取多数人的生命。每个人都拥有同样平等的价值，都是目的自身，绝不可用作达到其他目的的手段，即便是为了营救数量巨大人的生命。人的尊严，禁止将生命作为可计量的数量的收支计算。鉴于

此，德国宪法法院判决《德国航空法》第十四条，即"当恐怖分子劫持民航班机并以之作为武器来攻击城市时，德国国防军可以将该班机击落"必须废除。法院如此判决的理由是：尽管击落班机可以免除城市数量众多生命遭受伤亡，但这一行为显然是对班机乘客生命的侵犯，将班机无辜乘客的生命当作拯救其他人性命的工具。④在不同责任主体尊严之间的冲突时，违背原则的行为本身不能成为改变这一原则的理由，而必须在这一原则前为自己辩护。当一个嫌犯劫持人质后在取赎金时被抓，而刑供可能是令其交代人质所在地的唯一途径时，警察是否有权利在这种特殊情况下实施刑供。如果警察为了挽救人质的生命而对嫌犯动刑，则触犯了第一级的个体价值原则，侵害了劫持人的尊严，应承担其违规的后果，不能因为其目的是为了救人而将其正确化，并由此可能导致对刑讯逼供禁令的严重挑战；但警方动刑是为了避免无辜人质的尊严乃至生命受损而不得已的行动。鉴如此，法庭可能给警方一个温和的判决。医师是否应当帮助患者自杀的问题，涉及医师的职责是救死扶伤，这里不包含帮助处于临终痛苦患者结束生命。医师可以不去阻止这类患者自杀，但帮助这类患者自杀是违背医师道德义务的，否则可能对医师伦理造成严重影响。⑤当出现两个完全平等、毫无差异的生命与生命、尊严与尊严之间发生冲突时，如一只即将沉没的小船挤满了人，如何判定谁应跳船牺牲自己的生命以挽救其他人的生命？对此，德国 17 世纪的自然权利理论家塞缪尔·冯·普芬多夫（Samuel von Pufendorf）认为，

可以通过抽签决定。谁拒绝这一程序，从而使所有人都陷于死亡危险。抽签或掷硬币的办法的优点在于，它公平地顾及所有当事人的需求，且对牺牲者的选择不是基于人为，而是基于偶然。这种基于偶然性的决断的辅助手段，在决断层面反映了悖论的起源因而特别适用。自然造成的东西，只能通过自然也就是通过偶然性解决。

（杜治政）

jīgòu lúnlǐ
机构伦理（structural ethics）

以人为本，以崇高的价值观为指导，以超越法律的自律精神，积极负责任、合乎伦理地开展机构的一切活动应遵循的伦理规则。

概述 机构一般泛指机关、团体或其他工作单位，是社会发到一定阶段的产物。在原始社会，人们为了谋求生存，为了和自然做斗争，最先结成了原始部落，这也许是机构最原始的雏形。由一定人员组成、内部采取一定的组织形式集结、完成特定任务而形成的特定机构，则是后来逐步形成的。现今社会，人们从幼儿园、上学直到工作，绝大多数时间都是在一定的机构（单位）中度过的，都是作为机构的一员学习和工作的。作为机构的成员，无疑要受其制约，并接受其影响，其中包括机构价值观的制约和影响。伦理是事物的一种价值属性，包含和体现在任何事物中，具有普遍性和特殊性的特点。任何人、任何组织（包括国家和政党）、任何政策和行为，都逃避不了一定的伦理选择和价值定位。医疗卫生机构也是如此。任何医疗卫生机构，总是在一定（善恶或其他）的价值和伦理理念指导下进行活动的。从这个意义上说，机构伦理作为机构成员伦理取向不可忽视，是十分重要的。

机构伦理的范围和内容包括：①机构的宗旨、工作（经营）目标的道德准则。②对服务对象和社会承担的责任和义务。③为机构设定开展工作和活动的战略和战术应遵循的伦理准则。④机构内部管理和营运应遵循的伦理原则。⑤机构协调内部员工和机构外调关系的伦理规则。

机构伦理的核心是机构工作的终极目标和价值指向。机构伦理实际上是指机构的伦理品质和它的伦理经营的轨道，它与机构的具体经营伦理不同。在讨论企业伦理时，有的学者提出了企业的伦理经营与企业经营伦理问题，认为两者虽有千丝万缕的联系，但仍有重大的区别：①概念内涵主旨的区别：伦理经营是指对机构经营必须体现伦理、价值主旨，经营伦理是指经营要遵守的伦理规则。②伦理机制动力的差异：伦理经营来自机构的自律，经营伦理来自他律。③伦理经营是倒置的动宾性结构的概念，伦理是经营的对象：经营伦理是名词性结构的概念，是对经营的约束。④伦理经营是社会进步的产物，是社会发展到一定经济文化水平的结果：一些有远见卓识的企业家认识到企业的发展不能停留在童叟无欺、买卖公平的伦理水平，还必须对社会发展负责、对人类负责、对子孙后代负责，因而提出了伦理经营的问题。伦理经营超越经营伦理，是机构的战略问题，而经营伦理是经营活动的战术问题。经营伦理从属伦理经营。从这个意义上说，机构伦理存在两级结构，即机构伦理和机构的经营伦理。机构的经营伦理从属于机构伦理。

机构伦理之所以重要，是因为社会组织中的各种机构在整个社会网络中处于十分重要的地位决定的。机构上联国家政府机关等顶层结构，下联本机构的广大成员，机构是整个社会网中的连接扣。机构伦理在整个伦理体系建设中具有重要意义：①机构伦理是机构对社会的公开承诺，是取信于社会和广大公众的基础，是构建机构及其成员与社会和谐相处的保障。②机构伦理是机构及其成员行为道德的风向标，是行业精神的旗帜。③机构伦理是执行国家政策法规的铺路石，是消除落实政策障碍因素的舆论屏障。④机构伦理是机构成员团结的凝结剂，是调节关系和处理矛盾的钥匙。⑤机构伦理同时也是机构连接外部世界的润滑剂，好的机构伦理能够营造机构与外部世界的和谐关系，为推助机构工作创造十分有利的条件。

机构伦理所以能够发挥如此重要作用，在于机构能够为其成员营造良好的境遇。任何人的伦理选择与境遇直接相关。美国伦理学家约瑟夫·弗莱彻（Joseph Fletcher）的《境遇伦理学》认为："任何事物正当与否，均因具体境遇而定"，在他看来，行为之善与恶，正当与不正当，不在于行为本身，而在于行为的境遇。尽管他的这种理论带有实用主义的色彩，但人们的伦理选择的确难于脱离境遇环境，伦理选择与境遇的关系是不言自明的。"橘生淮南则为橘，生于淮北则为枳。"当代各行各业种种机构成员的伦理观念与行为，无不与其所在机构的伦理价值观相关。任何时代、任何社会的人们的伦理状态，都是两头少中间多，当今社会的情况也是如此。在良好的伦理境遇下，处于中间伦理状态的人就倒向善，伦理状态差的人对自己的行为也有所顾虑，会对自己的行为有所约束而不至肆无忌惮。机构良性伦理的意义，实际上是为其成员营造了一种良好的伦理境遇。在良好的伦理境遇状态下，人们可能争先向善。

卫生机构伦理 从事医疗卫生保健服务的医院、城乡基层卫生服务中心、疾病预防控制中心、妇幼保健中心等各种医疗保健服务机构所应遵循的伦理原则。由于医院在当前医疗卫生保健服务工作中处于十分重要的地位，绝大多数医务人员也集中于医院，医院伦理在医疗机构伦理建设中具有十分重要的意义。

卫生机构的构成要素和它要回答的问题是：①卫生机构追求的目标是什么？是社会效益，还是经济效益？是以生命和健康为本，还是以金钱为本？②卫生机构的利益与服务对象的利益何应置于优先地位？激励机构人员积极性的机制是什么？③采用实现目标的手段，如各种医疗技术等，是否符合伦理要求？④对待社会不同人群，特别是对待弱势人群上，是否公正和公平？是否嫌贫爱富？⑤在运用医疗技术、药品、收费等方面，能否诚实地对待社会公众？技术、药物的运用是否以对患者有利作为最高原则？收费是否诚信？⑥以何种原则处理内部和外部的关系？是主要以竞争还是主要以团结合作的原则处理机构内部与外部的关系？

卫生机构伦理不同于卫生机构管理伦理。卫生机构伦理是指卫生机构的工作目标和价值定位，卫生机构管理伦理是指机构各种具体管理措施是否符合卫生机构的工作目标和价值指向。对于医疗机构的管理伦理（经营伦理）我们似乎给予了注意，我们有医院管理伦理的研究机构，对医疗机构管理的种种举措的伦理要求做了研究，提出了对策，但似乎很少讨论医疗机构自身的伦理。医疗机构自身伦理职责与目标是什么？是否考虑其应以何种伦理思想经营自身？以医疗机构管理伦理代替了医疗机构的伦理，是以往的一个认识误区，这一认识误区导致了当前医疗机构伦理缺失，使得医疗机构愈来愈背离它的历史使命和职责。医院管理伦理是医疗机构下行层次的伦理，它服从属于医院伦理，受制于医院伦理。

医疗卫生机构成员的伦理不能代替卫生机构伦理。机构成员的伦理与机构伦理密切相连，但不能相互替代。长期以来，我们着眼于医务人员个人伦理，以为医务人员个人伦理好了就是整个医学伦理好了，但是，医务人员个人伦理只限于个人行为，而个人行为还受制于卫生机构伦理与政策伦理，个人行为不能超越机构和政策的规定，个人行为不能扭转机构和政策伦理的缺失；当个人行为与机构追求目标相矛盾时，个人行为要受压制，在机构伦理不符合伦理要求时，医务人员的伦理行为必然是混乱无序的。医疗卫生工作人员在人格上是独立的，但他在机构中的行为是受制于机构的。他做什么，不做什么，如何做，在很大程度上受控于机构，承载着执行机构使命的职责，很难有自主性。在现实中，也有一些医务人员坚守医师天职，不随波逐流，用良知维护医师的尊严，但要承受极大的压力，甚或遭受流言蜚语的袭击（如被讽刺为精神有问题、医院叛徒），需

要有强大的理想信念支撑，但也只能限于少数人范围，难以成为医院的主流伦理氛围。只有在正确机构伦理氛围下，成员个人伦理才能与机构伦理融为一体。

意义 ①当代医疗保健工作已经完全体制化，形成了各种类型的体制和机构，医疗卫生工作都纳入不同的体制与机构中，医疗卫生工作完成的好坏与否，都直接与医疗卫生机构伦理相关。②当今的医务人员已经终结了自由职业者的身份，丧失了以往那种独来独往的特性，成为不同类型体制机构中的成员，医药卫生人员的行为直接受制于所在机构。③国家赋予医疗机构承担执行政策的使命和管辖本机构员工的权利。医疗机构是医疗卫生工作计划与政策实施的主力军，是机构与社会各方联系与合作的枢纽，是员工各种活动的指挥者与组织者，卫生机构对医疗卫生政策的制定与实施、对医患关系与医疗秩序的维护、对员工行为与价值观的取向，有着决定性的作用。

卫生机构是落实卫生政策的枢纽。任何卫生政策，总是通过一定的机构来落实的。预防为主，中西医结合，医院回归公益性，医疗联合体等政策，都离不开医疗机构，没有医疗机构的接受和认真执行，这些政策都可能沦为一纸空文。所有这些政策，都有赖于广大医药卫生人员的执行，而医药卫生人员是机构的成员，机构不认可、不接受，医药卫生人员是无能为力的。医疗机构是医药卫生政策能否落实的关键。当前一些卫生政策落实受阻，如医院回归公益性，喊了许多年，仍未有实质性进展，原因就在于医院的伦理方向没有端正。医联体，本意是合理利用卫生资源，

将患者控制在基层医疗，结果也未能如愿，原因就在于大医院必须有足够的门诊量以保证源源不断的患者供养床位需求。医学伦理的全面建设，卫生机构伦理不可缺位。

（杜治政）

zérèn lúnlǐ

责任伦理（ethics of responsibility）

人们在履行伦理原则和规范的行为过程中对他人、对社会所承担的责任。责任总是植根于社会关系中，具有鲜明的实践性。责任伦理是研究伦理行为主体在履行伦理原则、伦理规范实践的后果所承担的责任。伦理责任包括执行伦理规范和不履行伦理规范的责任，也包括履行伦理规范但效果不好的责任。责任伦理是实践伦理中不可缺少的环节，也是整个伦理建设中的重要课题。

概述 伦理责任可以理解为道德责任。道德责任是道德主体出于对道德的选择，是对其履行伦理原则、规范后果的责任反思，是道德所规定的责任，它有别于法律责任；道德责任是指道德的责任，是指特定的道德、伦理规范本身应该承担的责任，应该对他人、对社会发生的影响，不是指主体所承担的对提高社会道德水准的责任；道德责任是道德主体对于社会关系中道德责任把握和道德认识，是道德主体自愿承担的责任，它首先是内生的，是主体的自我控制，包括道德集体的自我控制，因而道德责任是道德自律的集中表现，是道德信念的必然升级。一个不承担道德的责任后果，不对自身道德行为负责的道德主体，不是真实的而是虚伪的道德主体；道德责任是道德人格的塑造。一个人或一个集体对道德责任的追究过程，就是对其人格的塑造的过程。道德人格的高尚与否，不仅在于道德主体对道德的认知和接受，更重要在于对其本人道德行为后果的道德责任的检讨。一个人的道德人格就是本人一连串的道德责任的选择、践行和承担。道德主体对伦理责任关注的意义在于：不仅仅是限于检查某一道德行为的后果，而在于培养崇尚道德的人或集体；主体对于伦理责任的承担，就意味着对道德目标和道德价值的坚守；主体对于道德责任的承担，同时也是培植、养成自己良好的道德品质的通道。

医学伦理建设是一项系统工程，包括伦理规范、道德原则的研究、制定、宣传、实践、监督和效果的检查。其中效果的检查必然涉及道德行为人的责任。不研究伦理行为的责任，伦理建设的效果是要大打折扣的。知情同意原则早已列入医学相关法规之中，早已成为医师在诊疗中必须履行的程序，但实际效果如何？是否实现了它的立法意旨？从一些因履行知情同意原则发生纠纷的案例中可以看到，知情同意在许多场合下已经远离初衷。改变这种情况，必须从研究伦理责任着手。伦理责任是中国当前医学伦理建设中迫切需要予以重视和解决的难题。

分类与实行 当代德国著名哲学家汉斯·伦克（Hans Lenk），最早关注技术的责任和伦理问题的学者，是责任伦理的最早研究者，伦克的责任伦理体系针对的不是具体的人的特权，而是规范和规章，它有助于我们研究医学伦理原则和规范的责任伦理的实践。他在哲学家汉斯·尤纳斯（Hans Jonas）关于"对谁负责、对什么负责、谁来负责"3个传统的责任问题基础上，对责任进行了深刻的研究，并形成责任伦理体系。伦克首先区分了责任伦理的内在责任与外在责任。内在责任是指科学工作者对科学共同体的责任，如公平竞争、真实、不造假，写论文造假，是对科学共同体的不负责任。外在责任，指研究的自由、审查自由。伦克还将责任区分为不同层次和不同类型的责任，将行为责任区分为任务责任与角色责任；责任有不同层次，伦克将责任区分为4个层次：行为责任、角色与任务责任、普遍的道德责任、法律责任。行为责任是指某种伦理行为的直接责任，如随意在公众场合谈论患者的私密，如有不良后果，行为者要对行为负直接责任；角色与任务责任较之行为责任来说，不那么直接，如一个值班医师在值班期间，对某患者观察不那么及时和仔细，这算是一种角色与任务责任；道德责任一般没有行为责任，只是在道义上，如对某件事情宣传不够，一些患者未能注意，给患者造成不良后果；法律责任则是要对本人行为造成的严重后果，负法律责任，如应及时上报的甲类、乙类和丙类传染病，因未及时上报，未能采取防御措施，使更多的人感染了此病，则要承担法律责任。普遍的道德责任是最高层次的高级的责任，包括对个人和生命体的道德责任直接的道德责任；道德责任是普遍的，它不仅涉及特殊的角色与领域，道德原则对每个有关的人及每种状况都普遍有效。

讲责任，避免不了的因果关系，不理清因果关系，就无法查清伦理责任。但因果关系十分复杂，特别是当今极为复杂的医疗活动，某种医疗行为，常不是一个、几人完成的，而是一个庞大的群体的共同行为。如何理清责任？伦克认为因果责任是一个普遍概念，是落实责任伦理不可缺少的环节。他将因果责任区分为4个亚种：消极行为因果责任，积极的预防责任，长期行为活动引起的一般责任，机构行为责任。伦克对机构责任与法人责任进行了分析。法人是道德个体，具有道德责任。机构责任首先就是法人的责任。

在厘清了责任的因果关系后，随之而来的是责任的分配问题。伦克提出了共同责任的分配问题。他认为，道德责任不能分配，也不可以被拒绝或分担，参与者只能共同承担。如对当今医院的市场化带来伦理缺失的后果，就是一种道德责任，这种伦理责任就需要共同分配。针对机构责任与角色的冲突，伦克拟定了10个基础性的优先原则：权衡每个相关个体的道德权利，要优先于利益考虑；在无法解决的情况下，在同样重要的基本权利之间寻求妥协；权衡个党派的道德权利，人们可以或应当投票表决；根据前面3条原则权衡利弊，不可放弃的道德权利先于伤害的避免与预防，先于利益的权衡；在实践中面临无法解决冲突时，人们应当寻求妥协；共同的道德责任优先于非道德的基本义务；普遍的道德责任原则优先于任务和角色责任；直接的基本道德责任至少优先于非直接的、远的、最远的责任以及次级的法人责任；公众的福利应当优先于特殊的、实践中的非道德上的利益；技术安全性要求优先于经济的考虑。伦克上述关于道德责任处理中的冲突调节原则，对处理当今时有发生的伦理冲突，极具现实意义。

关于技术人员的义务与责任，人们认为，技术人员除了对相关人员、社会、公众福利具有外在责任外，专家对他所从事的行业、职业还具有内在的责任。这些内在责任不仅包括对待合作的同事的行为规则，而且包括职业团队的声誉；医师、律师、工程师，通过相应的行业组织，对公众和社会负责；面对当事人和专家之间发生的利益冲突，行业组织应当关注专家的高能力、劳动的高质量，应当发挥作用，特别是调节专家个人与客体的利益冲突。伦克倡议，要明智地对待科学技术力量，理智地调节技术进步，承担扩展的责任。伦克的责任伦理是从广义的视角构建了责任伦理体系，它对于研究伦理行为的责任是有意义的。

(杜治政)

línchuáng lúnlǐ zīxún

临床伦理咨询 (clinical ethics consultation)

应对日常临床实践中负载价值不确定性或价值冲突问题的临床机制。又称临床伦理支持服务。包括临床案例伦理咨询和临床管理伦理咨询。前者类似临床会诊，为医护人员、患者及其家属的临床决策提供伦理建议与帮助；后者为医疗机构制定规章制度和规范提供伦理学的智力支持。临床伦理咨询作为医院伦理委员会的功能之一，通过识别、分析、论证临床伦理问题并提供建议等程序事先预防医患冲突或纠纷，疏解医务人员、机构管理者、患者及其家属的临床困惑，促进医患关系和谐，维护患者最佳利益，提高医疗服务质量。

历史 20世纪60年代以来，医学技术的进步在提高临床诊疗能力的同时，也增加技术的扩张

性与干预的有效性之间的张力；患者权利运动的兴起在增强患者自主权利意识的同时，也日益凸显医疗资源的有限性与患者需求的无限性之间的张力。这些临床伦理问题复杂且棘手，令医患左右为难，不知所措。临床伦理咨询应运而生。

1976年在美国卡伦·昆兰 (Karen Quinlan) 案中，新泽西州最高法院判决昆兰家属和医师应该向伦理委员会 (当时法官并不清楚医院尚无该组织) 咨询是否应该撤除，并建议每家医院建立一个由医师、社工、律师和神学家组成的伦理委员会，以审查每个伦理难题，为患者和医护人员提供帮助和保障。这一判例将医院伦理委员会和伦理支持服务的意义带入人们的视野，引起政府、医院和公众的关注。

20世纪80年代初，有关大脑严重创伤患者 (包括婴儿) 的法律案件，如1982年"无名氏婴儿 (Baby Doe)"案例和1983年的"珍妮婴儿 (Baby Jane Doe)"案件，促使联邦政府制定规范以防止身心残障人士受到歧视与差别对待。1983年，专门负责医学、生物医学及行为学研究中的伦理问题研究的美国总统委员会在其报告中建议医院设置跨学科的委员会，代表无行为能力者、终末期患者审查治疗决策，提供临床咨询服务，并制定相关医疗决策的指南。自此，医院伦理委员会及其伦理咨询功能在美国开始生根发芽。

1985年，美国医学会的司法委员会出版了《医院伦理委员会指南》，为美国医院建设和发展医院伦理委员会以及开展临床伦理咨询奠定了国家层面的规范基础。1992年，美国医疗机构评审联合

委员会要求医疗机构建立一种能够教育临床利益相关者和解决临床伦理困惑的机制。1995 年，在其积极推动下，机构评审手册中明确规定医疗机构必须建立能有效解决有关患者疗护的伦理问题的机制。

美国在临床伦理咨询领域一直处于引领地位。美国医学会期刊在 2016 年出了一个专刊，对此领域进行了客观系统的回顾。1983 年全美召开了第一次临床伦理咨询委员会会议，当时，只有 1% 的医院开展此服务。24 年后的全美调研显示，几乎所有的教学医院和联邦医院都有提供这种服务。这与美国医疗机构评审联合委员会关于医院评审的要求密切相关。在机构层面，芝加哥大学麦克林临床伦理中心以马克·西格勒（Mark Siegler）教授领衔开创的临床伦理咨询模式已经 30 多年，无论是其培养的专业人员还是综合实力，都是最强的。

在学会层面的发展，当属 1998 年美国生命伦理与人文学会特别小组的《临床伦理咨询核心胜任力》报告，提出临床伦理咨询的概念、内容和方法。2009 年，该特别小组制定《教育指南》，作为指导教育培训、发展一对一咨询和小组咨询等自学项目的重要工具，以完善临床伦理咨询的知识和技能。为了缩小不同伦理委员会的临床伦理咨询效果的差异、提升咨询质量，2011 年，美国生命伦理与人文学会特别小组的《临床伦理咨询核心胜任力》报告提出临床伦理咨询的过程标准，内容涉及伦理委员的作用、职责和行为标准。2013 年底，临床伦理咨询已作为一个专业在美国诞生。临床咨询专业身份和地位的确立为规范化培养具有胜任力的临床伦理咨询师奠定了重要基础，同时也表明伦理咨询实践价值已被社会认可与接受，这有利于伦理咨询的持续发展与完善。

临床伦理咨询对医患关系的调节作用得到了医患和医院管理者的认可，是其他部门不可替代的。如今，美国有 400 张床位以上的医院、联邦政府医院或附属于美国教学医院委员会成员的医院均已开展临床伦理咨询服务。20 世纪 90 年代，美国临床伦理咨询的成功经验逐渐被北美地区和部分欧洲国家（荷兰、英国、德国、挪威等）汲取，相继建立医院伦理委员会并提供临床伦理咨询服务。

20 世纪 90 年代，中国一些三甲医院相继建立医院伦理委员会。但由于卫生行政部门对此没有明确的要求，随着医院对科研伦理审查的关注，精力便逐渐投入到研究的伦理审查中，而对临床实践中的问题从医院管理角度的关注便逐渐减弱，但临床医务人员中对日常临床实践伦理问题的困惑的需要实际上远比临床研究要多和广泛。需要卫生行政部门、行业学会和医疗机构以及医务人员和医学人文学者共同努力，推动临床伦理咨询工作，促进患者医疗服务质量。

内涵和职能　现代生物医学技术进步、人们观念的变化、医患关系的挑战等都使得临床伦理问题愈加复杂。在某种意义上，临床伦理问题关乎生命与死亡、价值与尊严、自由与必然等深层次的道德哲学或生命哲学问题。临床伦理咨询通过帮助医患分析和解决临床伦理问题，促使他们反思如何更好地利用技术的工具性价值去实现人的内在价值、改善人的生存状态等终极人文关怀问题。

临床伦理问题蕴含于个体层面的狭义医患关系中，体现在临床决策、医患沟通等诊疗活动和管理中，具体包括患者自主、知情同意、代理同意、医疗预嘱、保密与讲真话、无效医疗、放弃治疗、未成年人的医疗决定权、人工流产、生殖自主、残缺新生儿的处置、临终生命关怀、医疗差错告知、医疗资源分配等方面问题。对这些问题的分析、解决与证明已无法单纯依靠传统医德学的医德品质、医德情感、医德良心等理论依据，而应在明确科学事实且综合考虑具体境遇的基础上，进行深刻的道德哲学思考与价值权衡论证，作出可以得到伦理学辩护的行为抉择。

临床伦理咨询有 3 个常规职能：咨询和解决问题，为医务人员进行临床伦理方面的继续教育和为医院制定或修改相关政策。马克·西格勒（Mark Siegler）教授在其对 30 年工作的总结中，特别强调到：20 世纪 70 年代早期，人们多把此工作局限在临床伦理咨询。芝加哥大学的经验表明，临床伦理咨询是医师提供医疗服务质量的一个要素，但更重要的是，需要在日常临床工作中融入伦理理念。这不仅体现在医患关系、护患关系的融洽，还需要把伦理理念体现在临床实践中，以提高患者服务质量为终极目标。

形式和程序　临床伦理咨询可以采取个人咨询、小组咨询和全体伦理委员咨询 3 种方式。可以借助即时通讯（如语音或视频）、网络平台（如网站、微信平台）、电子邮件等通信工具，以完成申请咨询、相关主体知情同意、收集信息、共同协商决策、档案记录以及自我评估等程序。临床伦理咨询程序体现了尊重、平等、公开透明、公正等伦理原则。第一，临床实践中的每个道德主体都享有申请临床伦理咨询帮助的平等机会，医疗服务提供者中的任何人，无论是自己遇到的伦理问题还是同事遇到的，或者医学生在实习中观察到的，都可以向委员会提出申请，患者和家属也同样可以提出咨询申请。第二，伦理咨询委员应尊重相关主体的知情同意权，即事先征得相关主体同意，才能进行访谈或邀请其参与共同协商决策；患者享有隐私权，伦理咨询委员须经其同意，才能查阅其病历资料；伦理咨询委员应尊重不同主体的平等道德地位，鼓励他们在咨询中表达个人偏好和观念。第三，临床伦理咨询运用伦理调节功能，通过达成道德共识，解决临床伦理问题。对于这一目标，伦理咨询委员不应随意地以某一价值观压倒另一价值观，而应尊重和听取各方偏好和价值诉求，引导各方反思自身价值观，共同协商符合患者最佳利益的价值取向；在诸多价值观差异中发展出主体间可以接受的共识，或找出不同主体价值观中的重叠共识，建构符合临床实践的道德准则，或至少形成最低限度的临床行为规范。可见，伦理咨询所达成的道德共识体现了多方合作、参与的商谈伦理精神，尊重各方主体寻求帮助的价值诉求和平等道德地位。

(丛亚丽 梁立智)

yīshēng

医生（doctor） 掌握医药卫生知识，具备从事疾病诊断、治疗、康复、预防及保健工作的能力，经国家卫生行政机关审查合格，以医疗卫生为职业的人。是医疗卫生技术人员的主体，直接关系

人的生命和健康，各国都对其设置严格的进入条件。医生按其专业的不同，可区分为内科医生、外科医生、妇产科医生、儿科医生、口腔科医生、中医科医生；按其任务不同，可区分为专科医生、全科医生（家庭医生）、乡村医生；按其技术水平不同，可区分为主任医师、副主任医师、医师、住院医师等。医生（doctor）与医师（physician）的称谓略有不同，医师要求必须受过高等医学教育或具有同等学历，经国家考试合格，由国家颁发医师资格证书方可进入行医。医师对人的生命和健康承担更重要的责任，是医药卫生队伍的中坚力量。

历史 医生是一个古老的职业，其社会角色和职业地位，在社会发展不同历史时期不尽相同。最早的医生源于巫师，医与巫的分离，导致了第一批医生的出现。远在公元前 2000 年，在巴比伦和亚述就有医生行医的记载；颁布于公元前 18 世纪的《汉谟拉比法典》（*The Code of Hammurabi*），曾确认医生是一门专门职业；公元前 681~前 669 年，阿拉德·纳内（Arad Nanai）是当时巴比伦的著名医生；在古代各民族中，埃及以出名医闻名，荷马（Homer）在《奥德赛》称赞埃及医学是最好的医学，埃及的医生已经成为一个特殊的阶层。最具代表性的是被誉为"医学之父"的希波克拉底（Hippocrates），他超越了神灵医学，提出来了一系列新的医学理念，成为古代最重要最完善的医学人物，他那具有重要影响的《希波克拉底誓言》，其主要理念直到现今仍是医生的座右铭；罗马帝国时期后出现的著名医生克劳迪亚斯·盖伦（Claudius Galenus），以希波克拉底为榜样，勤

于观察、勇于实验，著作达 400 余种（焚毁后仍有 83 本），他的业绩成为古代医学的丰碑；欧洲中世纪时期医学带有神学的烙印，神父充当医生角色的情况并不鲜见，但这一时期也出现过一些著名的医生，如阿维森纳（Avicenna）就是阿拉伯医学黄金时代最杰出的代表，他的著作《医典》直到 17 世纪仍是各国医生心目中不容争辩的权威；阿拉伯医学后期另一著名医生迈蒙尼德斯（Maimonides）所写的《迈蒙尼德斯祷文》，对医生提出了很高的道德要求，在医学界有着长远的影响；中世纪医学发展的最重要标志是医院和医学大学教育的诞生。十字军东征沿途建立的各种救助所、在巴格达和伊斯兰所占领的地区建立的医院，以及于 9 世纪在希腊南部建立的萨勒诺学校，对医学和医生的成长起了重要的推动作用，这个学校持续至 14 世纪，培育了许多著名医生，直接催生了医科大学的形成；文艺复兴促成了现代科学的诞生，同时也促成实验医学的问世，医学进入近代实验医学阶段，医学开始真正从神灵医学、经验医学逐步转移到科学的基础上，医学分门别类的研究为专科医生奠定坚实的基础，医学的各种不同学科和各种专业的专科医师大批涌现，医院成为患者治病的主要场所，一批大医院和医疗中心在大城市涌现，适应学术交流的各种学会、协会随之诞生，维护医生权益的自我管理的医生职业组织也先后问世，医生和医学逐步发展成为一个庞大的社会系统，医师在现代社会中的角色责任和社会地位大大提升了，这一时期代表人物有威廉·哈维（William Harvey）、马蒂亚斯·雅各布·施莱登

（Matthias Jakob Schleiden）、约瑟夫·李斯特（Joseph Lister）、鲁道夫·魏尔肖（Rudolf Virchow）、路易斯·巴斯德（Louis Pasteu）、罗伯特·科赫（Robert Koch）等，但昔日的一般的开业医生的威信在降低。以往的医患之间的简单、纯朴的关系日渐消退；由于医生终日沉浸于实验和现代化的诊疗设备之中，医学的人文色彩淡薄了。

在中国，医生的出现和成长，也经历了长期的过程。成书于公元前770~前746年的春秋时期的古代官制典籍《周礼》中就有"医师，掌医之政令"的解释；《敦煌变文集·欢喜国王缘》中也有"便唤医师寻妙药，即求方术拟案（安）魂"的记载；《元典章·礼部五·医学》则记载有"各处有司广设学校，为医师者，命一通晓经书良医主之。"这都说明医师作为一种职业，在中国古代很早就存在了。春秋战国及秦汉以后，有很多中国古代的名医载入了中国医学史册，扁鹊、华佗、张仲景、皇甫谧、叶桂、孙思邈、钱乙、宋慈、李时珍、葛洪等，都是不同时代名垂医史的医师楷模，他们所提出的医学思想和中医学理论、技艺、方剂和方法都对中医学的进步有重要贡献。如战国时期的名医扁鹊，被称为"脉学之宗"，善用"脉诊"与"望诊"的方法诊断疾病；东汉末年医学家华佗，对内科、妇科、儿科以及针灸都很擅长，记载他发明了世界上最早的全身麻醉药物"麻沸散"用于外科手术；被誉为中国"医圣"的东汉时期杰出的医学家张仲景，所著《伤寒杂病论》，反映了急性传染病变化的规律，奠定了"辨证论治"的中医治疗学的基础；被后人称为"药王"的中国隋唐时期医药

学家孙思邈，把研究前人的医药学成果与自身潜心实践结合起来，以毕生精力撰写了医学著作《千金要方》和《千金翼方》，被誉为中国古代医学百科全书，他的《千金要方》篇首中的"大医精诚"，集中国古代医德思想的大成，要求"凡大医治病，必当安神定志，无欲无求，先发大慈恻隐之心，誓愿普救含灵之苦"，对患者要一视同仁，"不得问其贵贱贫富，长幼妍蚩，怨亲善友，华夷愚智，普同一等"，至今仍有重要的现实意义；明代医药学家李时珍，从35岁开始从事药物学研究，足迹遍及河南、河北、江苏、安徽、江西、湖北广大山区，历时27年，三易其稿，著成《本草纲目》，收藏药1892种，记方11 096条，总结了16世纪以前中国药物学的经验，是中医药学的宝贵遗产。明清以后直至近代，徐大椿、叶天士、王清任、黄家驷、林巧稚、张孝骞、吴阶平等，都是中国著名医生的代表。

职业特征与责任　①始终将患者利益置于首位。医师肩负守护生命与健康的重任，古往今来的所有医生，都将维护患者的生命和健康视为自身的天职；"凡大医治病，安神定志，无欲无求"，市场力量、社会压力以及管理的迫切需求都绝不能影响这一原则。患者的健康利益高于一切，医生和医院的利益诉求不能损害患者的利益，是医生立命的基础，也是医师职业的本质特征。②严格和完整的职业操守与自律精神。在长期的历史发展过程中，医生形成了仁爱、忠诚、负责、诚实、公正、保守患者秘密、视同行如兄弟、团队合作等高贵的职业精神，组成了自我管理和约束的行业协会，并以此赢得了社会公众

的信任，为社会公众敢于将生命与健康托付给医生提供了保障。③终身追求技术进步。医学是随着人类痛苦的最初表达和减轻这种痛苦的最初愿望而诞生，医生是通过各种精湛的技术救治患者的生命和维护健康的；社会对医生的信任，公众赋予医生的权利，是以医生不断追求医学技术的进步和合理应用医学技术为基础的。没有技术不能成为医生，技术不好的医生，不是人民需要的好医生。④坚守医学人文精神。医学技术是为人类的生命和健康服务的，所有医学技术的研发、应用、推广，都要以是否有利于维护生命尊严和促进健康的目标，有悖于这一目标的都应舍弃；所有医疗保健服务制度、规章和各种改革，都要体现和满足对生命的关怀、尊重和健康促进，与此相背离的都应拒绝；坚守医学的职业范围和职能的专门性，医生必须把自己的行为严格限制在医疗保健的领域，不能随意将医疗手段用之于医疗保健以外其他方面。⑤顺应职能和角色多元化的社会需求。随着医学的进步和社会对医学的需求，医生已逐步从单一的治病职能逐步成为推动医学进步的研究者、培养医学人才的教师、健康促进和健康管理者的多元角色。医生角色多元化的现实和趋势，丰富和拓展了医生的社会功能，为医生发挥作用提供了更广的空间，同时也有利于医生作为最初本业治病的社会地位。

医生是人类生命和健康的守护神，是社会的精英，是人类物质文明和精神文明的重要建设者和维护者。社会对医生寄予殷实的期望，以医为业的医生有着广阔的前途。

（边　林）

jiātíng yīshēng

家庭医生（family doctor）

与特定家庭或者个人签约并将其作为专门医疗服务对象的医生。家庭医生一般都接受过系统的医学专业教育并具备全科医学专业基础，有一定的临床或者社区医疗服务的实践经验，有能力向特定家庭或个人提供全面、持续、及时和有效的初级医疗保健服务。家庭医生服务模式是现代社会医疗保健服务体系的重要构成部分。从其服务对象是特定的家庭或个人的意义上看，家庭医生即是私人医生；从服务方式是初级、首诊和综合性服务的意义上看，家庭医生即是全科医生。

概述 家庭医生作为医师职业一种特定形式的出现和发展，有其历史的和医学文化的背景。医学是在经历了与原始宗教浑然一体和作为自然哲学的构成部分两个发展阶段之后，才作为一个专业领域分化出来。西方古希腊、古罗马时期的行医方式，是医生个体对患者个体的诊断治疗方式；中医传统的行医方式是医生登门入户诊治患者，同样也是一对一的诊断治疗。从历史上看，这是家庭医生和私人医生最原始的形态。医学尚未形成分科的专业领域，这个历史时期的医生皆为"全科医生"。欧洲中世纪医学高等教育的兴起和教会医院的出现，传统的个体行医方式开始被打破，医患之间诊疗关系开始发生方向性改变，原有医生走进家庭，医生个体对患者个体诊断治疗的方式受到冲击，患者进入医院接受诊断治疗成为就医选择。16世纪以后，医学逐渐完成从自然哲学的分化，形成了独立的实验医学形态，医学在进入分门别类研究时代的同时，开始形成对自身发展方向具有极大支配作用的生物医学模式。18世纪欧洲的高等医学教育有了很大发展，医院作为社会建制的步伐和医生的社会职业化程度都有了大幅度提升。资本主义市场经济的不断成熟，也把很多接受过高等医学教育并取得执业医师资格的人推向了市场，他们选择了以个人建立诊所或者私立医院的方式向公众提供医疗服务。19世纪初英国首次把那些接受过系统医学教育和训练的个体行医者称为通科医生。这个时期的社会医疗运行方式本质上还都带有与那个时代医疗技术水平相适应的家庭、私人和全科医生的性质。以"三大定律"的发现为基础的19世纪科学技术的进步，把医学推进到一个全面和深入发展的历史时期。医学不仅逐步形成了一个以基础医学、临床医学和预防医学三大领域为主体的多学科的庞大系统，临床医学的相对完整性也在还原论方法的支配下被分化为多个学科领域。这种分化的直接结果就是形成了医学的生物科学强势地位。1889年美国约翰斯·霍普金斯大学（Johns Hopkins University）医学院成立并对医学教育进行重大改革，通科医学教育逐渐被专门化的生物医学教育方式所取代。1910年著名的《弗莱克斯纳报告》（*Flexner Report*）充分肯定并向美国医学教育推荐这一新医学教育模式。美国医学界由此淡化通科医疗趋于专科化发展，以医院为主体的临床医疗服务逐渐占据中心的地位。有资料统计表明，20世纪30年代美国社会全科医生与专科医生的比例为4∶1，而到70年代这一比例数字正好颠倒过来。医学和医学教育演进的这一方向性改变对世界的临床医疗运行方式乃至整个现代医学都产生了持久的和深远的影响。伴随20世纪中叶开始的第三次科学技术革命的到来，生命科学技术领域和临床医学领域都出现了学科在高度分化的同时，呈现学科间相互渗透、交叉和综合发展的趋势。疾病谱的变化和社会医疗需求结构的改变，以及社会政治、经济和文化的发展引发的对社会医疗卫生保障体系的变革，促使医学领域乃至整个社会开始反思医疗卫生服务教育、组织和运行方式存在的问题。20世纪60年代起许多西方国家重新认识通科医疗的独特作用以及实践价值，全科医学和家庭医学被作为医学的专门领域提到重要的位置。重新确立的全科/家庭医学教育体制建立生物、心理、社会医学模式基础上，由此通科医疗教育完成了一次更高层次的回归。1966年加拿大医学院校开设全科/家庭医学课程；1969年美国家庭医疗委员会正式成立，家庭医疗被正式列为第20个医学专科。20世纪80年代初期，全美83%的医学院校都开设了家庭医学系、科。1972年世界全科/家庭医师协会正式成立；20世纪90年代中期，全球家庭医师或全科医师已经超过15万名。1994年11月WHO和全科/家庭医师协会联合举行的题为"使医疗服务和医学教育更适合民众的需要——家庭医生的贡献"的会议报告明确强调："一般情况下，医生中的大部分应该是家庭医生，各国应制定国家政策来尽快实现这一目标。"

现代意义上的家庭医生及其职业化运行机制以及全科医学教育体系的发展，相对于西方发达国家来说，在中国起步较晚。20世纪80年代后期全科/家庭医学开始介绍并引进中国。包括民办医学教育在内的个别高等医学院校尝试建立全科医学教育专业，并培养了首批为数不多的家庭医生，这些家庭医生获得执业资格走上工作岗位后受到社会肯定。到 20 世纪 90 年代末开展全科医学教育的高等医学院校发展到 20 所左右。但是培养的家庭医生数量相对于社会需求还有较大差距。伴随中国改革开放的历史进程加快和医疗卫生体制改革的推进，家庭医生被作为医疗体制改革所涉及的重要问题再次提出并引起国家顶层的高度关注。1997 年中国政府作出了"加快发展全科医学，培养全科医生"的决定，卫生部相继出台了关于全科医学教育和全科医生培训等多方面的计划和设计，形成了全科医学教育的发展目标和基本原则。之后中国的一些大城市在有条件的社区局部进行了家庭医生初级医疗服务模式的试点，取得了良好的社会效果。2011 年 6 月中国政府基于"中国的全科医生培养和使用尚处于起步阶段，全科医生数量严重不足"的现状，首次正式提出建立全科医生制度，并将全科医生为主体的基层医疗卫生队伍建设作为医药卫生体制改革的重要构成部分。《国家中长期人才发展规划纲要（2010—2020 年）》提出，全科医生的数量 2015 要达到18 万人，2020 年将达到 30 万人以上。截至 2018 年底，全国经培训合格的全科医生已达 30.9 万人，每万人口拥有全科医生上升到 2.2 人。

特征 ①服务的"综合性"。作为全科医学的专业人才和全科医疗体系的执行者，具备内、外、妇、儿等若干领域的初级医疗卫生服务的水平和能力，不受服务对象任何个体差异性的限制，能够承担从生物、心理和社会适应性等多方面的诊治、预防、保健、咨询和教育的"全能"或"多面手"的服务。②工作的"基础性"。家庭医生是首诊医生，要在第一时间接诊并尽可能地满足服务对象即时的医疗需求，针对患者的病情做好紧急处置，所有诊疗工作要在这个阶段保证质量地完成，为后续治疗提供条件，充当合格的社区居民健康第一线的"守门人"。③工作的"连续性"。家庭医生的服务不止于一次性的出诊，还包括及时探视、回访，为家庭及其成员提供连续性的医疗保健服务，包括重危患者的转出和度过危急阶段后转回社区的康复，始终跟踪患者的康复动态。④工作的"整体性"。家庭医生不仅关注患者个体，还包括患者家庭、社区人群的健康；集预防、治疗、保健、教育、咨询为一体，以完整的人而不是病为对象的系统和完整医疗服务模式。⑤患者健康的好参谋。家庭医生要具备建立在医学专业知识和技能基础上的判断力，适时、合理地为需要进一步治疗的患者提出各种具体建议，为需要康复和自我保健的居民科学安排饮食、运动和生活提供咨询服务。

（边　林）

xiāngcūn yīshēng

乡村医生（rural doctor）　生活在农村并服务当地居民的医生。在中国获得乡村医生的资格，应具有中等以上医学专业学历，通过国家规定的乡村医生专业考试，取得县级以上地方人民政府卫生行政部门颁发的乡村医生证书并经注册，在中国农村基层的医疗卫生机构从事预防、保健和一般医疗服务工作。乡村医生是适合中国国情的医疗卫生事业发展的产物，是中国医师队伍的重要成员，以乡村医生为主体组成农村基层卫生所，是中国医疗卫生服务体系的重要组成部分。

概述　中国乡村医生队伍的形成和壮大，经历了一个较长的历史过程。1949 年中国新民主主义革命胜利随即走上社会主义发展道路以后，当时的中国社会尚处在一穷二白、百废待兴的时期，农村医疗卫生人力资源十分匮乏，除了走村串户的乡下郎中，并没有一支经过医学教育培养或专业培训、国家认可的农村医疗卫生队伍。1952 年，原国家卫生部下发了《关于县以下卫生基层组织的组织系统、编制及任务的规定》，要求自然村设卫生室并配卫生员，不脱离生产，主要职责是办理全村预防接种、妇幼保健、传染病隔离和报告、环境卫生指导、卫生宣传及简易医疗和急救工作。此后中国的一些省份开始选拔和培养有一定文化基础的农民，经过较短时间的专业培训，具备了初级医疗卫生知识和技能以后，在乡村"半农半医"地为农民治疗常见病并负责村一级的卫生保健和防疫等工作。因为中国南方广大地区的农民种水田时常不穿鞋袜光脚下地，在上海郊区，这些平时也干农活的医生被人们亲切地称为"赤脚医生"。国家逐步将这支队伍的培养纳入到医疗体制和卫生政策范围，活跃在中国农村第一线的这支初级医疗卫生技术人员队伍不断壮大，经过十几年的发展，以上海郊区"赤脚医生"队伍为代表的农村基层医疗卫生队伍，成为中国社会一支重要的医疗卫生力量。20 世纪 60 年代中期开始的"文化大革命"，作为中国官方重要媒体的

《红旗》杂志发表题为《从"赤脚医生"的成长看医学教育革命的方向——上海市的调查报告》的文章，介绍了上海川沙县"赤脚医生""不拿工资，帮助种地，亦工亦农，赤脚行医"的情况，"赤脚医生"由此逐步演化成为乡村医生的代名词。之后全国几乎所有农村的生产大队普遍建立了卫生室，成为当时农村合作医疗体制最基层的载体。到 1980 年，有赤脚医生的农村生产大队占到全国农村总数的 93.7%，"赤脚医生"达到 146.3 万人。正是由于这支队伍的日益壮大和发挥着重要的作用，1981 年，国务院下发文件要求合理解决赤脚医生的补助问题，同时还明确规定，"凡经考核合格，相当于中专水平的赤脚医生，发给乡村医生证书"。1985 年 1 月的全国卫生厅局长会议上，决定将"赤脚医生"改称为"乡村医生"。1998 年颁布实施的《中华人民共和国执业医师法》，在附则第四十五条规定"在乡村医疗卫生机构向村民提供预防、保健和一般医疗服务的乡村医生，符合本法有关规定，可以依法取得执业医师资格或者执业助理医师资格"。这一规定除明确了乡村医生的性质和职责以外，也同时明确了乡村医生的管理要按照《中华人民共和国执业医师法》的要求进行。2004 年 1 月 1 日起实行的《乡村医生管理条例》，根据《中华人民共和国执业医师法》的规定，对乡村医生执业注册、执业规则、培训与考核、法律责任等建立的行业法规，由此中国的乡村医生真正纳入了有法可依的制度管理轨道。根据卫生部的统计，截至 2019 年底，中国共有 53.3 万个行政村，61.6 万个村卫生室，卫生室诊疗量为 16 亿人次，村卫生室人员总数为 144.6 万人，执业（助理）医师共 43.5 万人，注册护士 16.8 万人，乡村医生 79.2 万人，卫生员 5 万人，平均每个村卫生室人员为 2.35 人。尽管从整体质量和学历、性别、待遇以及保障机制等方面还存在一些困难和问题，但从数量上看，卫生人力资源已经能够基本满足农村卫生服务的需求。据中国第三次卫生服务机构调查，农村 53.5% 的患者在村级卫生机构看病。

特点　①乡村医生一般具有中等以上医学专业知识，经国家考核并获得乡村医生的资格，掌握西医学基本知识，其中很多人又能采用中医药方法诊断和治疗一般性疾病，具有较为丰富的农村医疗实践经验。②乡村医生生活在农村，与村民血肉相连，与患者有着良好的关系，熟悉并掌握所在地乃至附近乡村患者及其家属的疾病史、家族史及其他情况，往往是第一时间接诊病人并掌握初始病情，是农村家庭和患者个人健康的"第一守门人"。③乡村医生由于他们所处的环境以及医疗设施条件不同于城镇医院，他们更多地依靠简易的诊断和经验，主要采用药物治疗和外伤简易处置满足农村常见病和多发病的诊治，一般不承担大中型医疗设备诊查和手术治疗，遇有疑难病症或者重症患者，建议患者转院治疗。④乡村医生并不完全依赖自己的医务工作作为家庭的经济支撑或者唯一来源，他们的生活还有个人或者家庭成员的其他劳动形式所获得的报酬维系。乡村医生给村民诊疗费用低，患者能够获得低廉诊治，患者对乡村医生在心理上更加信任。⑤乡村医生与村民朝夕相处，对农民有朴素的感情，这种感情在面对百姓疾病折磨和生命痛苦的时候，能够转化为一种具有医学职业特性的道德情怀，他们往往能够尽最大努力去帮助患者及其家属，村民对他们也有天然的依赖。

（边　林）

yóuyī

游医（itienrant doctor）　在不断迁移、游动中提供医疗服务的行医者。游医有真假医生之分，共同特点是无固定行医地点和场所，采用走街串巷、摆摊设点、登门入户等方式给求医者诊断治疗。采用这种方式行医的假冒医生，往往是以虚假专业身份和社会地位为招牌，鼓吹掌握全能与高超的医疗技术、拥有灵丹妙药为手段，以谋求钱财为目的的欺骗患者及其家属。

概述　游走四方诊病行医是中国医学的传统方式之一，游医在古代中国早已有之。中国医学史研究表明，历史上中医医家有两种类型，一类是正宗的官方名医，如唐代孙思邈、金代刘完素等，唐宋之后因为这类名医儒医兼通或亦官亦医，在中医理论或者某一方面理论上颇有建树，贡献突出，故有儒医之称。另一类则是用宗教迷信方式或用草药治病的巫医、游医等，其中也不乏历史上的名医如扁鹊、华佗等。这类医生因为主要是采用游走四方、无固定坐堂的方式卖药治病，宋代开始这类医生被称为"江湖郎中"，因为他们一般是手摇串铃、走街串巷和把脉诊断、草药下方，故也有"铃医""走方医"和"草泽医"之称。游医在中国宋代更多是作为一种行医方式流行医界和社会。清代名医赵学敏选辑走方医的方药编写了中医史上第一部名为《串雅》的医书，对他们常用的各类治病药方及手段进行了综合和分析，验方大多来自百姓的生活实践和医生的经验，在治疗常见病上具有灵验、快捷、方便和价廉的特点，因此能够博得百姓信任。《串雅》也揭示了走方医药物炮制、作伪的内幕，说明游医这种行医方式从开始就隐含了虚假、伪造乃至欺瞒的可能性。到中国的明清两代，由于官方放任和管理不善，假借医学之名趋利行为猖獗，导致江湖游医充斥社会，其中以售卖假药、骗取钱财为营生的占绝大多数。江湖上称为"皮门"和"四平"，中国著名评书艺术家连阔如在《江湖内幕》中曾经形容道：江湖人"火穴大转（挣了钱）"，就"安座子（开店铺）"。所以"皮门"也并不单纯是指游动行医者，也包括坐堂行医者。"四平"是指在旅馆里挂牌行医者，一般号称有祖传秘方和陈年丸散，专治疑难杂症、顽症和绝症。在一定意义上说，游医的历史是中国医学史的重要构成部分，但是游医这种行医方式在造就中国医学史上一大批名医和完成了诸多中医学实践上的创新以外，也给那些利用这种方式存在的缺陷钻医学空子的人可乘之机，游医的性质由此发生了改变，不再是真正意义上以治病救人、维护健康为己任的医者，而成为以欺诈和敛财为特征的一类假冒医生之名的行骗者。

游医只是作为一种行医方式，并不一定与假冒伪劣、招摇撞骗等现代社会对游医的界定产生必然联系。游医的存在和在社会发展过程中发生质的改变，有社会管理、医学传统和发展方式、游医个人以及患者群体等多方面的综合原因。中国社会从新中国成立初期到改革开放30年间，实行了与社会主义计划经济体制相统一的福利性医疗保障制度（公费医疗、劳保医疗与农村合作医疗）以及公益性医疗机构设置的单一体制，虽然低水平但是广覆盖，加上社会严格限制私人以任何方式介入医疗卫生领域，游医现象在这个时期的中国社会完全销声匿迹。中国从1978年改革开放后，特别是整个社会从计划经济向市场经济转型开始，医疗卫生领域伴随这种改革大潮也一度转向市场化和商业化的发展轨道，社会资本向医疗卫生领域的渗透和投入，不仅导致各地游医现象层出不穷，而且出现了福建省莆田县东庄镇、江西省抚州市临川区崇岗镇和连城乡、湖北省天门市干驿马湾等几个"全民游医"的地区。莆田县东庄这个只有8万人的小镇，有2万人以游医方式为生。众多人几十年靠游医方式摸爬滚打的结果，使他们已经成为当今中国民营医院的主力，全国有80%的民营医院由东庄镇人开办，拥有资产数百亿。这种从地道的游医向一定规模的医疗机构的蜕变，尽管其中饱含不知道多少人健康甚至生命的代价，但是又可以认为同样是完成了一次游医现象质的改变。由此可见，游医现象在现代社会是一种与社会系统运转方式紧密联系的复杂现象。

当今中国社会的游医具有与传统游医不同特点 ①游医的地域性迁流空间大、范围广，且流动手段便捷和快速。②不是坐等患者上钩，而是频繁出击，采用各类广告手段蛊惑和蒙蔽患者主动上门。③走街串巷、街头摆摊现象减少，阶段性租用固定场所和地点非法办诊所甚至医院，一般租用地处城市的非中心地带和非繁华区域，大多在城乡接合部或者城中村。房屋简陋租金低廉，卫生条件差。④行骗对象主要是文化水平较低而辨别能力弱、医疗卫生常识贫乏、患有老年性多发病、疑难病的患者；或者患有不治之症、病情涉及个人隐私、由于生理上身体不适导致心理出现问题等各类患者。⑤诊所或者医院内往往有少量陈旧或者淘汰的医疗设备支撑门面，计算机的简单使用已经普遍化。⑥以售卖偏方药、祖传秘方药、特效药、绝密配方药等为主要治疗方式，少有开处方抓药，多为现成制剂或者成药，且要求患者购买多个疗程的药，价格昂贵。⑦常假冒显赫专业学会或博士、教授、知名专家、学者、祖传名医等身份，招摇撞骗，欺世盗名谋财。

（边　林）

jiānghú yīshēng

江湖医生（quack）

诊无定所、游走四方、以欺骗患者达到获利目的的假冒医生。一般不具备医药学专业知识，无任何真正的医学专业技能，以制售假药或虚假技能为主要手段，通过招摇撞骗、蛊惑患者达到骗取钱财或获得其他非法利益的目的。没有固定的诊疗场所甚至较大范围地不断迁移诊疗地点，不定时的四处流动、不停游走是所有江湖医生的共同特点。江湖医生是游医中的假冒伪劣的另类。

概述　江湖医生在中国古代被称为江湖郎中。郎中一词本是中国古代的官职，宋代以后在中国黄河以南地区逐渐被用于对中医的称谓，郎中原本是指那些具备一定的中医诊治经验和中药相关知识的中医，这些游走行医的郎中也被称为铃医或草泽医，因为他们行医的时候一般先摇动串铃告诉人们他的到来，且多数人以草药为主要治疗手段。四处游走仅仅是古代江湖郎中的一种行医方式，他们中的多数人确有行医经验和草药秘方，其中也不乏古代名医，如最著名的中国古代名医华佗就是这种方式的行医者之一。流动行医或者登门入户诊治患者是中医自古形成的特点。但这种行医方式被社会上一些人利用，不断滋生一些以骗取患者钱财为目的的江湖医生。闯江湖本是一些在四处游荡中靠某些技艺维持生计的人的一种生存方式，而江湖医生逐渐成为江湖百门中一个以医为手段的行当，他们不是以治病为目的，而是打着治病的幌子而经商做生意的一类人。他们行在江湖，居无定所，游走城乡，行骗患者，危害社会，这些人逐渐被社会称为江湖医生，江湖医生也由此被定性为以假冒医药为手段欺骗患者的一类所谓的医生。

江湖医生是中西方都存在的一种社会现象。江湖医生包括以假冒伪劣中医药欺骗患者和社会为特征的江湖郎中，也是指以各种手段和方式传播虚假医药学信息、利用患者心理或者宗教信仰骗取患者信任、运用特定的舆论手段或宣传工具造成社会特定患者群体盲从的医药行骗者。行骗的主要目的是骗取钱财或牟取暴利。也有江湖医生的行骗行为带有邪教蛊惑、巫术欺诈、色情诱骗等性质。

江湖医生是古代医学不发达和医学职业还没有条件形成社会建制的产物。这种现象在中国的清末到民国初期曾盛行一时。在北方，北京的天桥和天津的"三不管"两地是江湖医生集中的地区，这些江湖医生游走的范围可以辐射到中国的华北和东北地区。例如，天津人称"小六子"的江湖医生，辗转到哈尔滨兜售他的"王麻子膏药"而发了财。历史上的江湖医生行骗易于得手的原因是患者治病没有其他的选择，只能信任这些江湖医生。而现代社会江湖医生的不断滋生和存在，是这些行骗者利用了医学对疾病诊治的有限性和患者渴望治愈疾患、追求健康和长寿心理之间的矛盾。例如，癌症患者或者一些疾病缠身的老年人，在现代医疗科学技术手段不能解除他们的病痛而让他们陷入对恢复健康的绝望时，对延长生命和疾病转归充满渴望的心理，促使他们寄希望于一些被江湖医生吹嘘或夸大了作用的药物和方法解决问题。正是因为这些江湖医生充分利用了某些具有医学需求的患者群体的心理，他们针对一些现代医学难以治愈的疑难杂病，采用多种手法对患者个体或者特定人群进行诈骗、欺骗和蒙骗，这些常用的手法主要是：①把自己所采用的诊治手法或者假冒药物神秘化。比如说成是祖传的、宫廷的、神秘发现的或者国际国内领先的、最新的科技成果的技艺、秘方、工具或者药品等。②把个人的身份神秘化。编造个人的履历、学历、资历和名誉地位等，把自己装扮成"老中医""医学专家""教授""博士""名医世家"等，伪造各种学历、学位证书、获奖证书、成果鉴定或者专利证书等。③选择特定的患者或者群体作为欺骗的对象，把握欺骗对象的心理需求。比如那些患有涉及个人隐私疾病的患者，患有难以治愈的慢性病患者和不治之症希望减轻痛苦、幻想治愈的患者，痴迷邪教或严重封建迷信的患者，渴望健康和长寿的老年群体等。江湖医生打着"特色门诊""包治百病""灵丹妙药"等幌子，施用骗术、巫术、迷信等手法达到骗财目的。④有些江湖医生具备一定的医药学常识，利用疾病转归的复杂性和某些疾病所具有自愈或缓解的可能性，极力夸大自己所谓的医术水平或者药物疗效。现代社会江湖医生的共同特征是非法行医，是很多国家运用法律手段或者公共管理手段打击和惩治的社会顽疾。

江湖医生的存在是一种世界性的丑恶现象，由于这类行骗者假冒医生身份或者以与医学相关的名义行骗，行骗的对象是患者或者对身体健康和生命质量改善需求强烈的特殊人群，这类行为是对人类道德的践踏，触动的是人的生命和健康的底线。对这类行为所进行的医学伦理判断和评价的特殊性在于，是一种对涉及医学及相关职业的非医学特定社会现象的道德行为的判断和评价，医学伦理学认为，这种无视人的生命和健康以医行骗的行为，是无职业道德可言的蹂躏健康和草菅人命丧尽天良的行为，不仅受到道德的谴责，而且应当受到法律的制裁。

（边　林）

yōngyī

庸医（incompetent doctor）　具有执业医师资格，但因为不思进取而医疗技术长久平庸、水平低下，缺乏敬业精神、医学道德素养较差的医生。这类医生没有医师的责任感和使命感；或者不思进取，专业水平庸庸；或者缺乏起码的医师专业精神和医学道德素养，不作为或胡乱作为。医学技术是不断发展的，医师必须随着技术的进步不断更新知识，用新的知识和技术为患者服务，否则就会沦为庸医。医师的技术水准与专业精神密切关联、互为条件。不求上进的医生，往往也是医师专业道德低俗的医生，有的甚至利用职业优势谋取私利、欺世盗名，无视患者的痛苦和对健康的渴望。庸医是在执业能力和医学道德方面存在严重缺陷的一类医生，往往贻误病情，甚或给患者带来灾难。

庸医是自古以来医学职业中的一种社会现象。汉语中"庸"的本意是平常、寻常和平凡等，"平庸""中庸"等概念也本无贬义，是指人的一种平常状态和处理问题不偏不倚的态度和方式。但是"庸"与"医"合成的庸医，从来就是指医术不高明、医德不高尚的医生。东汉末年名医张仲景在他的《伤寒杂病论·序》中谈到"赍百年之寿命，持至贵之重器，委付凡医，恣其所措"，此处"凡医"就指的是庸医。唐代名医孙思邈在他的《千金要方·序》中援引张仲景这段话的时候，直接把"凡医"改为"庸医"。中国历史上不乏抨击和指责庸医的记载和典故。《旧唐书·张文仲传》中记载武则天的上药奉御张文仲上奏道："大抵医药虽同，人性各异，庸医不达药之性，使冬夏失节，因此杀人。"元代由于对行医资格缺乏管理而造成社会上庸医无孔不入、泛滥成灾，"似此致伤人命，不可缕数"，被认为是"庸医猛于苛政也"。明代御医龚信在他所著《古今医鉴》中对比了"明医"和"庸医"，与《明医箴》对应的《庸医箴》中分析认为："今之庸医，衒奇立异，不学经书，不通字义。妄自矜，以欺当世。争趋入门，不速

自至。时献苞苴，问病为意。自逞以能，百般贡谀。病家不审，模糊处治。不察病源，不分虚实。不畏生死，孟浪一时。忽然病变，急自散去。误人性命，希图微利，如此庸医，可耻可忌。"清代由于庸医泛滥，康熙皇帝曾严厉抨击这一丑恶现象："今之医生所学既浅，而专图利，立心不善，何以医人！"他虽身为皇帝，但对庸医也是根除乏术。清代著名诗人顾亭林在《日知录》中则认为："古之时庸医杀人，今之时庸医不杀人，亦不活人。"庸医现象并非中医领域为多。历史上西医学和其他传统医学领域都不乏庸医现象的大量存在。古希腊时代尽管出现了希波克拉底（Hippocrates）这样杰出的医学家，但是那个时期同样是"医生与用迷信方式治病的人平分秋色"，一些开业医生贪婪而投机，他们利用掌握的知识制售假药，为行医而对患者设置阴谋。16 世纪的欧洲由于医疗职业被认为更有权利和名气，"成群的庸医在兜售草药、护身符和魔咒，这些边缘的行医者中有医疗理发师、草药师、护士和助产士"。尽管 19 世纪美国社会虽然由于医学高等教育的发展带来了医疗市场上正规医生由短缺变成过剩，但是社会上庸医现象照样十分猖獗。威廉·柯里（William Currie）在他 1792 年所著《美国风土和疾病的历史叙事》中谈到，死亡率证明"更多的生命是由于庸医的道德败坏而非疾病的毁灭"，他对立法机关没有阻止庸医的活动感到诧异。1999 年美国医学科学院研究分析认为，每年大约有 10 万美国人死于发生在医院的医疗事故，包括大约 7000 个死于处方错误和药物副反应的病例。一些专家认为这些数字被低估了。

庸医现象并没有因为医学科学技术的发展而消失，相反因为现代社会医疗行业的市场化和商业化，医疗卫生的公益性和医师专业精神面临挑战，医疗行业成为一些人追逐市场利润和攫取经济利益的领域，加剧了庸医现象的多发和难以根绝。庸医在现代社会中一般具有如下特征：①庸医无实学。庸医既不认真刻苦钻研专业知识，也不善于总结临床经验，大病治不了，小病治不好，利用医患间医学信息不对称的情况，敷衍患者，应付患者，不负责任和不计后果地出具诊疗方案，置患者的健康和生命于不顾。②庸医无德。庸医所以成为庸医，根本原因在于没有救人济世的专业精神，而由于没有真才实学的"庸"，故而必然更多地借助坑蒙拐骗手段以迷惑患者，患者成为他们谋求私利和中饱私囊的对象与手段。③庸医好吹。十个庸医九个吹，炫耀自己，诽谤同行，夸大疗效，弄虚作假。④庸医善钻空。庸医所以历代社会中存在并屡禁不止，是因为善于钻国家管控和法规的空子，利用管控和法规的疏漏，维系其存在和发展。国家和社会必须对庸医的社会危害保持高度警惕，提高社会办医的门槛，严格和强化对各类医疗机构和人员的细节管理，建立健全对社会上从医人员专业水平的考核和监督，同时对庸医造成的危害给予严厉的惩处。

（边 林）

yīshī xiéhuì

医师协会（medical doctor association） 由注册执业医师、执业助理医师及单位会员自愿组成，经由政府社团管理机构依据相关法律法规获得批准注册登记，具有独立法人资格的社团组织。是

在政府指导下的医师自我管理、自我约束和维权的行业组织。医师协会一般实行个人会员和单位会员登记制度，依据相关法律法规拟定协会章程以规定协会会员的权利、责任与义务以及协会自身的基本管理制度，行业性、自律性、非营利性、非政府性是医师协会的基本特征。国家层面的医师协会一般具有总会性质，其下可设置具有上下级关系的地方性和专业性分会，医师协会一般是由全国性总会、多层级和多专科分会构成的行业协会系统。医师协会会长或理事长，由行业或在专业领域中享有较高声望的人担任。

概述 医师协会的诞生与医学科学技术发展、医学教育的进步以及医师作为一种社会职业的成熟有直接的关联。医师协会萌芽于 15 世纪文艺复兴时期的英国，欧洲中世纪以后医学教育有了长足的发展，教会医院开始建立，医师作为社会专门职业的特征开始显现出来。随之而来的问题是医师的行医资格或者执业权利由谁来决定。英国杰出的医学人文主义者、内科学院的奠基者托马斯·林耐（Thomas Linacre）"帮助塑造了英国医师的职业特征"，他和英国几位知名的内科医师获得了决定谁可以在大伦敦地区行医的权利。皇家医学院有权对无照行医者进行拘禁和罚款，而林耐的母校即牛津大学和剑桥大学的毕业生则不受限制。林耐的弟子约翰·盖阿斯（Jonh Caius）更是从宗教权力机构接管了内科医学执照的审批权。最早成立的医师协会是 1665 年成立的英国化学药物医师学会，这个专业协会的医师们对生命科学的贡献在于，"将生命化学哲学作为自

牛顿革命以来进入医学领域的机械系统的另一种选择"。英国医师协会（The British Medical Association，BMA）成立于 1832 年，是世界上最早的全国性职业医师的行业学会。美国 1845 年为专业医师成立了美国医学会（American Medical Association，AMA），学会成立的初衷也是由于医师职业的社会性特征越发凸显，"医师们试图建立一个受法律保护的专业团体，并游说当局通过医疗执照的法律，借此来排斥非正规从业者"。美国医学会的成立，为全美的医师提供了一个保护同行利益的国家性平台。日本医师协会（The Japan Medical Association，JMA）创立于 1916 年，1947 年经注册成为独立的法人社团。中华医学会（Chinese Medical Association，CMA）1915 年创立于上海，该学会一直兼有医师协会的功能和承担着医师协会的责任。2002 年中国成立了专门的中国医师协会（Chinese Medical Doctor Association，CDMA），成为中国社会截至 2018 年 450 多万执业医师和执业助理医师的专门性行业组织，职业医师的管理从单一的行政管理转向行政与行业协会双重管理的新模式，也标志着中国的执业医师拥有了自律和维权以及同行交流的新平台。中国医师协会内部组织机构及系统已经比较完备，全国各地也相继成立了 44 个地方医师协会，建立了 57 个专科医师分会，还成立了 25 个专业委员会，6 个工作委员会，发展单位会员 44 个。并创办了《中国实用内科杂志》《中国实用外科杂志》等 21 种医学专业期刊以及《中国医师报》，并建有中国医师协会网和中国医师网两个网站。

特点与功能 医师协会作为

由广大医师组成的群众性社会团体，具有非政府组织所具有的诸多特点和行业自身的特性。①非营利性。医师协会是不以营利为目的社会专业团体。医师协会的经费主要不是依靠政府财政拨款，而是来自收取会员个人会费、会员单位团体会费和赞助费，接受政府、企业等委托的科学研究项目也是医师协会的经费来源之一。②自治性。医师协会实行行业内部自我管理、自我服务的管理模式，依法统一制定从业标准和职业道德规范，确立引领行业进步的职业精神。③行业性。医师是社会医疗行业的主体，医师协会作为一个行业民间团体，其管辖权和管理权以及所制定的制度和标准，都只限于行业内部和会员医师。④组织性。医师协会具有自身的组织系统，依靠组织系统的合理运转实现协会的自治和自主，从而达到组织任务的既定目标。⑤公益性。医师协会的公益性体现在该组织通过服务医师而发挥服务社会的功能。职业医师从事的是公益事业，作为医师民间团体的医师协会同样是公益性的组织。

世界各国医师协会建立的历史背景和由此形成的社会和行业功能并不完全相同。医师协会的权力和行业的作用也不完全一样。英美国家医师协会以及中国香港地区医师协会的职能和作用对行业发展和管理举足轻重；日本和中国台湾地区等医师协会对行业的作用较之欧美等国就显得相对较轻。尽管各个国家医师协会产生的社会历史背景不尽相同，但是所有的医师协会都是伴随着医师行业管理制度的产生而逐步发展起来的，医师协会工作职能也大同小异。①服务职能。为医师

服务是医师协会的主要职能之一。有些国家的医师注册由医师协会承担；医师协会要为医师充当财政顾问，向他们提供有价值的各类信息；组织和举办各类学术交流活动，创办专业期刊，为医师业务交流搭建学术平台；为医师提供专业咨询服务；为医师参与国际和地区间的专业交流提供帮助，医师协会随时调查了解医师们的需求和愿望，向政府和社会表达医师们的意愿，为解决困扰职业行为的问题排忧解难。②协调职能。医师协会要协调医师与社会各个领域的关系。其中最重要的是要为医患关系的和谐与稳定做好协调工作，要掌握特定社会背景下患者社会心理变化和医疗诉求，对协调和处理医患关系矛盾和纠纷要形成合法与合理的原则立场。其次是协调医师行业与政府的关系，与政府相关部门对话并协助制定与医师权益相关的医疗卫生政策。医师协会还要做好协调医师专业内部各个不同专业协会间的关系。③自律职能。医师协会要维护国家相关法律法规的权威性，要倡导和引导医师在执业行为过程中模范地遵守国家法律和地方法规。医师协会一般还要就规范医师的执业行为以医师职业精神宣言等形式出台行业自律性规定。如 2002 年由美国内科基金会、美国医师学院基金和欧洲内科医学联盟共同发起和倡议的《新世纪的医师职业精神——医师宣言》，首次形成了关于医师职业精神的国际性独立文本，在一年多的时间里，得到世界上多个国家超过 90 个专业协会的认同和响应。2011 年中国医师学会正式颁布了《中国医师宣言》，明确了中国医师职业精神的基本原则和基本内容。④维权职

能。积极维护医师的合法权益是医师协会的重要职能。医师职业具有一定的专业风险性，很多非人为因素导致的医疗风险的出现，会带来医患之间的各种矛盾，让医师的职业行为过程受到法律的保护，医师的人身和精神不受到非法侵扰和伤害，一旦受到伤害，医师协会能够以组织的名义通过多种渠道为受害医师维护正当权益。⑤监督职能。首先是对内监督，监督医师和医师协会的各种组织违规违法行为，防止一些不良行为在行业内部的蔓延。对有损职业道德和行业声誉的个人、群体和会员单位提出批评教育，实施必要的惩戒或惩罚；其次是监督外部因素对医师行业的干扰和侵害。社会不良因素向行业内部的渗透与侵袭，医师协会负有净化行业风气和树立良好风尚的责任。⑥管理职能。医师协会的管理职能是非行政性的行业内部管理，主要任务是关注医师的专业水平，对医师进行专业培训和考核，开展继续教育，对专业水平优秀和对行业发展做出贡献的医师进行表彰和奖励。

（边 林）

yīshī zhuānyè jīngshén

医师专业精神（medical professionalism） 医师从事医学专业的宗旨、使命、职业责任和职业操守的概括和总结。伴随医学的进步和发展逐步形成和确立，反映医学专业本质属性，体现医学人文核心价值和医学主体道德追求，是对医学事业健康发展和医务工作者的进步具有引领和推动作用的一种认知、情感、观念、思想、道德以及实践系统的总和。它赋予这个专业领域和从事这个专业的人一种至上的道德情感、最高的思想境界和行为的最高

准则。

概述 医师专业精神是人类文明和医学发展到一定阶段的产物。它的形成有两个基本条件，一是医学发展的专业化形成，二是适应医学专业发展需要而形成的专业精神成为医学自身发展的必要条件。医学从诞生之日起就与社会、道德、宗教、哲学以及人类心理等紧密相连，这就决定了医学不单纯是一种诊治疾病的技术，而是反映人类本性和蕴含人类丰富思想和智慧的文化类型，这是由医学的社会使命和科学责任决定的必然结果。

疾病的产生早于人类，而人类一出现就面临与疾病抗争的任务。与宗教共生的原始社会医学是医学的萌芽形态，那个时代的宗教带给原始医学的精神谈不上是真正意义上的医学专业精神，医学固有的专业精神只是隐含在医学未来可能的发展中。古巴比伦和古埃及文明带来医学进步的结果是医师职业开始出现分工，医学的专业化初露端倪。伴随专业化倾向的出现，医师专业精神也开始萌生，古埃及时代对内科医师提出的若干尊重残疾人和不要轻视握于神之手中的人（指脑残人）的道德要求就是很好的例证。公元前 2700～前 1500 年间处在鼎盛时期的印度河流域的文明造就了古代印度医学，被认为是"生命的科学"的古代印度草医学，认为医学是神圣的科学，它能够通过维持健康而使人类的生活受益，而维持健康和幸福是人类必然的和高尚的追求。这种体现医学专业精神的思想内容主要体现在《阇罗伽集》等古代印度医学典籍中，在医疗实践中提出的"保证一切医疗措施的实行都是为了病人的利益"等一系列思

想，是对医学专业精神核心理念最早的认识；公元前 430～前 420 年间希波克拉底（Hippocrates）壮年时期的作品《希波克拉底誓言》，是医学史上最早对医师专业精神进行全面阐述和规范的文本。《誓言》中提出和倡导的思想原则，影响了近现代医师专业精神形成和确立的整个过程。医学成为一个真正意义上的专业领域始于欧洲中世纪和文艺复兴时期，其标志就是正规医学专业教育的出现，依托修道院的医疗机构的建立，医师的职业化和医学的行业化开始在一定的地域形成规模，并开始建立包括医师执照制度在内的一系列法律和规章。这个时期开始对医师专业精神的倡导不再是个体医师在医疗行为过程中获得的职业情感和道德认识结论，而是带有了行业社会责任和道德规范的自律性特征。诞生于 11 世纪的《迈蒙尼提斯祷文》提出"愿吾视病人如受难之同胞"，18 世纪德国医师胡弗兰德（Hufeland）撰写的《胡弗兰德医德十二篇》认为："不要追求名誉和个人利益，而要用忘我的工作来救活别人，救死扶伤，治病救人，不应怀有别的个人目的"，这都是对医学专业精神精髓的表达；19 世纪医学在欧美发展迅速，这个时期的医学科学和技术分科不断增多，单靠医师个人的能力无法全面掌握和驾驭激增的医学知识，医学内部的一些专业领域相继以独立学会的形式建立起来，医学的专业化程度达到了前所未有的程度。这一时期资本主义世界的政治、经济在科学技术的推动下步伐加快，医学专业领域越来越多地受到社会政治、经济因素的影响，医师专业精神不时受到社会因素的扰动甚至冲击，医学专业工作者个人乃至群体在医疗实践过程中偏离甚至有悖于医师专业精神的问题不断增多，由此引发了医患关系矛盾、对医学专业社会信任度、医师职业道德等多方面的问题，医师专业精神面临适应社会进步、科技发展和医学专业自身结构不断变化需要反思、梳理、调整和强化。伴随医学的进步和国际化程度的加快，为应对社会发展对医学发展的影响，20 世纪中叶开始，一些国家和地区性或国际性的医学专业组织在各自领域或者从不同角度重新审视和力求重塑现代医学专业精神。1948 年在日内瓦召开的世界医学会全体大会通过，随后于 1968 年第二十二届世界医学会大会修订的《日内瓦宣言》，响亮地喊出："我要为人道服务，神圣地贡献我的一生""我首先考虑的是病人的健康"；20 世纪 80 年代到 90 年末，西方社会和医学界经过多年的讨论、酝酿和研究，对医师专业精神的一些基本问题更加明确和清晰，2002 年由美国内科基金会、美国医师学院基金和欧洲内科医学联盟共同发起和倡议的《新世纪的医师职业精神——医师宣言》，适应当代医学面临科技爆炸、市场力量介入医疗体系、医疗卫生实施中的新问题以及全球化带来的压力，重申了医师专业精神根本、普遍的原则和价值，强调医师专业精神是医学与社会达成承诺的基础，将医师专业精神概括为三项基本原则和一系列明确的职业责任，并以国际性独立文本公布于世，在 1 年多的时间里，得到世界上多个国家超过 90 个专业协会的认同和响应。医师专业精神随着社会进步和医学的发展日益完善。

医师专业精神由若干基本原则、职业责任与操守构成。医师专业精神的基本原则是医职从业的根本宗旨和历史使命的表达，医师的职业责任和操守是医师行为的规范。

基本原则　①以尊重和呵护生命为医师从业的最高宗旨。人命至重，有贵千金，生命是人最宝贵的。维护生命的尊严，护卫生命的健康，是医师的天职，而这正是医师职业的神圣和崇高所在，医师以履行医乃仁术的使命为光荣和骄傲。②将患者利益置于首位。处于多种利益关系境遇中的医师，必须将患者利益摆在第一位，这是医师获得患者和社会信任的基础；市场力量、社会压力、医院发展和个人需求，都不应影响这一原则。③尊重患者自主权。生命和健康是患者的根本利益，患者有权决定属于自己的生命和健康的一切，医师应当在患者充分知情的基础上，尊重患者的自主选择，帮助和引导患者作出有利于疾病的治疗和身体康复的正确决定。④对患者一视同仁，公正行医。不能因国家、种族、民族、宗教、信仰、社会地位、贫富的不同而歧视某些患者；要在医疗卫生服务中促进公平，公平分配和使用卫生资源。

职业责任和操守　①不断提高业务能力。医师必须终身学习，不断更新医学知识和技能，保证医疗质量，为患者提供优质的医疗服务。②诚实地对待患者。医师必须诚实而完整地告知患者的病情、诊断、治疗方案、经济耗费及可能的预后，某些可能给患者带不良心理反应的告知应及时与患者家属沟通；医疗中如出现某种意外或差错，应及时通知患者或患者家属，并当即采取措施纠正，防止或尽可能减少对患者的伤害。③认真做好与患者的沟通。医师与患者的沟通，是医师获得患者各种信息、确定诊治方案、传达医师意旨、争取患者对医疗的配合、密切医患情感的最重要的通道，是医疗成功与否的重要保障，医师必须抱以诚心，学会沟通技巧，安排适当时间，保证医患沟通的质量，实现医患沟通的目标。④保守患者的秘密。患者为了治疗的需要，常将本人的私人秘密暴露在医师的面前，医师必须为患者保守私秘，不得在他人面前谈及；涉及患者的诊治方案和过程，也只能在需要和适当场合才能告知他人，可能给患者带来消极心理负担的信息，也要向患者保密；某些涉及个人隐私的疾病或病情，除按国家相关法律规定报告有关部门外，也要对他人保密。⑤提高医疗质量。医师必须不断努力，并与其他专业人员合作，不断提高医疗质量；审慎行医，避免和减少医疗差错；减少医疗卫生资源的过度使用，优化医疗结果；防止和化解医疗风险，提高医疗的安全性。⑥与患者及其他方面保持适当的关系，避免利益冲突。医师与患者之间是一种诚信关系，医师应廉洁行医，不得利用患者的弱势处境谋求个人利益；医师在与医药开发商合作中，有严格的自律要求，不应谋求不应当的财物；当今医师行医，是在现行医疗体制框架中进行的，医师应当遵守相关规定和相关的制度要求。⑦促进医学科学发展和提高。医师处在医疗实践的前沿，据有丰富的实践经验，医师有责任不断总结自己的经验，并根据需要和可能，和同道一起，开展科学研究，促进医学科学技术的发展，推进科研成果转化为临床能力。⑧维护医务人员的团结。现代医疗往往是医疗团队的集体行为，医师与医师、医师与实验科室人员、医师与护理人员、医师与行政管理人员之间的团结合作，是医疗成功的重要保证，医师在这一团结中发挥着主要作用，要主动配合，相互合作，不避重拈轻，不推诿责任，不乱议论同道的是非，遇有不同意见或发现同道的差错要按正常渠道表达；要维护医务人员群体的荣誉，不做有损团结的事，不说有伤团结的话。

（边　林）

yīshī quánlì

医师权利（doctor's right）　医师在执业过程中所拥有和行使的由法律赋予的特定权利。是医师为发挥其履行防病治病、救死扶伤、保护人民健康神圣职责的法律保障，是医师作为人民健康卫士的象征，也是医师职业的荣誉和骄傲。医师权利的核心，是尽可能使患者得到及时、正确、全面、有效的治疗和康复，充分发挥医师在实现全民健康目标中的作用。医师权利是独立和自主的，任何人不得干预国家赋予医师正当权利的行驶。全社会，特别是患者，应当尊重医师的权利，维护医师的权利。尊重和维护医师的权利，是医师履行职责的需要，是保证医疗保健工作正常进行、尊重生命和促进健康的需要。

各国政府都对医师的权利有明确的规定。前苏联有关法律规定，医师的执业权利、荣誉和尊严受法律保护；德国的法律规定，医师的职业是一种自由职业，医师不仅可能获得职业报酬，还可获得补偿和津贴。英国的法律规定，医师有下列特权：①就其提供治疗建议、手术、处方并根据处方提供的药物收取费用。②在英国海、陆、空军医院、精神病院、监狱及任何其他公共机构或为老弱病残提供救助的互助会中担任内、外科医师或其他医务工作人员之职。③开具具有法律效力的医疗证明。《中华人民共和国执业医师法》第三章"执业规则"的第二十一条中明确规定了医师在执业活动中的下列权利：①在注册的执业范围内，进行医学诊查、疾病调查、医疗处置、出具相应的医学证明文件，选择合理的医疗、预防、保健方案。②按照国务院卫生行政部门规定的标准，获得与本人执业活动相当的医疗设备基本条件。③从事医学研究、学术交流，参加专业学术团体。④参加专业培训，接受继续教育。⑤在执业活动中，人格尊严、人身安全不受侵犯。⑥获取工资报酬和津贴，享受国家规定的福利待遇。⑦对在机构的医疗、预防、保健工作和卫生行政部门的工作提出意见和建议，依法参与所在机构的民主管理。

医师权利包括一般权利和特殊权利。医师的一般权利是由医师职业特点及履行职责需要决定的。《中华人民共和国执业医师法》规定的医师权利，是医师的一般权利，是医师普遍享有的权利。根据这些普遍享有的一般权利，医师有自主的诊断权、治疗权和处置权，有权决定采用什么诊疗方法，决定门诊还是住院或隔离，是否需要会诊或转诊，以及决定开具何种医疗证明、患者休息时间的长短，有权宣告患者死亡，开具死亡证明等。医师的特殊权利是医师在某些特殊情况下，为维护患者生命和健康利益而采取的强制性措施。如对某些患者拒绝可能危及生命的合理治疗采取强制治疗，如用强制手段给服毒自杀患者洗胃以挽救生命，对精神病患者采取必要而又合理的行为控制性治疗以防止危及他人生命和健康，医师在行使上述权利时，应征得患者家属同意；当患者要求医师从事欺诈或非法活动，或医师、护士、其他患者受到暴力威胁或攻击时，医师有权终止医患关系，拒绝诊疗。对于危重患者，不得拒绝急救处置。

医师的权利主要来自医学上的判断、医师职业规范和公认的社会规则，是为履行医学根本宗旨服务的，为国家法律确认。医师的权利与患者的权利从根本上说是一致的，医师权利服从患者的医疗权，保证患者权利的实现；患者尊重医师的权利，是为医师创造良好的医疗秩序和医疗环境、实现患者权利的需要。医师和患者应珍惜各自的权利，但不能滥用自己的权利，否则会危害生命和健康，危害社会。

（边　林）

yīshī de yìwù yǔ zérèn

医师的义务与责任 (doctor's obligation and responsibility)

医师在执业过程中以道德自觉为基础对患者应尽的义务与责任。义务是指公民按法律规定应尽的责任，责任是指分内应做的事。义务与责任是同一的。医师的义务与责任是医师对社会的自觉承诺，也是社会和国家对医师的要求。医师自觉承担应尽的义务和责任，是医师获得社会信任的基础。

医师的义务与责任包括法律与道德两个层面。法律义务是医师必须履行的义务，是最低要求的道德义务。义务作为法定责任具有不可抗拒和不可违背性，医师不履行法定义务必须承担责任并接受惩罚；道德义务是出自医

师的道德良心和道德境界自愿为患者履行的义务，道德义务包括法律义务，最低标准的道德义务往往也是法律要求履行的义务，但道德义务比法律规定的义务内容更广泛、境界更高；道德义务同样也是一种责任，只是履行这种责任具有自觉自愿、不计条件和不含功利目的的道德规定性。从法律的角度看，法定责任是医师职业行为的底线；从道德角度看，医师的义务同样是职业道德底线，但同时也是一种职业道德境界，医师的义务与责任在法律和道德意义上具有不同的性质，法律规定的医师义务和责任具有强制性，医师的道德义务和责任是医师自觉的选择。

医师的法定义务，各国政府都有相应的规定。《中华人民共和国执业医师法》对中国医师的义务作了如下规定：①遵守法律、法规，遵守技术操作规范。②树立敬业精神，遵守职业道德，履行医师职责，尽职尽责为患者服务。③关心、爱护、尊重患者，保护患者的隐私。④努力钻研业务，更新知识，提高专业技术水平。⑤宣传卫生保健知识，对患者进行健康教育。

医师的道德义务主要有：①尽力为患者提供优质的医疗服务。医师应当努力掌握先进技术，按照疾病诊疗规范的要求，制订适合患者个体情况的诊疗方案，争取最好的治疗和康复效果；尽力减少诊疗的副作用，避免对机体的损伤；在不影响疗效和康复的前提下提供低成本的服务，减少患者的经济负担；重视对患者的照料，为患者提供心理、社会支持，减轻患者的疼痛和痛苦。②尊重和维护患者的人格尊严。要摒除一切有损患者人格尊严的

诊疗技术和管理规制；杜绝医疗服务中因贫富、信仰、种族、宗教、文化程度等方面的差异而产生的歧视，一视同仁地对待患者；在卫生资源使用和分配上，要坚持公正原则，避免因私情和偏见而滥用紧缺卫生资源。③尽心履行医疗告知的义务。认真做好与患者的交流与沟通，体验患者的病痛和困难，倾听和重视患者的诉求，如实地向患者或患者家属告知病情，尊重患者的自主权，正确处理患者自主与坚持医学宗旨的关系，协调患者意愿与家属要求的关系，切实履行知情同意原则。④尊重患者隐私，保守患者秘密和对患者保守医疗秘密的义务。患者为接受治疗和争取良好的诊疗效果，将自己的隐秘毫不隐瞒地告知医师，医师应严守患者个人秘密，在任何时候和任何情况下都不应向外界泄露患者的个人隐私；为了给患者创造良好的心理环境，避免负面的心理刺激，在某些特定情况医师也应向患者保守可能影响其情绪的医疗秘密。⑤积极参与健康促进。要利用各种机会，结合自身的医疗实践开展健康教育，普及健康知识，指导患者养成科学的生活方式；参与走出医院、深入基层社区和农村的各种医疗、健康促进活动。⑥维护社会公益。在处理患者诊治时，要顾及社会公共利益，尽量避免虽于患者有利但危害社会公益的事件发生；遇有自然灾害、传染病流行、突发重大伤亡事故时，医师要服从县级以上人民政府的调遣；遇有医疗事故或传染病疫情时，要按规定及时上报；发现患者涉嫌伤害事件或非正常死亡时，应及时向有关部门报告。⑦爱护同道，珍惜医院和医师的声誉。不在患者或

其他场合私下议论医师的长短，发现其他医师对患者不利的处置时，要通过合适的途径善意提出；注意维护医院和医师的履行人道主义崇高职责的声誉，不做有损医院、医师队伍光辉形象的事。

（边 林）

yīshī duōdiǎn zhíyè

医师多点执业（physician multisite practicing）
医师依法履行一定的手续在两个或多个医疗机构从事比较稳定的诊疗范式。它区别于医师兼差和医师走穴的偶发性、不确定性和非正式性的行医，是当今世界上许多国家为发挥医师的潜力、满足公众医疗需求的一项医疗卫生制度。

概述 医师多点执业在很多国家早已存在，但普遍程度各国有所不同。在发达国家中，医师多点执业在欧洲较为普遍，尤其是在实施全民公费医疗的国家。如英国、德国、加拿大等一些发达国家，都允许医师双点或多点执业。澳大利亚一些公立大医院的专科医师同时可以注册开个体诊所，多点执业。英国采取"4+1"模式，即公立医院医师每周5个工作日应有4天在本院，1天可到其他医院行医；日本也是允许医师每周有1个工作日到外行医。在发展中国家，医师多点执业较为普遍，泰国有超过69%的公共医师多点执业，孟加拉国这一比例高达80%。但美国则是一个例外，美国医师多点执业现象，20多年前较多，近年则逐渐减少。美国一些州规定，医师只能在同一个州内的不同医疗机构执业，从多点执业医院回本院的交通时间不超过5小时（汽车、火车或飞机均可）。美国一个普通医学本科毕业生成长为一个能够获得行医执照的医师，要经过较长时间

的培训和多个关口的考核，前后至少需要10年左右的时间，才能成为独自执业的医师，因而医师的待遇很好，少有专科医师愿意多点执业。2016年美国对1.8万名医师的一项调查表明，越来越多的医师由独立执业转向受雇于医院或者医师集团。

国际经验表明，多点执业存在正负双面效应，始终存有不同认识。肯定多点执业的优点：有利于增加医疗服务供给，有利于医学人才的合理流动和配置，有利于提高医师的收入。认为多点执业存在负面的影响有：可能引发多点执业医师在公立医院的缺勤并造成医疗供给的不足，多点执业医师精力分散和过度辛劳可能造成公立医院服务质量的下降，推动医疗费用的上涨从而加重患者的负担，可能推动患者向私立医院的转移，造成公立医院的利益损失。鉴于正负效应的客观情况，一些国家分别采取禁止、限制、提高公立医院的薪资、强化自我监督等办法，抑弊扬利。如印度尼西亚规定公立医院医师只有在公立医院工作3年后才能双点执业，英国规定医师在双点执业中的收入上限为国家健康服务支付薪酬的10%，但这些管制措施，也引发争议。

中国卫生部根据《中共中央国务院关于深化医药卫生体制改革的意见》提出的"稳步推动医务人员的合理流动，促进不同医疗机构之间人才的纵向和横向交流，研究探索注册医师多点执业"的要求，于2009年1月颁发了《卫生部关于医师多点执业有关问题的通知》（〔2009〕86号文件），正式开启了中国医师多点执业制度的实施。这个文件规定：医师多点执业管理分为三类：①政府

指令。如卫生支农、支援社区和急救中心（站）、医疗机构对口支援等政府指令任务，只需由所在医疗机构批准。②医疗合作。多个医院（社区卫生服务中心）开展横向或纵向医疗合作的，相关医院（社区卫生服务中心）要经《医疗机构执业许可证》登记机关审核，并向其备案。③主动受聘。医师受聘在两个以上医疗机构执业的，应当向卫生行政部门申请增加注册的执业地点。《通知》提出的多点执业的三种情况，只有第三类才属于国际医疗行业通行的多点执业。为此，国家卫生计生委等部门于2015年1月联合印发了《关于推进和规范医师多点执业的若干意见》，允许临床、口腔和中医类别的医师申请多点执业，通过放宽条件、简化程序、优化政策环境，鼓励医师到基层、边远地区、医疗资源稀缺和其他有需求的医疗机构多点执业。2017年，卫计委又颁布《医师执业注册管理办法》，要求医师多点执业需要多点注册，实行分类管理：在同一执业地点多个机构执业的医师，应当确定一个机构作为其主要执业机构，并向批准该机构执业的卫生计生行政部门申请注册；医师只有一个执业机构的，视为其主要执业机构。并规定执业医师的注册地点为省级行政区划，执业助理医师的注册地点为县级行政区划，一次注册，区域有效。在卫生行政主管部门政策不断完善和积极推动下，中国的医师多点执业逐步发展，但进展缓慢。云南省昆明市试点5年多来，办理多点执业的医师累计仅有4750人；首批试点的广东省，从2010年开始试点到2016年，仅有3800多人申请多点执业；北京是全国医师最集中的地

区，在 2016 年前近三年半的时间里，受理多点执业注册的医师仅有 1170 人。

多项中国医师多点执业的调查研究表明，社会公众、公立医院、医师群体和民营医院，对多点执业均存有取舍难定的思想矛盾。公众对多点执业持欢迎态度，认为多点执业有利于满足自身高质量医疗服务的要求，减少求医的困难，缩短就医时间，减少医疗和交通费用，但同时担心公立医院好医生向民营医院转移，公立医院号源可能更紧张，看病难可能更突出；公立医院对多点执业多持忧虑态度，担心人才资源外流，带走患者，使公立医院的业务量和收入受到损害，给医院管理带来诸多困难，他们对医师多点执业最不情愿；医师群体一般对多点执业持欢迎态度，认为多点执业为发挥自身潜力和增加收入开辟了新的途径，但鉴于公立医院对个人就业的稳定、技术进步、职称提升等诸多便利，一般不愿轻易放弃公立医院优越岗位，持观望态度者较多；对多点执业最为积极的是民营和私立医院，他们可借助多点执业补充最为缺乏的医学人才，以扩展医院的业务和收入，但也担心医师多点执业的稳定性和持续性。正是这些不同方面利与弊的两难选择，使得中国医务界的多点执业处于进展不畅的境况。

伦理评价　①符合公平的伦理原则。医师多点执业优化了卫生人力资源的配置，有利于推动医师向医疗资源薄弱的地区和医院的转移，方便了患者，增加了患者就医公平性和可及性的机会；同时减少了大医院由于人才过度集中带来的内耗，稀释了内部某些无积极意义的恶性竞争，为医

师施展才能提供了公平机会。②体现了对于医师知识和人格的尊重。医师多点执业的着眼点是对医学知识的尊重，同时也体现了医师由单位人向社会人的身份转变，提升了医师为患者服务的自主性，增加了医师的收入，体现了社会对医师个人尊严的尊重。③有利于患者方便就医，减轻负担。医师多点执业有利于解决患者"看病难、看病贵"问题，避免了患者及家属的长途劳顿，省去了患者及家属跑大医院、挂号排队、等候床位等诸多麻烦，减轻了患者及其家庭的经济负担和精神压力，有利于优化患者就医。④医师多点执业也可能出现某种程度的负面伦理影响：强化医师的趋利倾向；民营或私营医院因大医院的专家入驻提高收费标准，患者就诊时可能要支付比在公立医院就诊时更高的费用，增加了患者负担；给医学科研团队的稳定性和结构的完整性可能带来不利因素。

医师多点执业需要在未来的实践中，探索兴利除弊的办法，不断完善并证明自身存在的意义。

（王洪奇　杜治政）

yīshī zǒuxué

医师走穴 (moonlighting physician)

借用演员、歌手私自外出捞外快而走穴描述医师私自外出诊疗以赚取钱财的行为。是中国医务界特有的行医现象。

概述　医师走穴于 20 世纪 90年代以后在中国出现，至今已蔓延于一些大城市的大医院。由于边远地区或某些医疗力量薄弱地区缺少医术高明的医师，一些重危患者常常难于得到救治，同时出于提高医院知名度的需求，这些地区的医院常慕名约请一些医师来院为重危患者手术或会诊。

走穴医师一般来自大城市的大医院，以外科医师为多，他们利用公休日的假期，接受边远地区或医疗力量薄弱地区的医院约请，对事先告知的患者，实施手术或会诊，约请医院支付走穴医师来往交通费和较高的薪酬，他们周日按期返回原医院，第二天照常上班。

其特点有：①具有一定的隐秘性，走穴医师一般不告知单位、科室领导，也尽力避免同事知晓。②走穴医师与被约请单位没有固定的、稳定的业务合同关系，完成本次约定的医疗任务就算了结了本次医师的走穴任务。③走穴医师只承担事先约定的手术或会诊任务，手术后的患者服药、关照、护理一般不承担责任。④医师走穴不受省、市的地域限制，以在事先约定的时间内能完成约定的医疗任务为准。⑤由于走穴医师是利用公休日从事医疗，往返奔波，较为辛苦，且存在风险，约请医院一般支付较高报酬。由于医师走穴在客观上解决了边远地区或医疗力量薄弱地区患者手术难、确诊难的困难，节省了患者到大城市就医的开支，同时增加了部分医师的收入，满足了这些医院提高声誉的愿望，因而医师走穴存在客观市场需求，这也是医师走穴至今不衰的原因。

伦理问题　①在患者安全上存在风险。由于走穴医师只是约请医院的临时邀请，完成一次性的手术或会诊任务，没有稳定的后续协作关系，不承担术后医护或确诊后的治疗任务，这些繁重任务均落在当地医护人员的肩上，而他们技术水平所限，由此常常可能为患者安全带来风险。②影响走穴医师正常工作精力的发挥。走穴医师常是周五匆匆忙忙完成

本职工作，赶赴机场，周六、周日连续紧张工作两天，周一又开始新一周的工作，必然造成心身疲劳困倦，影响正常潜能的发挥，为医疗安全带来隐患。③不利于医师间的团结。走穴医师由于心系两头，关注谋取个人收入，对本职工作常是匆忙应付，增加相关医师的负担，引发一些医师的不满，不利于医师间的相互团结。④给走穴医师的医院和约请医院管理带来诸多困难，不利于医院正常秩序的运转，不利于医院的长远发展。

医师走穴虽然对弥补医疗技术力量不足的医院有一定的积极意义，但利弊相比，弊大于利，中国政府卫生部门历来不赞成医师走穴行医，主张通过多点执业，或向边远地区派出医疗队的办法，支持一些大医院的医师到医疗薄弱地区或医院执业，弥补这些医院医疗技术力量的不足。

（王洪奇）

bìngrén

病人（patient）

出现身、心不适，经医师认定患有某种疾病或功能异常的社会角色。又称患者。自己感觉躯体或心理生病或确实患有某种疾病，但未有医师的确认；有求医行为，如进行常规检查的孕妇或因健康体检而求助医师的人，都不能称为病人。在医患关系中，病人往往与其家属一起被称为"患方"。病人是人类社会中的弱势群体，是医疗卫生服务的主要对象，是国家和社会应尽力维护其享有公平正义权利的人群。

病人的内涵包括生物学和社会学两方面：①病人是生理或心理异常，并出现医学意义上的阳性体征或不适者。②病人的生理、心理异常或不适，依据医学诊疗标准，得到医师的确认。③病人经医师确诊后，得到社会和社会成员的承认，享有特定的权利，同时负有相应的义务。④病人以特定的行为模式，进入新的社会关系之中，成为社会关系中的特殊成员。随着医学模式的转变和医学社会学的发展，人们对"病人角色"社会层面的意义越来越关注。美国学者塔尔科特·帕森斯（Talcott·Parsons）在《社会系统》一书中，描述了病人角色四个基本的方面：①病人可以免除正常的社会义务。②病人对自己的疾病状态不负有责任。③病人应努力使自己痊愈。④病人应该寻求技术上适当的帮助和与医师合作。帕森斯第一次用社会学的眼光来审视普通的常见的病人和病人角色是非常有意义的。登顿（Denton）归纳出能对病人角色的期望产生影响并使之发生变化的8种原因：①因人而异，因病而异。②因治疗某一疾病的可能性而异。③因对某种社会人口状态的看法不同而异。④因期望者与被期望者的关系不同而不同。⑤有关人员对某种病的信念不同导致其态度也就不同。⑥患病个体社会价值不同，人们的看法也就有别。⑦根据病程的长短和与有关人员的利弊关系如何，有关人员的期望也就不同。⑧有关人员离患者所在地的远近不同，期望也不一样。登顿的讨论对从社会视角观察病人角色是很有帮助的。只重视病人的生物学特征而忽视病人的社会学特征，是医学发展的不完善的重要表现，并导致一系列严重后果。

病人可依其不同情况进行不同分类：按患病轻重程度，可分为危重病人和一般性疾病病人；按疾病的性质，可分为传染性病人和非传染性病人；按疾病的发展状态，可分为急性病病人与慢性病病人；按病人诊治的场所，可分为门诊病人、住院病人、康复病人。病人的正确分类有利于病人的诊治，有利于卫生资源的合理利用，有利于维护不同类型病人的特殊权益。

从生物学和社会学方面全面把握"病人"角色，具有重要的医学伦理学意义：①有利于社会确认病人应该享有的权利与需要承担的义务，有助于社会各方，包括各级政府、医疗卫生行业、社会组织等明确其维护病人健康的道德责任。②有利于病人明确自己可以行使的权利与应该履行的义务，从而使病人在一般社会关系和医患关系中，找准自己的位置。③有利于公平正义精神之于社会弱势群体的声张，维护病人这一弱势群体的合法权益。

（曹永福）

bìngrén quánlì

病人权利（patient's right）

经医师确诊，患有某种疾病或功能异常的病人应享有的权益。与正常人相比，病人由于患病处于弱势，社会普遍认可病人享有某些特殊权利，保证在患病期间得到支持和帮助，以利于其恢复健康。病人的权利是所有病人应当享有的基本人权。

概述 人们对病人权利的认识是从近代社会开始的。早在18世纪90年代的法国大革命时期，制宪会议便提出"给穷人以健康权"口号，形成"病人的权利"理念；20世纪六七十年代，美国兴起消费者权利运动，促成了病人权利运动的高潮，美国医院联合会采纳的《病人权利法案》（*Patients Bill of Rights*）是这一高潮的标志；随后，欧洲、澳洲，也开始重视病人的权利，1975 年 12 月，欧洲议会理事会将一个有关保证病人权利的建议草案，提交给它的 16 个会员国。进入 20 世纪 90 年代以后，包括亚洲在内的更多的国家和地区重视病人的权利。1981 年 10 月，世界医学协会在葡萄牙里斯本举行第 34 次世界医学大会，采纳了《里斯本病人权利宣言》（Declaration of Lisbon on the Rights of the Patient），并于 1995 年 9 月，在印度尼西亚巴厘岛举行第 47 次世界医学大会，对此进行了修订。该宣言提出了病人的 11 项权利。《里斯本病人权利宣言》是世界医学界向国际社会的一种道德承诺。

在中国，自 20 世纪 80 年代以后，"病人权利"理念逐步引起学术界和全社会的关注，有关"病人权利"的学术著作和学术论文陆续发表，深化了人们对"病人权利"的理性认识；随着国家改革开放的深入，病人的权利意识也大大增强；1997 年 10 月，中华医学会医学伦理学分会公布了《病人的医疗权利与义务》，提出病人应当享有 6 项权利：有维持生命，享受公正医疗的权利；在诊疗中有获知自己病情、预后及选择和同意治疗计划的权利；有监督自己医疗权利实现，在支付医疗费用时有要求提供明细的权利；当发生医疗事故时有要求赔偿及诉讼的权利；有要求保护个人隐私的权利；有因病免除一定的社会责任及义务的权利。

与此同时，国家对病人的权利也逐渐重视。1982 年修订的《中华人民共和国宪法》第 45 条中规定："中华人民共和国公民在年老、疾病或者丧失劳动能力的情况下，有从国家和社会获得物质帮助的权利。国家发展为公民

享受这些权利所需要的社会保险、社会救济和医疗卫生事业。"1986 年颁布的《民法通则》第 98 条中规定："公民享有生命健康权"。1998 年公布的《执业医师法》把"保护人民健康"作为其立法目的之一，在第三章"执业规则"中，明确规定了执业医师"关心、爱护、尊重患者，保护患者的隐私；对急危患者，应当采取紧急措施进行诊治；不得拒绝急救处置；应当如实向患者或者其家属介绍病情；进行实验性临床医疗，应当经医院批准并征得患者本人或者其家属同意"等涉及病人权利的内容。进入 21 世纪以后，病人权利的研究和立法，在中国得到进一步发展。

根据权利的维系力量，病人的权利可以分为道德权利和法定权利：①病人的道德权利由道德规范所承认、赋予和保障，这些道德规范包括一般的社会道德规范和医学道德规范，前者如仁爱、人道、公正等，后者如病人利益至上、救死扶伤、人道待患、尊重自主、医疗公正等。随着医疗卫生的行业化和国际化，这些医学道德规范成为某些国际医学组织，如世界医学协会，以及国内医疗卫生行业协会，如美国医院协会、中国医师协会等，向社会的一种道德承诺。②病人的法定权利是由法律、政策等所承认、赋予和保障的，随着法制不断完善，病人的法律权利将是法定权利的主要形式，病人的法律权利主要体现在宪法、民法法规以及有关医疗卫生法律法规之中。

根据权利的客观存在性，病人的权利可以分为实然的和应然的权利：①病人的实然权利，是指由政府或相关社会组织所承认、赋予和保障的权利，是病人实际

上真正能够享有或是获得的权利。如上述病人的法定权利和道德权利就是由客观存在的法律、政策、道德规范等所承认、赋予和保障的权利。②病人的应然权利，又称"自然权利""应有权利"，是指病人应该享有而实际上尚未享有的权利，即尚未被法律、政策、道德规范等所承认、赋予和保障的权利。这些应然的权利，是被正确的"理性指令"赋予的，是符合人的本性和正确优良行为原则赋予的，必定是公正的、应当的。随着社会的发展和进步，"应然的病人权利"将会不断地被法律、政策、道德所承认、赋予和保障，逐渐变成"实然的病人权利""应然的病人权利"不断地被认识，"实然的病人权利"越来越丰富和多样。社会应该以"病人应然的权利"为标准，来制定或认可病人实然的权利，最终实现"病人实然的权利"与"病人应然的权利"统一。

医学伦理学认定的病人权利，主要是指病人的道德权利和应然的病人权利。尽管病人实然的权利包括病人的道德权利和法定权利，但在同一价值体系中，病人的法定权利必定是病人的道德权利。这是因为法律、政策必须是以伦理道德为基础的，否则法律便是恶劣法律，政策便是恶劣政策，病人的法定权利就是背离伦理道德的。病人实然的权利实际上就是病人的道德权利。由于病人应然的权利是病人应该享有的利益，当然属于病人的权利，是应该通过法律、政策和道德承认、赋予和保障的病人的权利。

对于病人权利的认识，存在认识、文化上的差异；有些病人权利有待进一步探讨以求共识；有些病人的权利由于受当时当地

的医疗、经济、观念的影响和限制，不一定能及时满足。病人的权利应当受到尊重和维护，但由于条件所限出现不能满足病人的要求时，要耐心向病人解释。

内容 ①在患病期间，有从国家、社会获得维护生命和身心健康的支持，享有医疗保健的权利。②在接受医疗保健服务期间，享有人格、身体、宗教信仰、风俗习惯受到尊重，不受歧视的权利。③在接受医疗服务中享有的医疗保健权利是公正平等的，不能因财富、知识、权利、性别、宗教信仰、居住地区的差异而接受不平等待遇。④在接受诊疗保健服务期间享有知情同意权，包括有权了解本人的病情、医疗保健机构及其医务人员有关情况等信息；对医疗机构及其医务人员有权选择；对医师提出的诊治方案有权决定取舍。⑤在接受诊疗保健服务中，享有个人身心、私人生活、家庭秘密等隐私保密权，医方不得随意泄露。⑥有权复印或者复制本人病历，获得医学影像、病理检查等医疗资料。⑦医疗保健机构及其医疗保健人员在医疗保健活动中，因违反医疗卫生法律、法规、规章、医护操作规程，给患者造成身心损害，患者及其家属有权诉讼和要求经济赔偿，有权要求追究有关人员的法律责任。⑧有权及时了解医疗消费金额，有权拒绝于诊疗无益且费用高昂的诊疗项目。⑨患者有权对医疗机构及其医务人员的医疗、护理、管理、收费、医德医风等各个方面进行监督并提出建议。⑩在获得医疗机构提供的患病证明书后，有权依据病情的性质、程度和功能影响情况，暂时或长期免除某些社会义务。

维护和尊重病人的权利，具有重要的实际意义和社会意义。它有利于医疗卫生系统及其工作人员明确自身的义务和责任，更好地担负起维护病人利益的责任；有利于密切医患关系，减少或杜绝医患纠纷，营造和谐的医疗保健环境；有利于调动患者及其家属的积极性，遵从医嘱，配合医师和护士的工作，提高医疗保健的效果和质量；有利于营造良好的社会道德风尚。

（曹永福）

bìngrén quánlì yùndòng

病人权利运动（patient right movement）在医疗卫生事业发展历史进程中出现，有广大人民群众参加，以谋求和维护病人正当合理的权利为内容的有组织的群众性运动。是整个人权运动的产物，是人权运动的组成部分。

病人权利运动的理论基础是人权思想，其背景是人权运动。约翰·洛克（John Locke）最早提出了"天赋人权"的思想，即人天然享有某些权利。美国《独立宣言》和法国《法国人权和公民权利宣言》充满了人权思想。它们宣称建立的政治制度是要实现"不可剥夺的生命、自由和追求幸福的权利"，"自然的、不可侵犯和不可剥夺的权利……自由、财产、安全和反对压迫的权利"。欧美国家的人民具有极强的权利意识，促使他们为争取权利而斗争，推动了权利运动的发展，也催生病人的权利运动。

历史 病人权利运动起源于18世纪90年代的法国大革命时期。当时的第三等级中的资产阶级大讲人权，提出"给穷人以健康权"的响亮口号。以介洛汀（Guiuotin）博士为主席的健康委员会，同以罗歇福科德·连科特（Rochefoucauld Liancourt）为主席

的穷人委员会声称：法国同胞都有平等权，在及时、免费、稳妥、全面的医疗方面，一视同仁。穷人委员会为争取穷人的健康权利做了大量的具体工作，如扶助老弱病残，促使国民议会把两家聋哑人收容院改为国立，以及协助开办妇产医院和儿童医院等。国民公会则通过立法，肯定穷人的道德权利，推动了全国规模的改革。在穷人要求具有平等健康权的同时，上流社会的人们对卫生方面的改革也呼声强烈，他们希望在卫生保健方面有所改善。在病人权利运动的影响下，法国大革命后，病人的权利在一定程度上得到了保障。例如，1793年，法国革命国民大会规定，要求医院每张床只睡1个人，而在此之前，往往一张病床要睡2~8个人，而且病床间相距要3尺。1893年全国制定了有关医药和接生的条例，从此，医务界可以对不合法行医和医师横行霸道起诉。

现代意义的病人权利运动，首先发生在20世纪六七十年代的欧美国家。由于医疗服务被认为是一种消费，当时蓬勃兴起的消费者权利运动影响催生了病人权利运动。1962年3月15日，美国总统约翰·菲茨杰尔德·肯尼迪（John Fitzgerald Kennedy）率先在世界上提出了消费者享有的四项基本权利：安全的权利、了解的权利、选择的权利和意见被听取的权利；1969年，美国总统理查德·米尔豪斯·尼克松（Richard Milhous Nixon）又进一步提出了著名的消费者第五项基本权利：索赔的权利。受到消费者权利运动的影响，逐渐形成了病人权利运动的高潮。1970年6月，美国全国福利组织从消费者的角度提出全面的病人权利声明，其中包

括门诊、急诊、投诉程序、与委派的官员进行保密的谈话、在医院管理委员会中有社区代表、公开财务记录、对转院的限制、隐私和保密、告知病人治疗办法和教育计划、注意病人对护理的要求等条款。该组织要求美国医院审定联合委员会将病人的权益纳入重新修订的医院标准中去，促使美国医院联合会采纳了《病人权利法案》（Patient's Bill of Rights）。这个法案有 12 个条款，包括病人的诊疗权、知情权、同意权、治疗拒绝权、隐私保持权、保密权、医疗资料获取权、医疗费用获知权等。随后，美国许多州以法律的形式制定和施行了病人权利的法律。同年，还建立了"病人权利保护人"制度，成立了"病人代理人协会"，1980 年召开了第一届全美病人权利会议。这一时期前后开展的女权运动给病人权利运动增添了新内容，妇女要求堕胎权的运动是在女权运动中展开的。1973 年，在"罗诉韦德案"中，美国最高法院裁决，一个妇女做终止妊娠的决定符合美国宪法的个人权利，还宣布孕妇享有"隐私权"。允许妇女在妊娠 3 个月内自己决定堕胎，同时为了保护潜在的生命，各州有权禁止在妊娠最后 3 个月内进行堕胎，除非为了保护母亲的生命和健康。

与此同时，欧洲、澳洲也开始重视病人的权利，1975 年 12 月，欧洲议会理事会将一个有关保证病人权利的建议草案提交给它的 16 个会员国。进入 20 世纪 90 年代以后，包括亚洲在内的更多国家和地区重视病人的权利。1991 年，关于病人权利的国际会议在日本举行，在律师和医师的推动下，日本形成了关注病人权利的潮流。在欧美的病人权利运动中，也包括对死亡权利的要求，人们争取将安乐死合法化来实现死亡权利的同时，还采取了"生前遗嘱"的方式，以表明人类对生命自主权的尊重与追求。

1981 年 10 月，世界医学协会在葡萄牙里斯本举行的第 34 次世界医学大会，采纳了《里斯本病人权利宣言》（Declaration of Lisbon on the Rights of the Patient），并于 1995 年 9 月在印度尼西亚巴厘岛举行的第 47 次世界医学大会进行了修订，该宣言提出了病人的 11 项权利。主要包括：优质医疗权、不受歧视权、自由选择权、自主决定权、知情权、保密权、健康教育权、人格尊严权、宗教信仰协助权，尤其对失去意识的患者和法定无行为能力的患者的权利进行了特别的表述。

在中国，随着改革开放的深入，病人权利理念不断引入国内，病人的权利意识也大大增强。中国宪法以及其他法律对公民有关健康权的规定，都起到了重要作用，特别是《消费者权益保护法》的颁布实施，强化了病人权利的法律保护。在《侵权责任法》《执业医师法》《医疗机构管理条例》《护士条例》《医疗事故处理条例》等医疗卫生法律、法规和规章中，对病人的权利都有所规定。有关学术著作的出版和学术论文的发表，深化了对病人权利的理性认识，进一步推动了病人权利运动。适应社会对维护病人权利的需要，医疗卫生界加强医学伦理建设，向社会作出尊重病人权利的道德承诺。1997 年 10 月，中华医学会医学伦理学分会公布了《病人的医疗权利与义务》，各地医疗卫生行业开展尊重病人权利活动，在具体的诊疗护理活动中做到尊重病人的权利。

意义 ①病人权利运动大大提升了病人这一弱势社会群体的地位，唤醒了国家和社会对他们的关心，维护了他们应有的尊严和应当享有的权利，为他们医治疾病、增进健康争取必要的社会保障提供了支持。病人权利运动是病人的福音。②病人权利运动促进了医学人道主义水平的提高，尊重病人的权利成为医学实践的重要要求，病人就医不再视为政府和医方的施舍和向他们的乞求，而是他们应当享有的权利。作为医疗卫生服务的专业系统和专业人员，代表国家和社会承担实现和落实病人权利的责任；病人权利运动也有利于卫生系统及其医务人员明确自己的道德义务，担负起维护病人权利的责任。③病人权利运动进一步丰富了医学伦理思想，促进和丰富了医师职业伦理和美德伦理的发展和完善，促成了病人与医师权利伦理的生成，为构建和谐医患关系奠定了基础。当病人接受医疗卫生服务时，他因此就享有某些权益，医师为病人提供诊治正是他们的职业责任和法律义务，并且正是在履行这种职业责任和法律义务中激发和培育了一系列的医学美德，滋润着医学事业的光辉。④病人权利运动丰富和发展了人权运动的内涵，促进人权运动的深入发展：通过病人权利运动将人们的生命健康权和医疗卫生权提升为人权，而人权是人人应该享有的基本权利，是神圣不可侵犯和不可剥夺的。国际社会和所有国家和政府，有责任建立维护和兑现病人权利，有责任建立相应的卫生系统、医疗体制和法律制度，保证病人生命健康权的实现。病人权利运动的兴起是人类人权事业的重要组成部分，是人类社会进步的重要体现。

（曹永福）

bìngrén jiāshǔ quánlì

病人家属权利（patient's relatives rights）
病人就医过程中其家属应享有的权益。属于病人及其家属人格权中的亲属权，即监护权。病人家属权利基于病人权利，如果没有病人权利，也不会有其家属权利，病人家属权利依附于病人权利。

概述 任何病人都是家庭关系中的一员，病人的健康状况与生命安危，是家属成员时时牵挂的事，病人权利必然涉及病人家属的权利，特别是某些失去行为能力或病情危重的病人和未成年的病人，家属常以法定代理人的身份行使病人的权利。1981年10月，世界医学协会在葡萄牙里斯本举行的第34次世界医学大会，采纳了《里斯本病人权利宣言》（*Declaration of Lisbon on the Rights of the Patient*），并于1995年9月在印度尼西亚巴厘岛举行的第47次世界医学大会进行了修订，该宣言提出了病人的11项权利。其中第4条关于"失去意识的患者"中规定："失去意识的患者必须寻求法定的代理人同意"，第5条"法定无行为能力的患者"的有关规定也是基于代理人的代理行为，而家属往往是法定代理人，上述规定体现的就是病人家属权利。

中国有重视家庭的文化传统，病人家属权利更引人关注。中国有关法律、伦理规范和医疗实践在规定病人有关权利的同时，强调病人家属权利。如在手术治疗中，手术协议和麻醉协议常由病人家属，而非由病人本人签署，医师在与患方讨论危重疾病的医疗决定时，不仅要听取病人本人，同时也重视家属的意见。《中华人民共和国执业医师法》第三章"执业规则"第二十六条规定："医师应当如实向患者或者其家属介绍病情，但应注意避免对患者产生不利后果。医师进行实验性临床医疗，应当经医院批准并征得患者本人或者其家属同意。"《医疗机构管理条例》和《病历书写基本规范》等也有类似规定。

在医疗实践中，医疗机构及其医务人员首先应该尊重病人本人的权利，病人也往往授权家属与医疗机构及其医务人员签署有关文书，但不能以家属的权利代替病人的权利。病人家属在行使权利时，如果明显有损病人利益，医疗机构及其医务人员应当坚持将病人利益置于首位的原则，说服家属，维护病人本人的利益。

内容 病人家属权利主要有：①在病人失去意识、病人是未成年人或因保护性医疗需要等特殊情况下，其家属有权代为行使知情同意权。②病人家属有权代表病人获取其病历、医学影像检查等医疗资料。③病人在诊疗过程中，因医务人员过失造成病人生命健康权的损害，家属有权代表病人索赔。④病人家属有权监督医疗机构及其医务人员的诊疗护理行为。⑤家属有权和病人一起或代表病人维护病人及其家庭的隐私权。

尊重和维护病人家属权利，是尊重和维护病人权利的重要方面，是病人权利的延伸和补充，当病人因种种原因无法行使自己的权利时，需要家属代为行使；尊重病人家属权利，有利于在医疗过程中得到家属的配合和支持，有利于医疗方案的最终确定和实施，有利于获取最佳医疗效果；病人家属和病人有着血缘、姻缘等亲属关系，是病人的亲人，最了解病人的意愿与要求，一般来说，病人家属能够代表和反映病人的利益与要求，尊重病人家属权利和尊重病人权利是相互补充和一致的。

（曹永福）

bìngrén yìwù

病人义务（patient's obligation）
因患病或其他健康需要，在接受医疗卫生机构及其医务人员预防、诊疗、护理、康复、保健服务中的病人应尽的责任。可分为法定义务和道德义务：法定义务由法律、政策等所规定，道德义务由道德规范所认可。病人的道德义务包括尊重医护人员、诚实守信、维护和遵守医疗秩序、爱护和构建和谐医患关系。医学伦理学中的病人义务，主要是指病人的道德义务。病人承担的义务，是基于作为病人而非作为普通社会成员被规定的，也非因为他享有某些权利而要求承担应尽的义务。任何病人，只要接受医疗机构及其医护人员施予的预防、诊治和康复服务，病人就必须承担其应尽的义务。病人的义务和基于基本人权的病人权利不同，病人的义务基于病人的具体情况而非一般人的基本义务。"病人的权利优先"是平衡病人权利与义务之间关系的基本原则。

内容 病人的义务主要有：①预防疾病、康复和保健的义务。任何个人患病对社会都是一种损失，预防疾病、维护健康、减轻社会负担、增进个人为社会服务的体能，是任何社会成员不可推卸的责任。病人患病应及时就医、主动接受治疗；更要养成良好的生活方式，相信科学，学习医药和健身知识，锻炼身体，增强机体抵抗力，预防和减少患病。②积极配合治疗，遵守医院规章制度的义务。医院为维护正常秩序而制定的一系列规章制度与规定，病人在就医过程中应当遵守；病人应当积极配合医务人员的诊疗活动，遵从医嘱，主动向医务人员介绍诊疗过程中的病情变化和主观感受；病愈后及时出院，协助医院的随访工作。③理解和尊重医务人员的义务。病人要尊重医务人员的人格和劳动，谴责那些不尊重医务人员的行为，坚决反对辱骂、殴打医务人员的恶行。④积极参加社会医疗保险制度、及时缴纳诊疗费用的义务。积极参加城镇职工医疗保险、城乡居民医疗基本保险等基本社会医疗保险制度；足额缴纳自己应承担的诊疗费用。确实无力支付诊疗费用，按照有关规定，通过医疗救助体系办理有关手续，任何逃避、拖欠诊疗费用的行为是不道德的。⑤支持医学科学研究和医学教育的义务。医学科技的发展和诊疗水平的提高，离不开医学科学研究，离不开医学教育，病人有义务在知情同意的基础上，积极配合医学科研和医学教育。⑥其他义务。病人应该保护病房环境、注意卫生、处好病友间的关系，按时就餐、就寝、休息等。

意义　病人明确和履行应尽的义务具有重要意义：①有利于良好医疗秩序的建立和医疗工作的顺利进行，为争取较好的医疗、康复效果提供支持。②有利于构建和谐的医患关系。良好的医患关系，需要医方的努力，同时也需要患者的合作与支持。患者的合作与支持，最重要的是患者履行应尽的义务。③有利于患者权利的落实与实践。权利与义务是相辅相成的，不尽义务的权利不

是完满的权利，是难以持久的。④有利于公民道德情操的培育。提倡患者重视履行应尽的义务，有利于养成良好的道德品质，净化社会风尚。在当前，强调病人的义务，具有重要的社会现实意义。

（曹永福）

yī-huàn guānxì

医患关系（doctor-patient relationship）　在医疗卫生保健服务中患者将生命、健康托付医师，医师本着医学宗旨实践对患者的承诺而形成的以诚信为基础的社会关系。又称医病关系。医师、护士与患者的关系是医患关系的主体。人们因患病或其他健康需要求助于医疗卫生机构和医师的服务而他们接受患者请求服务时，医患关系这种特殊的社会关系在事实上得以确立。医患关系中的"医方"是指医疗卫生机构及其医护人员，"患方"是指就诊的患者及其家属。

概述　医患关系是医师与患者的社会角色形成以来就存在的一种特殊的社会关系。最早的医患关系一般是个体的医师与患者之间的关系，具有家长式关系（也称父子关系）的特点，医师掌握专业技术，怀有仁爱之心，患者信任并听从医师的帮助和指导。中国古代医患关系的基本医德准则是"仁爱救人"，受儒家思想影响，中国历代医家都把医学视为仁术，即"医乃仁术"。在国外，无论是希波克拉底时代，还是中世纪，医师忠诚于患者生命与健康的态度，也均如此。

近现代社会以来，由于医学理念的演进，医学技术的进步及医学分工的精细化，医院作为主要的行医方式逐渐代替了个体的行医方式，病人权利运动兴起和

自主意识的增强，市场经济对医学的渗入，医学早期家长式的医患关系发生了变化，以诚信为基础的医患关系遇到许多新问题，医患关系呈现出复杂性和多元性的特点，不仅传统的家长式的医患伦理模式发生了变化，在医患关系中还出现法律关系和经济关系的属性。就传统伦理关系而言，家长式的医患关系逐渐由指导-合作型、相互参与型的医患关系取代；由于医学在一些情况下需要通过法律保障实行，诸多利益冲突需要法律手段调节，医事法规随着医学的发展逐步形成并日益完善，医患双方均可通过法律诉讼手段维护自身利益，实现治病健身的目标，医患关系在某些情况下因而具有法律属性；现代的医疗服务需要庞大的经济投入，患者的支出尽管在推行医疗保险制度的国家得到基本解决，但患者个人的耗费仍不可小视，患者的耗费和医方的收入都是无法回避的现实，医患之间存在经济关系的属性是不言而喻的。

当代医患关系的变化，还表现在医患关系上出现了一些新的特点和趋势：①医患关系物化和非人格化。现代医学由于大量设备的置入，医师诊断治疗主要依靠理化检查提供的数据和影像，医师与患者的接触转变为医师——机器设备——患者的接触，医患间的直接交流变得越来越少。②患者的碎片化和全人的消失。由于医学的发展，医学分科越来越细，医师对疾病的诊断被分解为几个专科甚至十几个专科进行，医师头脑中存在的只是属于自己专科的局部病变或局部病变中的微细结构，患者整体形象消失了，医学离全人越来越远。③医患关系的不稳定性和陌生性更为突出。

由于交通的便捷和经济交往的频繁（包括全球化）带来的人口流动，以及互联网医疗的兴起，医师与患者稳定的联系逐渐消失，医患关系日益变成陌生人的关系，医患间的情感逐渐淡化和冷漠。④医学逐利趋势的增长，医患关系商业化趋势的抬头。一些医院和医务人员利用人们对健康渴望的心理，采用过度诊疗、滥用高新医学技术、诱导医疗等手段谋利，把医疗服务视为与患者进行交换的商品，甚至以此勒索患者。医疗服务的商业化，严重损害了医学的尊严，影响了患者和社会对医师和医院的信任。⑤医患关系个人与社会影响的双重性更为突出。发生在医患之间的个体医疗行为，常常超越个人范围，涉及社会，甚至引起严重的社会纠纷和法律纠纷。

医患关系的上述变化，带来医患关系的扭曲，给诚信的医患关系蒙上了阴影，但并未改变医患诚信关系的本质。医患关系的诚信本质，是由医学的宗旨和医患关系的种种特征所决定的：①医患双方目标的一致性。在医疗实践中，医患双方共同的"敌人"是疾病，他们追求的目标都是消除、减轻疾病，恢复和维护患者的健康，尽管这一目标有时可被遮蔽，但祛病健身这一主体目标是不会改变的。目标的一致性为医患双方的诚信关系提供了坚实的基础。②医患双方的地位和信息不对称性。医学诊疗技术是一种高度专业化的技术，医师从业需要接受长时期的培训，他们终身接受继续教育的制度保证了医师始终处于掌握诊疗信息的优势，患者是在生死攸关的紧要关头求助于医师的，其需求是刚性的，不受供求关系的影响，没

有讨价还价的余地，患者的种种弱势决定了对医师依从性，而患者对医师的依从，是医疗实践成功的重要保障。患者对医师依从的基础，是医师对患者生命和健康的忠诚和患者对医师的信任，医患间如果失去了诚信，将会给患者的健康带来灾难，给医学的尊严带来严重损害。③医学的不确定性和风险性。尽管医学在近百年有了巨大的进步，但人们对人体生命的复杂性以及机体自我调控、修复、新陈代谢的巨大潜能的认识远未完结，在疾病的诊治和康复中始终存在不确定性和风险性，医师敢于面对不确定性和风险性，患者理解并接受诊治过程中的不确定性和风险，仰赖的是医患间的诚信，没有诚信，许多医疗干预步步难行。

构建诚信医患关系 自 20 世纪下半叶以来，由于医学的发展和社会的进步，人们对健康的需求和渴望迅速增长，医疗保健体制处于改革、发展和完善过程中，特别是一些将市场机制引入保健服务的国家，医患间的利益冲突时有发生，医患相互猜忌和抱怨，医患矛盾较为突出，甚至出现了一些亘古未有的医患对立事件。但这些在特定条件下某些具体原因酿成的医患冲突，只是暂时遮蔽了医患之间诚信关系的本质。患者必须信任医师和医师必须履行治病救人宗旨，仍是维系医疗实践的基础，医患关系蒙上的商品交换关系、契约关系，只是医患交往中某些环节的外在表象，无论是契约关系或商品交换关系，都需要诚信关系的维系和支持，并将随着医疗体制改革的完善和医患双方道德意识的回升而淡化。应从以下诸多方面营造和构建医患间的诚信关系。

加强医患沟通 医患双方应当认清相互沟通的重要性，医务人员应该善于与患方进行沟通，提高沟通的方法和技巧，了解患者及其家属的要求，患者也应积极向医师如实诉述病情和诊治中的感受，在沟通中相互理解和支持。

维护患者权利和医师尊严 在医患关系中，医方毕竟处于主导地位，强化医务人员尊重患者权利的意识，有利于缩小医患间的距离；同时也要在患者中倡导维护医师尊严的意识。对医师的尊重，有利于强化医师的责任感，激励他们的主动性和创造性，营造医患双方的合作氛围，争取较为理想的医疗效果。

建立协调医患关系的机制 医患纠纷尽管不可完全避免，但大部分纠纷完全可以通过医患纠纷协调机构的协调得到解决，应逐步减少对簿公堂的解决办法，避免因此而产生的某些弊端。也可通过医院伦理委员会协调医患关系，加强医患之间的理解。

充分运用社会公共舆论，培育爱护患者、尊重医师的道德风尚 报纸、电台、电视台、网络等公共社会舆论，在医患关系上要秉持公正、实事求是的原则，在报道医患纠纷时不夸大，不缩小，讲公道话，营造医患和谐合作的氛围，树立正确的舆论导向。

普及医学、伦理、法律知识 医疗过程中发生的一些医患纠纷，不少是由于医患双方对当代医学的实际情况缺乏全面了解和正确估量所致。当代医学对于疾病的管控能力仍是有限的，不能要求医院和医师治好所有病痛，将没有治好的疾病归罪于医院和医师是不公道的；医院、医师和医学报刊在宣传医学科学的成就

时，要留有余地，不要将医学说成什么病都可治，避免在公众中造成医学万能的印象。普及医学科学知识，是构建和谐医患关系的一项重要任务；同时，还要宣传和普及医学伦理、医学法学的知识和相应的规章，引导他们遵守和执行，依法解决发生的纠纷，避免越轨行为，维护医患双方的正当合理的权益。

(曹永福)

yī-huàn guānxì móshì

医患关系模式（model of doctor-patient relationship） 依据历史与现实中不同状况的医患关系概括总结而形成的医患关系的基本范式。将医患关系模式化，有利于揭示医患关系的性质、特征，便于认识、评价和构建医患关系。

概述 20世纪50年代以来，诸多学者从医学伦理学、医学社会学和医学心理学等学科出发，对医患关系进行了研究，概括和总结了多种不同医患关系模式。较早涉足研究医患关系的是美国学者塔尔科特·帕森斯（Talcott Parsons），他最早指出医患关系的不对称性，阐述了医患关系的四个特征，即技术上的专门性、感情上的中立性、医师对待患者的普遍性、职能的专门性；1956年，美国学者托马斯·萨斯（Thomas Szasz）和马克·荷伦德（Marc Holleder）发表了《医患关系的基本模式》一文，认为根据医患双方主动性的大小，医患关系可以分为三种模式，即主动-被动型、指导-合作型、相互参与型。①在主动-被动型模式中，因为医方具有丰富的医学知识和技能，所以具有绝对权威，在双方关系中居于完全主动地位；而患者对医学知识一知半解，甚至一无所知，处于被动地位，完全听命于医方

发出的指令。其特点是医方"为病人做什么"。这种关系类型主要适用于没有或难以表达意见的患者，如婴幼儿、昏迷、休克、严重精神病患者等，有人形象地比喻成"父母与婴儿"之间的关系。②在指导-合作型模式中，医方与患者都具有一定程度的主动性，医方仍然是权威，但只起技术指导作用，患者可以向医方提出疑问，在医方的指导下比较忠实地执行医嘱，配合治疗。其特点是医方"告诉病人做什么"。这种关系适用于神志清醒、能够表达自己意见的患者，特别是急性病患者，有人形象地比喻成"父母和少年"之间的关系。③在相互参与型模式中，医方与患者拥有大体同等的主动性和决策权，双方相互配合，共同参与治疗方案的决定和实施。其特点是医方"帮助患者自疗"。这种关系常见于"久病成医"的各种慢性病患者，有人形象地比喻成"成年人"之间的朋友关系。

1965年，美国医学社会学家爱德华·阿伦·萨奇曼（Edward Allen Suchman）研究了患者与医师接触后发生的一系列事件，提出了萨奇曼医患模式，认为疾病行为的内容、顺序、间隔和易变性是疾病类型的主要组成部分，连续发生的事件分为五个阶段：体验症状阶段、接受患病角色阶段、获得医疗服务的照顾阶段、依靠医师的患病角色阶段、痊愈或康复阶段。

另外还有学者提出其他医患关系模式，如伊齐基尔·伊曼纽尔（Ezekiel Emanuel）提出四种模式：信息式、解释型、商议型、家长式。罗伯特·维奇（Robert Veateh）提出三种医患关系模式：纯技术模式、权威模式、契约模

式。布兰斯坦（Braunstein）提出两种医患关系模式：传统模式、人道模式。

在以上诸多医患关系模式中，以萨斯和荷伦德提出的医患关系模式为医学伦理学与医学社会学界广为引用。医患关系模式深受社会文化和医学发展水平等诸多因素的影响，随着时间的推移，在医患关系演变进程中还可能出现更合理的医患关系模式。

意义 ①医患关系模式的研究，有利于根据不同医患情况，选择最佳的医患交往方式，密切医患之间的合作与互动，充分发挥医师的主导和患者的配合作用，争取满意的医疗效果。②适合实际情况的、理想的医患关系模式，有利于防止医疗差错的发生，便于克服医疗差错，纠正不良后果。③适合医患实际情况的医患关系模式，有利于化解医患间的矛盾，增进医患间的团结。④切合实际的、理想的医患交往模式，有利于调动医患双方的积极性，开展临床经验的总结和临床医学科研，有利于医学人才的培养。

(曹永福)

jiāzhǎng móshì

家长模式（paternalism） 医师全权独自为患者作出诊疗决策的医患关系模式。又称家长主义模式或父权主义模式。家长模式的理念认为，医师掌握医学知识，在医疗活动中可不顾及患者对疾病诊治的具体愿望和体验，能够和应当全权代表患者健康权益，替患者作出种种具体决定。家长模式有三个突出特点：患者无自主选择权利，或自主选择能力必定逊于医师；医师以治病救人为宗旨，可以而且应当包办代替，为患者的事作决定；医师代理患者做主更有利于患者的利益。

概述 医患关系的家长模式，它的拉丁语是 pater，意指医师对待患者像父亲对待子女一样，有权决定患者的诊治。父权主义源于一夫一妻制度的父权主义时代，父权主义时代的父亲有权决定家庭的一切。由于古代的医师掌握一定的医学知识和患者对医学知识毫无所知，医师自然而然地决定患者的一切诊治，医患关系因而一开始就具有家长模式的特点。

最早提出家长模式医患关系理论的是匈牙利经济学家亚诺什·科尔内（Janos Kornai）。家长主义分为软家长主义和硬家长主义：前者不对任何真实的决定进行干预，只对受到削弱的决定进行限制和干预；后者是管理人与当事人选择相反时，管理者不顾当事人的主观意志，而对其行为进行限制和干预。作为医师的托马斯·萨斯（Thomas Szasz）和马克·荷伦德（Marc Holleder）全面分析了医患关系，他们提出三种模型的医患关系中的主动-被动型医患关系，和伊齐基尔·伊曼纽尔（Ezekiel Emanuel）提出家长式医患关系，反映的就是这种模式。医患关系的家长主义模式在医学发展中有很长的历史。由于医师掌握医学知识，且以患者利益为先，无论在西方或中国，无论是医师本人、患者乃至社会，都认可医师可以而且应当为患者作决定，将家长主义作为医患交往的范式是必然的。中国古代的"医者父母心"，反映的正是家长模式的医患关系。在当今，医师独自决定患者诊治一切的情况已不复存在，但仍然强调医师的主导作用，肯定医师在获得患者知情基础上对涉及患者疾病的判断、诊治技术的选择、康复安排方面的决定权，以及在某些紧急情况

下的处置权。《中华人民共和国执业医师法》规定："对急危患者，医师应当采取紧急措施进行诊治；不得拒绝急救处置。"《医疗机构管理条例》规定："医疗机构施行手术、特殊检查或者特殊治疗时，……无法取得患者意见又无家属或者关系人在场，或者遇到其他特殊情况时，经治医师应当提出医疗处置方案，在取得医疗机构负责人或者被授权负责人员的批准后实施。"

伦理评估 ①由于医师掌握医学技术，以治病救人为己任，在疾病面前是不受情感波动、情绪变化影响，家长模式的医患关系自医学产生以来在很长时期，维护了患者的健康利益，有利于医患关系的调节，促进了医学的繁荣。②在现代社会中，由于患者对生命权和健康权意识的凸显，医学对患者主动参与医疗保健作用的重视，患者的科学和医学知识的普及，由医师独自决定患者的诊治的家长模式不合时宜了，医患关系模式理应由医患合作型或其更理想的医患关系模式取代，在当今，仍坚持家长式的医患关系，不利于调动患者在诊治疾病中的主观能动性，不利于提高诊治质量，不利于医患关系的调节与和谐医患关系的建立。③即使在今日，当患者处于昏迷休克状态、急需抢救的特殊情况时，当未成年人或精神出现严重障碍不能自决而未有合法代理人或监护人在场时，由医师或医疗机构当机立断做出处置仍是必需的，由医方独立作决定的家长模式并未完全过时。

（曹永福）

hézuò móshì

合作模式（collegial model）

医疗过程中医患双方以平等、合

作的精神共同实现医治疾病、恢复健康目标的医患关系模式。是医患关系的一种具体形式，体现了医师作为掌握医学知识在医疗中的主导作用和以患者为中心的结合。

概述 20 世纪 60 年代末开始，伴随着病人权利运动的兴起，完全由医师主导的医师说了算的家长主义式的医患关系逐渐失去其主导地位，把患者看作"生病的孩子"的观念失去了市场。导致医患关系模式发生变化的原因有：①人权运动的高涨，患者自己做主愿望的提升。②生物医学的进步促使多种控制生命技术的出现，患者有权而且需要自主作出选择。③疾病谱由以急性病为主向慢性病为主的变化，为患者参与合作提供了可能。④健康逐渐成为人类的普遍追求。提升了人们对健康的自觉主动关注。⑤医药费用的上涨，迫使人们对医疗耗费思量与取舍的关心；传统的家长主义的医患关系模式已经不适应这种变化的情况。正是在这样的时代背景下，美国乔治城肯尼迪伦理学研究所罗伯特·维奇（Robert Veatch）教授于1972 年提出了医患关系的合作模式。按照他的理解，在医患合作模式中，医师是患者的伙伴，双方具有平等的尊严，应获得同样的尊重，并具有相同的价值目标。通过医患双方充分地交流沟通，达成共识，实现良好合作，共同面对疾病，最终达到诊治疾病、增进健康的目的。

医患关系合作模式也存在一些问题，遭到了学界的批评。有学者认为罗伯特·维奇的合作模式过于理想化，因为根本没有办法规范医患关系的这种平等性，合作模式虽然可以弥补家长模式

的缺陷和不足，但由于医师和患者在医疗卫生保健等专业知识方面的不对等性，难以确保医师与患者之间的合作是真实性，在医疗实践中真实体现同事性质的合作关系是非常困难的；同时，在市场经济的社会背景下，医患双方之间存在利益冲突，医患之间相互信任的合作关系很难形成。

20世纪90年代以来，出现了一些新的医患交互模式。1992年美国宾夕法尼亚大学伊齐基尔·伊曼纽尔（Ezekiel Emanuel）教授提出了所谓医患协商模式，该模式将医患双方置于道德考量之中，对医师和患者的健康价值判断的权重进行道德判断，医师和患者进行充分的协商讨论，作出双方都认可的决策，并按照这一决策实施最佳治疗方案。1994年加利福尼亚大学勒维（Loewy）教授提出了一种所谓医患关系的共识模式，在该模式中，医师和患者在面对巨大的分歧意见时，要想办法取得共识。按照勒维的理解，该模式的目的不是追求说服对方或者强迫对方同意自己的看法，而是要在涉及或者影响当前特殊而具体的问题的解决方案的时候保证达到每一个特殊化的个体的利益最大化，充分体现每一个个体或特殊的单独存在的个体的自身价值，而不同于"类"的概念，或者一般化的"人"的概念。

伦理意义　①体现了对患者自主权利的尊重。在医患合作的理念指引下，患者可以充分表达自己的愿望和需求，可以和医师共同讨论本人的疾病诊治方略，可以对医师的处置发表意见，它充分体现了对患者的尊重，克服了传统的家长主义医患关系模式的不足，满足了医学伦理学自主原则的要求。②有利于构建和谐

的医患关系和良好的医疗秩序。合作关系的前提是，医师和患者双方在人格上是独立平等的，没有高低贵贱之分，患者不是附属于医师，医师和患者之间是一种平等互惠关系，这就为构建和谐的医患关系提供了良好的基础。③有利于调动患者的积极性。良好的医疗结局，不仅有赖于医师的努力，而且也需要患者的配合和支持。患者积极主动如实的反映病情，及时向医师告知病情的发展和变化，主动接受和配合医师的治疗，遵从医嘱的种种要求，都是获得良好的医疗效果必须的，而这一切，都不能没有患者积极性，而患者的积极性，大多只能在医患合作的条件下才能做到，一切都由医师说了算，患者没发表意见的余地，患者是不会有积极性的。

（王洪奇）

yī-huàn xìntuō guānxì

医患信托关系（the relationship of patient-physician fiduciary）患者在就医过程中基于对医师的信任将自己的生命与健康托付给医师的关系。又称诚信关系。是古往今来医患双方和整个社会普遍认可的对医患关系性质的判断与概括，它与医患双方在医疗过程中形成何种互动方式的关系不同。

在医疗过程中，医师由于掌握医学知识，工作于医疗服务系统中，处于主导地位，而患者由于身患疾病，处于脆弱和依赖状态，缺乏医学和健康知识，无法判断医师提供服务的优劣，患者从求医的那一刻起，内心就隐含着对医院、医师、护士和所有医务人员的信任，将自己的病情包括个人隐私，毫无保留地倾诉给医师，相信医务人员能够将他们

的生命和健康记在心中，能够负责任的完成患者的委托；而医师、护士及医院秉承医学的宗旨，尽其一切努力，帮助患者解除或减轻病痛，恢复健康。医患双方目标的一致性和医患双方所处地位的特殊性，是医患信托或诚信关系的基础。

医患信托关系是一种符合医患双方实际情况的伦理社会关系。维护和坚持这种医患间的信托关系，要求医院及其医师、护士和所有其他医疗服务人员，在任何情况下，都要坚守患者利益优先的原则；患者在任何情况下，都应要信任医院及医师、护士和所有其他医疗服务人员，相信他们能够履行救死扶伤的职责。

（王洪奇）

yī-huàn qìyuē guānxì

医患契约关系（the contractual relationship of patient-physician）患者向医疗机构提出就医请求、医疗机构依据一定形式接受患者就医请求而形成的包括双方民事权利和义务的关系。又称医患合同关系。是从法律层面对医患关系性质的认定。

以契约的形式处理人们之间的相互关系自古有之，但契约关系作为一种普遍的社会关系却是近代以来的事，特别是市场经济社会出现以来，契约关系愈亦成为现代多元社会与现代民主政治生活人们行为的准则。医患关系由于医患间的不对等性，医患间的行为不以谋利为目的，医患间的行为以往并不视为契约行为，但由于现代医疗的复杂性，医患双方需求逐渐出现的诸多不一致性，患者在医疗过程中与医方办理诸多手续，以及国家对医患双方职责的认定，人们认为当代医患关系实际上存在契约性质法律

关系。罗伯特·维奇（Robert Veatch）是最早提出医患契约关系的学者，他将患方和医方看作是一种基于尊重与平等的交流与协商的关系，患者到医院挂号，标志着患者与医疗机构之间契约关系的形成，随后各种知情同意书的签订，入出院通知单，缴费通知单等，将医方应履行的职责、患方的权利及其应尽的义务，以契约的形式成为文字合同，各自履行合同规定的职责和义务，为圆满完成医疗任务而终结医疗过程形成了法定程式。

但医患间的契约关系，与一般经济交往和其他交往中的契约关系有诸多不同：① 一般的契约多出现于经济、商品、工程领域，多以完成经济、商品、工程为目标，契约约定的指标是经济的、实体的，同时也是硬性的；医疗保健领域的契约则以治愈疾病、恢复健康、提升患者福祉为目标，契约的指标是非经济、非实体的，且具有很大的弹性。② 一般契约关系双方是平等，相互不存在依赖关系；医疗保健领域的契约双方虽然在人格上是独立的，但由于患者的脆弱处境，契约双方是不平等的，契约的一方对另一方的依赖性很大，契约的完满履行，主要有赖于医方对患方健康利益的忠诚和患方对医方医疗保健措施的切实遵守与执行。③ 一般的契约关系的形成，需要履行一定的程序，契约内容由明确的条款构成，双方的责权明确；医疗保健领域的契约关系的形成，没有固定的程序，没有职责明确的条款。④ 一般契约的约束力，主要来自经济，不履行或未能圆满履行服务合同，必须给予经济赔偿，经济赔偿是无条件的；医疗保健领域的契约约束力，主要依靠道

德，经济赔偿是次要的，是有条件的。

医患关系存在契约关系的属性，但医患关系远不止于契约关系。医院和医师为患者提供的服务，远多于和高于契约规定的义务。对那些看来已无希望存活的患者，医方仍尽一切可能努力抢救；对那些处于疼痛煎熬的患者，医方仍不遗余力地为之减轻疼痛；对那些无力支付费用的患者，医方尽可能地减少费用的耗费，或帮助筹措费用；对诸多未列入契约合同规定的服务，只要有利于患者的健康，医方也是尽力而为的。医患间的关系，本质上是一种诚信关系。从严格的意义上说，医患间的契约关系，是作为一种比喻或隐喻，其目的在于强调医患各方的独立自主性和自愿性，明确彼此的职责。肯定医患关系存在契约关系的属性，对医患双方权利的维护，对医疗保健事业秩序的稳定和发展，都是有重要意义的。

（王洪奇）

yī-huàn gōutōng

医患沟通（doctor-patient communication）

医师和患者之间在诊疗过程中以疾病状况、特征、诊断方案、治疗措施和预期效果为内容的信息交流过程。是医疗过程最重要也是最基本的医患交流形式，既包括医师从患方了解的各种信息，向患方传递诊治的意旨，也包括患者向医师反映自身的诉求。医患沟通是实现个体化医疗、促进传统的以疾病为中心的模式向以患者为中心的理念转变的重要基础。

概述　医学的宗旨是为患者治疗疾病，增进健康，医师与患者是医疗活动最直接相关的当事人，医患关系是医疗过程中最重

要的人际关系，而连接这种关系的通道正是医患之间包括语言在内的相互沟通。医患沟通是在某种特殊情境下的特定人群关系的沟通，它贯穿于从患者求治于医师的起始直至康复的全过程；医患沟通首先而且主要是指医师与患者之间的沟通，但同时也包括医师、护士、药剂师、影像医师、检验师、医院管理人员和患者、患者家属及相关监护人相互间的沟通。由于医患沟通的重要性，医患沟通内容的复杂性，医患沟通的技艺性，医患沟通语境的差异性，医患沟通已成为医师必须掌握的一种技能，成为医学生必需学习的一门课程。国际全球医学教育专门委员会 1999 年制定的"全球医学教育最低基本要求"，将医患沟通列为医师培养目标 7 个领域之一，并提出了 9 项具体要求；2016 年 9 月中国教育部临床专业认证工作委员会发布的《中国本科医学教育标准：临床医学专业（2016）》，也对医患沟通提出多项具体要求。

语言是医患沟通的桥梁。良好的医患关系在一定意义上说是建立顺畅的语言交流的基础上。良好的语言表达，可以传递医师对患者的关爱，疏导患者的情绪，解除患者的疑虑，帮助患者正确对待本人所患的疾病，树立战胜疾病的信心，甚至影响患者的内心世界。医师要重视与患者沟通的语言内容构思，做到缜密周到，不随便应付；对医学内容的表述，要做到既科学，又通俗易懂，慎用外来语，忌生硬搬用专业术语；同时要注意语言的规范性，在词汇选用、语音调控、语境把握等方面都要慎重选择，讲究语言的艺术性；不使用歧视性语言，尊重患者的人权和尊严（包括其宗

教信仰）；不使用禁忌语，力求患者能准确理解和心情愉快的接受，使每一次医患对话成为疾病诊治过程中的有效环节，成为医患和谐友情的增效剂。医患之间的沟通，不只限于语言，暗示、手势、面部表情等，都是沟通的有效形式；医患沟通时安静舒适的环境，医师和睦可亲的仪表，也是医患沟通时不可忽视的事项。

医师在医患沟通中发挥主导作用，但这种主导作用的发挥，一刻也不能离开对患者的状况、情绪、文化水平、语言习惯等方面的了解。对于重病患者，医师应该主动提问，耐心听取患者及其家属的诉说；对于意识模糊或失去意识的患者，医师要以清晰的判断力和处置力，首先稳定患者的情绪，采取必要措施控制病情发展，注意倾听家属的诉说，逐渐深入了解发病过程和种种病况；对于病情较轻的患者，在倾听患者的诉说的同时，还可根据需要，向患者提出一些问题，与患者或患者家属交流和讨论；疾病诊治方案形成后，还可听取患者及其家属的意见，使之进一步完善，便于患者理解和接受。

意义 ①是构建和谐医患诚信关系的重要前提。良好的医患沟通，有助于医师更全面地了解患者的病情，掌握患者的生活、家庭、经济和社会人际关系诸多方面的情况，增进对患者的全面了解，传递医师对患者的关怀，缩短医患双方的距离，加深医患间的友情，从而为构建诚信医患关系打下坚实基础；医患间的诚信不是建立在文本或者签字的基础之上，而是建立在通过医患沟通获得相互理解的基础之上。②是形成科学的治疗决策、争取理想的诊疗效果的重要条件。科

学合理有效的治疗决策，首先需有理化影像检查获取的相关资料，但同时也有赖于对患者全方位了解，有赖于及时掌握患者的主观感受和病程进展情况，有赖于患者的主动配合，这一切均需要及时的多次的医患沟通。一个良好的医疗决策，存在于医患双方的交往与对话中。③是疾病心理治疗和心理支持的重要措施，是实现从关心病到关心患者的应有之举。现今的诸多疾病，特别是慢性病，与心理因素密切相关，甚或是某些疾病发病和治疗的决定性因素。在给予疾病的药物、化学、物理和手术治疗同时，也需要给予紧贴患者心理情况的心理治疗和心理支持。医师的语言，至今仍是医学的三大武器（药物、手术刀、医师的语言）之一，而心理治疗和支持最为直接有效的办法，就是医患之间的语言沟通。正是通过精心准备的语言沟通，排除患者的心理障碍，解开患者的心理纠结，帮助患者树立战胜疾病的信心。④是鼓励患者配合和参与治疗的重要途径。好的完满的医疗不仅取决于医师的努力，同时也必须有患者的配合和参与。在诊疗的全程中，患者依据医疗方案和医师的要求，主动配合，及时向医师反映治疗中的感受和出现的问题，是纠正诊疗中出现的问题，取得完美疗效的重要条件。⑤是及时了解患者感受、判断诊疗效应不可缺少的条件。患者感受集身心于一体，是对诊疗效应最迅速和最直接的反映，它与理化影像检查一起，能够提供诊疗效应较为全面的认识，而患者感受只能通过医患沟通，才能纳入医师的视域，成为医师对病情发展与转归判断的重要依据。⑥是减少矛盾、化解医患纠纷的

有效途径。在医疗过程中，医患双方虽然有着共同的目标，但同时也有各自不同利益的追求；由于医患双方所处地位的不同，对医学知识了解的差距，对医疗耗费多少关注度的不一，医患之间出现一些矛盾和分歧是难免的。如何消解矛盾，将矛盾化解于萌芽状态，防止演变为纠纷，制止纠纷演变为冲突甚或演变暴力冲突，医患沟通都具有极为重要的意义。

伦理要求 ①诚实守信，履行各自的职责和义务。医师与患者沟通，必须真诚和真实。患者应将自己身体及心理的真实情况如实告诉医师，包括诸如艾滋病等传染病的真实告知，以及与疾病有关的家庭、生活、工作等方面情况的告知，不可有任何隐瞒，以便为医师作出科学合理的诊治决策提供依据；医师听取患者诊治诉求，态度必须诚挚，认真负责，不能有半点马虎和敷衍，不得因某些疾病可能感染而拒绝治疗，在诊断明确后应及时向患者或其家属告知所患疾病诊断及治疗安排，并听取患者及家属的意见。②爱患尊医。医患沟通，前提是医师爱护患者，尊重患者的人格和尊严，尊重患者的自主权，尊重患者的生活习惯和宗教信仰，不得以任何理由歧视患者；患者要信任医师，尊重医师的人格，尊重医师的诊疗工作，维护医师的尊严，爱护医院的诊疗设备，积极配合诊断治疗，不得以任何借口辱骂、武力威胁或胁迫医师。③切实履行知情同意。完满的履行知情同意，是医患沟通的重要任务之一，医师要做到信息的充分告知，帮助患者完整理解告知信息，在身心自主的条件下作出同意决定；对缺乏知情同意能力

或难以自主作决定的患者，要按照有关规定，听取或征求监护人的意见，履行代理同意的手续；对告知有异议的患者或家属，要耐心解释，同时采纳患者的正确意见。④保护患者隐私。在医患沟通过程中，要注意患者隐私的保密，不得随意泄漏患者的个人秘密，不得在医患沟通中随意议论患者的个人隐私；某些不宜告知本人的特殊病情和危重病情，可与患者家属沟通，在一定时限内对患者本人保密，或按照相关规定上报相关机构。⑤分享决策。医患沟通的目的，更在于分享决策，共同选择最优诊疗方案。通过医患沟通，在诊断治疗过程中，医师不仅考虑临床路径的要求，也要考虑个体化的治疗方案，真正做到使患者利益最大化，伤害最小化。⑥正确处理医患沟通技能与关爱患者的关系。医患沟通的本质是体现医学对患者的关爱与忠诚，医学关爱与忠诚是医患沟通的灵魂，沟通技能对提高医患沟通的效应有重要的作用，但沟通技能如果离开了对患者的关爱与忠诚，就可能变成外在的形式，难以达到医患沟通的目的。应当提倡对以患者关爱和忠诚为核心内容的医患沟能技能的培训。

(王洪奇)

yī-huàn jiūfēn

医患纠纷 （doctor-patient dispute）

医患双方在诊疗、康复过程中因对诊疗、康复的处置及费用、出现的后果等问题未能达成一致认识而发生的纠纷。纠纷是矛盾激化到一定程度产生的，能够引发人们激烈的情绪反应，需要投入时间、精力和特定的手段加以调节。矛盾不等同于纠纷，矛盾是普遍存在的，纠纷则是矛盾激化的结果。

概述 医患双方有着各自的自身利益，当彼此的利益一旦发生矛盾没能得到协调时，就产生了医疗纠纷。医患纠纷是难免的，自从有了医患关系，就有了医患纠纷。医患纠纷很早就存在，只是由于种种原因，20世纪后半叶以来，医患纠纷才引人注目。

医患纠纷可以分为医疗行为引起的医患纠纷和非医疗行为引起的医患纠纷：医疗行为引起的医患纠纷，是患方与医方在诊疗、护理和保健等医疗卫生行为以及相关管理行为过程中，因出现与以上行为及其后果直接相关的严重分歧而产生的争执。导致这种医患纠纷的侵权行为，主要是医疗行为引起的医患纠纷，主要包括：因诊疗过错造成患者在诊疗中受到损害；医务人员未尽到与当时的医疗水平相应的诊疗义务造成患者损害；因未履行知情同意手续而造成患者损害；患者或者其近亲属不配合医疗机构进行符合诊疗规范的诊疗造成的损害；违反医疗卫生法律、行政法规、规章以及其他有关诊疗规范的规定；隐匿或者拒绝提供与纠纷有关的病历资料；伪造、篡改或者销毁病历资料；医疗产品缺陷；侵犯隐私权；未经患者同意公开其病历资料，造成患者损害的；过度诊断等。非医疗行为引起的医患纠纷，是患方与医方在医疗行为以外过程中，因出现与以上行为及其后果没有直接相关的严重分歧而产生的争执。这些医患纠纷的侵权行为包括：因医疗机构的设施有瑕疵导致患者摔伤、自残或自杀；因医疗机构管理有瑕疵导致损害，如抱错婴儿；医务人员的故意伤害行为（故意实施违法行为造成患者损害的，在承担刑事责任的同时，由医疗机构承担侵权责任）；非法行医；未征得患者同意在患者身上做试验等。

医疗行为引起的医患纠纷又可分为医疗过错纠纷和非医疗过错纠纷：医疗行为引起的医患纠纷大都是由于医疗过错引起的，但也有少数纠纷不是由于医院及其医务人员的医疗过错引起的，如因药品、消毒药剂、医疗器械的缺陷，或者输入不合格的血液造成患者损害而引发的医患纠纷，患者自身的过敏体质或遗传的原因对某些药物的反应等。

在实行国家计划经济的卫生体制下，医患纠纷较少，纠纷的处理主要通过行政手段解决，给予医疗单位或医务人员行政处分或行政处罚。例如，1987年6月29日中国国务院发布的《医疗事故处理办法》规定，"医疗事故技术鉴定委员会的鉴定"是对医疗事故的确认和处理的先置程序，即没有经过医疗事故鉴定不可以直接向当地人民法院起诉。对于确定为医疗事故的，可根据事故等级、情节和病员的情况仅仅给予一次性的经济补偿。

现今中国的医患关系仍是一种诚信关系，但同时也存在契约关系、经济关系的属性，医方提供服务获得服务收入，患方支付诊疗护理费用获得诊疗护理服务，并且由于现代医疗保险的介入，已经形成了"第三方支付"的经济关系。医患关系具有民事法律关系性质，医患纠纷表现出新的特征。近些年来，中国的医患关系日趋紧张，医疗事故纠纷、医疗伤害纠纷和医疗合同纠纷等时有发生。在《医疗事故处理条例》颁布之前，人民法院裁判医疗损害赔偿案件，适用《中华人民共和国民法通则》（以下简称《民法通则》）关于过错侵权责任的规定。在《医疗事故处理条例》生效之后，人民法院审理医疗损害赔偿案件，优先适用《医疗事故处理条例》的规定，而不再适用《民法通则》的规定，《侵权责任法》第七章专门增设了"医疗损害责任"，其立法目的就是要妥善处理医患纠纷，界定医疗损害责任，切实保护患者的合法权益，也要保护医务人员的合法权益。

引发原因　可以从医方、患方、社会和医疗卫生体制等多个方面进行分析，主要有：①少数医务人员的医德素养不高，责任心不强：在诊疗过程中，对病员不负责任，态度生硬，缺乏同情心；工作不认真，不细心倾听患者或家属诉说病情；工作作风拖拉等；工作失职：用错药、打错针、输错血、开错刀或在手术后体腔内遗留纱布及其他异物等。②疾病发展变化的复杂性和医学技术的局限性。有些疾病的早期症状不明显、不典型，医师一时难以作出诊断和处理；对某些罕见病缺乏认识，尚不知其诊断方法以至于误诊；或对某些疾病的严重性认识不足，而未预见到病情会突然变化，因此未事先向家属作说明，家属缺乏思想上的准备。③患者及家属的要求脱离实际。有些医疗纠纷患方提出的要求，经过多方面的查证核实，医务人员确实尽了很大的努力，实际上并无医疗过错，但是有的患者家属借说"医疗事故"而提出各种要求，如要求取消治疗期间所欠的诊疗费用。④社会某些不良因素的影响。如"要想富找大夫，找了大夫做手术，做完手术告大夫！"等社会不理性观念；"病人是弱者，只要告上法庭，就有收获！"等滥用诉权；利用人们同情心，为自己获取不应该获得的利益等。⑤医疗体制改革某些环节未能到位。卫生管理和医疗保障体制尚不完善，卫生资源补偿体制不够完善，包括医院管理体制、补偿机制、医疗保障制度、法律法规等，使很多人把"看病贵、看病难"矛盾转移给医院和医务人员，从而激化了医患矛盾，使医疗卫生单位难以处理社会效益与经济收益、患者利益和医院利益之间的关系。

化解　①深化医疗卫生体制改革，完善医疗卫生体制的诸多环节，特别是要完善医院管理和医院补偿机制。解除医院补给的后顾之忧，是减少医患纠纷发生的重要条件。②加强医师职业伦理和医师专业精神建设，建立和完善职业伦理和专业精神建设机制，在发挥卫生行政管理在职业伦理和专业精神建设中作用的同时，发挥中华医学会，尤其是中国医师协会的作用；加强医学生医学伦理教育和医务人员的继续医德教育；建立良好的医德考评机制；培养良好的医德医风，提升广大医务人员的职业精神等。③制定和完善调解医患纠纷的机制和相关的法律制度。首先要探索和完善医患纠纷第三方调解机制，使大多数医患纠纷经过调解得到完满处理；同时要制定和完善处理医患纠纷的相关法律制度，统一医疗事故鉴定的机构、程序和手续，克服鉴定机构、标准、程序二元化的缺点，建立完善的医疗损害责任制度，确定合理的赔偿金额范围，杜绝大闹大赔偿的不良风气。④为培育和形成医患互信营造良好的社会氛围。公共舆论，特别是报纸、电视、广播、互联网，要多说有利于医患互信的话，多做促进医患双方和谐共处的事，宣扬医师关爱患者、患者信任医师的人和事，形成医患团结、医患互信的舆论导向。

（曹永福）

yīnào

医闹　（medical disturbance）患者为达到索赔、发泄或报复的目的，采取聚众闹事、打击报复等多种手段制造事端，给院方或医师施压的行为。

概述　医疗暴力事件频发已成为全球医界的普遍性问题。加拿大2005年的全国护士工作与健康调查显示，有34%的被调查者在过去1年内遭到来自患者的人身攻击；日本的调查显示，2012年东京都内共有44.3%的医师、护士等医务人员，受到过包括被患者打骂和性骚扰在内的暴力；法国医疗暴力监测组织2013年发布的报告称，2011年有5769起暴力医患纠纷，2012年就增长到了11 344起。中国医闹一词首次出现于2006年卫生部新闻发言人毛群安的讲话："医闹就是找一些发生医疗纠纷和可能发生医疗事故的人，并借这个名义，到医院通过闹事获得经济好处的人。"此后，医闹事件屡见不鲜，并引起社会和学者们的注意。一些学者将"医闹"界定为"受雇于医疗纠纷的患者方与家属一起，采取各种办法制造事端，严重妨碍医疗秩序，扩大事态，给医院施加压力，并要求获得高额赔偿以从中牟利的不法行为。"这些定义都将"医闹"扣上"职业"的帽子，但近些年被媒体报道的"医闹"案件多有患者或患者家属及亲属直接对医院或医师进行报复，即行为人的"医闹"行为并非全为其"职业"。诸多"医闹"的案例表明，医闹既有由患者、家属和亲属直接发动的，也有患者或患者雇佣以医闹为职业从中牟利的人发动对医院进行打压、索赔、报复的行为。

医闹源于医疗纠纷，而医疗纠纷在 20 世纪八九十年代就已成为社会热点。1991 年 1 月至 2001 年 7 月，湖北省发生围攻医院、殴打医务人员事件 568 起，398 名医务人员被打，致残 32 人；2004 年北京 71 家大中型医院就发生医护人员被殴事件 502 起，致伤 90 人；中国医师协会 2008 年一份《医患关系调查报告》显示，全国每家医院年平均发生医疗纠纷 66 起，发生打砸医院事件 5.42 起，打伤医师 5 人；单起医疗纠纷最高赔偿额达 300 万元，平均起付额为 10.82 万元。另有资料显示，医闹给医院造成的经济损失为 6709 万，2006 年超过 2 亿人民币。2008~2012 年，中国医院场所暴力事件逐年递增，平均每年每所医院由 20.6 次上升到 27.3 次；医务人员躯体受攻击、造成明显损伤事件的比例从 47.7% 升至 63.7%，造成财产损失的医院比例由 58.0% 升至 68.2%；2015 年 5 月 28 日，《中国医师执业状况白皮书》称：多数医师遭遇过医疗暴力，执业环境差，伤医案时有发生，64.48% 的医师不愿子女从医。伤医事件一时成为舆论焦点之一，给医患关系蒙上了阴影。

给医疗卫生事业和社会造成的严重后果 ①"医闹"破坏了社会安定与团结。一些"医闹"事件的主谋者，采取极端手段，在医院设置灵堂，打砸财物，阻碍医师正常执业，甚或杀害医师，严重破坏医院和社会的正常秩序，恶化了医患关系，诱发了社会诸多矛盾，败坏了社会道德，干扰了法制建设，是国家和社会安定

团结的一个毒瘤。②阻碍了医学事业的发展。"医闹"严重侵犯了医师的合法权益，医师陷入人人自危的困境，正常的医疗秩序被严重破坏，使得一些救死扶伤、抢救生命的医疗无法进行，同时干扰了医学技术的探索和创新，一些医师因担心"医闹"对许多新技术和危重病例救治的探索望而却步。③"医闹"侵犯了患者的正当权益，也给患者造成多方面的伤害。由于"医闹"破坏了正常的医疗秩序，使得危重病患失去了救治的机会。为回避风险和"医闹"，医院和医师不得不选择保守治疗而放弃那些有治愈希望但存在风险的治疗。"医闹"当然首先伤害了医师，但从根本的长远的视角看，"医闹"最大的受害者是患者。④"医闹"造成一定的财产损失。一次"医闹"，往往在较长时间内影响医院的正常开业，延续医院的工作运转；"医闹"打砸抢也给医院的财产造成损失；参与"医闹"的人，常是累月累周放弃工作和学习，游离于不同场所，而这一切也会造成不可小视的经济损失。

产生原因 ①医院和医师在诊疗中出现差错、工作疏忽或难以预见的意外，给患者健康造成轻重程度不同的损害，同时又未能及时、公开、透明地进行解释和说明；或者解释说明不到位，医患沟通不畅，因而激化了医患间的矛盾，最后酿成"医暴"。②对出现的医患纠纷处理不当、不及时。"医闹"前一般均有一个就医患纠纷医患双方相互接触、争论、纠缠的过程，但由于处理不当，沟通渠道不畅，化解和约束矛盾的方法不多，医患双方未能公正地看待彼此的利益诉求，再加上缺乏明确的法制意识和良

好的法制环境，因而最终酿成了"医闹"。③部分患者缺乏法制意识，不了解医学的局限性，对医院和医师提出不切实际的、超出医学可能性的要求，苛求于医师，再加谋利心切，在少数不怀好意人的怂恿和参与下，企图以非法手段，挟制医师，要挟医院就范。④社会舆论和一些媒体对医疗事故、医患纠纷缺乏具体的实事求是的分析，往往为迎合部分读者和受众的口味，一边倒地将矛头指向医院和医师，在客观上助长了"医闹"的发生与流行。

为遏制暴力伤医，国家相继颁布了《关于维护医疗机构秩序的通告》《关于依法严惩涉医违法犯罪、维护正常医疗秩序的意见》；2015 年 11 月 1 日《刑法修正案（九）》将"医闹"行为正式入刑。修正后的《刑法》第二百九十条第一款规定："聚众扰乱社会秩序，情节严重，致使工作、生产、营业和教学、科研、医疗无法进行，造成严重损失的，对首恶分子，处以三年以上、七年以下有期徒刑，对其他积极参加的人处以三年以下有期徒刑、拘役、管制或剥夺政治权利。"这些规定的实行，使"医闹"有所收敛，但"医暴"事件并未因此绝迹，反而时有反弹。"医闹"反映出来的，是患者在中国医疗保险制度转型期对医疗保障制度的不满，是患者对中国医疗纠纷处理机制的失望，是患者对自身损残后产生的不安。从根本上杜绝"医闹"，需要标本兼治。

管控及伦理要求 ①依法对聚众闹事、暴力伤医的行为给予严厉打击，堵住采取"医闹"的办法解决医疗纠纷的通道。聚众闹事，暴力伤医对医师和医院、对患者及其家属、对社会都是百

害而无一利。它不仅扰乱医疗秩序、损害医师和医院的威信，破坏社会的安定团结，即使对患者和患者群体而言，也是背离其根本利益的。因此，必须依法制止，绝不允许蔓延和发展。②呼唤医学人文精神，重塑医患信任基础。首先是要大力提倡和发扬关爱患者、对患者负责、为患者尽心尽力的精神，严格操作，尽可能避免和少出医疗差错；一旦出现，要采取适当的方式，诚心向患者说明真相，表明自身的责任，并及时处理；对患者提出的意见，要耐心解释，切不可推、延、躲。武装医护人员，以暴抗暴，决非良策，即使是权宜之计，也要考虑加深医患隔阂、给医护人员庄严形象造成不良影响的后果。③建立和完善医患沟通渠道，发挥医患纠纷的多种调解机制的作用，将医患纠纷控制在可商谈、可讨论范围。无论是第三方调解，还是医院与患者的直接商谈，抑或是诉诸公堂，都应遵循实事求是，公平合理和果断快速，不应文过饰非，拖拖拉拉；给患者的补偿，应做到合情合理。④改变保险意识，建立无过错医疗意外保险。"医闹"涉及两种情况，一种是医院有过错的，医师责任保险是针对医院有过错而发的。另一种是医院没有过错的，对医院没有过错的"医闹"，闹者是否就是刁民？尽管这种医院无过错的损伤不是医院的过错造成的，但患者的身体的确受到了损伤，而且是在医院里发生的。根据民法精神，有损伤的结果就应得到民事救济，无论是否有错。对因不法行为（过错）造成的损伤，法律设定过错责任，确定赔偿以实现对被损害人的救济，同时表明对责任人的惩戒；法律对不幸事

件造成的损害，则设定无过错归责，以强制性保险实现对受害人的救济，通过社会保险均摊不幸。建立无过错医疗意外保险，是化解"医闹"不可缺少的通道。⑤广泛开展医学科学知识的教育，让社会公众知道，尽管医学科学有了很大的进步，但医学的能力还是很有限的，能够治好的疾病并不多；医师不是神，死亡是不可避免的，不能苛求于医师，医师只能在有限的医学可能性基础上行医，医师能做到的只是避免那些不应该发生的早死，而不可能杜绝死亡；媒体在报道、解析医疗纠纷时，要公正、客观、准确，避免火上浇油，推波助澜。

(杜治政)

yīxué shāngyè huìlù

医学商业贿赂（commercial bribery in medicine）

药品、医用设备、医用耗材的生产和经销商向使用其产品的医疗机构的管理者、医师赠送钱物以换取他们购买其产品，医疗机构管理者、医师自愿接受馈赠满足其要求的不正当交易。是医疗腐败的表现。这种交易所以构成腐败，是因为此种交易是在私下进行的，是绕过正常按价付价的交易规则、背离医学职业宗旨以满足个人私欲的行为。医学商业贿赂不同于商品中付给中介的佣钱，不同于患者在诊疗后向医师表示感谢的小宗礼物，也不同于买卖双方一方强迫另一方的勒索，应予坚决抵制。

概述 医学商业贿赂是一种较为普遍的腐败现象，存在于医药器械产品研究、开发、生产、销售的全过程中。医药产品关乎人的生命，涉及千家万户的生命安危；医药产品是商品流通领域中利润较高的行业，如美国，从1980后开始，制药业一直是最赚

钱的行业，2003年仍列入美国500强的47个行业中的第三名；医药产品研究开发时间长，投入大，要有医院和医师的合作才能完成，有的实验研究就是在大学和研究所的实验室进行；医药产品的销售价格，不是由其研发、生产的成本决定，而是由它们在预防和治疗中的价值决定的，这就为其产品的虚高定价提供了可能；产品的应用流通渠道也与其他商品不同，最终进入使用者手中需要有医师开具处方这一不可缺少的环节。医药产品研发、生产、销售的这些特点，促成了医药产品销售中采用不正当手段的激烈竞争，医学商业贿赂就是在这种背景下滋生与蔓延的。

医学商业贿赂的形式是多种多样的，其中包括：为参与研究开发的机构和人员提供各种形式的钱物馈赠以影响研究的数据和结论，甚至由商家控制临床试验结果；举办各种形式的继续教育，向培训机构和接受培训的人员提供优厚的培训费，借此推荐他们的产品；向医学专家、医学专科学会的负责人馈赠钱物、提供旅游和专著出版资助，以换取药物、器材进入疾病治疗指南；向医药卫生有关机构的主管人员和专家馈赠钱物或其他形式的礼物，实现将药物和医疗器械用品进入医疗保险报销目录；向医疗机构领导人、管理者和医师提供回扣以换取医疗机构、患者购买他们的药品和器材。2001年，美国的制药公司的销售费用为540亿美元，派出医药代表88 000名到医师办公室，向医师分发了110亿美元的免费试用品，赠送了55亿美元的礼物。美国医药研究机构和制药厂商协会的数据显示，2003年制药行业花了220亿美元向医师

推销药品（包括免费赠送药物样品）；2005 年制药行业仅在为医师举办的会议和活动就花费了大约 30 亿美元。制药行业说，赠送礼物已经成为与医师分享新药信息的必要工具。美国 2007 年的一项调查表明：94% 的医师与医药厂商存在某种利益关系，83% 的医师接受有过厂商某种形式的礼物，28% 的医师接受过某种形式的酬劳。

中国的医学商业贿赂发生于社会体制发生重大变革的年代，是社会转型期的产物；中国的"以药养医""医药合一"的体制和政策，助长和加重了医学商业贿赂。中国有 3500 家药品制造商，竞争激烈，商业贿赂盛行，2003 年，广东疾病预防控制中心主任等相关人员接受上海生物制品研究所广州办事处阮某等多家疫苗供应商的贿赂 1447.9 万元。2005 年 5 月，总部设在洛杉矶的一家诊断产品生产公司在天津的子公司向多家医院行贿 160 万美元；2005 年 5 月至 2006 年 7 月，全国纪检机关和工商、卫生行政部门查处的医学贿赂 790 件，涉案人员 1160 人，涉案金额 5701 万元。据不完全统计，2006 年，中国的制药业每年大约至少拿出 7.72 亿元人民币作为"医疗佣金"；医学商业贿赂在医疗器械的表现更为触目惊心，中国价格协会 2006 年一项关于医疗器械市场价格调查报告显示，以植（介）入类医疗器械产品为例，从出厂价到医院销售给患者，平均加价都在 2~3 倍，个别产品甚至达到十几倍，2004 年生产经销的单腔心脏起搏器平均每台进口价 5800 元，给一级代理商价格涨到 8900 元，而代理商给医院的价格上涨到 19 000 元，零售价是出厂价的

3.23 倍，从一级代理商到医院的差价 10 000 元。

医学商业贿赂危害极大，它不仅背离了市场经济的公平竞争规律，破坏了资源的合理配置，为假冒伪劣商品提供了肥沃土壤，加大了国家医疗费用的支出，更为严重的是还坑害了患者的健康，增加患者的经济负担，腐蚀了医务人员，败坏了社会风尚，因而引起社会和广大医务人员的不满。一名美国医学院的学生不喜欢这种传统外快，她和美国 150 所医学院的 6 万名学生，于 2004 年奔赴全国各地，向 4 万名医师发出呼吁，要求他们停止接受医药销售人员的礼物；这一年 9 月召开的美国家庭医师学会，发出了医生拒绝"免费午餐"呼声；2006 年 1 月，《美国医学会杂志》（The Journal of American Medical Association）发表了 11 位教授题为《医药工业的做法引起了利益冲突》的文章，建议禁止所有药物和医疗器械设备公司向医师赠送礼品、支付会议旅费、出场费、样品等一系列建议。鉴于医学商业贿赂危害严重，各国政府都对医学商业贿赂进行严厉的打击。2012 年，美国药监局对葛兰素史克公司的欺诈贿赂处以 30 亿美元的和解费，该公司对三项刑事指控认罪；美国一些州相继出台管理医药贿赂的规定。2013 年，奥巴马政府出台了"医师酬劳阳光法案"，旨在提高医疗厂商为医师提供（医院）酬劳的透明度。德国的《明镜周刊》称，德国仅 2012 年一年就有近 1000 起针对医师行贿的案件，其中 480 起涉及德国 Ratiopharm 医药巨头；英国规定，英国的公司在第三国行贿，英国可以起诉本国的公司和第三国的公司。中国政府在治理医疗商业贿赂采

取了许多措施。2006 年，国家发改委对外公布了《关于加强植（介）入医疗器械价格监测和管理的意见》等有关规定，中国卫生部在治理商业贿赂方面，先后制定了如《关于建立医药购销领域商业贿赂不良记录的规定》《关于进一步深化治理医药购销领域商业贿赂工作的通知》《卫生事业单位接受社会捐赠赞助财产管理办法》等 18 项文件，同时在湖南、广东等地查处了一批医学商业贿赂的案件。在各国政府的治理下，医学贿赂近些年有所收敛。

危害 ①医学商业贿赂破坏了社会公平和市场公平竞争的规则，扰乱了医疗产品市场秩序，对国家经济发展造成极坏影响。医药器材产品的开发和经销商，采取不正当手段，向医师、医院赠送钱物，兜售其产品，严重地打击了诚实厂家的积极性，助长了医疗产品行业的歪风邪气，给医疗产品的开发和生产带来了严重不良后果。②助推了医疗费用的大幅提升，给国家和患者增加了经济负担。一个小作坊生产用于固定关节的人工钢板，2006 年的成本 10 元，出厂价 20 元，卖到患者身上超过 1000 元，如此层层贿赂、层层加价的情况比比皆是，再加上过度检查、过度用药、过度手术，极大地提升了医疗费用的上涨。尽管国家医疗卫生保健支出逐年增加，但患者的负担不但未有减轻，反而依然加重，究其原因，与医学商业贿赂等原因推动的医疗费用上涨脱不了干系。③催生假药和伪劣医疗器械进入市场，伤害患者的生命和健康。由于一些药物和器械开发商在产品的研究与开发中，向参与研究的人员行贿，诱惑他们伪造试验数据，隐瞒阳性和无效的证

据，选择性地报告试验结果，严重背离科学研究诚实原则，这就必然催生假冒伪劣的医药产品投放市场，给患者生命带来伤害。据统计，在中国，仅 2001 年，就有 19.2 万人因服假药而丧命。④败坏了医疗职业风尚，严重损毁了医务人员在社会公众中的信誉，加深了医患间的矛盾。一些医务人员和科研人员，在金钱和物欲的诱惑下，守不住良心底线，开大处方，为患者开具不合格的医药产品，诱导患者做毫无意义的检查和无实际意义甚至有损健康的手术，为医药开发商兜销产品，背离医学事业宗旨，为己谋利，丧失了医务人员应有的基本品格，败坏了医学尊严，加深了患者对医院和医师的不信任感，在社会公众造成了极坏影响。

管控及伦理要求　①坚持和发扬关爱生命、维护健康的医学宗旨。医院、医师和医药开发企业，都应将关爱生命和维护健康作为本行业的最高宗旨，清除一切向钱看和唯利是图的思想。医药开发企业当然要谋求赢利，但不应损害人的生命和健康。任何损害生命和健康的经营思想都是不道德的。②从体制上杜绝医学商业贿赂的土壤。首先是要在医院实行医药分开，废除以药养医、医药合一的政策；同时改革药品流通体制和定价规则，完善药品采购招标办法，切断医药双方的利益链，抑制医院从经销药品中获利和医药开发商贿赂医院的冲动。③理顺医院与医药企业的关系，建立公开透明的资本流动制度。现代医学离不开资本，而现代医学也的确为资本提供了丰厚的回报。杜绝医学商业贿赂不是切断医学与资本的来往，而是采取多种措施，规范医学与资本交往的关系，其中包括公开医药企业对医药研究的赞助与支持；各方的回报透明化；加强政府对医药开发商、医学科研机构和医院的监督与管理；充分发挥伦理委员会，特别是药物和临床研究伦理委员会的监管作用；加强对严重违法违规行为的处理力度。④全面推进公立医院的改革。当前中国的公立医院在中国的医疗中有举足轻重的作用。推进公立医院的改革，对于杜绝医学商业贿赂极为重要。其中包括探索公立医院公益性回归的标志和回归的途径、国家对公立医院的补偿机制和可行办法、医务人员的薪金来源与标准、医院内部改革与外部、特别是与医药开发商的连接规制等。⑤在全体医药卫生人员中广泛开展专业精神的教育，同时建立良好的激励机制。其中特别重要的是医学宗旨的教育、个人应有的操守教育和为患者尽心尽力的奉献精神；同时逐步形成物质鼓励与精神刺激相结合的激励制度。

（王洪奇　杜治政）

hóngbāo

红包（red envelopes）　中国传统年节时长辈或企业领导将钱币用红纸包装用于馈赠儿孙或奖励职工的习俗和形式。当前中国医务界出现的红包，是患者或其家属向医务人员赠送或被迫赠送钱物以换取更好的服务的交易（贿赂），是医务人员在医疗过程中获得的"变相受贿"。部分医务人员收取红包是中国社会转型期间的一种特有现象，为社会和医务界所不齿。医务人员拯救患者生命和健康于危难之中，患者向医务人员赠送锦旗、花篮，甚或其他纪念品以表达感谢之情，是无可厚非的，在古今中外历史中并非罕见，但当今医务界出现的红包现象，与出自患者向医务人员表达感恩之情的动机是根本不同的。

20 世纪 80 年代后期起始，中国社会从计划经济向市场经济转型，医疗保健服务面临许多新课题，卫生政策处于不断完善的过程中，卫生资源的配置不尽合理，患者的需求得不到满足，医务人员报酬偏低等，是当前甚或相当长时间医疗保健服务的现实，也是红包现象滋生的历史背景。患者作为弱势群体，迫于就诊、住院的需求压力，采取向医务人员赠送钱物，以获取较为方便和优良的医疗服务，而一些医务人员则利用手中掌握的医疗资源和医疗技术优势，收取或索要患者钱财，以增加自己的收入。红包现象是中国医疗保健服务特定历史情况下的产物。

红包现象在当今中国并非普遍现象，但也不只是偶尔发生的个别不检行为。一些患者苦于住院床位难得，期盼得到优秀医师的服务，纷纷采取向与本人需要照顾的医师和相关部门的医师、护士、管理人员，特别是主刀手术医师、麻醉医师、手术护士赠送钱物，以争取早日住院、早日手术，在手术和住院过程中得到较为优厚和周到的照料；红包钱额的数量因医院和医师的名气与职级的不同而有所不同，但有越送越多的趋势，手术越复杂，红包金额越大；红包的形式也多种多样。更为严重的是，红包现象在患者和医师中形成了不良心理态势。患者若不能找到合适的时机将红包送出，内心不踏实，唯恐得不到认真负责的诊疗；医师拒绝收受红包，在某些患者看来可能是本人病情严重，意味着医师对治疗缺乏信心，形成失望心理；医师退还红包被误认为是手术或治疗有误，甚或引发个别患者的极端不满行为；而某些拒收红包的医师，在医院中可能视为异类，在医师群体受孤立。

红包现象是医疗界的腐蚀剂，是医师职业道德严重失落的表现：①收取红包背离医学宗旨，玷污了医务工作者治病救人的崇高形象。医师在人民群众的眼中，从来都视为崇高的职业，受到人民的敬重，誉为白衣天使，收红包使人们对于医务工作者的整体形象发生了颠覆性的变化，医师由治病救人的天使演变成为唯利是图、乘人之危诈取钱财的小人，社会公众因此丧失了对医疗行业的信赖与尊崇。医务人员接受或向患者或患者亲属索取红包或其他财物，无论以何种名义或何种借口，都是不道德行为。②红包现象严重扭曲了医患关系。医务人员收取患者诊疗正常支付以外的红包，增加了患者的经济负担，导致送红包和不送红包患者之间的不平等待遇，将以诚信为基础的医患关系变成了商品交换关系，引发了患者对医务人员的不信任；患者或患者家属因为向医务人员赠送了红包，引发了患者对医疗服务更为苛刻的要求，常常诱发医患冲突，红包成为广大人民群众深恶痛绝的社会毒瘤。③败坏了社会风尚，冲击了社会精神文明建设。古今中外，医务人员历来被视为精神高尚的典范，医疗服务视为人类精神圣洁的净土，而今收取红包的现象蔓延，意味着人们心目中的一座精神高尚丰碑的倒塌，给社会精神文明带来严重冲击。

医务人员收取红包属于贿赂性质，国家对于医务人员收取红包的做法明令禁止。《中华人民共和国执业医师法》规定：医师不得利用职务之便索取、非法收受患者财务或牟取其他不正当利益。违反本法规定，由县级以上人民政府卫生行政部门给予警告或者责令暂停 6 个月以上 1 年以下执业活动；情节严重的，吊销其医师执业证书；构成犯罪的，依法追究刑事责任。为了杜绝医务人员向患者索要红包的现象，1993年卫生部专门出台了《关于严禁向患者收取"红包"的通知》，1995 年又出台了相关的补充规定。一些地方的医疗卫生行政管理部门也出台了一些具有地方特色的规定，医院也普遍制定了相关规章，并采取了应对措施，以杜绝这种不良现象的蔓延。同时，要深入开展医德医风教育，发扬一心为患者着想的正气，张扬优秀的医风医德，构建和发扬患者利益至上的医学职业道德传统。随着卫生保健制度改革的完善，医疗资源分布的逐步合理，医务人员职业道德水平的提高，特殊情境下出现的红包现象将会逐渐消失，医务人员道德精神的圣洁光辉将会得到更好的发扬。

（王洪奇）

yīshī tóngdào lúnlǐ

医师同道伦理（intra-professional ethics among doctors）

在医疗卫生保健实践中医师相互之间应遵守的伦理准则。医师是医疗保健服务体系中的中坚力量，医师相互间的关系是整个医务人员关系中最为重要的人际关系。建立医师相互间的正确伦理准则，对于维护患者生命与健康、促进医学科学的发展、增进医务人员的团结，具有十分重要的意义。

概述　医疗卫生保健服务是一个庞大的人力系统，涉及多方面的人际关系，其中包括横向协作关系，如一个手术中的主刀医师、助手、麻醉医师、护士之间的协作，也包括纵向协作关系，如不同职务、不同年资、不同职称和级别的医生之间的协作，还包括不同医院之间，医院与预防、公共卫生、药物研发机构之间的协作。任何医疗保健服务的实践，特别是现代的医疗保健服务，都是医师、护士、技术人员、管理人员之间，特别是医师相互之间纵向和横向配合与协作的结果。医疗保健服务越是现代化，越是高难医疗技术服务项目和大规模人群的健康促进，越是需要从事医疗卫生保健服务不同人群间的相互配合和协作，越是需要医师相互之间的配合。医疗卫生保健服务系统的人际关系发生障碍，特别是医师之间相互协作出现故障，不能正常交往和协调，医疗保健活动就难以进行，就难收到理想的效果，医患关系也要受到严重影响。

医师同道间正常和理想的关系建立，在某些情况下需要一定的制度和规章管理，但更重要的是伦理道德的约束。正确的伦理原则思想是构建医师同道关系的基础，因而历来受到重视，历史上许多著名医学家和医学组织，都为此立下了多项规矩。为医学界普遍接受的《希波克拉底誓词》要求医师同道相互间要做到："凡授我艺者敬之如父母，作为终身同业伴侣，彼有急需我接济之。视彼儿女，犹如我兄弟，如欲受业，当免费并无条件传授之。"1948 年 9 月世界医学会通过的《日内瓦协议法》也告诫医师应当"衷心感谢和尊敬我的师；由美国塔夫兹大学医学院教授（校长）路易斯·拉萨格纳（Louis Lasagna）博士于 1964 年执笔的被广泛使用的现代版本的医师誓言，对医师同道关系作了更具体的表述："我将尊重前辈医师经过艰辛努力而获得的科学知识，我将踏着他们的步伐前进，我非常愿意将这些知识传授给后来者……为了患者，我会主动请求其他有能耐的医师同道协助我完成诊断和治疗……我将牢记我是医学会的成员，与我的医师同道一起肩负着特殊的职责"；2002 年由美国内科基金会、美国医师学院基金和欧洲内科医学联盟共同发起和倡议的《新世纪的医师职业精神——医师宣言》，针对现时情况，提出了新的要求："医师应该为最大限度地提高医疗水平而通力合作、互相尊重并参与自律，这包括对没有达到职业标准的成员给予纠正并为此制定标准。无论作为个人还是集体，医师有义务参加这些活动。这些活动包括参与内部评审并从专业工作的角度接受外部的检查。" 2005 年中国医师协会制定的《中国医师宣言》，要求"宽厚包容，博采众长，发扬协作与团队精神"。

伦理原则 ①将患者利益置于首位是处理医师同道关系的最高伦理准则。医师同道共同的价值取向和共同的目标是救死扶伤，实行医学人道主义，医师之间的关系必须把患者的利益放在第一位，并为此而共同努力；任何损害、背离患者利益的同道关系都是应当摈弃的。②人格尊严平等，一视同仁。医师同道关系可以亲如父母和兄弟姊妹，但医师彼此的人格、尊严是平等的，没有高低贵贱之分；年轻医师应当尊重长辈，尊重技术权威。技术权威和高年资的医师，应当爱护和帮助年轻医师，支持他们技术进步和各方面的成长，切忌家长霸道

作风；医师同道可能来自各方，有亲疏之别，但应一视同仁，不能搞小团体、小宗派。③保持相对独立、积极协作互助。医师专业具有分工，各个医师的工作相对独立，不应相互取代，同时医师同道之间应当相互帮助、相互扶持，特别是遇到疑难杂症和重危病患的救治时，不同科室和不同专业医师应当主动配合，主动支持，绝不能与邻为壑，隔岸观火。④诚实守信、相互制约监督。树立"名誉高于天"的思想观念，医师之间以及医师与护士、医师与患者之间应相互诚实守信；医师开展诊断治疗工作，在出现利益冲突时，应以患者利益的大局为重，自我约束；医师同道之间有相互监督的责任，发现同道处置有错或不当之处时，应以患者利益为重，坦诚相告，协助纠正。⑤相互学习、共同提高医术。医师同道之间应取长补短，毫无保留地相互传授技艺。临床医学需要在诊疗实践中逐渐积累经验，学习前任和他人经验可以使自己少走弯路，更快成长。

(王洪奇)

yī-hù guānxì lúnlǐ

医护关系伦理 （ethics of doctor-nurse relationship）

医师和护士在医疗实践过程中应遵循的伦理规范。医护关系本质上是医疗和护理两个专业之间的关系，但在实践中常表现为医师和护士两个职业人之间的关系。建立在正确伦理准则基础上的医护关系，对于维护患者生命与健康、促进医学科学的发展、增进医务人员的团结，具有十分重要的意义。

概述 护理是治疗和康复的重要环节，提供优质护理服务是提高患者满意度的重要保障。"三分治疗、七分护理"，是对护理工

作重要性的概括。现代护理是保护、提升和优化健康水平和能力，预防疾病和伤害，促进治疗和康复，减缓身心不适，为个体、家庭、特殊群体、社区乃至整个人群提供关怀照顾的职业。护士工作涉及协助医师和患者，完成体查和病历资料整理；提供健康促进、咨询和教育；实施药物治疗、伤处处理，以及其他各种类型的个体化干预；为患者解释相关医疗信息，进而协助患者作出医疗决策；为患者预约提供相关导诊服务；监管、支持和协助其他注册护士开展工作；改进临床护理实践，开展优质护理服务、提高患者满意度的相关研究。护士工作涉及协助治疗与康复、疾病预防、健康教育、健康促进、卫生保健、临床护理研究等各个环节，与医师的关系十分密切，有的需要在医师指导下进行，有的需要医师的配合，而其中不少医师的工作也需要护士的配合与支持。良好的医护关系，无论对做好护理或医疗工作而言，都是不可缺少的条件。

传统的医护关系是从属型关系，认为护士是依附于医师的。现代医护关系是互补型关系。美国学者克洛迪娅·施马伦贝格 （Claudia Schmalenberg) 认为存在 5 种不同的医护关系模式：合议（共事）关系、协作关系、师生关系、友好的陌生人关系、敌对/对手关系，其中只有医护合议关系体现了现代医护关系的真实和本质，体现了医护之间的相互信任、尊重、平等，也只有这种关系适合于构建医师护理医疗共同体（或医护一体化）。在医护组成的医疗共同体中，医生和护士构成一种可以相互信赖的合作关系；双方认可各自行为，明确各自的

职责范围并相互信赖；尊重双方各自的权利和人格尊严，并为实现共同的目标而努力；在医生主导下，分工合作，密切联系，信息沟通，相互协作、补充和促进，共同完成治病救人促进患者康复的工作，而这一切，均有赖于正确的伦理准则。

内容 ①将患者的生命和健康利益置于首位。按照医护分工和职责的要求，共同对患者的生命和健康承担责任；医护关系的处理和调节，以有利于患者生命和健康利益为出发点。这是医护关系的伦理基础。②医生与护士双方在人格上、职责上是独立和平等的，彼此没有高低贵贱之分。③医护间要相互合作、相互信赖与支持、相互尊重与爱护。护士应主动接受医师的指导，向医生学习相关知识，但护士并不从属于医师；护士也应主动向医师反映患者的意愿与要求，发现医师工作中的纰漏要及时提出，协助、支持医疗工作，医师也应主动支持护士的工作，为做好护理工作创造有利条件。④维护医护间的团结。医护是一个整体。一个团结友爱的医护团队，有利于医护工作的开展和患者的健康。护士在患者面前，不要议论医师的长短，诋毁医师的形象，对医生或医疗处置有不同意见，要通过正常途径提出，不要随意散播，当然也不应视为与己无关，明知对患者不利也不提醒医师；医师在患者面前也不要议论护士的长短，对护士工作和护士的意见，应直接或通过科主任友善地提出。

（王洪奇）

línchuáng yīxué lúnlǐ

临床医学伦理（clinical medical ethics） 临床医学诊疗实践中应遵循的伦理学基本理论、原则、规范。是医学伦理学的主体内容与核心部分。有学者将临床医学伦理学作为独立学科，并以医务伦理学为指向进行特定的理论研究，通常称为临床伦理学。它与预防与公共卫生学伦理、科学研究伦理、生命前沿技术应用伦理，共同构成医学伦理学的整体。

历史 医学从其诞生开始，即与患者连成一体。从本原意义上说，临床伦理从希波克拉底时代就已经存在了。17 世纪前，由于近代自然科学渗入医学，当时大批生理学家、解剖学家及医学新学派的创建者，却很少是行医者，医学存在与患者分离的倾向。随着英国医师托马斯·西顿纳姆（Thomas Sydenham）及随后几位医师的呼吁，医学才重新返回至临床观察患者及个人的经验上来，其临床特性才得以确立。临床伦理学始于西方近代的 18 世纪末、19 世纪初，是医学伦理学最早出现的学说。1772 年，格雷戈里·E. 彭斯（Gregory E. Pence）出版了《关于医生的职责和资格的演讲》，为临床医学伦理学构建了核心框架；1803 年，帕茨瓦尔（Percival）首次使用了"医学伦理学"这个概念并出版了《医学伦理学》一书，被学者们视为现代医学伦理学问世的标志，同时为临床伦理学奠定了初步的基础。20 世纪 70 年代生命伦理学诞生之前，临床伦理学即是现代医学伦理学的存在形态。生命伦理学诞生后，直至当代，临床医学伦理依然是其核心内容。1912 年，修订版的《美国医学会医德准则》（该准则直接渊源于帕茨瓦尔的《医学伦理学》）被引进中国，供国内临床医师参考；作为医学伦理学较为成熟的著作，当首推加拿大多伦多大学彼得·辛格（Peter Singer）主编的《临床生命伦理学》。

在中国，疾病诊治伦理古代著名医家有诸多论述，如最早的扁鹊的"六不治"、《黄帝内经》提出的"疏五过""征四失"、明代陈实功关于医家的"五戒十要"、清代黄凯钧提倡的"二十四条为医之道"，都是当时医疗实践之伦理的总结。但就近代医学伦理学而言，最早问世的著作当属上海医学家宋国宾于 1933 年公开出版的中国首部临床伦理学专著《医业伦理学》；20 世纪八九十年代以来，临床伦理问题成为《医学与哲学》《中国医学伦理学》等刊物的重要内容，《现代临床医学伦理学》（1990 年）、《实用医学伦理学》（1990 年）、《医务道德》（1997 年）等著作相继出版，临床医学伦理的理论与实践水平，逐渐与国际趋同，臻于成熟，并涌现了一批标志性的学术成果；与之相随的是，在医学教育中，临床医学伦理教育也日渐受到重视和加强。中国的临床医学伦理事业正处于发展之中。

主要内容 ①临床医学伦理的基本理论和原则，包括救死扶伤的人道主义、将患者利益置于首位、尊重患者自主、知情同意、公平公正、诊疗最优化、人性化医疗、保守患者秘密等理论和原则。这些理论和原则贯穿于临床实践的一切领域，对所有临床问题都具有指导意义，是临床医师都应当遵守和执行的。②医患关系的性质、类型、处理原则：医师与患者的权利与义务及责任。医师的服务对象主要是患者，医患关系是临床实践中最重要的人际关系，认清医患关系的基本属性，排除对医患关系认识的种种误解，选择理想的医患关系模式，明确医师与患者各自的权利、责任与义务，对于处理好医师与患者的关系，营造和谐的医患关系，保证临床工作的顺利进行，争取最好的临床工作效果，是不可缺少的条件。③各种疾病诊治中应当遵循的伦理原则和规范：临床医学的各项基本伦理原则和规范无疑是疾病诊治首先应遵循的，特别是肿瘤、心脑血管、精神心理性疾病等慢性病。但各种疾病又有其各自的特点，这些特点提出了种种特殊的伦理要求。如老年疾病、儿科疾病就存在诸多不同的伦理要求；肿瘤与心脑血管疾病的伦理要求也有其各自不同的特点；急性病和慢性病的伦理要求也有许多差异。在临床实践中，注意并严格按照不同疾病诊治的伦理要求，显然有利于疾病的诊治效果和患者的最佳利益。④器官移植的伦理规范：器官移植已经成为当今临床医学的重要组成部分，而器官移植和其他治疗方法有很大的不同。器官的来源、获取、保存、分配和移植，都有严格的伦理要求，而这些伦理要求与器官移植能否成功并获得社会的认可直接相关。特别是由于器官移植的需求旺盛和科学技术的进步，尸体、活体、异种、死刑犯、人工、跨国器官移植、器官买卖都摆在器官移植实践的面前，而这些特殊的器官来源与移植都面临诸多伦理问题，并且是器官移植能否迈步的前提。研究器官移植的伦理，对于器官移植技术的开展具有极为重要的意义。⑤高新技术临床应用的伦理：由于科学技术的迅速进步和工程技术与医疗技术的结合，当今的医疗技术与传统的医疗技术相比，无论其对人体干预的深度和广度、

效果的不确定性和滞后性、后果的社会性、费用的昂贵性等诸多方面，都有许多突出的特点，并且引起了人们的忧虑和犹豫不决，这些忧虑与犹豫，核心问题是这些技术应用于人体生命的伦理能否得到合理的辩护，因而高新技术应用的伦理原则成为当今临床医学绝对不能忽视的课题。⑥生与死的有关伦理：医学无疑是以救治生命为宗旨的，但由于科学技术的进步，特别是人们生死观的变化，传统医学以救治生命、挽救死亡作为医学的唯一宗旨不适应当今人们的需求了。可否设计婴儿、严重残缺的胎儿可否堕胎、严重残疾的新生儿（无脑儿、严重畸形儿）可否安乐死、不可逆且处于极度痛苦的生命可否撤除生命维持系统和安乐死、临终前的安宁疗护等，都是当今临床医学的新课题，而这些问题的处理主要取决于持何种伦理观念而非技术的安排。⑦临床医学研究伦理：当今医学研究已经步出以往的传统临床经验总结的阶段，虽然这种传统的医学研究仍有其用武之地，但临床医学探求新药物、新技术、新医疗资源、新医学领域的需求，使得医学科学研究已经走上了临床、基础研究和产业开发的新阶段，形成了医师、科研人员与厂家三方结合的态势，这就提出了一系列的新问题，新的医学研究如何与临床结合及向临床转化、研究课题的设计和研究过程如何保证服务于生命尊严而不伤害人的生命和尊严、如何保证受试者的利益，以及医学科研的伦理审查与监督都提到日程上来了。医学科研伦理具有从未有过的意义。⑧医疗资源运用的公平与公正：医疗资源运用与分配有宏观与微观不同层次，宏观

层次的合理分配的责任在政府，但微观公配的公平与正义的责任则与医院和医师息息相关。医院的资源主要用之于少见病还是常见病与多发病？医院的床位和优秀医师主要是为少数富有阶层服务还是主要为大多数普通人群服务？缺少的医疗资源是按疾病诊治的需求分配还是按权势和财富占有多少分配？疾病诊治顺序的优先原则是依据权势和财富还是依据疾病紧迫的需要？诸如此类的公平与正义的问题，主要取决于医院和医师的伦理天平。

意义　①为医疗技术更好地服务于人民大众提供保护：医乃仁术本是医学的宗旨，但时至今日，这一信条发生了很大的变异，特别是在当今市场机制已经渗入医疗服务的情况下，医院和医师对经济效益追求的热情和欲望急速膨胀，而人们对健康和生命的重视使得他们不吝惜耗费的多少，医疗服务成为谋取利益的工具的可能性和危险性大大增加，有时甚或成为事实。在这种情况下，设置医学人道主义和患者利益高于医院和医师利益的伦理警戒线，可以防止或减少医疗成为谋取利益工具的危险性，至少能够起到提醒和警示的作用，使那些以医谋利的人不那么心安理得。②监督医疗技术沿着造福人类的方向发展，警惕伤害生命尊严和健康的技术诞生。现代的技术和19世纪以前的技术有很大的不同，现代技术由于自身的积累和技术体系的社会化和网络化，技术自身发展具有自主性的特点，表现为技术发展的自增性、自动性与无目标性。以基因技术为例，基因技术首先是为完成基因组计划而起始于遗传图、物理图、序列图、基因图，继而开始了个体基因组

学的研究阶段，紧随其后的是疾病基因组学；随后就是治疗基因组学的研究，包基因检测、基因修复、基因增强、基因修饰、基因关闭等技术的问世。基因技术就是沿着技术发展自主性这一客观规律走过来的。种种基因技术的出现，并不一定来自医疗实际的需要，而是根源于基因技术自身的潜能。但是，这些自主发展的技术，并非对人类生命和健康都有益，这就需要伦理鉴别和分析，何者有益，何者有害；或者设法抑害扬益，这正是临床伦理学的重要使命之一。③守护和增强医学技术的人文性，实现人性化的医疗：医学造福于人类的生命和健康，很大程度上是通过技术实现的。但医学技术的开发和应用，能否时时事事考虑减轻患者的痛苦，其效应是不一样的。如微创手术就是因满足减轻患者手术痛苦需求而诞生。像输液、注射、灌肠、鼻饲这样普通的医疗服务，如果能将减少患者的痛苦放在心上，患者就更能感受到医疗的温暖。有的医师在冬天为患者做听诊时，先将听诊器用手握一会提高温度，患者竟因此而感动流泪，由此可见医学伦理的意义。④满足医务人员内心道德价值需求。人们，特别是医师，不仅关注自身外在价值即现实的物质利益，同时也有追求内心道德价值的渴望。许多医师回顾以往的生涯时，每当想到自己一生救治了多少生命，为多少家庭带来了幸福时，常倍感快慰和自豪，而临床伦理学正是满足医师内心道德价值的源泉。

（孙慕义　杜治政）

zhīqíng tóngyì

知情同意（informed consent）

在疾病诊疗、预防、公共卫生、医学科研及其他医学实践活动中，患者及其家属、受试者、公众享有明了和认可的权利。是医学伦理学最重要的伦理学原则之一，是自主原则在医疗实践中的具体应用，是医疗卫生服务人员和科研人员对患者、享受医疗保健各种服务和受试者个人权利的尊重和承诺。

概述　现代意义上的知情同意，一般认为起始于 1946 年对德国纳粹战犯的纽伦堡军事法庭和东京国际军事法庭决议部分内容的《纽伦堡法典》和《国际军事法庭宪章》。此后，尤其是世界医学联合会于 1964 年通过了《赫尔辛基宣言》以来，西方国家医学界普遍接受了知情同意权的理念，并确认为人体试验的首要原则。但临床实践中的知情同意原则的确立则源于美国 1905 年以来的一系列判案。1905 年的"莫尔·威廉斯"（Mohr Williams）案，医患双方原商定的手术方案是要为患者的右耳实施手术，但医师认为应当首先治疗左耳并擅自做了手术，患者将医师告上法庭，起诉医师未经同意改变了手术方案。法院判决认为自由公民的首要权利是"自我决定的权利"，医师未经患者同意的任何诊断和治疗措施都是对患者的"身体完整性"的侵犯，是故意侵害行为；1957 年的"萨尔戈诉小利兰·斯坦福大学董事"（Salgo V. Lenand Stanford Jr. University Board of Trustees）案，此案中患者腰部主动脉造影术后瘫痪，于是起诉医师没有事先告知可能导致瘫痪风险。在这一案例的判决中，法院关注的是患者的"知情同意权"，而不仅是先前强调的"同意权"，首次创造了"知情同意"一词，因而成为医疗中知情同意原则产生的

标志。随后，知情同意由人体试验扩大到临床医学，被确定为患者基本权利。1973 年美国医院联合会通过了《病人权利法案》，1974 年美国卫生、教育、福利部以法律形式颁布了《病人权利》官方文件，其中数个条款明确要求医方必须保证患者"充分知情"。美国国会国家保护生物医学与行为学研究中的伦理委员会于1979 年发布的《贝尔蒙报告》，亦将此条款作为首要原则。

知情同意在中国已施行数十年。1998 年第 9 届全国人大第 3次常委会通过的《医师法》，2009 年 11 届全国人大 12 次常委会通过的《侵权责任法》，都对此作了明确的规定。《侵权责任法》第五十五条明确规定：需要实施手术、特殊检查、特殊治疗的医务人员应当及时向患者说明医疗风险、替代医疗方案等情况，并取得其书面同意；不宜向患者说明的，应当向患者近亲属说明，并取得其书面同意。

内涵　①患者的知情权。患者有权享有知晓本人病情和医务人员要采取的诊断、治疗措施以及预后和费用方面的情况，并有自主选择适合自己需要和可能的治疗方案权利。②患者的同意权，即患者对医师提出的诊断、治疗方案、所需费用等表明同意或不同意。患者的同意必须以知情为前提。没有充分的知情和理解，就不可能有真正意义上的同意。信息、理解和自愿，是知情同意的三要素。③患者的选择权。选择权包括对诊断和治疗措施的选择、对医师和医院的选择、对健康状况（治疗和恢复水平）的选择、对医疗保险种类的选择等。④患者的拒绝权。即患者对医师提出诊疗方案认为不适合本人的

情况，可以部分或全部拒绝，但医师应提醒患者拒绝可能招致的后果。

告知　患者知情同意权的落实，首先取决于医师全面、科学、准确、充分地向患者全面告知如下信息：①患者所患疾病的概况及现时所处的病程，应当立即采取的诊断措施（包括侵入性诊断）和方法，这些诊断措施可能发生的意外。②告知患者所患疾病的诊断结论，不宜直接告知患者的信息应首先告知其家属，暂时不能确定诊断时要向患者或其家属说明原因。③拟采取的治疗措施（包括药物治疗、手术治疗及其他治疗）及其近期和远期效果，可能出现的副作用（不良反应）及并发症，可能预见的风险；如存在多种诊疗措施时，应向患者说明不同诊疗措施的效果及可能预见的风险，供患者选择。④治疗过程中可能发生的病情变化及需要采取的措施；患者需要注意的事项，在治疗过程中应有的配合和支持。⑤诊断治疗需要支付的费用，并告知哪些是医疗保险的付费项目，哪些是自费项目。⑥患者及其家属应予配合及注意事项。⑦告知负责主治患者的医师性别、职称或职务，医院的相关情况及应遵守的院规。

告知应当注意的事项要选择适当的时机与场所，便于患者及家属的倾听与理解；患者及其家属具有一定的文化基础、知识修养和自主决定的能力。对于缺乏基本接受和理解告知内容能力和患有危重疾病的患者，要有家属参与医师告知的谈话；当患者或家属对医师给出的告知不理解或不同意时，应当允许患方提问并给予耐心细致的解释；对于患者与家属或家属亲人之间出现不同意见时，应要求并帮助他们形成一致的认识；为争取患者更好地理解告知的内容，医师告知的态度要和蔼亲切，内容表达明确清晰，语言通俗易懂；医师应当根据告知过程了解的情况，对患者及其家属对告知的理解能力和程度作出正确的评估。如果发现患者或家属没有理解告知的内容或存有较大的疑惑时，不能要求患者或家属签署知情同意书，应再次针对实际情况给予告知。

同意　①凡具备认知能力的患者，一般应由患者本人表示同意并履行文书签订手续；未成年人、丧失意识的患者，或有精神障碍的患者，或因某种情况暂时不宜让患者了解的同意，一般应由近亲家属或其他法定代理人表示同意并履行文字手续。②对于某些能够清晰表示本人意愿，但执意授权配偶、子女或其他法定代理人代表本人自己意愿的患者，医师应当亲自与本人谈话并听取本人的真实意愿以判断授权的真实性，并出具书面委托书。如配偶、子女或其他法定代理人与患者的意愿相吻合时，医方应接受上述人员履行同意手续。如配偶、子女或其他法定代理人出于某种原因，表示的意愿背离患者利益时，而患者神志清楚且明确不同意配偶、子女或其他法定代理人的意见，医方应执行患者本人的意愿。如患者因病情变化无法自主表示本人的意愿，家属或其他代理人的意愿背离患者的健康利益，医师应耐心地、及时地向家属作出解释，要求他们慎重对待，并提醒他们可能要承担的后果。如执意坚持，则必须在知情同意书上注明，明确责任。③某些不能表示本人意愿且家属众多的患者，可要求他们确定一名家属履行知情同意权，并出具委托授权书；如病情紧急、众多家属无法商定、推选委托授权人，医师可按患者利益最大化的原则处理；对医师提出来的治疗方案，众多家属存在分歧时，医师应反复向他们说明方法的科学依据与必要性，便于他们慎重选择，形成统一意见。④对于某些父母的意愿明显背离未成年子女健康利益、不同意医师的决策时，医方应耐心地向他们说明拒绝医师决策的后果，引导他们接受医师的科学决策，达成一致意见。如执意坚持，则必须在知情同意书上注明，明确责任。⑤堕胎要经夫妻双方同意；未婚成年女子堕胎由本人决定，其他人（包括父母、男方）不得干涉；未成年女子的堕胎由其父母决定。⑥法定代理人履行知情同意权，根据国家相关法律规定，遵循下列顺序：配偶、父母、成年子女；成年兄弟姐妹；祖父母、外祖父母、成年孙子女、成年外孙子女；或其他法定代理人。对所有经授权代理患者的家属或其他代理人，如医师发现其代理身份有明显疑问时，可要求出示身份证明。⑦对知情且同意医师诊断、治疗意见，但拒不在知情同意书上签字的患者或家属，如病情允许，可再作解释，劝其签约；如病情危急，且危及生命，可征得医院伦理委员会的同意或在医院律师见证条件下继续医疗过程。⑧某些患者及家属由于医学知识缺乏，信任医师，认为可以绝对听从医师安排，没有必要履行知情同意手续；或者某些医师认为只要患者同意，无需患者充分知情，无需履行同意手续。这种省略知情同意手续的做法是不可取的，并可能造成不良后果，应予注意。

免除 下列情况可免除知情同意：①主治医师或治疗组或主管专家认定病情危急，履行知情同意可能延误治疗和处置，危及患者的生命。②由于患者失去知觉，或家属、其他法定代理人不在场等各种原因，无法告知并获得患方的同意。③其他不免除知情同意，就无法对患者进行治疗、挽救患者生命的特殊情况。但免除同意应履行必要的手续：①对任何免除知情的患者，医师必须向医院领导行政主管或医院伦理委员报告。②对任何免除知情同意手续的患者，在进行紧急处理后，都必须记录在案，并注明没有履行知情同意手续的原因，同时向医院伦理委员会备案。③事后告知患者或患者家属、法定代理人。

伦理意义 ①在医疗保健服务中履行知情同意原则，不仅有利于实现医疗目的，更是出自对患者生命权和医疗权、自主选择权的尊重，是人本主义的体现。②对促进医务人员与患者之间的相互信任、密切医患关系、减少医患纠纷具有重要意义。在履行知情同意过程中，医师将患者视为平等的伙伴，将医方所要实施的诊治方案全部告知患者，并且在患者表示同意的情况下才开始诊治行动，这本身就拉近医患间的距离，赢得了患者的信任。③有利于调动患者主动性，取得患者主动配合治疗。医师在告知过程中，无疑要对患者提出诸多配合诊治的要求，使患者心中有数，便于发挥患者的主动作用，而非只是被动地接受医师的安排。④有利于保护医方的正当权益。由于在履行知情同意过程中，医师对整个诊治方案及愈后的情况向患者作了全面交待，明确了医患双方各自的责任，并且以自愿的书面形式形成约定，这就避免或减少了因种种可能产生的纠葛，医师可以放心大胆地投入诊治的工作中，医疗权得到了患者的尊重和认可。

（孙慕义 许启彬 杜治政）

zhīqíng bùtóngyì

知情不同意 （informed dissent）

患者或患者代理人在履行知情同意过程中，对医方就疾病的诊断、治疗提出的方案或措施表示不同意的动态过程。是患者知情权的另一种表现形式，属于患者自主权的范围。履行知情同意过程中出现不同意是正常的。知情不同意是患者及其代理人行使自主权的一种表现。尊重患者知情不同意的决定，是保护患者知情同意权的应有之举。

内涵 医师认真尽力了解患者各方面的情况，根据医学科学原理和治疗指南形成的诊治方案一般是适合患者的，但由于多种原因，患者不认可或部分不认可治疗方案，是完全可能的。知情不同意包括：①全部不同意与部分不同意，可涉及诊断方法、治疗方案、手术与不手术、药物选用、费用和高值耗材等多方面的全部或部分不同意。②诊治起始阶段同意，后续阶段不同意。③患者同意家属不同意，或家属同意患者不同意。④知情、口头同意，但拒绝签署知情同意书，也应列入知情不同意的范畴。

知情不同意的原因一般有：怀疑和不同意医方提出的诊治方案科学性或另有企图；出于对诊断的准确性和治愈率而提出的补充意见和修改意见；从他处得知有更好的诊治方法；担心签订知情同意书后医师不承担责任，怀疑医师将风险推给患者，而不签署知情同意书；成年患者出于宗教信仰和对价值观念的不同而不同意医方的诊治安排；由于对告知内容出现认知障碍产生的不同意；出于经济困难难于支付费用的不同意；来自外来的干扰产生的不同意。医师必须对患者不同意的原因作出具体分析，以便应对各种不同意；同时对患者不同意的真实性及行为能力作出分析和鉴别。患者表示的不同意符合下列条件者，医师应予认真对待：①患者具有行为自主能力，能对自己的行为负责。②患者对医师提出的诊治方案有充分的知情和理解。③是本人理性的决定，不是一时冲动，也非由于外界的干扰而产生的不同意。④患者的不同意不侵害他人和社会利益。对于无行为能力或行为能力受限状态下表示的不同意，对在精神状态不稳定状态下作出的不同意，对于在药物对思维能力产生影响下表示的不同意，对于由外界干预产生的不同意，医师可不予考虑，但应与患者家属，或其他法定代理人、监护人进行沟通。

处置 医师应根据对知情不同意的不同情况作出具体分析，分别对待：①对于因沟通不畅，患者对诊治方案理解不当或理解有误产生的不同意，医师要用通俗和患者能理解的语言，再次向患者或家属耐心说明，并陈述利害关系，说服他们接受医疗方案。对于因缺乏信任产生的不同意，应通过必要的途径改善医患关系，或请患者信任的医师进行沟通和治疗。②患者或其家属出于自身的特点、以往的就医经验、更高的期望或某些特殊原因，对诊治方案提出补充和修改意见，医师应耐心听取，采纳合理部分，对原方案做必要的修改和补充，并对不能采纳的意见一一说明。③患者或家属怀疑医方提出的诊治方案，或从他处得知另有其他诊治方法，医师向其说明后仍坚持己见，可同意其选择，并协助做好转院、转诊或其他手续，并告知在转院、转诊过程中可能出现的风险，做好防范准备。④对于患者本人（指具有自主能力的成年患者）同意，家属不同意；或患者本人不同意，家属同意的情况，医师在确认医疗方案科学合理、符合患者健康利益的情况下，应耐心说服患者本人或家属接受医方的意见，如患者、家属仍坚持各自的意见，可按患者是知情同意的首要主体的原则，医师依照患者本人意见进行诊疗；如患者家属仍强烈反对，医方可要求履行文书签字手续，并承担后果，负法律责任。⑤对于没有行为能力的患者，家属或其他法定代理人表示的不同意，如有其合理的部分，医方应接受并修改原先的方案；如不同意明显背离患者的健康利益，并可能导致严重后果，可视为无效代理决定，同时医师应及时向医院领导或医院伦理委员会报告，并由医院领导向当地法院提交申请，拒绝代理人的决定，以挽救患者生命，维护患者的健康利益。⑥对于因病情危重且治疗无望的患者，出于经济原因或价值观的选择，患者本人或家属要求放弃治疗，经医师充分说明放弃治疗的后果后仍坚持原意见者，医方可接受其要求，但必须履行文书签字手续。⑦对于诊治起始时同意诊治方案，但在诊治中途发生变故，要求改变诊治方案的患者或家属，应首先分析其变化的原因，如因病情变化产生的不同意，医方应予以认真对待，如意见合理，应及时

修正原有方案；如系其他原因干扰产生的不同意，则应说服患者或其家属，按原定方案继续治疗。⑧对于法定传染病，患者或家属拒绝治疗，医方可按照国家相关法律规定，对患者实施强制诊疗。⑨面对那些知情后口头同意，但不履行文书签字手续的患者或家属，医方应再次向其说明签约的必要，帮助他们消除对签署知情同意书的误解，履行签字程序。如仍坚持不签字，医师可向医院伦理委员会或医院相关行政部门报告，或在医院律师见证下，继续医疗进程，以抢救患者生命，同时在病历中予以记录。

伦理要求 ①知情不同意是患者行使自主权的表现，医师和医院都应尊重患者选择，绝不能将之视为是患者找茬或挑毛病。患者对医师提出的诊治方案表示这样或那样的不同意见，抑或是向医师提出这样或那样要求，都是对自身健康的关切，都是在理的，医师和医院应予以支持，认真对待。②患者的不同意常常出自患者各种不同角度的考虑，无论是正确有理或无益于患者疾病的诊治，都需要医师再次全面审视原先提交给患者的诊治方案，有益于诊治方案的进一步完善，有益于密切医患关系，应将不同意视为患者参与医疗决策的积极行为，视为可能弥补医师决策不足的机会，是好事而非坏事。③处理患者不同意，医方必须本着与患者平等协商、反复沟通的态度，吸取合理的意见，解释不合理或不可能做到的要求，避免误解，谋求共识，切忌轻率否定患者的意见和要求，切忌置之不理。④对于在有限时间内无法取得共识，患方仍持不正确、不合理的要求，且其不同意可危及者

生命，医师可本着生命权高于知情同意权的原则，向医院领导或医院伦理委员会报告，行使医师干涉权，抢救患者生命，同时记录在案；对于那些不危及生命安全的不同意，医师可尊重患方的意见，但要依据国家相关法律的规定，履行必要的文书签字手续，明确医患双方各自应当承担的责任。

（孙慕义 许启彬 杜治政）

dàilǐ tóngyì

代理同意（proxy consent） 患者本人不具备条件履行知情同意原则的能力，由具有合法身份的人代为患者行使知情同意权，为患者的诊疗及健康相关问题作出合理、最优的选择和决定。又称代理决定。其为知情同意的一种特殊形式。

在患者履行知情同意原则的实践中，常出现患者因智力障碍、丧失意识，或因未成年不具备独立行使公民权的能力，由其近亲属或患者委托的其他法定代理人代其行使同意权。患者近亲属系指配偶、子女、父母；其他代理人包括合法监护人、律师。如亲属不在患者身边或患者无亲属，生前未曾确定合法代理人或律师，从抢救需要出发，患者的友人、单位同事或领导，负责患者医疗的医师或医院有关负责人，亦可代理同意。

代理同意的人必须具备如下条件：①具备代理同意的合法身份。②具备知情同意的能力。③能真正代表患者的利益。④有患者或近亲属的明确或暗示的委托。⑤代理决定者的选定遵循配偶、子女、父母、合法监护人、患者委托的律师及其他具备代理资质人的顺序。

代理同意要求代理人充分尊

重代理人的意愿，排除任何侵犯患者利益的意趣和行为，真正代表和体现患者的根本利益，维护和监督被代理的患者在医疗中享有的一切权利；在代理人或亲属出现分歧和矛盾时，应听取医师的意见，充分协商，形成对患者健康最有利的一致认识。

在患者不具备履行知情同意原则条件下，医师应尊重代理人履行代理同意的选择，同时帮助和支持代理同意人做好代理同意。要能体谅患者的情绪，认真如实地向他们介绍患者病情、诊治方案，指导他们作出合理的选择；在发现代理同意人背离患者利益，出现代理同意与患者健康利益发生冲突时，要提醒代理同意人尊重患者的利益，在劝阻无效时，可征得院方领导或医院伦理委员会同意，行使医师干涉权；在代理人之间发生分歧、难于作出合理决定时，医师要依据医学科学的要求和患者的情况，向他们提供建议，促成共识；在患者意识清晰、有能力履行知情同意原则，但患者仍委托其儿女或亲属代为履行知情同意时，医师应摆脱家庭主义的影响，倡导患者自主，提醒患者维护个人自主权，如患者执意代理同意，则应尊重患者的意愿，警惕并正确处理代理同意背离患者本人利益的情况；同时拒绝在患者具备履行知情同意能力、未有患者的委托而又背离患者利益的代理同意。

（孙慕义　马　晶　杜治政）

jiāshǔ tóngyì

家属同意（family consent）

某些特殊情境下由患者家属作为主体履行知情同意的权利。是知情的一种形式。由于中国传统文化的影响，尽管当今强调患者个人权利自主，在医疗服务中由家属参与同意或家属作为主体履行同意权仍广泛存在。

健康权是人的基本权利。健康是关系每一个人切身利益的大事，具有公民身份的人都有自主决定自身健康的权利。1994 年中华人民共和国国务院公布的《医疗机构管理条例》第三十三条规定："医疗机构施行手术、特殊检查或者特殊治疗时，必须征得患者同意，并应取得其家属或者关系人同意并签字"；中华人民共和国 2009 年颁布的《中华人民共和国侵权责任法》第五十五条规定："医务人员在诊疗活动中应当向患者说明病情和医疗措施。需要手术、特殊检查、特殊治疗的，医务人员应当及时向患者说明医疗风险、替代方案等情况，并取得其书面同意。"但由于患者有时可能处于智力障碍或丧失意识，或者年幼不具备独立行使公民权利，该条同时规定"不宜向患者说明的，应当向患者的近亲属说明，并取得其书面同意"。鉴于中国传统文化十分重视家庭的亲情，患者的近亲属在患者患病期间负有关爱和帮助亲人的责任，因而在中国实行患者自主与家属同意并存的特殊做法，但同时要逐步倡导由患者本人履行知情同意手续。诸多的社会调查表明，由于家庭关系不断变化，子女与父母分立的家庭日益增多；传统大家庭经济的瓦解；养老保险和医疗保障的日趋完备，公众倾向于应更多地尊重患者本人的自主权，支持逐步抛弃传统的家长主义做法，维护患者的权益。

家属同意的要求是：①家属同意和患者同意一样，包括对医疗诊治方案的知情、选择和同意权。②在患者与家属共同参与决定时，家属和医师应更加尊重患者本人的意愿；在患者与家属之间出现矛盾或不一致时，要更多倾听患者本人的意见，维护患者本人的利益。③在患者不具备知情同意的情况下，由家属单独代理同意，家属必须具备代理人的身份和资质，医师不接受不具备代理身份和资质的家属同意。④家属单独履行知情同意，必须以患者利益为本，不能牺牲患者利益换取家属的利益，诸如放弃治疗的决定等，必须有患者本人同意或有生前预嘱，并得到医师的同意。⑤家属行使同意权，按国家法律规定，次序为配偶、子女、父母和其他法定代理人，其中承担长期抚养患者和具有监护人身份的家属具有优先同意权；⑥家属履行知情同意时出现意见不一致时，要在医师提供充分信息的情况下，充分协商，形成一致的意见；无法取得一致且病情紧急时，由医师酌情裁量决定。

（孙慕义　董晓燕）

tuīdìng tóngyì

推定同意（presumed consent）

对因病情救治紧急无法取得患者或代理人同意，医师依据患者维系生命和健康的需要推断出视为患者自愿的同意。是知情同意的特殊应用和表现形式。

推定同意是当今世界许多国家法律界在某种特殊情况下采用的一种法律手段。如在特殊情况下推定被害人同意对其合法利益造成侵害的行为；推定同意有为被害人利益的推定同意和为他人利益的推定同意。推定同意有紧急推定同意和非紧急推定同意之分；不同类型的推定同意其效力依据有所不同；推定同意经被害人（或他人）认可，特殊情况下经司法人员认可，与实在同意具有同样的效力。

推定同意在医学的诸多方面有其应用需要和价值：①临床重病救治中需要采取某种特殊的诊疗措施以挽救患者生命，但由于患者丧失意识，无法表示本人意愿，也无法取得法定代理人的同意，医师可根据救治患者生命的需要，按推定同意原则，视患者自愿同意，完成抢救患者生命的医疗程序。②在器官收集中，对有移植价值的尸体的器官、组织，但无死者生前授权和无代理人授权，且死者生前以及家属没有明确反对的意见，可按推定同意原则，视为同意自愿捐献，将其器官用于移植以救治他人的生命；迄今，丹麦、新加坡、法国、瑞士、澳大利亚、比利时、意大利、英国等很多国家都实行了此项政策。③因种种原因需要对尸体进行解剖，但死者生前没有不同意解剖的意愿或家属未有反对解剖的表示，可按推定同意原则视为死者同意解剖，以满足需要解剖的需求。

推定同意是在某种特殊情况下无法取得权利主体或代理人的同意，以权利主体的最大利益或社会利益为出发点，推定主体同意，使抢救生命、器官移植或其他工作能够继续进行，它既不违背自主原则，也符合社会和他人利益，是能够得到伦理辩护和社会道义支持的。推定同意应设置严格的前置条件和正当的价值取向，防止以"集体利益""社会需要""科学研究"名义侵害患者及其他权利主体人的合法权益。

（孙慕义　杜治政）

zuòjuédìng de nénglì

作决定的能力（capacity of decision-making）　患者根据自己的真实愿望或价值观对医师就关联牵涉自己医疗问题告知作出理性决定的能力。是衡量履行知情原则是否实现其本意的重要要求。评估患者做决定的能力，在于保护实际上无决策能力或决策能力缺失的患者免受不利决定的伤害。

患者有作决定的权利始于美国。1914年，美国纽约州地方法院的法官本杰明·卡多佐（Benjamin Cardozo）在"斯克劳恩多尔夫诉纽约医院协会"（Schloendorff v. Society of New York Hospital）一案的判决中，首次明确地提出了患者自我决定权这一概念："所有具有健全精神状态的成年人，都有决定对自己身体作何处置的权利。医师如不经患者同意而对其进行手术，则构成伤害罪，应承担损害赔偿的责任。"迄今为止，大多数国家都从法律上明确和肯定了患者在医疗中的自我决定权。

中国全国人大常务委员会通过的《中华人民共和国侵权责任法》亦规定："医务人员在诊疗活动中应向患者说明病情和医疗措施。需要手术、特殊检查、特殊治疗的，医务人员应当及时向患者说明医疗风险、替代医疗方案等，并取得其书面同意。"患者自我决定权强调的是尊重患者自己的意愿，所决定的是与个人价值取向有关的事项，是道德和法律赋予的权利，是患者自主权的重要体现。

患者作决定的能力要求：①医师就病情和诊治方案充分、科学、全面、清晰、通俗易懂的告知。这是患者作决定的前提。不充分的、不科学的、残缺不全的、语言表达不清晰的、不通俗的告知，患者不明白医师说的是什么，是无法或难于作出理性的

符合本人健康利益决定的。②患者具有清晰而充分的理解和判断能力。这是患者对医师所提供的信息作出自我决定的基本条件。患者是否具备作决定的法定年龄，未成年人不具备条件作决定；患者存在智力障碍，或思想糊涂、思维杂乱，不理解医师的告知，是不能作出符合自身健康利益决定的。患者的理解力包括：对诊断的理解，是否符合本人的实际情况；对治疗方案的理解，包括服药、手术及其他治疗方法是否能适应和接受；治疗中可能出现的副作用（不良反应）或其他风险和自身的应对方法的理解；治疗中患者本人需要配合的事项；治疗费用等，并清楚知道所作的决定及其后果。医师在履行知情同意原则前，应对患者以上的理解能力做充分而细致的评估，如果不具备基本的理解力，应与家属沟通，由家属或其他法定代理人履行知情同意原则。③决策医疗问题复杂程度的评估。患者是否具备作决定的能力，还与决策本身的复杂程度以及实际决策结果所包含的风险相关，决策能力的判定应该考虑决策问题的复杂程度和医疗的风险程度。对于疑似脑膜炎患者，作出是否同意腰椎穿刺仅需最低的决策能力；对于乳腺癌患者，作出是否同意切除乳腺只需具备中等的决策能力；对于阑尾炎患者，作出是否接受切除阑尾的决定，需要较高水平的决策能力。这是评估患者作决定和作决定的能力必须考虑的。④患者作决定的独立性评估。患者的自主权，首先是属于患者本人的，应由本人行使。对患者作决定能力的评估，包括患者作决定是否屈服他人的意志，是否受他人左右的评估。当然，患者不

是孤立存在的，特别是患者常受亲人的关切，与家人，特别是与近亲紧密相联，朝夕相处，本人作决定时，听取家人的意见，或者家人参与作决定，也是自然的，与患者独立自主作决定并不冲突。但包括家属在内的他人，不能强迫患者接受他本人不愿意的决定。对此，医师必须关注并有清楚的了解。患者作决定，应当是本人意愿和利益的体现。⑤患者作决定，应限于医疗范畴和能够予以满足的医疗要求。超出医疗范围的要求或其他，不在患者作决定之内。对于某些有利于疾病治疗和健康恢复的企求，尽管不属于医疗范围内的事项，医师应予支持，并提供可能的帮助。

（孙慕义　许启彬　杜治政）

bǎomì

保密（confidentiality）　医疗机构和医务人员不随意向他人泄露患者的医疗秘密和个人隐私，对包括与患者诊疗无关的医务人员在内的其他一切人员保守秘密。保密是针对保护患者个人隐私权而言的，隐私权作为现代人权的重要构成部分，指公民的个人生活秘密和个人渗透活动自由不受他人干涉的权利。医疗部门是能够轻易获取患者个人隐私的行业，患者隐私极易在医疗过程中暴露和被侵犯，不仅涉及患者人格的尊严，还可能给患者造成不良影响和后果，历来为古今中外医家重视。

历史　保密是临床医学中的一条古老规则。早在 2500 多年前，古希腊名医希波克拉底（Hippocrates）在《希波克拉底誓言》中就提出："凡我所见所闻，无论有无业务关系，我认为应守秘密者，我愿保守秘密。" 18 世纪法国医师和律师胡弗兰德（Hufeland）的《胡弗兰德·戒德十二箴》说："夫病者付托其生命于医，不得已而露呈赤裸，白其最密之禁秘，述其最辱之忏悔，医者须以笃实温厚，沉默慎言为主。" 1948 年世界医学会通过的《日内瓦宣言》规定："我要保守我所知道的病人的秘密，即使病人死后也这样。" 1949 年世界医学会公布的《世界医学会国际医德守则》也明文规定："由于病人的信任，一个医生必须绝对保守所知的病人隐私。" 1977 年召开的第六届世界精神病学大会通过的《夏威夷宣言》第八条规定："凡是病人告知精神科医生的，或是在检查或治疗中见到的，都必须保守机密。" 现今，人们对保密有了更加明确和深入的认识。2002 年由美国内科基金会、美国医师学院基金和欧洲内科医学联盟倡议的《新世纪之医师职业精神——医师宣言》，将"为患者保密的责任"列为医师专业精神要求之一，认为"为了赢得患者的信任，当提及患者的有关情况时要有恰当的保密措施"，"由于汇集患者资料的电子信息系统的广泛应用以及遗传信息越来越容易获得，现在履行保密的责任比以前都更迫切"。

中国古代虽无这方面的明确提法和完整概括，但对不可在患者面前道说同行是非这种特定的保密问题却多有提及。中国卫生部 1988 年颁布的《医务人员医德规范》要求："为病人保守医密，不泄露病人隐私和秘密。" 1998 年颁布的《中华人民共和国医师法》二十二条将"保护患者隐私"列为医师的"执业规则"之一，2009 年颁布的《中华人民共和国侵权责任法》第七章"医疗损害责任"对"患者的隐私权"作出明确规定："医疗机构及其医务人员应当对患者的隐私保密。泄露患者隐私或未经患者同意公开其病历资料，造成患者损害，应当承担侵权责任"，这是对保守患者最认真的承诺。

要求　①患者隐私保密的内容：患者隐私包括患者个人资讯在内的一切信息，即个人基本资料、病情主诉内容、书面文字、影像资讯等所有可显示患者身份、健康情形、医疗状况、诊断、预后、治疗的资讯，以及其他一切私人资讯。②保密责任承担者和保密对象：医疗机构和医护人员，都是保密责任的承担者。保密对象，既包括对医院以外的一切人员保密，也包括对与患者诊疗无关的医务人员保密。③保密内容的顺位：生理隐私的保密应置于隐私保密的首位，其他保密需求的顺次是病史病情、个人私密、一般个人资料、个人空间。④保密的设限：生命权高于患者隐私权，为了公共利益的需要，也可限制部分隐私权的保护。患者隐私的保护限制主要发生在已经或将要危及患者生命、公共利益或第三方利益的情况下的权衡。⑤患者隐私权被侵犯的原因：文化传统因素使国民对自己的隐私没有形成强烈的保护观念；医疗行业医师占主导地位的情况常使得患者在医师面前无隐私可言；法律法规对隐私保护的力度不够。⑥保护患者隐私权的机制：首要的是提高医院管理人员、医护人员对保守患者秘密的认识，提高医护人员的职业操守；同时要加强病案管理，特别是电子信息的管理，设置计算机数据备份、设备隔离和防火墙，制定管理性的防护措施等。

（孙福川　杜治政）

jiǎng zhēnhuà

讲真话（truth-telling）

临床人际交往尤其是医患交往中要讲真话，不说假话。特指医师要如实告知患者有关诊治信息。在为患者进行诊治前后完整而诚实地告知病情，维护患者的知情权，是医师专业精神的重要要求；讲真话可以赢得患者及其家属的信任与合作，有利于保证诊疗的顺利进行，符合患者的最佳利益，也有利于维护医师和医院的声誉；讲真话也包括患者对医师讲真话，如实地向医师告知本人病情。讲真话是医患诚信关系的重要体现。

由于临床服务中的特殊性，在某些具体问题上，如对中晚期癌症患者的诊断信息和预后，对自己及同事在诊治中出现的明显失误等，要不要如实告知患者本人，人们一直持有不同的伦理观点。随着社会和医学的发展，保密和讲真话两条伦理准则都遇到了越来越多的挑战，二者之间的相互关系也越来越微妙。例如，在保密方面，个人基因型的保密问题，医疗服务信息化、远程医疗等带来的保密问题显得越来越复杂。芝加哥大学临床伦理中心主任马克·西格勒（Mark Siegler）就认为，在医院服务中，第三方利益的存在和团队医疗服务的发展已经使保密成为一个"衰老的概念"。尤其在对不良诊断和不良预后等信息如何处理的问题上，到底是应该对患者保密还是应该向其讲真话，具体围绕着患者自主权和保密实效性等问题，目前仍存在着尖锐的争议，有三种不同观点。①反对讲真话：这种观点认为，向某些特殊患者保密作为保护性医疗措施，经世代临床实践证明是正确的、必要的准则，"善意谎言"符合患者的最佳利益。理由是：患者有权知悉他想要得到的病情信息，也有权拒绝了解他不想得到的病情信息；医师强行真实地告知患者"坏消息"会造成患者的负性心态，丧失治疗信心，加重病情，甚至出现某些意外情况；医师不向患者透露"坏消息"，给患者以希望和鼓励，会增加患者通过神经系统和免疫系统调节力量的加强而出现好转的机会，甚至是自愈奇迹。②赞成讲真话：这种观点认为，患者对自己的疾病有知情权，讲真话是尊重和维护患者自主权的具体体现和重要内容。理由是：患者想知道与自己病情相关的一切信息，包括"坏消息"，不告知"坏消息"同样是侵权行为；讲真话有利于诊治的正常进行，不告知患者"坏消息"，尽管动机是善良的，但后果往往事与愿违；讲真话可以使预后极差的不治之症患者理性地选择医疗决策，并合理地调整和安排所剩不多的生存时间，以尽可能提高末端的生命质量和价值。③折中观点：这种观点认为，对患者讲真话或不讲真话都不能绝对化，而应该做具体分析，选择要依据不同患者的主客观具体情况而定，关键在于是否有利于患者，至少不可伤害患者的根本利益。理由是：患者想知道也有权知道的病情信息，如果得不到真实告知，甚至被告知假话，患者会产生疑虑和被欺骗感，客观上不利于正常诊治活动的顺利进行，从各方面造成对患者的伤害；患者不想知道也有权不知道的病情信息，如果强行告知，也会对患者造成多种伤害。

关于保密还是讲真话的伦理争论投射于临床医师的焦点是：对患者保密与维护患者知情同意权、不伤害患者与保障患者自主等准则之间的关系如何正确处理。多数学者认为，医务人员出于保护患者的善意，避免因某些信息的告知使患者难以接受而伤害患者，与向患者讲真话、维护患者知情同意权是一致的，都是基于维护患者利益。但在某些具体情境中，对患者保密与患者知情同意权二者之间存在着矛盾和冲突。在患者知情权意识日益高涨的背景下，要求解除对患者保密的呼声也越来越高，但完全向患者讲真话，又确实会给不希望或不宜听到某些真话的患者带来意想不到的伤害，也不符合保护性医疗的要求。这就要求医师做好与家属沟通协调，善于审时度势，逐步向患者渗透，在临床实践中力争做到坚守不伤害患者的伦理底线，处理好保密与讲真话之间的关系。

（孙福川）

shànyì huǎngyán

善意谎言（white lie）

出于善良动机和避免不良后果所说的谎话。又称善良的谎言。善意谎言与谎言的本质区别在于其动机的纯正性和后果的正面性，见之于战争中为稳定军心有意制造的某些谎言，对灾难性突发事件为避免对社会的过度冲击暂时缓报或谎报等；在医学伦理学的语境中，善意谎言特指医务人员出于保护性医疗的需要，使患者不受伤害的善良动机，如类似于癌症晚期这样明确的不良诊断及其预后等"坏消息"，不如实告知患者，而以精心设计的相对虚假的"好消息"进行告知，为患者提供心理支持。在医疗实践中，善意谎言与保守医疗秘密的职业道德有关，是在某种特定情况下为患者保密的特殊要求。

面对癌症晚期等不治之症的患者讲善意谎言，虽无明文规定，但已成为古今中外源远流长的医疗职业习俗，它是不伤害患者伦理思想和准则的具体体现。面对医学行为的复杂性，尤其是对患者诊断和预后的信息经常出现的不确定性，医学先贤选择讲善意谎言来应对如此难题，充分显示出了他们的医学伦理智慧。善意谎言的合理性在于：为患者着想，体现了不伤害患者的要求。如果讲真话会伤害患者，那么，为保护患者而讲善意谎言，无疑是合理的；善意谎言虽然也会对患者产生某些伤害，但只要符合"两利相权取其重，两害相权取其轻"的原则，就是合理的；一个行为，如果动机与效果及其目的都是善的，那么，只要手段不与其严重背离，属于可容许的变通选择，这个行为就可以认定为善行。

20世纪中期以后，临床服务中的善良谎言受到了空前挑战。挑战主要来自患者自主权尤其是知情同意权的兴起、医患关系的平等化、医患之间信息不对称的改善、信息化社会的发展等综合因素。善意谎言的合理性受到越来越多的质疑，最主要的理由是善意谎言侵犯了患者知情同意自主权；医方的善意并不一定代表是患者的意愿，尤其是根本利益。然而，人们注意到，尽管面对是否告知患者"坏消息"的问题时，出现了"讲真话"与"善意谎言"一进一退的趋势，"善意谎言"却并未被否定和废弃。在海内外现行的医学行为准则中，无论是法律法规，还是伦理准则，在强调医务人员应该讲真话、让患者知情的同时，还是要求实行保护性医疗措施。《中华人民共和国执业医师法》第二十六条规定："医师应当如实向患者或者其家属介绍病情，但应注意避免对患者产生不利后果。"中国《医疗机构管理条例实施细则》第六十二条规定："医疗机构应当尊重患者对自己的病情、诊断、治疗的知情权利。在实施手术、特殊检查、特殊治疗时，应当向患者作必要的解释。因实施保护性医疗措施不宜向患者说明情况的，应当将有关情况通知患者家属。"在中国台湾地区，多数学者认为，对于患晚期癌症这种难以治愈疾病的患者，如果讲真话对医疗明显有不利影响时，应该尊重医师对患者采用"深含慈悲之谎言"。即使在强调患者自主权声音最响亮的美国，也充分肯定善意谎言的地位和作用：如果医师认为将某些医疗信息告知患者后，将可能引起其拒绝或延后治疗，或者增加其痛苦，医师可以将该信息保留。

医师对患者说善意谎言与讲真话一样，实质都是为了更好地维护患者的健康；讲真话是基本准则，善意谎言只是在某种特殊情境下的暂时要求，当特殊情境消失，仍应告知患者真相。在发挥善意谎言的合理作用时，应严格综合考量其运用的条件性。如果患者确实难以接受病情的"坏消息"，善意谎言就是必要的和正确的，但也必须向其家属讲真话；如果患者具有承受"坏消息"的能力，对其隐瞒反而造成不必要的负担，就应坦诚相告，鼓励患者与疾病做斗争的勇气。

(孙福川)

zuìyōuhuà yuánzé

最优化原则（the principle of optimization） 在为患者提供的多种临床诊疗方案中选择诊断正确、效果最佳、损伤最小、花费最少的临床医学伦理原则。国外通常称为优质医疗，是执业医师应遵循的最普遍、最基本的诊疗要求。最优化原则要求在选择和实施诊治方案时尽可能用最小代价取得最好效果，使诊治达到最佳程度。

概述 为患者提供最优质的服务，一直是古今中外医师们的追求。在西方医学历史中，古希腊《希波克拉底誓言》中的"我将遵循摄生规则，尽我之所能与判断为患者利益着想，而避免伤害"，中世纪时阿拉伯《迈蒙尼提斯祷文》要求医师"神清求体健，尽力医患者"，以及近代德国医学家胡弗兰德（Hufeland）的《胡弗兰德十二箴》中提出的"即使病入膏肓无药救治时，你还应该维持他的生命，解除当时的痛苦来尽你的义务""尽可能地减少患者的医疗费用"等，都是医疗务求最优化的表述；到了现代，这一理念则上升为临床医学伦理原则。美国医师学会在1986年提出："优质医疗是指一贯有益于改善或保持生活质量和延长寿命的保健活动。"1990年，美国内科学会指出："优质医疗是指在对个人和居民开展卫生服务时，遵循最新的医学知识，增加了实现理想保健结果可能性的程度。"医疗技术日新月异，优质医疗的内涵并非一成不变，即使在确认某一时空条件下的优质医疗时，也存在不同认识。美国学者多纳贝迪安（Donabedian）在1980年为优质医疗作如下界定："它预期能够使患者得到最大利益并把损失控制在最低限度"，获得了较多认可。日本著名卫生经济学家、卫生保健管理学家郡司笃晃曾构建了一个以效益、风险与医疗服务量三个变量相互关系来确认医疗质量优劣的模型，尽管它还不够完善，但为医学界认可。诊疗最优化是一个随着医学技术进步和人们对医学要求增多的不断丰富和发展的概念。

中国历代医家对此也有丰富的临床实践及理性概括。隋唐时期的大医孙思邈在《大医精诚》中，要求医师"省病诊疾，至意深心；详察形候，纤毫勿失；处判针药，不得参差"。清代医学家徐大椿在《医学源流论》一书中说："其审药味，至精至当。其察病情，至真至确。方中所用之药，必准对其病，而无毫发之差，无一味泛用之药，且能以一药兼治数症"。清代医家王德森对一些医师不能提供最好的治疗提出了批评。他说："今之医者，论药不论病，用方不用药。""于是乎，有当用不用以致误者，不当用而用以致误者，有当用而轻用致误者，有不当用反重用致误者。误之深浅不同，其为不识病情则一也。今夫病名不同，则治病之方与药自不是同"。这些都是诊疗最优化的精彩论述。

内容与实施 最优化原则有狭义与广义的两种理解。狭义最优化原则把视野严格限定在生物医学模式之内，其要求有 4 条：①最佳的医疗效绩。即医师以忠诚患者、对患者负责的精神，选择和实施被临床实践证明为最佳诊治手段，获得当时当地医学实际水平能够达到的效绩。②确保诊疗安全无害。即以科学的损伤观为指导，千方百计杜绝责任性伤害，防范意外伤害，控制必然性伤害。③努力减轻患者身心痛苦。对一般患者，在确保诊断、治疗有效的前提下，运用痛苦最轻的诊治手段；对晚期癌症等危重患者，采用药物和其他有效的手段，尽量减轻或消除患者的疼痛和痛苦。④尽最大努力降低诊疗费用。在确保诊治需要和效果

的前提下，选择资源消耗少、患者经济负担轻的诊治手段，做到"少花钱看好病"。广义最优化原则的要求是：①求全面整体性的最优化诊疗效果。即诊治中坚持从患者的生物、心理、社会、生态环境的医学观出发，充分考虑致病的综合因素、治疗与康复的综合手段，力求诊治获得生物心理社会全面的最优效果。②求善果最大、恶果最小的诊疗效果。即在诊疗的各种备选方案中，选择善果最大、恶果最小的医疗方案，争取疗效最佳、康复最快、痛苦最小、危险和副损伤最少、费用最低的医疗结局。③求符合公平正义。公平分配使用医疗资源，不因患者的地位、财富、民族、信仰、出身和身体残疾等情况提供不公正的医疗。④求长远效果稳定，不危及后代和社会环境的最优化。在解除患者激烈病痛时要考虑长远后果，危及后代、破坏环境、污染社会的治疗要尽力避免。广义的最优化的诊疗是当代医学应当努力追求的。要努力创造条件，积累经验，逐步实现广义的最优化的诊疗目标。

医学技术是不断进步的，诊疗的最优化往往随着医学技术的进步不断提出新要求，不同的历史时代最优化的要求有所不同；患者的个体差异及其病情的复杂多变，也会导致患相同疾病的患者对医疗最优化的诉求有所差异；医师的医德水平以及医患之间的沟通效果也是影响最优化的因素，因而最优化目标及其实现常是变化的、动态的，也是没有极限的。为实现诊治最优化的目标，必须从患者各方面的实际情况出发，对医疗技术进行周密的思考与选择，力求选用效果好、损伤小、费用低的治疗方案；在执行医疗

方案过程中，要始终精细观察患者的病情变化，及时与患者沟通，听取和关注患者的身体感受，调整和不断完善治疗方案；对效果的判定，要兼顾近期与远期效果的统一、局部改善与身体整体提高的统一、生理恢复正常与心理安康的统一；不仅要重视治，也要关心出院后的养与防。实现最优化的目标，要求医师必须懂得现代医学的新理念、新思维，兼具高超医术和高尚医德两种品格，养成胆大、心细、行方、智圆的人文习性。最优化诊疗是人性化医学的标志，只有在技术上精益求精，在人文上尽心尽力，才能实现诊疗最优化的目标。

(孙福川)

临床路径管理模式伦理 (ethics of clinical pathway management model) 实践临床路径管理模式服务过程中应遵循的伦理原则。临床路径是针对某一疾病，以循证医学为指导，为确保医疗质量、控制医疗成本、优化医疗服务流程的管理工具，适用于患者人数众多、常见病、多发病、诊疗方案比较明确、诊疗过程中变异较少及诊疗技术相对成熟的病种，是临床诊治和护理的综合管理模式，体现了现代管理理念的要求。临床路径实施过程主要有以下 4 步：计划准备，临床路径制定，临床路径实施，临床路径评价。相对于传统临床指南来说，其内容更简洁、易读，适用于多学科、多部门；由于明确规定了特定疾病的诊疗流程，注重治疗过程中各专科间的协同性、时间性、治疗结果等，因此具有很强的可操作性。

历史 临床路径管理模式首先出现在美国，是医疗机构主动

应对医疗保险付费方式转变的一种措施和产物。1965 年，美国国会通过了《医疗照顾法案》和《医疗救助法案》（U. S. Bill of Medicare and Medicaid），为老年人和穷困人群提供了基本的医疗保障。但随之而来的是医疗费用急剧上涨。医疗费用剧增带来的财政压力迫使政府改革医疗保险支付制度。自 20 世纪 70 年代起，通过一系列研究，美国学者率先设计并完善了按疾病诊断相关分组-预付款制度（diagnosis related group system-prospective payment system，DRGs-PPS）。20 世纪 80 年代后期，美国政府将医疗保险支付由传统的后付制改为按 DRGs 支付。为适应这种变化，美国的医院提出临床路径对策的要点有二：一是降低成本，二是改进质量。在实践中，首先将其应用于护理管理，作为缩短住院日的手段。1985 年，美国新英格兰医疗中心率先实施临床路径，成功降低了医疗费用。临床路径由此受到美国医学界的重视并不断发展，逐渐成为既能贯彻医院质量管理标准，又能节约医疗资源的标准化管理模式和服务模式。目前，临床路径已在世界医学界产生广泛影响并被借鉴和推广。美国、日本、新加坡、比利时、英国、德国等国近 60% 的医院不同程度实施了这一模式。

在中国，1998 年以来，北京、天津、重庆、青岛、成都等一些城市的三甲医院相继引入这一新模式，并开展了理论研究和临床路径试点工作。2009 年 10 月 13 日，中国卫生部组织制定和颁发了《临床路径管理指导原则（试行)》；12 月 7 日制定和颁发了《临床路径管理试点工作方案》，明确要求将临床路径服务模式作为公立医院改革的重要内容，在全国范围内至少遴选 50 家试点医院，承担 22 个专业 112 个病种的临床路径管理试点工作；2010 年 1 月 5 日公布了《临床路径管理试点工作试点医院名单》，此项工作正式启动。为促进临床路径的实践探索和理论研究的健康发展，2010 年 12 月 21 日，《中国临床路径》学术杂志在福建省厦门市创刊。中国台湾地区的一些医院也都有相应的跟进举措。

伦理意义　几十年的实践证明，临床路径具有重要的临床效益和伦理意义：①临床路径有利于患者得到比较优化、规范化的医疗护理服务，少花钱看好病；有利于患者了解明确的医学决策信息，有利于解决由于医患之间信息不对称所造成的一些问题，使患者知情同意权得到更充分的实现；有利于患者形成对于疾病诊治和护理的理性期待，对医疗护理决策进行理性选择，提高患者的自我管理意识。②临床路径有利于医务人员规范自己的医疗和护理行为，减少和克服主观随意性和盲目性，减少或避免职业行为的失误；有利于减轻医务人员的技术工作负担，将更多精力投入到对患者的人文关怀；有利于明确医师、护士以及相关人员的责任，增强相互间的协调与合作；有利于医务人员防范和纠正医疗差错和事故。由于整个医疗服务中的各种处理措施是依据临床路径制定的，相互监督有了统一标准，如治疗或护理偏离标准易于被发现，并且可以及早得到处理。③临床路径有利于构建和谐的医患关系。由于实施的是成本-效益最佳的治疗护理模式，对于提高服务质量、降低医疗费用、提升患者满意度有重要的促进作用，从而为和谐医患关系提供了根本条件，同时，由于临床路径明晰、透明度高，有利于医患进行沟通，提高患者对医师、护士的信任感，为和谐医患关系提供了更充分的条件。④临床路径有利于医院加强管理和提高整体技术水平，对医院规范化管理，对提升管理的权威性，对资料进行归纳整理，对改进诊疗方法等，临床路径都是十分有效的手段。⑤临床路径有利于推进医疗卫生体制尤其是公立医院管理体制改革，推动医疗服务回归"医乃仁术"、公立医院回归公益，也有利于解决公众看病贵、看病难的问题。

伦理问题　临床路径在临床实践中，都面临着一些实际问题，而这些问题都与伦理的缺失息息相关。①医院管理及其伦理问题：一些医院将推行临床路径减少住院日而损失的收入，用增加其门诊服务补回来，患者医疗总费用并未下降；选择性地接收患者，钟情于收费高的病种，涉及广大人群的常见病难以进入临床路径的门槛；选择低风险人群入保，推诿疑难重症患者；因收入减少，被迫取消某些投资大但社会又确实需要的临床服务项目；医务人员工作积极性下降，服务质量降低，阻碍技术进步；业内外对各种疾病预付制度的分类都存有争议。②规范化与人文个性化的矛盾。临床路径的设计是以规范化为前提的，但临床路径规范化的流水线服务程式，重视病种一般规律，忽视疾病的复杂性和个案的特殊性，难以满足个体化的要求，也影响提高医疗质量初衷的实现；临床路径的实施要求强化技术标准，在客观上必然助长技术主义倾向，医学人文关怀面临更大的挤压危险，影响甚至削弱医务人员的临床思维尤其是医德责任心。③临床路径书写文件数量大、要求高，在数字化手段滞后的情况下，每天要花费大量时间书写患者病历，若再加一份纸质的临床路径，医师花在书写上的时间要比现在增加 1/4 左右；如果临床路径版本单一，从科学性上不能满足患者多种需求，而实行多模式版本，又势必提高管理成本，加重医师的工作负担和选择难度，而这些都会影响医务人员的服务质量。④在某些特殊情境下，职业潜规则的流行导致临床路径扭曲和异化，使临床路径在实践中走样，放大其负面影响，临床路径在实施中经常受阻，临床路径引入要求相应的医学专业精神的支撑。

伦理要求 ①临床路径管理模式应坚持患者健康利益第一、节约卫生资源、便捷临床服务路径的基本宗旨，临床路径实践中出现的问题应寻求对策解决，不能因为一时经济收入的减少而否定、取消或改变临床路径的初衷。②政府部门管理官员和政策设计者，应具备医学伦理理念，为医院和医务人员实施临床路径创设良好的职业大环境。③医院管理人员必须具备现代医学伦理学素质，并以此实施和完善临床路径管理模式，为一线医务人员实施临床路径服务模式提供良好的职业小环境。④医务人员必须全面养成良好的医学伦理素质，除了应遵守一般的医学职业伦理准则外，还应特别注意：在给患者提供标准化服务中，不要忽视个性化服务；在量化的技术服务中，不要忽视人性化服务；在效益计算中，不要忽视以患者为本。

(孙福川)

医源性疾病 (iatrogenic disease)

由于包括诊断、检测、服药、手术、介入治疗、护理、康复、语言等医疗干预不当造成的疾病。医源性疾病尽管难以完全避免和杜绝，但由于它是在医疗过程中由于医疗不当对患者造成的伤害，医师和医院应对此承担责任，并引起足够的重视。医务人员在医疗中由于接触病毒、细菌、核辐射等，也可造成对身体的伤害，本条所指的医源性疾病是前者而非后者。

概述 尽管医学越来越进步，医学诊断和治疗越来越现代化，但医源性疾病并未因此而减少。美国在 1960~1970 年，约有 1500 万人次因治疗不当带来的疾病而求医，有近 3 万人死于医源性疾病；1973 年施梅尔 (Schmehl) 在美国耶鲁大学 8 个月的研究中，发现在被普查的 1252 人中，240 人患有与医院环境或接受的治疗相关的并发症，包括对诊断过程、药物、输血的反应和医院感染，其中 44 人病情严重，16 人死亡。1989 年，斯蒂尔 (Stear) 和助手在波士顿大学医学院中心作了 5 个月的统计研究，发现 815 名住院患者中，209 人患有医源性疾病，其中 15 人死亡。医源性疾病的首要发病因素是药物，共有 208 种。北美精算师协会 (Society of Actuaries，SOA) 委托美国米利曼咨询公司依据医疗保险索赔资料评估美国 2008 年的医疗伤害，结果发现 2008 年美国发生重大医疗差错 150 万件，其中约 25% 的医疗伤害是由本可避免的医疗差错造成的，据 2016 年 5 月《英国医学杂志》(*The British Medical Journal*) 周刊发表的一项研究称，2013 年至少有 25 万美国人死于能够避免的医疗过失，医疗过失成为美国人第三大死因；2019 年 9 月 13 日世界患者安全日即将到来之前，WHO 安全协调员库马尔 (Coomar) 在记者会上宣布，每年有超过 1.38 亿患者因医疗失误而受到伤害，其中 260 万人因此死亡；医源性疾病在中国也比较普遍，据天津医学院（现为天津医科大学）解剖教研室的资料分析，在 1961~1979 年 718 例尸检中，发现因医源性致死者有 18 例，占此期间尸检总数的 2.51%；北京市两家妇幼保健医院妇产科 2004 年 6 月 1 日至 2007 年 12 月 31 日发生的 44 例医疗纠纷案例中，有 39 例存在医疗伤害，占比 88.6%；据中国红十字会估计，医疗伤害事件每年导致 40 万中国人非正常死亡，而资深的中国学者表示，这一数字肯定低估了问题的重要性。

医源性疾病可发生在全身各部位，遍及临床各科。皮肤是医源性疾病常见的部位，据麦克米金 (McMeekin) 报道，住院患者皮肤科会诊病例中有 10% 属于医源性疾病，其中最常见的是药疹；肝脏也是常发医源性疾病的重要器官之一，许多药物（如异烟肼）可引起肝坏死和肝功能障碍；通过输血等治疗措施可传播病毒性肝炎；心血管系统的医源性疾病也不少见，一些强心药物如使用不当，可引起各种心律不齐，甚至因心力衰竭而致死；心血管造影术所带来的血管损伤近年来已相当多见；泌尿系统和呼吸系统也是医源性疾病常发生的场所，如腹腔手术引起的肠粘连和肠梗阻，一些药物引起的肾炎、肾病、肾衰竭；医源性眼病和医源性耳鼻喉科疾病也相当常见；神经精神科的医源性疾病常令医师烦恼；

一些专家还证明，有的肿瘤可能是医源性的。

医源性疾病的发生，与医师诊治中所用的方法和手段直接相关。常用的医疗手段所致疾病有：①药物使用所致的医源性疾病最为常见，约占医源性疾病的1/3。有些药物存在一定的毒副作用，如果用药过量、时间过长，极易引起药源性疾病；另一些是由于药物的过敏反应而发病，很多药物可作为半抗原，与机体蛋白结合形成抗原，引起各种变态反应性疾病；近年来，一些医师盲目追求高效与速效，滥用大剂量，很少考虑机体的承受力，因而造成许多药源性疾病。②医源性放射性损伤。放射性物质应用于临床诊断和治疗已取得很大成绩，但对机体的伤害相当严重。大剂量照射可引起急性放射性反应，时间长可引起造血功能障碍或剧烈的局部性炎性反应，直至严重的瘢痕形成，如大肠癌切除后长时间大剂量的照射，引起的严重瘢痕可致输尿管梗阻和肾盂积水，重者可致人死亡。③手术所致医源性疾病。一是因手术机械性刺激引起的炎性反应，导致纤维粘连以及由此引起的各种梗阻性疾病。据统计，因阑尾切除术造成的肠粘连达3%～6%；二是切除范围不当造成的疾病，如甲状腺切除过大造成的甲状腺功能低下，因误切甲状腺旁腺所造成的手足搐搦症；三是因手术带来的感染、肿瘤等疾病；四是大量新技术、新设备的应用带来的医源性疾病，如因血管插管和血管造影术带来的血管损伤，已相当多见，发生率可达成1.2%，所致损伤包括动静脉瘘、血栓形成和假性动脉瘤等。据WHO统计，全世界每年实施的大手术有2.34亿例，其中有近100万人接受一次大手术后死亡。④语言所至医源性疾病。语言能治病也能致病，如对癌症等重病的告知不当，引起患者恐惧心理，甚或引起患者悲观失望而自杀；其他因语言不当，交代不清，造成的医疗伤害也不少见。

原因　①医务人员工作粗疏，责任心不强，马虎大意，是引起医源性疾病最普遍、最直接的原因。由此引起的医源性疾病常属医疗差错或医疗事故，如颈动脉造影刺破血管产生颈部血肿而压迫窒息者和异型输血致死者。②由于医务人员缺乏足够的业务知识发生的误诊误治医源性疾病，如肠扭转误诊为阑尾炎，术中见阑尾无明显病变又误诊为蛔虫性肠梗阻，结果延误了时机；再如肠炎腹泻、脱水，由于对腹泻后机体大量失盐缺乏认识，在治疗上仅输注10%的葡萄糖溶液，导致脑水肿和失液性休克而死亡；气管插管引起肺内感染。③患者自身体质的特殊性引起的意外，如过敏、麻醉意外等，也常导致医源性疾病。④缺乏辨证的临床思维，思维死板、机械、僵化，对疾病的诊断、转归的判断失误，也是医源性疾病产生不可忽视的重要原因。如由于不善于正确看待现象与本质的关系，对一个高热原因待查的患儿，大量应用激素，从现象上看，用药后患儿精神好转，食欲增进，体温接近正常，但由于大量应用激素，抑制了机体的炎症反应，使细菌蔓延，以至造成冠状动脉细菌性血管炎，导致血管破裂和急性心包填塞而死亡。⑤单纯追求经济效益的思想，是当前医源性疾病不降反升的重要原因。如扩大手术范围、过量用药、过度的实验和影像检查，以及追求名利的思想，使不少不应发生的医源性疾病发生。如急于获取名利，将没有经过严格动物和人体试验的药物用于临床，造成对患者的伤害，常有发生。

管控及伦理要求　①提高对患者负责的责任感，精心施治，尽可能避免和减少医源性疾病的发生。由于人体的复杂性和医学的有限性，完全杜绝医源性疾病是难以做到的，但只要谦虚谨慎，精心施治，任何医疗行为都三思而后行，同时严格实行外科手术核对制度、护理工作的三查七对制度、重危病例会诊制度等，切实加强医疗工作的管理，许多医源性疾病，是可以避免和大大减少的。②一旦发生和发现医源性疾病，应立即采取措施，组织力量，杜绝病源，抢救患者，争取将危害减少到最小程度，任何隐瞒、遮掩的行为，都是对患者生命不负责任的表现，是不允许的；同时应及时总结经验，汲取教训，杜绝同类医源性疾病的再次发生。③坚持患者知情的原则。一些医源性疾病，可能是在患者不知情的情况下发生的；一些医源性疾病即使已经发生，由于患者医学知识的缺乏，往往意识不到是医疗不当造成的；一些医师为了避免因此产生的医患纠纷，常以不告知和息事宁人的态度对待。这种掩盖医源性疾病的态度是不正确的，它不是对患者切实负责的表现；且不利于医患配合，共同努力治疗医源性疾病，减轻对患者机体造成的损失；也不利于医护人员和医院吸取教训，改进诊疗工作；隐瞒医源性疾病，没有对患者讲真话，可能成为医师的心病，背上思想包袱，终身不快。当然，告知应当选择合适的时机和场合，讲究告知的方法，事先做好必要的准备，尽可能防止因此产生的纠纷。④努力提高业务水平。要经常组织业务学习，特别是对容易发生医疗差错的诊治环节，要由有经验的医师向全体医护人员讲解，特别对实习或刚进入临床的年轻医师，要多加提醒和嘱托，再三交代；同时在诊治中留心观察，及时指导，防止医源性疾病的发生。⑤坚决杜绝因追求个人和医院的名利而不顾患者生命健康安危的医疗行为。一切没有充分根据的新药、新疗法绝不采用，绝不允许不考虑患者治疗和康复的需要而为患者提供不必要的诊疗，绝不允许为配合医药开发商的谋利需求而向患者兜售产品；绝不允许相互抱团隐瞒、谋求私利。

（杜治政　王夏强）

yàoyuánxìng jíbìng

药源性疾病（drug-induced diseases）　由于药物自身的毒副作用、用药不当、人体体质差异和衰弱所致疾病。是医源性疾病的重要构成部分，属于医源性疾病的范畴。药源性疾病古已有之，只是随着大量合成药物不断问世及其他原因，药源性疾病的发生率逐渐增加，是当今社会不可忽视的公害。

概述　药物可以致病，人们早有认识。中国明代名医李中梓《医宗必读》中曾说："病伤犹可疗，药伤最难医。"清代名医喻昌在《医门法律》中指出："凡用药太过不及，皆非适中，而不及尚可加治，太过则病去药存，为害甚烈，医之过也。"从历史上看，曾发生过几次严重的药害。1900～1940年，欧美各国曾发现因服用硝酸银、蛋白银引起皮肤变色的怪病；20世纪20年代，曾发生过醋酸铊中毒；1922年欧美

各国发生了氨基比林引发的粒细胞缺乏病；1922年有报道因用砷凡钠明（606）治疗梅毒而造成黄疸；1937年美国有107例死于磺胺酏剂，后来发现酏剂的溶液里含有二乙烯乙二醇，因制药工人不了解这个化合物的毒性，错误地使用了，进而促进了美国食品药品监督管理局（Food and Drug Administration，FDA）对新药审批和药物上市后的管理。

药源性疾病可分为两大类，第一类是由于药物副作用、剂量过大导致的药理作用或由于药物相互作用引发的疾病。这一类疾病是可以预防的，其危险性较低。第二类为过敏反应、变态反应或特异反应。这类疾病较难预防，其发生率较低但危害性很大，常可导致患者死亡。

20世纪40年代以前，临床用药以对症治疗和短程疗法为主，很少出现严重的药物不良反应。自从青霉素问世以后，药物治疗进入了一个新纪元，合并用药和长期疗法不断增加，从而使药物不良反应的发生率和严重性日益突出，造成过敏性休克、第Ⅷ对脑神经损害、肾损害和骨髓抑制等；20世纪60年代后，肾上腺皮质激素在临床上广泛应用，药源性疾病又进一步扩展，特别是20世纪60年代的反应停事件，在欧洲、美洲发生了8000多例畸形婴儿的"药害"灾难；20世纪70年代普拉洛尔上市4年左右，发现它能引起奇特而严重的"眼-黏膜-皮-肝"综合征，有的患者失明，有的因腹膜纤维化导致肠梗阻而死亡。以上两起突出事件引起极大的震惊，人们对药源性疾病的严重性有了进一步的认识和警惕。

药源性疾病的发生、发展与

化学药物的日益增多密切相关。近年来由于应用化学药物比较广泛，因药物不良反应而住院的患者占住院患者的3%～5%，有10%～20%的住院患者容易患药源性疾病，有0.24%～2.9%的住院患者有与药物使用密切相关的症状，加上临床上大剂量用药、长期用药，合并用药的情况愈来愈多，药源性疾病有明显增多的趋势。目前已知诱发疾病的药物有400种以上，青霉素类、磺胺类、巴比妥类、解热镇痛类、抗癌类药物的致敏、致病常见，其中以抗生素引发的医源性疾病最为普遍。据《美国医学会杂志》（The Journal of the American Medical Association）周刊2016年5月发表的一项研究报告称，2011年美国共开出2.62亿张门诊抗生素处方，几乎接近人均一张，其中有近1/3不对症；按每千人计算，急性呼吸道疾病每年共开出221张抗生素处方中，仅111张可能对症；"报告"说，针对急性呼吸道疾病每年开出的3400万张抗生素处方，有半数是不必要的；据官方媒体报道，中国人均抗生素消费量为英国人均水平的10倍左右，抗生素导致的耐药病菌已构成对健康的严重威胁；据国家卫生部药物不良反应监察中心报道，1995年中国各类医院住院患者中，每年约有19.2万人死于药物不良反应。1990年中国有聋哑儿童182万，其中因滥用链霉素等抗生素而引起的超过100万之众，且每年以2万～4万人的速度增长，目前中国7岁以下的儿童因抗生素处方不当造成的耳聋人数占聋哑儿童总数的30%～40%。

药源性疾病可以说是与药俱生，完全杜绝是很难的，但药源性疾病当前如此严重，是以下原

因促成的：①医务人员对药物知识掌握不够，特别在一些新药不断上市的情况下，不少医师对许多新药的适应证、疗效、禁忌证、配伍、服用疗程、毒副作用等缺乏全面了解，因而对患者服药指导不力。②一些患者求治心切，以为服药愈多愈好、愈贵愈好、愈新愈好，以致乱服药、过量服药、不按医嘱服药，结果酿成药源性疾病。③媒体医药广告的误导。中国政府虽然已提出了药品广告管理办法，但由于缺乏具体管理措施，药品广告仍很不规范，许多药物广告任意扩大适应证范围，只字不提副作用，夸大疗效，对患者起了很不好的误导作用。④以药养医的政策和药品管理体制及供销渠道的不当，加重了药源性疾病的灾难。以药养医政策，医师和医院对药品利润分成的办法，促使医师大量开贵药、新药和进口药，医师不顾患者的实际需要，大量向患者推销药品，是药源性疾病上升的重要原因。而药品生产及销售的无序，药品采购招标中的弊端，也助长了药物的滥用。药源性疾病的泛滥成灾，与卫生保健服务重利轻义、单纯追求经济效益直接相关。

管控及伦理要求　①坚持以患者为中心的办院宗旨，端正医院经营思想，实行"医药分开"的政策，杜绝药源性疾病的源头。药源性疾病蔓延的重要原因之一，在于多用药、用贵药可以为医院和医务人员获得更多的收入。废除以药养医的政策，消除多用药、用贵药的驱动力，药源性疾病就可以在很大程度上得到有效控制。②提高医师的药物知识和道德水平。临床医师要切实做到对症下药，掌握用药剂量标准和配伍禁忌，对药品的正负作用有清楚的

了解，杜绝用药中可能发生的种种错误和不当；要以对患者生命健康负责的高度责任感看待患者用药，细致观察，精心指导患者用药；要严守医药的相关法规，接受监督，绝不违法用药。③利用一切可能利用的机会，对患者开展药物知识的教育，在发给患者药物时，医师和护士应向患者详细讲解相关的药物知识和注意事项，防止患者用药不当的事件发生，纠正某些患者吃药愈多愈好、愈贵愈好的思想，减少药源性疾病的发生。④配置临床药师，保证患者科学用药。鉴于新药不断上市，用于治疗各种疾病的药品越来越多，而一些新药对疾病的适应证、禁忌证、剂量、配伍有严格的要求，要求临床医师独立完成指导患者用药有一定困难，许多国家已经增设临床药师指导用药，借以减少药源性疾病的发生。⑤加强对上市新药的生产工艺、质量、生产及流通等过程监管，杜绝假药、劣药、变质药进入医院，减少药源性疾病的发生。

（孙慕义　王夏强　杜治政）

cánjí

残疾（disability）　心理、生理、人体结构上，某种组织、功能全部或部分丧失或者不正常，难以正常方式从事某种活动能力的人。包括视力残疾、听力残疾、言语残疾、肢体残疾、智力残疾、精神残疾、多重残疾和其他残疾。中国台湾地区称"伤残"，香港特别行政区则称"弱能"。残疾一般是指残疾人。如何对待残疾人，是近代社会文明和道德水平的重要标尺，越来越为国际社会和各国政府重视。

概述　依据残疾的不同程度和影响，WHO 将残疾细分为伤残、残疾、残障三类并作了明确

界定。导致人残疾的原因主要有病理因素、生理功能障碍因素、社会角色障碍因素。目前全球共有 6.5 亿残疾人，约占世界总人口的 10%，其中 80% 分布在发展中国家。残疾人在一些发达国家总人口中所占比例呈增长趋势：英国 1987 年为 7.1%，1994 年为 15%，2002 年为 18%；美国 1992 年为 12%，2001 年为 18%；澳大利亚 1976 年为 4.8%，1993 年为 18%。中国残疾人 1987 年为 5164 万，2006 年为 8296 万，占全国总人口的比例为 6.34%，比 1987 年增加 3132 万人，其中视力残疾 1223 万人，听力残疾 2004 万人，语言残疾 127 万人，肢体残疾 2412 万人，智力残疾 614 万人，多重残疾 1352 万人。残疾人的发生有两种情况，一种是国家太穷，贫穷、饥饿者应对灾难的能力低所产生的残疾；另一种是国家富裕，如工伤、交通、体育、社会压力大等。中国残疾人增加的原因，一是人口总数的增加，二是人口老龄化，还有残疾标准的修定等，残疾人是人类社会较长时间需要关心的社会问题。

残疾人因不可预见或难以避免的原因给身体造成了异常，丧失或部分丧失了从事某种活动的能力，他们是受害者，成为社会的弱势群体，他们是无辜的，急需社会的援助，理应得到社会同情和支持。为唤起社会对残疾人的关注，1978 年联合国制定《残疾人权利宣言》，提出"残疾人在家庭生活、教育、就业、住房、参加政治社团、利用公共设施、谋求经济自主等方面，有权充分参与社会并获得和健全人同等的机会。"1982 年联合国大会宣布该年为"国际残疾人年"，并确定了"全面参与和平等"的主题。

随后制定的 1983~1992 年《联合国残疾人世界行动纲领》，提出了一系列具体要求。1992 年，第 47 届联合国大会举行了首次关于残疾人问题的特别会议，确定自 1992 年开始，每年的 12 月 3 日为国际残疾人日或称世界残疾人日（International Day of Persons with Disabilities）。

1993 年 WHO 的一份正式文件提出："康复是一个帮助病员或残疾人在其生理或解剖缺陷的限度内和环境条件许可的范围内，根据其愿望和生活计划，促进其在身体、心理、社会生活、职业、业余消遣和教育方面的潜能得到最充分发展的过程。"

中国政府十分重视残疾人的社会支持和社会保障。由中国各类残疾人代表和残疾人工作者组成的全国性残疾人事业团体——中国残疾人联合会（简称中国残联），于 1988 年 3 月 11 日在北京正式成立，随后在国家各部门支持下，开展了一系列服务于残疾人的活动；2017 年 6 月，国务院正式批准将每年 8 月 25 日设立为"残疾预防日"，并颁布了《残疾预防和残疾人康复条例》《国家残疾预防行动计划（2016—2020 年）》；2017 年 7 月，中国残联会同国家发展改革委、财政部、农业部、中国人民银行、国家林业局、国务院扶贫办共同印发了《产业扶持助残扶贫行动实施方案》，残疾人的事业越来越受到各方重视。

残疾人劳动和生活能力不同程度缺失，必然带来种种社会、伦理问题，也对医疗卫生服务系统布局和临床服务提出了特殊要求。

伦理原则 ①积极预防残疾的发生：要有计划有步骤地开展妊娠遗传学检查和其他检查，严格控制近亲结婚，控制先天性及遗传性疾病，预防儿童残疾，同时努力做好安全生产和交通管理，减少致残的生产、交通事故，降低残疾发生率。②维护残疾人的合法权益：要尊重和保障残疾人士在婚姻、就学、参加社团、就业等各方面的权益不受侵犯，并提供一切必要和合理的支持。③提倡爱护关怀残疾人的社会风尚：杜绝轻视、污蔑残疾人的行为。④为残疾人提供必需的优质医疗、康复服务，尽力医治残疾创伤，大中型医院要设立康复科或理疗科，使残疾人的康复治疗成为临床医疗服务的重要组成部分，帮助他们恢复或部分恢复生活和工作能力，医治精神创伤。康复医师应该遵守理解、同情、尊重和关爱残疾人的康复伦理准则，坚守不伤害、不歧视的底线伦理，给予残疾患者更多的医学人文关怀。

（孙福川）

Tángshì zōnghézhēng

唐氏综合征（Down syndrome）

染色体结构畸变所致容貌特殊、智力低下的疾病。又称 21-三体综合征，俗称先天愚型。包含一系列的遗传性疾病，其中最具代表性的是第 21 对染色体的三体综合征，患者核型为 47, XX（XY），+21，会导致包括学习障碍、智力障碍和残疾等高度畸形。

概述 唐氏综合征的命名源自 1866 年首次描述其病理的英国医师约翰·朗顿·唐（John Langdon Down）。1959 年，法国遗传学家杰罗姆·勒琼（Jerome LeJeune）发现该病是由人体的第 21 对染色体的三体变异造成的。1961 年，"唐氏综合征"一词由《柳叶刀》（*The Lancet*）医学期刊的编辑首先使用。1965 年，WHO 将这一病症正式定名为"唐氏综合征"。患者有七大特征：①智力低下。②语言发育障碍。③行为障碍。④运动发育迟缓。⑤生长发育障碍。⑥特殊的外貌。⑦约 1/2 病例并发先天性心脏病、易患传染性疾病和白血病。患儿临床表现主要为智能低下、体格发育迟缓和特殊面容。就诊断而言，在妊娠（11~13）周$^{+6}$，测量胎儿颈项透明层厚度是筛查先天愚型等染色体异常的敏感指标。在妊娠 14~16 周，对羊水进行染色体检查可以明确判明患病与否。最新的检测技术是利用新一代深度测序技术对母体外周血血浆中提取游离的 DNA 片段进行高通量测序，并将测序结果进行生物信息分析得出相关结果。在唐氏综合征的治疗上，近几十年来有很大进展。在几十年前，当循环器官并发症无法进行外科治疗时，唐氏综合征患者平均寿命只有 20 岁左右。由于某种原因并发的畸形，现在的治疗则能保持患者的相对健康状态，平均寿命可增加到 50 岁左右，甚至有的完成了四年制大学学业。对唐氏综合征患儿的临床早期干预和养育护理，使得唐氏综合征患儿基本上均可正常生活。但迄今仍缺少治愈的有效方法。

伦理争议 ①唐氏综合征产前检查认知的不同：唐氏综合征的产前检查本身一般不构成尖锐的伦理问题，但由于紧随其后的处置差异，因而对其产前检查的认知有明显的区别。英国将其作为一项国家政策，这种检查十分普及；日本则对这种出生前检查不做积极推荐，强调妊娠女性自主，已婚者必须征得夫妇双方同意，才实施这种检查，检查结果也是在确认妊娠女性希望得到通知后才告知；中国则通常积极倡导这种产前检查，但若以强制婚检、强制绝育等手段来减少或杜绝包括唐氏综合征在内的问题婴儿出生，也是存在巨大伦理争议的。②对唐氏综合征胎儿堕胎的伦理分歧：一方认为，尽管唐氏综合征胎儿出生后生命质量不高，也会给母亲及其家庭带来压力，但是并非都不可矫正，通过早期干预，可以使其基本上和正常人一样生活，因而堕胎是不可接受的；在强调个人人权及胎儿与人之间连续性的国家，认为以筛查和人工流产的手段来淘汰唐氏综合征胎儿，容易导致对唐氏综合征患者的歧视，若叠加深厚的宗教文化积淀的影响，则会强烈反对。另一方认为，为保证人口素质，舍去文化或宗教方面的明显障碍，理所当然地选择以妊娠期筛查加人工流产的办法来提高整体人口素质。在中国对患有唐氏综合征的胎儿，认可依照父母的意愿决定是否堕胎；在日本，根据《母体保护法》规定，不认可对问题胎儿进行人工流产，但是相关条文实际上又在"引产救母"甚至经济困境、精神伤害方面给母亲保留了充分的选择空间。

伦理原则　①预防为主，运用现代临床医学手段，尽量减少唐氏综合征婴儿出生。②孕育父母自主决策，一旦需要淘汰唐氏综合征胎儿，应由孕育父母在知情同意后自愿、自由决定。③选择最佳堕胎时机，在妊娠早期实施人工流产，避免给孕妇造成不应承受的伤害。④改变唐氏综合征患儿天生就是傻子的传统观念，抛弃歧视陋习，加强对唐氏综合征疾病及其治疗的研究，尽可能提供世界上成熟的医疗技术，积极诊治，提高患者生活质量。⑤重视对唐氏综合征胎儿孕妇、患儿母亲的精神护理，尽量减轻其家庭负担。这些都要求医务人员尤其是妇产科、儿科医师，不仅应该具备高尚的医学职业精神，还应该具备强烈的社会责任感。

（孙福川）

chīdāi

痴呆（dementia）　大脑器质性或代谢病变致慢性全面性的精神功能紊乱，以缓慢出现智能减退为主要临床特征的疾病。又称痴呆综合征。痴呆患者常表现为记忆、思维、理解、判断、计算等功能的减退，并伴有感知、情感及行为紊乱及导致不同程度的人格改变。痴呆患者诊断治疗的某些特点带来一些特殊的伦理要求。

概述　痴呆是一种历史久远的疾病。20世纪以来，痴呆概念的使用范围逐渐减小。现代医学专指在智能已经获得充分发育之后，由于脑部器质性病变引起的极为严重智能障碍，痴呆已不包括脑发育障碍引起的智能障碍。这种患者的大脑发育已基本成熟，智能也发育正常，但由于各种有害因素引起大脑器质性损害，造成智能严重障碍，常见于脑炎后遗症、老年性痴呆、脑动脉硬化性精神病及麻痹性痴呆等。该病早期往往表现为主动性降低，感觉反应迟钝，注意力不集中，记忆力减退，尤其以近期记忆减退更为明显，严重者识记、保持和回忆均受损；在遗忘的基础上可出现虚构症，对以往从未经历过的事自认为曾经身历其境；计算能力的下降常与遗忘同时出现；言语常漏字、漏句，甚至支离破碎；思维也减慢、迟钝，联想减少，可出现短暂、片断幻想；病程早期情绪不稳，哭笑无常；性格变得狭隘、固执，可因缺乏自我控制能力，以致不顾羞耻；日常生活懒散，不能主动料理卫生，不修边幅，甚或不能适应正常家庭生活。

痴呆患者的国际分类是：老年性痴呆、血管性痴呆、混合性痴呆；国内临床医学分类主要根据发病年龄分为老年期痴呆（>65岁）、阿尔茨海默病（45～64岁）、青年期痴呆（<45岁）；根据病变部位分为皮质性痴呆、皮质下痴呆、多发梗死性痴呆；根据病因分为原发性痴呆、继发性痴呆；根据治疗效果分为可逆性痴呆、不可逆性痴呆。随着寿命的延长和老年人口的增加，痴呆已成为中外高度关注的多发病，被称为仅次于心血管病、脑血管病和癌症等疾病之后的第六大杀手。2011年公布的调查结果显示，全球有约3650万人患有痴呆症，平均生存期为5.9年；英国伦敦阿尔茨海默病协会2013年的一份报告预计，到2050年，全球患有该种疾病的人数将达到1.15亿人，为现在的3倍多。中国痴呆发病率约为5%，患者近1000万，并以每年三四十万人的数量增长。痴呆病变多表现为进行性，不易恢复或不能完全恢复。但如治疗适当，也可以阻止其继续发展，使病情得到改善。目前，治疗方法主要包括社会心理治疗和生理治疗；生理治疗的主要手段是药物；重症痴呆一般无特效治疗手段，有些对症治疗或可延缓其恶化的程度，良好的监护可预防发生合并症并减少意外。中医治疗痴呆患者，强调整体综合性，具有一定优势。

伦理要求　①尊重痴呆患者的人格：给予痴呆患者人性的爱护、关怀、体贴、细心照料，不歧视、不侮辱，更不能惩罚，以高尚的情操和美好的心灵唤醒他们的理智。②以人道主义精神对待痴呆患者的治疗和护理：应一视同仁地用医学所能提供的一切方法给予帮助、医治，重视心理社会支持，绝不敷衍了事。③从痴呆患者的特点出发，做好知情同意：尽可能用通俗和慢节奏的语言与患者交流，重要内容应多次重复；对重症患者，首先要做好与家属的沟通，必须注意的事项同时要向家人交代清楚，与家人共同制订患者的生活计划，由家人代行知情同意的有关手续。④临床科研一般不宜选择痴呆患者作受试者，某些必须以痴呆患者作受试者的试验，除非患者接受治疗性试验能直接受益或其他的治疗无法替代，才可考虑征募痴呆患者，但应严格履行代理知情同意的手续。

（孙福川）

阿尔茨海默病（Alzheimer disease）

Ā'ěrcíhǎimòbìng

多种因素所致慢性、渐进性发展的以弥漫性大脑皮质萎缩为特征的神经变性疾病。痴呆病最常见的类型之一，俗称老年痴呆症。中国科学技术名词审定委员会审定神经病学医学名词时，规范地命名为"阿尔茨海默病"，不称"老年痴呆症"，以避免对患者的不良刺激。

概述 1906 年，德国神经科医师阿洛伊斯·阿尔茨海默（Alois Alzheimer）在为 51 岁已婚妇女奥古斯特·德特尔（Auguste Deter）治疗期间，首先发现老年性痴呆病，其研究结果于 1907 年被收录进了医学文献。1910 年，以命名和分类大脑疾病著称的精神病学家埃米尔·克雷珀林（Emil Kraepelin），提议将此病命名为阿尔茨海默病。1994 年，国际阿尔茨海默病协会英国爱丁堡第十次会议确定每年的 9 月 21 日为"世界阿尔茨海默病日"。阿尔茨海默病常为渐起病，在 65 岁以前起病的类型常有痴呆家族史，病情进展较快，有明显颞叶和顶叶损害的特征，包括失语、失忆等，锥体系症状也较多。65 岁以后起病者病情进展较慢，以广泛高级皮质功能障碍为主要特征，脑部特征病理为神经元数量显著减少。其病因及发病机制目前尚未阐明，特征性病理改变为 β 淀粉样蛋白沉积形成的细胞外老年斑和 tau 蛋白过度磷酸化形成的神经细胞内神经原纤维缠结，以及神经元丢失伴胶质细胞增生等。该病临床上主要表现为渐进性记忆障碍、认知功能障碍、人格改变及语言障碍等神经精神症状，严重影响社交、职业与生活功能，最后往往死于肺炎或尿路感染。阿尔茨海默病至今病因不明，诊断与治疗皆属难题；由于其本质未知、临床诊断指标的限制性、缺乏实用的病理分期指标、不能建立动物疾病模型，甚至连临床研究也难有进展；虽然近些年基因研究和干细胞研究为诊治阿尔茨海默病展示了新前景，但与临床应用还有不小的距离，临床诊治价值十分有限，只能将重点放在护理照管上。阿尔茨海默病病程一般可延续 20 年（早期或轻度 9 年，中期或中度 5 年，恶化 6 年）。据国际阿尔茨海默病协会的统计，2010 年全世界约有 2400 万人遭受此病的折磨，并以每 7 秒钟增加一名患者的速度递增，中国阿尔茨海默病患者为 600 万~800 万。在美国，阿尔茨海默病被称为继心血管疾病、脑血管疾病和癌症等疾病之后的生命第六大杀手。阿尔茨海默病之所以引起伦理学的关注，不仅因为随着老龄人口的增加，罹患此病的老年人越来越多；也不仅因为此病是一种进行性病变，难以逆转和治愈，病程长，负担重，常将一个家庭拖垮；更因为此病常导致人格改变，患者变得自私、易怒，出现种种异常行为，遭人嘲笑，患者本人和家属常羞于启齿。

伦理原则 ①关心和同情患者：绝不能以患者的失常行为嘲笑、侮辱和欺凌患者，要尊重患者的人格，特别是家人要克服厌倦、负担、累赘心理。②重视阿尔茨海默病患者的心理抚慰：阿尔茨海默病患者虽然神志发生错乱，但并未丧失意识，他们也深感痛苦，迫切需要家人及他人的抚爱和支持；可通过各种形式，引导患者回忆良好的过去，减少其烦躁和不安情绪。③利用心理学、行为学知识和方法：对阿尔茨海默病患者进行行为纠正，如科学的健步走，写毛笔字，做数字游戏，参加社会和文体活动，减轻和延缓病情发展。④早期发现、早期干预：要走出阿尔茨海默病不能早期发现、是不可逆的疾病、是无法有效干预和治疗等误区。早期识别阿尔茨海默病，确定阿尔茨海默病的病因或者潜在的危险因素，合理的药物干预，积极的护理和康复训练，医疗和社会机构的良好支持，都可以有效改善患者的生活质量和生活能力，减轻家庭和社会的负担。⑤医护人员和家人要有坚韧不拔的毅力、要有耐心。阿尔茨海默病是一种长期病，从发病到离世，常常要经历十几年甚或更长时间，这就需要医护人员，特别是家人付出极大毅力和耐心。

（孙福川）

xiāntiānxìng chīdāi

先天性痴呆（congenital dementia） 父母遗传、孕妇妊娠期间感染等因素导致新生儿脑发育受阻、智能出现严重障碍的综合征。临床上有努南（Noonan）综合征、努南-埃姆克（Noonan-Ehmke）综合征、假性特纳（Turner）综合征、翼状颈综合征、特纳（Turner）男性表型、男性特纳（Turner）综合征多种称谓。主要属于遗传性疾病，如唐氏综合征以及"脆性 X 染色体征"等。据统计，在美、英等国每年出生的婴儿中，约1‰是"脆性 X 染色体征"患儿。中国学者的调查显示：中国先天性痴呆患者人数众多，其平均患病率为 4.3‰；有些学者甚至认为，任何时候人群中都有近乎 1% 的人精神发育迟滞，该病被认为是导致人类伤残的最大一类疾病。2008 年，英国《自然》（Nature）杂志网站报道，美国约翰·霍普金斯大学的科学家所做的小鼠实验表明：先天性痴呆的遗传学传统观点有待发展，因其遗传因素比人们此前认识到的更为复杂，这意味着医学界必须重新考虑治疗这种疾病的方法。在这种背景下，先天性痴呆胎儿和新生儿所带来的临床伦理问题更为复杂。

先天性痴呆患儿伦理的两难选择：①囿于现有临床医学欠精准、欠及时的诊断，往往使医师陷于是否应该给予临床干预的两难伦理困境，令人进退失据。②面对是否应人工流产、病胎淘汰的伦理争议，是放弃抢救，还是治疗，往往令人左右为难。③先天性痴呆患儿的治疗对策，如何兼顾近期与远期等目标？不可兼顾时应该如何取舍等，往往令人举步维艰。④先天性痴呆患者的根本利益是什么？在其不能表达自己真实意愿的情况下，谁最有资格代表他的利益？怎样的知情同意最符合他的利益要求？往往令人困惑不解。⑤先天性痴呆胎儿的基本权益被伤害的道德风险时时存在，如其诊治权面临一般患者、健康公益等侵害，其人格尊严面临正常人贬损，其器官、组织面临移植医学需求胁迫进行"自愿捐献"等，往往令人无可奈何。先天性痴呆患儿伦理两难选择，既包含生命神圣论与生命质量论及生命价值论、医学人本论与医学功利论、医师美德论与医师义务论等理论冲突，也饱含先天性痴呆患儿父母和医师的情感冲突，更蕴含着相关主体的利益冲突（如母亲的人工流产自主选择权益与胎儿出生、婴儿生存权益之间可能的冲突）。这些伦理难题的具体解决，有赖医师的伦理学素养和高超智慧，在医院伦理委员会的支持下，和伦理学家、法学家一起努力，与先天性痴呆患儿父母协商，在其父母认同的基础上取得共识。

（孙福川）

téngtòng

疼痛（pain） 实际或潜在的组织损伤所致不良心理反应或情感体验。是临床常见的症状之一。包括痛觉和痛反应。痛觉是由损伤性刺激所引起的机体组织（痛觉感受器——中枢神经系统）的直接反应。痛反应是由痛觉引起的心理、情绪反应。

概述 疼痛给患者带来痛苦，是临床医学要解决的重要问题之一。从古至今，医学界十分重视疼痛的研究。17 世纪，人们就将疼痛视为身体受到伤害的一种信号，但很少注意到其非生理学表现，这种状况一直持续到 20 世纪。直至近现代，才对疼痛有了比较深入全面的认识。1979 年，国际疼痛研究协会设立专门委员会将疼痛定义为："疼痛是组织损伤或潜在组织损伤所引起的不愉快感觉和情感体验。" 1986 年，国际疼痛研究协会在其出版物中公开发表了疼痛术语及相关定义，描述了慢性疼痛综合征、分类及对这些不同综合征的编码解释。疼痛是机体的一种保护性措施。在临床实践中，它会告诉人体哪个器官受到了什么样的损伤，从而能够为医治提供导向。对临床医师具有直接意义的是疼痛分类及其科学描述，WHO 采用测定痛阈的方法将疼痛划分成 5 级：①0 度，不痛。② I 度，轻度痛。③ II 度，中度痛。④ III 度，重度痛。⑤ IV 度，严重痛。在中国，临床上依据不同标准对疼痛作出十分详细的分类：①依疼痛程度可分为微痛、轻痛、甚痛、剧痛 4 类。②依疼痛性质可分为两大类：一类为钝痛、酸痛、胀痛、闷痛，另一类为锐痛、刺痛、切割痛、灼痛、绞痛。③依疼痛形式可分为钻顶样痛、爆裂样痛、跳动样痛、撕裂样痛、牵拉样痛、压榨样痛 6 类。④依诊疗项目可分为急性疼痛、慢性疼痛、顽固性疼痛、癌性疼痛、特殊疼痛、相关学科疾病疼痛 6 类，其中每个类型又可细分为若干小类型。随着疼痛与镇痛研究的进展，许多镇痛药物和诊治方法得以发现和改进，有条件的医院还专门开设了疼痛咨询和诊治的门诊或科室，使得疼痛诊疗效果不断得到改善。近些年来，疼痛处理日益规范化，其要旨是有效提高疼痛诊疗水平、减少疼痛处理过程中可能出现的并发症。疼痛处理的目标是持续有效地消除疼痛，限制药物的不良反应，将疼痛及治疗带来的心理负担降到最低，最大限度地提高生活质量，并为实现这一目标制定了相应的疼痛诊断和鉴别诊断标准，提出了规范化的治疗措施，以及医患双方的权利与义务。

疼痛与痛苦密切相关，两者既有联系，又有区别。痛苦是由伤害所造成的一种复杂的主观反应，意指与舒服、快乐、幸福等相对立的负面感受和情绪。疼痛与痛苦的共同之处在于：二者都是人类个体对伤害刺激的主观应激反应。但疼痛与痛苦仍有显著区别：疼痛可引起痛苦，但疼痛不一定伴随痛苦；疼痛只是通过神经传导的一种感觉即躯体痛苦，痛苦则是大脑皮质对这种感觉的认识即精神痛苦；疼痛是大多数痛苦产生的生理基础，痛苦则往往是疼痛的伴生物，具有更强的主观和个性特点；有些痛苦并非源于病痛，而纯粹由心理和社会因素导致；痛苦分为精神痛苦和肉体痛苦，肉体受到伤害而产生的痛苦感受通常被称为疼痛。所以，在临床上，为患者镇痛大多需要采用药物等物质手段，而要帮助患者从痛苦中走出来，则主要靠心理治疗和护理。

伦理要求 ①同情和关心患者的痛苦，视减少和解除患者痛苦为医师的责任：要高度注意疼痛的复杂性，切忌受到患者心理、情感因素误导而轻率采取镇痛措施，从而避免增加患者的心理负担。疼痛是个复杂的病理生理状态，包含感觉和情感两种成分，其中情感成分变异性极大。这些都要求医师在接诊时要注意把握好疼痛的感觉和情感之间的关系，重视患者的心理调节，同情、体贴患者的痛苦，切忌说患者娇气之类的语言以伤害患者，视患者

痛苦为无关紧要的小事。②区分疼痛的不同情况，正确处理消除疼痛病因和缓解疼痛的关系：疼痛是个复杂的病理生理状态，造成疼痛的病因千差万别；要注意区分生理痛和病理痛、病理痛中器质性因素和心理性因素，感受成分和反应成分等差别，以便及时作出恰当的确诊，选择合理的镇痛方法。不是所有疼痛都应该立刻给予镇痛治疗，若消除疼痛可能掩盖病情、影响确诊，则在确诊前不应轻率进行镇痛；若不属于严重疾病所致，则无需镇痛；若为解除慢性病痛，则应帮助患者学会带痛生活，必要时给予配合适当休息和物理疗法等指导；若属于解除机体浅表性疼痛，一般用非麻醉性镇痛药即可等。另外，针灸疗法、非损伤性外科电刺激疗法、心理疗法等，都给有针对性的镇痛选择和配伍运用创造了条件。③重视晚期癌症等重症患者顽固性疼痛的镇痛：晚期癌症治疗在难以消除病因的情况下，通过镇痛以提高生命质量，是晚期癌症患者治疗的重点。癌症患者的疼痛一般分为癌性疼痛、非癌性疼痛或两者兼有。要根据不同的肿瘤、不同的解剖位置及典型症状，区分癌痛的复杂性并确定镇痛策略，认真推行 WHO 倡导的"主动用药、按时用药、按阶梯用药"的三阶梯用药方法，实现镇痛个体化。晚期癌症患者治愈无望且要忍受不堪的疼痛，要注意防止自杀、自残等意外情况的出现。④严格把握适应证，防止无痛技术的滥用：随着医学技术的不断发展，侵入性诊治手段无痛化成为临床医学进步的大趋势。麻醉镇痛与腔镜技术、介入技术、人工流产等融为一体，成为侵入性诊治手段无痛化的范

例，为减少患者痛苦迈出了一大步，这些都是医学发展给人们带来的福音，但也存在着不少负面效应和被滥用的现象，应严格掌握适应证，防范经济因素、科研因素等对其产生误导，给患者带来不必要的痛苦和负担。⑤重视人体试验受试者疼痛的处理：随着医学科研的迅速发展，人体受试者的队伍日益扩大。在人体试验中，受试者不可避免地要承受不同程度的痛苦和风险，特别是某些特殊的医学试验。由于研究的科学性和客观性要求试验中不能给予受试者镇痛手段，这就要求试验只有当疼痛被证明是一过性的、不会造成器质性伤害时且为可忍受、受益明显超过风险时，而且事先向受试者说明并得到受试者知情同意，才是合乎伦理的。⑥调动患者一切积极因素，增强其自身战胜疼痛的信心：依据保护性医疗准则，针对患者的精神类型、对疾病的态度、文化修养、心理素质等具体情况，有针对性地进行心理疏导。

（孙福川）

hūnmí zhuàngtài

昏迷状态 （comatose state）

脑功能受到极度抑制导致意识丧失和随意运动消失，对刺激无反应或出现异常反射活动的病理状态。昏迷是一种严重的意识障碍，是急性脑功能衰竭的主要表现，其基本特征是持续性觉醒能力丧失。

概述 昏迷状态多由中枢神经系统病变引起，全身性疾病如急性感染性疾病、内分泌及代谢障碍、心血管疾病、低血糖、中毒及电击、中暑、高原病等，均可出现昏迷状态；某些部位的病变也可出现一些特殊的昏迷，如醒状昏迷、无动性缄默征、闭锁

综合征等。

当今临床医学评估患者昏迷状态的指标，应用最广泛的是格拉斯哥昏迷指数。该指数是由格拉斯哥大学的两位神经外科教授格雷厄姆·蒂斯代尔（Graham Teasdale）与布赖恩·詹妮特（Bryan Jennett）在 1974 年所发明。具体评估方法为：先用睁眼反应（eye opening，E）、说话反应（verbal response，V）、运动反应（motor response，M）三种量表分别给患者打分；然后依据 E、V、M 三者总分数作出评估，确定患者属于 5 种程度（正常人的昏迷指数是满分 15 分，13~14 分为轻度昏迷，9~12 分为中度昏迷，3~8 分为重度昏迷，低于 3 分因气管切开、插管而无法发声的重度昏迷者会有 2T 的评分）中的哪一种。中国临床上通常将昏迷状态由轻到重分为 4 级：①浅度昏迷。②中度昏迷。③深度昏迷。④过度昏迷（脑死亡）。昏迷患者具有病因多元、病情凶险、救治刻不容缓、亲属期望值高、诊治效果不确定等特殊性。面对昏迷患者，医务人员不仅需有高超的技术和敏锐的判断力，还需具备必需的伦理知识和伦理素养。

伦理要求 昏迷状态诊治应当遵循的伦理要求是：①及时确诊：从接诊开始，就应争分夺秒，通过问病史、查体、辅助检查等综合手段给出诊断，判断昏迷的级别，并与假性昏迷、醒状昏迷及其他一些类昏迷病症进行鉴别，以最短的时间查明具体的昏迷状态及其病因，同时高度关注患者生理参数的监测，提出处理方案。②全力急救：昏迷患者的治疗关键在于急救。无论现场急救，还是医院急救都应争分夺秒，对因治疗，预防合并症，保护心、肺、肾及中枢神经系统功能；对暂时不能入院的患者，必须在急诊室留意观察和给予必要的治疗，精心护理，严防意外发生。③慎重对待深度昏迷患者：深度昏迷患者有着各种不同情况，特别是面对持续昏迷状态的患者，亦即处于植物状态的昏迷患者，要依据相关伦理原则，妥善处置，切忌疏忽大意。④妥善处理昏迷患者的知情同意：昏迷患者因为丧失意识，本人不具备知情同意的能力，一般由家属或代理人代为行使。如果家属及其他代理人不在患者身旁，则必须以抢救患者生命为重，先给予必需的治疗，不能以未获知情同意为由延误抢救治疗，患者或其家属知情同意权的实现可以采取"后补知情同意"或按"免除知情同意"的办法处置。昏迷患者的抢救费用，常因时间紧迫难以先行支付或无力支付，但不能以此拒绝抢救，应先行抢救，然后再告知家属支付，无力支付者，按医疗救助制度处理。

（孙福川）

zhíwù zhuàngtài

植物状态（vegetative state）

大脑皮质功能严重受损，患者处于丧失意识活动但可维持自主呼吸和心跳的不可逆的深度昏迷状态。俗称植物人。国际医学界通行的概念是永久植物状态（persistent vegetative state，PVS）。在临床医学中，给"植物人"以何种治疗决策，是现代医学伦理学面对的最棘手的两难选择问题之一。

人出现植物状态多久才能被定义为 PVS？目前，国际学术界尚无统一意见：有 3 个月以上标准、6 个月以上标准等学说。但大多数观点坚持认为，只有持续昏迷超过 12 个月以上的患者，才能被定义为 PVS。迄今为止，在国际医学界，不仅 PVS 的定义不精确，而且其诊断标准也众说纷纭，现在见诸报道的就已不下 10 种之多。即使概念、标准和临床表现都很明确，目前误诊仍普遍存在，据安德鲁（Andrew）等 1996 年的报道，误诊率高达 37%~40%，甚至连最有经验的神经科专家也不能幸免，这些现实都在提示临床医师：PVS 确诊十分困难，应该极其慎重；即使作出诊断，也不能轻言放弃 PVS 患者。鉴于此，中国北京军区总医院等医疗机构先后成立了"植物人"促醒中心，甚至出现了"植物人"康复专科医院。问题是目前对 PVS 尚缺乏有效治疗方法，如果治疗 1 年以上病况仍无好转，那么可逆的机会便微乎其微；但却花费巨大，经济上不堪重负。所以，对 PVS 患者采取放弃治疗，往往就成为备受争议但又很无奈的选择。美国总统的医学生物学和行为研究的伦理问题研究会（1983 年）、美国神经病学会（1989 年）和美国医学会（1990 年）等机构宣称，只要患者（生前）和其家属有明确要求，就可以放弃或终止所有治疗，包括输液及营养。

（孙福川）

zhòngdú

中毒（intoxication）

中毒因子作用于机体引起组织结构、功能、代谢发生损害或障碍的疾病状态。是常见的临床症状之一。引起中毒的毒物种类繁多，在临床上常见的主要有煤气中毒、食物中毒、药物中毒、酒精中毒、毒气中毒、沥青中毒、铅中毒、蛇蝎咬伤中毒等。中毒的严重程度与毒物剂量有关，多呈剂量—效应关系。

按其发生发展过程，中毒可分为急性中毒、亚急性中毒和慢性中毒。中毒及其治疗几乎与医学一样古老。据古籍记载，中国中草药学滥觞于神农氏尝百草识毒性。

古希腊名医希波克拉底（Hippocrates）指出，注意观察环境，以了解患者患病的外界毒物根源。但直到16世纪以来，才以职业病研究为典范对中毒进行了系统研究。在现代医院里，职业性慢性中毒患者的诊治大多在特定的专科医院进行，急性中毒患者的诊治大多在综合医院的急诊科、ICU等科室进行。

中毒的诊治是古今中外临床医学的重要组成部分。同时，医者对中毒诊治也给予了极大的伦理关注。其主要准则是：①急性中毒：患者的诊治要做到准确和快速，因为急性中毒病因毒物众多、病情发展急促、诊治刻不容缓，所以要求医务人员具备高度的责任心，急患者之所急，不出错，不错失急救良机；处理好急救与费用的关系问题，对于那些无家属、无职业、无经济担保人的患者，应按国家要求先行救人，然后妥善解决费用问题；对服毒自杀患者，急救成功后，医师应注意和提示其亲属防范患者出现意外，尤其是医护人员应与患者亲属配合给予患者良好的心理呵护与指导。②重视中毒：患者诊治和住院期间的护理；其中最重的是对患者病情的观察，应做到明察秋毫、及时处理或向上级医师报告；患者的心理护理是始终不可忽视的问题，需要配合医师和患者亲属共同完成；中毒患者护理的整体管理工作也具有重要的伦理意义。③积极宣传预防中毒：医院及医务人员有责任向社会和公众进行有针对性的持续的宣传教育，包括给予急性中毒患者院前抢救常识的指导，特别是由于科学技术的进步，一些中毒患者及家属缺乏这方面的知识，偶有拒绝抢救事件的发生，此时宣传更为重要。河南尘肺患者张海超"开胸验肺"事件的披露提示人们：中毒的预防不仅需要个人、家庭的积极努力，更需要社会的保障，甚至可以说，凡与职业中毒和生产污染密切相关的企业和政府相关部门，能否坚守以人为本的伦理立场，能否正确处理人的健康与生产发展、社会效益与经济效益的关系，是最重要的社会性预防中毒举措。这种关注虽然远远超出了临床伦理的视野，但也引起了国内医学伦理学界的高度关注，为实现慢性中毒患者临床伦理研究的突破提供了一个契机。

（孙福川）

shītǐ lúnlǐ

尸体伦理（ethics of cadaver）

对人死后躯体的解剖、尸检、器官摘取、安置、火化及其他各种处理应遵守的伦理准则。确立和遵循正确的、为社会公众接受的尸体伦理准则，合理选择对待尸体的行为，对于尊重死者的尊严、倡导健康的社会风尚，具有重要的意义。

概述 尸体是人的躯体的一种特定存在形式，与人密切相关，尤其是与人身权利和人的尊严关系更为紧密。尸体伦理就成为人伦的延续及重要组成部分。在中国传统文化中，厚葬习俗源远流长，对人的尸体的尊重甚至成为孝道的重要内容。在倡导厚养薄葬、移风易俗的当今，改变的仅仅是孝道的具体表现形式，并非否定尸体伦理本身的意义。尸体伦理又与医学发展密切相关。尸体伦理的差异甚至成为近代中西医学发展不同走向的文化根源。中国的儒家文化侧重于人本论，一味钟情于个人内在修养与人际和谐，强调孝道，甚至将生命神圣论延展于尸体，而经过人文主义运动洗礼后的近代西方人本论文化，虽有维护尸体完整的宗教传统，但最终却越来越钟情于用"人是机器"的哲学观念认识和处理尸体，认为研究和解剖尸体是医学发展的重要起点。这种尸体伦理观的差异，曾决定了近代解剖学等实验医学在中西医学发展中的不同命运。今中国，尸体伦理对形成健康的风尚习惯亦不可缺少，在保留瞻仰遗体、悼念故人的仪式之后的火葬、海葬，表明人体尸体伦理观念的更新；在尊重尸体、善待尸体的前提下，倡导人死后捐献尸体或器官（组织），以促进医学发展、帮助器官衰竭患者获得重生等，是人类文明的巨大进步。

伦理准则 ①尊重尸体：在处理尸体中要爱护尸体，维护尸体尊严，不得凌辱尸体，毁尸、暴尸、鞭尸都是极不道德的。同人的出生一样，死亡不仅是个体的生物学现象，而且是对家庭甚至社会具有影响的社会现象，人的尸体是人的生命结局的物化形态，是其生命历程的组成部分，仍是具有人的尊严的主体，不能将其视为一般的可以随意操作的物体和其他物种的尸体。明确尸体的伦理地位，是具体处理尸体的伦理前提，维护尸体尊严理所当然。②做好尸体护理和尸体整容：营造尸体的良好形象，以告慰死者和死者的家属，尊重死者遗愿，协助家属处理相关事宜，这是尸体料理的基本要求。尸体料理是指护理人员在患者死亡后对死者尸体所进行的一项护理，其目的是保持尸体清洁无味、五官端详、肢体舒展、体表部位正常、易于鉴别等。尸体料理的伦理意义在于对死者人生的彻底负责，对死者亲属的真诚抚慰，对人类尊严的尊重。③尸体安置：要依据国家的相关规定，同时考虑少数民族地区的风俗习惯和宗教信仰，本着破除陈旧落后的封建迷信，有利于社会新风尚养成，做好尸体的安置。④尸体解剖必须得到死者家属同意：尽管现代医学技术进步很迅速，但仍有不少死者死因不明，进行尸体解剖明确死因仍十分必要，但要做好家属的思想工作，征得他们的同意，切不能背着家属贸然行事；为破案和定案提供线索和证据等方面的尸体解剖，也要与当事人家属做好沟通，讲清尸体解剖的必要性，取得当事人家属的配合和支持。⑤尸体器官捐献必须有死者生前的遗嘱或近亲的同意：器官移植成为救治器官衰竭患者的福音，而尸体供体是移植器官的主要来源。尸体器官利用的伦理问题既涉及如何摘取器官，又涉及如何分配可供移植的器官。摘取尸体器官必须遵循严格的知情同意准则，分配可供移植的器官必须遵循公正的准则；尸体捐献是指人自愿将死后的遗体无偿地捐赠给医学院校或研究机构，供医学教学和科学研究。尸体捐献的合理性取决于3个方面：一是死者本人生前或其死后家属的自愿捐献；二是用于医学教学或研究的正当目的；三是接受捐献乃至保存、运用全过程中对尸体的高度尊重，对所有捐献的逝者，均应给予铭记。⑥出于生命教育、科普教育、安全教育等目的的人的尸体公开展示：如果处理得当，

是有意义，应该得到伦理学的支持，但仍必须严加管理，注意体现对人的尊严；而明显带有商业目的或满足人们猎奇心理的"人尸体标本展览"是不可取的。自从德国解剖学家冈瑟·冯·哈根斯（Gunther von Hagens）发明了用于保存人尸体标本的生物塑化技术以来，一些西方国家相继举办了公开的"人尸体标本展览"，既受到热捧，又遭到非议。近年来，中国学者也在国内以"科普"名义举办过此种展览，对普及人的生命知识有一定意义，但要防止以此作为笑料、亵渎生命现象的发生。

（孙福川）

shī jiǎn lúnlǐ

尸检伦理（ethics of autopsy）

为查明死因对尸体进行解剖应遵守的伦理规范。尸检又称尸体解剖，即运用病理解剖学知识，通过查验尸体病变以诊断疾病、确认死因的方法。尸检对于提高临床诊治质量，对于解决死因不明或对死因有异议而发生的医疗纠纷、促进医学发展等，都具有独特的作用。

历史 尸体解剖在医学发展过程中有很长的历史。古希腊时期已经有医师进行尸体检验的实践。公元5~9世纪，盎格鲁-撒克逊（Anglo-Saxon）王国时期已形成英国验尸官制度的基础。15世纪欧洲文艺复兴时期，达·芬奇（Da Vinci）就曾解剖了30个不同年龄的男女尸体，1514年出生的比利时医师安德烈·维萨里（Andreas Vesalius），将解剖学推进一个新的高度，他的《人体的结构》奠定了人体解剖学的基础。在中国，人体尸检起源很早。远在商周甚至以前，医学家就已积累了一定的人体尸检知识。中国

《黄帝内经》载有许多关于人体各个脏器和体表部位的数据。其中的《灵枢》篇是迄今可见的使用"解剖"一词的最早文献。宋代提刑官宋慈写下的《洗冤集录》是世界上第一部完整的法医学著作，至今仍然具有相当的指导作用和实用价值。清代医学家王清任先后于滦州、奉天、北京解剖100多具尸体，1830年将解剖所见多写成《医林改错》一书，但由于儒家死亡观和尸体观与传统孝道融为一体的影响，尸检在中国古代乃至近代未有充分的发展。1912年11月24日，北京医学专科学校校长汤尔和上书教育部，力陈医学有解剖尸体之必要。在其倡议下，隔年11月北洋政府颁布《解剖尸体规则》，这是近代中国官方首份许可尸体解剖的法规。因其首创，条文简陋，缺失不少，汤尔和在同年12月9日呈文教育部修正。1914年4月，内务部发布《解剖尸体规则实行细则》，相比先前发布的"规则"，条文细化，而且给予医院解剖的权利。1929年5月13日，南京国民政府颁布的《解剖尸体规则》，基本上沿袭前例。但此规则公布后，医界指责将正常解剖、病理解剖、法医解剖混为一谈，并竭力督促政府实行改善。在医界持续呼吁下，医政管理部门修订了对于人体解剖一些不必要的规定，1933年6月9日公布的《修正解剖尸体规则》，区分了解剖的不同类型，删除遗嘱尚需家属同意、缩短政府核准时间等。此后，尸体解剖在中国逐渐得到认可，继续1914年、1915年江苏医学专门学校教务长周君仲奇之死婴、禹之一岁小女，均以充医校之解剖，供病理实验的事发生后，1933年2月24日，从日本学成归国的余

子维医师创办江西医学校和永嘉县女儿卫生院,在其病危临终前立下遗嘱,"我死后必须实行病理解剖,以遂吾志,汝切记之"。翌年,全国医师联合会第三届代表大会通过《请全会表彰余子维先生以奖励病理解剖案》,决议将余氏遗体解剖之日作为病理解剖有志会纪念日,并将《医事汇刊》第一期命名为《余子维先生纪念刊》。1937年,中医师叶古红肝癌病逝于中央医院,于死前三日,曾手书遗嘱,赠中央医院解剖,供全球学术之牺牲,被医界赞为"能摒弃门户之见,用学术的眼光,毅然决然的就治于新医,并且进一步竟肯牺牲躯壳,来作新医学术上的研究"。

但是,只是进入现代社会以后,尸体解剖被禁闭的局面才得到改变。1979年中国卫生部颁布的《解剖尸体规则》规定,将人体解剖尸检分为3种:①普通的病因尸检:限于医学院校和其他有关教学、科研单位的人体学科在教学和科学研究,旨在搞清病因。②法医尸检:仅限于司法机关施行,主要目的是查明死亡原因和死亡性质,确定自杀还是他杀,推断死亡时间,为侦破案件提供可能的线索和证据。③病理尸检:仅限于医学院校教学、医学科学研究和医疗机构的病理科或病理教研室施行,主要目的是研究及阐述机体疾病的发生、发展与转归的客观规律。中国对解剖观念的转变表明,人体解剖的推行,需要有医界的努力和政府制度层面的改进,更需社会各界的合作,特别是民众科学精神的培育。时下中国的尸体解剖,主要来自意外死亡和无人认领的尸体,国外尸检率超过50%以上,中国卫生部规定三甲医院评审标准要求尸检率达30%以上,实际远未达标。人尸体解剖的理念深入人心是个长期过程,需要不断努力才能实现。

伦理准则 ①必须经过两名及以上医师进行死亡鉴定,签署死亡证明后的尸体方能进行解剖。②尸检必须由有资格的主体提出,即医疗尸检可以由患者家属提出,也可以由医疗机构提出,司法尸检除患者亲属外,只能由司法部门依法提出。③尸检必须由按照国家有关规定取得相应资格的医学机构和病理解剖专业技术人员进行,但死亡患者的负责医师必须回避。④涉及医疗事故争议的尸检,双方当事人可以请法医病理学人员参加尸检,也可以委派代表观察尸检过程。⑤尸检必须遵循知情同意原则,即在充分告知并征得死者生前或其亲属同意后,办理合法手续,由其近亲属签字方可实施。⑥尸检必须在规定时间内进行,即不能确定患者死因或者医患双方当事人对死因持有异议,应当在患者死亡后48小时内进行尸检,具备尸体冻存条件的,可以延长至7日。⑦尸检人员充分尊重尸体,维护死者人格尊严,注意保护遗体形象,注意死者物品登记保管并向其家属移交。⑧尸检所获信息等资源必须合理利用,即运用这种资源时,必须尊重患者及其家属的自主权和意愿,并注意保护他们的隐私、资源的合理共享,防止此种资源商业化等。⑨尸检有利于医学科学的发展和进步,对临床诊断水平的提高具有重大意义。尽管当代医学技术进步很快,但一些病患的死因仍有许多不明,需要尸体检验加以澄清。因此要大力提倡。

(孙福川)

guòdù yīliáo

过度医疗 (over treatment)

医疗机构及其医务人员在医疗活动中,违反诊疗规范,为谋求经济或其他利益有意实施的超过疾病诊治实际需要的医疗行为或医疗过程。过度医疗是由于医师和医学机构对人们的生命采取了过多地控制和社会变得更多地依赖于医疗卫生保健而引起,遍及全球,后果严重,是整个医疗保健服务,同时也是医学伦理学需要认真面对的问题。

概述 过度医疗是一个全球性问题,是当代医疗保健暴露诸多矛盾的重要聚焦点,是当代医学备受世人批评的问题之一。当前的过度医疗,涉及除对疾病诊治的过度外,还对某些正常的生命现象进行医学干预、生活医学化、医学成为满足顾客提出的各种稀奇古怪要求的服务产业等诸多方面。过度医疗,或者说,过度的医疗干预,将过度医疗、对生命过程过度干预、过多的保健服务的提供等都纳入其研究范围,因而是一个十分复杂的问题。

过度医疗是一种行为或过程,不是指还未成为实践的诊疗计划或设想。对过度医疗的过度,一般说来有以下所指:①所实施的检查或治疗手段超出了疾病诊疗的需要,不符合疾病规律和特点,不符合临床诊疗规范,对于所诊疗的疾病来说是不适宜的,不需要的。②对患者是有害的,包括躯体伤害和精神损害。③过度医疗行为与患者损害之间存在因果关系,对患者的损害是由于过度医疗造成的。④是医疗机构及其医务人员主观有意而为,不是缘于医学水平所限和技术能力的不足等客观原因。医疗机构及其医务人员有主观故意,即预见到自已过度医疗行为会给患者造成财产、躯体或精神损害，仍然希望它发生或放任它发生。

以下行为不应视为过度医疗：①对于某些复杂和难以诊治的疾病要求进行必要的重复检查才能确诊的治疗。②为抢救危重患者的生命而采取的某些可能不一定收到实效和十分有把握的治疗。③在别无选择的情况下，为了探索其他有效的治疗方法而选用的某些试验性治疗。④为防范某些疾病传播或病情的扩大，避免更大的风险，对患者采取的某些适度的过度诊断或治疗。⑤当下虽没有疾病征兆，但为预防病症发生而采取的某些治疗。⑥疾病虽已治愈，但为了防止复发或预防某些并发症的产生而给予的治疗。

过度医疗中的"过度"包括量和质两个方面：量的过度指诊疗项目：本身虽然是必要的，但其使用的范围、剂量、频次等是不适当的；质的过度指诊疗项目：本身对患者罹患的疾病来说就是不必要的、多余的。其主要表现有：①过度检查诊断：对某种疾病的检查诊断超过了该疾病实际需要的检查诊断措施，即可以用简便的、一次性能够得到的检查诊断，却用了复杂昂贵和多次重复的检查诊断；或扩大检查诊断措施的适应证，对本不适宜开展某项技术检查的患者给予不必要的检查，以及增加复查的频次等。有国外资料报道，在统计的78 798次检查中，28%第2次检查比规定时间提前。12项中，2项复查是合理的、必需的，10项提前复查，92%无指征，加权平均值表明40%是多余复查。②过度治疗：对某种疾病的治疗不从疾病的实际需要出发，采用了超常规的，也即学术界主流观点认

为的多余的过度的治疗。当前常见的过度治疗有：过度用药、不适当的联合用药、无必要的盲目采用新药；过度的不适当的综合治疗；扩大手术指征和手术范围；滥用介入性治疗；放宽放疗和化疗的标准；小病大治、小病大养；过度输液；盲目地采用生物治疗等。如中国冠心病经皮冠状动脉介入治疗中，支架应用比率高达90% ~ 95%。一般说来，血管阻塞<50%不必放支架，很多阻塞程度仅30% ~ 40%的血管都被放置支架；2010年2月，WHO调查报告称，每年有620万剖宫产是不必要的，其中50%发生在巴西和中国。中国在2007年10月至2008年5月的剖宫产率为世界第一，高达46%，是WHO剖宫产率警戒线的3倍多。其中，未出现剖宫产手术指征就进行手术的比例占全部剖宫产案例的11.7%；调查结果显示，国内抗生素最高使用率为45% ~ 50%，≥60岁的患者为26.3%，15 ~ 59岁的为42.7%，基层医院为72% ~ 78%。美国50%急性上呼吸道感染和70%急性支气管炎使用抗生素。1966 ~ 1998年英文文献荟萃分析，抗生素只能缩短咳嗽、咳痰1.5天，对脓痰影响甚少，只缩短0.4天，而缩短咳嗽仅0.5天。此外，对某些死亡征兆已经很明显或死亡不可逆转的患者进行挽救生命的无效治疗等，也属于过度医疗的范畴。③放宽诊断标准，降低疾病门槛：这是当今过度医疗的重要表现。如高血压、高脂血症等多次放宽标准。按照2017年11月美国心脏病学会和美国心脏联合会等11个团体共同制定的高血压标准，患者比例上升14个百分点，按中国人口基数计算，将增加3亿高血压患者，使这3亿未

必真正是高血压的患者接受降压治疗；还有些疾病的诊断依据缺乏科学根据，如将前列腺特异抗原（prostate specific antigen, PSA）数值上升作为前列癌细胞增生的前兆，导致许多男性的前列腺切除，而随后的研究证明，PSA上升并不必然患有前列腺癌。④对正常生命过程和生活事件进行医疗干预：如将小学生精力不集中定义为"注意力缺乏多动症"；将夜班工人出现的睡眠不足称为"夜班工人睡眠失调症"；将人们未能实现希望而出现的某种情绪称为"希望病"；对妇女妊娠的正常生理过程出现的某些反应称为"怀孕症"；将随着年龄增长出现的老年斑、腰肌收缩、秃顶、骨质疏松、行走变慢等视为"疾病"。把生命正常过程当作医学问题，把个人问题和社会问题当作医学问题，把轻微症状当成重症前兆，把致病风险当作疾病，罕见病症状当作四处蔓延的流行病，成为制造和贩卖疾病的常规形式。

过度医疗并不是今天才有的。在古代、近代，都曾有过过度医疗。但那时的过度医疗与当今的过度医疗不同，当今普遍存在的过度医疗呈现出如下一些特点：①当今的过度医疗，具有复杂性和多元性的特点：所谓复杂性和多元性，是指发生的原因是多种原因促成的，既有国家政策方面的原因，也有医院、医师和医药器械开发商方面的原因，同时也有患者方面的原因，因而构成过度医疗的利益链是复杂的，围绕过度医疗形成的利益关系是多元的；就其表现形式而言，有其隐蔽的一面，也有其公开性、袒露性的一面，有的甚至为人们坦然接受；就其可否避免而言，有的是可避免的，但也有其难以避免

的一面。某些来自疑难杂症且具有探索性的过度医疗，是难以避免的；就其后果而言，绝大多数的过度医疗的后果是消极的、有害的，但也不乏少数的有益的过度医疗，因而对待过度医疗，必须具体分析，区别对待。②当今的过度医疗是体制性的，就其主体而言，是国家政策和体制造成的：一些在医疗保健服务实行市场体制的国家，由于国家对医疗保健服务的费用投入不足，医疗保健服务的营运和服务人员的工资、奖金，需要从患者和其他寻求服务中收取，这就必然促使医师多开药、多做检查、多做手术，在众多的治疗方案中，选择费用最高的，甚或滥收费、扩大住院标准等；药品、医疗器材的虚高定价，医疗回扣，也助推过度医疗。③当今的过度医疗，主导是医方：包括医院、医师、卫生行业管理部门，如医疗保险的结算方式、各种检查结果不能在医院间互相承认，都是管理不善造成的。也与患方有一定关系，一些患者误认为医疗越多越好，检查、药物越贵越好。有的过度医疗，就是患者一再要求造成的。④有科学外衣作掩护，难以辨别和区分：如现今不少过度医疗，是以治疗指南为依据的。而治疗指南的制定，常有各种因素的干扰，以科学外衣为遮蔽，掩盖了驱动过度医疗的利益追逐。

原因　①医学发展自身的局限性：医学发展是一个不断探索和逐步积累的过程，许多疾病的诊断和治疗是逐步逼近的。在这一过程中，过与不及，适度与过度，常令医师难以掌握。特别是因为从业医师的水平、医疗设备条件和患者的经济状况的差异，可采取的医疗干预措施伸缩性很大，对具体患者诊治的适度、过度，常难以掌握，而医师求稳、求全、避免发生差错的心理，常以一种宁过而无不及的态度对待诊疗，要求完全杜绝过度医疗是不现实的。②对医疗风险的过度防范：任何疾病诊治都存在一定风险，特别是疑难杂症，其风险性更大；一些疾病诊治的不确定性，增加了医患双方的防范意识。人体的复杂性，疾病发展预期的多样性，患者体质及其他情况的多维性，使得任何疾病的诊治都存在一定的风险。医师在诊治疾病过程中始终处在责任风险环境中。一些患者由于对治疗的不确定性和可变性缺乏认识，常常据此将遇到的医疗风险诉诸法庭，向医院提出天文般的数字索赔，但医院和医师又不能因存在风险而停止医疗行为，在此种情况下，医院和医师不得不采取过度医疗的办法防范医疗风险。③患者就医的错误观念：一些患者以为用药愈多愈好，愈贵愈好，为医师开大处方、贵处方提供了条件；盲目地追求高新技术，不论什么疾病，要求医师使用高新技术，医师如果拒绝，反而不满于医师；对保健的错误理解，将健康完全寄托于医疗，大病小病都往医院里跑；错误的价值观念和攀比思想。一些患者认为能用上贵药，能做高新技术检查，自己的身价就高，有地位。这就形成了过度医疗的土壤。④医疗服务和医疗需求的特殊性也有利于滋生过度医疗：患者在医患关系中处于被动地位，对医药知识缺乏了解，对医师提出的诊治安排难以选择和判断；医疗服务涉及生命与健康，是一种刚性需求，价格缺乏弹性，需求的变动率小于价格的变动率；卫生服务诱导费用上涨，虽可在一定程度上影响需求，但不能从根本上改变需求量；医疗服务专业性和技术性的特点，使医师处于明显的优势地位，患者处于劣势地位，医方既是服务的提供者，又是需求的决策者，又是受益人，又是消费者的代理人，这一切决定了患者即使知道提供的是过度医疗，仍然必须接受。⑤过度医疗的主要推动力是医疗市场化：医院营运的市场化机制，激发了医院和医师对经济利益无止境的追求欲望。为实现这种欲望，最可行的办法就是过度医疗。医疗消费的特点，是必须经过医师的处方才能实现。没有医师的处方，难以享有医疗服务，即使能够得到，也不能享有医疗保险待遇。医师个人收入与每天的服务量，也即个人收入与科室的收入、医院的收入直接挂钩，这正是市场化推动了过度医疗的根本原因。

伦理问题　过度医疗的伦理问题主要集中体现在带来的严重后果：①加重患者负担，激化医患矛盾：一些医师为了增加医院的收入和个人的奖金，可不做磁共振成像的也做该检查，可做钡剂透视的却做胃镜，化验不顾病情需要与否采取捆绑式的大检查，诱导患者用进口药和高新技术的检查，而且提高收费标准，这就必然加重患者的负担，激化医患矛盾。近年来一些医患纠纷，就是直接由过度医疗引发的。②无意义的消耗医疗资源，加重医疗资源分配的不公：据有关研究称，中国医疗费用40%是过度医疗造成的。过度医疗与医疗不足可以同时发生在同一国家、同一医疗机构和同一患者身上。过度医疗将医疗资源消耗在一部分人身上，必然影响另一部分患者的医疗供给，浪费了本可用在更需要的服务上的资源。③助长医源性疾病的蔓延，导致机体抵抗力的衰退：当前，中国和外国的医源性疾病、药源性疾病愈演愈烈，与过度医疗是直接相关的。医院为了谋取经济利益，不顾患者病情的实际需要，常加大用药剂量，不适当地联合用药，造成大量医源性和药源性疾病出现。国外有关报道称，药源性疾病入院率为2.9%~5.1%，药源性疾病酿成的事故占医疗事故的30%。更使人忧虑的是，过度医疗还可能对人类产生广泛的不良后果，如过度使用抗生素，会使人的自然抗病力减退，促使生命质量退化。④腐蚀医疗队伍，损害医务人员形象：一些医务人员见过度医疗有利可图，利用手中的权力，开大处方，诱导患者做不必要的手术和检查、服不必要的药物，以此谋求私利，严重损害了医务人员的声誉，造成了很坏的社会影响。⑤扭曲医院的形象，对医疗卫生事业的长远发展带来消极影响：近几十年来，许多城市的大医院，就是以推行过度医疗为把手，谋取经济利益，虽然它加速医院的发展，造就了一批高水平的医院，但同时也损坏了医疗行业的崇高风尚，腐蚀了医疗队伍，进一步强化了重治轻防的医疗思想，加速了医疗技术异化进程，促使医学人文思想衰落。

防控 ①清除刺激过度医疗的政策性因素：主要是不应将医疗机构（医院）视为为谋求利润最大化一样的"企业单位"，加大各级财政投入，强化公立医院的公益性，尽力减少医院营运的压力；重新审视在医院管理中运用市场运作的机制，限制其消极方面，在不宜运用市场机制的场合

禁止服务市场化；重新审查医院层层承包、多极核算的制度，探索新的激励制度，以调动医务人员的积极性，切断医务人员的收入与医务收入直接挂钩的办法；实行医药分开、废除以药养医的政策；切断医师与医药公司的直接联系，规范医药企业对医院和医学科研的经济赞助和合作，做到公开透明。②完善医疗保险制度和公费医疗制度：对享受医疗保险的患者，改进付费的支付办法，强化医疗保险对医疗费用的管控作用；改进公费医疗的管理，杜绝浪费和"一人公费医疗全家享有"等现象。③规范和完善医疗技术的使用，为过度医疗设置禁区：设置专门机构，对医疗技术，特别是高新技术进行评估，公布评估数据和结果，让大众了解它的实效，减少追求使用高新技术的盲目性；鼓励独立学者和专业学会对各种治疗指南进行评估和讨论，消除治疗指南中的过度医疗；建立术前问题清单制度，对外科手术认真审查。④提高医务人员的业务素质和道德修养：建立正确的医疗思想，提高业务水平，避免盲目滥用药物和手术；树立患者利益第一的观念，处处为患者健康和经济利益着想，克服一切为了钱的错误思想；加强医师职业精神教育，提高医德修养，强化自律意识，是防范过度医疗不可或缺的内在机制。⑤引导患者建立科学的就医观、治疗观和养生观：要有计划地、有针对性地运用电视、电台和其他书刊等多种形式，普及医学知识，端正患者的就医观念和就医行为，破除检查越多、用药越贵、医疗效果越好的错误认识，特别是要消除"健康只有依靠医药"的错误观念，破除不顾病情的需要，

盲目使用进口药、贵药的思想。减少过度医疗的社会压力，为医师科学诊治疾病创造良好的社会环境。

（刘俊荣 杜治政）

shēnghuó yīxuéhuà

生活医学化 （medicalization）

运用医学知识和技术，去诊断、治疗和预防那些人类生活中的也即非医学范围内的问题。医学从其诞生以来，一直以治疗疾病和增进健康为其活动领域，当代社会出现的医学生活化，反映了医学脱离其传统的边界，将生活、社会问题，如忧虑和悲伤、社会暴力和社会病态纳入其活动范围。

医学生活化是20世纪70年代由美国学者米特·康拉德（Meter Conrad）首先提出的。1996年11月正式公布的由美国哈斯廷斯中心组织的有15个国家科学家参加的关于《医学目的：确定新的优先战略》中说："医学有强大的能力改变和修改人体，并开辟生物系的可能性，使得医学正在使尽可能多的生活医学化。社会期望和技术的可能性推动医学生活化的进程，所谓医学化，就是运用医学知识和技术，去解决那些非医学范围内的问题。"由15位哲学家、医师和科学家组成的英国纳菲尔德生物伦理委员会认为：我们的生命被医学化已成为一种超级趋势。这个国际瞩目的智库预言："其中一个问题在于诊断行为扩张的这个趋势。疾病已被扩大定义，愈来愈多个体缺陷归入诊断大纲。在一些国家，诊断行为已膨胀到怪诞的地步。生活医学化实际上就是人为地制造疾病。制造疾病的人，从人类一些自然发生的生理问题开始，不断将生命中的自然变化和正常行为，有系统地扭曲成疾病或病态，然后

进行医学干预。"维基百科将其定义为:"将人类本身的日常状态及问题定义为需要治疗的医学问题,同时医师及其他医学专业人员对其开展研究、诊断、预防或治疗的过程。"生活医学化成为当今过度医疗的重要方面。

背景与原因 首先是医学科学技术的迅速发展,以至于认为医学无所不能,医学不仅可以治疗和预防各种疾病,而且可以对人体生命过程出现的某些并非疾病异常进行干预,以谋求纠正这些异常。其次是人们对健康的渴望与无节制的追求,误认为所有生理的异常都可能导致疾病,因而盲目接受医学的干预。在欧洲,曾经一度掀起了一场"疾病意识觉醒活动",其目的是唤醒人们的疾病意识,唤起人们寻找自身的疾病,将生命的正常现象理解为疾病,和一些医学家与厂商共同开发疾病,将一些潜在危险因素视为疾病,将某种可能视为疾病,将生命发展进程中出现的某种变化视为疾病。再次是在当前社会矛盾复杂化和多元化情况下,一些人企图运用医学手段解决某些社会生活的问题和病态现象,诸如工作压力带来疲倦、夜班人的失眠、诱导罪犯招供等,将某些社会生活医学化。最后是医药成为谋求利润的重要手段,一些医药开发商看到生活医学化的广阔市场,极力助推生活医学化。有病就有医,有医就有药,最终落实到医药开发商的钱袋中。这正是医学生活化和生命医学化在当今的真实原因。

具体途径 ①把生命正常过程,如衰老、更年期、皮肤皱纹、男性秃顶、停经当作疾病。②把个人问题和社交问题,如失眠、商业亏损和工作中遇到的挫折引起的焦虑、婚姻失败、失恋引起的精神不振当作疾病。③把致病风险当作疾病,如肥胖、消瘦、血压高等。④罕见病当作四处蔓延的流行病。⑤把疾病征兆当作疾病,把轻微症状当成重病。⑥生活医学化还表现在将医学引入政治领域,为政治斗争服务。如运用医学的理论和知识开发杀人生物武器、毒气,给政治犯制造成精神错乱和心理崩溃,运用医学解决犯罪、审讯等社会问题。

严重后果 ①背离医学宗旨。医学的宗旨是治病、防病、健身,运用医学解决人们种种生活问题,是背离医学宗旨的;人类生活医学化,必然造成医学范畴和医学本质的不确定性。②危害人类健康。人类生命发展进程出现的某些问题是生命活动中的正常现象,这些现象随着人们生活条件和境遇的变化自然而然的消失,与疾病有着根本的区别,对这些生命活动中的正常现象当作疾病实行医学干预,只会伤害机体,给人类的健康带来严重后患。③无意义的消耗医疗资源,加重医疗资源的分配不公。本来有限的医疗资源被转移用于治疗生活问题,使得那些真正需要医疗保险提供保障的患病人群得不到应有的保障。④提高了医疗保健的费用,加重国家和患者负担,激化医患矛盾。医学生活化是极为广阔的领域,必然占用庞大的费用,使国家和患者的负担雪上加霜。⑤腐蚀医疗队伍,损害医务人员形象。医学生活化几乎涉及每一个人,医务人员从无病的人身上吸纳钱财,必然造成极坏的社会影响,玷污医务人员的名声。⑥扭曲医院的形象,对医学事业的长远发展带来消极影响。

(杜治政)

wúxiào zhìliáo

无效治疗 (futile treatment)

在现有的医学科学技术条件下,医学干预已失去临床意义,达不到预期生理、心理效果的治疗。由于医学科学始终处于不断发展和变化过程中,人们对医疗有效和无效的判定认识不一,任何无效都是一定条件下的无效。就不同的医疗条件和医疗主体而言,无效治疗具有相对性的特点。无效治疗的认定,有赖于依据医学发展不同情况和人们对医疗效果的认知确定的临床无效治疗标准的设立。无效治疗是终止治疗、放弃治疗的医学前提和合理性的基础。正确判定和处理无效治疗问题,有助于捍卫患者的健康利益,减轻患者的痛苦和经济负担,合理利用医药卫生资源。

概述 20 世纪以来,尽管医学科技取得了快速的发展,但人们对很多疾病仍然知之甚少,无效治疗的情况在医疗实践中屡见不鲜,在已发现的上万种疾病中,能有效治疗的甚少。以癌症为例,真正能够延长较长时间生命或部分有效(如减轻疼痛)的癌症治疗仅限于少数几种。如何面对无效治疗的问题,一直成为医学界和伦理学界关注的问题。1991 年12 月,87 岁的海尔加·万格列(Helga Wanglie)已进入植物状态 8 个月,靠呼吸机和食管维持生命。医师撤销治疗的决定与其丈夫奥利弗·万格列(Oliver Wanglie)的愿望相违,他拒绝同意停止其妻使用呼吸机和食管维持生命。此案例之所以引起关注,首先因为海尔加·万格列的医疗保险包括了她的住院医疗,医院撤除人工生命支持实际上将会损失其应享有的保险费用。其次,它涉及医师是否有义务按照家属的要求实施无效治疗。由于无效治疗是临床上作出其他重大决策的基础和依据，本身又是一种无可奈何的选择，再加上疾病的复杂性、医学的快速发展，致使目前临床上尚缺乏社会统一认可的关于无效治疗的具有可操作性判断标准。美国学者巴鲁克·A. 布罗迪（Baruch A. Brody）、阿麦尔·哈勒威（Amir Halevy）和洛蕾塔·M. 科佩尔曼（Loretta M. Kopelman）认为，对无效治疗的界定必须同时满足下列条件：①医学科学的根据：无论有效或无效都必须有可靠的科学资讯，以证实有关患者的诊断、治疗和预后的结论是正确的。②反映不同患者不同价值观的选择：体现患者与某种目的相关的某种事情有效性的评估。③对接近有效或无效的界限有明确的标准。④对治疗患者躯体、心理和经济上造成的负担是有益或有害的进行评估。⑤预期性：即必须切实可行，预期适用于概率足够大的情况。⑥社会认可：即必须得到社会认可，公众普遍接受基于此界定（医师）单方面限制医疗护理的政策。⑦适用性：即必须适用于绝大多数病例。⑧不同意条件：即不能含有患者或代理人对限制生命维持疗法的同意的成分。

为了明确什么是无效，他们按照涉及的医学干涉与其可能后果将无效治疗分为 4 类：①生理无效：即如果一种医学干涉不能导致预期的生理效果，那么，就可以判定此种医学干涉无效。例如，当心肺复苏不能致使自主心搏时，就是心肺复苏无效。②临死无效：即尽管对患者提供某种医学干涉，但患者还会在不久的将来（几天或许几周）死亡。例如，一些心搏停止的患者在实施

心肺复苏后虽能恢复自主心搏，但他们仍不能长期存活，则判定为心肺复苏无效。③致命性疾病无效：即患者患有一种根本性的某种医学干涉对其无效的致命性疾病，尽管使用了这种医学干涉，患者亦将在不久的将来（数周，或许数月，但不会超过 1 年）死亡。例如，心肺复苏能使晚期肝硬化患者恢复自主心搏，甚至活着出院，但对其由肝病所决定的短期估计寿命不会改变，因为心肺复苏对晚期肝硬化不会产生任何效果，即心肺复苏无效。④质量无效：即如果医学干涉不能发生可接受的生命质量，那么，这种医学干涉就是无效的。例如，持续性植物状态患者使用心肺复苏后虽可长期存活，但这种状态不能为人们接受，仍属心肺复苏无效。国外有学者试图通过评分的方法对治疗策略的预期效果进行评价，如急性生理与慢性健康（acute physiology and chronic healthy evaluation，APACHE）评分，虽然其阳性预期符合率可达 80%，阴性预期可达 90%，但是由于其仅以存活率作为实验指标，无法对治疗效果的各个方面进行评价，而且临床上患者个体间病理生理状态差异又太大，虽然评分的方法在统计上有意义，但就个体而言，单以评分的方法，似不足以作为无效治疗的评判依据。由于缺乏客观的、量化的标准，加之缺乏政策及法律的约束与支持，医务人员在判定无效治疗的过程中极易受到周围经济及人文环境等因素的影响，如总死亡率、生活质量、投资-效益比、社会舆论、经济条件等都可能影响到医师对治疗预期的评价。这就要求医师在判断无效治疗时要综合患者的生理、病理、心理、社会等因素进行全面

评估，并经上级医师或相关医疗组织认可，准确作出无效治疗的结论，防止任何差错的出现。

治疗无效最终由谁决定的问题，一般有以下 3 种选择：①医师自主决定：在处理有争议病例时，医师面对治疗无效或经多次尝试后仍是失败的病例，有权作出治疗无效的决定，或由医务人员组成的专家小组，依据公认的医学标准，以及有关该病例最权威的资讯作出无效治疗的决定；但由医师单方面决定被批评为家长式的独断作风，而医学上的家长式作风可能威胁患者的自主权。②患者或患者代理人自主决定。例如，某患者能依靠呼吸机维持生命而其丈夫坚持继续治疗，保险公司也不拒绝支付费用，社会又无相关法律规定对此类患者应如何处置，则选择权取决于患者和他的家属；但其后果是增加了患者不必要的痛苦，增加医疗保健费用，并可能阻挠合理分配资源的执行。③社会的一致认同：对于那些医师与患者有争议的病例，遵循社会一致的认同处理是否继续治疗，也是一种合乎道德规范的方式。但后果可能导致不公正地拒绝特殊人群的合理医药用品、医疗服务及保险偿金。一般认为，采取医师、患者和患者家属在充分沟通情况的基础上三方取得一致认识更为妥当。

伦理原则 ①患者利益至上：无效治疗关涉患者生命的存续，医师应忠实于医学科学和患者利益第一的原则，不能因各种不纯动机向患者提供无效治疗。②对可否确定为无效治疗的病例进行全面评估：无效治疗首先取决于医学标准，但与患者个人的病情发展势态、价值观和经济等诸多情况密切相联，也与家属至亲的

认可相联，因而需要慎之又慎地进行全面评估，并履行合理的程序，切不可草率行事，避免出现难以挽回的后果。③充分沟通：在病情允许下，应充分多次听取患者本人意见，同时家属对无效治疗的态度也至关重要。医师应当切实细致地做好与患者或家属的沟通工作，力争得到患者及他们家属的认同，警惕医患纠纷的发生。在患者及其家属对待无效治疗与医师意见不一致时，医师应向患者或其家属耐心说明情况，得到患者或其家属的理解与支持。放弃无效治疗应在患者或其家属同意后才能实施。④做好人文关怀。无效治疗并不意味着医疗服务的终结，即使作出了无效治疗的判定，医务人员也应尽可能地提供各种非治疗性医疗服务，包括做好患者及家属的心理安抚，减轻患者和家属的悲痛等。

（刘俊荣）

wúyì zhìliáo

无益治疗 （ unprofitable treatment）

对改善或缓解患者病情没有好处、弊大于利的治疗措施。与无效治疗近似，治疗无效的当然不会是有益的，但又不能完全等同。治疗无益的并非都是无效的，治疗有效的并非都是有益的。某项治疗虽然可以获得某种效果，但其效果对于患者有时身心健康是无益的，有时甚或是有害的。医学的目的是使患者受益，无益的治疗对患者没有任何意义，医师有责任拒绝提供对患者无益的治疗。例如，对无脑儿的救治就属于没有治疗意义的、弊大于利的无益治疗，不应当允许提供。

概述 无益治疗是一个内涵广阔和相对的概念，某项治疗对患者是无益的，但对医师可能是有益的，如"过度医疗"；另一项

治疗对医师无益但可能对患者有益，如"保护性医疗"；再如某项治疗对患者生命健康无益但可能对医学科研有益；还有些治疗对节约卫生资源无益但对延长患者的生命有益等。鉴于其概念的相对性，无益治疗的认定必须从临床治疗价值、医学科研价值、社会公正价值、经济伦理价值等方面进行综合评估。就临床治疗价值而言，无益治疗等同于完全意义上的无效治疗，对患者没有任何治疗价值。但与治病救人意义上的无效治疗不完全相同，后者尽管不能使患者的生命得以逆转，却并非毫无意义，它有助于患者生命的延续，慰藉患者家属沉痛的心灵等。医学科研价值反映的是医疗行为对医学科技发展，以及对患者、他人的意义，无益治疗是对医学科技发展、患者及他人均无医学科研价值的医疗行为。社会公正价值反映的是对医疗卫生资源、健康利益进行社会分配的意义，是否具有社会公正价值是判断无益治疗的又一必要尺度。例如，英国对 70 岁以上的晚期肾癌患者不给予肾透析治疗，主要出于这种考虑；经济伦理价值反映的医疗费用的意义，即投入-效益比。中国有的学者认为，可以从社会和家庭两个层面进行评估：就社会层面而言，实施无益治疗而放弃其他卫生保健或其他合理的个人和社会利益所造成的损失，明显大于该治疗给患者和社会带来的利益；就家庭层面而言，它以家庭巨大的经济损失为代价，又严重损害家人的根本利益，而最终仍不可能使患者得到治愈。因此，无益治疗是不值得花费的治疗。但问题在于，很难评估经济花费与健康利益之价值的大小，以及某一个体的健

康价值与群体健康价值之大小。无益治疗的判定，涉及医学科技的发展水平、疾病的严重程度、患者及其家属的心理诉求、评价者的价值理念等因素。无论医师还是患者家属或其代理人，都不应武断地认为某项治疗措施是完全无益的。严格地说，任何治疗都存在利和弊的方面，对利和弊的评估必须依据医学、经济学、道德法律，以及人口学、宗教等综合因素来进行。全面理解无益治疗的内涵，把握其外延，有助于正确区分其与过度治疗、无效治疗的关系，避免过度治疗行为，减轻家庭的经济负担，节约医疗卫生资源，促进医患关系的和谐。

伦理原则 ①严格把控，综合分析：无益治疗不仅关涉到对患者救治的延续、放弃或终止，而且影响着对医务人员医疗行为的道德评判和声誉，在有关法规、标准等规范尚不健全的情况下，充分考虑无效治疗潜在的风险和后果，依据综合因素、综合价值来确认某种治疗是否属于无益治疗，避免误判和滥用。②解惑答疑，充分告知：在患者或其家属要求积极救治而医务人员又判断属于无益治疗的情形下，医师有义务回答关于无益治疗的咨询，向患者及其家属解释说明作出无益治疗判断的理由和依据，告知继续治疗的后果，为患者或其家属选择全部或部分放弃该种治疗提供科学依据。③尊重自主，妥善处置：对于无根本性的治疗意义但却可能延长患者生存时间或对家属有精神安慰等情形的无益治疗，医师应在履行有效的知情同意的前提下，尊重患者或其家属的意见。对于完全无益甚至属于浪费或有害的治疗，医师应履行劝告及建议的责任，尽力避免

伤害或卫生资源的浪费，维护社会的公平、正义。

（刘俊荣）

bùyǔ fùsū
不予复苏（do-not-resuscitate，DNR）

对处于临终期且濒临死亡或已经脑死亡的患者不再给予呼吸和循环支持等医疗措施的指令。DNR 与终止复苏不同，后者指在复苏进行一定时间心肺仍不能复苏时停止复苏措施的医疗行为。复苏不是一般的医疗行为，它是针对突发的心脏病及某些意外伤害，如电击、溺水、中毒、外伤、过敏、麻醉意外等疾病导致心脏骤停、呼吸停止而深度昏迷采取的恢复基本生命功能的紧急救助过程。复苏的直接目的是恢复自主心跳并维持生理需要的心搏出量，以及恢复自主呼吸以维持生理需要的气体交换，并最终使患者清醒，即心脑肺的复苏。它包括基本生命支持和高级生命支持，基本生命支持是指专业或经过一定训练的非专业人员对心脏骤停患者进行的徒手抢救，包括开放气道、人工通气、胸外按压和电除颤。高级生命支持是指由专业人员应用器械和药物对呼吸心脏骤停患者进行抢救，包括建立静脉通道、呼吸机机械通气、纠正心律失常及药物治疗。

概述 DNR 问题的提出，源于各种心肺复苏技术的出现，使得某些濒临死亡和脑死亡患者维持呼吸和心肺循环成为可能，而这些患者不可能恢复意识，或不是患者想要的生活状态，因而成为医师不得不思考的现实问题。心肺复苏（cardiopulmonary resuscitation，CPR）源于 1960 年考恩霍文（Kouwenhoven）所发明的闭胸式心肺按摩术。同年，在美国马里兰州大洋城举行的马里兰医

学会大会上，提出了联合应用胸部按压和人工呼吸的方法。1966年，美国心脏协会推出第一个 CPR 指南，之后对指南进行定期更新。1974 年，在美国举行的国家 CPR 标准暨心脏紧急救护研讨会中，曾明确指出 CPR 的目的在防止非预期的突发性死亡，而对末期且无法恢复的疾病并不适用，且建议在末期病患的病历中应详细记载 DNR 的原因。CPR 本是针对溺水、电击、心脏传导受阻、急性心肌梗死或手术中的猝死等所采取的急救措施，不适用于绝症或末期病患而做无谓的延长患者生命痛苦之举。自 1976 年起，美国陆续有医院发表 DNR 的政策声明、做法与指导原则。1987 年，纽约州成为全美立法监督实施 DNR 的第一个州。2003 年，美国急救医疗服务医师协会和美国外科医师协会创伤委员会发布了关于"创伤性呼吸心脏骤停（traumatic cardiopulmonary arrest，TCPA）：院前急救不予复苏或终止复苏指南"，并作为附件收录入美国外科医师协会创伤委员会制定的美国创伤急救体系评价标准——《创伤患者最佳急救资源：2006 年版》一书中。该指南指出在医院外（院前）创伤急救中，对成年 TCPA 患者 DNR 或终止复苏必须符合以下特定标准：①根据院前急救人员的初步评估：对任何钝性创伤患者，发现无呼吸、动脉搏动消失、急救医疗服务（emergency medical service，EMS）人员到达现场时心电监护仪上无心电图（electrocardiogram，ECG）电活动时，可 DNR。②根据院前急救人员的评估：对穿透伤患者，发现无呼吸、动脉搏动消失时，应迅速评估有无其他生命迹象，如瞳孔反射、自主运动或 ECG 电

活动。如有以上任何生命迹象，应立即进行 CPR 并送往就近医院急诊部或创伤中心，如无上述任何生命迹象，可 DNR。③与生命明显不相称的穿透性或钝性损伤：如断头或半体离断，应 DNR。④穿透伤或钝性伤患者出现脉搏消失时间过长的表现（如青黑色、尸僵、腐解）：应 DNR。⑤EMS人员目击的呼吸心脏骤停：经过15 分钟的 CPR 仍抢救不成功的创伤患者，应 DNR。⑥现场确诊的呼吸心脏骤停创伤患者：到达急诊部或创伤中心的时间超过 15 分钟，应视为无法抢救，应 DNR。对处于临终期且濒临死亡的患者实施 CPR，只能延长临终时间而给患者带来更大的痛苦，甚至是对患者选择死亡权利以保持其尊严的一种侵犯；对已经脑死亡的患者进行 CPR，纵然脑死亡在国家尚无立法认可，但是患者已经死亡，CPR 已经毫无意义。正确地理解和把握 DNR 的概念、条件，对于捍卫患者的生命和尊严，节约卫生资源，减少医患矛盾等，都具有重要的意义。

伦理原则 ①严格认真掌控 DNR 的临床指征：只有在具备明确的复苏无望的临床指证条件下，方可 DNR。一般认为：适当的基础生命支持（basic life support，BLS）和高级生命支持（advanced life support，ALS）均已尝试过，但仍未能恢复循环和呼吸；预期 BLS 和 ALS 没有任何生理好处，尽管采取最大限度的治疗，患者的生命功能仍在恶化。判定 DNR，要对患者的总体生命状况进行科学评估，对于有复苏条件和可能者应当给予积极的复苏措施，对于已存在明确的临床死亡体征、无法挽救的晚期衰竭死亡、尝试复苏将使被营救者处于极度的肉

体损伤的危险中，复苏并不符合患者的需要或不是为了患者的最佳利益等情形，应当对患者家属予以充分的告知，并提出 DNR 的建议。②DNR 的建议：首要条件是复苏对恢复患者生理健康价值的评估。复苏无法挽救患者的生命，是 DNR 的充分条件；复苏可能在短时间维持患者生命，但要给患者带来极大的肉体和精神上的痛苦，则应尊重患者及亲近家属意见；节约卫生资源不能成为 DNR 的主要理由，经过复苏有望获得较好效果，但家属以节约费用要求 DNR，医师应予劝阻。③尊重患者意愿：患者已立生前预嘱，表明在治疗无望情况下不实行复苏等抢救措施，可依患者生前预嘱 DNR；患者无生前预嘱，但在濒危前意识清醒，能够明确表达本人意愿，则应尊重患者本人意愿；对于无行为能力或生前没有 DNR 之表示的患者，则应由其近亲家属或其他合法代理人与医师共同商定是否 DNR；医师应当与患者家属充分沟通，详细说明 DNR 的原因及予以复苏的后果，以便得到患者家属的理解与支持；当医师与患者家属意见不一致时，医师应当从患者利益和社会公益出发，对家属进行解释和劝导。当解释和劝导仍未达成一致时，医师可将 DNR 的建议提交医院伦理委员会予以评判。④对 DNR 的患者：对 DNR 的患者，绝不能弃之不管。医护人员应当提供临终关怀服务，包括镇痛、生活照料、心灵抚慰等。对患者家属，也应给予关怀和照顾。

（刘俊荣）

zhōngzhǐ zhìliáo

终止治疗 (termination of treatment)

根据临床疾病诊治标准，医师征得患者本人或其家属、代理人的同意，或接受患者本人或其家属、代理人的要求，对濒死患者或生命质量极低且不能恢复意识的患者终止延长其生命的治疗措施的行为。终止治疗的手段包括无法实现任何治疗目标、已毫无实际意义的所有无效治疗措施。当认为继续治疗仍不可避免死亡时，就可终止治疗。终止治疗是对已实施的无效治疗措施的停止，但不终止维持生命的营养和液体供给，就此而言，它与放弃治疗不相同。

概述 终止治疗是医疗实践中不可回避的现实问题，尽管 20 世纪以来，医疗技术的快速发展，虽可使过去毫无救治希望的生命维持一定时间，但并不能使生命得到根本逆转，且可能给患者和家庭带来生理、心理上的痛苦和经济上的压力，造成卫生资源的浪费，如虽经积极治疗，3 个或 3 个以上脏器功能衰竭仍持续存在或恶化的患者，或骨髓移植失败且出现多脏器功能衰竭的患者、永久性的精神或意识障碍患者等。终止治疗作为对人的生命的最终抉择，涉及人对自身生命的把握、对患者及其家属自主权的认定、对医师终止治疗判断与决策的严格要求等一系列重大伦理问题。目前，国内外在何时终止、终止的条件、谁有权终止等方面存有争议，争议内容主要包括：①以什么样的标准作为判定终止治疗的科学的权威标准？终止治疗的标准与判断死亡的标准应有何不同？②医师有无资格和权利从医学上最终判定可以终止治疗，应该享有多大的发言权？③家属作为代理人是否享有同一般知情同意代理权一样的终止治疗代理权？如何避免家属代理中的利益冲突？④无效但并非无益的治疗是否可以被终止？反对者认为，生命是神圣的，救死扶伤是医务人员的天职，终止治疗与见死不救无异，有可能使患者错失救治的机会，是不人道的。以减轻家属的经济负担和心理压力，节省卫生资源为由，违背了人是目的的伦理信念。赞成者认为，医学并非万能，不可能阻止死亡，生命神圣应以生命质量和生命价值为前提，终止无意义且只能使患者增加痛苦折磨的救治措施恰恰体现了医学人道主义精神和社会公益原则，减轻了家属的精神和经济负担，节约了医疗卫生资源。为了避免对终止治疗的不当处置，美国部分医学机构认为，终止治疗应当考虑多方面的因素，如选择适用的法律文件，与家庭成员和医师进行充分讨论，患者及家属的信仰和选择权对身患重病的患者的影响，以及为减轻家庭的经济、精神负担和危重或濒死患者痛苦所应采取的具体措施和步骤等。一般说来，不考虑患者的病情，仅仅因患方、医方或医患双方的主观原因而终止必要的治疗措施，常常是存在伦理问题的。

伦理原则 ①全面评估终止治疗的条件：在肯定终止治疗的道德合理性及其价值的前提下，即使面对患者自主选择的终止治疗，医师被动地采取默认和支持的态度，也应当具备充分的依据，符合终止治疗的条件。只有在已尽最大努力进行积极救治而被证明确实属于治疗无效的情况下，才可考虑终止治疗；患者或患者家属因经济困难及社会保障体制缺乏导致的终止治疗、放弃治疗，应通过努力改善这方面的条件而不宜轻易接受终止治疗、放弃治疗的要求。②终止治疗患者的判定：应由患者的主治医师提出终止治疗的理由，并得到患者本人和患者家属的同意，或由患者本人、患者家属提出，主治医师根据现有医学科学的水平确认，经治疗小组讨论或科室负责人同意，并报请医院伦理委员会后，方可施行。③认真履行告知和说明的义务：对符合终止治疗的患者，医师也应当与患者家属进行充分的沟通，在沟通中医师应首先掌握患者或其家属对病情认知的程度，以便确定在沟通中应提供的细节、内容和表述，尽量避免使用诸如"临死"或"死亡"等专业性术语，避免谈论太多的生理及病理细节；对不符合放弃治疗的要求由患者本人提出时，医师应向其解释治疗的合理性，并告知其救治的希望，必要时可以制订一个短期的治疗合约（如48小时，然后回顾和评估），但患者有最终的拒绝治疗权；对不符合放弃治疗的要求由患者家属提出时，医师不仅应向家属解释治疗的合理性以及为什么继续治疗是合适的，还应当承担起关护患者的责任，必要时可通过沟通提出替代性治疗方案。当家属与医师的意见不一致时，应认真听取家属的意见，并通过专业解释，尽量缩小差异，争取认识一致；当患者本人与家属意见不一致时，应尽量说服家属，尊重患者的选择。④重视终止治疗后的人文关怀：在作出终止治疗的决定后，医护人员应特别关注患者及其家属的心理感受，尽力消除患者家属的疑虑和负疚感，做好安慰与疏导工作，并强化对患者的临终关怀，减轻疼痛和其他不适，做好生活服务和心灵抚慰，帮助患者安然离世。

（刘俊荣）

fàngqì zhìliáo

放弃治疗（withdrawing treatment）

根据临床诊治标准和患者及其家属的意愿，对濒死患者或生命质量极度低且不能恢复意识的患者，以口头或书面明确表示不给予或放弃人工延长生命的支持措施。包括最初不提供生命支持措施和提供后撤除生命支持措施两种情形，前者涉及应不应当提供，后者涉及应不应当撤除，均包含两个最基本的方面。①放弃的对象：必须是不可治愈的濒死患者，这既包括那些经一切治疗措施都无法阻止其心脏停跳、呼吸停止的患者，也包括那些心跳、呼吸虽未停止，但已不能恢复意识的患者。②不给予任何人为的维持生命的治疗：既包括不采取针对病因的根治性措施，也包括不给予维持生命的营养和液体的供给，这是不同于终止治疗的关键点。

概述 放弃治疗可根据"谁决定放弃""放弃什么""为什么放弃""怎样放弃"等因素的不同，将其分为：患方放弃与非患方（医疗机构及其医务人员、医疗保险的承保者）放弃、疾病原因的放弃与非疾病原因的放弃、程序性放弃与非程序性放弃等。其中，非患方的放弃、非疾病原因的放弃、非程序性放弃等潜在的更多的伦理挑战，需要谨慎处置。1973年美国医学会认为："一个人有意终止另外一个人的生命，仁慈杀人，违背了医学职业所坚持的道德理念，也违背了美国医学会的政策……当有不可辩驳的证据表明，即生物学的死亡即将来临，是否停止使用超常规的手段延长生命的决定应该由病人或直系亲属作出"。其中的"超常规"是含糊不清的，而且这一

规定可能会使医师有意放弃实施他们不能撤除的治疗措施，并给患者带来伤害。1983年1月11日，美国24岁女孩南希（Nancy）因汽车失控受伤而进入植物人状态。7年里，她始终都保持着这种状态并只能靠食管喂饲。为照顾她，密苏里州每年要花费13万美元。后来，南希的父母克罗珊夫妇在法庭上要求撤除其女儿的喂食管并在遗嘱检验法庭上胜诉，但密苏里州最高法院在复查后以缺乏"明确而令人信服的标准"表明南希真正的愿望为由推翻了此前的判决，认为不管患者的生命质量如何，也不管家人多么强烈地反对，州都有责任保护生命。要撤除对无行为能力患者的治疗，所提供的证据必须达到"明确而令人信服的标准"。1990年6月，美国最高法院对该案作出裁决并声明：承认有行为能力的患者有权拒绝治疗，即便这种拒绝会直接导致其死亡；对于无行为能力的患者，州可以但不必通过一部法律，要求对一个从前有行为能力，但长时间处于无行为能力状态的患者的真实意愿举出"明确而令人信服的标准"。1990年12月14日，医师们合法地撤除了南希的喂食管。此事件引发思考：患者家属有无代理患者放弃治疗的权利？医师有无权利自主放弃或拒绝患者家属不适当的放弃治疗的要求？在什么条件下才能放弃或接受患者及其家属放弃治疗的要求？应遵循什么样的程序？

伦理原则 为了确保放弃治疗的严格实施，维护患者的切身利益，在临床过程中应考虑以下原则：①要经过医学专家的充分论证：根据患者的病史、临床表现、治疗经过、结合各项客观检查，必要时请相关科室专家会诊，

对患者的预后及生存质量进行科学的判断和评估，分析患者是否符合放弃治疗的条件。美国心脏学会和急症心脏护理学会主张，只有符合以下条件的末期患者才可以考虑放弃治疗：其一，当患者保持无意识状态时；其二，当患者继续治疗的经济负担超过任何好处时；其三，当公认的科学数据提示成功复苏的机会相当遥远时。1997 年，中华医学会医学伦理学分会在第九届学术年会讨论并通过的《慢性病患者生命末期治疗决策与伦理要求》规定："对不可逆转晚期癌症患者及多脏器衰竭濒临死亡的患者，在患者拒绝生命维持或在家属同意下可撤销生命维持疗法，但仍应关心患者，做好生活照顾，控制疼痛，并做好心理护理及其他临终关怀方面的工作。"②要向患者/家属详细交代病情并尊重其自主意愿：由专家向患者/家属交代病情，详细说明患者的诊断结果、诊断依据、治疗效果、目前状况、预后及费用情况，务必让患者/家属对患者病情有全面的认识和理解，以便作出真实、自愿、有效的选择。如果患者或其家属所作出的放弃治疗的选择明显是错误的，或者是迫于某种利益和条件而做出的无奈选择，医务人员应履行其解释说明的责任，向患方详尽地、客观地介绍病情及各种可能发生的情况，为患方提供正确选择的依据。如果医务人员劝阻无效，仍不能改变患者及其家属的错误决定，应当尊重他们自主选择的权利。《里斯本患者权利宣言》强调："如果患者的代理人作出违反患者最佳利益的决定时，医师有义务在相关的法律机构挑战这项决定。"香港特别行政区《医院管理局对维持末期患者生命

治疗的指引》指出："有些时候，某项延长生命的治疗被医护小组视为必要及符合患者最佳利益，但患者家人未必赞同。就法律而言，医护小组可继续进行必要及符合患者最佳利益的维持生命治疗。"但该文件同时指出："如非紧急，应尽可能通过沟通与患者家人谋求共识。"③关注代理知情同意中的利益冲突：在选择是否放弃治疗时，患者的自主权与生命权、知情权与保密权、家属的代理权与患者的自主权、医方的救治义务与特殊干涉权等，都可能出现伦理冲突。患者本人最终拥有是否放弃治疗的权利，但是由于许多患者在极度痛苦或生命垂危阶段，特别是那些脑昏迷患者，难于明确表示自己的意愿。至于那些重度残疾的婴儿，更无从谈起自己的意愿。对于这些无行为能力人或限制行为能力人，需要由其监护人或代理人代理其履行放弃治疗的权利。为防止代理人基于其自身利益而非患者之最佳利益的考虑作出放弃治疗的决定，代理知情同意权的履行，应考虑以下条件：其一，代理人须是末期患者在有意识能力时选择决定的，且代理权限应自该患者丧失意识能力时才能得以行使；其二，不能以一般性的医疗决策授权而实施放弃治疗的代理，必须基于患者本人对生命末期死亡选择的明确、真实的示意或授权；其三，为确保末期患者之利益，若代理人有不当使用代理权之情形，不得借此代理行为而受利；其四，代理人必须确保（或确信）所拟放弃的治疗行为造成了被代理人不当的痛苦，且不违背患者的意志；其五，经治医师需确保（或确信）代理人对患者病情有足够的认识和理解；其六，应确保

代理关系符合法律之规定；其七，患者之其他利害关系人如亲属，有权向主管机关申请撤销该代理人的代理权。而对于根本不曾有意识自控能力的婴儿、无行为能力的儿童等人，放弃治疗的代理更需严格控制，应当按照放弃治疗的条件建立规范的伦理审查制度和具体的评估机制，只有在医务人员作出符合放弃治疗的伦理审查和评估后，才可由代理人决定是否同意实施。④由患者/家属提出并签字：在患者/家属完全理解病情并作出放弃治疗的选择后，由患者/家属在医疗文书上签字。⑤放弃治疗的措施：履行放弃治疗的医疗文书后，由经治医师根据医疗文书的内容实施放弃治疗措施。

放弃治疗的适用对象、实施方式都不同于安乐死，一方面它不是以积极的、作为的方式，人为地缩短患者的生命，而是任其死亡，不同于主动安乐死；另一方面它放弃的不仅仅是针对病因的根治性措施，而是全面放弃一切治疗和支持措施，不同于消极安乐死。科学区分放弃治疗与安乐死，规范放弃治疗的条件和程序，合理规避放弃治疗中的利益冲突，对于切实维护患者的利益，消解医患矛盾，具有重要的现实意义。

（刘俊荣）

jùjué zhìliáo

拒绝治疗 （treatment refusal）

在疾病诊治中，患方（患者及其利益相关者）和医方（医师及其利益相关者）出于某些原因以口头或书面明确表示拒绝实施部分或全部治疗方案及治疗措施的行为。在医疗实践中，拒绝治疗的情形较为复杂，但多为患方拒绝医方提出的诊治方案要求。

概述 依据拒绝治疗的事项之不同，可将其分为部分拒绝与全部拒绝。部分拒绝主要表现为对某项或某些治疗方案及措施的拒绝，全部拒绝是对一切治疗方案及措施的拒绝。在某种意义上，全部拒绝与*放弃治疗*相似，但其动因比放弃治疗更为复杂，后者一般是在治疗已无法挽回生命的情况下而被迫作出的一种选择，前者则往往表现为患者主动的一种决策，无论出于主观原因还是客观原因，拒绝治疗本身均表现为当事人主动的作为：当事人拒绝某种治疗方案及措施而接受其他治疗方案及措施；拒绝某医疗机构的治疗方案及措施而接受其他医疗机构的治疗方案及措施；或在某一时间、场合下拒绝治疗而在另一时间、场合下又可能主动接受治疗等情形。拒绝治疗的原因，有对医师的医术或治疗方案不认同，对医院的环境不满意，基于经济方面的考虑，由于身患绝症明知治疗无望，不接受病患角色等。

医师以治病救人为己任，一般情况下不应也不会拒绝对患者的治疗，但某种特殊情况下也有拒绝治疗事件的发生，如拒绝患方不正当、无法实现的治疗要求；拒绝实施没有临床指征或诊断不明的手术与用药；拒绝已确诊死亡者的抢救等。有的学者提出，当患者不配合治疗使医疗无法进行时；当医师人身权利遭受威胁或不法侵害无法进行医疗时；当医师的人格尊严遭受侮辱对医师造成激烈刺激，进行医疗可能出现高度风险时；在病情非危急情况下医师成为该患者的被告时；当患方向医方提出不切实际的过分要求，又不听劝阻使医疗无法进行时，医师可以拒绝治疗，同时向医院有关领导报告。

拒绝治疗不仅涉及患者的生命与健康，而且与患者的自主权密切相关，医务人员在尊重患者及其家属权利的前提下，应全面分析拒绝治疗的后果及条件，以患者的生命与健康为重，这正是严格把握拒绝治疗的意义之所在。

伦理要求 ①慎重对待拒绝治疗患者的态度：根据患者自主原则，患者有权拒绝治疗，但医师必须慎重分析患者拒绝治疗的动因和理由。患者如果是完全具有行为能力人，其行为是有意识的、完全自愿的、不是强迫或受某种影响的结果，且其行为与其价值观和生活习性相一致，同时是在知情的基础上作出的决定，深刻了解所作决定的后果，并了解其他选择方案及其价值，医师则应尊重患者的选择；反之，患者作出的决定可以视为无效，医师在诊疗过程中可以考虑拒绝。对于无行为能力的患者的拒绝，一般遵循善行优先于自主的原则，在取得其监护人、代理人的同意后可以不考虑其拒绝而实施治疗，但医师应当考虑患者先前有能力时对治疗的请求；对于暂时性认知功能障碍导致的可逆转的无行为能力者，医师应尽最大努力缓解其病情，以便患者恢复自我决定的能力。②认真做好主动拒绝治疗患者的后果说明和病情交代工作，尤其要讲明拒绝治疗可能产生的种种不良后果，使患者有清楚的认识，并对能发生的情况做好安排；对不满意于医术而拒绝治疗的患者，更应妥善和理智地对待，并帮助其作出理性的选择，切不可随意一推了之。③对于医方拒绝治疗权的行使更应慎之又慎。当发生上述可以考虑拒绝治疗的情形时，并非必须行使拒绝治疗。相反，作为以"救死扶伤、治病救人"为宗旨的医方，仍应慎重行使"拒绝治疗权"，即非到万不得已时，也不应轻易行使"拒绝治疗权"，应和有关部门配合，共同做好患者和患者家属的工作，减少、消除拒绝治疗可能带来的严重后果。

（刘俊荣）

chíxù zhìliáo

持续治疗（persistent therapy）
见长期照护。

（刘俊荣）

shēngmìng wéichí liáofǎ

生命维持疗法（life-sustaining treatment） 对自主呼吸、循环、消化等重要器官功能衰竭的患者，采用生命维持技术维持其基础生命的治疗措施。生命维持疗法仅能延长患者生命而不能使根本的医学状况得以逆转，其目的是为基础生命提供支持，使生命得以延续。主要措施有：借助器械控制气道和施行人工通气、借助器械建立人工循环、心室颤动时电除颤、肾透析、贵重稀有药物治疗及人工营养等。

概述 生命维持疗法最初起源于呼吸机的发明和应用。呼吸机是一种能代替、控制或改变人的正常生理呼吸，增加肺通气量，改善呼吸功能，减轻呼吸消耗，节约心脏储备能力的装置。其历史可溯源至史前时代的人工呼吸，尔后经历了以本内特（Bennett PR-IA）和伯德马克（Bird Mark Ⅶ）为代表的现代第一代呼吸机、以瑞典恩斯特龙（Engstrom）研制的容量转换型呼吸机为标志的现代第二代呼吸机，以及 20 世纪 80 年代的第三代新型呼吸机，直至发展为今天智能化呼吸机。作为辅助、支持甚至代替人体呼吸功能的医疗仪器，呼吸机在急救、术后恢复、重症监护等临床一线工作中的地位非常重要。据美国呼吸病学会统计，由于呼吸机的普遍使用，使临床抢救的成功率大约提高了55%。但是，呼吸机同其他治疗药物和手段一样，使用不当同样可能危害患者生命健康。呼吸机模式、参数的选择不当、操作和消毒不严格以及使用过程中缺乏完善的监护，都有可能导致意外事件。而且，临床中呼吸机的使用和撤除还会引起一系列的社会伦理问题。20世纪70年代，发生在美国新泽西州的"撤除呼吸器的昆兰案（the Case of Quinlan）"使该问题更加复杂化。1975年4月14日，21岁的昆兰因饮酒并服用安定药物而丧失意识，在她逐渐失去自我呼吸能力后靠使用MA-1呼吸机维持其生命，数月后其家人得知她不再可能重新恢复意识，便要求医院撤除昆兰的呼吸机，但政府委任给昆兰的监护人及经治医师均不同意撤除呼吸机，新泽西州遗嘱检验法院的法官缪尔（Mure）判决不应撤除昆兰的呼吸机。在其家人提出上诉数周后，新泽西州最高法院审查一致裁决支持昆兰家人的要求。法院认为宪法所隐含的隐私权允许一名将死而且毫无能力的患者家属作出决定，即通过撤除支持生命的器具而让患者死亡。这一判决，无论是在法院系统还是在医学界、社会，都产生了巨大的公共效应。受宗教文化的影响，经治医师在昆兰父母的不断施压下才最终作出让步，同意按部就班地每天减少昆兰使用呼吸机的时间，但是昆兰竟然成功地脱离依赖呼吸机的状态而能自主地呼吸。在其家人将其转到一家疗养机构后，昆兰在没有呼吸机的辅助下活了10年，直到1986年6月9日才离世。

随着现代医学科技的不断发展，新的生命维持技术不断出现，可使晚期重危患者的生命维持较长或很长一段时间，但由于它无法根除病因，且随着时间的持续推移，患者的病情会逐渐恶化，生命质量日趋低下，痛苦与日俱增，并给家庭造成愈来愈大的经济负担，尤其在该项技术被广用、滥用的状况下，势必造成卫生资源的极大浪费，因而对呼吸机的使用及生命维持疗法存在激烈的伦理争论：①如何评估生命维持疗法的价值及其对卫生资源公正分配的影响。②生命维持疗法能否终止。③终止生命维持疗法的条件是什么。④谁有权终止生命维持疗法等。这种争论常使患者和医务人员面临着艰难的抉择。中国部分学者建议，应通过立法规范生命维持疗法的使用、终止等问题。

伦理原则 ①尊重自主原则：生命维持疗法虽能延长重危患者的生命，捍卫生命的神圣，但它并不能使患者的生命得以根本逆转，而且增加了其痛苦，浪费了卫生资源，应在对患者生命质量和价值进行评估的前提下，对该种治疗措施进行限制和规范。一般说来，医务人员有义务提高患者的生命质量，节省卫生资源，并按照尊重、有利、不伤害等伦理原则之要求，给患者及其家属提供指导性的治疗意见，但并没有权利要求重危患者以终止治疗的方式为他人及社会作出奉献，利益的权衡最终只能由患者及其家属行使。一个依赖机器而活着的濒临死亡的患者，他们可以选择回家自然死亡，也可以选择继续依赖机器直到一段时间后在医院死亡，不同的患者在权衡延长生命的价值和增加治疗的负担方面可能是不同的。②特殊干预原则：一般说来，具有完全民事行为能力的患者有权根据自己的真实意愿拒绝自己认为所不需要的医疗干涉，即使这种医疗干涉对其是有益的，尤其对于需要靠生命维持疗法存活的患者，医务人员应当接受其拒绝。医务人员的责任是提供合理的治疗并拒绝提供整体上不利于患者健康的治疗，不包括把治疗强加于不情愿的患者。当医务人员应患者的请求拒绝或终止治疗时，他们就已经履行了向患者提供合理治疗的责任。问题在于：当患者所拒绝的治疗对其自己有益时，医务人员应否接受这种拒绝？中国部分学者认为，放弃对患者可能有效的治疗不符合医务人员的职业精神，尽管这种行为是在患者及其家属要求下实施的，对医务人员而言仍属于以积极的作为方式实施了对患者的侵害性行为，如撤除本不应撤除的气管插管、呼吸机等设施。面对此种情形，医务人员不但不应听任患者及其家属的要求，而且在履行告知义务的前提下有权实施必要的特殊干预措施。尤其，在患者本人无法表达自己的意愿或不愿放弃，而家属却意在放弃的情况下，医务人员更应当进行积极的干预。③生命神圣、质量与价值相统一的原则：如果患者及其家属既未要求也未反对放弃生命维持疗法，撤销生命维持措施完全是出于医务人员的临床判断和价值评估，出于对患者、家属及社会最大利益的价值考量，那么这种行为属于超义务的行为。对此，医务人员应当基于生命神圣、生命质量与生命价值的有机统一，在科学判定患者生命质量与生命价值的基础上，制定和实施医疗决策。

生命维持疗法的实施直接涉及患者生命的存续与终止，关涉着患者的权益与尊严，影响着家属的心理情感、经济负担，以及社会的公平正义。因此，需要严格把握其实施的条件和标准，全面权衡终止治疗时患者、家属、医务人员及社会公众等各方面的正当利益，尤其应确保在执行患者的放弃（或接受）生命维持疗法决定之前，患者有作出医疗决定的能力，家属的决定应当符合患者的利益和法定的要求及程序。

（刘俊荣）

bǎohùxìng yīliáo

保护性医疗 （protective medicine）

针对特定患者，为避免对其产生不利后果而不告知或不全部告知其病情、治疗风险、疾病预后等真实信息的医疗措施。对于一些心理素质比较脆弱，特别是预后较差或目前尚无有效治疗方法的患者，如果医师告知其全部真实的不良医疗信息，可能会对其产生不良身心刺激，增加其心理压力，恶化病情。保护性医疗体现了对患者关怀照顾的医学人道主义精神。

现代医学科技尚处于不断发展完善的过程，临床诊治具有一定的不确定性，为避免给患者造成不良的心理影响，对于一时还难以收到肯定效果的疾病诊疗措施，医学界主张暂时不告知患者真实情况，以避免给患者造成心理伤害。保护性医疗的出发点是基于心理对生理的影响，尽可能地减少心理因素对躯体的负面影响。为此，不少国家和地区都作出了保护性医疗的相关规定。《法国医学伦理学法规》第二篇"医生对病人的责任"第四十一条规定："在合法的情况下，如医生认

为有正当理由，则可以不让病人知道诊断内容或严重的不良预后。医生只能在极其谨慎的情况下，方可泄露致命的预后，但除非病人预先阻止告知此种预后，一般应将致命预后告知病人家属，或告知被指定的第三者。" 1988 年中国卫生部《医务人员医德规范及实施办法》第三条第（五）款规定："为病人保守医密，实行保护性医疗，不泄露病人隐私与秘密。" 1994 年《医疗机构管理条例实施细则》第六十一条规定："医疗机构在诊疗活动中，应当对患者实行保护性医疗措施，并取得患者家属和有关人员的配合。" 1998 年《中华人民共和国执业医师法》第二十六条规定："医生应当如实向患者或其家属介绍病情，但应当注意避免对患者产生不利后果。" 2002 年《医疗事故处理条例》第十一条规定："在医疗活动中，医疗机构及其医务人员应当将患者的病情、医疗措施、医疗风险等如实告知患者，及时解答其咨询；但是，应当避免对患者产生不利后果。" 2010 年《侵权责任法》第五十五条在强调医务人员应当向患者说明病情、医疗措施、医疗风险、替代医疗方案等情况时，规定："不宜向患者说明的，应当向患者的近亲属说明，并取得其书面同意。"这些文件均从患者的利益出发，对保护性医疗进行了具体的规定。

但在保护性医疗执行中，应当正确处理与相关问题的关系。①保护性医疗与知情同意的关系：患者对医疗信息具有知情同意的权利，且患者对医疗信息知情愿望日益迫切，同时也考虑许多患者，特别是久病不愈的患者，已具备一定的对抗疾病的心理素质，告知其全部信息，不一定造成心

理损伤，有时甚或反而有利于疾病的诊治，有些患者在知道坏消息后会更加释然；但对不具备应对疾病心理素质的患者，特别是不具有完全民事行为的患者，应当将不良医疗信息首先告知家属，以后再视情况逐步告知患者本人。②保护性医疗与讲真话的关系：部分学者认为，保护性医疗使医师具有了选择不告知或不全部告知患者诊疗信息的权利，这违背了讲真话及诚实守信的要求。而且在实施保护性医疗的情形下，由于患者并不完全知悉诊疗信息，自然也不能完全了解治疗手段和治疗过程，当发生医疗纠纷时，由于医务人员选择信息封锁的方法有所谓正当的理由，甚至将保护性医疗作为推卸责任的借口，导致患者在信息占有方面处于劣势，这对患者不利，因而主张保护性医疗措施，只应限制在心理素质极度不稳定的患者和不具备行为能力的患者中实行。③保护性医疗结果的预判问题：保护性医疗的目的在于不给患者造成精神心理的压力，保持或增强患者战胜疾病的信心，但对有的患者实行保护性医疗不告知某些信息，反而让其产生种种疑惑，心情忐忑不安，因而应作好对保护性医疗的预判，及时根据患者的心理变化，适时适度地告知患者真实信息，避免不必要的情况发生。④患者心理素质评估的困难：实施保护性医疗的重要事由是不给患者增加难以承受的心理压力，避免产生不利后果，但目前尚缺乏评估不同心理素质所能承受心理压力的客观标准，也没有明确的规范性文件，这给医务人员判定应否对患者告知、告知哪些信息等带来困难。

保护性医疗与知情同意、讲

真话之间并不存在根本性的矛盾，二者均体现了对患者正当权益的维护和尊重，各有其适用的条件和要求。不应当告知患者的不良诊疗信息，需要告知其家属或代理人，或依据患者的要求、心理接受能力及家属的意愿，实施逐渐告知或有限度地告知，并不是说封闭一切诊疗信息。保护性医疗较不计后果的一味告知，更能体现人文关怀。

（刘俊荣）

fángyùxìng yīliáo

防御性医疗（defensive medicine）

医疗过程中医务人员为规避医疗风险和医疗诉讼而采取的偏离诊疗规范的自我保护性医疗行为。又称自卫性医疗或防卫性医疗。医务人员实施防御性医疗的动机是为了避免医疗纠纷，旨在维护自我利益，客观上违反了诊疗规范和常规。其表现如：进行大撒网式的化验或检查、夸大手术本身的风险及副作用、回避收治高危患者或推卸高危手术等。

1978年美国学者坦克雷迪（Tancredi）等在《科学》（Science）杂志上发表的《The Problem of Defensive Medicine》一文，首先提出"防御性医疗（defensive medicine）"这一概念。防御性医疗虽然受到公众的指责，但在现实中又难以避免，有其发生的客观原因，如医疗实践的高风险性、患者维权意识的增强、医患信任度的降低、医务人员对医疗纠纷的焦虑、医疗举证责任的倒置等。随着患者维权意识的不断增强和医疗诉讼的增多，医务人员的防御性医疗行为有逐渐提升之趋势。汤普森（Thompson）在1982年做的一项调查显示，全美有18万的剖宫产是出于防御性医疗的动机。在其对自己所在医疗机构脑外伤患者的头部X线检查的统计显示：43%的检查是应该的，30%是防御性医疗，16%是安慰性质的，11%是医师判断错误。防御性医疗的负面影响主要表现在：①造成卫生资源的浪费，加重患者的经济负担：美国学者的调查结果显示，1982年马萨诸塞州防御性医疗的耗费是10亿，占全部医疗费用的12%，全国防御性医疗的耗费是370亿，占全国医疗费用的14%；如果从全美范围来看，通过强化管理仅在心脏疾患这一项上就能从每年80亿美元的医疗费用中节省6亿美元。如果从全球医疗卫生系统来看，每年就能节省50亿美元。②淡化医患关系的人文色彩，增加医务人员的心理负载：防御性医疗使得医务人员谨小慎微，不敢与患者随意交谈，甚至为了以防万一，宁愿告知患者最差的结果，让其作出最坏的打算，履行自己所谓的"告知"义务。为了确保在以后可能发生的医疗诉讼中有据可查，医务人员需要千方百计地做好各种书面记录，尽量地把医患之间的交谈内容和信息转化为书面形式。这就会在一定程度上限制了医师的思维，影响其创造性的发挥，使诊疗工作变得机械、刻板，失去其应有的人文关怀，甚至把患者作为潜在诉讼人而予以戒备。③影响医患之间的信任，加剧医患矛盾：医务人员唯恐成为潜在的被告而实施的防御性医疗，一旦被患者发现就会增加对医务人员的怀疑，而患者越是怀疑和不信任医务人员，医务人员就越可能会更多地实施防御性医疗，造成恶性循环。④拒收或推卸高危患者及手术，造成对患者的伤害：防御性医疗会使某些危重患者丧失治疗机会，这些患者本有望得到治疗而因为医师回避风险不得不放弃这种治疗，从而造成对其生命甚至健康的伤害，并可能延缓医学的发展，使得某些疾病治疗探索处于停滞状态。

但防御性医疗也存在另一种看法。美国学者迪凯（Dekay）等指出："防御性医疗行为的正负两面效应尚不能明确以何为主。因此，我们尚不能明确地给防御性医疗行为定性。"如对某个患者来说是防御性医疗行为，对另外一个患者来说增加的化验、检查也许就能意外地发现身体方面的问题。作为偏离规范医疗服务标准的行为，防御性医疗也与医疗服务标准、医疗规范及常规的设定有关，而就目前的状况来看，医疗服务标准越来越多地受到法律、公众及政策的影响，这样防御性医疗行为也逐渐被越来越多地融入医疗服务的标准中。防御性医疗目前在美国已经是制度化医疗的一部分。一旦某项告诫性的医学程序被很多医师采用，其他医师也不得不接受。额外的任务变成了常规医疗的一部分。中国学者程红群等认为，防御性医疗也有其积极的一面，它要求医务人员"更加认真、仔细做病情记录；为患者做更为详细的病情解释工作；各种普查和筛选检查更为细致；医疗服务中做了更多的审核工作；开展更多的患者满意活动，如为患者进行健康教育，让患者参加医疗小组等。这些医疗行为有助于患者服务满意度的提高和医疗质量的提高，无疑是有益于患者的。"

医务人员在防御性医疗中，将患者当作了潜在的诉讼人，是以对自身潜在利益的保护为前提的，在一定程度上反映了医务人员无可奈何的心态，是医务人员应对某些患者怀疑、抱怨、不予以合作，甚至无端闹事的无奈选择。作为一种消极的应对之策，防御性医疗势必导致过度医疗，不利于建立和谐稳固的医患关系。这一问题的解决，不仅要靠对医务人员的约束教育，更重要的是需要营造医患彼此信任的氛围，只有消除了外在环境的压力，患者、家属及社会对医务人员多一点理解和支持，才能使医方不再防御。

（刘俊荣）

shānghài yǔ shānghài kòngzhì

伤害与伤害控制（harm and harm control）

在医疗中可能发生的伤害和伤害的预防与控制。在医疗活动中，由于主观或客观原因，可能对患者造成疼痛、痛苦、焦虑、损伤、残疾、死亡等躯体或精神的伤害。伤害控制指对各种伤害的预防以及对伤害起因、发展及结果的全过程的把握，以期预测和了解并决定伤害的结果。防止伤害，减少伤害，正确地对待发生的医疗伤害，是医护人员必须面对的课题，也是临床伦理学十分关注的问题。

概述 由于受医学发展水平、医疗技术条件、疾病发生发展的复杂性以及医疗机构及其医务人员的管理能力与业务水平等因素的限制，医疗活动的各个环节都有可能发生对患者的伤害。依据与活动主体意志的关系，伤害可分为有意伤害与无意伤害、可知伤害与意外伤害、可控伤害与不可控伤害、责任伤害与非责任伤害等；依据伤害的医源性因素，伤害可分为药源性伤害、手术源性伤害、诊断源性伤害、输血源性伤害、放疗性伤害、检验性伤害、护理源性伤害、操作性伤害、管理性伤害、实验性伤害、理疗性伤害等。

在医疗过程中发生的伤害，如X线检查可以诱发癌症、白血病以及其他遗传性疾病，尤其孕妇接受X线检查、CT检查等有可能使胎儿发生流产、畸形、心智发育迟缓等危险；钼靶乳腺摄影可能诱发乳腺癌，同位素检查中放射性同位素的影响，胃肠镜检查患者要忍受内镜的痛苦，骨髓检查、血液检验、胃液化验、腹水等检查首先要使患者忍受穿刺的疼痛；外科治疗可能造成粘连、出血、休克、感染、神经损伤、并发症，穿刺可能发生出血、气胸，冠状动脉旁路移植或瓣膜置换可能破坏局部或其他器官功能等。同样，内科治疗也可能对患者产生附加伤害，肾透析治疗首先要穿刺或手术建立大血管通路，心脏起搏器要通过中心静脉植入到心脏，内分泌科的替代性治疗，呼吸科的肺内灌注治疗，疑难病例的试验性治疗，精神性疾病的电击治疗法、休克治疗法等。无论外科还是内科在用药的过程中，都有可能引起过敏及其他副作用等。据2011年WHO公布的数据，各国医源性伤害的死亡人数明显上升。美国1999～2004年死于可避免的医疗过错达10.0万～19.5万人，增加了近2倍；1999～2009年滥用药物死亡人数2.0万～3.8万人。各国住院患者存在医疗过错3.7%～16.6%，其中35%～50%可避免。全球每年数千万人接受手术治疗，发达国家手术感染性并发症达50%。不发达国家未经消毒的注射器或针管使用率高达70%，导致数百万人感染，不安全注射死亡约130万。《美国医学会杂志》（*The Journal of the American Medical Association*）报道，美国2009年医疗过错发生率高达45%，每年因医师误诊、用药错误、药物不良反应和手术失误的死亡人数达22.5万人，其中10.0万人死于药物不良反应。2000年英国10%住院患者曾遭受不良事件，每年85.0万～90.0万起，死亡约7.2万人。2010年德国医疗事故死亡人数比2009年上升35%，其中医师错误致死43.3%～55.2%。法国、新西兰、澳大利亚等国的住院患者医疗损害4%～8%。2002年新西兰医疗过错发生率约23%，其中14%存在严重医疗问题。

中国目前还没有权威的医疗伤害死亡人数的统计数据。按2004年美国总人口基数和医疗水平及其医疗过错死亡人数情况推算，中国相应的死亡人数高达90多万，接近同年度的交通、自杀、跌落、溺水、中毒等其他所有公共伤害死亡人数的总和。新华网报道，中国不合理用药的比例为12%～32%，每年约250万人因药物不良反应住院，其中20万人死亡；中国销售量前15位药品中有10种为抗生素，人均年消费抗生素约138g，远高于美国13g；全中国1000万聋哑人中60%～80%与药物不良反应有关，其中180万聋哑儿童中60%为药物所致。中国一直没有权威的医疗损害死亡人数的统计数据。所有这些情况说明，防止、控制医疗伤害，减少医疗伤害带来的损失，是医疗卫生服务中的一项重要任务。

伦理要求 ①坚持患者利益第一和为患者健康着想的动机和意向：认真预测与控制可能发生的伤害，防范无意但却可知的伤害，尽力选择无伤害或伤害小的诊治手段，把不可避免但可控的伤害控制在最低限度；杜绝出于不负责或不良动机给患者造成的有意伤害，严重者应追究其法律责任。②具体分析医疗伤害的不同情况对有伤害或伤害风险的医疗手段进行评价：优先选择利大于弊、伤害小的诊疗措施等。在医疗活动中，有些医疗手段即使符合适应证，也会给患者躯体或心理上带来一些伤害，如肿瘤化疗既能抑制肿瘤的发展或复发，又会对患者的造血、免疫系统产生不良的影响，两者相较，利大于弊，不能因具有某种伤害而拒绝医疗；有些医疗手段的伤害并不是直接的、有意的，而是间接的、可预见的，如当妊娠危及胎儿母亲的生命时，可以进行人工流产或引产，这种挽救母亲的生命是直接的、有益的效应，而胎儿死亡是间接的、可预见的效应，为挽救母亲的生命而流产胎儿可以得到伦理的辩护。但不意味着可以忽视对患者的伤害，应努力避免各种伤害及伤害风险或将伤害减少到最低限度。一般来说，凡是医疗活动必需或属于适应证范围的诊治、护理手段都是符合不伤害原则伦理要求的。相反，凡是对患者是无益、不必要或是禁忌的医疗手段，如果医务人员有意或无意地去勉强实施，从而使患者受到伤害，都是违背了不伤害原则的伦理要求。③采取多种手段和措施，预防和控制医疗伤害的发生：严格遵守医疗卫生法律、行政法规、部门规章和诊疗护理规范、常规，恪守医疗服务职业道德；严格执行值班制度、岗位责任制度、查对制度、医嘱制度、交接班制度、三级查房制度、会诊制度、病例讨论制度、手术核对制度、手术敷料清点制度、死亡病例讨论制度、消毒隔离制度、分级护理制度以及请示报告制度等有关制度和规定。④对已发生的医疗伤害：当班医务人员及科室领导应以对患者高度负责的态度，立即采取有效措施，避免或者减轻对患者身体健康的损害，防止损害扩大，切不可隐瞒遮掩，并应于事后总结教训，堵塞漏洞。

（刘俊荣）

yàowù lànyòng

药物滥用（drug abuse） 反复、大量地使用具有依赖特性或潜在依赖特性的与医疗需要无关的药物的行为。属于非医疗目的用药。滥用的药物有医药制剂和非医药制剂，其中包括禁止医疗使用的违禁物质和列入管制的药品。药物滥用可导致药物成瘾，行为障碍，引发严重的公共卫生和社会问题。

概述 药物滥用是 20 世纪 60 年代中期国际上开始采用的专用词汇，它与平时所说的"滥用抗生素""滥用激素"等滥用药物中的"滥用"概念不同。WHO 药物依赖性委员会给滥用药物的定义是："跟通常的医疗实际不一致，或长期或偶然地超量使用与疾病无关的药物。"药物滥用的后果是导致成瘾、精神错乱和其他异常行为。药物滥用是国际上对吸毒行为的通用术语，中国对此种药物滥用行为的通俗称谓是"吸毒"，二者所指都是非医疗需要和目的。长期超量使用具有成瘾性的药物定性为违禁药品。

药物滥用的原因有多种：无知和好奇心的驱使；他人引诱教唆；受亲人滥用药物的影响；为了寻求刺激；寻求心理解脱；为减轻病痛；给药物成瘾的亲人做戒毒榜样而吸毒，均可导致药物滥用。

药物滥用给个人、家庭和社会带来极大危害性：①对滥用药物者身心健康带来严重危害：有报道，以阿片类药物为代表的麻醉药品，1 人每日用 4 次，每次 1g，连续 3 天，就有可能成瘾。而连续使用阿片类麻醉品，则会逐渐产生耐受性，因而需要增加用量，因此牢固地形成了心理性依赖，一旦中断用药便会产生一系列戒断症状，使患者难以忍受；滥用阿片类药物还可能造成急性中毒致死；吸毒者常自行注射，往往由于器具、溶液以及药品的污染造成一系列的病原体感染；麻醉品成瘾还可造成神经系统的一系列损伤；吸毒人群之间相互使用注射器，极易播散艾滋病。②吸毒可对优育造成严重不良后果：吸毒常使妇女出现不排卵、闭经和不育等生理异常；吸毒妇女娩出的新生儿，一出生就表现出类似成人一般的戒断症状。③吸毒对家庭的影响：家庭因吸毒者生活潦倒和道德沦丧及钱财耗尽造成家破人亡。吸毒使众多女性走向卖淫的歧途，吸毒成瘾者的家庭离婚率很高。在这种家庭模式下，子女的心理健康也会受到严重影响。④吸毒对社会的影响：据社会学家研究提示，吸毒与犯罪可产生互为因果的关系，对社会治安造成极大危害。人群中的药物滥用会使一个国家在禁毒和戒毒的管理工作中，消耗大量人力、物力和社会财富，增加国家开支。药物滥用如果不能及时有效控制，将会很快在全球泛滥成灾，使许多国家处于这种危险之中。

防治 ①认真制定和执行相关的国际公约：目前已经制定的《国际禁毒公约》《禁止非法贩运麻醉药品与精神药物公约》等，各国政府应严格执行，并结合本国情况，制定相应的执行细则，如中国制定的《麻醉药品管理条例》《精神药品管理条例》等。②成立相应机构：如经济与社会理事会、麻醉品委员会、国际麻醉品管制局，以控制和消除滥用药物的现象发生。各国均应根据具体情况成立相应的机构，加强管理。③提高医师和执业药师对药物滥用的防范意识：熟悉常见药物滥用的临床表现及诊断治疗方法，掌握麻醉品和精神品的适应证；要严格执行国家药品管理有关条例，不违规使用麻醉药品；要特别需要注意毒品与药品的识别，对于在临床应用中可能成为毒品的药物，如果没有更好的药物取代，可权衡利弊，合理应用，一旦出现成瘾或有成瘾倾向，应果断停用。药品与毒品双重身份的区别，在于能否合理应用，合理用于医疗就是药品，滥用就是毒品。麻醉、镇痛剂与部分精神药品就属此种情况；海洛因、大麻、部分致幻剂等，对人体危害极大，在临床上不具有任何药用价值。冰毒、克赖克开发研制的目的就是作为毒品使用，没有任何生理活性和医疗价值，要禁止使用。④提高医务人员的责任意识：无论是在医院工作的医护人员，或者专门从事戒毒的医护人员，均处于防毒戒毒的第一线，肩负防毒戒毒的重任，要以高度责任感对待防毒和戒毒的工作；在帮助患有毒瘾者的工作中，要合理进行治疗，积极做好心理辅导，引导他们及其家属，解脱心理负担，振作精神；对于必须强制戒毒的人，要掌握尺度，维护他们的合法权益，帮助他们早日回归家庭，同时社会要尊重吸毒者的隐私。⑤做好宣传教育：向公众和药瘾者进行健康教育，宣传药物滥用的危害，培养他们自我保健的意识；宣传遵纪守法的精神，不贩毒、不隐藏毒品、不传毒，发现吸毒者要及时举报，不窝藏毒犯和毒品；告诫家庭成员，远离毒犯和毒品。

（孙慕义 鲁琳 包玉颖）

jièdú

戒毒（drug abstinence） 有关组织、机构、个人针对因药物滥用而致药物依赖成瘾者采取一定的手段、方法和技术戒除毒瘾的过程。

概述 人类的吸毒行为源远流长。自从有了人类社会以后，吸毒问题一直困扰着人类。目前，毒品泛滥无孔不入，全球吸毒人数猛增，触目惊心，特别是新型毒品不断蔓延，使得吸毒已成为21世纪的一个重大危机。据中国禁毒委的统计，1991～1995年中国登记在册的吸毒人数分别是14.8万、25万、38万和52万。截至2019年，全国登记在册的吸毒人数已增至295.5万。吸毒地区蔓延扩大，特别是吸毒人群呈年轻化趋势，在吸毒者中，35岁以下者约占85%。吸毒已成为严重的社会问题。

1973年，WHO将吸毒成瘾这一称谓统一称为"药物依赖"。药物依赖是一种必须持续或周期性用药的状态，目的是体验药物的精神效应或避免不用药时的不安。现代医学研究认为"药物依赖"是一种慢性、复发性脑病，包括生理依赖和心理依赖，并对精神心理、生殖功能或性功能产生重要影响。成瘾者往往处于一种强迫状态，驱使自己使用该药，并且不断加大剂量，这样便会导致对该药物效应产生心理依赖和身体依赖。成瘾性包括三个因素：耐受性，不断加大剂量；精神依赖性，即药物引起的快感；生理依赖性，停药后即出现戒断状态，失眠、烦躁、肌肉震颤、呕吐、散瞳、腹痛、惊厥等。

戒毒的第一步就是解除生理依赖，即生理脱毒。最早应用于脱毒的有两种方法。一是自然戒断法，国外又称其为"冷火鸡法"或"干戒法"，具体做法是直接地强行中断吸毒者的毒品供给，使其戒断症状随时间的推移自然消退，同时对吸毒者予以身体安全的照管。自然戒断法是一种古老的脱毒方法，这种方法早在600多年前就曾在泰国使用，目前，国外一些戒毒组织仍然在使用，如治疗社区戒毒模式和"福音"戒毒模式的脱毒方法就是自然戒断法。另一个是药物戒断法，即为戒毒者提供戒断药物以减缓、减轻吸毒者戒断症状的痛苦，逐渐达到脱毒的方法。国外一般采取多元药物维持疗法进行戒断，如美沙酮维持治疗（又称阿片受体激动剂维持治疗），抗拮疗法和海洛因处方疗法。随着传统模式的争议越来越多，社会学、心理学和医学角度相结合的戒毒康复模式更为人们所重视。

完整的戒毒包括脱毒、康复治疗、行为训练及后续社会心理照顾等几个阶段，也可分为脱毒、康复治疗及再社会化训练3个阶段。①脱毒。指将造成机体中毒的毒物渐渐地从机体移出的过程。在药物滥用领域里，脱毒则是指依赖性药物从依赖者体内逐渐消除的过程，通常该过程可伴有不同程度的精神或躯体戒断症状的出现。脱毒治疗的目的是解决脱毒者躯体方面的问题，它是解决戒毒者心理和行为问题的基础。②康复治疗。狭义上是指在戒毒者脱毒之后通过治疗使其身体逐渐得以恢复的过程。广义上是指整个戒毒训练期间对戒毒者进行身心治疗与矫正，以使其恢复正常功能的过程。③再社会化训练。指通过训练改变某人旧的价值观和行为模式，使之接受新的价值观与行为。

中国目前的戒毒主要有自愿戒毒和强制戒毒两大类型，主要包括社区戒毒制度、强制隔离戒毒制度、社区康复制度、自愿戒毒制度等。

伦理要求 ①正确认识和对待吸毒者既是患者又是罪犯的双重身份。毒瘾是因药物滥用而产生对药物的依赖。吸毒与遗传有关，吸毒成瘾有其神经生物学的基础，可直接导致人体神经系统、免疫系统、循环系统和生殖泌尿系统的损害，国内外学术界一般将吸毒成瘾称为"药物依赖性脑病"，就此而言，吸毒者也是患者，但吸毒者又与一般患者有所不同。吸毒者一旦成瘾，就会产生对毒品的渴求，不惜一切代价，包括采用盗窃、抢劫、卖淫等手段获得毒品。美国政府相关部门的调查表明，吸毒者用来购买海洛因的钱款，20%是抢劫而来，45%来自贩毒，17%来自卖淫，12%来自盗窃，即94%的毒资来自刑事犯罪活动。故吸毒者常同时也是罪犯。患者与罪犯的双重身份，是处理戒毒、对待吸毒者必须考虑的基本出发点，特别是对待因好奇心强、法制观念薄弱、不良因素诱惑而导致的青少年吸毒者，更需注意这种双重身份的不同。②关心、理解吸毒者痛苦，尽力减少或消除戒毒者与吸毒者之间的对立，形成吸毒者与戒毒者之间的戒毒合力，提高戒毒的效果。吸毒者自卑、多疑、说谎、缺乏责任感的心理和难以控制地强迫性觅药行为，既与缺乏法制观念、个人道德败坏及意志软弱

有关，同时也是对药品依赖性的生理特性发作的结果。在戒毒过程中，要细心观察毒瘾发作的特点和变化，秉承治病救人的宗旨，对顽固性毒瘾发作的行为，既要有必要的惩罚，更要有富有人性的管理；既要严格控制，又要同心同理；在清醒状态下尊重、体贴他们，不虐待和歧视他们，尊重他们的人格，减少其对抗情绪。③戒毒手段和方法要遵从人性和科学的要求，要遵守必要的伦理规则。对毒瘾发作的行为，约束和管控措施要适当，防止因约束、管控造成的伤害。一旦发生伤害，要及时救治，不可置之不理；毒瘾不仅是医学和健康问题，完全依靠医学的办法如手术戒毒是难以奏效的；吸毒者在戒毒所的生活和饮食，要保证安全、卫生和必要的营养；戒毒管理机构，要端正管理思想，除极少数毒枭外，不能将吸毒者完全视为罪犯，按监狱管理罪犯的办法管理吸毒者；要耐心争取吸毒者家属的配合，共同做好吸毒者工作，帮助某些家属克服抛弃不管的放弃心理情绪。④正确看待和处理戒毒过程中的反复与失败。毒瘾是一种十分顽固性的疾病，具有生理特性的根源，一旦缠身，很难迅速摆脱。在戒毒过程中，几乎都要经历反复发作和失败的过程，少有一次成功者。从事戒毒的医务人员和戒毒管理的工作人员，要有耐受失败和反复的心理准备，克服急于求成的思想。不能因毒瘾反复发作而失去信心，也不能因吸毒者的反复发作而一次次地加大对他们的惩罚；毒瘾发作是他们自身无法控制的，他们本身也处于痛苦的深渊而不能自拔。从一些戒毒成功的案例中可以看到，吸毒者是希望戒掉这种恶习的。

树立大多数吸毒者经历了痛苦的戒毒过程，是能够成功的信念。

(何 伦 马 晶 杜治政)

shǒushù jiědú

手术戒毒（surgical treatment of drug addiction） 通过神经外科立体定向技术，找到位于吸毒形成的"犒赏性神经中枢"上的脑内双侧伏隔核，破坏核团神经纤维传导束，达到戒除毒瘾目的的方法。又称边缘环路阻断术。

人脑的深部有与愉快和奖赏有关的脑区，因为有这些原始的脑功能存在，使摄食、性活动等基本需求与愉快的感觉相连，以维持个体生存和种族繁衍。目前神经生物学研究已经找到一些被称为"奖赏系统"的关键部位，对其进行刺激，动物会呈现愉快表现，用特定的化学物质也可引起类似的效果。而烟、酒、吗啡、海洛因、可卡因、摇头丸等都可直接或间接兴奋这个系统，从而这类易于成瘾的物质成了激活"奖赏系统"的捷径，这就是毒品引起欣快感的关键，摧毁"奖赏系统"从而可以去掉大脑对毒品的记忆。手术戒毒是出于这一认识设计的。

历史 脑科立体定向技术用于戒毒治疗，始于1998年俄罗斯新西伯利亚市医院对这一治疗手段进行研究。2000年，俄罗斯圣彼得堡脑科研究所首次对吸毒者实施了手术治疗。2002年8月9日，英国《卫报》题为《俄罗斯禁止通过脑外科手术治疗毒品成瘾》的报道说，圣彼得堡脑科研究所的这些手术始于1999年，在这些手术中，医师切除了人脑中与成瘾行为相关的脑组织，后来受到患者"手术无效并有副作用"的控告，俄罗斯有关部门以该方法是实验性的，没有得到卫生部

的许可为由，停止了这种治疗方法。此后，在中国，广东三九脑科医院 2000 年首先就颅脑手术戒毒的科研项目申请立项，2001 年得到广东省卫生厅批准，之后全国有多个省、自治区、市的医疗机构纷纷开展此项手术。由于医院和媒体大力宣传，患者及家属对该手术趋之若鹜，使之进入加速推广阶段。截至 2004 年底，全国已有 500 多名吸毒者接受了手术治疗。据称，做过这种手术的吸毒者复吸率可降到 10% 以下。2004 年 8 月，卫生部就颅脑戒毒手术中的有关问题召开了专家论证会。专家们认为，颅脑手术戒毒是一种正在进行临床研究的科学项目，目前临床研究尚未结束，该项手术不能作为临床服务项目向毒品依赖者提供。其手术的摧毁位点、适应证、技术要点、安全性和有效性还没有得出最后的结论。现今对人的大脑中与吸毒有关的细胞核团在什么位置，手术的安全性和有效性等关键问题学术界尚不清楚；当时央视记者调查了在广东三九医院脑科做过手术的 60 名患者，6 名患者已经复吸毒品，其余 44 名表示没有复吸，26 人出现了明显的副作用，如脾气变得暴躁或冷漠、记忆力减退、反应迟钝等，故该手术不能作为临床服务项目向毒品依赖者提供。鉴于上述情况，2004 年 11 月，卫生部决定在全国范围内暂时停止颅脑手术戒毒临床服务项目。

伦理启示 ①研究与临床应用存在严格的区别：没有经过严格的科学研究且得出有益于疾病治疗的结论，是绝对不能应用于临床实践的。手术戒毒混淆这两者的区别，因而混淆大众的视听，导致了对人体的伤害，给医学造成了很坏的影响。②任何医学研究，特是临床试验研究，都必须认真履行知情同意原则：向受试者和接受治疗的患者，详细告知该项试验、治疗的目的、可能的风险等各种相关事项，最后由受者或患者表示同意与否。手术戒毒的整个过程违背了这一重要和起码的医学研究和临床守则，是令人难以接受的。③包括医学研究和临床实践在内，必须遵守有利、不伤害的基本原则，生命高于一切，生命之于医学，是最神圣的。手术戒毒早在俄罗斯圣彼得堡脑科研究所开展这一手术时，就因其副作用被俄罗斯卫生部叫停，中国的某些医院可以说是明知故犯，公然不顾此项手术对人体的伤害，贸然迅速推广，是十分令人痛心的。④医学的效果是需要有受益与风险的对比分析才能确定的，更需要经过长期检验，特别是对人的大脑的干预，更需有长期的观察，绝不能以短期成效作结论。急功近利的思想，也是手术戒毒恶作剧的重要原因。⑤医学，特别是医学研究和医学实践，不能以谋取利润为目的：没有经过科学研究证明有效的手术戒毒，一度在中国畅行，其根本原因就在于这种手术可以带来丰厚的收入。正是这种"不义之财"的诱惑力，蒙蔽了一些医院经营者和医生的眼睛，使他们忘却了医学的宗旨和职责。

（何 伦 马 晶 杜治政）

yīxué gāoxīn jìshù yìngyòng lúnlǐ

医学高新技术应用伦理（applicated ethics of high-tech medicine）

以计算机、智能信息技术和以分子生物学为基础的生物技术相结合而形成的诊断、治疗、修复、增强等技术应用于人体的伦理原则与要求。20 世纪 60 年代以后形成的一系列医用高新技术，为人类疾病的治疗和身体健康带来福音，但同时也带来一系列伦理问题，引起人们的关注。

概述 自 20 世纪 60 年代以来，伴随着以计算机技术为主体的第三次工业革命，在医学领域出现了一系列的诊断和治疗的新技术；而 20 世纪末期及进入 20 世纪六七十年代以来，特别是最近 10 多年以来，由于分子生物学的进步，以及大数据、智能技术的兴起，医学技术发生了革命性的变化，对疾病诊治和人体生命干预的各种技术犹如潮水般涌现。这些技术主要有：①CT、磁共振成像、彩色超声等为代表的影像诊断技术，处于进一步发展和完善。②无创和微创、导管技术的出现，内镜技术与尖端自动控制、网络通信和计算机相结合，创造了全新的微创外科和设备，激光刀、伽马刀、射频刀、细胞刀在一些手术中代替了传统的手术刀。③器官移植技术进一步扩大，肾、肝、心肺联合移植获得成功和推广运用，人工肾、人工心脏等人工脏器在一些方面取得了成功。④辅助生殖技术和无性生殖技术的迅速发展，试管婴儿成为克服不孕症的有力武器，代孕、定制婴儿、三亲婴儿等也在探索中前进。⑤基因检测、基因诊断、基因治疗、基因工程、基因编辑、基因增强等技术，正在攻克难关中发展。⑥人体干细胞技术、克隆技术和再生医学已初露端倪。⑦以靶向药物、多价疫苗、重组疫苗为代表的新药物、新材料技术，也在逐步发展。⑧以互联网为载体的远程医疗、在线医疗，正在蓬勃发展。⑨遥感、人工智能等监护、模拟技术，在医疗保健领域积极推广运用。所有这些医学高新技术的诞生和应用，为人类预防和战胜疾病作出了贡献，增添了希望。这些新技术的出现，使得一些原先无法治疗的疾病有了新的治疗方法，对一些疾病束手无策的局面有了很大的改变，包括遗传性疾病的诊治也有了盼头；许多疾病诊断、治疗效率有了很大的提高，死亡率不断下降，治疗中的副作用不断减少；某些受损的器官、组织，能够得到修复或有了新的代用物；长久期盼的早发现、早诊断、早治疗的愿望开始有了着落；预防疾病、增进健康的途径和方法，越来越广阔和明确，人们长寿和健康的愿望，越来越成为现实。医学高新技术的应用，将医学推向一个崭新的阶段，开创了医疗和保健的新纪元。

医学高新技术与传统医学技术相比，呈现一系列特点，正是这些特点，既为人类健康和疾病的治疗带来希望，同也引起人们的忧虑和担心。这些高新技术的特点主要有：①当代的医学高新技术多以分子生物学为基础，因而对人体生命的干预愈来愈深和愈来愈广，干预的效果需要较长时间方能得到验证，存在很大的不确定性，如基因治疗、基因编辑、干细胞疗法等疗效的判定，和传统的医学技术效果显现的即时性、确定性、稳定性大不相同。②由于工程技术迅速向医学和生命科学领域扩展，工程技术与生物技术的结合，医学生物工程技术的兴起，医用工程技术成为现代医学技术的新坐标，医学正在从纠正人体生命体征的偏差、修复脏器的失衡走向制造、安装人体的某些器官，甚至再造生命，定制婴儿，医学跨出了医学传统目标的界限。③当代的医学高新

技术是以专科与亚专科不断分化为前提的。高新技术的出现，不断推进医学专科化和亚专科化，因而使得人体的碎片化、局部化更为突出，高新技术使得医师距离人体整体生命、距离身心统一的人愈来愈远，医学异化的情况更为突出。④当代医学高新技术的出现，改变了传统的医师与患者相互面对的关系，医学由视人是机器转变为医学本身也成为一座机器。整个医学似乎是由医师、护士、医学技术人员、工程技术人员、社会工作者、医疗保险业者和管理者共同驾驭的大机器，医师直接承担患者健康的责任、医学的临床性质受到了很大的冲击，医师与患者之间、人与人之间的关系日趋为物与物之间的关系取代。⑤由于医学高新技术的复杂性和开发成本的上升，医疗费用迅速增长，一项消耗几十万甚至几百万的治疗技术并非罕见，这就造成了高新技术越发展，消耗的费用越多，而由于其昂贵和高得出奇的费用，必然造成采用这些高新技术的人也越来越少。医用高新技术的耗费大，但其受益的人群越来越小，是当代医用高新技术的一个重要特点。⑥当代医用高新技术，是以危重病患、罕见病患、少数人群的罕见需求为主要目标的，对于广大人群的健康的提升和健康促进关系不甚直接相连。这也是目前呈现的许多医用高新技术不可忽视的一个特点。

伦理问题　①首要是其治疗疾病与健康促进效果的安全问题：如基因治疗的临床试验方案，大多采用反转录病毒载体介导的基因转移系统，但由于需要将反转录病毒载体基因转移到含有病毒结构基因的病毒序列同源重组，

可能产生概率极低的有复制能力的野生型转录病毒，而目前基因研究尚未发展到定点结合、置换缺陷或有害基因的阶段，治疗基因在基因治疗中的随机整合，这就有可能激活原癌基因或灭活抑癌基因，从而引起细胞恶性病变；同时，由于病毒整合与病原体活动，转基因过程中广泛使用的病毒载体或非病毒载体会有可能导致出现各种病理或免疫反应。如何改造基因疗法的载体，保证对患者不产生毒性作用，是基因疗法的最大挑战。其他高新技术也或多或少都存在类似这样的安全问题，而对患者不构成伤害，保证生命安全，是任何高新技术首要的伦理底线。②如何避免因高新技术应用而产生的医学进一步异化、医学技术离人愈来愈远的困局：最早的医学，医师是直接面对患者的，医学技术的出现，医师通过技术接触患者，医师与患者的关系演变为技术与患者的关系，医患间的直接关系被技术遮蔽，而医学高新技术因其结构的复杂性和技术使用与患者的分离的特点以及技术过程的连续性，医学异化为技术与患者的关系更突出了，医师与患者情感联系的环节中断甚至消失了，而失去情感和关怀的医学，是很难想象的。③高新技术的应用与人人健康的目标的矛盾如何化解：直到目前为止，高新技术大多是针对重危患者和罕见病患者的，即或某些技术有助于广大人群的健康促进，但由于其费用的昂贵而实际难于惠及广大人群，这就形成了国家投资和医学科技人员的主要精力用于发展医学高新技术，而这些高新技术对全民健康的贡献甚少，因而构成了医学高新技术与全民健康目标的不协调。就当前实现

全民健康的目标而言，首先需要将被慢性病折磨的数亿人解救出来，而备受青睐的心血管治疗技术、精准医疗、靶向治疗、干细胞疗法、脏器移植等，对于罹患这些重病的人而言，当然是福音，但于广大人群的健康，益补甚小。④高新技术与资源的合理运用及由此带来的医疗卫生的公正问题，也是医学高新技术面临的伦理难题：医学高新技术的开发，需要巨大的投入，有的产品甚或需要耗资几百亿、上千亿人民币，而开发出的成果限于应用于极少数人群。国家投入的卫生费用是有一定限度的，用于此处多，则必然是用于彼处少，用于满足少数人群多，则必然是用于多数人群少。这就形成了高新技术开发与应用带来的资源合理分配与医疗公正的伦理难题。⑤医学高新技术开发与应用带来的医疗费用急剧上涨而引发的个人与国家的沉重负担：当前的许多医学高新技术是在医疗资本参与和推动下实现的。而医疗资本一般是选用最有利可图的项目，一些项目尽管有利于人群的健康但由于获利低而常不受重视，一些只有益于少数人群但能带来巨大效益的项目，则趋之若鹜，因而形成了医学技术总是沿着越来越昂贵方向发展的定势，这就造成了医疗卫生费用迅速增长的后果，在国民经济中所占比例愈来愈大，个人和国家为此支出的也愈来愈多，而某些适用有效的技术常被废弃不用。这也是医学高新技术面临的伦理难题。⑥个人隐私保密的伦理问题：无论是已经广泛应用的辅助生殖技术、脏器移植，或者是当前起始开展的基因检测、生物库、在线医疗、大数据医疗等，都将许多个人私密的诸多信息暴露于公共使用的某些场域，因而对个人、家庭构成威胁，如不利的遗传基因对个人录用工作、婚姻造成不利影响，甚或对家庭构成威胁，因而使得保守个人私密成为高新技术应用带来的伦理课题。

伦理原则 ①坚持高新技术的使用首先必须有利于患者健康利益的基本原则：应用于人体的高新技术，必须经过动物实验和人体试验，没有充分实验依据的高新技术绝不能应用于患者；要根据患者的病情需要采用医学高新技术，不能将医学高新技术当作个人和医院谋利的手段；在适用技术的效应与高新技术的效应相同或无重大的差异情况下，应优先选用适用技术；在多项高新技术可选的情况下，应优先选用效应相同但成本较低的高新技术，以减轻患者的经济负担。②重视和防范高新技术可带来对人体的伤害维护患者安全：由于一些医学高新技术往往具有双刃剑特点，要充分估量双刃剑作用对人体伤害的大小，对人体伤害较大或伤害难以康复的技术要拒绝选用，在同类技术中首先选用伤害最小的技术；要做好应对伤害的充分准备，尽可能缩小对患者的伤害，将伤害降低至最小的程度；严格掌握高新技术的适应证，绝不任意扩大使用的疾病和人群范围。③坚持以人文精神统帅高新技术的使用：高新技术尽管对某些疾病的治疗有其独特的作用，但它并非疾病治疗和身体康复的一切，要克服高新技术可以决定一切的思想；在高新技术使用中要重视对患者各种情况的了解，满足高新技术使用中个体化的要求；要尽可能增加与患者的直接接触，及时与患者进行必要的沟通，解除患者的疑虑与不安；在老年人和儿童人群中使用高新技术时，应给予特需和必要的关照；对不宜接受某些高新技术诊治的人，如胎儿、孕妇，绝不使用不宜应用的高新技术。④切实履行知情同意原则：要全面向患者告知高新技术的利与弊，不得夸耀好的方面，隐瞒不好的方面，不得诱骗患者使用医学高新技术，做到真正切实的知情同意；鉴于某些高新技术对患者的影响较大，费用较高，在病情允许的情况下，要给予患者充分思考和与家人商量的时间，即使签署了知情同意书也可反悔，为患者做到切实的知情同意创造条件。⑤做好高新技术使用中的特需保密要求：高新技术使用中所获得的有关个人的资料，不得随意外泄，不宜与家人分享的信息也应尊重个人的意愿；要妥善保管和存贮个人的有关信息，要有防密设备，不能任人随意查取，到期无用的个人信息应及时销毁；涉及需要贮存于生物信息库的信息，要征得本人或家属同意。

（孙慕义 马 晶 杜治政）

yīxué gāoxīn jìshù lànyòng

医学高新技术滥用（abuse of high-tech medicine）

不从疾病适应证的需要出发，不估量对患者的近期和远期实效，过度、过宽、重复、超量使用医学高新技术的行为。其后果严重，是医疗实践中缺失对患者健康负责的伦理精神的重要表现。

概述 医学高新技术由于对某些疾病具有一定或较好的疗效，因而受到医师、医院和患者的青睐。一些医师出于使用高新技术可以突显个人的医技水平，提高在医师群体中的权威考虑，在面对同样效果的技术时，常愿意选用高新技术；医学高新技术一般能够为医院带来丰厚的收入，医院常竭力购置高新技术设备，鼓励医师使用高新技术；一些患者由于求治心切，对高新的技术存有盲目的信任，常不顾本人病情的需求应用高新技术；医药设备开发商出于谋求企业利润的需求，常采用各种措施，助推医师和医院更多更广地使用高新技术。以上种种因素的结合，致使在当今的医疗实践中，较为普遍地存在滥用医学高新技术的现象。

滥用医学高新技术的主要表现是：①不按常规或不遵从一般规律使用高新技术，如违规采用没有经过动物实验和人体试验，没有经过国家有关机关批准的高新技术或药物。②不从患者适应证的需要出发使用高新技术，任意扩大高新技术的适用范围，提高技术使用的等级，如不具备实际需要为患者放置支架，为不需要或不具备脑动脉造影的患者行脑动脉造影。③不遵守卫生主管机关的规定，突破阳性率要求的规定，滥用CT、磁共振成像等检查，有的医院歇人不歇机器，日夜三班倒地使用CT、磁共振成像，即使阴性率达到90%也照做不停。④不顾实际需要地对患者重复多次使用高新技术，提高高新技术使用的频率。⑤任意扩大手术指征和手术切除范围，对没有必要手术的患者施行手术，切除不应当切除的组织和器官。⑥不从实际需要出发，盲目滥用进口药、新药和联合用药，滥用抗生素和盲目输液。⑦废弃具有同样疗效的适宜技术不用而选用高新技术，如可用钡餐透视检查明确的疾病，不采用钡剂透视而选用胃镜。以上诸多滥用医学高新技术的表现，在抗生素的使用、输液、支架放置、晚期癌症治疗、

剖宫产、外科手术、医学美容和前列腺癌、甲状腺癌、乳腺癌治疗等方面，都相当广泛地存在。

伦理问题 ①对患者身体造成的伤害：如过多过频的CT、磁共振成像检查对患者造成的核辐射，过多过重的放疗、化疗给人体免疫功能带来的伤害，都可能危害患者终身，而且难以恢复。②滥用高新技术：加重了患者、企业、国家的经济负担，致使患者和患者家庭无法承受，甚至造成因病致贫、因病返贫、家庭破产的严重后果；高新技术的滥用，导致医疗开支迅速上涨，国家和企业也难于承受，影响企业和国家的全面发展。③医学高新技术的广泛使用：促使医学卫生资源迅速向大医院、大医疗中心集中，加剧了卫生资源的分配不公，进一步扩大了社会不同阶层在卫生保健资源享受方面的差距，助长了重治轻防的不良倾向，同时淡化医患之间的直接接触，医患之间，人与人之间的交往日益变成人与物，人与机器之间的交往，医学在某种意义上失去了它的人性，患者和医务人员之间关系逐渐冷漠与疏远。④医学高新技术的使用：使医学的发展越来越趋向于攻克疑难疾病的目标，这就在某种程度上和一定时间内冲击了预防和初级卫生保健，不利于人人享有保健的实现。⑤高新生命科学技术的使用，还引发了新的伦理问题。人胚胎基因修饰、基因治疗、基因增强等新的医学科学发展带来了新的道德困惑，引发了新的伦理问题，如果不对其制定伦理约束将会导致一系列社会伦理问题。

对策 ①坚守医疗服务必须以患者为本的原则，克服医疗服务以谋利为目的的不良倾向：高

新技术的滥用最重要的根源，来自"一切向钱看"的思想，正是一切为了钱的谋利动机，驱动医院和医师滥用高新技术，只有端正医师行医和医院经营的宗旨，才能从源头上扼住滥用医学高新技术的歪风。②严格遵守医学高新技术适应证的标准：要以科学研究和实践经验为依据，制定医学高新技术使用的适应证的标准和指南，防止不顾实际需要的滥用，同时建立相应的监督、批评、惩处制度。③严守生命伦理学的有利与不伤害原则：提高医务人员使用医学高新技术的责任感。生命伦理学的有利与不伤害原则，为正确使用高新技术设置了一条重要界限。如果医学人员能够认真履行有利与不伤害原则，就可提高使用高新技术的警觉性，避免许多高新技术的滥用。④向患者开展宣传教育，增进对医学高新技术的认识，破除迷信高新技术的思想：要通过多种形式，利用适当的机会，向患者说明任何新技术都有其使用的范围和标准，脱离自身实际，盲目使用不仅浪费钱财，还会给健康带来伤害，以此减轻患者要求医师为其使用高新技术的压力。⑤认真履行知情同意原则：在为患者提供高新技术服务时，向患者全面告知高新技术的适应证，既说明其切实的治疗和康复作用，也不掩饰和可能发生的副作用及可能带来的伤害。切实的告知与同意，既是对医师自身提出的要求，也为患者自身选择提供了依据，避免盲目要求使用高新技术的冲动。

(孙慕义　王夏强　杜治政)

réngōng xīnzàng lúnlǐ

人工心脏伦理（ethics of artificial heart）　以人工制造心脏代替已丧失功能且不可修复自然心脏

的伦理要求。人工心脏包含完全人工心脏和辅助人工心脏。可置入性、持续能源、组织相容性、完全性的人工心脏，一旦研制成功并成为有效治疗手段，可以完全替代心脏功能，患者能够恢复日常生活。目前已在临床上应用的人工心脏是指植入心室辅助装置（ventricular assist device，VAD）等心脏辅助设备，俗称人工心脏或血泵。人工心脏的第一代为气动血泵，第二代为轴流血泵，现已发展到第三代即悬浮血泵。

概述 在临床医学实践中，人工心脏与心脏辅助设备的研究和使用具有重大的伦理意义。目前，心血管疾病是对人的生命和健康危害最严重的疾病，其发病率和死亡率已超过肿瘤疾病，跃居世界第一位（全世界现在约有8000万心力衰竭患者，中国心力衰竭患者约占1/5）。对于高度或完全性房室传导阻滞、永久性窦房结功能衰竭、严重心动过缓、心室颤动等心律失常，尤其是各种药物治疗无效的顽固性心力衰竭患者，安装心脏起搏器后可明显降低死亡率，并极大地提高其生存机会和生活质量，成为心脏病治疗、抢救和诊断中重要而常用的设备之一。对于那些心脏功能不可逆丧失的患者来说，当下最有效的治疗手段是同种异体心脏移植。但由于供体心脏极其有限，目前全世界每年捐献出来的心脏不到2000颗，而中国的心脏移植每年只有30～50例，大量的终末期心脏病患者需要使用人工心脏，或者作为过渡性替代以等待同种异体心脏移植，或者作为永久性替代。因此，随着器官移植技术的逐步成熟，人工心脏的研究及其临床应用就成为各国临床医学界的重要课题。

人工心脏研究史可以追溯到1953年，是年吉本斯（Gibbons）将体外循环动脉泵应用于临床，为一例患者行了房间隔缺损修补术，开人工心脏研究之先河。1957年，美国科尔夫（Kolff）和（Akutsn）将聚乙烯基盐制成的人工心脏植于人体内，患者生存一个半小时，于是世界性人工心脏研究正式拉开大幕。1968年开始规范的临床研究。1982年12月1日，美国盐湖城犹他大学医学中心人工心脏研究小组为一例患者植入完全人工心脏，使其存活了112天。1983年，第二个接受植入手术的患者施若德（Schroeder），靠人工心脏活了620天，是目前已知靠人工心脏活得最久的患者。现时较具权威性的人工心脏是由美国马萨诸塞州丹弗斯镇的阿比奥梅德（Abiomed）公司研制出来的AbioCor人工心脏。2001年1月获得美国食品与药物监督管理局批准使用。研发这个人工心脏的Abiomed公司表示，该人工心脏可以将患者的生命延长60天～5年。但第一位植入AbioCor的患者存活80天。第二位植入患者也只存活了17个月，死因是心脏内膜磨损。2006年，欧洲心力衰竭协会已将人工心脏作为治疗手段之一，列入心力衰竭治疗指南。同时，在欧洲和美国，用于儿童的人工心脏也在积极进行研究。近几年来，国外儿童人工心脏临床应用的报道也有少量出现。据英国《每日邮报》2014年6月4日报道，英国纽卡斯尔一名刚刚出生13天的女童在6月3日进行了人工心脏移植，成为截至当时进行这种手术的最小患者。

在中国，20世纪80年代初开始进行VAD的研究，但至今尚无国产人工心脏供临床应用，仅有极少数患者手术后应用进口VAD。目前国际医学界普遍使用的人工心脏即第三代血泵以转子悬浮为技术特征，以非接触方式旋转推动血液，降低能耗的同时延长患者寿命。但国外的一套装置价格近百万元人民币，令国内患者望"泵"兴叹。近年来，随着综合国力的迅速提升，研制性能优良、价格低廉的第三代国产VAD的工作频传佳音。2013年5月13日上午，一只名为"天久"的特殊绵羊出现在天津泰达国际心血管病医院。这只看上去与普通绵羊一样健康活泼的实验羊安装了由该医院与中国运载火箭技术研究院第十八研究所合作成功研制的中国首个可植入第三代VAD——磁液双悬浮血泵。术后，"天久"存活120天，创下了中国植入第三代VAD最长存活纪录，同时在国内首次实现携带电池与控制器自由活动，达到了血泵临床植入的模拟状态，标志着中国第三代VAD研制获得了重大突破。从2014年12月至2015年2月，中国首个人工心脏分别成功植入"天久"实验羊2号、3号、4号体内，进入批量动物实验阶段。若再经临床人体试验并获得成功，国产人工心脏将为国内1600万慢性心力衰竭患者带来福音。但是，制造出成熟的能够真正代替原生心脏的人工心脏还有很长的路要走。印度理工大学生物医学工程师苏乔伊·古哈（Sujoy Guha）认为，关键问题是人造心脏能够模仿真正的人类心脏。人类心脏有4个心腔，但只有左心室负责产生将血液输送到全身的压力。依靠一个心腔来完成如此艰巨的任务，将使人造心脏的这一部分承受巨大压力，就是难点之一。研究出强健、低价、安全的人工心脏的目标总是会能够实现的。

伦理问题 ①永久性植入人工心脏是否属于成熟技术有待评估：临床实践表明，人工心脏的合理运用一般只能在患者等待器官移植期间作为过渡用品，永久性植入人工心脏充其量是在患者需要"死马当活马医"时的试验性治疗手段，是没有办法的办法。2013年12月，在巴黎蓬皮杜欧洲医院，一位75岁的男性心力衰竭末期患者被成功移植入一颗永久性的卡尔玛人工心脏。这个号称世界首例成功的人工心脏移植临床手术由16人团队中的拉特雷穆伊（La Trémoïlle）博士完成。拉特雷穆伊博士就曾介绍说，这名患者手术前已经处于临终状态，除了给他移植人工心脏，没有其他办法。理论上，这个植入的卡尔玛人工心脏可以跳动5年，但由于短路而突然停止工作，该患者于手术后75天去世。此次人工心脏手术费用为16万多欧元。虽然比传统的同种异体心脏移植手术（在法国本土需花费约25万欧元，在美国则需支付约100万美元）便宜不少，但鉴于个案手术成功并不等于技术成熟，多数临床医学家认为人工心脏手术目前仍然是一项价格高昂、高风险、高死亡、低存活的无奈选择。法国心脏内科学会副会长伊夫·于叶赫（Yves Yuyehe）表示："人工心脏假体是未来医疗手段发展的一个必然趋势，但我们现今需要大量的临床证明来辅佐这个医疗手段的可靠性及有效性。"在欧美，对人工心脏临床应用的管理极其严格。例如，在美国，按规定，AbioCor人工心脏只能在被明确判断为不超过30天寿命的终末期心脏病患者身上使用。②滥用知情同意手段是经常出现的严重

的伦理问题：例如，混淆临床人体试验与临床成熟技术之间的差别，利用夸大人工心脏作用的方式诱惑患者接受尚需试验检验的永久性植入技术，或为创造置入时间长度的国内第一、亚洲第一、世界第一的所谓记录，不合理地延长人工心脏替代性的过渡治疗时间而不及时进行同种异体人工心脏移植。总部设在纽约的"人体研究保护联盟"主席维拉·莎拉夫（Vera Saraf）曾在批评发生在美国本土的一起人工心脏人体试验时说："许多知情同意的过程其实都是装样子，临床试验往往建立在患者被错误地告知和误导的基础上。一些可以预见的治疗风险没有向患者及其家属讲清楚，他们也了解不到这些治疗将会带来怎样的痛苦。"③人工心脏临床试验的风险和负担如何由各国公平分担是一个棘手的伦理问题：一些发展中国家的医疗机构和临床医师往往急功近利，有意无意地借着国际合作的名义将国外不敢、不想承担的研究和试验风险转移到国内患者身上。在中国，这些不当行为常常是医方逐利求名动机同管理机制缺失相互作用导致的，已对患者造成严重伤害，影响极其恶劣。2004年4月22日，不满12岁的心脏病患儿周易清住进上海东方医院的当晚就装上了德国产人工心脏。医师说，不植入人工心脏，他活不到第二天，此后，干细胞手术、肌细胞手术直至最后摘除人工心脏做同种异体心脏移植，一系列的尖端技术被运用到周易清身上。2005年7月30日，医师关掉心脏起搏器，宣布周易清死亡。这就是据称当时为"亚洲人工心脏移植年龄最小""世界上儿童患者植入人工心脏存活时间最长"的人工心

脏手术，而被披露后成为引发巨大伦理、法律争议的所谓上海东方医院人工心脏移植事件的主要内容。争议的话题甚至超出上述主要问题。国内医学伦理学和医学法学界曾针对该案例进行过专门研讨。在类似事件及其学界研究的推动下，中国卫生部于2009年颁布实施了《心室辅助装置应用技术管理规范（试行）》。

（孙福川）

gāmǎdāo fàngshè zhìliáo lúnlǐ

伽马刀放射治疗伦理（ethics of γ-knife radiotherapy） 利用伽马射线立体定向放射治疗系统对患者进行治疗相关的伦理问题。伽马刀是一种融立体定向技术和放射外科技术于一体，以治疗颅脑疾病为主的立体定向放射外科治疗设备。伽马刀放射治疗采用伽马射线几何聚焦方式，通过精确的立体定向，将经过规划的一定剂量的伽马射线集中射于体内的预选靶点，一次性、致死性地摧毁靶点内的组织，以达到外科手术切除或损毁的效果。

历史 1951年，瑞典神经外科专家莱克塞尔（Leksell）教授提出"立体定向放射治疗"概念。1967年，世界上第一台头部伽马刀在瑞典问世，替代了一部分开颅手术，被誉为"医学治疗史上的一次革命"。

1993年，中国引进了第一台伽马刀，用于脑部疾病的治疗。1995年，中国奥沃旋转式伽马刀样机诞生。1996年，中国自行研制生产、具有自主知识产权的旋转式伽马刀开始在国内临床治疗颅脑疾病中推广应用。1998年，中国又创造性地研制出体部伽马刀，将伽马刀的治疗范围从颅脑疾病扩展到全身主要部位的肿瘤。2003年，中国自主开发研制出集

脑部疾病治疗和体部肿瘤治疗于一体的新型超级伽马刀。到目前为止，中国各地医院利用伽马刀累计治疗了各类疾病患者数十万例，尤其在实体瘤治疗上取得了令人满意的疗效。

临床应用 伽马刀放射治疗应用于临床已显示出巨大的伦理意义。因为它适用于治疗脑部疾病和全身各种肿瘤，具有不需要全身麻醉、无创伤、无出血、无感染、无痛苦、迅速、安全、疗效可靠等优势，尤其是给不宜或不愿做传统外科手术的患者带来了福音。但由于是高新技术，治疗成本高，患者和社会还缺乏理性的认识，所以开展以来也出现了不少伦理问题。目前这些伦理问题已引起了人们的关注，但国内外许多伦理学研究还只是在医学高新技术伦理这一大题目下点到为止，专项研究很少。综合中国临床应用现状，伽马刀放射治疗的伦理问题主要有：①急功近利，盲目购置，适应证和疗效宣传不实事求是，造成滥用和过度医疗。②对疗效评定重视不够，对困难估计不足，缺少各层次全面和系统的评定工作计划，尚无关于伽马刀治疗效果的统一行业标准。③随意扩大应用范围，将临床人体试验混同于常规治疗，例如在长期影响和后果尚不明确的情况下将伽马刀技术用于脑外科戒毒手术，后被国家卫生部叫停。

（孙福川）

zàishēng yīxué lúnlǐ

再生医学伦理 （ethics of regenerative medicine） 利用生物学及工程学的理论和方法，创造、修复丢失或功能损害的组织和器官，使其具备正常组织和器官的结构与功能应遵循的伦理规则。再生医学与组织工程学、干细胞生物学等学科存在某些交叉，但随着医学科学的发展，已经逐步形成一门独立的学科。由于医治各种创伤、烧伤、器官移植和先天性缺陷等造成的对组织器官损伤的需求，再生医学具有十分广阔的前景，但也存在许多伦理问题需要解决。

概述 再生医学的历史十分悠久。古希腊和中国的一些神话也有关于人体再生的故事。古希腊著名医师希波克拉底（Hippocrates）、古罗马医师盖伦（Gaylen）等人，在创伤治疗方面，如希波克拉底通过骨折断端对接而使断离软组织骨折断端愈合，开启了再生医学的先河；14～18世纪，生物学和医学进入了一个新阶段，显微镜的发明使人类对世界的认识从宏观转向微观，尤其是细胞学说的诞生，提出细胞是机体的构成单位，新细胞的产生是由已经存在的细胞分化而来，这些概念构成了再生医学的基础，随着20世纪外科技术的成熟，工程学和材料学的发展、免疫抑制剂的产生等，使得组织和器官再生的梦想不再遥远，并促成了皮肤、骨、软组织等再生技术的问世。但现代意义上再生医学，是20世纪后半叶以来的事，特别与干细胞研究直接相关。20世纪初就有科学家提出干细胞概念，1963年加拿大研究员埃内斯特·A. 麦卡洛克（Ernest A. McCulloch）和詹姆斯·E. 蒂尔（James E. Till）首次通过实验证实干细胞的存在。这些研究为再生医学的诞生提供了至关重要的积累。迄今，再生医学的发展经历了两个发展阶段：第一个阶段是再生医学理论的问世，其标志是1981年小鼠胚胎干细胞系和胚胎生殖细胞系建系的成功；第二个阶段是再生医学的前临床研究，其主要标志，一是1998年美国科学家汤姆森（Thomson）等成功地培养出世界上第一株人类胚胎干细胞系，二是2006年日本科学家山中申弥（Shinya Yamanaka）和美国科学家汤姆森两个研究组利用4种转录因子联合转染人的体细胞成功地诱导出多能干细胞，再加上细胞生物学、分子生物学、免疫学、遗传学等基础学科以及组织工程技术的迅猛发展，使得再生医学在血液病及肌萎缩、脑萎缩等神经性疾病的治疗方面初步显示出良好前景，再生医学向临床应用前进了一大步，成立于1995年的组织工程学会，随后更名为国际组织工程和再生医学学会。目前，世界上再生医学研究领先的国家已转入第三个阶段，即临床人体试验阶段，临床研究重点是干细胞移植治疗和再生组织、器官培养和应用的组织工程学研究。20世纪90年代以来，再生医学已经成为全世界生物学和医学关注的焦点和研究热点，世界大部分发达国家已经将该领域研究列为国家重大科技发展方向。许多知名大学和研究机构均已成立专门的干细胞和再生医学研究机构，政府和企业也纷纷在此领域投入巨资开展相关研究。目前虽然造血干细胞移植已成为临床治疗白血病等恶性血液疾病的常规手段，再生软骨、人工皮肤已应用于临床，但无论用什么干细胞再生人体正常器官特别是重要的器官，难度都非常大，甚至连理论上所具有的再生人体复杂器官的能力能否转变成实际的能力以及医学能否驾驭这种能力，目前都还不清楚。

中国十分重视再生医学的研究，发展迅速。自2009年起，再生医学教育开始走进中国医学院校的课堂，在许多大学设立了再生医学的研究机构，2010 年英国期刊《再生医学》刊登的一份研究报告称，中国再生医学在国际学术期刊上发表的论文数量已跃居世界第五，一些研究成果属于世界第一。但中国干细胞与再生医学的研究，无论是规模和整体水平与世界仍有差距。目前，制约中国该领域研究的瓶颈问题是，干细胞重大基础科学理论尚未阐明、干细胞治疗的核心机制尚待研究、干细胞规范化应用体系尚待完善、集成研究系统尚未形成。2015 年 7 月，中国卫生与计划生育委员会和国家食品药品管理局发布了《干细胞临床研究管理办法》，明确干细胞的研究必须"遵循科学、规范、公开、符合伦理、充分尊重受试者权益的原则"，并就研究单位的资质、立项审查、登记备案、过程监管等作出了细致明确的规定。在机构设置方面，《干细胞临床研究管理办法》规定必须设置专家委员会和伦理委员会。机构学术委员会应当由与开展干细胞临床研究相适应的、具有较高学术水平的机构内外知名专家组成，专业领域应当涵盖临床相关学科、干细胞基础和临床研究、干细胞制备技术、干细胞质量控制、生物医学统计、流行病学等。机构伦理委员会应当由了解干细胞研究的医学、伦理学、法学、管理学、社会学等专业人员及至少一位非专业的社会人士组成，人员不少于 7 位，负责对干细胞临床研究项目进行独立伦理审查。伦理审查包括伦理审查机构的标准和规范、研究项目伦理审查的过程和记录、知情同意书的样本、伦理审查的程序、有无利益冲突等，以确保干细胞临

床研究符合伦理规范。中国干细胞的研究开始走向规范和有序的阶段。

伦理问题 ①再生医学是否会伤害人类尊严：干细胞重要来源是胚胎，破坏一个胚胎是否是杀人，是否是对人类尊严的侵犯。美国联邦政府 2001 年发布了不允许联邦政府资金用于胚胎干细胞研究的禁令，此禁令不满 8 年时间就已于 2009 年被解除，法国政府也曾颁布了类似的规定，2002年，法国国民议会通过新的《生物伦理法》，解禁人胚胎试验。从此法国科学家可以和英、美等国同行一样对多余胚胎的干细胞开展研究。该法的通过对法国再生医学和细胞移植疗法的发展产生了积极作用。为避免认识上的误解，在 2002 年，日本再生医疗学会在京都举行了第一次大会，大会呼应了《科学》（*Science*）杂志上的提法，将"治疗性克隆"改称为"细胞核移植术"，并为出台培养和研究人体胚胎干细胞相应对策做了充分的准备。在欧洲，欧盟法院于 2011 年 4 月上旬宣布禁止干细胞研究进入专利申请程序。②再生医学应用于临床的近远期安全性有保障吗？这不仅涉及科学认知，而且需要对策设计。仅就目前发展迅速、前景空前看好的干细胞移植而言，其安全性仍存在重大盲区。例如，由于干细胞的多能分化特性，将其用于移植引起肿瘤的可能性比其他治疗方法更大；不解决分化控制问题，临床应用上就不能妄言安全等。对此，国内外很多负责任的科学家都提醒说，再生医学真正进入到全面的临床应用阶段，不仅仍有许多科学问题需要逐步解决，而且，还必须面对和解决诸多伦理学问题——这些问题究竟

哪些可以突破、哪些不应突破？都有待逐步解决。③尚不成熟甚至仍处于前临床实验阶段的再生医学技术什么时候可以被用作治病救人的最终手段？在这个问题上，国内外都曾出现过某些乱象。例如，对干细胞治疗研究成果进行夸大宣传，任意地扩大适应证，然后通过诱导甚至欺骗性的知情同意程序，以"最终手段"或"最新手段"诱迫患者就范，为实现科研目的而忽视甚至伤害患者权益，从而导致严重的医患纠纷。④如何对再生医学研究及其应用于临床进行合理监管？目前亟须的是将再生医学人体试验与其临床治疗进行严格区分，从而纠正、防范以再生医学试验研究冒充常规临床治疗的乱象。为此，需要出台具有权威性的明确的监管规范和细则。中国卫生部于 2009 年 3 月颁布实施《医疗技术临床应用管理办法》，将干细胞诊治这一再生医学技术明确定位为"第三类医疗技术"，即"涉及重大伦理问题，安全性、有效性尚需经规范的临床试验研究进一步验证"；明确要求，若将其用于临床治疗，须经卫生部审批，否则，将依法追究医疗机构主要负责人和直接责任人员的责任。但由于只有原则性规定，尚缺少具体的国家监管规范和机制，干细胞诊治技术被一些医院滥用的现象仍屡禁不止。鉴于此，许多院士、专家都呼吁，在加强研究的基础上，中国应该尽快出台权威的监管规范，并建立国家级医学（生命）伦理委员会，对国家重大再生医学研究进行立项前的伦理评审和研究过程尤其是结果的伦理评估，对研究成果转化为临床诊治应用技术进行伦理把关。

伦理原则 ①坚守人类尊严

的伦理底线：再生医学技术有能力制造人的组织、器官、完整个体，甚至可以进行跨物种再造，在给人类健康带来福音的同时，也给人类尊严带来空前挑战乃至颠覆可能。在维护人的尊严的前提下造福患者就成为临床再生医学伦理的根本准则。为使临床再生医学健康发展，世界上医学发达国家纷纷为其提供伦理辩护和支持，但也明确提出必须坚守伦理底线，强调形成伦理共识。这就是不违背人性，维护人的尊严。例如，几乎各个国家都明文规定：人胚胎干细胞克隆只能用于组织、器官移植等治疗手段，而不允许用于生殖性克隆即克隆人等。人类尊严既体现为全人类的，也体现为单个人的。人类尊严同生命神圣、生命价值及人道追求密切相关。任何与人性、人类尊严、人道原则背道而驰的再生医学技术的临床应用都是不道德的。②临床再生医学技术运用和发展的目的必须限定在医学范畴之内：再生医学技术的临床应用必须体现医学目的，即治病救人、增进人类健康。即使是十分成熟的临床再生医学技术，也必须在应用前分清其追求目标的医学性与非医学性的界限。凡是与医学目的相悖的再生医学技术的临床应用，如利用再生医学手段改善人种、繁育所谓精英群体、繁殖具有特殊才能的人兽嵌合体等，都是必须加以反对的。③再生医学技术应用于临床必须保证安全：这是不伤害准则的伦理要求。安全既应保障接受临床再生医学技术的患者个人，也应照顾到该患者以外的其他人，既要保证生理安全，也要保证心理、社会安全。为此，再生医学技术必须经过临床人体试验充分证实为具有安全性、有

效性，才可应用于临床；临床实践中，应用再生医学技术于具体患者时应有个体化的安全性评估，应有该疗法与临床标准疗法的疗效-安全综合性对比评估，应有临床再生医学技术安全问题处理的应急预案（例如该疗法失败后的替代疗法）等。要求临床医师对此进行极其审慎的选择。④严格掌控作为最后选择手段的非成熟再生医学技术的使用：这是有利患者（对患者行善）准则针对试验性治疗措施的特殊伦理要求。其具体内容是：严格确认患者适应证，严格确认常规疗法均无效，严格实行知情同意，严格进行把关监督。这既需要医师个人具备很强的职业精神，也需要医疗机构具备有效的管理机制。⑤临床再生医学伦理的实现需要全社会的积极参与：再生医学技术的临床应用不仅与患者利益密切相关，而且同社会发展甚至人类命运密切相关。因此，临床再生医学伦理的建设和践行需要与社会一般伦理进行互动，一方面促进社会一般伦理的发展，另一方面也需要社会一般伦理的积极参与。这种伦理参与既表现为对临床再生医学的辩护、认同、支持，也表现为对它的追问、批评、纠错。

（孙福川　杜治政）

yīyòng nàmǐ jìshù lúnlǐ

医用纳米技术伦理 （ medical nanotechnology ethics） 将纳米技术应用于临床人体试验及作为医学诊治手段用于医疗保健等应遵循的伦理规范。纳米技术是指能操作细小到 $0.1 \sim 100nm$ 物质的高新科学技术，或者说是用单个原子、分子制造物质的高新科学技术。纳米技术被称为 21 世纪的主导技术。纳米技术概念分为 3 种：第一种是分子纳米技术；第

二种定位为微加工技术的极限；第三种是生物纳米技术，目前主要是 DNA 分子计算机、细胞生物计算机的开发。纳米技术是现代科学（混沌物理、量子力学、介观物理、分子生物学）和现代技术（计算机技术、微电子和扫描隧道显微镜技术、核分析技术）结合的产物。它将引发一系列新的科学技术，例如纳米电子学、纳米材科学、纳米机械学等，也包括纳米医学。生物芯片和生物传感器等都属于纳米技术范畴，可以视为纳米医学的奠基。纳米技术运用于医学领域将引发临床诊断、纳米药物、组织移植、纳米医用机器等方面的创新。

概述 医用纳米技术出现的纳米科学背景，最早可以追溯到1959 年，当时著名物理学家、诺贝尔奖获得者理查德·费曼（Richard Feiman）曾预言：人类可以"一个原子一个原子地制造物品"。1974 年，科学家唐尼古奇（Taniguchi）最早使用"纳米技术"一词描述精密机械加工。1982 年，科学家发明扫描隧道显微镜，掌握了研究纳米的重要工具。1990 年，第一届国际纳米科学技术会议在美国巴尔的摩举办，标志着纳米科学技术的正式诞生。20 世纪 90 年代以来，很多国家都把纳米科学技术发展确定为国家发展的战略目标，其中的重点为医用纳米技术或称纳米医学。

中国是世界上起步最早、研究成果居先进行列的国家之一。实验研究表明，纳米技术可以促进再生医学得以实现，做到拆卸损坏细胞，重建健康细胞以及组织、器官；医用纳米机器人可进入人体内修复缺损，清除感染，杀死细菌、病毒、癌细胞。学者们有根据地十分看好未来的纳米

医学前景：可以运用纳米材料制成更为精准的诊治设备，大大改善诊治质量；可以综合运用纳米材料和激光技术，代替现在的外科手术；可以运用纳米技术提高药物的生物药效率，减少副作用，减少浪费；纳米药物可进入细胞膜，确定病变部位，杀死癌细胞等。医用纳米技术发展的美好愿景令人期待。

自纳米技术尤其是医用纳米技术进入研究领域以来，其伦理问题逐渐彰显，科学家和人文学者也随之给予高度的伦理关注和研究。世界各国积极发展纳米技术的同时，都在同步推进纳米技术伦理研究。联合国教科文组织于 2006 年 7 月 27 日发布了《纳米技术的伦理与政治》的报告，其中将纳米技术的伦理问题作为阐释重点。中国国家纳米科技指导协调委员会首席科学家白春礼院士曾多次提到，要加强纳米技术的安全性及其带来的社会伦理问题的研究，负责任地研究和开发纳米科学与技术。2009 年 11 月，大连理工大学与国家纳米中心共同举办了"纳米科学技术与伦理"的跨学科研讨会，人文社会科学家与自然科学家一起共同探讨了纳米技术中的伦理问题及其解决对策。正如研究纳米伦理的两位学者詹姆斯·莫尔（James Moor）和约翰·维克特（John Weckert）所认为，目前的纳米伦理学虽然不能如医学伦理学、立法伦理学、工程伦理学、建筑伦理学等，在职业范围显现其意义，但却可以采取生物伦理学模式针对"新的或不是新的却是不同含义的问题"讨论"纳米技术和纳米科学活动和结果的伦理意义"，成为"即使不能从一开始就可以提供满意答案也能随着纳米技术

发展持续对其提出的伦理问题作出研究"的"特定学术领域"。这表明，因为纳米技术尚未成为一种现实职业门类，所以纳米伦理学还无法发挥其职业规范作用，但却可以与生物伦理学领域一样成为一个跟踪纳米技术发展，进行动态伦理探索的相对独立学术领域。

伦理问题 ①纳米技术应用对人类和环境的毒性与风险的评估：纳米技术伦理问题的讨论发端于人们对纳米材料安全的担忧，需要从伦理角度来审视"小尺度技术"带来的结构不确定性和很多纳米材料的可能有毒性。根据目前的研究结果，纳米粒子可能引起吞噬细胞的过载，从而引起防御性的发热或者免疫力减退；它们可能因为无法降解或降解缓慢，而在器官里集聚；还有一个顾虑是它们可能具有同人体中一些生物过程发生反应的潜在危险；另外，由于纳米粒子具有较大的比表面积，因此其可能强烈的吸附机体内的某些大分子，如酶或其他功能蛋白，进而影响人体健康。如何正确安全地将纳米技术运用于临床医学必将成为纳米技术对社会伦理影响的第一重要议题。②纳米医学自我诊断及自动给药设备的研制及应用的伦理问题：例如利用生物化学传感器来测量血液成分数据并计算自动注射所需的药物剂量，就涉及设备的安全问题和对传统医学体系的挑战。③临床纳米医学技术可否用于医学目的以外的用途，是目前争议最大的医学伦理问题：这主要涉及两个方面，一是纳米医学技术能否用于人类增强的需求，二是纳米医学技术能否用于控制人的行为。所谓人类增强，就是通过纳米等技术手段提高人的身

心能力水平。而迄今为止，人类追求的医学目的是治愈疾病、促进健康、延年益寿。将纳米医学技术用于人类增强，是否超越了医学目的？或者说，人类增强可以成为医学目的吗？这种追问将引发一系列伦理问题：人类增强与治疗疾病、促进健康、延年益寿之间的界限何在？是否应该利用纳米医学技术来弥补一个人与他人天生具有的差异或使自身获得超越他人的能力？以及对人类增强是否应该加以限制的这样一个根本的伦理问题，因为若任由纳米医学技术不加限制的应用，则不仅会引发"增强后分化"、医疗卫生资源分配等新的社会不公平（风险与利益分配的不公正，即少数人享受了纳米技术带来的巨大利益，而多数人却要为之付出健康与环境的代价）问题，而且，诸如赛博格、生命产品等技术的进一步发展及其临床应用将模糊人与机器、生命体与人工产品之间的界限，使得关于人与自然的基本概念发生动摇。其利与弊、福与祸、善与恶，至少现在还无人能说得清楚并令人信服。所谓纳米技术用于控制人的行为，是指应用临床脑科学纳米技术，在人脑中植入纳米器件，从而操纵、控制人的行动自由。这种临床应用，不仅带来如前述类似的人与机器之间界限被打破的伦理困境，而且对人的隐私保护、自主性和意志自由造成空前的挑战。有学者认为，脑科学纳米技术对人的自主性和意志自由的挑战已经超出了纳米医学伦理甚至纳米技术伦理的范畴，从而促使人们更进一步地反思科学技术的目的、科学技术与人、科学技术自由与人的自由的关系。④纳米技术滥用问题：纳米医学知识产权和技

术平等共享、科学纯真性无私性的某种"天真缺失"以及对技术成果的滥用等伦理问题。⑤纳米医学人体试验和临床应用的严格监管和特殊知情同意等伦理问题：由于纳米医学技术对人体健康存在重大的潜在危险，因此在推广应用之前必须经过充分的临床人体试验。但目前的事实是，人们很有可能会在毫不知情的情况下成为试验对象，这会极大地损害患者的知情权和选择权，并有可能进一步危及患者的身体健康。另外，在纳米材料的制备过程中，在场者也极有可能会受到纳米粒子的侵害。鉴于此，对纳米医学人体试验及其临床应用的监管和知情同意的要求必须十分严格。⑥纳米医学的产生和发展对人类的伦理资源，甚至伦理智慧提出了严峻挑战。纳米医学是一个全新的科学领域。医学伦理学对纳米医学进展的呼应总是滞后的，但又要求它羊未亡而先补牢。面对如此两难困境，要积极作为，就必须对一个正在进行探索积累、还存在着诸多不确定性的纳米医学进行伦理评价和规范，但由于缺少相应的伦理知识和经验支撑，这种作为无疑面临着重大而复杂的道德风险。而且，因为太超前，如果既不能用逻辑推理，也不能用经验论证的方法去预测和评价纳米医学的临床后果，那么，医学伦理学能够为此提供怎样的认知基础、理论立场和崭新理念？必须为化解其一系列道德风险做些什么伦理准备？

(孙福川)

yīliáo réngōng zhìnéng lúnlǐ

医疗人工智能伦理 （ethics of artificial intelligence in medicine） 通过应用信息、网络、大数据、云计算及自动化技术等

手段，构建自动化网络智能医疗系统，辅助或取代传统由医务人员脑力、体力直接完成的诊断、治疗、预防工作应遵循的伦理规则。人工智能近年来呈现暴发增长的趋势，主要归因于算法、算力和大数据三个要素的逐步成熟与合理应用。医疗人工智能伦理问题的引发，与数据的选择、算法的制定和对结果的解读这三个要素相关。医疗人工智能伦理便是针对此过程产生的伦理问题和如何应对这些伦理问题需考虑的伦理规范和治理框架，它是计算机科学和人文社科以及管理科学等相交叉的一个新兴领域。

概述 "人工智能"（artificial intelligence，AI）一词最初是在1956年达特矛斯会议上由约翰·麦卡锡（John McCarthy）提出。最早在医疗领域进行人工智能探索的尝试，是由利兹大学1972年研发的AAPHelp。从数据有效性和发展模式的视角，医疗人工智能应用可以粗略分为三个阶段：第一阶段为数据整合阶段。目前已存在深度学习等先进算法，但由于医疗数据标准化低，共享机制弱，导致人工智能在医疗行业的应用领域和效果受限；第二阶段是"数据共享＋感知智能"阶段。当医疗数据融合到一定程度后，将会在辅助诊疗、图像识别等各领域出现辅助性的商用产品。在这个阶段，数据和算法优势都成为重要壁垒，有效数据将促进算法的实施得到进一步优化；第三阶段是"认知智能＋健康大数据"阶段。在此阶段，人工智能整体上从感知智能向认知智能发展，健康大数据的获取成本也将降低，人类将步入个性化医疗时代。该阶段将出现部分替代医师的人工智能应用。

目前，医疗人工智能主要应用在以下领域：①辅助诊疗：人工智能系统通过对大量医学文献、临床资料、专家经验和病患医疗记录等进行学习，给医师提供辅助诊断建议。②医疗影像分析：底层数据处理、影像筛查、智能决策是医疗影像分析的三个环节。AI医学影像的诊断环节具体体现在两个方面：利用AI的感觉认知能力对患者的影像进行识别，获取重要信息，可为经验不足的医师提供帮助，提高其判读医学影像的效率；基于深度学习大量已有的影像数据和临床诊断信息训练人工智能系统，使其具备诊断疾病的能力，辅助临床诊断，降低漏诊误诊的概率。③医疗机器人：指用于医院、诊所、康复中心等医疗场景的医疗或辅助医疗的机器人，能够辅助医师，扩展医师的能力，具有医用性、临床适应性以及良好交互性三大特点。医疗机器人可分为手术机器人、诊疗机器人、护理机器人、康复机器人、导诊机器人、医用教学机器人等。其中达芬奇手术机器人是由外科医师控制，用于手术影像导引和微创手术末端执行。手术机器人最大的优势在于其可以远程遥控，在精度、稳定性、力量和耐力等方面有无法比拟的优势，在对专业度要求很高的医学领域的需求广泛，尤其是在疫情防控中可以代替人力进入疫区进行操作。④药物挖掘：AI＋药物挖掘是指将深度学习技术应用于药物临床前研究，能快速、准确地挖掘和筛选合适的化合物或生物，缩短新药研发周期、降低新药研发成本、提高新药研发成功率。⑤语音输入病历：通过智能"语音识别"技术识别出复杂医疗语音，通过本地化的处理，可以

实时准确地将语音转换成文本。此种设备可与医院内各系统完美对接，通过语音来高效的处理大量文本录入工作，通过语音和手持设备上的功能键与院内信息管理系统（如 HIS 系统）等交互起来。医师通过语音录入方式不仅提高了工作效率，改善了工作体验，同时，语音录入还能有效避免复制粘贴操作，规范病历输入，增加病历输入安全性。⑥健康管理：健康管理主要涉及个性化、广泛性的健康管理服务，包括智能化的可穿戴、生物兼容的生理监测系统，其服务内容与互联网医疗有一定的交叉。可穿戴设备软硬件的发展及普遍使用，使收集全面的个人健康数据成为可能。对这些数据进行科学的管理，其目的在于通过维护健康、促进健康等方式帮助健康人群及亚健康人群建立有序、健康的生活方式，降低风险，远离疾病；而一旦出现临床症状，也可通过设备及时发现。⑦流行病预测：通过对公共卫生日常监测数据的分析，可以进行流行病预测；疫情期间采集的个人信息与大数据技术分析与决策技术相结合，可用于公共卫生预警和疫情应急管理。其他领域，如远程医疗等，也包含一些医疗人工智能的要素。

中国人工智能领域的开发研究始于 20 世纪 80 年代初，进入 21 世纪以来，中国的医疗人工智能则在更多领域取得长足发展。"人工智能＋医疗"相关的政策于 2016 年初开始密集出台。2016 年 6 月国务院发布《关于促进和规范健康医疗大数据应用发展的指导意见》，提出健康大数据是国家的基础性战略资源，需要规范和推动健康医疗大数据融合共享、开放应用。2016 年 7 月，国务院发布《"十三五"国家科技创新规划》。2017 年 7 月 20 日国务院发布了《新一代人工智能发展规划》，要求到 2025 年和 2030 年，分别初步建立和建成人工智能法律法规、伦理规范和政策体系，形成人工智能安全评估和管控能力。包括建设布局人工智能创新平台，强化对人工智能研发应用的基础支持；推广应用人工智能治疗新模式新手段，建立快速精准的智能医疗体系，推动 AI＋医疗在应用层面的发展。

意义 ①为患者带来更好的医疗服务：医疗人工智能将个体化的诊疗方案实施变为可能。个体化的诊疗方案包括：针对特定人群的药物和治疗方案的个性化；根据基因组成、生活方式和病史加以调整；更快和更准确的诊断和更有针对性的应对；通过卫生和生活方式的支持，在远程医护和预防疾病方面采取更加个性化的方法，帮助提高个人健康水平。②减轻医护人员的工作负担，提高工作效率。有关专业人士估计，人工智能应用程序则可以在数百万页的医学证据中筛选，几秒内便可提供辅助诊断和治疗方案。AI 技术不仅可为医师临床诊疗提供数据和工具支持，同时为医护人员减负，减少重复问诊，提高诊疗效率。③降低医疗机构运营成本：AI 手段可帮助提高管理能力，实现对大规模人员的系统性、针对性管理，并帮助制定前瞻性管理决策和预算规划。如，医院管理人员可利用人工智能工具结合个人医疗记录和其他信息，追踪传染性疾病的发病率，将帮助预估有多少人需要住院治疗；可采用人工智能分析人口及医疗数据来预测分娩的增加，以预先做好产科人员和床位等的配置规划；

等等。④有助于优化医疗资源配置：在疾病预防环节采用 AI 技术，可识别高危人群，提高医疗服务的针对性。在门诊或挂号环节采用 AI 技术，可帮助分流患者、合理配置资源。⑤改善医疗系统营运，提高效率：在运营和患者服务等环节采取 AI 措施可帮助改善患者服务能力，提高患者满意度。医疗人工智能虽然有诸多的价值和益处，但还需要关注医疗人工智能领域潜在的或已经出现的伦理问题的正确处理。

伦理问题 ①安全性问题。机器学习行为的效果取决于它在训练过程中所获得的数据，当机器学习系统现有数据不能完全匹配患者的疾病现状时，系统的准确性将受到质疑，这种现象称为分布位移（distributional shift）。究其原因，有训练数据量有限、代表性不强、将机器学习系统不适当地应用于不同的患者群体等因素。其他因素还包括不同患者的人口统计学差异、时间变化、疾病各阶段临床差异、定义黄金诊断标准的不一致以及用于扫描患者的机器本身的差异性等。机器学习系统和相关自动化偏差会以一种非常特殊且可能自我实现的方式出现，它们的出现或会妨碍临床技能的发展和改进，而这些临床技能能否起到监督作用是保证安全实施的关键。②医患关系异化。虽然人工智能可以不断解放医师，但也可能导致医师对此技术的依赖。若医疗人工智能从原来作为医师工具的角色转变成高技术的代表，医师的主体地位可能会被弱化；同时，若医疗机器人成为医疗主体，患者则转变成客体，患者反倒可能成为被机器人对待的机器，增加患者的恐惧，侵蚀了真正的医患关系，导致对医师和患者的双重异化。③若发生医疗过失或事故，在道德和法律层面责任主体可能模糊。AI目前的学习多是单个任务的处理，如识别影像中的结节，若处理多个维度的患者信息，目前的算法还难以达到。医师若遵从机器的建议进行决策，若发生了医疗事故，是把医疗机器人作为医师来对待让其承担责任，还是按医疗器械产品缺陷处理？在传统的医疗模式下，如果一个医师犯错，伤害的可能是一个患者，但若是医疗AI犯错，则损害的可能是一批患者。如果发生机器的程序被恶意修改而导致患者死亡的情形，如何预防？这些因医疗AI的介入而出现的对患者的伤害事件，是由医师、程序员，还是医疗机构承担责任？进而还涉及医疗机器人，是人还是物？目前医疗AI的责任主体仍然被认为是医务人员，若不能充分考虑其中的多方面责任的具体分解，可能会导致医师为避免责任而减少对医疗AI的合理使用的情形。④患者的信息安全和隐私泄露风险。数据的采集有多方途径，除了在医疗机构采集和在研究项目中采集外，日常的体检、公共卫生监测，甚至一些购物平台和社交媒体都可能采集到个人健康相关信息，这样便出现了数据的过度采集问题，尤其普遍存在于一些软件和使用者之间的"服务协议"的不合理性，很多人为了使用的便利，便点"同意"，或者因为某些霸王条款的存在而不得不点"同意"，因此，难以保证某个采集行为是否是数据所有者自愿同意的。这些数据的使用有没有合理的范围限制？如果发生患者隐私泄露，由于涉及众多的软件企业和网络平台，谁来承担责任？医疗人工智能的发展需要收集和分析海量的数据资源，其中不仅包括个人基本信息，还会涉及既往病历信息、基因检测信息等。既往的数据泄露，其中有一部分便是为AI提供进行训练的患者数据，这对于患者的数据隐私安全，是个较大的隐患。另外，存储于云端的患者信息，可能被人为删除，这对患者的疾病诊断和治疗会直接造成影响，影响患者的生命健康。⑤知情与同意的特殊引发对人的尊严、尊重的诸多挑战。医疗人工智能的发展离不开大数据，而研究者有时无法在大数据项目执行之前，清楚地描述患者数据具体将如何处理，也无法告知将产出怎样的结果（如数据挖掘）；在一些项目中，甚至无法告知在何时、何地、由何人使用患者的数据，由于大数据项目的超大规模使知情同意在某些情况下也变得无法完成，这使传统知情同意在程序上面临挑战。知情同意面临的这些困境，实质说明的是对人的尊重这个根本问题面临挑战。在现有审查制度下，非直接用于临床的回顾性数据的使用需要较大样本量，若具有明确的社会利益且风险低，伦理委员会可以批准在脱敏情况下二次使用并免除知情同意。这种免除知情同意从结果看是可以接受的，但从数据的所有者的视角看，仍然存在对数据所有者的不尊重的可能。另外，层出不穷的软件应用，多是通过后台收集信息，对用户画像和标签化并针对性推送信息，看似个人得到很多他想看的信息，但其背后的信息茧房效应可能被忽视，即，被精准推送的人一般只能收到与自己价值观、偏好相关的信息，从而导致信息闭塞，其实质是对人的自主判断的侵蚀。另一方面便是所谓过滤泡问题，即，那些不符合用户喜好和群体或与个人价值观不符合的信息被自动过滤掉，这会导致机构对其客户的态度已经先入为主，可能导致人际对待的不公平。⑥算法偏见问题。算法偏见是由多方面因素导致的，现实中无论AI技术人员怎样广泛地选择其认为有代表性的数据，都会存在盲目性的一面，"机器自我学习造成的偏见"是难以避免的。医疗AI开发者的价值观不可能总是与临床医师价值观一致，而医师群体之间、不同机构的群体之间，抑或不同国家的医师群体之间都可能存在区域或学派的分歧，通过机器学习过程形成的决策越来越难以解释AI内部的代码，即算法存在黑箱，导致无法控制和预测算法的结果，继而在应用中会产生某种不公平倾向。另外，数据控制者收集和储存数据，但这些数据将来会有哪些用途，会与哪些处理者共享，数据控制者一般不会将这些数据以及算法公开，这是造成黑箱的另外一个原因。与传统方式不同，大数据应用的思维特点"只讲关联，不讲道理"和"知道是什么就够了，没必要知道为什么"，使得人工智能产生出来的结果无法解释说明某关联背后是否存在因果关系。在这种情况下，人工智能系统所给出的建议、甚至决策，确实会影响甚至误导很多人。⑦数据公平和资源配置公平。精准医学代表了一种先进的医学模式，宗旨是为每个个体提供精准治疗，但其前提是需要大量的信息整合，通过疾病知识网络和信息共享空间的数据库等技术手段，来实现对疾病的重新分类和早期探查。美国精准医学百万数量的患者队列研究便是为此准备的。有研究显示，美国百万队列精准医学计划中，96%的患者数据来自欧洲白裔人群，这就造成了数据鸿沟，即代表人群与非代表人群的严重不平衡。数据鸿沟在精准医学中表现非常明显，其背后反映的是数据鸿沟导致的不公平这一更加深刻的伦理和社会问题。随之也会发生少部分精英阶层借助高度发达的人工智能技术享受更优质的医疗资源，而普通群体因其数据并没有被代表，而不能得到准确的诊断和治疗，但却承担昂贵的诊疗费用。另外，在产品的使用方面也存在公平问题：人工智能医疗资源能否也惠及到偏远的缺乏基本对接设备的山区？又如，以健康码为前提的相关服务能否惠及到不会使用甚至没有能力购买智能手机的老年人群或其他弱势人群？另外，医疗 AI 代替医师完成了许多重复单调有时又有危险和难度的工作，但也可能导致很多影像医师的失业，继而引发相关方面的人员因被智能设备的替换而大量下岗。于是，资本越来越集中在医疗 AI 相关的企业手中。企业作为数据生成机构，为数据的挖掘和使用提供强大的资金支持，但也可能出于商业利益去操纵数据，以实现商业利润的最大化。医疗人工智能如果偏离了为患者服务的宗旨而走向唯利是图的路径，也会间接引发社会医疗资本和资源配置的公平问题。⑧更深层次的与人的概念相关的哲学伦理学问题。目前所有的问题都是在弱（医疗）人工智能的前提下讨论的，即医疗 AI 只能执行特定任务，还不具有人类智能，没有自己的价值取向。但当人工智能机器具有逻辑推理能力，形成强人工智能，甚至超级人工智能时，

便足以引起人类的担忧：它是否能发展出与人一样的自我意识？也让人们重新思考人的本质是什么？机器的本质是什么？人机关系如何处理？人类世界的道德规范能否涵盖到人工智能机器？人机是否可能成为一个特殊的主体，即"人机体"？

伦理要求与管控措施 ①尊重、透明、公平和正义、不伤害、责任和隐私等适应其他医疗行业的伦理原则，同样也是医疗人工智能伦理治理的核心价值理念和指导原则。这些价值理念是多个国家、多种机构的专业人员均认同且存在重叠的价值共识，仍需要结合医疗人工智能的实践加以运用，解决在实践中出现的有关问题。②加强医疗人工智能行业人员的自律。从事医疗人工智能产品研发与服务的全体从业人员，都应当本着负责任的方式工作，把公众的担忧、医师的顾虑、患者的恐惧等都事先考虑进去，尤其是在 AI 的设计、开发的起始节点便应引起重视，同时在生命周期的各个过程进行评估和调整，保证透明度，以使 AI 程师能够对 AI 行为进行系统的评估，并权衡不同利益相关者在不同多元文化背景下所具有的价值观的优先顺序，并提供能够建立公众对 AI 系统信任的证据，即负责任的医疗人工智能。负责任的医疗人工智能被认为是最重要的可操作的方式，实施主体以 AI 专业工程人员为主，其他人员也有间接责任。③行业协会及时发布伦理共识是个普遍有效的方式。计算机协会（The Association for Computing Machinery）作为国际上关于计算领域研究和专业培训方面最著名的专业团体，已多次召开以"公平·问责·透明"为主题的会议，

关注算法的透明性和算法偏见等问题。《阿西洛马人工智能原则》（Asilomar AI Principles）和电气电子工程师协会（Institute of Electrical and Electronics Engineers，IEEE）组织倡议的《人工智能伦理标准》，便是两个影响广泛的行业共识。此专业协会颁布的共识已成为工程技术人员直接的参考规范。④负责任的企业是治理的关键。AI 技术公司将与药业、医院等合作，对于数据的代表性、算法的科学性和产品的推介及商业利益的追求方面，企业需要通过增强责任认同、提升角色能力、优化社会制度等进行责任协调，以防止创新实现中过度创新、创新观狭隘和责任分配不清等问题。⑤医疗机构、高校科研院所和人工智能领域要通力合作，计算机学科和伦理学及其他人文社会科学的多学科交叉也需要互相支持。⑥以公众参与促进信任被视为是凝聚社会认同、推动医疗人工智能稳步发展的有效经验。公众参与行为则有助于促进对医疗人工智能信任，减少因不信任激发的过度风险应对行为。良好的系统信任和有效风险沟通机制的建立有助于降低由医疗人工智能风险引发的社会风险，这既需要系统释放充分的公众正式参与空间，也有赖于通过有序的日常公共生活参与提高公众的参与能力和社会责任感。⑦加强政府监管。政府不仅需要对整体发展规划提出指导意见，国家之间的监管经验也需要互相参考和借鉴；国际国内的沟通交流也同样重要，在设计时需要有意识地把不同文化对此技术所涉及的"善"的可能的内容提前考虑，才能向负责任的医疗人工智能靠近。

（丛亚丽）

jíjiù lúnlǐ

急救伦理（ethics of emergency care）

在突发性疾病、意外损伤、较轻疾病骤然转剧等急救工作中应遵循的伦理原则和要求。急救伦理涉及急救的一般伦理原则、急救医师独特职责与伦理责任、急救医师的权利、急救中的医患关系、急救医师与其他专业人士的关系等。急救患者往往处于生命危急的关口，救治急救患者需要高超精湛的技术，同时也更需要有对患者生命高度负责的责任心，急救伦理在救治急救患者中有着十分重要的意义。

概述 急救是指对处于急症状态下患者的应急措施或救护治疗。急救患者的特点是病情紧急、生命危在旦夕，病情变化迅速，往往具有多器官、多部位损伤的综合性。急救治疗的目标一般是挽救生命、改善病情、预防并发症，为进一步治疗打下基础；为实现急救的治疗目标，一般将急救的处理时间要求限定在 6 小时以内，也有规定为 1 小时或半小时之间，以便有效地争取抢救患者生命的时间。应对急救患者的紧迫任务，除医师的技术条件外，医师的伦理和职业责任感，历来为医家重视。中国的古代名医孙思邈在《大医精诚》中"避风险，昼夜、寒暑、饥渴、疲劳，一心赴救"，就是对急救患者的职业态度；《胡弗兰德医德十二箴》第 7 条提到："即使病人病入膏肓无药救治时，你还应该维持他的生命，解除当时的痛苦，来尽你的义务。"这也是对待急救患者的基本伦理原则；1847 年制定的《美国医学会守则》第五款第六条规定"当一个医生被请去诊治一个急症，而原来的医生又不在场时，除非他的会诊是人家渴望帮

助的，否则经治医生一回来，就应当马上辞去照管的责任"，即是急救患者诊治时医师如何处理同事间的关系。1981 年 9 月的《里斯本宣言》，要求对急救患者进行急救治疗时，急救医师应该尽可能地将患者的病情告知其本人，如因患者昏迷而无法达成知情同意时，医师的治疗方案应告知其法定监护人，除非万分紧急情况下，医师的治疗应尽可能征得法定监护人或家属同意。

对急救患者的诊治道德规范规定，最为详细和周到的要数美国急救医师常务理事会于 2011 年 4 月修订并批准的《美国急诊医师的道德规范》（以下简称《规范》），这个《规范》共分急救医师的伦理原则、急救医学伦理概述、急救医师与其他专业人士的关系、急救医师与社会的关系、结论 5 部分。在"急救医师的伦理原则"中，列出了 10 条原则；在"急救医师伦理概述"这部分中，就急救医师的伦理基础、急救医师的特殊职责、急救医师的美德、急救医患关系作了深入详细的分析。这个《规范》特别强调了医师美德在处理急救中的意义。急救科操作环境特殊，面临特殊的道德挑战。为了恰当地应对这些挑战，急救科医师需要了解伦理理念和原则，也要掌握伦理思辨的技能。然而，与知识技能一样，可贵的道德态度、性格特征和性情都对实践道德行为同样重要，这些在伦理上都视为美德，《规范》接着列出了急救医师需要具备的勇敢、正义、机警、公正、诚信、坚毅 6 种美德；在"急救医师与其他专业人士的关系"这部分中，分别阐明了急救医师与其他医师、护士与辅助科室、误诊与失职医师、企业与

管理、专家证人与法律制度等诸多关系作了规定；在"急救医师与社会的关系"这部分中，分析了急救医师与社会关系的核心原则。《规范》在"结论"部分认为："当急救科医师在临床实践中面对越来越复杂道德问题情况下，急救科的技术强化必须同相应的品质和细心的道德推理强化相结合"，"在面对未来的不确定性和挑战性时，伦理学仍将是急诊医学质量标准的临床实践的中心"。

伦理原则与要求 ①尊重急救患者获得医疗护理的基本权利：急救患者拥有获得医疗护理权，无论是谁需要急救医疗，都应为其提供优质的急诊服务。因种族、宗教、社会地位、性取向、疾病或受伤类型以及支付能力原因等，拒绝为急救患者提供照护和延迟治疗是不道德的。只有当急救科资源枯竭时，才能作出限制获得急救照护的决定。②维护急救患者的利益：尤其是那些脆弱的患者和由于决策能力减弱而无法作出治疗选择的患者，急救医师被赋予独特的社会角色和责任，承担着为那些没有其他救助方法的患者提供最后的救助；必须有充足的住院和门诊资源用于保障急救患者的利益；维护急救患者的利益是急救医师的主要职责。③适应急救的特殊情况，尊重患者知情同意权：急救医师因为常是处于紧急情况为患者提供救治服务，少有时间与患者进行沟通，收集资料，与患者协商可供选择的治疗方案，患者包括他们的家属，难以参加有关的医疗决策；急救医师通常没有与患者事先建立医患关系，患者抵达急救科也没有事先的安排，有时可能违背患者的自由意志。为防止患者死亡或造成严重伤害需要立即进行

医疗干预，急救医师可在未获得知情同意情况下进行救治，但急救医师需尽可能周详地考虑患者的意愿，同时待病情允许时，向患者和他们的家属一一说明，获得患者或患者家属的同意，并在条件允许情况下照顾他们的需求与愿望；急救医师在必要时可指定适合的决策代理人。④急救医师应具备特殊的道德要求：为应对急救紧急的种种特殊情况，急救医病必须具备或努力培养果断、敢于担当、机警、公正、诚信、镇静、坚毅的美德。惊恐、动作迟钝、犹豫不决、推诿、怕承担责任，是急救医师的大敌。美德是急诊医师最可贵的不可缺少的品质。⑤正确地履行不伤害原则：在急救中，潜在的显著的受益，往往不可避免地与潜在的并发症、副作用或其他危险相联，急救医师必须谨慎地评估可能带来的伤害，并尽可能将伤害降低到最低程度，同时为后续的进一步治疗创造条件。努力提高抢救成功率，降低并发症和致残率；不能因为某种可能的伤害而延误生命的救治，也不能只考虑当时处置的方便而不考虑后续治疗的衔接。⑥急救医师将患者转移到另外的医院：必须是另外的医院提供的治疗期望高于转院的风险，或者是法律负责人出于患者利益的考虑作出转院的决定。为推脱责任转院是不道德的。⑦急救医师促进公众健康的责任：在发生灾难、流行病或其他公共健康紧急情况时，急救科医师有责任提供社会服务或参与服务，其中包括为没有基本医疗保险的患者提供服务。拒绝公共健康紧急情况下的服务是不道德的。⑧重视并妥善处理急救环境下的医患关系：由于急救病症大多具有突发性，患者及家属均无思想准备，往往惊慌失措、情绪急躁，或对医务人员提出一些不合理要求，或进行无理指责。医务人员要富有同情心，体贴患者，多使用安慰、解释性语言，安抚患者及家属的情绪。同时，部分急救患者由于病情较重，限于技术水平无法救治，医务人员也要对患者家属进行适当的心理疏导。

（孙慕义　李久辉）

zhòngzhèng jiānhù bìngfáng lúnlǐ

重症监护病房伦理（ethics of intensive care unit）

医护人员对危重患者进行严密监测、强化治疗和精心护理时应遵循的伦理准则。重症监护病房（intensive care unit, ICU）是随着医疗护理专业的发展、新型医疗设备的诞生和医院管理体制的改进而出现的，集现代化医疗护理技术于一体的医疗活动组织模式。它可以是一间专门病房或者一个专门科室，通过集中专门的监护、治疗设备与药物以及受过专门训练的医护人员，对危重患者的救治给予最佳保障，以期得到良好的救治效果。

概述　1863年，护理事业的先驱者南丁格尔（Nightingale）就曾撰文提出专门为危重外科患者提供独立的治疗护理空间。1952年，丹麦哥本哈根发生脊髓灰质炎大流行，并发现呼吸衰竭的患者大量死亡，人工呼吸机的使用使病死率大幅下降，这激发了ICU和危重病医学的崛起。随后，内科系统的加强监护病房，如冠心病加强监护病房、呼吸加强监护病房以及在外科"术后恢复室"基础上建立的专科或综合的外科ICU等纷纷出现。1972年，美国危重病医学会（Society of Critical Care Medicine, SCCM）宣告成立，代表着危重病学成为一种专门的学科开始成立。中国的ICU起步相对较晚，1980年，广州医学院第一附属医院成立了国内第一个ICU病房，1982年，北京协和医院成立了外科ICU，到2005年中华医学会重症医学分会成立，代表着中国重症医学发展进入了一个新的阶段。建立ICU的宗旨，是为危及生命的急性重症患者提供技术和高质量的医疗服务，即对危急重症的患者进行生理功能的严密监测、加强生命支持、防治并发症，促进和加快患者的康复过程，这是继复苏后的一种更高层次的医疗服务，是社会现代化和医学科学发展的必然趋势。目前中国绝大多数大型医院均已建立ICU。

伦理问题　①ICU患者入住条件掌握面临的矛盾与困惑。目前ICU入住的患者多为医学上已被判定为注定不久死亡者、病情并不严重在非ICU病房即可恢复、要恢复或获得抢救成功就必须在ICU中治疗三类患者，目前ICU病房大多为无治疗意义的濒危患者。除控制那些病况并不严重，在一般病房即可恢复健康的患者入住外，ICU入住的患者应以那些危重但有可能恢复健康的患者为主，但实际上这部分患者的病床常被那些十分危重且治疗无望的患者挤占。这是ICU患者入住如何选择有待解决的难题。②ICU患者自主权履行的困难与处理。ICU入住的患者大多处于意识不清或失去意识的状态，决定入住抢救多为家属做主，但调查资料显示，多数处于危重状态的患者不愿入住ICU，而他们的家人为了挽救亲人的生命，常不顾患者遭受的痛苦将他们推进ICU，因而形成ICU患者自主权难以实现的情况。③ICU 患者心理社会支持与管理封闭的冲突。ICU 患者由于病情严重且处于濒死状态，十分需要家人的心理支持与抚慰，需要社会的关照与安慰，但防止感染的需要又需将他们与家庭和社会隔离，家人不能陪伴在他们身旁，每日探视的时间十分有限。这是 ICU 患者治疗与管理中十分突出有待解决的矛盾。④ICU 患者救治的技术需求与人性化的矛盾。ICU 患者一般均处于呼吸、心脏、肾脏、肝脏等多脏器衰竭状态，需要安放各种管道维持其生命的运行，为防止患者因难受常挣脱管道的情况发生，有时甚至将他们的手脚用胶带固定，这就使 ICU 患者处于十分痛苦的境地，形成 ICU 治疗与人性化冲突的尖锐矛盾。⑤ICU 患者放弃治疗面临的理性与现实的冲突。一些重危的 ICU 患者，尽管经过精心努力的治疗，大多也只能稍稍延缓临终时间，放弃延长痛苦的治疗是符合患者心愿的人道选择，但由于患者未有生前预嘱，患者家属担心背上不肖子孙之恶名，一般不易作出放弃治疗的决定，医师更难于发表意见，因而使放弃治疗处于理性与现实的矛盾中。⑥ICU 患者救治的实际效应与资源的合理运用的矛盾。ICU 患者的救治所消耗的费用十分惊人，每日费用一般以万计算，但经 ICU 抢救成功的患者十分有限。ICU 患者救治与卫生资源的合理运用之间的矛盾，是 ICU 有待解决的难题之一。

伦理要求 ①严格控制 ICU 患者的入住条件，ICU 收治的患者应以那些病情严重但有望维持较长生存期的患者为主，提高 ICU 病房的实际效益。②努力探索 ICU 患者的人性化治疗措施，尽力减轻患者的痛苦，慎重使用约束治疗手段。③改进 ICU 的管理，增加患者家属对患者的陪伴时间，从多方面提供患者的心理支持与安慰。④提倡生前预嘱，在患者神志清楚时，支持和帮助家人听取患者本人的意愿，以避免那些没有任何意义痛苦的发生；⑤重视与 ICU 患者及其家属的沟通，尊重 ICU 患者及家属的知情同意权。ICU 对患者往往采取封闭式管理，家属心情焦急，疑虑丛生，渴望了解患者病情变化的情况，而 ICU 患者如果意识清醒，也心情紧张，心理负担沉重，如沟通不畅或不及时，容易产生医患信任危机。因而要求医师随时主动、及时、科学、全面、客观和慎重告知病情变化、重要的治疗措施和可能的经济耗费；如遇知情不同意的情况，包括拒绝复苏、撤销生命支持措施、放弃治疗等，更需细致地向患者或家属说明情况，减轻患者的压力，取得一致。如患者或其法定代理人仍坚持与医师的主张不同，而这种主张可能危及患者生命，医师应征得医院领导或医院伦理委员会的同意，坚持原定的治疗方针或接受患方的意见。

（杜治政 马晶 郭玉宇）

áizhèng zhěnzhì lúnlǐ

癌症诊治伦理（ethics of cancer diagnosis and treatment） 在癌症诊断与治疗过程中所关涉的伦理问题及医务人员应遵循的伦理规范。由于临床上常规的化疗、放疗和手术治疗，对患者的正常生理都存在一定的伤害，生物治疗等新的治疗方法的效果和风险尚待评估，许多癌症至今仍没有治愈的有效方法，而且常常伴有疼痛，癌症诊治伦理是临床伦理学的重要课题。

概述 癌症是目前威胁人类生命的主要疾病之一，WHO 最新数据显示，全球每年有 880 万人死于癌症，占全球每年死亡总人数近 1/6。2015 年全球范围内新增癌症病例 1410 万，820 万人死于癌症，预计未来 20 年新发病例数将增加 70%。目前，中国已成为癌症发病和死亡大国，据中国国家肿瘤登记中心 2017 年统计结果显示，2013 年与 2012 年相比，中国的癌症新发人数继续上升，从 358 万人增加到 368 万人，增幅 3%，每天约 1 万人确诊癌症，平均每分钟就有 7 人确诊。同年，世界新发病例约 1409 万人，中国新发癌症病例占世界的 1/4，癌症患者占全球癌症患者总量的将近 40%。癌症从 40 岁之后发病率快速提升，80 岁时达到高峰。2015 年中国癌症新增 429.16 万例，死亡 281.42 万例。其中肺癌和胃癌高居发病和死亡前两位。在大城市居民中，男性群体前列腺癌与肠癌患病率较高，女性群体则以乳腺癌与甲状腺癌为高发癌症。尽管经历了长期探索，癌症的诊治仍满足不了癌症患者的期盼。据统计：在新发的癌症患者中 30%～50% 伴有不同程度的疼痛，在转移患者中 15% 伴有疼痛，在接受抗癌治疗的患者中 50% 有疼痛感，晚期癌症患者中 31%～90% 有不同程度的疼痛；癌症患者治疗后的生存期、副作用、生命质量等问题，都有待提高。癌症患者不但遭受着肉体的折磨，还经历着恐惧、焦虑、失望、死亡的威胁和经济的压力。在癌症诊疗过程中充分认识癌症患者的生理和心理特点，掌握癌症患者的心理和其他方面的特殊性，减轻癌症患者的疼痛，适时开展姑息治疗，严格履行知情同意，对于癌症患者的全程治疗及争取较好的疗效极其重要，但癌症患者如何更好地履行知情同意仍有诸多问题需不断完善。

伦理要求 ①树立早期发现、早期诊断、早期治疗的诊治观念。癌症的发生过程可分为诱导期、原位期、侵袭期和播散期4期，尤其漫长的诱导期为早期发现、早期诊断和早期治疗提供了可能和充足时间，而早期发现、早期诊断是争取癌症治疗理想效果最重要的条件。应尽可能地运用证实有效的基因检测和其他有效的检测手段，查出无症状的初发癌症，为早期发现、早期诊断和早期治疗提供可能；对于癌症高危人群和长期暴露于癌危险因素环境中的人群，应定期普查、监测和体检，早期发现癌前期的病变。②正确履行癌症知情告知与同意的原则。癌症是关系生命安危的疾病，必须从癌症患者的心理特点出发，遵从慎重、循序渐进、适度、真实准确、个体化和尊重原则，尽力减轻患者的心理负担，避免意外事件的发生。首诊医师对肿瘤患者的告知，要采取十分慎重的态度，以适当保密和轻度告知为宜；鉴于癌症患者诊断和治疗的时间较长，癌症患者的告知，应根据病情的发展与治疗的需要，循序渐进地告知，使患者和家属逐渐接受和适应；由于癌症的诊断和治疗存在不确定性，对疾病的性质、治疗方法和治疗手段的效应、治疗最终结局的告知，均应适度，既要帮助患者和家属树立信心，又要实事求是，留有余地；考虑到癌症的凶险性和预后的多变性，癌症患者的告知应当真实、全面和准确，以便患者和家属有更多的选择和充分的思想准备；由于患者本人及家庭都有自身的特点，癌症治疗方法的选择和预后与此密切相关，对癌症患者的告知，一定要采用个性化的告知方法，使告知收到最佳效果；慎重处理病情告知与保密的关系。患者对病情有完全知情的权利，但大多患者对罹患癌症的事实又难以接受，存在心理压力，如何在尊重患者自主知情的前提下不给其带来不利后果，需要医务人员先告知家属、然后视情况逐步告知等方法妥善处理；当然，整个告知的全过程，应体现尊重原则，正确处理尊重患者与考虑家属意见的关系。对病程末期的治疗，包括是否接受姑息治疗、放弃治疗等，一般不应干预，首先尊重患者、同时也考虑家属的选择。③坚持整体综合治疗的原则。癌症治疗应根据病变部位、性质、分化程度和全身情况等，正确估计保守疗法可能性、手术的必要性和危险性，综合分析判断，以选择理想的治疗方法和力争获得最佳疗效。在选择治疗方法时，必须有整体观念，严格掌握其适应证、禁忌证，合理综合地选用各种治疗方法，如手术、放疗、化疗、免疫治疗、导向治疗、中药治疗等。在手术治疗时，要注意根治性、安全性和功能性结合，根治性是彻底消灭所有癌细胞或彻底切除含有癌细胞的一切组织，无癌细胞残留，根治性治疗必须保证患者最大安全，减少并发症、毒副作用和死亡率，同时要考虑机体的承受力和机体自身自然力的修复功能，切忌无条件的大切大砍。在根治癌症而无癌残留的前提下，尽量缩小切除范围，确保患者手术安全，保证患者术后最大功能的恢复和重建，最大限度使患者高质量生存、生活与工作。④在癌症的诊治过程中，要避免过度治疗和无效治疗、妥善处理放弃治疗、正确运用姑息疗法。在癌症诊治过程中，由于患者求愈心切，过度治疗在癌症诊治中较为突出，但过度治疗不仅造成医疗资源的大量浪费，而且可能增加患者的痛苦，甚至缩短患者的生存时间，降低了生活质量。为此，应和患者及其家属充分沟通，适度控制抗癌药物和其他疗法的使用，谋求抗癌和维护身体自然力的平衡；对确实治疗无望、需要实行姑息疗法的晚期癌症患者，要在对病情充分评估的基础上，与家属沟通，为他们的正确选择提供依据，并得到他们的理解和支持。⑤为患者提供包括以心理支持为重点的全面的健康支持。如帮助患者正确对待癌症，解除心理负担，减少精神压力，介绍有关癌症患者和癌症做斗争的事例，鼓舞患者的勇气和信心；主动关心患者情感，了解患者感受，倾听患者患病后的情感经历、对个人生活和事业前途的思虑及给家庭带来的影响，给患者提供精神抚慰与共情支持；发挥癌症病友情感支持效应，在癌症病房举办癌症患者的谈心会、情感交流会，互相鼓励；对已出现焦虑等心理症状的患者，要采取教育、精神疗法、压力管理、支持性心理咨询、药物治疗等，减轻和消除焦虑；关心和解答患者有关癌症诊治方面的问题，为患者及时提供科学的信息和劝告，帮助患者主动配合医师的治疗，主动管理好自己的生活和饮食，减少治疗过程中可能出现的副作用。⑥切实做好癌症患者，特别是晚期癌症患者的人文关怀。癌症患者在整个病程中，经受许多刺激，包括伤害性诊断、体力衰退、失去工作能力、依赖他人等，癌症患者的人文关怀在其诊治过程中特别重要。癌症患者的人文关怀，除上述心理支持外，还包括：针对癌症患者常伴有疼痛，特别是晚期癌症患者的激烈疼痛的特点，通过采用针灸、药物等各种方法，减轻癌症患者的疼痛；和家属一起，从患者和家庭的实际情况出发，提出种种意见和建议，帮助患者解除忧虑，放下心头的包袱；对晚期病危的患者，和其家人一起，帮助患者做好生前预嘱，免除挂念，以了遗愿；对濒临生命垂危的患者，采用多方法，包括患者生前的宗教信仰，进行心灵抚慰，使他能安然地面对死亡。

（刘俊荣）

áizhèng gàozhī yǔ tóngyì

癌症告知与同意 （truth-telling and informed consent of cancer patient）

医务人员在为患者作出癌症诊断后将诊断结论、诊治方案、病情预后及诊治费用等信息告知患者和/或家属并征得其同意的沟通过程。包括医务人员的告知和患者和/或家属的同意两个方面。由于癌症的特殊性，癌症的告知与同意有其特殊要求。

概述 癌症作为目前对人类生命威胁最大的疾病，大多患者对其存在恐惧心理，而且在癌症的告知与同意过程中，存在着诸多尚存争议的问题，包括：①医务人员如何既能确保履行告知的义务，又能避免给患者带来不利后果？依据对患者心理评估的结果，决定是否告知患者及告知的内容、时间、方式等，尽管可以在一定程度上减少对患者的伤害，但心理评估结果并非总是客观、可靠的。②为了实施保护性医疗而不将真实的不良医疗信息告知患者，是否能够达到保护性医疗

之目的、是否违背尊重自主原则？美国学者托马斯（Thomas）等认为，"从医疗角度看，不让患者知道事实真相于事无补。大量研究显示，大多数癌症患者都想知道诊断结果的严重性。他们都想知道事实，是因为他们可以为将来作计划。还有研究显示，不知道自己病情的患者将遭受更多的沮丧、担心和孤独的痛苦"。而且，癌症患者多为成年人，有权利和能力掌握自己的疾病信息，家属代理知情只有在特定情况下才能得到伦理上的辩护。但"特定情况"如何把握、由谁确定等问题都有待商榷。③如果患者本人要求知道全部医疗信息，而医务人员明知其心理素质较差，应否告知？严格地说，只有患者本人才能对其知情权与生命健康权作出符合自身价值的权衡，预期的不利后果并不能成为阻碍患者享有知情权利的事由，无论家属还是医务人员都没有剥夺患者知情同意的权利。但是，医务人员如何按照中国法律法规的要求"避免对其产生不利后果"、实施保护性医疗？④当患者与家属对同一治疗方案的意见不一致时，医务人员应当依照谁的意见实施？沟通是解决冲突的有效方法，但沟通并非总是有效的。在患者与其家属出现意见不一致且患者意见不利于其治疗时，医务人员应当如何处理？这些问题，都需要给予特殊的关注。

伦理要求 ①首诊告知慎重原则。首诊医师要以适当保密和从轻告知为宜，尽力避免不良刺激和伤害。首次告知患者时机的选择，要视疾病诊断是否成立、患者的心理素质状况、家属的情绪与理解、患者与家属对医师的信任等多方面的情况而定。无论

诊断明确与否，均应在对患者和家属有所了解并尽量争取对其心理应激能力有所评估后进行。即使患者承受能力较好，也首先应告知其家属，待家属有所心理准备并同意后，再选择适当时机告知患者本人。②个体化原则。对癌症患者的告知，应结合其自身特点，如患者的文化程度和个人经历；有无宗教信仰及信奉程度；患者及家属对癌症的认知度；患者及主要亲属的心理素质、人格特征；个人和家庭的经济承受能力等。同时，要注意家属的个体特点，以及患者在不同病期的特点与变化，并依其变化随时调整告知的方法和内容。③循序渐进原则。肿瘤患者的告知，应当随病情的发展与治疗的需要，循序渐进地告知。对于刚入院的患者，即使诊断明确，一般不宜即时告知，而应采取有限度的告知或善意的隐瞒为宜，待患者对癌症有所了解，对癌症的恐惧有所消失的情况下，选择有利的时机告知本人。在手术、肿瘤转移或再手术、化疗、放疗、姑息治疗等各个环节，根据治疗的进程及患者病情的变化，及时告知患者相关治疗的各有关事项，消除患者的疑惑，取得患者或家属的同意。④真实准确原则。鉴于癌症的凶险性和预后的多变性，肿瘤患者的告知更应强调告知的真实、全面和准确，为患者及家属提供较为充分的信息。对一时难以确诊的患者，应向其提出进一步检查或转院检查的建议，在介绍治疗方法的副作用、并发症及可能的预期效果时，要有科学根据，切忌夸大或缩小。告知的内容包括所患疾病的诊断（包括临床诊断和随后的病理诊断）及病程分期、可供选择的各种治疗方法及不同

治疗方法的比较、手术指征及术式的选择、拟采取的手术方式、可能发生的并发症、后遗症和可能导致机体功能的损害、麻醉式及相关风险等。只有向患者提供较为充分的信息，才有利于患者和医师共同作出最佳的选择，有利于保持良好的心态接受手术。⑤适度原则。癌症病情的告知，特别在诊断仍不十分明确时，对疾病性质的告知要适度。对治疗方法和治疗手段的介绍，除应对目前学术上认可的主要治疗方法和手段给予介绍外，不宜过多、过滥，对副作用、并发症的介绍也要严谨，掌握分寸，避免患者或家属迟迟不决，贻误治疗时机。对治疗效果的介绍，应实事求是，要注意帮助患者及家属树立信心，保持乐观的心态，以利于治疗。⑥尊重原则。由于肿瘤治疗方法的多样性和疗效的难预测性，在治疗过程中更需要尊重患者及其家属的选择，要正确处理尊重患者与尊重家属意见的关系，考虑到癌症对患者的心理冲击较大，在入院初期或中期，一般要更多地与家属沟通，通过家属了解患者意愿，在疾病后期，一般要更多地关注患者的意愿，不宜以家属的意愿代替患者本人的意愿。在病程末期，对于治疗的选择包括是否接受姑息治疗、放弃治疗等，医师一般应采取不干预的态度，首先尊重患者，同时也尊重家属的选择。

癌症告知与同意，不仅体现着对患者自主权的尊重，告知内容、时间、方式等也影响着患者的心理和预后，甚至影响着医患关系的和谐。在适当的时间，以适当的方式，将适当的内容，告知适当的对象，避免给患者带来不利后果，考量着医务人员的责任、智慧与沟通水平。

（刘俊荣 杜治政）

临床手术伦理

línchuáng shǒushù lúnlǐ

临床手术伦理（ethics of clinical surgery） 在临床外科、妇产科、耳鼻喉科、眼科、口腔科等科室应用手术诊治疾病应遵循的道德原则和相应的道德要求。

概述 手术治疗疾病有十分久远的历史，考古发现一万年前，人类就曾实施开颅取物手术，埃及的木乃伊中已有颅脑手术的发现；古印度外科所用的金属器械和方法早于欧洲，其痔瘘、扁桃体、难产手术早于希波克拉底时代，特别是民间的鼻成形术，甚为普遍；在希波克拉底学派的著作中，对于骨折、脱臼、直肠瘘手术的治疗，均有细致的描述；但外科在很长时期，是处于理发师手艺人状态。外科从一门手艺向科学的转变，归功于解剖学、生理学和助产技术的成熟。真正使临床外科迅速发展并一跃成为20世纪医学发展最快的部分原因，是麻醉学和无菌技术的普遍应用；以安德烈·维萨里（Andreas Vesalius）为代表的解剖学和威廉·哈维（William Harvey）的血液循环，第一次与克劳迪亚斯·盖伦（Claudius Galenus）相反，科学地描绘了静脉路线和人类心脏的真实，为临床外科提供了科学的基础；文艺复兴时期，外科在医学界获得了较以往很高的地位，涌现了一批像安布罗斯·帕雷（Ambroise Pare）这样著名的外科医师；法国外科医师弗朗索瓦·吉戈特·德拉佩罗尼（Frallois Gigot dela Peyronie），一位熟练的手术家，使得外科医师与理发师有了明确的分野；19世纪上半叶，外科是以实施大手术的数量的增加为其特征，当时尚无麻醉，手术必须在速度上下工夫；随着麻醉法和防腐法的出现，外科进入了最繁荣的时期，外科可以完成从前梦想不到的高难杂的手术；20世纪直至21世纪以来，外科的成就越来越多地取决于科学与医学各科的密切合作，现代外科已超出了修补损伤和切除病灶的范围，而致力于用手术方法恢复机体的功能的平衡，外科医师已成为正常与病态生理学一样的重要角色。

伦理原则与要求 临床手术是治疗疾病或通过手术对特殊不明疾病进行诊断的重要手段。与其他的治疗手段相比，手术治疗具有见效快、不易复发的优点，但对患者有损伤，存在一定的风险性，并对医务人员有较强的技术性、协作性等要求，因此，实施手术应遵循一些特殊的医学道德要求与原则。

手术前的道德要求 ①严格掌握手术适应证，不得随意扩大手术指征和手术切除范围。手术必须严格遵循疾病治疗需要的原则，手术只有在保守疗法无效或效果远逊于保守疗法情况下选择，任何非医学目的的手术动机是不可取的。②手术方案应当是最优效、安全、个体化和经济的。手术方案的确定应当经过相关医师的会诊，涉及患者生命攸关的手术，在时间允许的情况下，应当经过科室的集体讨论并报医院领导批准，是在当时医疗条件下效果最佳、损伤最小、耗费最少，同时是充分考虑患者耐受力的最佳手术方案；最佳手术方案还要求对术中可能发生的意外有充分的估计和设置应对预案，并做好相应的准备。③履行知情同意原则。一旦手术方案确定，主治医师或主刀医师要如实地向患者或家属介绍手术的必要性、手术方式、可能发生的不良情况或意外、术前注意事项等，让其充分理解和自主地作出手术与否的决定，并履行知情同意书书面签字手续。④重视术前患者的心理支持。要根据患者的情况，摸清患者及家属的心理顾虑，通过医师、护士与患者的交流，或者请做过手术的患者介绍自身的手术体验，帮助患者树立信心，愉快地走进手术室。⑤患者上手术台后，要按照 WHO 的规定，认真进行麻醉前核对，包括患者身份、确诊疾病、手术部位等。

手术中的道德要求 ①关心体贴，服务周到。医务人员要关怀、体贴、安慰患者，消除其紧张、恐惧心理，帮助其稳定情绪。对于意识清醒的患者，应给予安慰并告知手术的进展情况，以利于患者以良好的心理情绪配合手术，在温暖的关怀中度过手术过程。②切开皮肤前使用抗生素以降低感染风险。③态度认真，作风严谨。要本着严肃认真、一丝不苟和对患者生命负责的态度施行手术，对手术的各个环节做科学安排。手术操作要沉着果断、有条不紊、小心谨慎，一针一线、一刀一剪，都要认真对待。术中遇到特殊情况要及时与家属沟通，使之知晓，避免可能的纠纷。④密切配合，团结协作。参与手术的所有医务人员都应把患者的生命和健康利益放在首位，一切服从手术需要，相互支持，密切配合，团结协作，共同完成好手术。⑤关闭切口前要核实器械、敷料，确认没有物件遗留在患者体内。

手术后的道德要求 ①密切观察，勤于护理。要加强对手术后患者的巡视和守候，密切观察患者术后的生命体征和病情变化，以便及早发现问题，及时处理。②减轻痛苦，加速康复。应及时处置患者因手术导致的疼痛和身体不适，同时加强心理治疗和护理，做耐心细致的疏导、解释工作，安慰患者，帮助其康复。③选择效果佳、患者乐于接受、适合患者具体情况的康复疗法，使有各种功能缺陷的人的身体功能得到最大限度的恢复，生活质量得到改善。

（孙慕义 周逸萍）

wàikē lúnlǐ

外科伦理 （surgical ethics）

以手术方法或手法解除患者的病源、治疗疾病应遵循的伦理原则和伦理要求。外科学是现代医学的重要组成部分，其范畴是在整个医学发展中形成的，并且不断更新变化，伦理原则和要求也随之不断发展和丰富，是手术成功与否的重要条件。

概述 外科学有着久远的历史。早在古代埃及出土的木乃伊，就发现头颅手术的痕迹。2000 多年的中国，也已从战争、生产和生活的实践中总结出一些外科治病的经验。但在古代，外科学的范畴只限于一些体表疾病和外伤。随着人们对人体各系统、各器官的疾病病因和病理的认识日益明确，开创于 19 世纪末的现代外科学，由于消毒、麻醉、止血、输血、抗感染等技术的进步，解决了疼痛、伤口化脓等难题，手术死亡率从 40% 逐步降到 15% 以下。伴随着医学科学的不断发展和进步，现代外科学得以逐步完善，成为人类战胜疾病的重要武器。据 WHO 2008 年 6 月公布的资料，全世界每年实施大手术为 2.34 亿例，在解除人类的病痛方面发挥了重要作用。由于现代社会生活节奏加快，人口流动性大，各种意外伤害和工伤事故增多；也由于医学对人体干预的加大和加强，需要外科参与的医学多团队合作的诊疗日益增多，外科在现代医学中的作用也更为突出和重要。

外科与其他临床学科相比，有着诸多特点：①工作的紧张性。外科治疗是采取切除病变治疗疾病，需要首先切开人体的患病部位，暂时中止人体某些生理活动的正常运用，这就带来外科治疗的紧张性。外科医师必须手艺娴熟，动作迅速而准确，争分夺秒地切开病变位置的机体，清除病变，缝合伤口，不可拖沓和松懈。②思想集中性和专注性。外科医师在工作时，思维必须高度集中，全身心投入其中，不能有丝毫的松懈或怠慢，即使手术结束，对患者病情的观察也不能掉以轻心，思想集中和专注，是外科医师工作的重要要求。③操作的技艺性。手术是治疗外科疾病的主要方法，而手术成功，是通过外科医师的具体操作完成的。迅速、准确、无差错、无感染等，都有赖于外科医师娴熟高超的操作技巧，不具备手术操作娴熟的技巧，无法完成外科手术的任务。④团队协作精神要求高。外科手术的成功虽然在很大程度上取决于主刀医师手术水平的高低，但团队的合作精神不可少。主刀医师与副手的配合与默契，手术医师与麻醉医师的配合，手术室护士在消毒、器械管理与支持、手术的前期准备等，都是保证手术安危的重要环节，缺一不可。⑤劳动强度大。一个较大的手术，往往需要几个小时，甚或十几个、几十个小时，外科医师要消耗大量的脑力和体力。尽管由于手术机器人的诞生，但外科医师需要付出的体力和脑力劳动量很大。外科的这些特点，对外科提出了特殊的伦理要求。

伦理要求 ①对患者的生命与健康高度的负责精神。外科医师必须牢记，自己手术刀下就是患者的生命和健康，一有不慎，就毁了患者的一切，必须以高度负责的精神对待手术，不能有半点马虎，不容许任何差错发生。②坚守手术的基本道德准则。准确把握手术的适应证，手术必须是治疗疾病确实需要而无法用其他方法替代的，可保守治疗的疾病应优先于手术治疗；手术必须是利大于弊，弊大于利的手术不应做；没有经过严格实验并取得确实资料证明有效无害的新手术方法或方式，不能用之于患者；手术必须具备必要的条件，施术的医师，参与手术的麻醉师、副手、护士和设备消毒等，都必须具备手术的条件；患者的体质、病程、情绪、手术前的准备、家属的配合，也必须适应手术的要求，这些条件不理想，也不宜手术或择期手术；手术进行中必须全神贯注关注患者脉搏、血压、呼吸等生命体征的变化，并做好应急准备；术后要及时观察患者的反应，一旦发现问题，要及时报告手术医师处理。③思维缜密，严谨行事。外科医师应避免简单的、机械的、片面的思维方式，灵活运用多种思维方式，以冷静、清晰、辨证综合的思维头脑，保持治疗过程的实效性、连续性、综合性和创新性，切忌粗心大意；切实履行知情同意原则，术前要向患者仔细说明手术的目的、可能发生的副作用，要求患者配合和注意的事项。患者不同意的手术不能做。认真执行手术核对，手术核对包括手术室护士、麻醉师、医师现场对患者身份、手术部位、手术名称、麻醉要求、安全措施与风险防范措施、手术器械与敷料等核实。④团结协作，作风民主。现代外科手术已成为一个系统工程，参与的人数和科室的增多，主刀医师的核心地位和作用在弱化。外科医师应以民主的作风和有关科室及人员搞好协作，切不可以"主角"自居，独断独行。⑤不畏风险的勇气。现代外科手术领域的不断扩大，手术的难度和危险也随之增加。现代医德要求外科医师有不畏风险的勇气，在将患者利益放在首位的前提下，积极主动地采取一切最理想、最现实、最有希望的治疗方法，为患者治疗，不应计较医师个人的利益，患得患失，敷衍推诿。

(孙慕义 杜治政 董晓燕)

zhěngxíng wàikē lúnlǐ

整形外科伦理（ethics of plastic surgery） 对人体先天性和后天性组织、器官缺损和畸形的形态修复和功能重建，以及对人类容颜和形体的美进行重塑的外科专业应遵循的伦理准则和要求。整形外科是外科学的一部分。美学原则是整形外科的基本要求，形态和功能的美是整形外科追求的目标。正确的伦理思想是实现整形外科目标的重要保证。

概述 整形外科包括矫形整形外科和美容整形外科，其治疗范围随着诊治手段的进步和医学工程学的发展而不断扩大，涉及从头顶到足底，从体表到内脏的某些器官的修复和再造；在治疗方法上有自体组织移植、异体组织移植和器官代用品移植等；整形外科既有基础外科的内容，又是一门跨学科的临床学科，几乎与所有外科学科均有联系。

整形外科的发展经历了很长的历史。早在公元前7~前6世纪，印度就有应用前额皮瓣再造鼻缺损的记载。公元25年前后，希腊医师开始应用推进式皮瓣修复鼻、唇、耳部缺损。公元3世纪，中国就有唇裂修复的记载。矫形外科正式始于19世纪下半叶，法国蒙彼利埃的教授德尔佩什（Delpech）是最早一批可以称得上矫形外科学家之一，他投资建立了一所矫形外科研究所，此后整形外科经历一段停滞时期；20世纪第一次世界大战，因为战争出现大量爆炸性创伤伤员，他们需要进行修复性手术治疗，大大推进了骨植入和皮肉及蜂窝组织移植的运用，减少了残毁性创伤对于人体功能和美容的不良影响。第一次至第二次世界大战期间，整形外科成为固定的专科，巴尔的摩的戴维斯（Davis）成为这一学科的领头人，他所在的学校、医院或诊所都设有整形外科。1921年美国整形外科学会成立，1931年 美国成形再造外科学会（American Society for Forming and Retreating Surgery）成立；第二次世界大战后，整形外科范围扩大，它已开始包括四肢的复杂性骨折、颅面部骨折的软组织修复、周围神经的修复、压疮、冻伤和烧伤的植皮治疗。同时期，组织移植、器官移植方面也有较快进展，促进了整形外科的发展。20世纪六七十年代，医学知识和高新技术发展应用促进整形外科发展，例如，显微外科技术吻合血管的皮瓣移植、颅面外科、淋巴医学的兴起，以及应用皮肤扩张器和激光技术。20世纪30年代，中国的张先林教授等开展唇腭裂修复和植皮手术，中国开始有整形外科。

由于种种原因，近几十年来，美容整形外科有了迅速的发展。

1975 年 8 月，国际第 29 届美容会议在希腊首都雅典召开，大会正式将生活美容和医学美容分别设立独立的学科组。随着生物医学、药物学、人体工程学、网络信息技术等相关领域理论知识的发展以及新型医疗材料和器械的创造、应用，整形美容术被推向了新的高度，美容的范围也从皮肤、五官逐步扩展到全身各个部位。整形美容术的精密度也越来越高，无创手术、显微外科技术等广泛应用，电子计算机激光也被应用于美容医学的各个领域。虽然医学美容技术的发展异常迅猛，但其学科体系并不完善与成熟，因而需要深入研究与探讨，其任务也较为艰巨与繁重。

伦理原则 ①知情同意原则。无论是矫形或美容整形，都可能存在多种方案，都可能在手术实施中或术后出现这样或那样的问题，包括风险评估，必需的经济耗费等，医师必须在术前进行充分的告知，一一分别说明并提出建议，在当事人具备自主能力的情况下，都应由当事人根据本人各方面的情况自主决定；不具备自主能力的人，可由其最亲近的家属或其他法定代理人签署知情同意书。②不伤害原则。在组织器官缺损、畸形修复重建过程中，要尽量避免对其他正常组织的伤害，某些不可避免的或必需的损伤，要尽可能地将之减少到最小程度；美容整形必须正确处理伤害与美容的关系，要首先选择损伤较小或无损伤的美容项目，某些必需的损伤美容要将对机体健康组织、器官功能的损伤降到最低范围。对某些不惜牺牲健康机体、破坏机体功能求美的人，要说明危害和严重后果，加以劝阻，必要时可拒绝实施对机体有重大损伤的美容手术。③坚持功能与形态统一、功能优先的原则。在矫形外科实践中，只有良好的外形重建，才能恢复为正常功能的最佳解剖学基础，形态与功能是相互支撑的。没有正常外形的重建，就不可能有功能的恢复，而恢复正常外形的目的，就在于恢复正常的功能；在美容外科中，坚持功能与形态的统一更为重要和突出。美容外科一般是在组织、器官正常情况下进行的，是以一定程度破坏正常组织为前提的。这就要求这种破坏不能损伤机体的正常功能，损伤正常组织及其功能的整形美容是不可取的。在美容整形中，必须坚持功能与形态统一、功能优先的原则，损伤视力和眼部美容，损伤乳腺功能的胸部美容，损伤皮肤的皮肤美容，都是违背伦理的。④对再造人体形象的整容，要具体分析、具体对待。对于由于烧伤和其他重大灾难造成整体形象破坏的整容，属于医学范围的整容，没有伦理学问题，但整容后与原先形象的不一，可能给患者及家属带来严重的心理冲击，必须事先对患者及家属进行充分的告知，预防整形后的心理负担；对于医学以外的整体形象的再造，包括变性、换脸，则必须了解其动机和目的。出于逃避法律制裁的整容，应予拒绝；出于好奇或变态心理的整容，应充分做好与本人或其他相关人员的沟通，引导当事人权衡利弊，慎之又慎地对待。⑤坚持保密原则。对于矫形整形的患者，可按一般保密要求处理；对于求美的整形美容者，要尊重当事人的隐私权和肖像权，保障当事人的合法权益，防止可能的纠纷发生；对于整体形象再造的人，包括变性、换脸者，要根据具体情况，确定保密范围，特殊情况的整容，要向公安机关报告，防止发生社会问题。⑥诚信原则。无论是矫形整形抑或是美容整形，医师均应遵守诚信原则，对接受整形的人承守信誉。特别是美容整形，更应根据自身的能力和条件，为美容对象提供适合自身情况的美容服务，不夸大宣扬高科技、新概念的美容效果，不引导大众进行不科学的美容活动，不诱骗求美者进行华而不实的美容项目，不使用虚假伪劣美容产品；医方应按照卫生行政部门的规定，向客户如实告知医疗美容信息及医师的资质；医疗美容行业还要引导求美者建立正确的审美观，消除唯美是求、不顾其他一切的极端审美观。

（孙慕义　鲁　琳　杜治政）

shāoshāng huànzhě zhěnzhì lúnlǐ

烧伤患者诊治伦理（ethics of diagnosis and treatment of burned patients）　烧伤患者诊治所遇到的伦理问题及应遵循的伦理准则。临床伦理学重点关注。

概述　烧伤是指因沸水（油）、强光、烈火、电能、放射线或化学物质作用于人体而引起的一种损伤或疾病。从广义上说，烧伤医学起源于人类开始用火之时。从有文字记载的历史来看，公元前 1500 年以来，远古时期的埃及、中国、罗马都有治疗烧伤的原始医学手段通过记载流传下来。关于人类烧伤医学发展历程，绝大多数学者认为迄今为止有三个不同阶段：一是古代经验烧伤医学（19 世纪中叶之前）；二是近代烧伤实验医学（19 世纪中叶）；三是现代烧伤医学（19 世纪末至今）。迄今为止，世界上治疗深度烧伤仍主要采用外科手术切痂植皮技术，俗称干燥疗法。

干燥疗法起源于第二次世界大战的后期。当时，美国布鲁克陆军医疗研究中心为了解决烧伤创面细菌感染导致的败血症，将烧伤造成的半死不活的皮肤尽快干燥脱水，然后再用创伤外科切除植皮的方法覆盖创面，成功治疗大面积烧伤。后来逐渐发展成为治疗烧伤创面的常规技术。干燥疗法挽救了无数重度烧伤患者的生命，同时也损伤了烧伤创面的正常组织，治疗后难以解决的瘢痕增生等问题给患者留下了功能障碍及心理阴影等诸多遗憾。中华人民共和国成立后，随着医学的全面进步，中国大陆的烧伤治疗进入黄金发展时期。1958 年 5 月，上海第二医科大学附属瑞金医院抢救烧伤面积达 80% 的邱财康获得成功，标志着中国对大面积烧伤的救治取得了突破，使烧伤治疗进入了新的整形外科治疗阶段。20 世纪 70 年代末转入烧伤基础理论研究阶段，但在解决大面积危重烧伤治疗、烧伤后瘢痕增生等问题上有待取得业界公认的突破性进展。20 世纪 80 年代中期以来，中国医学家徐荣祥发明了"烧伤湿性医疗技术"，经过十多年的基础研究与临床实践，该技术现已形成了较为系统的皮肤原位再生学术体系，它标志着中国烧伤医学的发展已进入到烧伤皮肤原位再生阶段。

伦理原则 ①重视应急情境处理。烧伤患者往往为急诊，病情发生突然、求治急切、期望值高，医师接诊以患者为本、主动、及时，查体时必须充满同情心、爱心和耐心，操作手法正规熟练、轻柔敏捷，克服因患者烧伤创面污秽、异味而产生的不良心态；创面处理必须快速及时，并尽可能减轻患者的疼痛；告知患方医学信息必须突出病情预后、治疗决策等其特别关心的内容，讲究沟通技巧，充分尊重患者的知情同意权，尤其是病情严重需要多次进行手术治疗的患者；住院患者往往病情较重，治疗过程复杂且不确定性突出，应本着最优化的治疗原则，突出重点，注重肢体功能部位和暴露部位的治疗，最大限度地减轻烧伤所造成的不可逆损伤，积极防治烧伤性感染及其休克；始终强调整体治疗观念，最大限度地保护和恢复患者机体正常功能；始终关注患者心态，针对其心理特点及其变化采取有效的心理干预手段，以爱心和真诚帮助患者克服不良心态。②正确处理造（换）脸手术伦理难题。烧伤患者大多伴有面部损伤，而治疗面部烧伤的换脸或造脸，都可能使患者面临两难。常规的"造脸手术"，即多次移植皮肤整容手术，尤其是在面部遭遇严重烧伤的情况下，即使成功，通常也会导致患者无法合上眼睛和嘴巴，遗留瘢痕，且要遭受极大的痛苦；"换脸手术"需要有已故捐赠者的脸进行全脸移植，这种手术具有审美的优势，但常受供体来源的限制，即使移植成功，随后而来的是受体身份认知的困惑、抗排斥反应的长期治疗，会使患者受到比常规"造脸手术"大得多的痛苦和伤害等伦理难题，这就需要医师与患者及其家属反复多次沟通，讲明每一步的可能后果，并逐项地取得共识。2004年，日本东京女子医科大学樱井广之（Sakurai Hiroshi）和他的同事成功地为一位 54 岁烧伤患者进行了"自体整皮移植再造全脸"手术，兼顾了面部生理功能恢复和审美要求，收到了技术与伦理成功的双重效果。③合理解决效益与成本的两难选择。烧伤患者多为低收入或无收入者，而烧伤的治疗需要经历多个环节，治疗时间长，费用耗费特别巨大，一些患者往往因支付不起昂贵的费用而被迫中断甚至放弃治疗，医方总是显得很无奈，这就需要一方面尽可能节省开支，同时要向患者事先讲明情况，使患者心里有所准备，协助筹集资金；同时需要国家完善基本医疗保险及医疗救助机制，为医方创造救治烧伤患者良好的医保条件。④认真多次反复履行知情同意手续。烧伤患者治疗是一个较为漫长的过程，中途需要经历多次关卡，每一关卡都是一次新的治疗开始。对烧伤患者需要多次履行知情同意，每次都需要向患者本人和家属说明治疗的目的和可能发生的问题，获得患者的同意，以便得到患者的配合和支持，使治疗不致半途而废，徒劳无功。

（孙福川）

měiróng yīxué lúnlǐ

美容医学伦理（ethics of aesthetic medicine） 运用手术、药物、医疗器械及其他具有创伤性或者侵入性的医学技术对人的容貌和体形进行修复与再塑应遵循的伦理原则。是医学伦理学的组成部分。

概述 美容医学又称医疗美容。美容医学由医学发展而来，又称医学美容学。美容医学是以人体审美理论为指导，采用各种医学手段直接维护、修饰和塑造容貌和人体美，以提高生活质量，增强人的生命活力美感为目的的新兴学科，它已成为由美容外科、皮肤科等众多分支学科组成的一个独立的学科。在不同学科背景下常分别使用医学美容与美容医学两个内涵一致的名称，称为美容医学时旨在区别预防医学、康复医学；称医学美容时，旨在区别非医学美容如生活美容。从历史发展脉络看，美容医学是在整形外科基础上发展而来的。整形外科是基于患者机体的畸形、功能的障碍而进行的一种修复与针对性的治疗；而美容医学是基于健康的求美者对生命的更高需求而进行锦上添花的医学行为，学科的任务是帮助美容就医者维护、修饰和塑造容貌美和形体美。整形外科与美容医学二者的服务对象和目的均不相同。

美容医学伦理是医学伦理的组成部分。美容医学的职业道德的基本思想与医学伦理学有一定的相通性，医学伦理学的基本原则都适用于美容医学伦理学，但二者在研究的伦理关系上，即在从业者与服务对象上又有较大的差异，伦理关系的内容具有显著的特殊性。主要体现在：①美容医学的目的不是防病、治病，而是运用医学手段适应人们对美的追求，对人的面容和形体进行修饰与塑造。②美容医学面对的对象不是医师与患者的关系，而是医师与求美顾客的关系，这种关系理论上是审美主体（医方或医师）和客体（美容就医者或受术者）的关系，在实际经营活动中实质上是顾主和顾客的关系。③美容医学服务机构除部分综合性医院设有美容科外，多为民营机构，而国家尚未制定统一的医疗美容收费制度，实行的是弹性很大的议价交易，美容是一种可以讨价还价的商业行为。④道德的本质是由一定的经济关系所决定的利益关系，医学道德无疑仍是曲折地、间接地反映了一定的经济关系，但美容医学道德关系更是如此。美容医学道德是商业

道德与医学道德的融合。⑤美容医学在修饰和塑造形象美的过程中，不可避免地涉及健康甚或是对生命的伤害，而生命和健康对求美者无疑是高于对"美"的追求，医学伦理学的自主、不伤害、有利等基本原则仍是美容医学必须遵守而不可逾越的。

伦理问题 ①美与健康的冲突。在漫长的人类历史发展进程中，美并不以健康与否为根据，而是建立在一种特定的人体文化观基础之上。甚至可以为所谓的美付出高昂的代价，包括损害健康。除两性不平等文化导致的缠足、束腰外，禁欲主义背景下的"束胸"是另一个典型实例。在性禁忌的年代，年轻女性被迫穿上紧身胸衣，使胸部看起来平坦。17世纪西班牙的年轻女性，常被用铅板紧紧地压住胸部，以阻碍乳房的正常发育，或使原本高耸的乳房变得扁平。今天是无法与历史相割裂的，但是为美而丧失健康的现象依然广泛存在，只是变换了形式而已，如减肥、丰胸等常见的女性美容方法仍潜在危害健康。②不规范的医疗美容行为与医疗伤害。如颇受整容者欢迎的抽脂，一般将真空抽吸装置放在臃肿的部位就行了，但如果操作不规范，可引起漫游到肺部的血块、器官穿孔和感染等多种并发症。有的医疗美容机构，为打造"魔女"，一次性抽脂上万毫升，严重违反了医疗操作规程。不规范的操作，必然带来巨大的风险。据中国消费者协会2003年发表的一项报告称，近10年已经因整容而毁坏了20万张脸。③超越生命限度塑造形象与形体美。有的美容机构为制造美女，无所不用其极，拔臼齿、削颌骨、下肋骨、截腿骨、往腿骨里加钢钉

等改头换面、伤筋动骨之"再造工程"，其残酷程度与历史上的酷刑、极刑无异，比旧时代妇女裹脚的自虐、自残程度，有过之而无不及。因美容而丧命的已并非罕见。2004年5月14日，纽约州曼哈顿眼耳喉医院因违反安全程序，两名妇女在整容后死亡；美国佛罗里达州在一年半中8名整容者死亡。人体生命是有极限的，超越生命极限的美容，必然给生命带来威胁。④美容医学医疗商业化机制约束的困境。美容医学是商业化的产物，可以说，没有医疗商业过程，就没有美容医学的今天。但不受约束的商业化，将美容医学带上了一条极危险的道路。欺骗、唯利是图、夸大其词等不良的商业行为在医疗美容中十分常见，使美容医学成为伤害健康的重灾区。整顿美容机构，提高美容师的职业道德水平，相关的行业组织担负起监管责任，国家制定相应的管理规范，提高求美者的自我保护意识，共同营造整形美容医学商业浪潮不规范行为，是美容医学健康发展必须解决的课题。

伦理原则 ①正确处理美容与生命健康的关系，坚守生命第一、健康优先的首要原则。生命和健康是美的基础，对于一个生命衰弱、健康残缺的人，是无美可言的。美容师在为求美者美容的过程中，必须牢固地树立生命第一、健康优先的思想，在任何优惠的收入和求美者心切的面前绝不动摇，绝不做伤害生命和健康的美容手术，防止美容医学的异化。②在美容中坚持科学性与艺术性的统一，美容手术必须以科学为基础，做科学认可范围以内的美容，超越科学的许可度，不管求美者的求美愿望如何强烈，

愿意支付何等高昂的费用，也不为所动。真、善、美，真与善在先，是美容医学伦理准则。③全面理解美的内涵，在美容过程中倡导正确美的理念。人体美不仅是胸隆、臀肥、腰细，虽然这也是美的一方面；人体美，首先是人体的自然美。经过亿万年的进化，形成了人的身躯。人的头、眼、耳、鼻的分布，对称、平衡、和谐，手、腰、腿、脚，相互协调，本身就是美的象征，不顾人体自然美而蓄意造美，有时可能是适得其反；人的美，不只是形体美，还有精神美，只有精神美与形体美结合，才能显示人的全部美貌。美容师应当以此理念看待美并影响求美者。④认真履行知情同意原则。对拟接受美容手术的求美者及其家属，必须认真具体全面告知手术种类、可能的效果和风险、费用等事项，并签订知情同意书；未成年的求美者，必须告知其家属或监护人，并签署知情同意书。⑤诚信，不欺诈。不做未经科学证明和实践检验有效的美容手术，不诱骗求美者做本人力不所及的手术，不做违反操作规程的美容手术，不夸大手术的效果，不用未经国家批准的材料，不隐瞒手术中发生的意外或伤害，不在论文、报告及广告中弄虚作假，以忠诚可信的态度对待求美者。⑥遵守保密原则，尊重美容就医者的隐私权和肖像权，未经美容就医者同意，不得在非学术刊物及各种媒体上使用术前和术后照片等资料。⑦遵守国家的各项法律法规。包括美容机构的注册、美容师身份资质的认定、各种医疗器械和人体植入材料等采用，都必须遵守国家的相关规定，绝不伪造、杜撰。

（何　伦　杜治政）

fùchǎnkē lúnlǐ

妇产科伦理（ethics of obstetrics and gynecology）

研究妇女特有的生理和病理、妊娠及分娩过程中母亲和新生儿生理与病理，包括妇科和产科两大部分理论研究和实践应遵循的伦理规范与伦理要求。妇产科是医学科学的组成部分，属于临床医学中一门涉及面较广和整体性较强的学科，是与内科学、外科学及儿科学并驾齐驱的医学生必读的主要课程。

概述　妇产科学是在社会发展及医学实践过程中逐步形成的。早在公元前数千年，古代埃及、美索不达米亚、印度、希腊及罗马等国家和流域，就有妇产科的医学实践，产科起源早于妇科。起初，产科仅是以接生为唯一的医疗手段，助产工作由部落中有经验的妇女承担；12世纪后，助产士先驱们通过医疗实践和总结前人的经验，开始传授助产知识，并建立了医学堂；直至18世纪中叶，苏格兰外科医师兼解剖学家威廉·亨特（William Hunter）于1751年对足月孕妇的尸体进行了研究，在其《妊娠子宫解剖》一书中首次描述了妊娠子宫肌层、血管、胎膜、胎位，以及胎儿与母体血循环的关系，从而结束了产科单纯医术阶段，进入科学的医学行列；18世纪以后，妇科手术的进步，使妇科从产科中分离出来，产科与妇科在医学的轨道上迅速发展。西医妇产科学是于19世纪开始渗入中国。1929年在中国北平成立了第一所国立助产医院。其后，妇产科学者克服了重重困难，引进技术，奠定了中国近代妇产科学的基础。

妇产科学包括产科学和妇科学两部分。产科学是一门涉及妇女妊娠、分娩、产褥全过程，并对该过程中所发生的一切生理、病理、心理改变进行诊断、处理的医学科学，是一门协助新生命诞生的医学科学；妇科学是一门研究妇女在非妊娠期生殖系统的一切生理和病理改变并对其进行诊断、处理的医学科学。妇产科学有其自身的特点：①学科的整体性。女性生殖器官是人体器官的一部分，有其独特的生理、病理和心理特点，但和人体其他脏器和系统密切相关。妇女的月经来潮，绝不只是子宫内膜发生变化，而是由大脑皮质下丘脑垂体卵巢等一系列神经内分泌调节的结果；妇产科虽然分为产科和妇科两部分，但两者有着共同生理病理基础，两科的疾病多为互为因果关系，所以妇产科学的整体性特别突出。②临床与预防结合。妇产科学是临床医学，同时也是预防医学。定期做好产前检查可以预防不少妊娠并发症；做好产时处理，能预防难产和产伤；认真开展产前诊断可以及早发现遗传性疾病和先天畸形；而这些预防措施都是妇产科学的重要组成部分。③患者病情的动态性与多变性。妇科疾病与年龄有密切关系，年龄对诊断有重要参考价值。妇产科患者住院时间相对较短，床位周转快，夜班多；产科中胎位的多变性、胎头的可塑性、胎盘功能的突变性；产妇临产后诊断的易变性。这些患者、病情的特点就构成了妇产科工作的动态性。④妇产科患者心理特征突出。妇产科疾病均系与生殖系统有关的疾病，因而极易出现害羞心理、压抑心理、恐慌心理、多变心理，对疾病的影响甚大。无论是诊断或治疗，关注患者心理动向十分重要。⑤社会责任重大。妇产科疾病的诊治后果，不仅直接关系疾病本身的转归，而且关系到患者的家庭、后代与社会。由于妇产科还承担着国家计划生育的任务，妇产科学承担着的社会责任更加重大。妇产科学这些特点，向妇产科医师提出了一系列伦理要求。

伦理原则与要求 ①尊重妇女的人格。医师必须注意尊重前来就诊的妇女的人格，不能强迫她们做不愿做的检查。对必须做的检查项目，要耐心解释说明道理，求得合作。医师做好保密工作，对于妇女疾病情况是否应该告诉家属要尊重妇女本人的决策。从事妇产科的男性医护人员，必须仪表端庄，作风正派，语言庄重，并有女性医护人员相随。②瞻前顾后，统筹兼顾。对于性器官疾病的处置要持慎重态度，如需手术治疗，要严格手术指证，充分顾及患者的性功能、生育功能以及体型完美，尽量做到既清除病痛，又保全功能；疾病的诊治首先要立足于患者本人生命与健康，又要顾及患者的家庭子女；既要考虑生理指标，又要考虑心理因素和夫妇家庭关系问题。③作风果断，迅速准确。妇产科疾病多变性突出，从事妇产科的医护人员，必须具备果断、迅速、准确的医疗作风，一旦出现难产、大出血、新生儿窒息等紧急情况，必须以高度负责的态度，全心投入，分秒必争地果敢地组织抢救，切忌拖沓、犹豫不决，贻误病情。④不怕苦、脏、累。妇产科工作苦、脏、累特别明显。尤其是产科，产妇分娩的时间性强，随时都有婴儿降生。加之病床周转快、夜班多，医师经常不能按时休息。另外，产妇分娩时羊水、出血、大小便以及产后恶露观察等都是

医师经常接触到的。就要求妇产科医师必须具有不怕苦、脏、累的奉献精神，不因苦、脏、累而怠慢患者，降低工作质量要求。⑤认真做好保密工作。妇产科疾病诊治中，常涉及诸多患者及患者家庭的私密，必须坚持保密原则，不随便谈论、传播患者个人私密和诊治中有损患者尊严的细节和秘密；有损家庭和夫妻关系的私密，不能随意告知局外人，有必要让家庭或丈夫知晓的要征得患者本人同意，或由患者本人直接告知。⑥以严肃、科学的态度从事婚前保健工作。婚前保健包括婚前卫生指导、婚前卫生咨询、婚前医学检查，做好婚前保健工作，对保健母婴健康、促进家庭幸福意义重大。对婚前医学检查中发现的不宜婚配、不准生育的患者，或近亲恋爱者，应晓之以理，进行耐心地说服和规劝。凡婚前应当积极预防和治疗的疾病，应进行认真指导等。⑦以对国家、社会负责的态度做好计划生育的技术服务。应依据服务对象的具体情况提供科学、优质的生育和节育的服务，对提供的技术服务负责；要帮助当事人解除不必要的心理负担，消除心理障碍；不参与不符合国家法律规定的代孕、婴儿买卖等违法的生育事务；不提供假证明、假手术、私下保护和处理非法妊娠所生婴儿等活动。

(孙慕义 董晓燕 杜治政)

zǐgōng-shūluǎnguǎn-luǎncháo
qiēchúshù lúnlǐ

子宫输卵管卵巢切除术伦理

（ethics of hystero-salpingo-oo-phorectomy） 对女性生殖系统疾病行子宫输卵管卵巢切除术应遵循的伦理原则。子宫输卵管卵巢是女性的重要生殖器官，手术

切除涉及子孙后代的延续，具有重要的伦理意义，需要设置应有的伦理规则，防止对女性的伤害。

概述 子宫切除术是妇产科最基本及最常见的手术之一，包括子宫全切除术、子宫次全切除术与保留子宫内膜的手术。在恶性子宫肿瘤手术治疗中，子宫切除术的范围有时需要扩大；在早期宫颈癌手术治疗中，子宫切除术的范围有扩大、次广泛性或广泛性之分；晚期宫颈癌手术治疗中，子宫切除术的范围有根治性或超根治性之分。科学合理的实施女性生殖器官良性、恶性肿瘤手术，是非常重要的事件，其所涉及的范围已经远远超出了妇科肿瘤切除术。恶性肿瘤切除术（非极早期肿瘤）不但切除范围广泛，且因肿瘤本身局部解剖关系复杂，手术要求切除的范围涉及毗邻器官如输尿管、血管，增加了手术本身的难度和危险性，同时使得患者术后重返社会的难度或可能性加大。近年来，对子宫良性疾病行选择子宫全切除术或次全切除术是妇科治疗领域最常见、有效、彻底的治疗方法之一，子宫切除术的数量已经占到腹部手术的第三位，且呈逐年上升趋势。对绝经前女性术中保留卵巢以尽量保留其内分泌功能的观点现已在学界达成共识，但是否一并切除输卵管的必要性尚有争议。有文献报道，子宫全切除术或次全切除术同时切除输卵管后，输卵管癌、卵巢癌、残留卵巢综合征发生率有可能降低。对于切除子宫同时一并切除输卵管的问题，学界的观点认为，同时切除炎症性的输卵管可以接受，但同时切除无炎症性的输卵管尚不能接受，其中的机制尚不能肯定。

手术的发展不是越做越大、

越做越复杂，也不是只靠一味地扩大手术范围来根治恶性肿瘤，而是应该基于肿瘤发生的可能性，早期诊断，或者在肿瘤尚未转移之前，就实施"局部广泛切除术"并配合其他疗法以达到根治的目的。随着对肿瘤"根治性手术"的逐渐认识和研究，综合治疗恶性肿瘤使传统的外科手术治疗肿瘤已经"由大变小，由严重致残发展成为功能保留性外科治疗"，并获得同样好的疗效，使患者术后的生活质量明显改善。女性生殖系统肿瘤治疗人性化水平的提升已经成为妇科学术界的共识。

在不断研究与实践的医疗过程中，许多妇科疾病的诊疗原则已经得到规范，为临床医师制定手术方案提供了具体的诊治步骤。在美国，癌症治疗中心制定了一系列的指南，旨在提高临床治疗肿瘤的有效性，减少不必要的浪费，有助于新知识、新方法的传播，这一指南是动态变化的，它根据新的临床试验、研究结果，定期进行修改。中国妇科肿瘤学组（China Gynecological Oncology Group，CGOG）组织相关领域的专家第一次在全国范围内制定了《妇科常见恶性肿瘤诊断与治疗规范（草案）》。

伦理原则 ①生命优先原则。凡子宫、输卵管、卵巢威胁生命时而无其他治疗方法可取的情况下，可行子宫、输卵管、卵巢切除术。②年轻未有子女的女性患者，应优先选择保全子宫输卵管卵巢的治疗方法，只有在无任何保守治疗方法的情况下方可行子宫输卵管卵巢切除术。③正确处理子宫输卵管卵巢切除术与生育功能保留的关系。对绝经前女性，应尽可能保留卵巢以维护其内分泌功能；对于低度恶性肿瘤患者

或者某些子宫良性肿瘤患者，对保留卵巢功能或生育功能应给予高度重视。尤其40岁之前者，应考虑卵巢功能的保留，尽量减少或避免卵巢功能过早丧失而引起严重卵巢脱落征及心血管疾病或骨质疏松等症。对有可能保留者，应谨慎评估、选择。④周密地履行知情同意原则。女性生殖系统肿瘤切除涉及夫妻双方和家庭多方利益，应对患者及其家属进行充分的告知，使患者及其家属得到充分的知情、理解、同意，同时对患者进行心理安抚，保持良好的心态，也有利配合医师的手术治疗。⑤遵守保密规则。医护人员不应在不适当的场合和范围扩散患者手术的有关信息。

（孙慕义 李久辉）

pōugōngchǎn lúnlǐ

剖宫产伦理（ethics of cesarean section）

剖宫产或剖腹分娩手术的相关伦理问题与伦理原则。

概述 剖宫产又称剖腹产，是医学史上最古老的外科手术。尸体剖宫产是剖宫产最早的形式，古罗马皇帝 Numa Pompilius（公元前716~前673年）制定的《君主法》规定的要求：凡孕妇在妊娠期间死亡或即将死亡时，医师必须将胎儿从母亲腹中取出，这一法令维持了两千多年。当时关于剖宫产手术的相关理论和相关技术尚不成熟，即不懂麻醉、消毒、缝合、抗菌等手术要素，医师取出胎儿后不知道如何处理、缝合子宫和腹腔，致使产妇在1周之内大都死亡。直到1764年美国医师贝内特（Bennete）为自己妻子做剖宫产手术，术后用棉线将手术切口缝合，使妻子得救，此后，剖宫产手术才为医师们采纳。1852年，美国医师波林（Paulin）改用银线缝合手术切

口，使产妇的死亡率从几乎100%降至45%~80%。19世纪末，意大利医师波罗（Paureau）在一次手术中面对流血不止的子宫时，不得不将子宫切除，这一举动引起了剖宫产手术划时代的变化，并将剖宫产加子宫切除手术命名为"波罗式剖腹产"。此种手术方法将产妇的死亡率降至25%，但此种手术方法随后遭到医学界的反对，理由是切除子宫剥夺了妇女再次生育的权利。之后，美国医生萨恩格（Sareng）在子宫底部做切口，并在术后将子宫切口按解剖层次精细缝合，终于解决了这个难题，人们把这种手术方式命名为"古典式剖腹产"。随后，医师们经过不断努力，终于找到了"腹膜外剖腹产术"，至此，剖宫产手术才日趋完善。

剖宫产技术的日益完善催生了剖宫产热。2007~2008年WHO在全球范围进行了调查：在拉丁美洲、非洲、亚洲总共选了25个国家作为样本，在中国取样的省市有北京、浙江、云南三省市21家医院（每个医院的年分娩例数均超过1000例，并能实施剖宫产手术），结果显示，中国总剖宫产率为46.5%，最高的一家民营医院达68%。此项研究中显示，亚洲剖宫产率平均为27%，南美洲为30%，非洲在10%以上。当前中国国内大部分城市医院剖宫产率在40%以上，少数已超过80%，某些医院甚至上升至90%以上。中国剖宫产率高出WHO标准的3倍，已成为世界医学界及中国社会关注的问题。北京市公共卫生信息中心网站2006年刊登的一篇文章显示：在20世纪50~70年代，中国剖宫产率仅在5%左右，此后不断攀升，20世纪80年代以后快速上升至30%~40%，到20

世纪 90 年代，上升更为明显，几乎达到 40%~60%，少数医院达到 70% 左右；进入 21 世纪，剖宫产变得更加普通，其效用被无限放大。近年来，胎儿因素和社会因素所导致的剖宫产比例越来越大，甚至达到 80%~90%，其中以无医学指征的社会因素致剖宫产增多最为显著。

剖宫产上升的原因：①手术技术的提高。包括医师操作的熟练，麻醉技术的安全性提高，输血的广泛开展，有效抗生素的研究成功，使过去严重并发症的发生率和危险性降到最低程度。②剖宫产术降低了臀位分娩的危险性，为抢救胎儿窒迫提供了快速有效的方法。特别是因为 ≥ 4000g 的胎儿增多，难产比例增大，产科合并发症相对增加，都推动了更多的孕妇选择剖宫产。③分娩疼痛是产妇不愿顺产的重要原因，安徽省的一项调查表明，该省剖宫产率约 60%，该省的一位妇产科专家称，如能有效地降低分娩时的疼痛，剖宫产率可降低 20% 左右。④社会因素，剖宫产的费用、医疗保险的报销、独生子女政策、产妇减少分娩阵痛的要求、不愿意使用助产术的思想倾向，以及不是理由的理由等，都是助推剖宫产的社会因素。

剖宫产有利也有弊：①剖宫产的孕妇死亡率上升。国外许多资料报道，与剖宫产有关的死亡率比同期阴道分娩的孕妇死亡率高 10~26 倍，主要死因为败血症、弥散性血管内凝血、感染性休克、术中及术后大出血、肺栓塞、麻醉意外、羊水栓塞等。②剖宫产术后病增加。包括子宫内膜炎、尿路感染、失血性贫血、切口感染、腹壁子宫内膜异位、术后肠麻痹等。③剖宫产远期预后不佳。据有关远期随访资料称：月经不调、盆腔炎、腰酸、腰痛等并发症明显比阴道分娩多；瘢痕子宫的人工流产时子宫损伤的机会及手术难度增加，瘢痕子宫再次妊娠子宫破裂危险性明显增加。④助产技术的衰退。阴道分娩的降低，使年轻医师减少了助产技术的实践机会，如正常产程的观察、难产的早期识别、难产处理技巧等。由于阴道分娩技术的不熟练而丧失操作勇气，怕造成产伤和新生儿不良结局，形成恶性循环；甚至因对剖宫产分娩机制不熟练而造成出头困难、颅内出血、新生儿骨折等。有鉴于此，WHO 于 1998 年成立 50 周年之际，提出为了孩子的相对安全，不应以牺牲母亲的利益为代价，应当控制剖宫产不断上升的趋势。

伦理要求 ①正确处理婴儿安全与母亲安全的关系，婴儿的安全不应牺牲母亲的安全。婴儿的安全，是任何母亲的最大期盼，特别在独生女子的时代，婴儿安全更引起人们的关注。但母亲的安全应当是第一位的。母亲安全是婴儿终身幸福的重要条件，应尽力保证母亲安全的前提下同时保证婴儿的安全。②严格掌握剖宫产的手术指征。剖宫产只有在胎儿过大、骨盆无法容纳胎儿头部通过，胎儿出现宫内缺氧，胎位异常，产程停滞，孕妇产道异常，孕妇患有妊娠高血压等病症无法承受正常分娩等情况时才是首选。不随意扩大手术范围，避免因此带来的不良后果。医师与产妇通力合作，控制不必要的剖宫产，将剖宫产率降到正常水平。③充分履行告知同意，特别是要认真告知剖宫产的利与弊，告知不遵循剖宫产适应证的种种后果，帮助孕妇对剖宫产与自然产有全面的理解，作出正确选择；特别要对那些无条地要求剖宫产的孕妇进行耐心说服。④大力提倡无痛分娩。产科医师要努力提高技术水平，探索一种简便、经济、有效、安全的镇痛方法；同时根据产妇及胎儿的需求，给予物质、生理、心理、精神和体力方面的支持，最大限度地取得产妇及其家属的全程信任；孕妇则需正确地对待疼痛，暂时承受一时的疼痛，换取终身的幸福，同时配合医师，共同努力，提倡无痛分娩，减轻疼痛。⑤普及生育知识，积极宣传自然顺产的优点，提高科学意识，破除迷信。

（孙慕义 李久辉 杜治政）

宫内手术伦理（ethics of intrauterine surgery） 在子宫内以直接或间接的手段治疗胎儿疾病或畸形应遵循的伦理原则。宫内手术又称胎儿手术，旨在促进新生儿健康，改善胎儿生存活力和疾病的预后，以利于胎儿正常发育。

概述 随着羊膜腔穿刺术、超声诊断、胎儿镜检及脐静脉穿刺术等胎儿宫内诊断手段的不断进步，胎儿期的一些疾病可以得到及时诊断，大多数胎儿畸形在妊娠期就可以得到较早的诊断，随着许多先天性疾病病因及发病机制逐步为医学界认识，这些医学上的新进展，使某些先天性疾病的预防及宫内治疗成为可能。早期发现宫内胎儿的病状，并针对病情施以手术，以避免患有遗传性疾病或先天畸形的胎儿出生后，不能得到及时并有效地矫治，或导致新生儿夭折，或终身残疾。

胎儿宫内治疗可分为胎儿疾病内科治疗，胎儿疾病外科治疗，子宫内基因治疗。对于在产前诊断中早期发现患有遗传缺陷及各种先天性畸形的患儿，适时进行胎儿宫内治疗，可最大限度地减轻疾病对胎儿的危害。胎儿外科治疗滞后于胎儿内科治疗，因为外科疗法主要用于治疗胎儿遗传缺陷、先天畸形，治疗旨在消除或缓解可控制的致病因素，暂时改善胎儿器官功能及发育状态，为胎儿健康发育创造条件，或便于胎儿在出生后行根治性手术。

1981 年美国加利福尼亚大学的哈里森（Harrison）医师成功地为一名尿路梗阻的胎儿做了膀胱造口术，这是世界上首例胎儿外科手术。多年来，胎儿外科学的发展已经在世界少数几个胎儿治疗中心积累了许多经验。胎儿外科手术从手术方式、治疗对象和手术适应证方面都有许多改进。现代胎儿外科手术适应证为：从理论上讲，凡是在胎儿发育期影响胎儿生命或影响胎儿某些重要脏器功能的先天畸形，都是胎儿外科手术的适应证。胎儿外科手术方式有：开放式宫内外科手术，但由于该术式对母体创伤大，术后早产及胎膜早破发生率高，正逐渐被宫内微创手术所取代；宫内微创手术，是随着高分辨超声和小口径胎儿镜的应用而发展起来的，手术方式包括胎儿镜下宫内手术和超声或磁共振成像引导下的胎儿介入手术；子宫外产时处理，即在保持胎儿胎盘循环的同时，进行胎儿手术的方法。此外，还有许多案例，如为挽救 28 周大且患有严重心脏缺陷的胎儿，由哈达萨医院医师们组成的跨学科团队在以色列曾进行了首例危险且精确的"主动脉球囊瓣膜成形术"；2011 年，中国佛山市成功进行了一例 20 周胎儿宫内肺部肿瘤切除术等。

伦理要求 ①尊重胎儿的生命权。将胎儿作为患者，这是国际胎儿学会宣言的标题，强调对胎儿生命权的尊重，要像尊重患者一样地尊重胎儿的生命，要严格遵守不伤害、有利的原则，尽可能地将伤害降到最低水平。②维护母体健康，母亲健康第一。胎儿手术必须考虑到母亲和胎儿所处的特殊环境，母亲与胎儿的生命直接相连。没有母亲的健康，很难有胎儿的健康。在医治胎儿疾病时，必须权衡与母亲健康的关系，在保证母亲健康而不是牺牲母亲健康的前提下医治胎儿的疾病，必须对该项手术进行风险评估，权衡实施该项手术的利弊，如疗效、安全性、对孕妇所造成的伤害和痛苦、耗费，以及母亲的身体与心理状况等。③做好防范风险的准备。胎儿手术关系母亲与胎儿两条生命，加之胎儿系处于发育时期，各种脏器、组织尚未成熟与完善，又是在子宫内操作，风险极大，事先必须做好各种风险发生和处理的准备，做到未雨绸缪，切忌临阵磨枪。④严格遵守知情同意原则。术前应对孕妇和家属告知有关的各项信息，包括孕妇本人和胎儿所处的状态、胎儿病情，以及实施该项手术可能出现的各种情况、可能出现的风险、手术难点与预后等，随之认真听取孕妇与家属的意见——同意或者不同意；再行决定是否施以该项手术，并签订知情同意书；如孕妇不能作出决定时，应由孕妇的全权委托人代为行使知情同意权；在某些特定危急情况下，如不进行宫内手术即会危及孕妇本人或胎儿生命时，孕妇又不能作出决定而全权委托人不能或拒绝行使知情同意权或拒绝手术，医师可以依据相应的法律规约和履行伦理程序，行使医师干涉权。

（孙慕义 李久辉 杜治政）

érkē lúnlǐ

儿科伦理（pediatric ethics）

在儿童和青少年疾病防治、卫生保健、卫生服务中应遵循的道德准则及道德规范。世界各国的儿科年龄范围各有不同，中国认定从出生断脐到 14 周岁末为儿科范围。儿科是全面研究小儿时期身心发育、保健以及疾病防治的综合医学科学，服务对象是缺乏正常行为能力、言语表达能力与理解力的孩子。遵循儿科疾病防治和儿童卫生保健的伦理规范，对于儿科疾病防治和保健有着重要的意义。

概述 儿科疾病历来为医家关注。早在公元前 460～前 370 年，西方医学之父希波克拉底（Hippocrates）留下的皇皇巨著《希波克拉底文集》中，记述了对小儿疾病的广泛观察，涉及疾病、症状、预后、饮食、营养、生理、流行病等方方面面的内容，甚至还有一章儿科专论《生齿期论》，详细讨论了儿童期疾病（尤其是惊厥、便秘、腹泻、消化不良、扁桃体溃疡等）的特点和不同预后。中国的儿科由来已久，远在 2400 余年前，"扁鹊名闻天下，来人咸阳，闻秦人爱小儿，即为小儿医"。扁鹊是中国医学史上医治小儿病的第一人。《汉书·艺文志》记载有"妇人婴儿方十九卷""金创瘛瘲方三十卷"（唐人颜师古注曰：小儿病也），是专门治疗婴儿疾病的方书（早已散佚）。现在公认的第一部儿科专书是《颅囟经》，其文字朴实，总结了唐以前儿科学的成就，对儿科学的贡献巨大。唐代已在太医署正规培养少小科专科医师。

儿科的服务对象，在生理、

病理、心理、营养、代谢以及疾病的发生和发展规律等方面，都与成人不尽相同，儿科医疗医护的特殊性有：①病情急、变化快。儿科患儿正处于生长发育期间，一般年龄越小生长期发育速度越快，基础代谢越旺盛，对营养物质特别是蛋白质和水以及能量的需求都相对的比成人高。但细胞免疫功能一般较成人低，抵抗力较弱，易感染疾病。临床上表现为发病急，病情变化快，急性感染时还往往引发暴发性疾病，甚至发展成为猝死。因此，医护工作具有紧迫性，医护人员应尽快作出诊断，迅速地采取安全、有效的医护措施以促进患儿的康复和防止并发症发生。②医护工作内容复杂，工作量大。一个儿科就是一个大内科，要求医务人员有很好的专业基础，很好的耐心。由于患儿通常生活不能自理，医护人员必须关注其生理、心理变化以及生活各环节，稍有忽略，不但会影响原疾病的诊治和康复，而且会出现新的问题，甚至发生意外。在儿科病区中，应注意按年龄、病种分别收住患儿。同时还要求工作人员在进行医护操作时，要严格执行消毒隔离制度。这些不仅表明儿科医护工作难度大，还表明了儿科医护工作的复杂性。③医患关系复杂。儿科病房的护患关系不是简单的医护人员与患儿的直接关系，而是医护人员、父母与患儿的三角关系。在当前流行少生少育的情况下，孩子备受呵护，家属往往爱子心切，对正常的治疗医护不了解，对护士挑剔、苛求，对必要的操作项目过多干涉、不配合甚至拒绝接受，稍有不周便易引发激烈的医疗纠纷。若护士对家长的抱怨和迁怒不理解，情绪不稳定，

则影响自身的技术发挥，如静脉穿刺不成功、危重患者抢救不及时、错误用药等，可给患者真正带来不安全的结果或不安全感。④医护工作难度大。由于婴幼儿的语言表达能力和理解能力较差，即使年龄稍大一些的患儿一般都不会或不能完整准确地自述病情，不能诉说治疗反应，往往靠哭闹不安或不吃不喝、不愿活动、精神不佳等外观形式来表达疾病，给医护人员了解病情带来很大困难。同时，儿科患者的免疫功能还不发达，免疫能力较成人差，自我保护能力也差，发生坠床、意外、自伤的危险性高，这些也给儿科医护人员的个人综合素质和技术水平提出较高的要求。

伦理要求 ①爱心、耐心。有些患儿由于以往治病中的痛苦体验，当病患在医院中看到穿白大褂的医务人员，都会产生紧张恐惧心理，躲避医师、护士，拒绝医护治疗等。这就要求医护人员对患儿态度要和蔼，重视与他们建立亲密友好的感情，要有耐心，一次不行就再来，让他们适应新的环境，使患儿配合治疗和医护。对有残疾或有生理缺陷的患儿绝不能歧视，以免伤其自尊心。②细心、周到、体贴。患儿身体稚嫩，由于在家庭中所处的特殊地位，他们很少经受躯体折磨和心理挫折。因此，医护人员必须以慈爱之心，细心了解和观察他们的生活卫生习惯、性格爱好，照顾好他们的生活起居、衣着冷暖，以使患儿因疾病、环境变化等因素引起的紧张、恐惧和痛苦心理得以缓解。③工作严谨、治病育人。小儿发病急，变化快，稍不注意就可能出现险情，故儿科护士要善于观察患儿的病情变化，医护人员工作严谨，应严格

遵守各项操作规程，特别是夜间值班不能麻痹大意，无论有人或无人监督，对患儿的医护，都要尽职尽责，始终如一。由于儿童处于好学好奇的年龄段，成人的言谈举止和待人接物的态度都会对其产生潜移默化的作用。医护人员在进行医护工作中，对有一定理解能力的患儿要以讲道理和正面引导为主，使患儿在治愈疾病的同时养成良好的道德品质，尽到治病育人的责任。④理解患儿家长的心情。孩子患病，家长急于得知孩子的治疗结果，在焦躁不安心境下常会反复向医护人员追问其孩子的病情也是合乎情理的。作为医护人员，应充分理解家长的心情，站在患儿家长的位置关心、体贴患儿，以最简单的方法、最快的速度、最好的技术减轻患儿痛苦，使其尽快康复。这就要求医护人员刻苦钻研业务，技术上精益求精，态度上热情和蔼，取得家长的信任与理解，争取他们的积极配合，以促使患儿早日康复。⑤加强情绪调控。临床医护工作任务比较繁重，医护人员在工作上遇事沉着冷静，有条不紊，聚精会神地医护每位患儿，在治疗和护理上给患儿关爱，争取得到家长的好感和信任。

（孙慕义 张志斌）

quēxiàn xīnshēng'ér lúnlǐ

缺陷新生儿伦理（ethics of defective newborn）在医疗中处置各种原因所致婴儿出生时智力低下、身体畸形或罹患严重疾病新生儿应遵循的伦理要求。有缺陷的新生儿与其他新生儿一样，同样享有和其他新生儿一样的合法权利，但他由于生来带有的缺陷，在随后的生存期间将遭遇严重困难，难于正常生存和生活，给家庭和社会带来难以承受的压

力。如何对待缺陷新生儿，成为当今医学和家庭、社会和国家的伦理难题。缺陷新生儿伦理的研究正是为处理这类难题提供决策。

概述 缺陷新生儿是当今医疗和社会面临的重要的社会问题。凡出生 1 小时内体重不足 2500g 的新生儿定为低体重出生儿，体重低于 500g 不易存活。低体重出生儿第 1 个月内死亡概率是正常儿的 40 倍，发生先天性异常和其他严重损伤的概率更大。据 WHO 提供的资料，全球出生缺陷发病率为 4%～6%，每年新增出生缺陷患儿近 800 万，最常见的严重出生缺陷为先天性心脏病、神经管缺损和唐氏综合征。2016 年 WHO 官网公布的数据显示，每年发生神经管畸形缺陷的新生儿有 30 万，这是一种严重的胎儿中枢神经系统发育障碍，可以导致胎儿的脑、脊髓等部位发育异常。这种胎儿一般都在出生以前就在子宫里死亡，形成"死胎"或"死产"，即使出生，也会在短时间内死亡。国家卫生计生委以医院为基础的出生缺陷监测结果显示，2001～2006 年全国出生缺陷发生率分别为 104.9/万、111.2/万、129.8/万、128.4/万、139/万、145.5/万。出生缺陷呈逐年上升的趋势；随后国家卫生计生委在所发布的《中国出生缺陷防治报告（2012）》指出，中国出生缺陷发生率与世界中等收入国家的平均水平接近，约为 5.6%，中国 2012 年后的几年每年新生儿为 1600 万左右，其中 80 万～100 万新生儿有缺陷，比例接近 6%，其中 30%～40% 在出生后死亡，约 40% 终生残疾，只有 20%～30% 可能治愈或纠正。目前中国有残疾人 8500 万，接近总人口的 6%。

全国累计有超过 3000 万家庭曾有过出生缺陷新生儿和先天残疾，占全国家庭总数 10% 以上，有 6000 万个父母因新生儿缺陷备受痛苦。

如何对待和处理缺陷新生儿，自古以来就存有争议。古希腊哲学家柏拉图（Plato）在其著作《理想国》中倡导将衰弱和低能的个体处死；亚里士多德（Aristotle）在其《政治学》中建议立法不许畸形的孩子活下来；斯巴达人则规定婴儿出生后必须先交长老进行体检，对不健康、畸形者，丢弃于弃婴场，任其自生自灭。在现存的最古老的妇科典籍中，专门有一章提出如何决定一个新生儿有无抚养价值；在某些国家，妇产科医师遇到有严重缺陷新生儿时大多放弃治疗，向其父母报告"婴儿死产"的消息；1974 年美国《儿童虐待预防和处理法》规定，所有罹患重病的先天性异常儿都有接受治疗的权利，医院与医师应尽最大努力，但有 3 个例外：①婴儿长期处于昏迷状态而不能恢复时。②提供治疗仅是延长死亡，而不是有效改善病情。③治疗毫无效果且不人道。2004 年荷兰格罗宁根大学医学院制定了《格罗宁根草案》，规定被确诊为先天性残疾不能治愈或遭受不可治愈痛苦或严重残疾的新生儿，可实行安乐死，并对那些严重残疾的新生儿可以实行安乐死以及是否需要执行安乐死作出严格的规定。

学术界一般将残疾新生儿和缺陷新生儿加以区分。残疾新生儿有 4 种情况：①残疾情况并不影响新生儿今后的体能或智力，或仅有轻度影响。②残疾情况对新生儿今后有一定影响，到达一定年龄可矫正或部分矫正；有一

定的劳动能力及生活自理能力，智力也可达一定水准。③残疾情况对新生儿未来的体能和智能有严重影响，成长后将丧失劳动能力及生活自理能力，且智力低下。④残疾特别严重，不仅无法救治，且在短期内必须死亡。有专家认为，有缺陷新生儿的概念是：①不可能度过婴儿期，已处于临终状态。②处于不可挽救的痛苦中，采用直接治疗和长期理疗都不能得到实质性缓解。③在随后的成长中不可能具有最低限度的人类经验，对他人特别是亲人的照料在感情和认知上没有起码的反应能力。本条目是针对严重缺陷新生儿而言的。残疾新生儿的第四种情况也可列入其中。

目前世界上许多国家面对严重缺陷的或严重疾病胎儿的处理难以作出决定，一方面，是认识到这些缺陷新生儿存在严重生理和心理缺陷，无法治愈，即将死亡，即使能存活的也处于长期极度痛苦中，且需要付出极大经济耗费，无论就其个体，还是家庭、社会而言，都无存活的意义；另一方面，这些缺陷新生儿究竟是一条生命，碍于传统的生命神圣论的观点，特别是由于宗教、文化方面的影响与制约，又使得一些国家和社会难以形成一致的认识，未形成相关立法，医师和患儿的父母亲无所适从。中国就是至今没有关于缺陷新生儿如何处理立法的国家。但中国医学界和伦理、法律界就此开展了研究和讨论，并形成了某些共识。

伦理要求 ①积极推行对出生缺陷的早期干预。采取多种办法，避免出生缺陷新生儿的降生。如接种风疹疫苗、严格控制孕妇早期用药、进行遗传指导、避免接触有害的化学物质、早期治愈

全身性疾病等，防止新生儿缺陷的发生；对妊娠期妇女进行筛查以减少缺陷新生儿的出生，发现结构异常或患有遗传性疾病的胎儿，经知情同意后终止妊娠。②在严格的科学检查基础上，依据现有的医学水平，做好残疾新生儿缺陷程度的鉴定，区分一般缺陷与严重缺陷的新生儿，分别对待。对一般缺陷新生儿要向其父母说明情况，打消顾虑，和医师配合，进行治疗，使其恢复生活能力；对严重缺陷新生儿，是采取放弃治疗，任其自生自灭，或助其安乐死，则需按其父母的意见，由医师协助，履行一定程序处理。③对有严重缺陷新生儿的处置决定，由于新生儿没有能力决定自己生死，理应依法由生父生母或法定代理人决定，但其父母由于缺乏必要的医学知识，必须由医师提供医学科学方面的依据，方能下定放弃或坚持治疗的决心。医师参与是必需的；对于某些有希望经过治疗得到一定程度恢复的新生儿，其父母坚持放弃，医师应尽力劝说，劝说无效，则应履行一定的法律手续，同时提交医院领导或医院伦理委员会处置。④放弃方式的选择。对于不能度过婴儿期、已处于临终状态的新生儿，不存在如何处理的问题。难以处理的是那些处于不可救治的痛苦中，采用治疗不能取得实质性的缓解，即使存活，也不能具有最低限度的人类经验，对其亲人的照护在情感认知上没有起码反应能力的新生儿。对此类严重缺陷新生儿的处置有3种选择，一是任其自生自灭，二是助其安乐死，三是努力治疗。选择何种方式，亦应由其生父母决定。关于助其安乐死，由于中国没有相关立法，无法执行；目前大多选择任其自生自灭的办法，但必须履行合法程序，形成文字记录；对于某些坚持治疗的选择，医师应认真向其生父母说明后果和需要的经济耗费。

（杜治政　李久辉）

lián tǐ yīng'ér lúnlǐ

连体婴儿伦理（ethics of conjoint-twins）

一个受精卵分裂为两个生殖细胞群时未完全分开而形成某些部位连在一起的连体婴儿诊治处置应遵循的伦理要求。连体婴儿又称连体双胞胎，在临床治疗上存在很多难点，其中尤以伦理问题最为突出和复杂。

概述 连体婴儿是一种罕见的先天畸形，在5万~10万次妊娠中只有1例，大多数连体双胞胎在胚胎期已经死亡，能存活分娩者约为20万次分娩1例。连体双胞胎是同一个受精卵分裂成两个生殖细胞群时未完全分离，形成某些部位连接在一起，导致最终发育形成连体双胞胎，这一情况一般发生在妊娠的最初2周。

连体双胞胎所呈现的情况各不相同，医学界根据两个婴儿连接的情况分为以下几类，头颅连胎、胸腹连胎、侧连胎、脊柱连胎等多种连体婴儿，通常归类为对称性联胎与非对称联胎两型。对称性联胎即以胸部联胎居多，其他顺次为臀部、头部、胸腹侧联胎等。非对称性联胎是相连两胎儿大小与发育极不相称。其中之一发育基本正常或正常，称主胎；另外一个则发育不全，或附着于主胎的某一部位，称为寄生胎或寄生物。分为头、胸、臀部寄生胎和胎内胎。

连体婴儿的出生，给他们的家庭、医师、医院、社会提出了一系列难题。面对这些难题，不同的家庭，不同的文化宗教背景，不同的社会、国家将会以不同的理念和方式对待连体婴儿。国内外医学界手术分离成功的连体婴儿多为胸腹连胎，但手术难度较大，术后存活率较低。近半个世纪来，随着检查仪器的现代化，麻醉、外科手术水平及术中、术后婴儿监护水平的进步，连体婴儿的分离手术成功率已大大提高。据文献报告，术后存活一个的达90%以上，双婴均存活的达53%。施行连体婴儿分离手术涉及学科庞杂，对医院各专业的技术水平和各专业间的工作协调配合、组织能力都是一种严峻的考验。

2014年4月10日，据英国《每日邮报》报道，印度赖布尔一对连体双胞胎兄弟自出生起，便在附近的小村庄里引起了不小的轰动。他们共享四只胳膊和两下肢，被当地人奉为"神灵的象征"。尽管医师可以将二人分隔开来，但他们坦言"即使长大了，也永远不想分离，愿意像最初的样子活着"。2016年1月8日，江西九江市都昌县一名孕妇诞下一对连体双胞胎男婴，这对婴儿胸部连体、肝脏相连。2016年2月28日，此对"连体男婴"经过分离手术后成功"分身"。

伦理问题 连体婴儿的最突出的共性伦理问题是放弃还是治疗。主张放弃的理由是，连体婴儿是先天性的残疾，而且常常是两个婴儿共用某一器官，不分离无法生活，分离则一个失去器官，另一个得到器官的婴儿也不一定能像正常婴儿一样生存；从已有的分离手术效果看，少有成功者，且花销的费用十分惊人，因而放弃是合理的选择。反对放弃的理由是，连体婴儿也是人，同样享有人的权利，不经治疗就予以放弃是对生命的不尊重，是对连体婴儿生命权的剥夺；应当相信科学技术的力量，经过实践，总有成功的一天；为挽救一个生命，尽管付出巨大，仍是值得的。目前世界各国依其文化、信仰、价值观的不同，以及医学界的价值取向的差异，各国对待连体婴儿采取的态度也不一，也未有就此立法的国家。如家属要求救治，且能筹措经费，医院和医师愿意作救治的尝试，则积极救治；相反，如果家属无救治的意愿，医师可任其自然死亡，同时向医院伦理委员会或医院领导报告。从具体层面看，对称性连体婴儿的伦理问题与非对称性连体婴儿的伦理问题有所不同。

对称性连体婴儿的伦理问题 ①是否对发育极其迟滞、生命质量严重低下的连体婴儿胎实行安乐死，存有很大的争议；如果在安乐死合法化的法律前提下，如果决定对其实行安乐死应制定何种符合人道的标准，同时要关注如何解决其他相关的冲突等。②连体婴儿成人后生活工作发生困难，增加家庭、社会负担，如何解决？③如何解决连体婴儿昂贵的手术与医疗费用，如2001年3月上海东方医院接受1例连体兄弟分离手术预算为300万~500万元，在卫生资源缺乏的背景下，由谁来承担和负责或者分担风险与各种压力。④连体婴儿如未行分离手术，则可能发生矛盾与行为的不合作，生活中的各种困境如生活方式选择、个性、隐私、情感、性生活与婚姻等问题如何消解与克服等。⑤如果行分离手术，唯一器官应如何分配，如一方再造不成功可能导致死亡之风险何方承担。⑥如何进行心理安抚与避免或规避可能带来的歧视。⑦另一方死亡后行二次手术的伦

理评估和学术价值判断。

非对称性连体婴儿的伦理问题 ①如何对双方（双侧）发育质量（品质）进行医学评估，其依据基础、评估程序和人员是否符合法律约制？②如何在评估和手术过程中，解决生命神圣论与生命质量论的冲突？③被舍弃或接受被动安乐死一方如何获得尊重，是否享有名誉或其他可能潜在权利？④此类连体儿分离手术存在很大的难度，对技术和条件均应有所规范；对承担此类分离术的医疗单位与医师亦应进行资格限制与审核。⑤是否须对媒体新闻有必要的限制？⑥对家属应有何种伦理要求？

伦理共识 ①对分离手术必要性进行论证。分离手术的目的可分为拯救生命和改善生活质量两种。如果不及时进行分离手术将危及另一个生命或两个生命时，及时行分离是必要的。除不能活过婴儿期；或者生活处于长期痛苦中，直接医疗、长期医疗无法缓解；或者没有最低限度的人类经验，对别人的照料没有起码的反应能力之外的连体婴儿，都具有分离手术的意义。②对分离手术可能性和安全性进行论证。连体婴儿的类型、分离难度和分离后的不良后果，是评估分离手术可能性与安全性的重要依据。在头部连体、胸腹连体、脐部连体、坐骨连体、颅骨连体、臂部连体等连体类型中，胸腹部连体婴儿最为复杂，90%的胸腹连体婴儿不适合分离手术，应予放弃手术；如果不存在"心连合"的脐、剑连合体，只要有独立的心脏、有各自的消化道、独立的胆囊、肝外胆道、双肾、膀胱等，主要是心包、膈、肝脏或其他肠道连体的，目前的医疗条件，分离手术

有一定的成功率。③关于牺牲分离手术的伦理原则是：被牺牲的婴儿自身已经无救治希望；如果两个个体都可救治而生存，而其共享器官又难以分割，他们的监护人或医师不能以改善生命质量为由分开他们而造成其中一个死亡；被牺牲的婴儿是寄生在或完全依靠另一个婴儿的生理功能而存活；另一个婴儿是可以救治的，而他的或她的个体生命正受到寄生或依赖婴儿的严重威胁，不通过分离，两个婴儿都会死亡，但通过分离，其中一个可能存活。④分离手术的技术审查，其中包括：手术指征是否明确，麻醉方法是否周全，医疗机构在防感染、消毒、抢救、备血等方面的保障措施是否到位，手术的多学科合作机制是否通畅，手术人员是否具备相应的资历和相关履历，手术方案变更时多名医师协同诊治的机制是否到位等。

(孙慕义　杜治政)

értóng yīliáo bǎojiàn quánlì

儿童医疗保健权利（children's right in health care）

儿童生存、身心健康以及在疾病诊治过程中享有的权利。儿童医疗保健权利与儿童权利一样，具有普适性和道义性，是所有国家所有儿童均应该享有的权利。由于儿童受年龄的限制，其自主与认知、对事物的判定能力与成人有所不同，故而儿童健康权利有其特定的要求。

概述 儿童健康权利源于儿童的一般权利。20世纪初，新教育革新运动开始关注于儿童。在波兰，一位著名的犹太医师（兼诗人），被称为儿童权利之父的雅努什·科尔恰克（Janusz Korczak）在华沙创办一家孤儿院，收养了200多名孤儿，他潜心抚养和教育

这些孤儿，并倡导保护教育儿童的理念。他在儿童权利保护方面进行了探索性的工作。后来，法国著名教育学家、教育改革家塞莱斯坦·弗雷内（Célestin Freinet）也开始儿童教育的探索工作。1912 年，国际联盟建立，同时设立了专门的儿童法庭。1913 年，创建了保护儿童的国际联合会。1919 年，在日内瓦由国际联盟创建了儿童保护委员会。1923 年，在日内瓦由埃格兰泰恩（Eglantyne）女士起草了《保护儿童宣言》，同时埃格兰泰恩女士成为救济儿童国际联合会的奠基人，其宣言的五项基本原则成为保护儿童的基本原则。1924 年，在日内瓦由救济儿童国际联合会宣布了首部具有法律体系的《儿童基本权利宣言》。1946 年，创立了联合国教科文组织和联合国儿童基金会。1959 年，联合国大会通过《儿童权利宪章》，明确了各国儿童应当享有的各项基本权利。1978 年，波兰政府建议联合国制定有关保护儿童的国际公约。1979 年，《儿童权利公约》起草工作开始。联合国将该年定为国际儿童年。1989 年 11 月 20 日，在第 44 届联合国大会上《儿童权利公约》获得一致通过。在其序言中强调保护儿童的必要性。2000 年，联合国确定每年的 11 月 20 日为世界保护儿童权利日。截至 2005 年 11 月，全世界已有 192 个国家签署《儿童权利公约》。中国是通过《儿童权利公约》决议草案的共同提案国之一，中国签署和批准加入了该公约，保留对生命权的解释权并且致力于通过立法和行政措施，将公约所规定的各项基本标准在全国实施。

儿童医疗保健权利，包含在《儿童权利公约》的儿童生存权利之中。所有儿童都享有生存和发展的权利，应最大限度地确保儿童的生存和发展，有权接受可行的最高标准的医疗保健服务；儿童不应因其本人及其父母的种族、肤色、性别、语言、宗教、政治观点、民族、财产状况和身体状况等受到任何歧视；任何事情涉及儿童，均应听取儿童的意见。儿童的健康权在其他权利中也有具体要求。保护权要求保护儿童免受歧视，免受身体及经济剥削和虐待，免受战乱、遗弃、照料疏忽；当儿童需要时，随时提供适当的照料或康复服务；发展权要求接受一切形式的（正规的和非正规的）教育，向儿童提供良好的道德和社会环境，以满足儿童发展过程中的身体、心理、精神的需要；参与权明确了儿童参与家庭、文化和社会生活的权利，包括儿童有权对影响他（她）的任何事情发表意见。

医疗健康权利 ①儿童享有正当的医疗权和健康照护权。包括降低婴幼儿死亡率；向所有儿童提供必要的医疗援助和保健；免费接受各种预防免疫措施；患病时及时得到较好的医疗；特殊的灾害与事故中如损害或危及身体和生命时，应优先受到救治与保护等；消除疾病和营养不良现象；保证基本与不断提高生活水准，如按时优质就餐、清洁饮水，免受环境污染的危害；确保母亲产前产后保健；向社会，尤其是父母介绍儿童卫生、保健、母乳喂养、环境卫生、防止意外事故等方面的基本知识等。②儿童拥有正当的身体权利。身体权与生命权、健康权密切相关，身体是生命的物质载体，是生命得以产生和延续的最基本条件，身体权对儿童至关重要。儿童的身体权要求保护身体组织的完整及其肢体、器官和其他身体组织并不受他人侵犯的权利，包括拥有性不受侵犯的权利。③儿童治疗、体检中享有知情同意的权利。应始终尊重儿童明确表达同意或拒绝手术或参加研究的意愿；儿童的知情同意在其不具备判断能力时由其父母代为行使，在其具有判断、选择能力时应听取儿童本人的意愿。④儿童作为受试者参与医学研究时，应严格遵循无伤害、知情同意、优先选择年长儿童的原则，避免可能使儿童受试者身体损害、心理危害、法律风险和经济危害；儿童作为受试者的临床试验予以伦理与法律的严格监控。治疗或医学研究中，在征求孩子同意以及孩子父母或者监护人许可方面必须符合相关伦理与法律规定。

（孙慕义　李久辉）

lǎoniánbìngkē lúnlǐ

老年病科伦理（geriatric ethics）　按照老年人疾病治疗和健康的需求为其提供的治疗、护理和其他健康服务应遵循的伦理准则。

概述　据联合国估计，至 2017 年为止，全世界已 60 岁以上的老年人口占总人口 13%，到 2025 年全世界 60 岁以上的老年人口将达 11 亿，占总人口的 13.7%，到 2050 年，60 岁以上的老龄人口总数将近 20 亿，占总人口 21%。2011 年中国人口普查数据显示，60 岁及以上人口比例已经达到 13.26%，2017 年中国全国老龄办宣布，截至 2017 年末，中国 60 岁及以上人口为 2.54 亿，占总人口的 18.1%，这意味着中国已经进入严重老龄化阶段。老年人的数量及其所占人口比例急剧增加，老年病发病率日益增多，成为影响老年人健康和寿命乃至于社会整体健康水平的突出问题，老年病的预防、治疗和健康保健日趋重要。

老年人在其青年和中年期间，为社会尽力尽责，作出了自己应有的贡献，晚年理应得到应有的合理的医疗照顾。人的身体退化与衰老是自然规律。为老龄患者服务是全人类共同的事业。1991年第46届联合国大会通过的《联合国老年人原则》提出了独立、参与、自我充实和尊严等原则用以指导促进老年人的生命质量，具体到医疗照护领域的要求是："老年人的健康要在既合乎人道又安全可靠的环境中得到保护；老年人有权利得到来自家庭、社区、医院和其他机构的照顾和保护；老年人有权利得到保健服务来预防或延缓疾病的发生；老年人有权利得到来自社会的法律服务以提高其自主能力；老年人在接受照护时应能享有人权和基本自由，有权利对照顾方式和生活质量作出选择。"1992年10月第47届联合国大会通过的《老年问题宣言》明确指出："老年人享有追求和获得最高程度健康的权利。"这些文件为老年病科伦理的建设提供了指导性意见，具有重要意义。

老年病科主要收治60岁及以上老年内科病患者，诊疗范围包括老年心血管疾病、老年内分泌疾病、老年呼吸疾病及老年多器官系统疾病等。老年人的疾病、治疗、护理和日常照护具有自身的特点，老年病科要根据老年人的特点和老年疾病的特殊性提供适宜的医疗服务，提高老年人的生存质量，加强对老年人的尊重和医疗照顾，做好老年保健与老年病研究，强化关爱老龄患者的职业道德意识，这对老年病科室

的伦理规范和医务人员的职业道德建设提出了很高的要求。

伦理要求 ①尊重老年患者的人格，关爱老年患者。老年病人由于患有各种疾病，在行动和智力方面常出现种种障碍，说话啰唆，思维迟钝，记忆力减退，大小便常不能自控，这是自然规律所致，从事老年病科的医务人员绝不能因此而嘲弄他们，不尊重他们的人格。相反应给他们更多的关心体贴，更不能虐待他们。老年病科室应保证提供细致的规章制度、充分的培训、专业服务和支持以减少发生虐待的可能性。②维护老年病人的自主与权利。老年病人有时难以准确理解有关自身的医疗与健康信息，不能为自己作出明智的决定，过分地依赖家人。医务人员应谨慎处理尊重老年病人的自主权利和家人照管的关系，老年病科室应该制定相关的伦理规范和行动预案，通过提供切实的医患沟通、组织家庭会议、完善授权书，对家人加强健康教育等方式，帮助老年病人与其家人达成一致，切实保障患者的权利和利益。③注意保护老年病人的隐私，坚持性别平等原则。老年病人由于种种原因，特别容易将个人隐私暴露给医护人员和其他人。医务人员应重视和维护他们的个人隐私，不传播、不扩散，并制定专门的伦理规范和行为守则，以确保患者的隐私受到尊重和保护。科室应强化性别伦理教育，特别重视女性老年病人隐私和人格尊严的保护，一视同仁地善待女性老龄患者，保证其地位平等。④不断创新发展，提高老年病人医疗照护水平。老年病房要加设防止摔跌和相应的生活设施，防止老年病人摔倒，方便老年患者的起居生活；医疗

机构应积极尝试服务创新，通过诸如增设家庭病床、培养全科医师和家庭保健医师、培养老年病专业社区护理人员等方式，为老年人提供全方位高质量的医疗保健服务；加强老年病学与老龄问题的科学研究；协助和指导社区老年健身设施与保健体系的建立，帮助建立老年人定期体检制度和建立健康档案等。这些都是老年病科室医务人员应予承担的社会责任。⑤合理分配和公正使用卫生资源。随着老年病人的数量及其治疗费用的增加，卫生资源需要量急剧增加，供给短缺的矛盾也在不断加剧。老年病人对专业的医疗护理人员和医药资源需求的增加会导致治疗费用大幅度上升，但老龄人群的医疗支付能力和老年病科室的经济回报都较低，这使得市场规则下老年病科的发展受到制约。国家和医疗卫生机构应有计划地进行资源整合以及合理配置，力求解除老龄患者的费用压力，尽可能为其提供最佳水平的治疗和照护。老年病科的卫生资源分配难题，特别是农村与城市卫生资源分配不均问题，是目前中国老年病科伦理学最首要的伦理难题。在中国，农村老年人比率超过城镇地区，而农村地区卫生资源投入相对不足，老年人疾病诊治水平与能力地区之间存在不平衡，国家必须进一步深化医疗改革解决这一问题，老年病科室与专业人员则有义务积极参与和推进这一过程。

(孙慕义　马晶　程国斌)

lǎoniánbìng zhěnzhì lúnlǐ

老年病诊治伦理（ethics of geriatric treatment）医务人员在诊治老年病过程中应遵循的伦理要求。老年人是人口中的一群特殊人群，由于人的老化，人体组

织结构和生理功能均出现一系列变化，老年人病常呈现由于机体自然力衰退致病多、病程长、多脏器合并症多、自然修复率低等特点，在诊断、治疗、护理等方面均有其特殊性，使得对老年病的诊治工作具有一些特殊的伦理要求。

概述　目前常见的老年病主要有高血压、冠心病、慢性支气管炎、前列腺增生、脑血管疾病，各种癌症，如胃癌、膀胱癌、食管癌、结肠癌、肝癌在老年期也日趋增多，阿尔茨海默病、帕金森综合征，则是高龄老人的常见病。老年人常常可同时合并存在多系统疾病和慢性疾病，病程长、疗效差、病情变化快、不稳定、易反复、康复缓慢、容易发生合并症及留下后遗症，同时老年病人感知觉衰退、情绪和人格特征等心理变化也较大，往往产生孤独、焦虑、抑郁，甚至恐惧、多疑和悲观心理，不易配合诊治，自理能力差，护理困难，可能导致医患沟通不畅、疗效不够理想等结果。这些都要求医师在选择医疗手段和制定治疗方案时，应根据老年病人的特点和治疗目标，设计数种方案，优选疗效最佳、代价和风险最小的方案施行，同时还要加强医患沟通，征得患者和家属的同意及配合。老年人普遍希望受人尊重，偶尔挑剔、情绪易于激动等。医务人员应格外尊重老龄患者，虚心诚恳地对待他们提出的意见和建议，尽可能满足其合理要求，避免刺激性的语言。即使患者意见不正确或对医务人员有误解，医务人员也应理解与宽容，耐心聆听倾诉，反复说明，与其做知心朋友。

伦理要求　①坚持预防、保养为主的原则。要引导老年病人重视生活方式的调整和健康习惯的养成，老年人常可因某种大意而引起急、危、重症出现，因此要特别提醒其本人与家属注意保暖，防摔防跌，合理安排饮食，生活规律，改掉不良生活习惯，正确用药，预防交叉感染。②细心观察，慎重处置。老年人生理功能减退，机体抵抗力下降，大多数生理指标都有明显变化，发病率有所增加，尤其易患多系统疾病和退行性疾病，而且病情变化快且不稳定，病情与主诉以及症状往往不完全一致，这些都要求医师在诊疗时要格外细心，不容丝毫马虎。平素应密切细致观察病情变化和情绪波动等，并及时予以处置。对重点老年病人应给予个性化关注和特殊照护，集体定期进行病案分析和检讨，选择最佳的治疗方案。③重视心理调节和心理抚慰。老龄患者情绪易于变化、不够稳定、多疑并容易缺乏康复的信心。老年病科室应引进专业的心理工作者，加强对医务人员心理学技能的培训，特别注重老年病人的心理状况，耐心做好解释、安慰、劝导工作，进行积极有效的心理干预，防止或减轻抑郁等情绪的发生，保持老年病人的心理愉快和乐观的情绪。医护人员应主动和老年病人交流，对其进行耐心解释与细致说明，帮助其正确认识病情，使其解除心理压力和顾虑，增加战胜疾病的信心。④坚持最优化和循序渐进的原则，医务人员尽以最大努力争取最佳疗效，选择实施临床证明为最佳的诊治手段并达到当时当地医学实际发展的最高水平。医务人员尽最大努力确保诊疗安全无害，痛苦最小；在对老年病人诊治过程中，要遵循循序渐进的原则。特别要考虑老年人的承受力，杜绝责任性伤害，防范意外伤害，把必然性伤害控制在最小范围和最低程度，并求得最佳治疗效果；当伤害涉及老年病人、他人、社会多方利益时，以优先考虑老年病人、同时兼顾社会公益为原则。⑤坚持尽力、有节制、可持续的原则，处理好提高老年病人生活质量与延长寿命之间的平衡。对某些无法救治的晚期慢性病老年病人，应与患者本人和家属充分沟通、共同协商，谨慎调适生活质量、生命质量与延长生命目标之间的平衡。终末期老年病人有器官的损伤和衰竭，快速准确的诊断是一切的前提。是否有必要以人工方式维系生命，应取决于尊重自主，不违背医疗行善原则；如果老年濒危病人拒绝使用生命系统、复苏器和其他生命辅助装置，使其生命延长，应严格遵守知情同意的伦理程序，并由法定负责人或独立伦理委员会审查予以批准后，方可施行"放弃治疗"等决定。在其弥留期间，应努力提高其生存质量和维护其尊严，满足其条件允许下的各种要求与愿望，最后安详离世。⑥理解和尊重老年病人。在提供耐心与细致的诊治和护理的同时，应格外尊重老年病人的人格与尊严，维护他们的各种权利和利益。老年病人因为认知能力衰退或病情影响，常会缺乏正确理解疾病与医疗信息、作出正确医疗决策的能力，在经济、照顾和心理上都对家人更加依赖，医务人员应积极与家属沟通配合，在确保老年病人自身的权益得到保障的同时，处理好各种关系。⑦支持和慎重对待放弃治疗的老年病人。人总是要老和要死的，有些老年病人因为不愿忍受痛苦，不愿给家人和社会增加负担，要求减少甚至放弃治疗，并为此立有生前预嘱，或对家人和与医师有明确的交代，医务人员在确认所患疾病没有治疗意义且极度痛苦的前提下，有国家相关法律的允许，对患者的要求及家属的认可应予以支持，做好离世前的各项抚慰、善终工作，帮助患者安然离世。

(孙慕义 包玉颖 马晶)

Pàjīnsēnbìng zhěnzhì lúnlǐ

帕金森病诊治伦理 (ethics of diagnosis and treatment of Parkinson disease)

多发生于中老年人群由中脑黑质和黑质纹状体的神经递质多巴胺减少引起的慢性中枢神经系统退行性病变的诊治伦理。帕金森病又称震颤麻痹，最初由詹姆斯·帕金森 (James Parkinson) 于 1817 年以"论麻痹震颤"为题报道。

概述 帕金森病是一种慢性发展的中枢神经系统退行性疾病，症状通常缓慢地出现，疾病的早期最明显的症状是震颤、僵硬、运动缓慢、步行困难，晚期阶段常会出现痴呆和其他行为问题，1/3 以上的患者常见抑郁和焦虑症状。主要影响运动系统，以静止性震颤、肌张力增高、运动迟缓为主要症状，也可能伴随一些思维和行为问题。一般在 50～65 岁开始发病，发病率随年龄增长而逐渐增加，60 岁发病率约为 1‰，70 岁发病率达 3‰～5‰，发病人群中男性稍高于女性。由于疾病发展过程比较缓慢，在疾病早期患者有一定的劳动能力、生活能够自理、震颤也不显著的时候，患者自己往往忽视疾病的危害。但随着病情进展，其劳动能力逐渐丧失，生活自理能力显著下降，患者常常出现精神萎靡、情绪低落，出现焦虑、抑郁等征象，对工作、学习、家庭、前途丧失信心，常有自责和自卑观念。随病情加重，患者会逐渐丧失生活自理能力，变得表情呆滞、精神冷漠，与人沟通能力下降。帕金森病的病因尚未明确，公认其为神经细胞退行性病变所致，主要病变部位在黑质和纹状体。由于该病病程长，家庭负担较大，尚无有效的治疗方法，对患者来说十分痛苦，患者知晓疾病预后，极易产生悲观厌世和恐惧、绝望心理，故在治疗过程中坚持正确的伦理原则十分重要。

伦理要求 ①为帕金森综合征患者创造良好的治疗和休养环境，尽可能改善患者生活质量，缓解症状的加重，维护其人格尊严。②向患者及其家属介绍相关疾病知识，向其提供必要的知识材料和医疗、护理指导，帮助其认识疾病的特点、表现、治疗和规律，帮助患者及家属树立对待帕金森病的正确态度。③由于该病目前的药物和手术治疗副作用和风险较高，且疗效并不确定，干细胞治疗技术尚不成熟，故应鼓励患者尽可能多地进行体力活动，坚持练习行走，参与人际交往和互动，培养业余爱好，创造良好的心理环境，帮助患者克服悲观失望、焦急烦躁等消极情绪，促进其保持较好的身心状态和较高的生活质量。

(孙慕义 包玉颖 马晶)

chuánrǎnbìngkē lúnlǐ

传染病科伦理 (ethics of infectious diseases)

在传染病防治过程中应遵守的伦理规范和道德义务。传染病是由病原体如细菌、病毒、立克次体、衣原体、支原体、原虫等通过各种途径引起的传染性疾病，具有传播迅速的特点，对社会危害极大，在防治和患者管理上具有与他疾病患者相比的一些特殊要求。传染科的伦理对于防止传染病的扩散和促进传染病患者的康复具有重要意义。

概述 传染病是危害人类最凶险的疾病。早在公元前 430～前 427 年，雅典鼠疫大流行，近 1/2 的人口死亡；公元 165～180 年，罗马帝国发生一场黑死病瘟疫，在此其流行的 15 年内，导致罗马帝国 1/3 的人口死亡；公元 542 年 4 月，拜占庭帝国的首都君士坦丁堡鼠疫流行，在高峰期间，每天有 1 万人死亡，后传至北非、欧洲，殃及当时所有著名国家，持续 50～60 年，死亡总数近 1 亿人；进入中世纪后，鼠疫等传染病仍反复多次暴发，其中从 1894 年开始，并持续至 20 世纪中叶的第三次鼠疫大流行，包括 1910 年在中国东三省发生的鼠疫在内，近千万人死亡；此后，流行性感冒、埃博拉病毒病、疟疾、结核病、禽流感、艾滋病等，一直肆虐人类，特别是 1981 年首例艾滋病患者发现至 2018 年以来，感染人数超 7910 万，死亡人数达 3500 多万。人类与传染病做斗争，仍任重而道远。

传染病学是在同传染病作斗争中逐步发展起来的。希腊著名医师希波克拉底 (Hippocrates) 的著作 *Air, water, and place*，最早用 epidemic 来表示疾病的流行；同期，中国的《史记》用"疫""大疫"表示这种疾病大流行的特点；从 18 世纪末至 20 世纪初，传染病逐渐形成自己的独立学科体系，此时期的英国、比利时出现的一批学者，先后对天花、产褥热、霍乱的病原体进行了研究，为传染病学奠定了基础；18 世纪英国流行病学家、医学统计学的奠基人威廉·法尔 (William Farr)

创造了生命统计系统研究公共卫生，随后英国学者（Gapton）创立了相关系数，皮尔逊（Pearson）提出了卡方分布，蔡平（Chapin）明确了二代发病率的概念，这些方法学的创新，促进了传染病学的迅速发展。

传染病防治伦理问题引起关注，始于20世纪80年代～21世纪初。艾滋病的防治过程中，反映出了诸多伦理问题，而这些问题如何处理，都涉及艾滋病防治的成功与失败；严重急性呼吸综合征（severe acute respiratory syndrome，SARS）传染病肆虐期间，从事传染病防疫的医务人员如何面对可能的感染，如何尊重传染病患者的自主，如何处理患病人群与健康人群的关系，传染病病原体的研究成果的共享与保密，国际合作与国家主权等现实难题，都将传染病防治的伦理提到了议事日程，因而引起了对传染病防治伦理的研究。

伦理原则 ①正确对待传染病患者的自主权。传染患者和其他患者一样，同样享有自主权，应当听取他们的意见，尊重他们和他们家属的合理要求，但传染病的患者由于所患传染病的某些特点，他们行使自主权方面又有某些特殊要求和必要的限制。在选择医院方面，要根据控制疾病扩散的需要，依据当地卫生部门的安排，在指定地点和医院就医，不能随意选择医院和转院；在接触他人与人群及活动范围方面，要服从防止病原扩散的要求，遵守某些必要的限制和规定；传染科医务人员坚持执行此类相关规定是正确和必须的。②尊重传染病患者的人格尊严。由于防止传染病扩散的需要对他们实行必要的限制，但他们的人格尊严和其

他患者一样，绝不能因为他们患有传染病而歧视他们、侮辱他们。任何歧视与讥讽都是不能容忍的。③掌握必要隔离的界限，防止无限扩大隔离的范围和时间。为防止传染病的扩散，尽可能提高治疗效果，缩短治疗时间，在一定时间和地区对传染病患者实行某些限制是必需的。但这种限制终究是对个人自由与自主的限制。限制必须限定在必要的范围和时间内，任意扩大限制的时间和范围，不但无益，反而可激起患者的不满，不利于传染病的控制和治疗。④树立大局意识，信息共享。在传染病的科研和病原体的发现方面，一旦有新的发现，应及时向传染病管理部门和WHO报告，以便及时通报各地，为防止扩散和治疗赢得时间，避免更多的人群死亡。传染病的肆虐是没有国界的。以所谓的个人或国家利益之名，对病原体的发现或涉及有利于防止扩散的发现、发明保密，是不道德的。⑤遵守和认真执行传染病的相关法规。为防止传染病的扩散，国家和WHO制定了诸多法律或规定，这些法律或规定是防治传染病的重要武器。如传染病的报告制度、隔离与消毒的制度、检疫检验制度、隐私保密的特殊要求等，传染病科的医务人员都必须认真执行，不可懈怠。⑥正确处理好医务人员无私奉献和保护医务人员健康安全的关系。面对传染病患者，医务人员应具备无私奉献、不畏艰险、热爱本职工作、忠于职守的良好品德和全心全意为患者服务的人道主义精神。但医院和传染病科室也应注重保护医务人员的健康安全，加强传染病防治专业知识和技能的培训，保障传染病防治所必需的药物、器械和安全设施

的供给，合理安排救治工作，避免医务人员因为被传染疾病传染而发生生命健康损害。

（社治政 马 晶 程国斌）

qiángzhì zhìliáo

强制治疗（compulsory treatment）某些特殊情况下需要的非自愿性治疗。通常是在国家为避免公共健康危机和维护社会秩序，强制对患有可能造成公共健康危机和社会秩序疾病的人进行治疗，达到治愈疾病、防止疾病传播、维护公众健康利益。强制性治疗具有非自愿性、公益性的特点，一般包括患有性病、吸毒、重度精神障碍、严重（甲类）传染性疾病患者。

概述 由于患有性病、吸毒、重度精神障碍、重度（甲类）传染病的人，不仅危害本人的健康，而且可能给社会公众的健康和社会秩序带来威胁和危害，为阻止和防控其严重后果的发生，各国政府对这类患有威胁公共健康和社会秩序的性病、吸毒、重度精神障碍、重度（甲类）传染病患者，均采取在一定期限内约束他们的自由，强制对他们进行治疗的办法。如加拿大对于有危害性患者的强制治疗的法律程序是：申请、精神病院审查、上诉与定期复查等；英国的《精神卫生法》对强制治疗法律程序明确规定为：必要性评估、专家委员会讨论与审查、精神卫生法厅批准等。中国《刑法》第十八条、《精神卫生法》（草案）第二十九条、《传染病防治法》第四条、第三十九条以及国务院颁布的《强制戒毒办法》第二条的规定，接受强制治疗患者分为以下3类：第一类，精神病患者：指犯罪的精神病患者及重型精神疾病患者；第二类，传染病患者：包括甲类传染病患

者、病原携带者和乙类传染病中传染性非典型肺炎、炭疽中的肺炭疽以及人感染高致病性禽流感患者；第三类，吸毒人员：指注射毒品成瘾人员。

伦理要求 ①正确理解和处理强制与患者自主和自愿的关系；一定期限内的强制治疗虽有违自主和自愿原则，但为避免这些疾病对社会人群的伤害，同时也为患有此类患者的康复创造条件，无论从本人的根本利益，或者从伦理学角度看，极特殊情况下的强制治疗都是需要和正确的，社会、医疗机构和患者家属，都应予以支持；家属应当正确理解患者个人暂时受限与社会利益的关系。②必须依据国家相关法律的规定，严格掌握强制治疗的病种和具体对象，不能任意扩大强制治疗的病种范围和对象；当患者所患疾病对人群的威胁解除后，应及时取消强制，不得任意延长强制期限。③强制治疗期限内，患者的人格尊严和政治权利必须受到尊重，不能对患者进行任何形式的侮辱、讥讽。④在患者接受强制治疗期间，应为患者提供正常生活和需要的各种服务，保证他们的吃、住和其他正常生活不受影响；患者家属应该给予患者必要的关照和爱护，尽力减少对患者心灵的伤害，绝不能弃置不管。⑤保护患者的隐私，不得在不必要的范围和场合扩散患者接受强制治疗的消息；对在接受强制治疗期间为防止意外的发生所设置的监控录像，应事先告知家属；摄取的录像资料仅限于预防意外或警方调取证据用，不能任意公开传播，如需将录像作为教学资料使用，应征得患者本人的同意。

(孙慕义　许启彬)

jīngshénkē lúnlǐ

精神科伦理 （psychiatry ethics）　精神科医护人员在精神病诊断、治疗、护理、康复实践中应遵循的基本道德规范。精神病患者与其他疾病患者相比有显著不同，精神科的医护人员在诊断、收治、护理、康复精神病患者过程中，有特殊的伦理要求，承担着特殊的伦理道德责任。

历史　精神病至今仍是一个难解之谜，精神病患者长期被视为魔鬼、发疯而非常态之人。在中世纪的欧洲，大多数人认为精神病患者是疯子或白痴，都在当地或家中看管，或者送至当地的疯人看管者那里看管，对待精神病患者全凭囚禁的方法，他们被链子锁住，任意遭遇最愚昧和最野蛮的所谓治疗。在中国，中医把精神失常疾病称为癫狂，认为是由七情内伤，饮食失节，禀赋不足，致痰气郁结，或痰火暴亢，使脏气不平，阴阳失调，闭塞心窍，从而导致神经逆乱。癫病以精神抑郁，表情淡漠，沉默痴呆，语无伦次，静而多喜为特征，治以理气解郁，畅达气机为其大法；狂病以精神亢奋，狂躁不安，喧扰不宁，骂詈毁物，动而多怒为特征。降火豁痰以治其标。同时，移情易性不但是防病治病的需要，也是防止病情反复或发生意外的措施。精神病学的历史可以追溯到瓦尔萨瓦（Valsalva）、皮内尔（Pinel）、基亚鲁吉（Chiarugi）等的研究工作，他们更新了精神病理学的基本概念，并使精神病的治疗更为合理。从19世纪开始，传统管制精神病患者的机构受到了检查，并接受了改造，私人疯人院处于严格的监控之下。1838年在法国皮内尔的改革及拿破仑一世的法规中，要求每一个

县区或建立自己的公立疯人院，保证为精神病患者提供适当的措施。法规还确定设置卫生官员，赋予行政官员监督权。1850年比利时也通过了相似的立法。从19世纪30年代起，英格兰的精神病院开始采用非强制性的治疗原则，法国、德国和意大利的改革家们还对精神病院环境进行了改造。19世纪的许多精神病院位于郊区，它们往往成为自给自足的群居住地，有农场、作坊和车间，甚至还有温泉，精神病患者在劳动中得到治疗，对他们的照料和治疗越来越依赖于精神病院管理的新"科学"。但是，越来越多的精神病院的建立同时也敲响了警钟，当诸如酗酒、手淫、性癫狂、神经病、官能神经麻痹等当作精神病并入住精神病院时，精神病患者并未得到预期的治疗和康复，精神病院的性质发生了变化，而成了"废品收集站"，并招致社会的批评。由于精神病院的危机日益迫近，促使精神病学家付出巨大努力，探索精神病的治疗方法。20世纪初，出现了治疗精神疾病的新希望，其中尤其以西格蒙德·弗洛伊德（Sigmund Freud）的精神分析法最为瞩目。弗洛伊德认为，潜意识受压是神经症产生的原因，如果用"自由联想"的方法使患者说出一切，以精神分析为核心与患者谈话，这种压抑可以得到释放；而精神疾病的分类也取得了很大的进展，这种分类区分了精神病（严重的精神错乱）和神经症，区分了器质性病变和心理变态，特别是将精神病（躁郁症）与精神分裂症区分开来，为精神病的管理和治疗带来重大变化，也为对精神病治疗和管理的人性化迈出重要一步。在此背景下，疯人院受到了严厉

的批评，取缔疯人院的呼声日益高涨。20世纪60年代以来，英国和其他国家对疯人院实行缩减政策，1980~1989年，英国关闭了30家精神病院，政府批准至1995年再关闭38家。

精神病的伦理争论并未止步。由于19世纪精神病院未能实现治愈精神病的许诺，引发了一场精神病治疗的革命，首先是发热疗法，这种疗法是向患者注射一定剂量的疟原虫，奥地利精神病学家瓦格纳·贾雷格（Wagner Jauregg）提出，并因此获1927年的诺贝尔生理学或医学奖；然后是胰岛素疗法，澳大利亚医师扎克尔（Sakel）提出大剂量的胰岛素所致昏迷可使精神分裂症患者脱离清醒状态的精神痛苦；同一时期由意大利人切莱蒂（Cerletti）于1938年首先使用了电休克疗法；20世纪30年代葡萄牙医师安东尼奥·埃加斯·莫尼斯（Autóuio Egas Moniz）发明了脑叶切除术，切除眼球后面的大脑前叶，以控制精神病的暴力行为和减轻临床上精神压抑状态。这些方法对于治疗无望的患者产生了一定的效果，但这些方法由于崇尚暴力及其带来的创伤，给精神病患者带来了重大伤害，引起了患者和社会的强烈不满。精神病患者仍面临痛苦的折磨。1950年后，人们开始探寻药物治疗，如治疗精神分裂症的氯丙嗪，治疗躁郁症的锂制剂，在控制患者行为方面取得了可观的效果，但药物革命只成功了一半，由于对精神病患者的致病原因不明，患者大量用药的反应尚不明确，药物应用引起的嗜睡和精神呆滞随处可见，药物革命远未完善。人道地对待精神病患者仍有很长的路要走。

1977年在美国夏威夷召开的第六届世界精神病大会，与会者考虑目前有人可能用精神病学的知识、技术做出违反人道主义原则的事，有必要探讨精神病学的特殊道德含义，为精神病科医师制订出一套高尚的道德标准，会上一致通过了《关于精神病医学伦理的原则》，即《夏威夷宣言》；1983年在维也纳对此宣言作了更新。为了反映不断变化的社会态度和新的医学进展对精神科专业的影响，世界精神病学协会再次对其中的一些道德标准进行了审阅和修订。世界精神病学协会（World Psychiatric Association，WPA）1996年在马德里和1999年在汉堡召开了两次全体理事会，出席对象为各成员国（地区）的精神科学会主席或代表，会议通过了一些重要文件，包括现代精神科医师的道德准则《马德里宣言及其补充》，成为当今国际社会公认的精神科道德规范。中国也特别重视精神科伦理的建设，中国医师协会精神科医师分会于2010年11月9日提出了"中国精神科医师道德伦理规范"，宣告了中国对精神科伦理道德的重视，并开始重视精神科伦理的建构。2012年10月26日第十一届全国人大常委会第二十九次会议通过的《中华人民共和国精神卫生法》，规范了中国精神障碍的预防、诊断、治疗、康复和管理，以及相关的保障措施和法律责任，使对精神障碍患者人性化的诊治和管理，前进了一大步。经过长期的实践和探索，国内外已经形成了精神科的伦理共识。

伦理原则　①坚持为精神病患者服务的宗旨。精神科医师应遵循公认的科学、道德和公益原则，为精神病患者提供最佳治疗，使精神病患者尽可能少受病痛折磨，促进精神病患者的身心健康，恢复患者自理生活能力，尽最大努力为患者的切身利益服务。②尊重精神病患者人格和权利。"把精神错乱的人当作一个人来尊重，是我们的最高道德责任和义务"（《夏威夷宣言》）。治疗中要尊重患者的人格，维护其对生命和健康的自主权，尽力满足他们的合理要求；理解、同情和关爱他们，绝不能歧视、欺骗、愚弄他们，即使对受幻觉、妄想支配而发生冲动伤人、毁物的患者，也要冷静对待；精神病患者康复后，其恋爱、婚姻、就业等权利，都应得到保障。③在采取任何处置或治疗前，患者应当知情并得到他们的同意。精神科医师应把病情的性质、拟作出的诊断、治疗措施，包括可能的变化及预后告知患者，便于患者作出选择；当患者因精神障碍不能作出正确决定时，医师应当与其家属或监护人进行商讨，征得家属或监护人的同意；必要时可寻求法律咨询来维护患者的法律尊严和合法权利；任何治疗的实施都不能违背患者的意愿，除非拒绝治疗可能会给患者或其周围人带来生命危险；治疗必须以患者的利益为优先。④对精神病患者治疗手段的选择，要从患者的具体情况出发，首先选择温和而无副作用的心理治疗、工娱治疗，尽量不用药物治疗；能用药物治疗的，尽量不用昏迷、电休克、外科治疗；治疗的副作用愈大，选用时愈要审慎；对于某些难以控制自己行为的患者，尤其是狂躁型患者因冲动而可能发生暴力行为伤害自己或他人时，在没有其他替代措施情况下可实行约束、隔离等保护性医疗措施，并在实施后告知患者家属或监护人；对精神病患者的管理，应当尽量选择对患者自由限制最少的治疗干预方式。⑤不能使用自身的特权在医疗活动及医疗活动之外的交往中利用和剥削精神病患者；精神科医务人员在与患者接触，特别是与异性患者接触中，态度要自然、端庄、稳重、亲疏适当，避免患者产生错觉、妄想；医务人员既要有高度的警觉性，抵制轻狂型、癔症患者的冲动和诱惑，又要自尊、自爱，切不可做出有伤道德和违法的行为。⑥从事精神病学的科研必须遵守科研道德准则。由于精神障碍患者是非常容易受到伤害的研究对象，必须格外谨慎地保护患者的自主性和精神躯体状况的完整；无论是流行病学研究、社会学研究，还是与其他学科合作的研究或者多中心研究，都必须维护患者而不能损害患者的利益；研究的立项和实施，必须得到伦理委员会的认可；只有接受过正规研究培训的人员才能从事或主持研究。⑦为患者的临床资料保守秘密。治疗中获取的相关信息必须保密，并且只能用于改善患者的精神状况这个唯一目的；禁止精神科医师因个人原因，商业或学术利益来利用这些信息；只有当继续保密有可能会对患者或他人造成危险的情况下，才可以向相关单位或个人公开患者的私密。⑧不断提高自己的专业水平，并与同行分享；紧跟该专业的科技发展并且帮助同行了解最新的专业知识是精神科医师的职责；从事研究的精神科医师应该致力于开拓精神病学的研究领域。⑨致力于改善精神卫生服务的质量，提高可及性，促进卫生资源的公平分配，帮助社区卫生机构提高精神卫生和精神疾病

的认识和管理水平。

（何　伦　马　晶　杜治政）

diànchōuchù liáofǎ

电抽搐疗法（electric convulsion treatment，ECT）

以一定强度的电流通过大脑引起患者意识丧失、皮质广泛性电发放和全身抽搐以达到控制精神症状的治疗方法。又称电休克疗法。该疗法始终存在伦理争议。ECT 分为传统 ECT（traditional-ECT，TECT）和现代 ECT（modified-ECT，MECT）。MECT 是在电休克治疗前用静脉麻醉剂和肌肉松弛剂，通过电子计算机系统对大脑分析后，释放出与大脑电波相一致的微电波，抑制大脑的异常活动，控制精神症状，同时增加血脑屏障的通透性，增加脑血氧含量，以营养脑细胞的一种治疗方法。

ECT 于 1938 年由意大利神经精神病学家乌戈·切莱蒂（Ugo Cerletti）和卢乔·比尼（Lucio Bini）发明创用，1940 年，弗里德曼（Friedman）等采用避开大脑优势半球的单侧电极取代双侧电极，以及应用低电流刺激代替高电流刺激；1941 年，本内特（Bennett）首先在治疗前引用南美箭毒（Curare）作为肌肉松弛剂，使原来电抽搐时发生的剧烈强直阵挛发作，变为松弛的肌纤维颤动发作，从而扩大了治疗适应证的范围；1944 年，利贝尔松（Liberson）提出的短脉冲电流减少了 ECT 对记忆功能的影响；1951 年，霍尔姆贝格（Holmberg）采用更为安全的去极化类肌松剂氯化琥珀酰胆碱代替南美箭毒；1955 年萨尔茨曼（Saltzman）将静脉诱导麻醉药硫喷妥钠引入 ECT，以消除使用肌松剂后患者的窒息感及对 ECT 的恐惧感，至此 ECT 技术趋于安全、文明、人

道和完善，成为 MECT 的标准技术，又称无抽搐 ECT（non-convulsive ECT，NC-ECT），而 TECT 则为有抽搐 ECT。最近美国一些精神科医师提出了 MECT 的概念，其含义不仅包括了改良以往 ECT 的治疗技术，还包括新一代 ECT 治疗仪的使用、有关 ECT 疗效的数值化评定及依托咪酯、异丙酚等现代麻醉药物使用技术，和多功能、多参数监测技术等内容。

ECT 主要适应证：严重抑郁，有强烈的自伤、自杀行为或明显自罪自责，极度兴奋、躁动、冲动伤人，拒食、违拗和紧张性木僵，药物难治性和药物不能耐受的精神疾病。此外，ECT 对于强迫性神经症、焦虑性神经症、神经症性厌食或贪食和神经症性呕吐也有疗效。MECT 适应证进一步扩大，但还是以精神分裂症和抑郁症、躁狂症为多，其他尚有癔症、木僵状态、难治性神经症等。疗效均明显优于药物，尤其是在控制急性精神病性状态、激越及抑郁状态方面。

ECT 的伦理争议。ECT 的不良反应，主要有头痛、记忆和认知功能损害，以及骨和关节的并发症。尤其是 20 世纪四五十年代应用早期，因其不良反应而引发公众误解和专家诟病，甚至被曲解为精神医师对患者的"非人道的、残暴的"控制和惩罚措施，尽管 ECT 不断发展和完善，不良反应或并发症较之以往减少很多，但 ECT 已然在公众心理蒙上阴影，产生畏惧，依然遭到一些对 ECT 不了解的社会大士抨击，他们认为 ECT 缺乏人道，乃至是医师伦理道德缺失的表现。

ECT 发展至今，其不良反应、禁忌证以及安全性都有了很大改善。随着现代麻醉技术的发展，

以及在心、脑、肺等监护技术应用的条件下开展 MECT，使得危险性降到极低的限度，临床上很少出现骨折、窒息等情况，MECT是一种安全有效的治疗手段，是一种能够为相关适应证患者解决健康问题的有效技术，完全符合现代医学伦理原则要求，能够为患者带来福祉，有利于社会，其伦理问题已经逐渐得到缓解。但是另外，MECT 的副作用仍然需要足够的关注，许多研究都表明，MECT 仍然有不可忽视的副作用，由此并没有结束该技术使用的伦理争议，特别是在其使用的范围上，更应有伦理限制。有报告，国内曾有人将 MECT 用于网瘾的治疗，引起社会争议，最后被医疗管理部门限制使用。

（何　伦　马　晶）

jīngshénbìng yàowù zhìliáo

精神病药物治疗（psychiatric drug treatment）　以化学药物为手段对紊乱的大脑神经过程进行调整，以实现控制精神病症状，改善和矫正患者认知、心境、行为，预防复发，促进社会适应能力，提高生活质量的治疗方法。精神病药物治疗存在伦理争议。凡对中枢神经系统有高度亲和力，能改善患者认知、情感和行为的药物都属于精神病治疗药物，简称精神药物或精神活性药物。

概述　精神药物的出现已有数百年历史，如鸦片、抗胆碱能药物以及镇静药物等，但精神病药物治疗起步较晚，始于 20 世纪 50 年代，近半个多世纪以来，精神病药物治疗发展迅猛。早在 20 世纪 30 年代，胰岛素休克疗法用于精神疾病的治疗曾在欧洲广泛使用，并对精神症状具有较好的改善作用，但胰岛素休克不良反应明显，死亡率为 1%。随着 20

世纪 50 年代抗精神病药物氯丙嗪的出现，胰岛素休克疗法逐渐被淘汰，目前仅用于胰岛素低血糖治疗。氯丙嗪的引入开始了精神病药物治疗的先河，其后，氟哌啶醇、氟奋乃静、硫利达嗪、奋乃静等第一代抗精神病药物在随后三四十年间发展迅速。80 年代起，以氯氮平为代表，包括利培酮、奥氮平、喹硫平、齐拉西酮等第二代抗精神病药被广泛应用临床。在新世纪伊始，阿立哌唑等抗精神病药物开始应用于临床治疗，可以说是第三代抗精神病药物诞生。

精神类药品具有明显两重性：一方面，药物治疗对于纠正精神错乱症状有一定效果，且优于电休克、胰岛素休克疗法，药物治疗已成为精神疾病的主要方法；另一方面，有些精神类药品的不规范的连续性使用易产生依赖性，同时由于市场机制通过非法渠道流通则成为毒品，造成严重社会危害。鉴于精神类药品的特殊性，要求在精神病药物治疗中严格遵守"以患者为中心"，保证合情、合法、合理、安全应用抗精神病药物。

伦理要求　①对精神障碍患者使用药物，应以诊断和治疗为目的，使用安全有效的药物，不得为诊断、治疗以外的目的使用药物。②规范精神药品使用，防止药品依赖性发生，确保药物治疗安全、有效、经济。医务人员应根据患者病情，慎重选用精神类药品，严密监测药物的不良反应，防止严重毒副作用的发生，保障患者的用药安全；对于精神疾患较轻的患者可先采取心理治疗、物理治疗等手段，也可给予营养神经的化学药品及养心安神的中成药治疗，不可片面求快，

动辄就使用精神类药品；在确需使用精神类药品时，应体现个体化原则，严格掌握适应证，从应用原则、使用方法、剂量、慎用及禁忌、不良反应、注意事项等多方面考虑选取药品；一般以单用药治疗为主，应试用 2~3 天，无效后再考虑加量或换药。③尊重精神疾病患者的知情同意权。用药前要告知本人，或家属、相关监护人药物治疗方案，以及药品的治疗作用、不良反应、价格等，并取得他们的同意。④尊重患者的隐私权。医务人员应按照规定妥善保存精神疾病患者的个人资料、病程记录、处方等，不能把患者的病情作为谈笑聊天素材，严防患者隐私泄露。⑤严格精神类药品管理，防止滥用甚至流入非法渠道。医疗机构应按照国家相关规定，严格精神类药品的管理和发放，杜绝精神类药品流入非法渠道的可能性；医院药物管理部门要配合公安部门加大检查监督力度，发现问题及时处理并按规定严惩，不给犯罪分子可乘之机。

（何　伦　马　晶）

jīngshénbìng wàikē lúnlǐ

精神病外科伦理（ethics of psychiatric surgery）　采用神经外科技术，调控、毁损、切除与精神症状产生有关的神经联系，消除和控制产生精神症状的神经冲动，达到治疗目的应遵循的伦理原则。精神外科是现代医学中最为复杂的学科之一，它不仅涉及医疗认识和手术的复杂性，还与伦理及法律责任密切相关。对精神外科的本质和特点缺乏充分认识时，往往可能导致对患者的伤害。

历史　外科手术治疗精神疾病始于 19 世纪。但由于宗教的影

响，以及侵犯人权、不人道的种种指责，发展缓慢。从20世纪初期的兴起、繁荣、衰落到最近又重新引起大家的关注，在100年的发展历程中，经历了曲折和争议，发展跌宕起伏。

1888年12月，瑞士精神病学家和神经病学家伯克哈特（Burckhardt）应用双侧大脑皮质切除治疗慢性精神病以后，1910年由普谢普（Puusepp）采用类似的手术，切断额叶和顶叶联合纤维，治疗躁狂抑郁症和癫痫性精神病，虽然结果无效，但开启了精神外科先河；直到1935年，福尔东（Folton）和（雅克布森 Jacobksen）首先对两只黑猩猩进行两侧前连合切断术的动物实验，并在他们的指导下，神经外科医师利马（Lima）进行第一例手术，愤怒、攻击及恐惧症状消失，从而开创了真正的精神外科。埃加斯·莫尼兹（Egas Moniz）从这一试验中得到启示，认为可以通过破坏前额叶治疗精神疾病，并从1936年开始，以切断额叶白质（即额叶白质切断术）的方法治疗顽固性精神病，共治20例，无一例死亡，效果令人满意，莫尼兹因此获得1949年诺贝尔生理学或医学奖；此后，美国神经精神专家瓦尔特·弗里曼（Walter Freeman）与神经外科医师菲莫斯·沃茨（Fames Watts）开始一系列的临床治疗与研究，并且将莫尼兹的额叶白质切除术改变为部分局限性的白质切断术，这一技术逐渐在美国推广。1942年弗里曼和沃茨出版了精神外科专著，使额叶白质切断术进入鼎盛时期。尤其是弗里曼发明经眶入路前额叶切断术后，精神外科进入了一个甚为可怕的阶段，一根简单的尖刀工具在没有完善消毒设备和

止血设备的情况下，经眼眶顶部进入前额叶进行治疗。然而该手术在取得疗效的同时，随后发现效果不能持久，一些慢性精神病患者治疗后少有症状改善，且部分患者遗留不可挽回的器质性精神障碍，如记忆、智能和人格缺陷等。1942~1952年美国5万名精神病患者接受该类手术治疗。虽然该手术方式几经改良，仍未超出脑白质切断范畴，手术副作用虽然有所减少，终因并发症严重和缺乏明确神经生理依据，精神外科受到社会舆论指责和批评。1952年巴黎外科医师亨利·拉伯里特（Hehri Laboritt）和精神病学者皮埃尔·德尼尔克（Pieere Deniner）发现氯丙嗪，开始了精神疾病药理学的时代，也同时结束了精神外科的黄金时代。20世纪70年代后期至80年代初期，许多国家开展了所谓的新精神卫生运动或相应的司法调查，使得精神外科直接受到法律的监督。1998年莱蒂宁（Laitinen）根据自己数十年的经验和大量病例肯定了精神外科的疗效，他指出利用立体定向技术毁损不同的靶点，对不同类型的精神病疗效是肯定的，即便在保守的英国，保留精神外科一席之地的呼声也从未停止过。据估计，目前全球每年约有250例患者接受精神外科治疗，而芬兰、瑞典、英国、西班牙、印度、比利时、澳大利亚、荷兰、巴西以及美国少数医疗中心，仍继续选择性地使用精神外科手术。

中国精神外科手术治疗精神障碍，起始于许建平、汪业汉医师。他们在1986年首次报告用立体定向技术治疗精神障碍，此后全国很多医院先后开展了此方面工作。1988年11月全国首届精神外科研讨会在南京举行。会议内

容涉及精神外科的历史沿革、现代进展、争论和解决途径、手术方法学和手术并发症的防治、评定量表的应用和疗效评价及神经解剖生理研究等。会后制定了《关于现代精神外科治疗的要求（草案）》，规范了病例选择、诊断、检查、手术方案及疗效评价等。这些条款对当时中国精神外科健康稳步发展起了促进作用。1995~2002年，中国精神外科进入相对低谷时间。随着科技发展，神经影像学导向，立体定向仪精确，立体定向多靶点毁损治疗精神病，又在中国数所医院迅速发展。据国内不同资料综合统计，精神外科治疗的总有效率60%以上。近年来，随着计算机技术的迅速普及，使得立体定向手术变得可视化、简单化，同时更安全，特别是用机械手代替人手，在精密的计算机系统的配合下，能够精确地破坏靶位。随着一种革命性的技术——放射外科学在精神领域的应用，精神外科取得了令人鼓舞的发展。

伦理问题 ①由于对精神病的发病机制不明，精神外科缺乏切实的理论基础。尽管人们对人类高级神经功能活动有了较充分的认识，并通过大量动物实验对边缘系统和"papez回路"有了较深入的了解，认识到这些结构与情绪、行为和记忆等重要功能密切相关，但精神病的发病机制至今尚未完全阐明，精神外科实际上仍缺乏真正的理论基础，因而成为精神外科争议的重要原因和焦点之一。②精神外科尽管在治疗某些精神性疾病有一定疗效，但手术后对人格特征的改变、智能残缺的出现、诱发癫痫等副作用，以及疗效不能持久等，引起人们的忧虑，因而使得精神外科

只能是其他治疗方法无望情况下的最后选择，并且成为人们对精神外科持保留态度的重要原因。③精神外科是使用手术方法，对脑组织进行干预、切断、毁损神经与症状的联系，具有不可逆性，且涉及人的神经中枢，对人的人格特征、个性、智能都可产生不可逆的影响，因而必然引起人们的高度警惕，存在尖锐的伦理法律风险。④少数国家曾经利用精神外科达到残害政治犯、有色人种的政治目的，使得某些人对精神外科谈虎色变，破坏了精神外科的声誉，也是精神外科受阻的原因。

伦理要求 ①手术前对患者各方面的状况作充分的评估，慎重使用该项手术。手术严格控制在适应证范围，绝不随意扩大手术适应证。②精神外科手术治疗必须是在其他治疗无效情况下的最后选择。实施手术治疗之前，患者应经过多种系统的常规治疗，包括系统的精神药物治疗、心理治疗、电休克治疗等，而且这些治疗必须有足够的疗程，足够的剂量，甚至采用足够剂量联合用药。只有在这些治疗都未取得疗效的情况下才考虑精神外科手术治疗。③禁止对已经发生危害他人安全行为，或者有危害他人安全危险的住院治疗的精神障碍患者实施以治疗精神障碍为目的的外科手术。④遵守手术患者的伦理规范，包括术前核对、关心体贴患者、尊重患者人格、注意观察术后的反应和变化、做好术后的生活服务、为患者保守秘密等。

(何 伦 马 晶 杜治政)

jīngshénbìng zhìliáo nüèdài

精神病治疗虐待 （abuses in psychiatry treatment） 非法强制收治精神病患者，在治疗过程中用残暴狠毒手段对待精神病患者

的现象。

概述 历史上，精神病患者长期处于非人道的待遇之中，虐待摧残精神病患者本身成为精神病患者的治疗手段；人们讥笑、嘲弄、打骂、凌辱患者，根本不把精神病患者当人看待；直到18世纪，法国医师皮内尔（Pinel）首先倡导以人道主义对待精神病患者，他提出"精神病患者绝不是罪人，绝不应惩罚他们，而必须给予人道待遇"，他把长期关押的患者从牢房里放出来；美国精神卫生运动开创人之一的比尔斯（Bills）因患抑郁症住进美国州立精神病院后，亲身经历和目睹了虐待与摧残精神病患者的大量事实，出院后写了一本有名的书《一颗找回自我的心》，揭露了该院摧残患者的严酷事实。在当今社会，精神病患者治疗虐待仍然时常发生，精神病患者在治疗中被虐待的现象仍然屡见不鲜，甚至发生了虐待精神病患者致死的案件。2009年被曝光的中国山东某精神病院发生了精神病患者受虐待的视频录像，令社会震惊，引起强烈反响。

对策 ①纠正对精神病患者的偏见。精神病患者系由于神经生理病变导致种种精神、行为的错乱，并非本人道德、人格败坏所致。历史上和现今仍然存在的对精神病的种种指责，使精神病患者长期背上不白之冤，长期处于疾病折磨与社会歧视和虐待中。纠正社会对精神病患者的偏见，洗清他们的不白之冤，杜绝对精神病患者的种种歧视与虐待，为精神病患者治疗与康复创造良好的社会环境，是维护精神病患者权益的首要之举。从事精神病防治的医技人员，应当成为纠正偏见的先锋和模范；报纸、互联网

和其他各种媒体，要采取多种形式，倡导人道主义精神，批评、抵制虐待精神病患者的邪气。②提高精神卫生工作者的道德修养。尊重精神病患者的权益和人格，理解和同意精神病患者的痛苦，在言行中消除对精神病患者的任何歧视，同时对歧视精神病患者的种种恶习持批评和教育的态度，引导社会善待精神病患者。③加强维护精神病患者权益的法制建设。包括精神病患者福利和救济制度，精神病患者的诊疗、康复制度，精神病患者就业及社会管理制度等。所有这些制度均应体现对精神病患者的关爱和帮助，杜绝一切歧视精神病患者的现象。④倡导家庭给予精神病患者以温暖和关爱。家庭成员患有精神障碍性疾病，是家庭的不幸，同时也是精神病患者本人的不幸。作为家庭成员的精神病患者，如果能够得到自己的父母、子女、兄弟姐妹的爱抚，对于那些轻度的精神病患者，本身就是对其受损的精神创伤最好的治疗；其他家庭成员绝不应歧视、远离他们，相反应给予细心的关照；对于那些重度的、需要住院或隔离的精神病患者，也应定期探视他们，从生活上尽可能给予关照和温暖，持之以恒，是有利于精神病创伤恢复的。

(何 伦 马 晶 杜治政)

shēnnǎo cìjī

深脑刺激 （deep brain stimulation, DBS） 通过立体定向方法在脑内特定靶点植入刺激电极进行高频电刺激，改变相应核团兴奋性，改善症状的神经外科新疗法。是治疗神经精神疾病的重要手段之一，涉及对人的神经系统的干预，存在诸多伦理问题。

概述 研究表明，神经精神

疾病的发生均与脑内神经元功能异常密切相关。电或磁刺激可以调节神经元的兴奋性，DBS 通过在脑的深部埋置刺激电极，直接将电刺激施加在与疾病相关的脑区内，刺激的强度、波宽、频率等参数可由脑外的刺激器控制和调整。和其他神经刺激的方法（电休克、经颅磁刺激和迷走神经刺激疗法）相比，DBS 具有靶点明确、选择性高、可逆、可调、无毁损等优点。神经学家与神经外科医师自 20 世纪 60 年代开始使用电刺激以定位并区分脑中的特殊部位。此间，他们发现刺激脑内某部分结构会产生抑制神经疾病症状（如自发性颤抖与帕金森病）的结果。20 世纪 80 年代，Medtronic 公司与一些杰出的内科研究学者发展出一套脑部刺激技术。1987 年，法国 Grenoble 大学的阿利姆·路易斯（Alim Louis Benabid）与皮埃尔·波拉克（Pierre Pollak）教授首度发表治疗运动失调性疾病的长期 DBS 成果。近年来，随着磁共振成像、CT 等日益先进的目标立体定位设备的发展，更加精密的刺激电极及刺激器的出现，使 DBS 治疗神经精神疾病步入了一个新阶段。电磁 DBS，目前在以下领域展开了大量临床实践，成为难治性神经精神疾病治疗的一种安全有效的治疗方案，取得了有益的成果：①DBS 用于治疗晚期帕金森病（Parkinson disease，PD）。可控制症状，提高生活质量，但不能从根本上治疗 PD。适用于药物治疗无效或者不能耐受的 PD 患者。②DBS 用于治疗难治性癫痫。③DBS 用于治疗顽固性疼痛。④DBS 已被用于治疗重度抑郁。临床实践表明，DBS 技术对以上疾病的治疗效果较为显著，大大减少了患者病症。除上述疾病外，DBS 还被应用于震颤、肌张力障碍、强迫症、拖延症、药物成瘾等神经精神疾病。但 DBS 的并发症和副作用不容忽视，如电池寿命问题、治疗终止后的症状恶化、认知损伤，以及手术操作引起的电极错位、颅内出血、感染等。DBS 技术同电休克疗法一样，虽然 DBS 手术是微侵袭性的，但对技术和设备的要求较高，手术操作过程复杂，手术的每一步都至关重要，任何偏差都会导致手术失败，从而毁损深脑神经功能单位，因而涉及敏感的伦理学问题。

伦理要求 ①深刻认识到 DBS 的严肃性，严格认真对待。头脑，特别是深脑，关乎人的本质和特性，对脑，特别是深脑的干预，是对人的最重要的干预，必须慎之又慎，谨慎行事，切忌粗心大意。②DBS 的疗效在很大程度上依赖于刺激靶点与疾病的相关性，只有在疾病相关的靶点施加 DBS，才有可能取得理想的治疗效果。必须借助先进的诊断手段。如毁损、脑磁扫描、脑功能成像等，对疾病发生机制进行深入研究，以及对 DBS 疗效的机制研究，从而力求找到最合适的刺激靶点，使 DBS 技术真正造福于患者。③严格预防 DBS 技术可能带来的脑内血肿、颅内积气、低颅压、术后癫痫、皮肤发生感染破溃及电极植入靶点偏差或是不牢等所致的伤害等诸多并发症的发生。

（何伦 马晶）

yueshù zhìliáo

约束治疗 （constraint therapy）

针对精神病患者易于冲动、毁物、伤人、极度兴奋躁动、不配合治疗、反复自伤、自杀等情况采用的保护措施以约束患者的过激行为，保障患者安全和诊疗工作正常进行的医疗护理方法。是精神障碍治疗护理的辅助措施之一，但其伦理问题始终为社会与患者所关注。

概述 在精神病的诊治中，对躁动不安的精神病患者使用约束办法来防止自伤或者伤害他人，是自精神病出现以来就有的一项制度。在实施约束治疗过程中，约束的办法或使用的工具不断得到改进。如把铁链子改为约束带，把约束皮套改为保护衣及保护床等。对急性期精神病患者的不合作行为，采用医学干预手段约束保护，可减少不合作事件的发生，加强自身行为控制，提高患者的治疗依从性，避免患者伤害他人、物品或自伤、自杀等，最大限度地减少其他意外因素对患者的伤害。但约束终究还是束缚了患者，使他不能自由活动，给患者造成肉体上和精神上的双重痛苦。再加上在临床实际工作中，约束治疗存在一些伦理问题：①片面强调安全第一。医务人员在采用保护性约束时，较多地从管理秩序及安全角度出发，对保护性约束会对患者产生何种影响考虑较少，由于对保护性约束没有相对统一和明确的细化标准，在执行保护与不保护之间多选择保护；保护后的患者稍安静之后，在解除保护与不解除保护之间多选择不解除，害怕患者再出现危害自己或他人的行为，使保护范围和保护时间扩大化，给患者带来了心理上和躯体上的伤害。②约束保护不规范。有的医护人员把约束保护患者作为一种恐吓手段，使用威吓言语，随意对精神病患者施行强制措施，严重侵害了患者的权利和人格尊严；实施约束治疗时动作粗暴，可造成患者肢体关节脱臼，甚至骨折；约束时间过长、过紧，影响患者局部血液循环，严重时导致局部组织或肢体坏死，甚至造成肢体的残疾。③忽视患者及代理人的知情权。精神疾病具有不可预测性，易发生自杀、自伤、逃跑、冲动伤人等意外情况，由于事先难以预知，考虑到医疗安全，对于具有潜在危害行为的患者给予保护性约束。尽管约束治疗在某种情况下是必要的，但由于客观与主观的原因，未能在事先或事后对患者与家属说明，常造成医患之间的隔阂，甚至酿成医疗纠纷，因而对约束治疗提出了种种责问，并一度中止约束。1959 年在南京召开的全国第一次精神病防治工作会议上，通过了《精神病常规制度》，其中第七条"约束制度"对此作出明确规定。中国卫生部 2009 年 11 月 12 日发布的《重性精神疾病管理治疗工作规范》，将"保护性约束"定义为及时控制和制止危害行为发生或者升级而对患者实施的保护性措施，同时对约束治疗提出了相应的要求。

伦理要求　①约束治疗是针对医疗机构内发生或将要发生伤害自身、危害他人安全、扰乱医疗秩序的精神病患者的一种保护性措施。实施这种措施应遵循相应的诊断标准和治疗规范，并在实施后告知患者的监护人。②实施约束治疗应文明、节制、规范，不得使用恐吓语言和粗暴行动，严防约束带来的伤害，约束要松紧适度，严防因束缚过紧、过长，影响血液循环导致局部组织坏死；出现严重伤害患者的行为，要追究责任。③约束治疗是一种保护性医疗措施，在约束期间，患者的人格和尊严仍应受到尊重，不得利用约束的机会侮辱、欺凌、

谩骂患者。④重视并采取相应措施消除因约束带来的负面影响。尽管精神病患者失去理智，但约束终究是对自由的管制，它带来的不便患者是能够感知的。有研究显示，长时间的身体约束可使患者的自尊心受到伤害。约束时间过长，患者极易出现各种不良的负性情绪，认为被惩罚而产生敌对情绪，造成护患之间的矛盾升级。约束治疗的时间应严格控制，一旦表现出病情缓解就应解除或适当解除约束。⑤禁止利用约束、隔离等保护性医疗措施惩罚精神病患者。

（何　伦　马　晶　杜治政）

jīngshénbìng huànzhě quánlì

精神病患者权利（the right of psychiatric patients）　精神病患者在医疗、康复过程中应享有的权利。是精神病伦理学的最核心议题。维护和尊重精神病患者的权利，不仅是历史问题，同样也是十分现实的伦理问题，对于精神病患者具有重要的现实意义。

概述　在漫长的精神病历史中，精神病患者一直处于非人道的待遇之中，人们讥笑、嘲弄、打骂、凌辱患者，根本不把精神病患者当人看待，精神病患者作为患者无任何权利可言。直到 18 世纪，法国医师皮内尔（Pinel）首先倡导以人道主义对待精神病患者，提出："精神病患者绝不是罪人，绝不应惩罚他们，而必须给予人道待遇。"他把长期关押的患者从牢房里放出来，和他们一起生活、游戏，并在巴黎建立了第一个精神病收容所，使精神病患者的境况得到了改善。美国精神卫生运动开创人之一的比尔（Beer）因患抑郁症住进美国州立精神病院后，亲身经历和目睹了虐待与摧残精神病患者的大量事

实。1908 年出院后的他写了一本有名的书《一颗找回自我的心》（*A Mind That Found Itself*），揭露了精神病院摧残患者的严酷事实，标志着近代精神卫生运动的开始。1908 年 5 月 6 日，比尔发起成立了世界上第一个心理卫生组织"康涅狄克州心理卫生协会"；1909 年 2 月 11 日，在纽约成立了由比尔担任顾问的"全国心理卫生委员会"；1930 年 5 月 5 日比尔参与发起在美国华盛顿召开了第一届国际心理卫生大会。

国际上的精神卫生运动始终伴随着精神病患者权利的立法活动，不同时期的相关法律的制定为精神病患者权利提供了坚实的保障；早在 1890 年英国就颁布了《精神错乱者法》（又名《疯子法》），强调要保护精神病患者的权利和财产，不得非法拘禁精神病患者；1930 年制定了《精神治疗条例》，1959 年又制定了《精神卫生法》；美国 1946 年公布了《国民精神卫生法》，1963 年通过《社区精神卫生法》，1984 年实施了《刑法精神健康标准》；法国于 1938 年制定了《精神卫生法》。在亚洲，日本于 1950 年颁布了《精神卫生法》。1977 年在夏威夷召开的第 6 届世界精神病学大会上，一致通过了关于对精神病患者人道待遇的伦理原则《夏威夷宣言》（*the Declaration of Hawaii*），其宗旨就是尊重精神病患者的权益，为医务工作者以及社会成员制定道德行为规范。这一宣言成为全世界医务界对待精神病患者的纲领性医德文献；1992 年在 WHO 的指导下修订成了《精神保健法》，1995 年再次修订并更名为《精神保健与福利法》。

关于精神病患者权利，学术界曾有过不同意见的争论。有的

学者提出了精神病患者权利的不可定义性，他们在解释精神病患者权利时，尝试着转换角度，不去定义精神病患者权利，而是去分析精神病患者权利的基本要素。精神病患者权利可以从两个方面讨论：一个精神病患者作为公民的权利。作为公民的权利是指精神病患者也是公民的一种，也享有一个正常公民所享有的一切权利，如法律权利、政治权利、社会权利和参与权利等。另一个是精神病患者作为精神疾病患者的权利。1989年在埃及召开的世界心理卫生联合会成立40周年庆祝大会上的宣言提出："精神病患者应受到人道的合理治疗，既要采用医疗上需要的技术，又不要过分强迫；患者有得到自己临床病况适当信息的权利，有权接受包括住院治疗在内的治疗权利。要努力促进精神病患者最大限度的自我决定；治疗应尽可能在引起最低限度的伤害和尽可能少的约束下进行；治疗的实施应该是给患者而不是家庭、社区、专业人员或国家带来最大利益。"

中国对精神病患者的权利也给予了重视。中国香港地区和台湾地区也先后于20世纪50年代和90年代制定了精神卫生法规。中国大陆地区的精神卫生立法小组成立于1985年，之后起草小组一直坚持立法研究制定工作，不断了解世界各国精神卫生立法情况。2000年11月卫生部成立精神卫生立法领导小组。2001年"精神卫生法"已列入立法计划，此后，上海、宁波、杭州和北京分别于2001年12月、2006年1月、2006年8月、2006年12月通过了《上海市精神卫生条例》《宁波市精神卫生条例》《杭州市精神卫生条例》和《北京市精神卫生

条例》等地方法规。在全社会的关注和呼吁下，中国精神卫生立法的脚步已越来越近。2011年6月10日国务院法制办公室出台了关于《精神卫生法（草案）》公开征求意见的通知，2012年10月26日，中华人民共和国第十一届全国人大常委会第二十九次会议正式通过了《中华人民共和国精神卫生法》，精神病患者的权利迈向了健康发展的轨道。

内容 ①享有人身自由和人格尊严。精神障碍的诊断、治疗，应当遵循维护患者权益、尊重患者人格尊严；对精神疾病患者，除非对本人有危险或对他人的安全构成威胁，不得加以非法的捆绑、拘禁，更不得有殴打、侮辱、不给饮食等虐待行为，保障患者在现有条件下获得良好的卫生服务；不得利用约束、隔离等保护性医疗措施惩罚精神障碍患者。②享有知情同意权。精神障碍者或者其监护人有权了解病情、诊断结论、治疗方案及其可能产生的后果；有权要求医疗机构出具书面诊断结论；要求精神障碍者参与医学教学、科研活动或者接受新药、新的治疗方法临床试用，医疗机构必须书面告知其本人或者监护人教学、科研、试用的目的、方法及可能产生的后果，并取得其本人或者监护人的书面同意。③自愿住院治疗权。精神障碍的治疗实行自愿原则，除法律明确规定外，不得强迫任何人接受治疗。精神疾病患者自愿到医疗机构接受治疗的，由本人或者其监护人办理就医手续。自愿住院接受治疗的精神疾病患者，有自行决定出院的权利；精神科医师认为不宜出院的，应当告知理由，由其监护人决定是否出院，并在病历中记录。④通信、受探

视权利。住院治疗的精神疾病患者的通信、受探视权利受法律保护。因病情或者治疗需要有必要对其通信、受探视的权利加以限制时，精神科执业医师应当征得精神疾病患者或者其监护人的同意，并记入病历。⑤诊断复核权。对被诊断患有精神疾病的患者，医疗机构应当按照国家现行的医学标准或者参照国际通行的医学标准进行诊断复核。⑥学习和劳动就业的权利。精神疾病患者病愈后，依法享有入学、应试、就业等方面的权利，劳动保障部门和残疾人联合会应当推动精神疾病患者的就业培训、安置工作。精神疾病患者病愈后，在劳动关系存续期间或者聘用合同期内，其所在单位应当为其安排适当的工种和岗位，在待遇和福利等方面不得歧视。⑦隐私权。未经本人或者其监护人同意，任何单位或个人不得公开精神疾病患者及其家属的姓名、住址、工作单位、肖像、病史资料以及其他可能推断出其具体身份的信息，非法侵害精神疾病患者隐私权的，应当依法承担相应的行政责任、民事责任；构成犯罪的，依法追究刑事责任。

意义 ①精神障碍患者在社会和医疗保健服务中的自主、公平、正义等权利得到重视和认可，他们的人格得到尊重，歧视、凌辱精神病患者的恶习得以清除，是人类文明的重大进步，是人道主义精神的胜利。②精神障碍患者的权利得到重视和认可，诸多加剧精神障碍和不利于他们健康恢复的医疗诊治措施得以清除，有利于精神障碍患者疾病的治疗和身心健康恢复。③精神病患者权利得到重视和认可，有利于精神卫生系统及其工作人员明确自

己的责任和义务，更好地担负起维护精神病患者权利的责任，做好精神病患者的保健服务。④精神病患者的权利得到重视和认可，弱势群体的尊严和权利得到尊重和保护，有利于转变社会风尚与和谐人际关系的建立，有利于倡导人类彼此之间相互关爱、相互尊重的人道主义精神。

（何　伦　马　晶　曹永福）

fēizìyuàn jīngshénbìng huànzhě jiùzhì
非自愿精神病患者救治（involuntary commitment of psychiatric patients）

对不能辨认或不能控制自己行为且有伤害自身、危害公共安全或者他人的人身安全的精神病患者采取的强制性收治。又称精神病患者的强制医疗。

概述　精神病患者的收治有两个判断标准。一是医学标准，患者须经具有主治医师以上的精神科执业医师检查诊断患有精神疾病，且处于发病期、病情严重、丧失了自知力，需要住院治疗。二是法学标准，患者病情严重，影响到辨认与判断能力，其行为能力受损，患者本人无能力作出决定，由监护人代理"知情同意"权，同意入院；无监护人的，由民政部门或相关人员代理。当患者病情严重影响到辨认与控制能力，出现伤人或毁坏公物等违法行为时，其没有责任能力，由公安机关征得其监护人同意后决定强制入院。按目前中国实际情况，精神疾病患者住院方式可分为四种。①自愿入院：指精神疾病患者自行决定入院。②医疗保护入院：指因精神疾病严重，医师建议需要住院治疗而患者本人无能力作出决定，由监护人送入院。③强制入院：指精神疾病患者因存在危及自身、他人或社会的危险行为时由家属、公安机关或其他人强制送入医院。④收容入院：指流浪街头、无家可归的精神疾病患者由民政、公安机关收容入院。医疗保护入院、强制入院和收容入院都不是出自患者本人的意愿，属于非自愿住院。据统计，目前中国精神病院60%以上的住院患者属于非自愿住院治疗。

非自愿性精神病患者的收治是医学伦理学中患者权利与医师干涉权冲突的典型范例。非自愿性精神病患者的收治实际上是对精神疾病患者的强制医治，其中涉及在何种境遇中，非自愿的医学干预是合理的，以及对自愿干预的时限。1983年联合国人权委员会防止歧视和保护少数人分会第40次会议"关于有精神障碍的人的问题报告"规定："精神外科、绝育术及未为国际标准认可的治疗，通常有异常危险或是不可逆性的治疗，除非有患者的知情同意或由独立的专家权威机构复核批准，不得用于任何患者"，"除上述条款外，若法定的独立权威机构听取专家关于治疗的正反两方面理由后，判定患者无法了解自己所患疾病性质及提出治疗，在考虑了可选择的治疗及其副作用后，认为治疗符合患者的最大利益，即使没有患者的知情同意，亦可对患者进行药物治疗。"中国《精神卫生法》立法过程中，一个具有争议的焦点问题就是精神病患者强制治疗的法律合法程序。《精神卫生法》的第三十条至三十六条分别对非自愿精神病患者住院的相关问题作出了规定。第三十条规定："只有诊断结论、病情评估表明，就诊者为严重精神障碍患者并有下列情形之一的，就应当对其实施住院治疗：（一）已经发生伤害自身的行为，或者有伤害自身的危险的；（二）已经发

生危害他人安全的行为，或者有害他人安全的危险的"；其余几条分别对监护人同意与不同意住院治疗的处理；患者与监护人对住院治疗诊断提出异议要求再次诊断和鉴定；监护人和鉴定机构应持的正确态度；再次诊断的结论或鉴定报告表明不需住院治疗的医疗机构不得对其实施住院治疗等问题等，都作出了明确的规定。

伦理要求　①精神科医师要坚守职业道德。要本着对患者负责的态度，在全面了解病史，细心对患者进行精神检查与体格检查的基础上作出科学的诊断，并根据国家相关规定，提出住院治疗及其他合理的医学建议；医师的诊断、治疗应基于维护患者的健康考虑，绝不容许受任何政治因素、社会压力、经济利益的干扰。②尊重非自愿性精神病患者的收治应有的权利。给精神病患者实施的治疗应该是给患者而不是家庭、社区、专业人员或国家带来最大利益；非自愿住院治疗的出发点是基于有利于患者，符合患者的最大利益；要正确对待非自愿性精神病患者的收治涉及家属代理"知情同意"权利；患者与精神科医师的治疗关系应建立在彼此同意的基础上，患者若不能建立这种关系，则应同患者的亲属或为患者所能接受的人联系，取得他们同意。只有当患者病情严重，无判断与决定能力，其行为能力受损时，才由监护人代理"知情同意"权，并由监护人决定是否非自愿入院，是否进行某项检查或治疗。③正确处理非自愿性精神病患者的收治中患者个人利益与社会公共利益关系。对于那些因精神障碍发生伤害他人、危害社会公益或有危害他人安全危险的患者实施住院治疗，

实际上对精神病患者个人自由的限制，体现公共利益在此种情况大于暂时的个人利益的牺牲，患者权利的行使必须服从于社会公益原则。但"有危害他人安全危险"是一个内容比较广泛的概念，伸缩性很大。有学者认为，伦理学要关心个人利益和个人尊严，也要关心人类的共同利益和长远利益，争取双赢和各得其所的结果。在两者必须有一方受损的情况下，还应以顾全人类整体和长远利益为先。对一个精神健全、能自主行使权利的患者，将社会公众利益放在首位同时兼顾个人利益是合理的，但对心智不全、没有能力维护、行使自己的基本权利的严重精神疾病患者这类弱势群体，无论是从人道主义还是从人类社会的文明与良知出发，都应在重视社会公益时注意保护患者利益。在权衡"有害他人安全的危险"时，应本着实事求是的原则，将那些确实可能构成"有危害他人安全危险的"划入收治住院范围，而不是捕风捉影，任意扩大收治范围。④非自愿性精神病患者的收治应遵循生命价值原则、有利原则、无伤原则等基本的医学伦理学原则。当精神疾病患者病情严重、丧失自知力、拒绝治疗或具有自伤、拒食等危害自身的行为时，医务人员从维护患者生命或恢复其健康角度出发，在征得其监护人同意下，可违背患者意愿将其收进关闭性病房住院，对有自杀、自伤患者行为或危险的患者采取保护性约束措施，对长时间拒食患者采取强制性插胃管喂食，对不合作患者进行强制性治疗。但强制性治疗、处理及保护性约束措施都必须遵循有利原则、无伤原则，只能有利于患者而绝不能对患者造成伤害。⑤非自愿住院过程中，当患者对自身和他人的危害被消除，其自知力恢复，认知与判断能力恢复正常时，征得其监护人同意后，就应该给予恢复"知情同意"权利，让其自己自由决定是继续留住医院还是出院。

（何 伦 马 晶 杜治政）

shénjīng lúnlǐxué

神经伦理学（neuroethics）

包含神经科学研究的伦理学和伦理学的神经科学基础研究两大领域的交叉性学科。是近年来从生命伦理学与认知神经科学的交叉研究中诞生的一门新兴学科。

概述 神经伦理学是一个多学科的交叉领域，涉及经验脑科学、心理学、规范伦理学、心灵哲学、法学和社会科学等众多领域。"神经伦理学"研究涉及两个方面：一方面是在神经科学的研究过程中提出的伦理学问题，即"神经科学的伦理学（ethics of neuroscience）"，是传统生命伦理学在神经科学中的驻足；另一方面是"伦理学的神经科学基础研究（neuroscience of ethics）"，是指神经科学对伦理学的潜在意义，它借鉴认知神经科学的研究成果，并利用脑电图、事件相关电位等电信号方法以及正电子发射断层技术、功能磁共振成像的方法对人类的道德现象进行研究，其目标是调查人们对大脑功能的理解对社会的意义，把神经科学的知识和伦理学以及社会的思想结合在一起，以期对伦理学的理论和实践作出更好的解释。

神经伦理学正式诞生于 21 世纪初，以几次会议为标志，主要有：2002 年 1 月，由美国科学进步学会办的《神经元》（Neuron）杂志与美国人文科学学会共同主持召开了以"理解复杂行为的神经基础：对科学和社会的意义"为题的研讨会；随后伦敦皇家学会组织神经科学家和伦理学家探讨了以"神经科学的未来"为主题的学术会议；2002 年 5 月由斯坦福大学的生命伦理学研究中心、加利福尼亚大学旧金山分校组织召开的"神经伦理学：绘制该领域的地图"的国际会议，来自美国、加拿大、日本等国的，包括神经科学、遗传学、生命伦理学、哲学、法学等领域的 150 名学者参加了这次具有里程碑意义的大会。自 2002 年起，神经伦理学的文章开始出现在《神经科学》《自然-神经科学》和《神经元》等有影响的学术期刊上，探讨脑与认知的具体问题。2008 年，《神经伦理学》杂志创刊，并创下了新办杂志文章被下载数量的新高。2009 年，牛津大学建立了神经伦理学中心，集中对认知增强、严重神经损伤和边界意识、自由意志与责任和成瘾、神经科学道德决策以及应用神经伦理等五个领域内的研究。在美国，还形成了东海岸和西海岸两大伦理学研究中心，东海岸主要以宾夕法尼亚大学的生命伦理学研究中心和神经科学研究中心为代表，通过跨学科的神经科学与社会中心加强了对神经伦理学研究，增加对社会的影响，并鼓励负责任地运用神经科学成果为人类造福；西海岸主要以斯坦福大学的生命伦理学研究中心和神经科学研究中心为代表；神经伦理学在美国的兴起，导致了一些国家出了神经伦理学的研究热潮，并形成了北美研究区域、欧洲研究区域和亚洲研究区域世界三大研究区域。

研究领域 ①神经科学中的伦理问题研究主要有：在神经科学研究的设计和实验中如何遵循

伦理道德？功能磁共振成像研究对探明人类各种复杂情感活动带来的影响；脑成像技术测谎与个人隐私的保护；药物认知增强技术改善个人执行能力的社会后果；脑移植与记忆移植引发的社会伦理问题；神经科学技术的研究成果会对现有的伦理道德、法律、社会观念、政策等产生怎样的影响；当人们了解更多关于大脑如何控制行为，以及心理障碍的起因等知识时，如何应用这些新知识，才能使社会运行较为顺利？②伦理学的神经科学研究主要有：研究道德推理与道德判断、自由意志与道德责任的道德概念或理论的神经科学基础；情感和冲动等非理性因素在道德判断和行动决策中的价值；大脑记忆、意识、自我的关系等；大脑是如何决策的？在大脑中价值观是如何体现的？伦理道德决策与其他决策的异同点是什么？许多思想家都认定伦理道德决策是理性思考，但最近的研究表明，情感在伦理道德认知中发挥了重要的作用。③脑科学、认知科学和神经科学的研究、发展与应用，对精神病、心理活动的诊断与治疗，对大脑的干预和控制，对人社会行为的分析和控制等，也属于神经伦理学的研究范畴。这些研究，为进一步拓展和深入研究神经伦理学提供了发展空间。④伦理问题中的神经科学研究是否与伦理作为理性思考的观点有所相悖呢？如何更好地探讨伦理道德认知和行为的神经科学基础？它将如何影响根深蒂固的伦理作为理性的观念？大脑能否作为个人的身份标志？这种个人身份会对个人的其他特征造成什么样的后果？如目前的一些药物医疗的确改善了患者的健康和功能，但这是以大脑发生化学变化为代价的，改变了的大脑会不会改变自我？这些先进的科学技术如何影响人们对伦理和法律责任的理解？

意义 作为伦理学自然主义又一进路，神经伦理学才刚刚起步。神经伦理学以认知神经科学为基础，对传统伦理学的道德判断的依据、道德原则的来源、自由意志是否存在、人格的特点与统一性等伦理学的常规问题进行了研究，并对认知神经科学与规范伦理学、元伦理学的关系等方面的理论问题进行了探讨。神经伦理学立足于认知神经科学对传统伦理学进行研究，认为在每一个层面上，道德理性都内在地与自然科学一致、协调，并交织在一起。神经伦理学不再依赖从不去思考人脑的进化起源和物质作用的当代哲学家们的自由假设，它开创了继感性主义伦理学、功利主义伦理学、进化伦理学等之后伦理学自然主义的又一进路，并对传统伦理学乃至以伦理学为基础的其他人文社会学科形成了挑战。

挑战 ①神经伦理学以神经生物学为工具，从生物学的角度使人性去神秘化，从而冲击了传统伦理学的根基。②神经伦理学对道德原则和规范的超验来源进行了批判，认为可以把大部分的传统伦理规范与某个更简单的目的联系起来、与内驱力和本能联系起来。因为它们都与生存或者生存的质量有着密切的联系（或者被认为有密切的联系）。果真如此，那么，传统伦理规范的理想性和神圣性将不复存在，其权威性也必将大打折扣。③神经伦理学主张伦理学自然化，并对自然主义谬误的观点表示怀疑。尽管他们也对从科学实事中提取出道德原则的努力表示怀疑，但同时认为实事科学有深刻的道德含义，科学提供了一个从幕后看待人类道德的工具，人类道德的科学调查能够帮助人们理解人类道德的本质。神经伦理学对自由意志的否定使人们日常生活中的行为责任问题鲜明地凸显出来，并因其对该问题的挑战而对以伦理学为基础的其他人文社会学科，如法律、社会学等形成了挑战。

（何 伦 马 晶 杜治政）

mázuìkē lúnlǐ

麻醉科伦理（ethics of anesthesiology） 麻醉科医务人员在为患者施行麻醉过程中应遵循的伦理规范。对麻醉技术行为具有规范和指导作用，对于提高麻醉质量、减少患者的痛苦、避免麻醉意外，保障手术的顺利进行有重要作用。麻醉科伦理是伴随现代麻醉技术快速发展而出现的一种指导麻醉技术行为的道德准则旨在掌控麻醉技术及其应用的方向，促进技术与伦理的融合，要求麻醉工作不仅要保证手术顺利进行，而且要确保患者安全、无痛和舒适，以患者为中心，坚持不伤害原则、不损害患者利益，促进患者身心健康及早日康复。

概述 "麻醉"（anesthesia）一词源于希腊语，表示"知觉、感觉丧失"。古代麻醉已有几千年历史，近现代麻醉开始于17世纪中叶，1846年乙醚的发现和临床应用成功揭开现代麻醉的首页。尤其是20世纪以来的麻醉有了突飞猛进的发展。麻醉新技术不断更新，麻醉监测与管理水平不断提高。现代麻醉学包括三个重要板块，即临床麻醉学、疼痛诊疗学和危重病医学。工作范围涉及：手术患者麻醉与管理、疼痛疾病的诊治、危重患者监测与治疗等，目前麻醉科工作已经从手术室扩大到手术室外，包括门诊、病房和很多相关科室，尤其是在围手术期医学加速康复外科（enhanced recovery after surgery，ERAS）中具有重要地位。随着现代麻醉技术的迅猛发展，技术应用风险也在不断加大，对麻醉技术的伦理审视越来越重要。第一，麻醉是一种医疗技术活动，麻醉科伦理是在麻醉技术应用中产生，并用来调节和约束技术行为及其内外关系等的伦理精神、道德规范与价值观念，是一项以技术活动道德问题为对象的伦理价值研究。质量与安全是麻醉技术价值所在，任何无视患者心理和生命质量的行为均有悖于麻醉科伦理。第二，现代麻醉不仅是技术活动，也是经济活动，因而利益伦理也是麻醉科伦理关注的重要维度。第三，责任伦理是一种新的道德思维，也是麻醉科伦理研究的重要问题。要求麻醉科要有"前瞻性责任"意识，要对自己进行自愿的责任限制，在麻醉实践中，要以自身的责任感，尽量选择副作用小、风险少和有把握的麻醉技术。倡导对人类和自然持续负责任的思想，要求人类技术要对未来和后代负责。

随着麻醉在临床医学中地位的不断提高，国内外对麻醉科伦理的研究也越来越重视，麻醉伦理也不断丰富。19世纪末以前，镇痛是麻醉学乃至医学最初目的和人们对麻醉伦理的主要考量。这是麻醉治疗有效性的基本要求。此时，不能满足镇痛要求的麻醉是不人道的；19世纪末至20世纪80年代末，麻醉科伦理集中讨论的是麻醉的安全性，不伤害成为麻醉科伦理的第一行为准则。这是针对麻醉治疗会出现毒副作用

及麻醉意外而提出的要求。在此基础上，以降低麻醉死亡率和并发症为主要目标，逐渐建立起麻醉安全的基本方法和制度；20世纪90年代初以来，麻醉科伦理对麻醉医师的要求拓展到患者围手术期，不仅关注麻醉镇痛的有效性和麻醉诊治的安全性，还要关注麻醉患者的舒适性，其实质是患者镇痛的延展；进入21世纪以来，麻醉科伦理的视野进一步扩展，要求麻醉医师不仅关注患者围手术期的镇痛、安全和舒适，而且开始研究相关麻醉措施对患者远期发病率和死亡率的影响，即对麻醉远期安全性的关注，遵循的伦理准则从不伤害准则转向更高的利他准则，是以患者为本的现代麻醉伦理理念的重要升华。进入21世纪以来，中国麻醉科伦理研究跟上了世界的脚步，基于麻醉医学及科室特点讨论麻醉科伦理问题、麻醉医师伦理准则、麻醉医师伦理素质、麻醉专业学生职业伦理教育等论著先后问世，相关的成果不仅公开发表于专业期刊，而且被引入国家法规、院校教材、医院管理手册等文献中。当今中国麻醉伦理主要关注两大特殊领域：一是关注麻醉医师行为中的利益冲突问题，重点伦理问题是通过改善职业环境和提升职业素质坚守职业伦理；二是跟进世界麻醉伦理理念发展的脚步，即适应"门诊手术麻醉"和"办公室麻醉"大量增加以及麻醉科发展为"麻醉与复苏科""麻醉与重症监护治疗科""麻醉与疼痛治疗科""麻醉与围手术期医学科"等要求，重点研究麻醉科患者预后的伦理问题。另外，与急救伦理、疼痛治疗伦理、安乐死伦理等有交叉、关系密不可分的特殊伦理问题，以及麻醉医学服务中

医患沟通、知情同意等具体问题的进一步探讨，仍然是麻醉科伦理视野中备受关注的研究领域。

随着麻醉科临床实践及麻醉学的逐步发展，麻醉科伦理准则的框架是：第一层次为同临床麻醉目的密切相关的基本伦理准则，即其基本理念是合理兼顾所有麻醉目标、突出重点麻醉目标、讲究实施层次性、防止麻醉决策的片面性、狭隘功利性等；第二层次为同麻醉临床服务的人性化密切相关的基本伦理准则，包括麻醉实践中特殊的知情同意要求（如严格的书面知情同意、麻醉前同患者或其家属的充分沟通、知情同意过程中正确应对患者关于麻醉方式选择的诉求等）、在手术团队中正确对待外科医师对麻醉方式选择的意见、在独立开展的诊治中正确处理患者无痛诉求问题等；第三层次为麻醉技术用于特殊患者及医学以外特殊用途的伦理准则，例如，麻醉师是否应该参与临终患者安乐死的处理，是否应该承担以麻醉术处死死刑犯的义务等。

伦理准则 ①坚持为保证患者安全、减少患者痛苦、为手术顺利进行的服务宗旨。麻醉总是作为手术治疗、疼痛治疗、人工流产、特殊检查等诊治工作中出现的，麻醉科没有自身的独立目标，但麻醉是保证手术、镇痛等目标实现的十分重要的科室，肩负着重要而光荣的任务。②正确处理镇痛、安全、舒适和关注预后四者关系。镇痛和安全，是麻醉科人员的首要职责，镇痛不全，将影响手术的成败，给患者造成极大的痛苦，以及由于麻醉的不当给患者生命带来伤害，都是麻醉人员的失职；同时要在保证镇痛效果和安全前提下，为患者提

供舒适的手术条件，为良好的预后创造优越的条件。③重视协作与配合。麻醉科工作的重要特点，是在发挥其独特作用的前提下，所有工作都是配合其他临床科室进行的。随着医学活动领域的不断扩大，麻醉工作的范围日益广阔，协作与配合的领域也越来越多，这就更需要突出全局观念，主动配合各方，密切协作，尽力减少差错，维护患者的安全。④结合麻醉的特点，认真履行知情同意原则。鉴于麻醉技术的发展，麻醉是患者在手术中的一种特殊状态，需要更多的患者配合，也可能出现种种问题，这就需要在麻醉前向患者作全面的告知，并履行知情同意手续，以保证麻醉的顺利进行。

（孙福川）

mázuì yìwài

麻醉意外（anethesia accident）

在符合麻醉规范操作的麻醉过程中出现的难以预料的危及患者生命的临床危象。由于人体生命的复杂性和包括麻醉技术在内的医学技术的局限性，麻醉意外是难以完全避免的。麻醉意外原因包括麻醉药物的特殊作用、患者本身特殊反应、临床各种操作刺激，以及外界环境因素作用等，其结果可以致残或死亡。麻醉意外具有很强的潜在性和突发性，是麻醉风险中对患者伤害最严重的不良事件。广义的麻醉意外包含麻醉并发症。麻醉并发症是指规范麻醉过程中，自然引发的另一种与麻醉目的不相关的疾病症状或综合征。麻醉并发症常具有相对可预见性，但却又无法完全避免。

概述　据史料记载，对麻醉患者安全的伦理关注始于1848年麻醉患者汉娜·格林纳（Hannah Greener）死亡事件的首次报道。

直至20世纪70年代末，人们还仍然比较混沌地将麻醉不良事件都归因于麻醉药及麻醉技术本身的不可控因素，即都视为麻醉意外。麻醉意外观念的科学化始于1978年医学史上首例关于人为失误导致麻醉不良事件研究成果的问世。之后，有越来越多的关于麻醉失误原因及其预防对策的大样本专题研究，阐明了以往一律被称作麻醉意外的多因素发生机制，将可预防的人为失误所造成的麻醉不良事件从原来很混沌的麻醉意外中分离出来，使麻醉意外有了比较准确的定位。基于麻醉意外及麻醉安全理念的科学化，再加上麻醉药物、设备、技术及其管理的长足进步与综合发展，20世纪80年代初麻醉学界率先提出"患者安全"的概念。1999年，美国医学研究所（Institute of Medicine，IOM）的研究报告《人非圣贤孰能无过：打造一个更安全的医疗体制》及其他文件，均将麻醉学作为实施患者安全管理并取得成效的首选专业。为正确处理麻醉意外及其他麻醉安全问题，美国麻醉医师学会（American Society of Anesthesiologists，ASA）一直将"警惕"作为自己的座右铭，并将警惕解读为"持续关注"。

麻醉意外包括药物过敏反应、局麻药中毒反应、麻醉和手术操作刺激所致反射性心律失常或心脏骤停、气道梗阻或呼吸抑制、不明原因的恶性高热、有创操作引发血管神经损伤、椎管内麻醉出现广泛脊神经阻滞、全身麻醉后苏醒延长等。麻醉并发症包括：规范进行气管插管引发声音嘶哑、杓状软骨脱位、牙齿松动或脱落、硬膜外置入导管引起神经刺激或暂时麻痹等。麻醉意外与并发症之间有一定差别，但在很多情况

下又有不可分割的内在联系。麻醉意外发生在麻醉过程中，也必然与围麻醉期各个环节密切相关。排除法律上的责任因素，麻醉本身是麻醉意外产生的基础条件，麻醉用药和麻醉操作等麻醉过程是麻醉意外发生的关键诱因，即使与患者自身特殊因素相关，但导致的严重不良后果也与麻醉本身密切相关。认为"麻醉意外是非麻醉医疗因素造成的"是片面的，很容易给麻醉医师带来错觉，甚至认为只要按照麻醉规范和程序合理就不承担医疗责任，从而忽视对麻醉意外的关注，因此，重视麻醉意外、防范麻醉意外，是麻醉及相关医务人员不可回避的职业责任。麻醉意外发生常常表现十分凶险，但是意外的风险程度与结果转归并非是呈正相关的，关键取决于救治的时机和方法的选择，比如，麻醉中突发心脏骤停，如果及时发现、正确处理，一般情况下都可以有效复苏而无后遗症，反之，延误抢救时机将导致死亡或致残。相似的情况还有药物过敏反应、毒性反应、喉痉挛和气管痉挛、低血压休克、高血压危象等。最严重最典型的麻醉意外是恶性高热（malignant hyperthermia，MH），是目前所知唯一可由常规麻醉用药引起围手术期死亡的遗传性疾病。麻醉医师应当十分重视麻醉意外的发生。

伦理要求　①对患者高度负责。患者在麻醉过程中处于被动地位，麻醉医师是患者唯一能把生命托付给别人的人。麻醉医师的职业责任和伦理意识是麻醉安全的核心。由于麻醉过程中各种情况瞬息万变，密切关注，随时调整是保证麻醉安全的前提。熟练的麻醉技术和应急的反应能力是麻醉医师职业精神的具体体现。

"健康所系，生命相托"是对麻醉职业最贴切的描述。只有具有高度责任心，才能正确认识麻醉医师必须承担的应对麻醉意外的伦理义务，克服对麻醉意外心安理得，尤其是以麻醉意外为由推脱责任的意识和做法，充分发挥自身主动性，以在麻醉全程中尽量减少麻醉意外。②正确对待麻醉意外发生的难预见性和尽力防控麻醉意外的关系。麻醉意外是在合理规范的麻醉程序下意外发生的，但不能因此认为是必然发生和完全无法避免的。麻醉操作"规范"只是一种科学统计的概率，在一般或绝大多数情况下是适合的，但却有极少数情况可能不适应。如某种麻醉药使用剂量是 $3\sim5mg/kg$，这是平均剂量，就是说有些人 $<3mg/kg$ 可能会过量，而有些人 $>5mg/kg$ 可能还不够。密切关注临床实际情况并及时处理至关重要。麻醉意外由无法预测的原因所引发，不能简单认为无法预测就是患者自身原因造成的，而是应该积极探索，逐步减少或杜绝意外发生。麻醉发展历史证明，麻醉意外在逐渐减少，尤其是 20 世纪 80 年代以来，麻醉相关死亡率大幅度降低，从 1/1000 到 1/10 000，目前中国一些医院的麻醉死亡率已降至 1/40 万~1/20 万，可见人们在麻醉意外面前，并非完全无能为力。③重视麻醉意外的应急措施的安排。为了减少麻醉意外引发的严重后果，麻醉医师要严密监护麻醉患者的生理变化，随时调整患者的生理和功能紊乱状态，防患于未然。麻醉意外与并发症的应急方案包括：心脏骤停抢救流程、药物过敏反应应急方案、MH 的抢救与报告流程、急性心力衰竭、肺水肿、呼吸抑制抢救流程，以

及停电、火灾等突发情况的抢救流程等。中国卫生部 2008 年版的《医院管理评价指南》明确规定："严格遵守麻醉工作程序规范，术前麻醉准备充分，麻醉意外处理及时，实施规范的麻醉复苏全程观察。"这些要求就是上述国内外研究成果的集中反映。④审慎使用麻醉新技术。当今医学技术日新月异，麻醉新技术也是如此。由于麻醉技术具有迅速作用于全身各个器官的特点，麻醉医师要有"前瞻性责任"的意识，对麻醉技术要审慎选择，对有可能引发意外或并发症的技术审慎应用。

（孙福川　张锦英）

kāngfùkē lúnlǐ

康复科伦理（ethics of rehabilitation）

在康复医疗实践中应遵循的伦理道德规范。康复医学伦理是伦理学的理论、观点与康复医学实践相结合的产物，对于做好康复、提高康复的效果具有重要意义。

概述　康复医学起始于第二次世界大战之后，原以残疾人为主要服务对象。现代康复医学是 20 世纪中期出现的一门新兴的学科，是为了康复的目的而应用有关功能障碍的预防、诊断和评估、治疗、训练和处理的一门医学学科，目的在于消除和减轻人的功能障碍，弥补和重建人的功能缺失，设法改善和提高人的各方面功能，它的发展是人类医学事业发展的必然趋势，也是现代科学技术进步的结果。康复医学利用物理因子和方法（包括电、光、热、声、机械设备和主动活动）以诊断、治疗和预防残疾和疾病（包括疼痛），研究使病、伤、残者在体格上、精神上、社会上、职业上得到康复，消除或减轻功能障碍，帮助他们发挥残留功能，

恢复其生活能力，工作能力以重新回归社会。康复医学主要面向慢性病患者及伤残者，强调功能上的康复，而且是强调机体功能康复，使患者不但在身体上，而且在心理上和精神上得到康复。它的着眼点不仅在于保存伤残者的生命，而且要尽量恢复其功能，提高生活质量，重返社会，过有意义的生活。康复医学在实践中面临诸多问题，是康复实践过程中不可忽视的重要方面。

康复科伦理是以康复医疗实践中的医患关系为核心的所有的医德现象作为自己的研究课题，具体的研究范围有：康复医疗中的医患关系道德现象、康复医际关系道德现象、康复医疗技术道德问题、康复医疗资源分配的道德问题等。它是康复医学与伦理学相互交叉的边缘性科学，其内容体系一般由康复伦理学理论、康复科伦理准则与规范、医患关系及模式伦理、医际关系伦理规范、康复科医师道德修养等构成。

康复科伦理与康复科面对面的服务人群的特点密切相连：①康复医学治疗的对象主要为各种残疾人、老年人、慢性病患者及一些急性期、恢复早期的患者。康复科的治疗是一个慢性、长期性的医疗过程，由此相应的，具体的康复伦理关系也是一个长期性的交互过程。②康复医疗是需要多方协作的团队活动，包括医疗康复的医方群体、患者家属、社会机构及其社会工作者，所以康复医疗中的医患关系是突出的群体性关系，其伦理现象要更为复杂。

伦理问题　①患者、家庭、康复团队成员和社会的群体性医患伦理问题。康复治疗的伦理关系是以患者和康复医护人员为核

心的包括家庭和社会的群体与群体间的复杂关系。疾病与患者、患者与社会是一个整体，患者生理上的不适引起心理上的不适，身心的不适又容易导致家庭和社会等问题。慢性病、引起功能障碍的疾病对患者的影响较为长远而又无法预测。患者的文化背景、人生观、价值观、家庭关系、社会关系、认知能力、情感能力等会投射到就医行为过程中，影响同康复医学团队人员之间的关系，进而影响康复治疗效果。②康复护理的伦理问题。康复护理人员的专业素质和职业道德修养，全方位的整体护理在康复科的治疗中如何实施，如何对心理进行康复护理，康复护理如何与基础护理紧密配合，如何对待患者在康复过程中出现的消极情绪，都是康复护理的伦理课题。③老年人的康复伦理问题。康复手段和方法如何适应老年人脏器的功能衰变和低下，反应迟钝，记忆力衰退，对身体的不自信增强，自尊敏感度提升等，都需要从伦理的角度探讨针对老年人的康复工作。④其他特殊人群的康复伦理问题。康复人群除老年人外，还有儿童、精神障碍患者、脊髓损伤患者、截肢患者、脑卒中患者和灾疫受害者等。这些人群在康复中都可面对种种康复伦理问题，都需要予以关注。⑤康复伦理的道义观和患者自主权的矛盾。康复科的医疗工作需要极强的道义感。出于道义，康复医务工作者从专业的角度为患者提供符合他们自身利益的康复治疗方案和生活建议，但这些方案得不到患者及其家属的理解和认同，有些生活建议与患者的长期生活习惯格格不入。康复伦理的道义观和患者自主权的矛盾，也是康复伦理需要回答

的问题。

伦理原则 ①尊重与关爱生命。康复医学体现了对生命的关怀与尊重，从事康复医学的医护人员，应当以敬畏生命、热爱生命的精神，热爱护理专业，切实负责地做好康复医学的服务。②发挥团队协作精神。身体康复涉及医护人员、康复相关专业人员、康复对象、家属、社会等多面的合作，任何康复的成功，取决于康复团队的合作。团队的协作精神至关重要。③全方位的整体照护原则。要制定个体化的康复方案；坚持身体康复和心理康复并重；康复护理要与基础护理紧密结合；对康复治疗质量要进行有效控制，过与不及，都可能有损康复的结局的好与坏。④康复资源的配置公正原则。要根据康复的实际需要分配和使用康复资源，坚持公平与公正，在实际需要面前平等待人，一视同仁。⑤尊重和知情同意原则。进行康复前，要向康复者说明康复的预期结果和可能发生的情况，并取得同意。一些重大的康复项目，需要家人的配合，要事先向家属说明，并取得家属的支持。⑥遵守保密原则。某些需要保密康复项目，要事先向家属说明情况，为患者保密或向患者保密；与医院或同事无关，也不宜随意谈论。

（孙慕义　郭玉宇）

fàngshèkē lúnlǐ

放射科伦理（ethics of radiology）　放射科医护人员在为患者检查、诊断、治疗过程中应该遵循的伦理原则。医院放射科已经成为临床检查的第一线，除了承担为临床医师提供最快捷、最直观的疾病第一印象外，同时也在肿瘤的放射治疗中发挥越来越重要的作用，放射科医护人员也是与

患者最近距离接触的参与人群。放射科伦理在指导医务人员与患者的交往中有十分重要的意义。

概述　1895 年德国物理学家伦琴（Roentgen）发现了 X 线并应用于医学领域，在一定程度上改变了医学尤其是临床医学的进程，并为放射学及现代医学影像学的形成和发展奠定了基础。但 20 世纪初在西方医学界，放射科医师没有正式执业资质，在很多情况下只充当"拍片子的"角色，在诊治过程中作用有限。国内早期的放射科更是如此。1972 年首台 CT 的诞生，标志着放射学发展为以体层成像和计算机图像为基础的新阶段，把 X 线的分辨力提高约 20 倍，CT 的发明者英国电子工程师高弗雷·豪恩斯菲尔德（Godfrey Hounsfield）也因此获得 1979 年诺贝尔生理学或医学奖。20 世纪 80 年代初应用于临床的磁共振成像（magnetic resonance imaging，MRI）也是人类医学史的伟大创举，它的发明者保罗·劳特布尔（Paul Lauterbur）和英国科学家彼得·曼斯菲尔德（Peter Mansfield），也因此获得诺贝尔生理学或医学奖。20 世纪 90 年代，螺旋 CT 的出现大大提高了扫描速度。21 世纪初，多排螺旋 CT 问世，并由最初的 4 排，发展至 256~320 排，并同时出现双源 CT 等技术。目前 MRI 发展迅速，场强已由 0.5T 发展到目前 1.5~3.0T 为主，7.0T 也开始应用于临床。目前，常用影像学检查技术包括 X 线、数字 X 线成像、CT、MRI、血管造影等，检查的范围包括呼吸系统、心脏大血管系统、骨关节系统、消化系统、泌尿生殖系统、中枢神经系统、五官颈部、小儿常见病、乳腺疾病等。随着医学影像设备的迅速发展，

放射科在医院中占据越来越重要的地位。放射科医师有了更多的专业设备，对疾病的诊断准确率大大提高，得到了越来越多临床医师的认可，在临床诊断中发挥作用也越来越大。如今放射科影像检查诊断可以说是临床医师的"眼睛"，几乎每个疾病的最终诊断都需要影像检查的帮助。放射科的称呼也由原来医院的"辅助科室"变为现在的"医学技术科室"。放射科从在黑暗的胶片冲洗实验室从事手工操作，发展到全明室的机械化流程，脱掉了沉重的铅服，坐在明亮、与患者隔离的操作间，真正的从黑暗走向了光明。

伦理问题 ①放射科检查方式合理选择的问题。放射科检查方式的快速发展，为患者诊断和治疗疾病提供了越来越多的方法，部分医院为了提升医院档次，增加医院业务收入，引进了各种高新设备，成本的收回成了医院的重要问题。部分放射科医务人员为了经济利益而存在滥用检查手段的问题，本来利用X线平片就能确诊的建议患者进一步做CT、MRI，其结果是阳性率远远低于国家规定的标准，给患者的身体和经济上带来了不应有的伤害。②放射治疗剂量的掌控和防止、减少治疗给机体带来的损伤问题。放疗目前已经成为杀伤癌细胞的一种手段。但过量、过频的使用则可能带来不必要的损伤。一项研究表明，局部晚期非小细胞肺癌（locally advanced non-small cell lung cancer，LA-NSCLC）放射治疗的放射标准量60Gy优于74Gy高剂量，但同时也是导致相关不良事件的原因。在放射治疗时如何减少对正常组织的损伤和保护重要器官，成为放射治疗中的重

要伦理问题。③对受检者及家属缺乏必要的防护措施。X线诊断、检查、治疗过程中会产生电离辐射，对人体可能造成器官或组织损伤，很多不良表现会慢慢显现，而这些破坏几乎是不可逆的，特别对育龄妇女、哺乳期妇女和正在成长发育期的未成年人更为严重，有些放射科医务人员存在因忽视辐射危险，不重视检查者防护问题。在放射治疗过程中，为力求某个细节而长时间曝光，使患者接受不必要照射。部分老弱病残患者必须有家属陪护，为防止检查中意外发生，要求家属一起进入监察室，但不告知后果，使家属接受不必要的辐射。④不注重保护患者隐私。如患者在领取检查报告时，放射科医务人员不严格核对领取人真实身份，只要患者姓名就把检查结果拿走；私下与身边无关人员谈论患者隐私，造成患者信息泄露。⑤不注重维护患者的人格尊严。放射科检查一般需要去除身体外衣物、饰品等，让受检者身体或患处暴露，这种情况下，部分医务人员冷漠粗鲁对待受检者，尤其是在异性医务人员面前，常常受检者感觉很尴尬。⑥对从事放射诊疗医护人员的防护重视不够。放射诊疗不仅可能性给患者带来身体伤害，同时也可能对从事此工作的医护人员身体带来伤害。美国国家癌症研究所（National Cancer Institute，NCI）的一项针对放射科辐射对医务人员健康状况的调查，对1916~2006年毕业于医学院的43 763名放射科医师和64 990名精神科医师（精神科医师不可能暴露在职业辐射中，所以被作为参照组）的癌症发病率和死亡率做了对比研究，发现1940年毕业的男性放射科医师与

他们的精神病医师同事相比，身体情况更好。但是某些疾病，如急性髓细胞性白血病、骨髓增生异常综合征发病率与死亡率更高，死于黑素瘤和非霍奇金淋巴瘤的比率也在增加，而这些疾病与职业辐射暴露有关。

伦理要求 ①接受放射检查、诊断和治疗的正当性原则。针对患者的放射检查、诊断和治疗必须确有适应证，避免不必要的照射，放射科医师应仔细分析临床医师的检查单，了解患者相关症状，确定该检查是否必要，保证患者接受放射学检查、诊断和治疗是正当的。②放射防护措施的最优化。对于在诊断或治疗情况下的患者，探索合理的剂量和频度，要尽量减少不必要的照射，严格规范放射检查的操作守则，避免患者的无关身体部位以及无关人员接受辐射损害。③严格保护患者隐私。除患者本人及患者委托人来领取报告，放射科医务人员一律不得将检查结果告知无关人员，严禁私下泄露患者病情。可以给计算机以及数据库使用设置权限，限制档案的接触范围，定期更换密码，做好数据备份，防止数据丢失或泄露。在检查和诊疗过程中，尽量想法遮挡暴露的患者私密部位。④注重维护患者的人格尊重，给予受检者人文关怀。如MRI检查时间较长，而且是进入一个封闭空间，对某些受检者会产生心理负担，对这类受检者要表现出关心和共情，掌握一定的沟通技巧，缓解其心理负担，给其充分的尊重。⑤重视医护人员的安全，采取必要措施，防范放射物质对从事放射专业医护人员身体的伤害。⑥对放射源和放射性废气、废物、废水加强管理，定期对环境进监测，防止

污染环境而危害社会。

（杜治政　邹明明）

jiǎnyànkē lúnlǐ

检验科伦理（ethics of laboratory）

对患者提供的各种标本进行检验应遵循的伦理规范。医学检验学是随着医学化学学派兴起逐渐发展起来并从诊断学中独立出来的学科，是现代医学的重要分支，医学检验伦理是临床医学伦理必要的组成部分。

概述　早在古希腊时期希波克拉底（Hippocrates）就提倡尿液检验来诊断疾病，希腊医师已经开始利用色、嗅、味等感官对尿液进行观察，辅助于相关疾病的诊断，开创了人类历史上最早和最原始的医学检验方法。1300年，尿检在欧洲普及，利用尿液颜色对比图进行直观的尿液分析。17世纪后叶，荷兰显微镜学家、微生物学的开拓者安东尼·列文虎克（Antony van Leeuwenhoek）利用自制显微镜首次发现了微生物。1866年沃伊特（Voight）在慕尼黑建立了第一个卫生学实验室。随着现代医学的发展和检验设备的不断进步，逐步建立了临床实验室，在此基础上，检验医学作为一门学科逐渐发展起来并为人们认可，至20世纪中叶，检验医学已开拓至临床检验学、临床生物化学、临床免疫学、临床细菌学等专业。检验科的实验设备和技术方面，早期的临床实验室只有一些简单的仪器，如离心机、恒温箱、目测比色计、显微镜，技术人员也只能做一些简单的手工实验，如细胞计数、蛋白定性、粪便检测等，随着近些年大型全自动分析仪和商品试剂的不断研发应用，检验医学得到了快速的发展，医学高新技术，如分子生物学技术、标记免疫分析技术、流式细胞技术、生物芯片技术等的出现，极大地丰富了检验医学的内涵和外延，检验科的标本范围从血、粪、尿扩展到来自人体的各种材料。监测目的也从单纯的疾病诊断扩大到健康检查、疾病预防、亚健康评估、疾病分型、预后判断等。检验科表现为自动化程度越来越高、越来越深入到分子生物学技术、管理与技术越来越标准化、检验科与临床结合越来越紧密的特点。未来检验科的发展趋势表现为标准化、自动化、信息化、人性化和临床化。

伦理问题　①检验科技术人员责任心不强。检验科技术人员与临床科室相比，更多时候面对的是人体标本，导致有时存在懈怠心理，责任心不强，不能严格执行操作规程和消毒管理制度，检验标本以及废水、菌种等废弃物处理不规范，造成环境污染，甚至引起交叉感染。曾发生过由于检验科技术人员严重违反"一人一管一抛弃"的操作规程，多次使用同一根吸管交叉吸取，导致5名妇女感染人类免疫缺陷病毒（HIV）的恶性事件。②捆绑式或分解式检查，增加患者的经负担。一些医院检验科为了追求商业利益，将检查项目进行捆绑，如大生化检查，肝功能检查分解到多个项目。③没有保护好患者隐私。一些医院检验科管理不规范，有时检查报告患者自行领取，患者在众多检查报告中寻找自己的报告，无形中可能会泄露患者隐私。

伦理原则　①树立以患者为中心的理念。要以对患者认真负责的精神，一切为患者着想，按科学要求采取标准，严格核对标本的真实性，在传送、镜检各环节防止差错，切忌粗心大意，敷衍了事；一旦发现差错，要立即改正。②要尽力缩短排队时间，减少患者等候的麻烦；建立危急值报告制度，危急值结果要在第一时间送发患者，同时保证患者及时拿到检测报告；在标本采取、送检等各方面，要尽可能方便患者，保证标本采取的质量。③加强与患者的直接联系，克服只见标本不见患者的缺陷。检验工作的特点是以标本为工作对象的，一般不与患者直接对话，但任何标本都是人体身上的标本，对患者的整体了解，有利于发现、校正检验的结果，提高检验质量。检验中出现不符合临床或者与历史检查差距过大的结果，要及时与临床和患者沟通。患者在治疗中如出现乙二胺四乙酸盐（EDTA）依赖性假性血小板减少、溶血脂标本等，应通过与患者面对面的沟通，减少患者的抱怨与误解。④加强与临床的联系和合作。检验师要积极参与临床，与临床医师进行讨论，对各项检验结果，要与临床医师共同分析、理解和评估；检验师可根据检验积累的经验，主动向临床医师提出检验项目的建议；发现检验结果与临床不符时，要主动了解临床的情况，校正标本的采取或者提醒临床医师核实临床实际，与临床医师一起，共同减少差误，提高诊断质量；检验师是临床与检验结合的桥梁。⑤优化检验组合，减少患者的经济负担。由于科学技术的进步，检验的项目越来越多、越来越细，但同时也给患者增加了负担，带来多次采取样本的麻烦。在检验的实际工作中，可以就了解某一器官不同功能或从不角度了解某一疾病的信息进行组合；为了正确及时诊断而形成的检验组合；也可为了提高敏感度而形成某种整合。检验整合节省时间、减少耗费、方便患者，体现了对患者的人文关怀。⑥坚持诚实、严格的科学精神。检验结果是临床诊断的重要根据，关系患者的生命安危。检验工作容不得半点粗糙马虎，稍有不慎，都可能给患者带来不可想象的后果。必须以严谨、精细、踏实的精神对待检验工作的一切环节，不能有任何马虎、松懈；至于某些为了多拉患者，伪造检验数据的行为，更是不能允许的。⑦注重保护患者隐私。检验科人员要保护患者的信息，不主动打探患者的个人隐私，也不对外泄露患者的个人隐私。在检验实施过程中，如果涉及患者隐私的项目，如阴道细胞标本、尿液标本以及精液标本等，检验人员要为其提供适当的采集场所。

（杜治政　邹明明）

yàofáng dàodé guīfàn

药房道德规范（the moral norms of pharmacy）

药房工作人员在药品的采购、保管、配方调剂和发放等工作中应遵守的道德规范。

药房是医院的重要部门。随着临床药学发展，药房工作人员在患者用药中的作用来越大。为临床医师提供新药的有关咨询，向患者介绍有关药物的知识并指导用药，检测药物治疗的安全性和有效性；药房工作人员在构建和谐医患关系，增强医患关系之间的信任，也发挥越来越重要的作用。而做好这些工作，需要有道德规范支持。药房工作人员建立正确道德规范十分重要。

药品采购工作的道德要求

①医院药品采购要坚持保证药品的质量：按照国家有关规定，必须从合法有证的单位采购药品。对采购的药品严格验收制度，检查药品合格证、包装、标签与说明书等，确认产品的合法性。在药品招标采购中一定要坚持公平和公开。②医院药品采购要杜绝回扣现象：生产经营商为暗中给予药品采购人员或医师利益，诱使其采购、使用其药品，这是法律不允许的回扣行为。药品回扣不仅会损害患者的利益，还会损害医务人员的整体道德形象，最终会损害医务人员的利益。药品回扣是不道德的行为，应该杜绝。

药品保管工作的道德要求

①认真做好验收入库工作：药品的验收入库和领发工作十分复杂，这是保证用药安全的重要环节。保管人员在验收中发现过期失效、伪劣药品，无批准文号假药、错药、缺药要坚决退货或补货，不能隐瞒不报。②切实做好药品保管工作：药房工作者要认真学习专业知识，掌握科学的保管方法，根据药物种类分类保管，存放有序。畏光药品要避光保存，生物制剂要按规定的温度低温贮藏，对毒、麻、限、剧药物应专人专柜保管，易霉药品要做好防潮湿工作。另外，药房工作者还要勤查勤看，做好防盗、防火、防风、防霉工作，尽可能减少保管损耗。

药品配方调剂和发放的道德要求

①仔细认真审方，准确无误调配：调配药品是药剂人员在审方后实施配方的具体行动，调配准确与否对医疗效果影响很大，要以对患者高度负责的精神做好工作。医院调剂人员在接方后，要认真仔细审查处方内容，查配药是否符合处方，查分量是否准确，查是否存在配伍禁忌；对姓名、对时间、对用法。有些药名称相近，外观相似，要仔细辨认。医院调剂人员要熟悉药品名称、剂型、用法、用量及摆放位置，准确无误调剂药品。医院调剂人员发现有错误处方或不规范处方或有配伍禁忌的处方，要敢于及时让医师纠正。另外，如有缺药，医院调剂人员不能擅自改方替代。②保证用药安全。药房工作者在发药过程中要一丝不苟，杜绝差错，遇有变质或可疑药品要严格鉴别，绝不制售掺假药品和不合格药品，保证用药安全有效。药房工作者在发药时，要耐心向患者讲清服用方法与注意事项。在发放有毒药品、麻醉药品和限制性药品时要严格执行相关的条例和规定。③仔细认真发药、耐心清楚交代：语言通俗易懂，语气亲切。对文化知识较低者，对老年人、残疾人更要认真讲解。珍惜所有人的生命，关怀弱者是医药人员最基本的道德要求。④配合临床医师，参与临床药物治疗。药师应当积极主动向临床介绍上市新药的性能、适应证、副作用等情况，可审核医师处方和调配处方，但无诊断权。

（孙慕义　马晶）

hùlǐ lúnlǐxué

护理伦理学（nursing ethics）

研究护理实践和护理人际关系中的道德理论、原则和规范的学科。是医学伦理学的分支学科，属于应用伦理学范畴。护理伦理学应用医学伦理学理论和一般伦理学原则，解决护理学发展和护理实践以及护理人际关系中提出来的种种伦理学问题，使护理工作更好地适应患者的需要。护理伦理学与医学、哲学、社会学、文化学、心理学等学科密切相关，护理伦理学是汲取、融合这些学科的相关内容而形成的一门独立学科。

历史　护理伦理思想古已有

之，无论是古希腊、古代印度与中华民族的医学道德文化，均有优秀护理伦理思想记载与传承；但作为护理伦理理论构建与护理伦理体系形成或学科确立，应肇始于 18 世纪的欧美国家与进入 20 世纪之后兴起护理伦理教育发展。伊萨贝尔·罗柏（Isabel Hampton Robb）于 1901 年在《美国护理杂志》（*American Journal of Nursing*）连续发表题为《护理伦理学：供医院和个人使用》和《护理中的伦理学》的论文，这是西方护理学界关于护理伦理学的最早论述。护理伦理学是随着护理学的完善与发展逐步形成的。19 世纪中叶，美国的护理伦理学已经开始形成一套以科学为基础的知识体系，规定护理不仅是执行医嘱，而且要安抚患者，指导他们理解疾病及治疗，鼓励消沉的患者。20 世纪 60 年代一些历史事件，特别是民权运动，对美国护理伦理学产生了重大影响，美国护理伦理学接受了大量始于民权运动及妇女运动的观念，所有患者在接受医学治疗时都有权要求告知其危险性和疗效；护士有权保证患者接受安全的治疗，患者的健康利益是护士的主要责任。1985 年出版的《护理学模式》（*Model of Nursing*）一书的前几项内容，如护士应对患者提供尊严及独立人格的服务，不论其社会地位、经济状况、个人态度及疾病特征；护士应审慎地保守患者的秘密，保护患者的隐私权；护士应对个人护理的正确性及行为承担责任，都是对护理伦理的阐述。20 世纪 70 年代以后，美国护理伦理学强调三个主要护理伦理原则：尊严人身自由、善行和公正，认为善行是护士与患者关系的核心。而作为成形的规范学科建构的专著，

作为系统护理伦理学学科确立的标志，应该公推 1989 年罗萨莉·康妮（Rosalie Kane）与阿尔索·卡普兰（Arthur Caplan）撰写并出版的《日常伦理学：解决护理生活中的伦理难题》和《护理伦理学》（牛津大学出版社）。1996 年，伦理学者米盖尔·姚（Michael Yeo）和护理学家安妮·莫尔豪斯（Anne Moorhouse）共同主编了《护理伦理学的概念和案例》，对护理知识和经验首次进行了道德哲学的分析以及论证，并提出了 6 个基本伦理原则：有利、自主性、保密、知情与真相告知、公正和诚信。护理伦理学由此开始臻于成熟。

中国护理伦理学也其悠久的历史渊源。中医的"医乃仁术"的伦理理念，也包含对患者护理的道德要求。但作为护理伦理学，是在引进西方医学和护理学的过程中逐步形成的。一般认为，20 世纪 80 年代是中国现代护理伦理学的起点，1988 年 11 月在大连召开的首届全国护理伦理学学术讨论会，作为一个学科开启的标志。这次会议讨论了卫生改革护理伦理应当遵循的价值观，探讨了由功能制护理转变为责任制护理面临的伦理问题，到会提交的论文还就临床护理中的诸多伦理问题进行了讨论；随后于 1990 年 10 月于厦门和 1993 年 4 月于海南召开的第二、第三次全国护理伦理学术讨论会，就患者自主与护理伦理，护理质量与护理伦理，内、外、妇、儿科各种疾病护理伦理和手术护理的伦理，临终患者以及生命质量的护理伦理，高新技术护理伦理，护士的职业形象等进行了广泛的探讨；会议还邀请了两位美国护理专家介绍了美国和国际护理伦理的发展情况，实

现了中国护理界与国际护理伦理的交流。这些会议涉及护理伦理各方面的问题，为中国护理伦理的形成奠定了基础；2002 年由丛亚丽主编、北京大学出版社出版的《护理伦理学》，作为高等医学院校护理专业教材的问世，标志着中国护理伦理学作为一个学科的成熟。

内容　①护理道德意识和理论，包括护理的本质及相关护理学说，如自护论、需要论、适应论的伦理学基础；功能制护理与责任制护理的伦理要求的同一与差异；患者自主与知情同意；关怀伦理、同情与共情等。②护理过程中处理各种人际关系伦理要求。首先是护士如何处理好与患者的关系，包括与患者亲属、朋友之间的关系，这些关系的性质与类型，沟通的技巧、语言要求；其次是医师与护士的关系，医师与护士关系的定位，合作与分工，独立与配合；再次是护士与护士之间的关系，涉及的问题主要有分工与整体运行机制与协调运转，交接班的衔接与延续，护理差错的正确处理，不同级别、不同年龄护士间关系的协调与团结等；护士与医院其他部门人员，如物资管理、敷料、餐饮营养等部门的关系密切，如何处理好这些关系，也是护理伦理学不可忽视的；护理与社会的关系。护理工作与社会有着多方面的联系，特别在患者的后续工作中，护士常需要与相关部门或个人发生联系，为患者提供社会支持与社会服务，处理与社会的关系，是护理工作不可忽视的重要环节。③内、外、妇、儿、老年等专科疾病的护理伦理。包括插管、导尿、急救、复苏、呼吸机的管理和撤除的伦理要求等。④高新技术护理伦理。

包括介入、微创、器官移植、辅助生殖技术、人工器官安置、特殊检查等技术应用、美容与变性、智能护理中的护理伦理要求和问题。⑤临终患者的护理伦理。包括减轻疼痛、心灵抚慰、生命质量管理、生前预嘱、死亡教育、家属支持等，都有许多需要护理伦理学探讨的问题。⑥灾难救治、突发公共卫生事件、社区卫生保健等特殊场所下的护理伦理。⑦护士个人道德修养和完美形象的培育。诸如护士的信念与意志、良心与慎独、创新与服从、团结与协作、护士的仪表与形象等，都有护理伦理学的用武之地。

意义 ①护理伦理对于实现完善的医疗服务，满足患者的需求，有着十分重要的意义。医疗干预的善后服务，对患者治疗造成创伤的恢复，治疗后的病情观察与管理，患者焦虑心情的消除和抚慰，都有赖护理工作的支持。而护理工作的成效，与护理伦理密切相关，没有伦理的支持，护理工作很难做到患者身上。美国医师关于"有时是治疗，经常是帮助，更多的安慰"，说的医疗现实状况，更多的是落在护理工作和护士身上。②护理伦理是完善护理工作的重要保障。护理伦理有助于规范护理行为，防止和减少护理工作可能发生的差错；护理伦理能够促进护理工作，更好地维护患者的利益，纠正和减少各种可能发生的忽视患者利益的各种现象；护理伦理能够帮助识别护理技术和工作中的伦理缺陷，有助于解决护理工作面临的伦理难题。③护理伦理在建立和谐的医患关系中起着关键性的作用。护士与患者朝夕相处，最贴近患者，最了解患者的心理痛苦与期盼。而护理伦理是护士进入患者

心理的钥匙，是打开患者心结的武器。良好的护理，一心一意为患者的护理，可以让患者消除疑虑，安心放心，弥合分歧，实现医患同心的医疗。④护理伦理有助于营造护士的崇高形象。护士忠实于患者的利益，是患者健康的守护神；护士不畏困难，不怕累，不怕脏，笑脸面对满脸愁容甚或怒气冲冲的患者，为医疗卫生工作树立了光彩照人的标杆，是医疗卫生服务关爱生命的一面旗帜，而这些正是护理伦理作用的体现。

（孙慕义　江　璇）

hùshi quánlì yǔ yìwù

护士权利与义务 （rights and duties of nurses）

护士在诊疗工作和其他医疗卫生保健活动中出于工作需要应享有的权利与应尽的责任。护理是维护生命与促进人类健康的重要的事业，护士是医疗卫生事业中的重要力量，在医疗卫生事业中肩负着重要的责任。维护护士的正当权利，履行护士应尽的义务，对于保障医疗卫生工作的顺利进行，促进患者康复和社会人群的健康，具有十分重要的意义。

概述 护理最先是和医疗融合于一体的。医护分工是在医疗卫生事业发展中逐步形成的，护士是适应这种分工需要的重要医学角色。护理从医疗中分离出来是从古罗马帝国的一批军医院开始的。从此之后，特别是自弗罗伦斯·南丁格尔（Flonence Nightingale）开创护理工作作为一种职业、作为一门科学以来，护理已经成为医疗卫生事业中的十分重要的组成部分，护士成为医务人员队伍中最众多的人员，他们的工作业绩遍布于医疗保健事业的一切领域。没有护士，就没有今

天的医疗卫生事业；没有护士，患者的康复，人民的健康，就会要遭受重大的损失。

护理工作的重要性，引起了国家和社会对护士的权利与义务的关注。许多国家对护士的权利与义务给予法律的规定。护理立法始于20世纪初。1919年英国率先颁布《英国护理法》；1921年荷兰颁布护理法；1947年国际护士委员会发表了一系列护理的专门立法；1953年WHO发表了第一份有关护理立法的研究报告；同年，国际护士学会制定了《护士伦理国际章程》，并于1865年、1973年先后进行了修改。1973年修改后的章程，明确护士的基本义务是：增进健康、预防疾病、恢复健康和减轻痛苦，护士的需要是带全人类性的。强调护理本质上是尊重人的生命、尊重人的尊严和尊重人的权利，并从护士与人民、护士与实践、护士与社会、护士与合作者、护士与职业5个方面阐明了护士的责任、权利与义务。2008年美国颁布的《美国护士伦理守则的九项条款》（*Nine Provisions of Code of Ethics for Nurses*），明确了护士在各种专业人际关系中应当心怀同情，尊重每一个人固有的尊严、价值和独特性，不受社会或经济地位、个人特征或健康问题性质等考虑的限制；护士承认患者的独特性，承认患者利益至高无上，并承诺应如此展开护理服务；护士要保护患者的隐私权；护士有义务提供优质的患者护理，对于个人护理事务及任务委派决定的适当性承担责任；护士对自己也承担着和对他人相同的责任，包括保持诚实、正直与安全，维持胜任的专业能力以及持续的个人与专业成长；护士参与建立、维护和改

善健康服务环境和工作条件，以利于通过个人和集体行动提供优质健康；护士通过致力于护理实践、教育、行政和知识的开发，参与护理专业的发展；护士通过与其他健康专业人员和社会公众的合作，促进社区、国家和国际满足健康需要的各种努力；护士协会及其会员作为护理专业的代表，有责任宣传护士的价值，维护护理专业及其实践的完好性以及制定社会政策。

中国对护士权利与义务也很重视，并先后于 1994 年 1 月 1 日颁布《中华人民共和国护士管理办法》；2008 年 5 月 12 日颁布《护士条例》并从当年当日起开始实施。《办法》和《条例》都强调应为护理人员提供最大限度的保护和支持，促进护理人员不断接受培训教育，保证护理人员具有良好的护理道德水准；特别强调维护患者和一切护理对象的正当权益的同时，必须维护护士与护理从业人员的权益，也规范了其执业注册、权利、责任与义务。《护士条例》的颁布施行从法律层面明确了护士的权利和义务，是新时代推动护理事业可持续发展的里程碑。

内容　包括以下两方面。

权利　①护士依法履行职责的权利受到法律保护，任何单位和个人不得侵犯；护士的劳动受全社会的尊重；护士的人格尊严、人身安全受到保护。②有享受国家有关规定获取工资报酬、享受福利待遇、参加社会保险的权利，有获得与其所从事的护理工作相适应的卫生防护、医疗保健服务的权利。③有按照国家有关规定获得与本人业务能力和学术水平相适应的专业技术职务、职称的权利；有参加专业培训、从事学术研究和交流、参加行业协会和专业学术团体的权利。④有获得疾病诊疗、护理相关信息的权利和其他与履行护理职责相关的权利，可以对医疗卫生机构和卫生主管部门的工作提出意见和建议。⑤某些特殊情况下，护士享有干涉权，如在特定情况下限制患者的自主以维护患者利益，限制急性心肌梗死患者下床活动，严禁胃切除术后患者拔出胃管；有权拒绝执行错误的医嘱，同时向医师提出改进建议。

义务　①有遵守法律、法规、规章、职业道德及诊疗技术规范规定的义务。②在任何情况下尊重、关爱患者的生命，将患者利益置于首位，忠实于患者利益，对患者健康负责；救治患者，解除病痛，是护士不可推卸的责任。③尊重、关心、爱护患者。尊重患者价值观、宗教信仰及风俗习惯；尊重患者的独特性、自主性，提供人性化、个体化的护理和照顾；保护患者的隐私。④在执业活动中，发现患者病情危急，应当立即通知医师，在紧急情况下为抢救垂危患者生命，应当先行实施必要的紧急救护，不得拒绝参与救治。⑤对患者的救治和护理，应事先给予充分解释和说明，履行知情同意原则。⑥主动搞好护医关系，相互尊重；积极主动执行医嘱，如发现医嘱有误，应及时报告医师；维护同行的信誉和职业荣誉，相互支持，正确对待同行的差错。⑦不断学习，努力提高业务水平。

（孙慕义　江　璇）

hùlǐ dàodé

护理道德（nursing morality）

护士在护理患者和从事其他医疗卫生工作过程中，以及在处理医师与护士、护士与护士、护士与社会关系中应遵循的职业道德。是在护理工作领域内处理各种道德关系的职业意识和行为规范，属于职业道德范畴，是一般社会道德和护理科学实践道德要求的融合。

概述　护理道德是一种特殊的职业道德，虽然同其他职业道德一样受社会道德和社会经济关系的制约，但更与护理科学发展和护理实践直接相关，它反映护理领域中各种道德关系的特殊意识形态和特殊职业道德品质。

在古希腊，传说公元前 1134 年，阿斯克雷皮奥斯（Asklepios）建了一座庙宇，用以收容香客中的患者，成为疾病治疗的代表，他的两个女儿：一个是海吉尔（Hygeia），称为卫生女神；一个是潘娜西（Panacea），称为健康恢复女神，她们被认为是参加护理工作最早的妇女。《希波克拉底誓言》集中阐述的医师应有的品德，也可以视为护士应当遵守的道德规范。为病家谋利益，尊重同道，为病家保密等思想，为近现代护理伦理思想奠定了基础。

基督教对于西方近代护理的形成产生了重要影响。在古希腊和罗马时期，教会女执事不仅在教会中从事传道工作，而且承担社会服务与护理工作，救济、随访并照顾患者、老人、孤儿和无家可归者。虽然没有受过专业训练，但她们一般都出身名门，自愿参加教会，深受"爱人""利他"等基督教观念的影响，具有高尚的品德、渊博的知识和热忱服务的精神，认为服务人群便是服务上帝。十八世纪以后随着英国工业革命、美国独立战争和法国大革命以及进化论、细胞学说、能量守恒与转化定律三大发现的诞生，西方现代化进程加快，科学技术迅速发展，医学在此背景下获得了发展的动力，护理事业也得以发展到一个新的时期，护理工作的地位不断提高。弗洛伦斯·南丁格尔（Florence Nightingale）是近代护理事业的奠基人，她从理论和实践上对护理道德研究作出了重大贡献。1858 年，南丁格尔根据自己多年的护理实践经验编著了《护理札记》一书。其中关于护理伦理的精辟论述，如"护士应该做什么，可用一个词来解释，即让患者感觉更好"，"护士要有奉献自己的心愿，有敏锐的观察力和充分的同情心"，"她需要绝对尊重自己的职业，因为上帝是如此的信任她，才会把一个人的生命交付在她的手上。"对建立现代护理伦理学有着深刻的借鉴意义。南丁格尔誓词也成为护理史上第一个国际性的护士伦理准则。

国际护士大会从 1933 年开始讨论护理伦理问题，1953 年拟定了第一个正规护士规范《护士伦理学国际法》，1953 年国际护士大会，曾提出护士的道德规范；1956 年，在法兰克福召开的会议，作了修正并采纳；1965 年和 1973 年进行了两次修订。世界各国的护理专业团体和相关部门都致力于制定伦理法典，以规范护士的道德标准，指导护士的护理活动，这些工作大大推动了现代护理伦理学的发展。护理道德是护士工作的灵魂。国际医学界和护理学界一直十分重视护理道德的建设。1973 年的修订本就护士如何对待患者，如何处理与社会及同事的关系，如何对待护理实践与职业等提出了全面的要求，同时指出护士工作不受国籍、种族、年龄、政治信仰的限制，并以此作为守则的总纲。

18 世纪鸦片战争之后，西医与西方文化一同进入了中国，中国护理伦理发展受到了西方护理职业发展及护理伦理思想的较大影响。1900 年以后，中国各大城市建立了许多教会医院，并纷纷附设护士学校。1914 年第一届全国护士会议正式召开，将"nurse"翻译为"护士"。1918 年第四届全国护理大会将《护士伦理学》规定为护士的必修课程；1926 年中华医学会制定了《医学伦理学法典》，以此为基础形成了中国自己的近现代护理伦理观；1956 年卫生部拟定《关于改进护士工作的指示》（草案），医院成立了护理部，开展护士进修教育；1981 年 10 月，中华人民共和国卫生部颁发了《医院工作人员守则和医德规范》；1988 年 12 月卫生部颁布了《医务人员医德规范及实施办法》；1993 年 3 月卫生部颁布了《中华人民共和国护士管理办法》；2008 年 1 月 31 日国务院颁布了《中华人民共和国护士条例》；2008 年 5 月，由中华护理学会编制了《护士守则》。这些都极大地促进了中国护理伦理的建设与发展，护理伦理教育逐渐规范，护理专业人员的道德素质得到提高。2009 年 2 月，全国性护理伦理学学术机构——中华医学会医学伦理学分会护理伦理学专业委员会成立，标志着护理伦理学的学科地位已被业界广泛认可，学科研究步入专业化和规范化轨道。

内容 ①恪守医疗行善、敬畏生命、尊重自主、最优化、有利与最小伤害原则。②对患者要有深切的同情心，理解患者疾苦，竭尽全力帮助患者减轻病痛，确保患者安全。③尊重患者的人格与合理需求，遵循知情同意原则，尊重其价值观、宗教信仰、生活习俗。④要有高度责任感，坚守慎独，一丝不苟，严格严谨，应杜绝差错的发生。⑤对患者一视同仁，坚持公平正义，不以相貌和钱财取人。⑥遵循保密原则，为患者保密，保守医学以及国家秘密。⑦团结协作，认真执行医嘱，发现差错，主动弥补和纠正，及时报告。⑧绝不索要与接受患者的馈赠。⑨仪表高雅，说话文明，态度和蔼。

（孙慕义 江璇 周煜）

zhěngtǐ hùlǐ

整体护理（holistic nursing care）

以患者为中心，以生物-心理-社会医学模式为指导，以护理程序为核心，将护理程序系统化地用于临床护理和护理管理中的护理理念。又称责任制护理。它区别于以疾病为中心的功能制护理的传统护理思想。

概述 整体护理最早源于 1926 年南非学者史墨兹（Smuts）率先使用"整体"一词，提出"整体"的语义；1955 年由莉迪娅·霍尔（Lydia Hall）首先在美提出"护理程序"的"整体护理"概念，于 20 世纪 50 年代末最先在美国明尼苏达大学医院首先付诸实施，20 世纪 70 年代美国条件较好的医院普遍推行，并推广至欧洲。整体护理的理论根据有二，一是生物-心理-社会医学模式的医学观，即身心统一的医学观的提出；二是线性功能的观点，即认为护理是一种独立的有自己特殊要求和特殊内容的连续不断的体系。

整体护理的基本特点是：①开放性。整体护理重视人的整体性，从而把"封闭式"的疾病护理变为"开放式"的全面护理。它不仅改变了护理人员的思维方式，摆脱了以往被动执行或盲目完成医嘱的局面，而且使护理人员独立地去思考和解决与患者健康问题有关的各种因素。整体护理通过护理计划，使各项护理措施走在前面，做到防患于未然。②全面性。整体护理是一种强调以护理程序为核心的临床护理模式，为患者解决生理、心理、社会和文化需求等各种问题，并使护理程序的运用贯穿于全部护理工作中。③系统性和连续性。对患者的护理是系统的、连续的，它将患者从入院到出院的全过程都纳入日程，保证了护理工作的不间断性。④科学性。整体护理突出了护理的科学性和独立性，护理程序的科学性是经过临床长期验证的解决健康问题的科学工作方法，包括护理评估、护理诊断、护理计划的制定、护理措施的实施、护理效果的评价与反馈。美国护理学学者玛莎·罗杰斯（Martha Rogers）指出，整体护理时要将患者作为一个整体看待，而不是分裂的。

整体护理内容包括三个方面：对患者实施计划护理；对患者实施心理护理；对患者全天候24小时负责。具体实施方法为合理分工，设立责任护士，建立责任护士职责，由责任护士对患者入院至出院的全过程负全责，实行全方位的护理，并完成能体现护理程序的护理病历。以责任制护理为标志的整体护理的实践，标志着护理理念由以疾病为中心到以患者为中心的根本转变，是护理学的一次重要的变革。

整体护理的思想于20世纪七八十年代引入中国。1970年，美国学者向中国护理界介绍了美国1970年兴起的护理分工制度，受到中国护理界的欢迎，一些地区相继办起了各种不同形式的培训班、学习班。受当时国内正在推行的农村联产承包责任制的影响，当时译为"责任制护理"，即由护士对患者从入院到出院全面负责的一种工作制度，护士对患者实行8小时在班，24小时负责制。1994年后，美国乔治梅森大学学者根据各国护理临床和教育实践，设计了既适合中国国情又与国际先进护理接轨的系统化整体护理的护理改革方案，并帮助国内多家医院建立了整体护理模式病房。随后，整体护理开始在中国普及，并不断完善和发展，得到了中国护理界的普遍认可。

伦理意义 ①整体护理在护理学及护理实践中实现了生物医学向生物-心理-社会医学模式的转变，极大地促进了护理学科的发展，使护理学科从以疾病为中心向以患者为中心的转变，充分体现了对患者的尊重和患者权利的维护。②整体护理充分反映了患者的要求，体现了患者的全方位的利益。整体护理强调了护理的整体性，强调不仅为患者提供疾病护理，而且要重视患者的心理护理，为患者提供各种心理支持；整体护理不仅限于疾病护理，护士利用各种形式开展健康教育，满足患者早日康复的期盼；整体护理提供24小时全天候的照料和服务，使患者在心灵上得到抚慰，增加了患者的信任感和依托感，同时密切了护患关系。③整体护理摆脱了护士是医师附庸的传统理念，强调了护士独立和主动为患者提供治疗与康复的相关服务，为患者解决相关问题，充分体现与增强了护理工作和护士的价值，提高了护士在整个医疗卫生工作中的地位，激发护士的积极性和创造性，强化了护理人员的职业信念。④整体护理增强了护士对患者的责任感。整体护理和功能制的护理不同，整体护理要求每个护士直接面对负责的患者，整体护理中责任护士岗位的设立，大大强化了对患者的责任感，增强了患者对护士的信赖，提高了护士学习专业理论技术的动力。整体护理分工清晰和明确，工作流程通畅，配合默契，有效地避免差错与事故的发生。

（孙慕义 江璇 周煜）

shèqū hùlǐ lúnlǐ

社区护理伦理（ethics of community nursing）

社区护士在承担医疗照顾、健康教育、健康咨询、健康管理等多重社区卫生服务工作中应遵循的伦理原则及道德要求。

概述 社区护理是社区卫生服务和全科医疗的重要组成部分，是综合应用护理学和公共卫生学理论，以促进和维护社区中的个体、家庭及群体的健康为目的的工作。社区护理的工作职责主要是预防疾病、保护健康和促进健康。其具体工作主要包括：健康教育、预防与控制传染性疾病及感染性疾病、环境和职业健康与安全管理、门诊及家庭护理、社区卫生保健服务、心理卫生、计划生育指导、临终关怀等。社区护理是当代社区医学的重要内容，是公民健康道德发展的标志之一。

社区护理特点 ①服务对象既包括社区的个体居民，同时也面向社区群体。社区内的个人、家庭、团体与人群，都是社区护士的服务对象。收集、分析社区全体居民个人、家庭及整个社区群体的健康状况，拟订护理工作计划，评估护理计划的执行及成效。②服务内容的综合性。社区护理不仅要照顾社区居民的生理健康，而且要关注影响他们安适状态的心理、社会和文化因素及物理环境；不仅要负责有病人群的治疗与康复，而且要维护健康人群的健康状态，做好预防保健工作。社区护理涉及各个年龄段各种人群各种疾病的防治和健康维护，全方位地为各类健康人及患者提供全面的整体护理服务。③服务过程的连续性。社区护理要解决的是人群健康、疾病、康复多阶段的三级预防，要为社区内的每一个人建立健康档案，提供从出生到死亡全过程的连续不断的护理服务，包括从健康促进、危险因素的监控，到疾病早、中、晚各期的长期管理，根据患者的需要，全天候不间断地提供健康服务。④工作方式的自主性。社区护理的工作范围广，涉及内容多，对护理人员主动、独立处理问题的能力要求较高。要主动收集服务对象的健康材料，应用流行病学方法找出易出现健康问题的高危人群和已存在健康问题的人群，以促进各类人员的健康；要主动协调好多方关系，例如，与社区居民的关系、与政府部门的关系、与医疗单位的关系等，以更好地做好预防、保健、康复等多层面的工作。

伦理要求 ①对人民健康的高度责任感。社区护士肩负着社区群众健康守门人的重任，工作繁杂而琐细，必须要有对人民健康高度负责的精神，把群众的健康记在心上，才能做好社区护理工作。②具备慎独品德。社区护理工作大多是由护士独立进行的，灵活机动性大，多元，分散，少有固定的程序，日常工作在非监督的情况下自觉进行，主要依靠护士的自律，自我管理，自我监督，就要求社区护士培育审慎品

质。③坚守保密制度。在社区护理中，特别在社区居民健康档案建立与管理中，在进入居民家庭中，护理人员有可能接触到居民个人及家庭的秘密，包括家族史、既往病史、一些特殊疾病信息、与个人及家庭健康问题有关的其他隐私、身体缺陷、精神障碍、生育情况、不良生活习惯、家庭纠纷等，而社区护士面对的是经常接触的熟悉面孔，因而必须切忌谈论、传播个人私密和家庭私密，避免对居民个人和家庭可能带来的伤害。④公平与公正对待社区的居民和家庭，绝不厚此薄彼。社区护士由于人际关系较为稳定，在交往中形成亲与疏的关系是难免的。但在服务、资源分配、优先关照人群、卫生纠葛调解等方面，必须坚持公正、公平的原则，绝不能厚此薄彼，拉帮结伙。这是社区服务的大忌。⑤廉洁奉公。在服务中，严禁收受财物，不接受馈赠和礼物。

（孙慕义 江璇 周煜）

tìdài yīxué

替代医学（alternative medicine） 应用现代医学以外的治疗、健身的方法和方式的医学。又称辅助医学、另类医学。常用疗法有针灸、按摩、草药、瑜伽、指压、催眠、正骨、气功，以及自然疗法、顺势疗法等。

概述 被称为"替代医学"的治疗和健身的医学，拥有悠久的历史传统，如替代医学中应用较为广泛的草药，早在公元前就积累了较为丰富的经验；始源于中国的针灸，在公元215~282年就由中国针灸学学家皇甫谧做了系统的研究和整理；印度吠陀医学、瑜伽，也是源远流长。历史证明，这些医学实践曾在防治疾病、增进人类健康中发挥了重要

作用。

现代替代医学的兴起，是在文化多元化的社会背景和对现代医学的反思中逐步形成的潮流，其中既包括对多种传统医学的研究和使用，也包括很多出现时间较短的"非常规疗法"。当代替代医学概念出现的标志性事件是1992年美国国立卫生研究院（National Institutes of Health, NIH）成立了补充和替代医疗事务局，1998年补充和替代医疗事务局改称为国家补充和替代医疗中心。1991年初，哈佛大学医学院的艾森伯格（Eisenberg）和密执根大学凯斯勒（Kessler）对1990年美国公众应用替代医学的资料进行分析，发现至少应用一种替代医学疗法者占34%，其中1/3的人面见了替代医学工作者，年龄段集中在25~49岁。1990年美国公众面见替代医学工作者大约4.25亿人次，用于替代医学的费用大约13.7亿美元。艾森伯格1998年发表在《美国医学会杂志》（*The Journal of the American Medical Association*）上的一篇关于辅助治疗发展趋势的全国性随访调查文章指出，选择辅助治疗的人从1990年的4.27亿人次增到1997年的6.29亿人次，这远远超过了美国人拜访初级保健医师的比例。到1997年费用则增长到21亿美元，而且替代医学的医疗费用仍以每年15%的速度增长。1999年，美国总统克林顿下令设立由四人组成的顾问委员会，对替代医学进行政策性研究，要求于2001年提出切实可行的政策性报告。

美国的这些举动不仅受到本国朝野欢迎，也引起西方其他国家的关注。查尔斯王子（HRH Prince Charles）本人比较重视非

主流医学的作用，他早在 1982 年就提倡关注替代医学，他认为英国也应向美国学习，有一个类似于辅助和替代医学的研究机构，有足够的经费支持这一重要活动，他特别提倡主流医学与替代医学的相互配合，共同为患者服务。从 1997 年美国 NIH 主持召开针灸听证会，到 1999 年在以色列耶路撒冷市召开的第五届国际脑科学大会首次增设"针灸"专题报告会，以及同年美国总统指定 19 人组成的"替代医学"委员会，以及 2001 年由英国查尔斯王子发起在伦敦举行的"整合医学"会议，特别是 WHO 2004 年 6 月发布了促进正确使用替代医学指南，支持那些对患者有益且危险最小的传统和替代医学疗法，并督促各国政府加强对替代医学的监督管理。2011 年起，WHO 还与澳门特别行政区政府签署了为期 4 年的传统医药合作计划，该计划包括举办区域间培训班、制定传统医药临床研究技术文件，这些举措都将促进中国传统医药在世界氛围内更好地发挥作用。

目前受到西方国家在内的国际医学界重视的替代医学已扩展为一个独特的医学体系，内容包括：①替代医疗体系：针灸、瑜伽、吠陀医学、脊椎按摩疗法、顺势医学、美国土著医学、自然疗法。②心身医学：冥想法（宗教坐禅）、催眠术、引导意象法、舞蹈疗法、音乐疗法、艺术疗法、祈祷和心理治疗。③自然疗法：草药疗法、特殊饮食延年益寿术、鲨鱼软骨、蜂花粉。④躯体运动疗法：身体疗法、亚历山大疗法。⑤能量疗法：气功、运气。历史发展过程表明，替代医学正在走与主流医学会合，形成统一的替代医学新潮流。

意义 ①替代医学再度受到欢迎，主要是因为它不同于现代医学，尤其是和生物医学体系过于冰冷、机械和专业化的实践方式相比，它更富于人情，更关心患者，以及治疗者与被治疗者之间的交流，并常对难以治疗的患者提供安慰，它填补了现代医学忽视情感的不足，从另一个侧面满足了当代人防病健身的要求。②替代医学适应了当代防控慢性病危害人类健康的需要，有助于克服现代医学单纯依靠各种技术手段和对症局部治疗等医学观念的不足。替代医学注重医学的整体思维，重视引导人们调整生活方式，重视机体自然力的培育、强调心与身的统一，促进机体的内外平衡，而这些对于防控慢性病特别重要，且是现代医学忽视的方面。替代医学的兴起，是适应当代人类健康需求的必然结果。③替代医学实践简便，对场所、设备和其他条件没有过多的要求，不受时间、地点、条件的限制，只要有具备一定替代医学技能的人指导，大众跟着学，就可以收到应有的效果。替代医学是千万大众的医学，是平民的医学。④替代医学由于其自身的种种特点，不需高新尖的设备，场所、用具许多就是就地取材，费用极为低廉，个人、国家无需大的投入。在现代医学费用永无止境地高涨的情况下，其优越性十分突出，特别是对那些低收入者和贫困人群而言，无疑是雪中送炭，这也是替代医学复兴的重要原因。

局限性 ①替代医学已往积累的许多经验，有待总结、研究和提升，去其糟粕，取其精华，使其得到科学的解释和说明。②替代医学产生的背景，与民族、习俗、宗教及特殊文化密切相关，其中夹杂一些迷信和落后的东西，需要整理、清点、提纯。③替代医学诊治的疾病，大多限于一般的常见病和较为简单的疾病，对于某些复杂性疾病，如癌症、心脑血管疾病，各种脏器的衰竭，一般难以奏效，这类疾病还有赖于现代医学，但替代医学仍可以为这类疾病的治疗和康复提供补充。④由于替代医学长期被忽视和长期受主流医学的打压，现在仍未能得到主流医学应有的重视，处于医学的边缘地位，亟须广为宣传，国家采取适当的政策，同时主流医学给予帮助和支持。待以时日，逐渐形成主流医学与替代医学互补的局面，为百姓的健康造福。

（杜治政 马 晶 包玉颖）

yìshù liáofǎ

艺术疗法（art therapy） 通过艺术活动让患者产生自由联想以稳定和调节情感，消除负性情绪，治愈精神疾病的非语言性心理治疗方法。又称艺术心理治疗或艺术疗法。

概述 艺术疗法最早源于 20 世纪初对精神病艺术家的研究，如贾斯珀斯（Jaspers）等对文森特·威廉·梵高（Vincent Willem van Gogh）作品的研究。1922 年普林茨霍恩（Prinzhorn）发表《疯者艺术》，1956 年雅各布（Jakab）提出精神分裂症患者的绘画特点，均对精神疾病和艺术间的关系作了探讨。1969 年在美国成立艺术疗法协会，把艺术和治疗疾病结合在一起。并将艺术治疗定义为：利用各种艺术媒介作为主要的沟通交流模式的一种形式的心理治疗。针对儿童、青少年、成年人和老年人，使用艺术疗法解决各种各样的心理困难、残疾或精神障碍。例如，情感、行为或精神健康问题或身体残疾，以及脑损伤或神经系统疾病和身体疾病，提供相应的诊疗。来访者可分为团体和个人。在美国，从事艺术治疗工作的人必须是注册艺术治疗师。艺术治疗尽管可以给人带来快乐，但它不是一个休闲活动或艺术课。来访者不需要有任何以往的经验或专业知识的艺术。近些年来，艺术疗法取得了迅速发展，全欧洲已有30多所大学设立了艺术疗法课程，但只有英国承认艺术疗法是一门专业。在英国，艺术疗法已被纳入卫生系统，作为向患者提供的一项服务。英国的相关专业杂志对艺术疗法进行了探讨，对其疗效进行评估。但由于艺术疗法尚未得到普遍承认，迄今仍没有重大结论性的研究成果问世。人们在注重生物医学的同时，日益关注疾病的心理和情感方面的影响，艺术疗法正好适应这一趋势。

艺术疗法是一个封闭的循环的过程，其中涉及来访者、治疗师以及艺术创作3个元素。其主要的过程是来访者在治疗师的帮助下进行适宜的艺术创作，治疗师引导来访者将其思想、情感等通过艺术形式表现出来。之后，治疗师通过对来访者艺术作品的分析，了解其目前的情感状况、需求水平等，然后采取相应的治疗措施，比如认知矫正、情感支持、行为塑造等。

艺术疗法的对象广泛，以精神分裂症、边缘人格、强迫症、抑郁症、神经症等为主。艺术疗法亦被应用于白血病患者的辅助治疗，有助于缓解患者的疼痛、焦虑，增强应对能力；艺术疗法在酒精依赖患者的治疗中亦有极大作用。艺术疗法和非言语性心理治疗已经成为药物治疗和言语治疗的一个重要的补充。艺术疗法分类主要是：绘画疗法、箱庭疗法、粘贴疗法、音乐疗法、诗歌疗法、神话疗法、舞蹈疗法、心理情景剧疗法、陶艺疗法、连句疗法、作业疗法。艺术疗法综合运用了各种艺术形式，可以对不同的心理病症给予不同的治疗形式，它不仅可以通过艺术创作过程缓解精神上的压力，完善人格，并使之从事某种活动，比如从事园艺等，而且可以从艺术创作过程中借助治疗者的帮助将其潜意识的内容逐渐意识化，找到病症的根源。艺术疗法的可操作性较强，因为应用艺术创作来揭示潜意识更为直接。借助电子计算机网络方法的艺术治疗是艺术治疗领域的一次新的、发展性的尝试。计算机网络手段提供了服务的机会，同时伴随而来的是以前不曾遇到的伦理困境。所以，美国艺术治疗协会认为，考虑到使用互联网和其他计算机手段的艺术治疗可能产生的伦理困境，建议艺术治疗师们应该谨慎使用该手段。

艺术疗法对于心身疾病有其独特的作用机制：患者自身在艺术活动中边参与、边观察；治疗过程中有转移、象征、解释、潜意识等行为融入；可以结合患者自身表现和诉说；治疗师以第三者出现，避免医患的直接接触；可显著改善患者的苦闷；非语言性的作品有助于达到表现自我，解放被压抑的情绪、欲望；语言作为辅助手段，有利于缓解紧张。在艺术里，感性的东西心灵化了，而心灵的东西也借感性而显现出来。目前的种种研究表明，艺术对人心身的调节作用是肯定的、积极的，艺术疗法在心身疾病治疗康复上有着广阔的应用前景。随着社会的不断发展，经济水平的不断提高，人文教育的不断深化，在医护人员和艺术家的共同努力下，心理和艺术必将更完美的结合，艺术疗法必将为患者创造一个更为良好的治疗和康复环境，为人们的身心健康发挥其独特而巨大的贡献。

将艺术创作应用于心身疾病治疗，虽然有漫长历史，但仍存有局限。首先是治疗师的个人艺术理解、鉴赏能力亟待加强；再者，艺术疗法的临床应用性较强，临床医师对于治疗功效的鉴定都属于个案研究的结果，其外部效度值得深思。艺术治疗对人的影响除了包括艺术自身的固有内容、形式外，患者的年龄、文化程度、民族、语言、接受水平、对艺术的喜好程度亦对艺术治疗的疗效有一定影响，这在一定程度上制约了艺术治疗的普及推广，这些构成了艺术疗法中的伦理问题的特殊性。

伦理规范 美国艺术治疗协会2011年5月24日发布并生效的"艺术治疗师伦理原则"规定了从事艺术治疗的伦理准则，主要原则有：①艺术治疗师们致力于提高自身的硬件素质，即专业知识，尊重那些前来寻求帮助的人们的权利，并且努力地确保他们的服务是适用于当事人的。②保密原则。在专业的治疗关系背景下，在来访者开始治疗前或者治疗过程中，艺术治疗师们都会保护他们的隐私，包括那些从来访者艺术作品和/或谈话中获得的私密信息。③评估方法。为了更好地了解和满足来访者的需求，艺术治疗师们发展和使用了自己的评估方法。治疗师们只有在那些被定义为专业的治疗关系背景下才能应用其评估方法。④来访者的艺术作品。艺术治疗师将来访者的艺术作品看作是他本人特质的表现。在艺术治疗的现实设置中，来访者的艺术作品，或者是艺术作品所代表的意义，都可以看作是临床记录的一部分，而被治疗师或者治疗机构保留一段时间，这也符合国家相关规定以及良好的临床实践经验。⑤专业能力和操守。艺术治疗师要保持高水准的专业能力和诚信。⑥能力的多元性、多样化。在艺术治疗中，艺术治疗师具有的多元化、多样性能力使他们拥有丰富多样的有关自身和他人一些知识，与此同时，他们又确保了这种丰富多样的、有关自身和他人的知识能够被熟练地应用于来访者个人和团体。艺术治疗师们拥有多元化/多样性的能力，这样他们就能够考虑到来访者各自的文化背景，从而提出治疗干预的手段和策略。⑦对学生的教育责任和监管责任。要指导其学生使用准确的、最新的学术性信息，促进和监管学生们的专业成长。⑧对参与研究的相关人员负责。艺术治疗研究者们尊重和保护参与试验研究人员的尊严和权利。⑨对专业领域内的其他人员的责任。艺术治疗师尊重该领域内其他专业人员的权利，积极参与能够促进艺术治疗事业发展的活动。此外，伦理文献还对财务、广告、转诊和接受转诊等做了相应的伦理规定。美国艺术治疗协会制定"艺术治疗师伦理原则"，可供参考。

(何 伦)

xìnyǎng liáofǎ

信仰疗法（faith therapy） 主要通过集中精力、沉思默想、祈祷等信服膜拜某种信仰，诱导自身活动而起到治疗、健身作用的治疗方法。如气功、瑜伽、麦斯默催眠术、梦分析法、神灵信仰、宗教信仰等。信仰疗法从不宣称他们是以科学理论为根据，其流派也大不相同。信仰疗法在人类社会早期有着广泛的影响，至今在民间仍时隐时现地流行。

信仰疗法有漫长的历史。在人类早期文明的记载中可以找到信仰疗法的踪迹。最早的医来自巫，医与巫的同源说明信仰疗法源远流长。在中国古代的甲骨文中，可以找到许多以占卜方式祈求灵物指示治病的记载；《新约》中有关基督治病的事例，有人亦认为属于信仰疗法范畴；人类学的研究也显示，很多被认为是巫医的传统治疗方法都是通过精神、信仰因素而起到了心理治疗的效果。历史上，科学革命兴起和教会逐渐衰落后，信仰疗法逐步失去其影响力和信誉。

但近几十年来，由于复杂的文化心理因素以及人们对于健康长寿理想的渴望，神秘主义、养生哲学、科学先验论思潮泛起，信仰疗法方兴未艾。在美国，1965年前，大部分有关信仰疗法还只是传说和轶事，而1965年以后，人们开始对此进行正式的研究，有的研究表明高血压患者的收缩压可以过信仰疗法降低，心血管疾病患者的精神紧张可以通过信仰疗法得到缓解。但大部分人仍认为不能让人确信它的效用。美国癌症协会2013年发表评论文章称："现有的科学证据并不支持信仰疗法实际上可以治愈身体疾病的说法……当人们在面对严重伤害或疾病选择信仰疗法而不是正规医疗保健时，就会出现死亡、残疾和其他不良后果。"

信仰疗法被很多学者视为"伪科学"或健康迷信，但在心理学家看来，信仰疗法并不一定都是迷信或骗术，在适宜的条件下，信仰疗法可以通过修正、改变人的世界观、人生观，塑造信仰体系，从而恢复或者强化其心理能力，从而达到治愈心理疾病的目的。美国著名的心理学家、英国瓦伊金出版公司出版的权威工具书《心理学词典》一书的编著者阿瑟·S.雷伯（Acer S. Reber）教授给予信仰疗法较高的评价，他认为，在绝大多数心理治疗所取得的积极成果当中，有相当一部分是以信仰或信念的影响取得的。

严肃的信仰疗法与正规和传统宗教有密切联系，往往具有比较严格的知识、信仰和仪式的要求以及正规信仰组织支持，这与建立在一般鬼神信仰和迷信思想基础上的巫术治疗存在很大不同。需要对一般迷信思想、某些极端的信仰形式，以及把某种信仰治疗方法作为敛财或其他反社会工具并危害公民身心健康的极端组织和人员保持警惕和批判态度，应对其给予积极的干预、限制或禁止，违反法律的要予以制裁。

在中国，信仰疗法被视为伪科学，并受到国家有关方面的干预和限制，但信仰疗法在一些地区的民间仍或隐或现地流行。

(何 伦 许启彬 包玉颖)

qìguān yízhí lúnlǐ

器官移植伦理（ethics of organ transplantation） 将具有活力的人体器官、组织或细胞用手术或其他方法移植于自体或他体所应遵循的伦理规范。又称脏器移植伦理。是医学伦理学的分支。根据供者和受者遗传基因差异的不同，器官移植可分类为自体移植、同质移植、同种移植和异种移植。器官移植伦理是器官移植技术与社会文化、伦理观念的凝结，它以生命伦理的原则为理论依据，从疾病治疗的需求出发，对器官移植进行理性思考，涉及从刚过世的死者或活体捐赠者身上获取器官是否符合伦理道德；器官移植的效益与风险、收益与代价的价值判断；人体器官稀有资源的收集、分配的公平与正义；器官移植实施过程中，社会、医疗组织、医务人员的道德责任等。器官移植伦理既是器官移植技术使用的规制需求，也为这门新的医学技术的发展廓清伦理障碍。

概述　移植从理想变为现实经历了幻想、实验和临床实践的漫长阶段，而应用于临床是近 60 年的事。《圣经》里关于上帝用泥土造出始祖亚当，又以亚当一根肋骨造就其妻夏娃的传说，与当今克隆技术不谋而合。公元 1 世纪初，圣徒科斯莫斯（Cosmos）和多米安（Domian）把一名埃塞俄比亚死人的腿移到一个白人身上，这一传说被画成油画悬挂于教堂。这些幻想故事表达了人们用移植方法治疗自身疾病的愿望。中国战国时期列御寇所撰写的《列子·汤问》中，就有扁鹊为两人互换心脏以治病的故事，故事完整地叙述了一个外科手术过程：麻醉、实施手术、术后恢复，这是国际公认最早的关于器官移植的文字记载，国际器官移植学界一致称扁鹊为器官移植鼻祖。

器官移植实验研究开始于 18 世纪，一些学者开始做组织和器官移植的动物实验，最初主要是内分泌组织如甲状腺等，而后陆续开展一些不需血管重建的组织移植，如牙齿、皮肤、角膜，后有人尝试用猪和山羊的肾脏移植给人的试验，但均以失败告终。1902 年，法国医师卡雷尔（Car-rel）创建了血管缝合技术，使带血管的动物器官移植外科技术获得成功，采用移植的方式治疗器官疾病成为可能；在 20 世纪前 50 年，开展了大量、多类型的临床移植试验研究，如角膜移植（1905 年）、膝关节移植（1908 年）、睾丸移植（1920 年），以及第二次世界大战中的皮肤移植。尤其是发现了免疫排斥反应和人的 A、B、AB、O 血型，为器官移植成功创造了重要条件；临床移植成功的标志是 1954 年约瑟夫·E. 默里（Joseph E. Murray）施行同卵双生兄弟间肾移植成功，这是移植史上首次有功能长期存活的病例。经历了血管吻合技术的成熟、低温保存技术的完善以及免疫抑制剂的开发利用等 3 个重要突破后，器官移植方步入当今的临床应用阶段。器官移植是 20 世纪生物医学领域中具有重大意义的技术，是人们改变传统药物治疗方式，使衰竭器官恢复功能的一种新医疗模式。为肯定这一新技术给人类带来的贡献，1990 年诺贝尔生理学或医学奖授予了创造器官移植技术的默里和人类骨髓移植开拓者唐纳尔·托马斯（Donnall Thomas），至今先后有 11 位与此有关科学家获诺贝尔生理学或医学奖，是医学领域中获该奖最多的学科。当今，器官移植已成为治疗人类各种器官终末期衰竭性疾病的首选治疗方法，截至 2011 年，全球已有 130 万患者接受了器官移植治疗；移植器官扩展至肝、心脏、颜面复合组织等部位的移植，异种移植也在积极探索中。

中国临床器官移植始于 20 世纪六七十年代，陆续成功移植的有吴阶平的首例肾移植，上海瑞金医院林言箴和武汉同济医院裘法祖、夏穗生共同完成的肝移植，上海张世泽的原位心脏移植，北京辛育龄的首例肺移植，20 世纪 80 年代末，中国器官移植形成一定规模，20 世纪 90 年代，世界主要施行的各种不同类型的器官移植中国都能进行。进入 21 世纪各种器官移植全面迅速发展，中国成为仅次于美国的第二大器官移植大国，2018 年，中国 182 家具备器官移植资质的医院共完成器官移植手术 20 201 例，较 2017 年增加 21%。

伦理争议　器官移植取得了公认的成绩，但仍存在社会伦理道德问题的争论：①代价与收益比较与评估。器官移植给人类带来了福音。1985 年，美国国家卫生研究所对器官移植的经济效益和社会效益作过深刻评价，认为虽然国家为器官移植花费巨大，当时全美已有 7 万余人获益，其中 2/3 为青壮年，移植后 50%～60% 恢复了正常的劳动能力。但亦有对器官移植的价值持批评态度，认为器官移植经济负担沉重，供者有限，花费昂贵，在美国等发达国家，肾、心、肺等大器官移植常需几万到数十万美元，少有个人能够支付，势必由政府和社会资助，加重国家经济负担；器官移植短期存活虽有稳定的效果，但长期存活率仍常难测，移植后长期免疫抑制剂的应用会使人的免疫功能低下，易感染疾病，新生肿瘤，其他并发症的发病率也明显高于一般人群。移植术后心理和精神问题也常有发生，如果人体内多种器官被更换，是否会对此人的个性和人格产生影响？②器官来源。移植器官主要来自人的尸体与活体捐赠，活体器官捐献仅限于知情、自主、同意的有基因关系的近亲或特殊帮扶关系的供、受者之间，数量有限；从死者身上摘取器官在一些国家也存在道德争议。以死者器官为供者必须以生前意愿（预嘱）或遗嘱为依据，在某些国家还要有家属或监护人同意，但由于习惯与观念原因，许多人仍顾虑重重，捐者寥寥。以脑死亡者器官作供者，在建立脑死亡制度的国家或地区具有合法性，但仍有伦理分歧，即使确立了脑死亡制度的国家也并不都允许脑死亡者器官用于移植；死刑犯器官是一种特殊的器官来源，但多数国家不予认可，一些国际组织也持反对态度；科学家试图从跨物种移植中寻找器官短缺的出路，却引发了更为激烈的伦理争论，诸如超免疫排斥给人的生命带来的威胁，跨物种感染给人类带来的危害，器官置换给受者造成的心理、社会压力，以及动物权利问题。③器官采集。器官采集手段的正当性一直是移植伦理所关注的重点问题。全球几乎没有一个统一的器官征集模式，一般通行的有：自愿捐赠、法定捐献（其中有明示同意与推定同意）、请求捐献（在美国，负责器官捐献的医师有责任向家属表达器官捐献的请求）、需要决定等方式。每种方式都可以从伦理视角提出一些问题。如自愿捐赠中的定向捐赠，推定同意中是否隐藏着某种程度的逼迫，需要决定对个人意愿的强制等。器官有偿捐赠得到许多人的赞同，认为符合"不损害一人地获得利益"的终极伦理标准，"奉献他人，同时获取报酬"是正当合理的，但也有滋生器官交易的风险。争议最大的是器官的商业化收集。鉴于器官商品化可能带来诸多严重后果，WHO、各国政府都明确禁止，但器官交易仍

暗地存在，因而有人主张，用市场的方法解决器官供求也许更透明、有效、经济。④摘取时机。从移植效果看，器官越新鲜，移植的效果越好。但尽早从供者身上获取器官与"变相杀人"的严格区分，涉及生与死的划界、死亡的定义与认定、死亡的精确时间、死亡后生命支持系统撤除以及撤除时机、摘除尸体器官等一系列技术和伦理问题，而这些问题的解决需要有充分的伦理论证。⑤脑死亡标准。脑死亡可以看作是对以往心肺死亡标准的精确化。生理学揭示了心、脑、肺人体三个核心器官功能的密切关联，其中任何一个器官的死亡必然导致其他器官的迅速死亡。但现代医学技术提供的机械装置能够支持心脏功能，维持躯体的生物活性，使脑功能与心肺功能的联系分离，出现了没有脑功能的心脏跳动的机体，而没有脑功能的人不是生物学与社会学统一的人，把心肺功能的停止作为死亡标准是不科学的。脑死亡标准和脑死亡立法的确立会很大程度解决器官移植供者不足及器官资源浪费问题，但以脑死亡标准定义死亡以解决器官供给的短缺是不道德的。当今世界各国对将脑死亡视为死亡标志的认识不一，脑死亡标准也不统一，且临床脑死亡的确诊和宣布涉及伦理学、法学、社会学和医学等多方面的问题，将脑死亡者器官用于移植，不仅需要严格履行立法程序，需要坚实的生命科学和医学的科学依据，更需要有民众的社会文化、伦理道德、思想观念的更新和支持，而这将是一个漫长岁月的路程。⑥器官分配。器官属稀有资源，器官分配中的微观分配与宏观分配均涉及公正问题。宏观分配涉及国家

公共卫生资源在器官移植和一般疾病防治中的投资比重，需要从国家层面全面权衡。器官的微观分配涉及的伦理问题最为复杂和具体，核心问题是：在等候器官供者的人群中谁该优先得到器官？生存率与效用、紧迫性、排队时间、年龄、责任（如因个人不良嗜好造成的疾病）、家庭角色、支付能力、社会贡献、国籍（包括国家公民和外国公民是否有同等地位）等，都是分配需要考虑的因素，其中尤以治疗的有效性和存活时间、排队时间的早晚、挽救生命的紧迫性对分配是否公正更为突出，但在实际操作中，支付能力往往成为影响分配公正的首要因素。由荷兰、比利时、卢森堡、德国奥地利参与组建的"欧洲器官移植中心"是按"急迫性"标准执行的，然而过分强调"急迫性"有浪费器官资源之虑。近些年，美国建立的由医疗、道德及公共政策三方面的力量共同推动器官资源共享网络（United Network of Organ Sharing，UNOS）担负全国器官征集与分配，一般是通过网络，按照疾病种类，根据申请先后、病情轻重，以及距离远近等原则，全国统一（或者按一定区域）分配捐献器官。

伦理原则 尽管器官移植仍存在一些伦理纷争，但国际学术界仍形成了若干器官移植的伦理共识，将无害、有利、公正、尊重、互助视为器官移植伦理学的基本原则。目前国际上有代表性的器官移植伦理准则有：美国1968年通过的《统一人体组织捐献法》；国际移植学会于1986年发布的关于活体捐赠肾脏和尸体器官分配准则；WHO于1987年5月13日第40届世界卫生大会发布的关于人体器官移植的9项指

导原则，2010 年 5 月修订后经第 63 届世界卫生大会批准为《世界卫生组织人体细胞、组织和器官移植指导原则》。中华医学会医学伦理学分会也曾于 1998 年发布了中国第一个有关器官移植的伦理准则。2007 年 3 月中国国务院常务会议通过的《人体器官移植条例》提出器官移植应遵循的若干原则。综合以上所涵盖的内容，人体器官移植的伦理可操作性原则包括如下内容：①优后原则。对接受移植的患者必须经过认真全面客观地排除其他疗法的可能性和有效性之后，才能决定是否进行器官移植，只有生命器官功能衰竭而又无其他疗法可以治愈、短期内不进行器官移植将告死亡者方可考虑移植手术，即"不得已为之"。②效用原则。着眼于移植效果的最优目的，对所获得的器官尽可能予以最佳的利用，首要的是依据医学与免疫学的标准，将器官给予最适合移植的患者，绝不可以浪费可供使用的器官。③生命自主原则。供、受者在无任何外在压力下自我选择是否接受移植或捐献器官，尤其要注意判定供、受者是否具有决定同意的能力，区分是强迫同意还是自主同意，排除来自如社会、家庭、亲友的干扰，无论医师或家属都不能替代供、受者作出决定（处于昏迷的或无判断力者例外），只有自主同意才是伦理同意。④知情同意原则。治疗机构及医师如实向受者或代理人提供有关治疗过程的概况、术后近期和远期的危险性和死亡率概况、生存率及存活时限概况、并发症及排异反应的预防及改进措施等。向器官捐赠者以完整和可理解的方式告知其捐献可能存在的危险、捐献的益处和后果。捐献人应在法律

上有资格和能力权衡这些信息并以书面形式表述捐献的意愿。⑤公平公正原则。建立区域性或全国性的器官分配网，统一器官分配与安排。分配器官的优先顺序不能受政治、礼物、特别给付或偏爱的影响，在等候移植的患者中，首先考虑病情的急迫性和愈后，其次才是社会、家庭角色、寿命等因素。⑥最小伤害原则。移植过程中，医师应关心和忠诚供、受者健康利益，使双方的利益都得到同等的保护。活体供者移植最基本的伦理原则是不能危及供者的生命。摘取某些成对健康器官之一，或失去部分后并不影响原有的生理功能，捐献者的健康没有威胁也不会因此而致残。⑦收益大于风险原则。器官移植不仅存在生命及健康风险，而且经济消耗巨大，每一项移植都需进行风险评估，尤其对不可再生的活体器官移植，或者足以导致生命危险或不可逆健康损害的移植，要进行特殊的风险和收益的评估，只有收益大于风险和代价，即移植后生活质量与生命质量明显提高，移植才是可行的，绝不允许牺牲一个生命的健康甚至健康的生命去换取另一个生命的健康或仅仅是生命的存在。评估不仅仅限于伦理学视角，经济、心理评估是不可或缺的。⑧保护未成年人、智障者等弱势人群利益原则。未成年人捐献器官必须达到法定年龄，不可出于移植目的从未成年活人身上摘取任何细胞、组织或器官。许可的例外主要是家庭成员间捐献可再生细胞（如骨髓）和同卵双胞胎之间的肾脏移植，即便如此，若未成年人自己反对捐赠，任何人不得强迫。精神智障者属于无民事行为能力人，原则上不可用活体的成年智

障者做器官供者，其监护人的责任是保护他的合法权益，不能替代他表达器官捐赠意愿。⑨隐私保密原则。除亲属活体供者器官移植外，供、受者之间的器官移植应采取"双盲"措施，始终保护捐献人和接受人的隐私，防止因个人信息泄露对当事者的心理及社会活动方面造成的损害。⑩非商业化原则。器官买卖因其亵渎人类尊严、导致贫富对立、诱发犯罪，且影响器官质量，为社会舆论、伦理广泛谴责，也为 WHO 和绝大多数国家法规所禁止。非商业化原则上不排除补偿捐献人产生的合理和可证实的费用，包括收入损失，或支付获取、处理、保存和提供用于移植的人体细胞、组织或器官的费用。

（马先松）

kuàguó qìguān yízhí lǚyóu

跨国器官移植旅游 （multinational organ transplant tourism）

以旅游的名义前往器官资源丰富、等待时间较短、手术费用较低或移植技术水平高的国家接受器官移植。又称旅游器官移植。其特征是：移植者不在所在国而是在旅游国接受脏器移植；利用旅游目的国器官价格低廉的优势；规避合法公正的器官分配政策或规定；器官移植常与器官走私、器官交易相伴而行；出于寻求移植技术优良的医院和医师的动机出国移植。"移植旅游"导致了支付能力较强国家的患者与支付能力较弱的国家患者争夺器官资源的行为，违背了 WHO 所倡导的伦理准则和国际惯例，实际上是一种变相的器官买卖，受到了世界范围的谴责，许多国家为此制定专门法规予以规制和打击。

概述 跨国器官移植旅游始于 20 世纪 80 年代末 90 年代初。

由于世界范围内器官的短缺以及互联网技术的广泛运用，欧洲一些有钱的患者前往印度、巴基斯坦以及东南亚等国，借旅游的名义从当地贫穷的器官捐献者那里接受器官进行移植。由于相关国家制止不力（只有德国立法禁止其公民在世界任何地方购买器官），跨国移植器官旅游在全球迅速蔓延。包括阿拉伯国家、以色列、欧洲、美国及日本等富裕地区的患病富人，到菲律宾、南非、印度及其他贫穷的发展中国家，以金钱利诱穷人捐出身体器官，招揽到合适移植者到南非及菲律宾等器官移植开展较成熟的国家"旅游"，在那里接受移植器官手术。很快，器官倒卖和移植旅游就成为全球性问题。弱势人群（如文盲、穷人、非法移民、囚犯以及政治或经济避难者）在资源短缺的国家成为目前有钱的患者——旅游者的主要器官来源。WHO 估计世界范围内约 10%的器官移植涉及这些不可接受的行为，而在一些国家这一比例甚至更高，如 2006 年巴基斯坦 2000 例肾移植中 2/3 受者是外国人。中国器官移植规模及技术发展迅速，且器官供应量大，手术费用相对较低，迅速吸引了韩国、中东一些国家、美国、日本、以色列等地的患者到中国进行"器官移植旅游"，一度成为"器官移植旅游目的国"。仅 2004 年 1 月至 2006 年 3 月，就有约 200 名日本人在中国接受器官移植手术。2009 年日本共同社披露：中国从 2007 年原则上禁止向外国人移植脏器以来，至少有 17 名日本人在中国广州某医院接受了肾脏、肝脏移植手术。由于宗教信仰原因，以色列一直受到移植器官短缺的困扰，过去以色列人一般是到欧洲进行器官移植，进入 20 世纪后逐渐转向中国，估计每年以色列 30 例心脏移植手术中，有 10 例是在中国进行的，2001～2006 年，有 200 名以色列人在中国接受了肾移植。此后，中国政府加强监管，严厉打击，2015 年以后再无一例移植旅游。

伦理问题 ①跨国器官移植旅游严重违背乃至破坏人类生命价值平等理念和医疗资源公平分配原则。在求生欲望的驱使下，发达国家的患者可以不惜重金从欠发达国家和地区获得千金难寻的器官，对器官移植旅游目的国来说，国内医疗资源的分配都尚欠公平的情况下，稀缺、宝贵的器官移植供者倾向那些经济能力更强，能够负担更高昂费用的国外患者，从而加剧了不公平。按照国际惯例，当国内的医疗稀缺资源面对外国公民加入竞争时，本国公共医疗资源理应首先保障、惠及本国公民，这是毫无疑问的，移植旅游严重破坏了国家向本国人民提供移植服务的能力。据《朝鲜日报》报道：中国天津东方器官移植中心的国外患者所占比例甚至已超过国内患者，2004 年进行的 507 例肝脏移植手术中，韩国人占 37%左右，其他外国人占 16%左右，国外患者比例超过 53%。从 2002 年开始，收治韩国患者已超过 500 人，而中国的成千上万的患者仍在无期的等待中。②跨国旅游移植诱发人体器官倒卖和器官移植商业化。在世界一些地区（主要是发展中国家），越来越多的弱势人口成了出售器官或以切除器官为目的的贩运活动的目标。跨国"移植旅游"的实质，往往是以旅游方式到外国购买器官，并以金钱作为交换进行器官移植的做法，这通常是因为在原籍国属于非法行为，而在国外则无法律规制。这正是钻了世界没有统一相关法律的漏洞，使得通过器官移植旅游这一现象反映出来的器官倒卖、器官移植商业化等亵渎人类尊严的丑恶现象蔓延开来。跨国器官移植旅游完成过程是一个以金钱为纽带的运作过程。在跨国器官移植旅游这一链条中，多为穷人的供方为生存而不惜出售赖以支持生命的器官，受方、中介、医院都从中受益，其中最大获利者为中介，他们为高额利润而铤而走险，在供者、受者、医院之间架起桥梁，使得"移植旅游"更通畅，器官买卖更猖獗。③跨国器官移植旅游受者潜在风险。为逃避检查或规避法律追究，实施手术的医院常会为旅游器官移植的受者用"假名"，这可能为后续医疗问题的处理带来麻烦；受者对异国他乡供者来源不可能完全"知情"，可能留下永久的心理疑问；施行手术的医院，为避免检查，常常"偷偷地进行"，在失去政府严格监督的情况下，一旦发生某些意想不到的后果，很难得到主管部门的指导与调停；国外接受器官移植的患者，在发生医疗问题时，如感染手术地区的流行性疾病等，也难以得到各方配合和支持；由于文化或语言的差异，患者在接受器官移植前后，难以获得良好的医患沟通和医患协作；患者往往在未完全康复的情况下匆匆回国，极易为后续的康复带来隐患。

政策与法规 由于人体器官需求与供给矛盾的解决尚需时日，与器官头卖相伴随的跨国器官旅游移植也很难立即杜绝。为遏制这一趋势，世界相关组织和国家正在作积极努力，制定政策法规予以打击与规制。2006 年，世界上第一项针对跨国有组织犯罪的全球性公约《联合国打击跨国有组织犯罪公约关于预防、禁止和惩治贩运人口特别是妇女和儿童行为的补充议定书》第3条a款就明确将贩卖妇女儿童"切除器官"列为犯罪。2008年4月30日~5月1日，世界移植学会和国际肾脏病学会在斯坦布尔召开的国际移植峰会，会议表决《关于反对器官倒卖、器官移植商业化和移植旅游的伊斯坦布尔宣言》（以下简称《宣言》）时，来自全球78个国家的152名与会者没有一人投票否决，《宣言》获得一致通过。《宣言》指出：器官移植旅游是一项商业行为，它是通过商业运作，跨越国界，以不公平的方式获得器官移植资源。这其中掺杂了器官买卖和移植商业行为。2008年10月8日~17日举行的《联合国打击跨国有组织犯罪公约》缔约方会议第四届会议审议了新形式犯罪问题，将贩运器官列入新形势犯罪之一。指出：器官贩运包括各种互不相同但相互关联的活动，诸如以切除器官为目的的人口贩运活动、非法买卖器官和"移植旅游"。中国是坚决制止和打击人体器官买卖或变相买卖的国家。2006年7月1日，中国国家卫生部关于《人体器官移植技术临床应用管理暂行规定》明确提出：人体器官不得买卖；2007年5月1日出台的《人体器官移植条例》将"非商业化"列为基本原则。2007年7月卫生部根据WHO人体器官移植指导原则，参照其他国家和地区通行做法，发布《关于境外人员申请人体器官移植有关问题的通知》，要求人体器官移植应优先满足包括港澳台同胞在内的中国公民需要，"医疗机构及其医务人员不得为以

旅游名义到我国的外国公民实施人体器官移植"。中国2011年通过的《刑法修正案（八）》增设了"组织他人出卖人体器官罪"。这就为"移植旅游"中掺杂的器官买卖制定了打击依据。然而，由于对于器官贩运问题尚无相关国际法，世界范围很难统一行动；犯罪分子以非法手段介入合法器官移植手术的方式十分隐蔽，且非法器官采购涉及医疗保健从业人员、医院工作人员、中介、卖方和买方等组织和个人，群体性涉法导致查处困难；全世界缺乏该方面的信息以及刑事司法部门调查和起诉器官贩运者的能力有限，这些因素加大了杜绝器官买卖贩运的困难，完全杜绝国际器官走私尚须时日。

由于世界交通的便捷，全球经济一体化，互联网技术的迅速发展，国际人流交往越来越密切；同时由于国家之间，特别由于在发达国家和发展中国家之间存在医疗费用差异、治疗时效差异、医疗质量与服务差异，加上旅游额外收益、观光需求满足等因素影响，出现了旅游服务与医疗服务的融合，一个新型产业"跨国医疗"，国际上称之为"医疗旅游"方兴未艾。据统计，2004年，该产业全球产值400亿美元，2006年达到600亿美元，2012年超过1000亿美元。跨国医疗既有发达国家旅客为获得廉价、优质医疗服务向发展中国家流动，也有发展中国家的患者为获得优质医疗和环境享受向发达国家就医。但作为现代医学技术的器官移植，如何面对和适应医疗国际化趋势，是各国政府关心的问题。就目前来看，由于器官资源的稀缺性，各国一般均不将器官移植列入国际医疗项目，而且要求密切防范

某些移植中心为谋求高额利润，打着为医疗旅游服务的旗号，秘密进行跨国器官移植。器官移植技术比较成熟的国家，制定器官买卖罪名，将人体器官的买卖及其相关的商业化操作入罪，严厉打击器官买卖行为。如英国《人体器官移植法案》规定了人体器官买卖的犯罪，日本《器官移植法》规定了非法出售人体器官罪、从事人体器官买卖中介罪以及为获利而非法为他人实施器官移植罪等几项犯罪；在行政法规方面，一些国家规定，凡器官短缺国家的器官移植资源必须首先满足本国公民需求，不得开展对国外公民的器官移植服务。中国卫生部《关于境外人员申请人体器官移植有关问题的通知》特别规定："外国居民申请到我国实施人体器官移植的，医疗机构必须向所在省级卫生行政部门报告，经省级卫生行政部门审核并报我部后，根据回复意见实施。"同时提倡医疗组织及人员要严守职业道德与良心，提高对器官移植中非法行为的认识与警惕，拒绝一切与商业化有联系的移植行为。

（马先松）

huótǐ gòngzhě qìguān yízhí lúnlǐ

活体供者器官移植伦理（ethics of living donor organ transplantation）

从健康成人身体上摘取部分器官移植给他人应遵循的伦理准则。活体移植的器官限于人体的复数器官或有良好再生能力的器官，单一或无再生可能的器官不在活体移植之列。

概述 活体器官移植起源于器官移植技术由幻想到实验的初始期，经历了18~19世纪约150年的探索与实践，真正的活体器官移植应用于人类的疾病治疗开始于20世纪50年代。1954年美

国 23 岁的罗纳德·赫里克（Ronald Herrick）将自己的一只肾脏捐给患上严重的肾病、生命垂危的同卵双生的兄弟理查德·赫里克（Richard Herrick），术后兄弟长期存活，从而创造了医学历史上的一座里程碑，罗纳德成为人类器官移植史上第一位活体器官供者。主治医师约瑟夫·默里（Joseph Murry）用自己的手术开启了人类同种器官移植的新时代，为此获得诺贝尔生理学或医学奖。20 世纪 80 年代环孢素作为免疫抑制剂应用于临床器官和组织的移植获得成功，开辟了器官移植的新时代。临床免疫抑制剂的发展使同卵双生以外的同种异体活体肾移植成为可能，此后，肝、肺、脾、胰腺、小肠等器官都成了活体移植对象。由于孪生亲属活体供者来源数量的限制，随着抗免疫排斥措施的不断改进，且世界一些国家确立了脑死亡法规，逐渐大量采用尸体器官作为移植器官来源，活体器官移植曾一度沉寂。近些年来，器官移植技术发展使得适应证逐渐扩大，尸体器官的来源远不能满足需求，人们又关注利用活体器官供者移植，并且有了显著发展。一是腔镜的运用使供者肾切除微创化、出血量少、痛苦小、术后恢复快，供肾者数量明显增多；二是技术上突破了原来活体只有双器官方可取其一的原则，某些单一器官也可切取部分用于移植，例如活体肝叶、节段胰腺、部分小肠和肺叶移植；三是扩展器官来源有了一些新的方法，过去 ABO 血型或者交叉配型不相容这两个常见的导致活体器官移植不可施行的问题，通过肾交换项目得以有效解决。因此，以肾、肝脏等为主的活体器官移植活跃起来，特别是肾的活体移植成效显著，20 世纪末，全世界活体肾移植的数量已占肾移植总数的 30%。全球活体肾移植总数已达 40 万例，日本活体供肾占全部肾移植的 60% 以上，美国、德国 20 世纪 80 年代活体肾移植约占 25%。尤其是较好的组织相容性使活体肾移植有了更高的存活率。2001 年统计 30 000 人 10 年存活率发现：人类白细胞抗原（human leukocyte antigen，HLA）一致双胞胎为 81%，非亲属活体供者为 67%，亲子间活体移植为 62%，明显高于尸体肾移植（存活率 50%）；排斥反应发生率，亲属活体供肾为 13.2%，非亲属活体供肾为 34%，而尸体肾移植高达 60%。中国肾移植年 3000 余例，但活体供者移植仅 2%~4%。活体肝移植早期主要用于儿童，肝源均来自父母及亲属。活体肝移植在目前已经在全世界数十个国家和地区相继开展，主要包括日本、德国、美国、英国、澳大利亚、西班牙以及中国的台湾和香港地区等。1989 年 7 月澳大利亚的斯特朗（Strong）等成功完成了世界上第一例成人对儿童的活体肝移植手术。1993 年日本的桥仓（Hashikura）成功实施了首例成人间活体肝移植。1994 年香港范上达实施本地区首例夫妻间活体肝移植。同年，中国台湾陈肇隆等完成了该地区的首例活体肝移植手术；中国大陆地区第一例活体肝移植是在 1995 年由南京医科大学王学浩完成，目前中国已有成都、天津、北京、西安、杭州、上海的多个医院或移植中心相继开展了活体肝移植，肺、胰腺、小肠活体移植在国内外都有记载，尚不多见。

鉴于活体器官移植有其重要的优越性，但又的确存在诸多社会伦理问题，WHO 及各国政府不断制定和完善相关规制，制定了一系列准则、指导原则、法案、条例和规定。1986 年国际移植学会颁布有关《活体捐赠者捐献肾脏的准则》。1987 年 WHO 在第 40 届世界卫生大会上制定了 9 条"人体器官移植指导原则"，其中对活体器官移植作专项规定。2008 年 5 月，WHO 执委会第 123 届会议将这一"指导原则"更新为《世界卫生组织人体细胞、组织和器官移植指导原则》，对活体器官捐献增加了新的条款。一系列国际性的准则对世界各国规制活体器官移植起了积极指导作用。英国于 1989 年出台《人体器官移植法案》。新加坡 2004 年 1 月通过《人体器官移植法案》修正案，专门增加有关活体器官捐献条款。2007 年 5 月 1 日中国颁布实施的《人体器官移植条例》对活体器官移植既按照国际通行规则，又结合中国实际进行了规制。2009 年 12 月 28 日，中国卫生部为贯彻落实《人体器官移植条例》，规范活体器官移植，保证医疗质量和安全，专门制定了《关于规范活体器官移植的若干规定》。

伦理争议 自人类开展活体供者器官移植以来，伦理争议不断。持赞同意见者多从其对人类生命的医学意义进行肯定：①活体器官移植是解决供者严重不足的现实途径。以活体移植采用最多的肾移植为例，美国等待肾移植患者如果等待尸体供肾在 2004 年平均要等 2.85 年，到了 2006 年却要等 4.85 年，每年约有 6000 人因不能获得移植机会而死亡。在公众器官捐赠意识薄弱和制度不完备的国家和地区，患者获得移植的概率更低。于是，移植专家把目光重新转向临床器官移植最早开展的活体供者移植。②活体供者移植是利他主义行为，是人间大爱的最高表现，供者出于真诚的自愿，自主作出捐献的决定，体现了为他人奉献和牺牲的美德，做出了超出义务以外的善事。③活体供者移植有更好的医学效果。有血缘关系亲属间的移植因为有较好的组织相容性，术后排斥反应强度低，有更好的近期和远期存活率；供受者可充分进行术前检查，选择最佳手术时机，尽可能保证移植的安全性；缩短受者等待器官的时间，减少等待期间的死亡；缩短供移植器官热、冷缺血时间，提高移植成功率；术后免疫抑制剂用量较少，毒副作用较小，费用负担减轻。从效用上看，活体器官移植存活率明显高于尸体供者移植，研究表明活体肾移植病例中，即使HLA 配型不好，其长期效果也优于尸体肾移植中配型较好者。持反对意见者多是从社会伦理视角考量：活体供者移植是以牺牲供者的某一特定器官，甚至健康为代价的，有悖于"不伤害"的伦理原则。目前世界上许多国家禁止活体捐献器官，有的是基于宗教的原因，如伊斯兰国家、基督教或天主教国家均认为人体是神授的，任何人均无权伤害或毁灭自己的身体。尽管活体器官移植以不损害供者生命为前提，但有文献报道，活体供肾围术期死亡率约为 0.03%，供肝者术后死亡率为 0.2%~0.4%，故而有专家认为："活体器官移植是以生命和健康做代价"。供、受者之间因风险与利益极不平衡带来不公平。活体器官移植的受者是利益的获得者，供者仅能获得精神上的满足与欣慰，却要承担手术所带来的诸多风险：手术创伤及痛苦，手术并发症，器官储备功能的损失，防御疾病能力的减低；围术期内终止工作所致的经济损失。资料显示，活体供者围术期或远期发生伤口感染、脏器损伤之类并发症占一定比例，有的严重影响其生活质量及其社会活动，有的还会造成心理阴影。在重男轻女意识浓厚的民族或家族中，妇女常常无法表达自己的真实愿望，可能在家庭的压力下被迫成为器官的提供者，甚至成为她们应尽的"义务"。在器官移植法制尚不够健全的情况下，活体器官移植容易引发器官买卖等严重社会问题。人体器官作为一种特有的稀缺资源，供需矛盾极其尖锐。有人认为，一些发达国家活体器官移植数量迅速增加，甚至有的欠发达国家活体器官移植占比达到 90%，无不与活体器官买卖有关。包括器官移植专家在内的许多人对活体供者器官移植持否定态度，认为这种方式无论是在过去、现在、抑或将来，无论在国内还是国外，都不应成为移植手术的主流，只能作为无可奈何时的一种替代品。

伦理原则 ①切实履行和做到供、受者知情同意。摘取捐赠者器官前，应充分告知供、受者如下内容：活体移植是否唯一选择，是否还可等待尸体器官或其他替代治疗。供者接受器官摘取手术后可能造成的医疗风险以及对就业、保险、家庭和社会适应性的影响。受者接收移植后可能出现的不良事件（排斥反应、严重感染、移植器官无功能，甚至死亡）。告知途径应是书面资料和多次面对面交流，签署《知情同意书》，捐赠者需填写《自愿捐献书》等。捐赠者有权在术前任何时候终止捐赠意愿。②坚持供、受者完全的自主决定。活体器官移植不存在任何形式的推定同意。器官提供者必须是在无压力、无诱惑、无欺骗情况下作出的自主决定；要切实保证器官捐赠人意愿表达的自主性和真实性，器官权所有人的近亲属、医师、领导均不得以任何理由代办或胁迫；器官权人必须亲自表达捐献意愿、签署相关文书，其他任何人包括其最近亲属代为作出的决定、签署的文件均无效或可撤销；活体供者应有充分的时间冷静思考，避免因为冲动或迫于经济压力、家庭压力、道义压力等违心地作出决定；不能给活体供者造成一种不捐献自己的器官就是不讲道义的氛围，若不愿捐献，绝不可强迫，也可帮他找一个合适的医学借口，让其体面地拒绝捐献。受者接收器官的决定也应是自主的，有的受者不愿接收亲属器官或不愿接收比自己年轻者的器官，应予尊重；未成年人、限制行为能力人及无行为能力人不得作为器官移植供者；未执行的死刑犯属限制行为能力人，即使同意也不得活体捐献器官，更不能作为减刑理由。③对收益与风险作出尽可能准确的评估，确保移植后的医学收益大于风险。确保捐赠者不会因捐献器官给自身带来严重损伤甚至危及生命，将伤害减到最低程度，且受者的利益大于捐赠者的损伤风险。为此，必须对供者身体功能的影响，并发症的预判与对策，移植对供、受者家庭带来的经济影响及承受能力进行充分评估。捐赠人有权在捐献器官后获得医疗护理直至完全康复，并有权就因摘取其器官而造成的损害获得赔偿，而不论其本人或第三人有无过错。④提倡亲缘关系活体器官移植。亲属活体供者因存有一定共同的家庭或家族利益，亲人之间易于自救和互救，也有利进一步密切亲人间的情感。⑤严格控制非血缘关系活体供者移植。只有在找不到合适的尸体捐赠者，或有血缘关系的捐赠者时，才可接受无血缘关系者捐赠；接受者（受植者）及相关医师应确认捐赠者系出于利他的动机；应有社会公证人士出面证明捐赠者的"知情同意"不是在压力下签字的；应向捐赠者保证，若摘除后发生任何问题，均会给予援助；不能为了个人的利益向没有血缘关系者恳求或利诱其捐出器官；捐赠者应已达法定年龄；与活体无血缘关系之捐赠者应与有血缘关系之捐赠者一样，都应符合伦理、医学与心理方面的捐赠标准；捐赠者与接受者的诊断和手术，必须在有经验的医院中施行，而且建议义务保护捐赠者权益的公证人士，也是同一医院中的成员，但不是移植小组中的成员。⑥不以交易为目的。无论是亲属供者还是非亲属供者，都不应以捐赠器官换取金钱或其他形式的报酬为出发点。器官移植的受益者对活体器官供者给予一定的经济补偿，包括医药、误工、营养补偿等也是可以理解和接受的，但是不应超出一定的限度，否则有器官交易之嫌。

（马先松）

gāowán yízhí lúnlǐ

睾丸移植伦理（testicular transplantation ethics）用移植睾丸的方法恢复男性生殖功能应遵循的伦理准则。用健康人的睾丸、组织或细胞替换和修复受损的睾丸使之发挥正常功能。目前是治疗高位腹腔型隐睾、男性性腺功能减退有效的方法。

概述　睾丸是男性重要的内分泌器官，自古以来被尊崇为"生命之根"，古人以阴茎和睾丸建造的图腾至今留存于世界各地。精神分析学派创始人西格蒙德·弗洛伊德（Sigmund Freud）认为，对性的欲望和满足是人类一切行为的源泉。对于因睾丸疾患而致男性性功能缺失或不足虽不危及生命，但因"雄风不再"常使自尊蒙受打击，或失去"传宗接代"的能力而失去生活勇气。很早以前，人们就幻想通过移植的方式，将他人的睾丸植入患者体内以解决男性生殖疾患，现代医学将幻想变成了现实。1912年美国医师首次对1例睾丸癌患者进行生殖腺移植。此后，睾丸移植经历了自体移植、同种异体移植、睾丸间质细胞移植及精源干细胞移植等阶段。1976年，西尔伯（Silber）首先报道应用显微外科技术将1例位于腹膜后的高位隐睾移植于阴囊获得成功，并成为此类手术的经典术式。1978年，西尔伯成功地将1例正常男性睾丸移植给其患有无睾症的双胞胎兄长，2年后患者之妻产1名健康男婴。中国王玲珑、詹炳炎于1984年为1例外伤性无睾患者实施由其父为供者的同种异体睾丸移植，术后睾丸存活，患者迅速出现第二性征，血浆睾酮、黄体生成激素、卵泡生成激素值均正常。近年胚胎睾丸移植因睾丸胚胎组织有较强的耐缺血、缺氧能力、免疫宽容性而受到重视。目前采用血管吻合的自体睾丸移植治疗高位腹腔型隐睾，治愈率已达87%以上；异体睾丸移植治疗先天性或外伤性无睾症，术后90%患者睾酮值可达正常水平，但产生活动精子者仅29.4%。普遍认为，影响植睾功能的主要因素有：睾丸组织缺血损伤，血管、输精管吻合情况，排斥反应及免疫抑制剂毒副

作用。此外，睾丸组织种植的实验研究、睾丸细胞移植（含精原细胞和Leydig细胞）研究为睾丸移植治疗相关疾病开辟了新途径。

伦理原则　睾丸移植的伦理问题因移植的目的不同而有所不同。如果睾丸移植只是为了恢复内分泌功能，维持男性第二性征，伦理学问题只需遵守移植技术的一般伦理原则，如供、受者知情同意、不构成对捐赠者的严重伤害等。如果睾丸移植是为了恢复受者的生育功能，则可能引发更多的伦理社会问题。睾丸移植的伦理原则主要有：①对受者必须有充分的告知。特别是以恢复生育能力为目的的受者，要求对移植的后果和并发症有充分的了解。目前睾丸移植后获得生育的概率并不高，且接受睾丸移植后要服用免疫抑制剂，而免疫抑制剂本身对肝、肾及骨髓有毒性作用，少数敏感的个体可能导致肝、肾功能不全或是严重的感染危及生命，这在移植前也必须告知受者及家属。②与受者妻子或通过受者与其妻子进行细致深入沟通，以取得受者妻子的认同。当丈夫接受睾丸移植后，难免使正常的夫妻关系受到微妙的影响，术后丈夫的行为、心态可能会有所改变，这就很可能引发妻子对丈夫的认识发生变化；在妻子不能接受睾丸移植的情况下，丈夫接受同种异体睾丸移植，妻子心理上的排斥感或"第三者"心态，甚或可能造成家庭关系的破裂，或者夫妻性生活的断裂，从而达不到生育后代的目的。这就要求在实施睾丸移植前，要征得妻子的充分理解和完全配合。③慎重处理睾丸移植所生后代的伦理纠葛。移植睾丸产生的精子所携带的遗传基因是供者的基因，首先可能

引发血缘关系的混乱：谁是子代的父亲？是供睾者还是受术者？如果供者是受者的长辈，那么所生的后代，在遗传学上应该是受者的同辈，但是在社会角色上仍是子女。如果供者和受者是兄弟，那么这样所生后代其实与父亲是叔侄关系，尽管不存在辈分的混乱，但却没有直系血缘关系，究竟"谁是生父"的问题依然存在；若供者是尸体，则死人死后有了自己的后代，这不仅有违于常理，而且对于该供者的家人来说，这样的后代在血缘关系上应该是死者的子女，如果死者家人想要追回这个孩子，在法律上谁胜谁负还很难定论；当夫妻双方关系破裂时，孩子的抚养权将属于谁？2006 年，广州军区总医院实施了国际首例与睾丸移植相近的尸体阴茎移植，10 天后患者正常排尿，2 周后因受者夫妇强烈要求，切除移植的阴茎。④活体捐赠睾丸需遵循以下原则：摘取睾丸会对供者造成一定伤害，并且不同个体伤害程度会有所不同，所以供睾者必须绝对自愿；对供者伤害力争最低限度，即移去一侧睾丸不影响原有生理功能；未育的男性不能作为活体捐献者；若捐赠人有配偶，应征得其同意。⑤胎儿睾丸供者须严格审查供者来源的正当性。胎儿睾丸与成人睾丸在形态上一致，且具有免疫宽容性，胎儿睾丸成功移植后，受成人体内促性腺激素刺激作用，胎儿睾丸迅速发育，因而是较为理想的供者。但胎儿供者的采用涉及胎儿生存权利、病胎淘汰的认定标准、胎儿死亡鉴定及处置权限等诸多伦理学及社会学问题。

睾丸移植绝不是单纯的医学技术手段，它深深牵动家庭和社会伦理乃至法律的复杂问题，一些学者对异体睾丸移植持否定态度，认为如果是为了性激素缺乏而行替代补充治疗，现代的激素治疗已足够，且为补充激素冒免疫抑制剂副作用风险，得不偿失；如果是为生育，睾丸移植动机与效果极为可疑，当今人工授精较为可靠，没有必要冒睾丸移植的风险；另一些学者为了突破伦理难题，则另辟蹊径，着手进行睾丸组织块和睾丸精原干细胞移植研究，并迅速取得成果。睾丸间质细胞移植在恢复患者的第二性征、提高雄激素水平、改善性功能方面已取得了较为满意的效果，但术后血运维持时间较短，生精功能不良，仍待研究与改进。精原干细胞移植是将供者睾丸细胞转移到受者睾丸中的一项新技术，这项技术将为不育男性提供一种使精子重新产生的方法。

(马先松)

luǎncháo yízhí lúnlǐ

卵巢移植伦理 (ovary transplant ethics) 实施卵巢移植时应遵循的伦理准则。卵巢移植属女性生殖器官移植之一种。女性生殖器官移植包括卵巢、输卵管及子宫移植，根据临床需要可单独也可联合移植。生殖器官移植一是恢复或重建女性的生殖内分泌功能，二是保存生育能力。卵巢是女性产生生殖细胞的重要场所，因而移植引发的伦理问题尤为引人关注。

概述 卵巢移植起源于 19 世纪末，最初用于治疗绝经期妇女和双侧卵巢切除患者的不良反应。由于效果不理想，这一技术被长期搁置。直至近 30 年，因为器官保存、显微外科及移植技术的进步，卵巢移植被重新启用并有新的发展。目前，应用于临床的卵巢移植主要包括：①自体移植。适用于患有严重的妇科疾病或肿瘤而卵巢并未累及的患者，可应用于盆腔恶性肿瘤女性在接受放疗、化疗前进行自体移植、移位，或经低温冷冻待康复后再植入，从而保留卵巢功能，使卵巢免受放疗、化疗的损伤。②同种异体移植。临床上主要适用于先天性卵巢发育异常、卵巢切除术后、卵巢功能早衰及因盆腔炎症所致的不育患者。世界上首例异体卵巢组织移植并生子的病例是：美国密苏里州圣路易斯圣卢克医院医师谢尔曼·西尔伯（Scherman Silber）于 2004 年 4 月为一名 25 岁患卵巢早衰症患者斯蒂芬妮·雅博（Stefanie Jabaud）移植了其孪生妹妹梅拉妮·摩根（Melanie Morgen）的一侧卵巢。4 个月后，斯蒂芬妮·雅博停经 12 年后首次来月经，2005 年 6 月 6 日产下一名女婴，其后又生有一子。2007 年西尔伯又完成了全球首例同种异体卵巢移植手术。在其报道的 9 例同种异体卵巢移植中病情均得到有效缓解，其中 8 例患者一共妊娠 14 次，分娩了 11 名健康婴儿。中国首例同种异体卵巢移植由中山大学附属第六医院于 2012 年完成，一名 31 岁的女子将自己的卵巢组织捐给自己的双胞胎姐姐，使这位因"卵巢早衰"而多年不孕的姐姐有了生育的希望。③胚胎卵巢移植。胚胎卵巢因其胚胎脏器具备移植物易获得、经培养后的胚胎组织细胞持续生长、表面相容性抗原少、抗原性弱等优点，目前已应用于临床。爱丁堡大学学者将胎儿卵巢移植给一名妇女，使其妊娠并娩出活胎。中国也有为卵巢功能阙如者实施胎儿卵巢移植使其恢复功能的实例。④异种卵巢移植。目前，国外尚处于动物实验阶段，因其迅速而强烈的超免疫排斥反应，成功尚需时日。但实验证明，人卵巢组织融冻后可异体移植生长，且其卵细胞可在体外发育成熟。

伦理问题 卵巢移植若属自体移植或用于女性内分泌疾病治疗少有伦理争议，也有人质疑：相关治疗已有成熟方法与有效药物，有无必要去冒手术风险。若用于解决女性生育能力而进行同种异体卵巢移植，则会涉及如下社会伦理问题：①移植供者。目前，同种异体卵巢移植供者主要来自同卵双生姐妹、满足免疫相容的活体、胎儿及尸体。对于活体供者，基本的伦理原则是自主和知情同意，因其面临的手术创伤、器官储备功能减弱或丧失，甚至死亡威胁，所以移植必须以保证生命安全为前提，尽可能减少对供者日后生活造成的不良影响。胚胎卵巢作为移植物的特殊优越性受到关注，但涉及的伦理问题较为突出。以淘汰有生命胎儿一个或多个器官的部分或整体作为器官移植供者应局限在避孕和妊娠失败后流产和引产的小于5个月胎龄的胎儿以及围产期内无脑儿类等有严重先天缺陷胎儿的范围，而被移植的胎儿卵巢其胎龄应大于20周。胎儿卵巢应用于临床时应完全遵守胎儿淘汰标准，必须征得其父母一致的知情同意，严厉禁止直接以治疗需求为理由而流产的胎儿用于移植。除伦理道德问题外，胎儿卵巢中是否隐藏有还不能检测出的基因异常，移植后所娩子代的健康等问题不可忽视。②卵巢移植受者。卵巢移植的适宜人群是：卵巢发育异常，因卵巢肿瘤导致卵巢切除、卵巢功能早衰及盆腔炎所致难治性不孕或内分泌失调患者。卵巢属非生命重要器官，卵巢移植是

否做、如何做，其决策与生命器官是不同的。从一定角度说，手术方式取舍并不完全由患者病情决定的，而是由患者根据病情自主决定。医师恪守的最重要的就是对患者忠诚的伦理原则，协助其选择最合理的治疗方式，即告知卵巢移植与激素替代治疗及辅助生殖技术对每位具体患者的优缺点。对患卵巢恶性肿瘤患者，首先考虑的是根据病情决定卵巢去留。如果患者要求做卵巢移植，是做移位还是移植，是冻存卵巢后移植还是即刻移植，是卵巢组织移植还是吻合血管的卵巢移植，原位移植还是异位移植，需根据患者具体情况处置，并征得患者同意。如果单纯是恢复或重建女性的生殖内分泌功能，应如实告知患者，现代的性激素的替代补充治疗已足够，为补充激素去冒免疫抑制剂副作用风险得不偿失。而对于有生育要求的年轻患者，尤其卵巢早衰或原发性闭经患者，可通过卵巢移植解决生育问题。但也必须告知患者：除同卵双生姐妹间的卵巢移植外，术后获得生育的概率不高，而且即使顺利手术，术后长期服用抗排斥药物是否对胎儿造成影响仍需观察。③同种异体卵巢移植供者、受者与他们产生后代的伦理关系。同种异体卵巢移植供受者可能是姊妹、母女或者其他同性。由于卵巢移植所生子代的基因来自供者，所以异体移植生育孩子母亲，包括生物学母亲与社会关系母亲分离，这就会产生系列伦理甚至法律问题。姐妹间卵巢的供、受所生子女使得遗传学上的姨侄成为母子，社会角色发生冲突，也会给两个不同家庭带来某种不确定性。母女间的移植造成与子代伦理辈分关系的倒错与混乱。非血

缘关系供、受者之间的卵巢移植与产生的子代的关系更为复杂。如果供者来源为尸体或胎儿卵巢，就有一个是否应该告知孩子身世问题，他有权知道"我的母亲到底是谁？"卵巢移植技术的日臻成熟，为病理性卵巢切除、卵巢功能丧失、卵巢早衰女性解决内分泌失调的痛苦带来希望，为保留女性生育力和提供后备生育力找到新的途径。但由于所移植器官的特殊性，带来诸多社会伦理问题。卵巢移植不只是单纯医学技术问题，有赖于伦理观念的更新与相关法律完善。

（马先松）

jiāochā gòngshèn lúnlǐ

交叉供肾伦理（mutual kidney transplantation） 通过肾源交换实现合理肾源配对的非血缘关系活体供肾移植的伦理要求。交叉供肾移植的目的是扩大肾脏供者来源，减少因为原供受者配型不成功而无法进行活体肾移植的情况发生。以血型配对为例：一名供者（供者1）想捐献肾脏给他的妻子（受者1），但供者1血型为A型，受者1血型为B型，因而无法直接捐献。另一名供者（供者2）血型为B型，他想捐献的受者（受者2）血型为A型，同样无法直接捐献。但如果把这两对的供者和受者互换，就得到两个可以进行活体肾移植的新组合。这是一种双向交换，还可以推及三向交换或多项交换。如果把人类白细胞抗原（human leukocyte antigen，HLA）交叉配对阳性也考虑进来，则可以进行更为复杂的交换。除了这种活体-活体之间的直接交换，还有一种活体-非活体之间的交换，称为间接交换，又称名单交换（list exchanges）。肾源交换方式大大缩短了

患者的等待时间，增加了肾源，在中国称为"交叉供肾"或"交叉捐肾"。

概述 1986年，美国人菲力克斯·拉帕罗（Felix Raparot）最先提出了的"肾源交换"概念，1997年罗斯（Ross）等提出实施计划，2001年美国器官分配联合网进一步提出了配对交换协议，包括活体配对交换和等待名单配对交换。通过交换项目促成的第一例配对交换肾脏移植手术在2001年3月在波士顿完成。同年，美国霍普金斯大学在全球率先建立器官移植配对系统，至2005年8月完成62例配对。起初，只是两个家庭双向式的交叉供肾，逐渐发展到多向式的肾源交换。这项计划的核心是建立全国范围的不相容供者-受者配对登记数据库，美国、荷兰是较早建立"人体器官捐献数据库"（肾源库）的国家。2004年9月，美国新英格兰地区建立了美国首个肾源交换机构。2005年3月3日，美国肾移植专家发起了一个全国性的器官交换计划，称将挽救美国每年新增的6000名需要肾移植的患者中一半人的生命。2005年4月，一个国际性的协作中心IGE（The Italian Gate to Europe）建立，该中心主要负责协调器官在意大利与其他欧洲国家之间的交换和分配。墨西哥、英国、加拿大等国家也纷纷为开展肾源交换计划采取了各种措施。"肾源交换计划"已初步显示了如下的优越性：①明显减少了因等待供者器官而死亡的肾病患者数量。②有效提升了供者肾源的利用率。③有利于遏制器官移植的商业化操作。2010年11月26日，华盛顿的3家医院为16名捐肾者和16名肾病患者进行了肾脏互相配对，32

人在两周时间内接受手术，分别捐出和接受肾脏，共救活了16名患者，成为美国最大的一条人体器官的"移植链"，是美国医学史上的创举。韩国是亚洲较早着手实施肾源交换计划的国家，目前已有6项交换的报道。中国首例夫妻间交叉捐肾手术于2006年4月12日在武汉同济医院成功实施。

伦理争议 ①肾源交换中事实上的不平等。"交叉换肾"手术是建立在交换前提下的，肾源质量差异可能产生结果差异。因年龄、体质等原因，移植后不仅受者治疗结果有差别，而且给供者造成伤害程度及预后也会有差异，尤其手术一旦失败，将可能出现一方索赔或收回向对方提供的肾脏，甚至与医院闹纠纷的情况，究竟谁来承担责任？②活体器官移植的风险会给交换移植带来更复杂后果。活体捐肾对供方可能的伤害不可低估。在活体供肾当中，有1/1000的人会有各种各样的并发症，约有3/10 000的死亡率。若一方供者出现并发症、丧失劳动力，甚至死亡，与交叉移植有关家庭就会出现尴尬以及难以预料的局面。③肾源交换可能给供受者双方都带来精神和压力。肾源交换计划是以家庭与家族间配型进行的，进入计划的"移植链"后具有很强的绑定性。对于那些潜在的犹豫者而言，也不能以"配型不成功"而体面退出。如果"可供者"由于经济压力或家庭压力以及心理压力勉强同意，显然并非自愿捐献，而是迫于压力的捐献。肾源交换计划若未给予供者足够的机会和自由退出该计划，就难以保证捐献者的决定的确是自主和自愿的。家庭间的"交叉换肾"如果将其作为"常

例"加以倡导，则会给自家或对方家庭的"可供者"造成极大的压力，所以对于家庭双向交叉换肾只是"允许"，不宜提倡。④肾源交换可能诱发器官买卖的发生。"假亲属"的出现和背后隐形的器官交易是困扰活体器官移植的大问题。近年来，尿毒症患者和家属，当家庭内没有符合条件的供者或不愿牺牲亲属利益，就通过不法中介寻找肾源充当"亲属"，提供以假乱真的证明材料，欺骗医师进行移植手术。双向以致多向交叉移植手术，牵涉众多供者和家庭。在目前器官移植配对系统数据库尚未建立的情况下，交叉提供器官，会给器官买卖提供可乘之机。⑤多向捐赠链条的"缺口"产生的公平问题。在肾源交换计划的供者链条中产生"缺口"是随时可能的，或者是一个相对封闭的链条中确实找不到匹配者，或者中途有捐赠者退出，必然有一对（供者-受者）处于缺口，这时如采取扩大交换范围的措施会使问题更为复杂；若又改用"间接交换"即非活体移植，又会产生新的不公平问题，为了移植链条不致断裂，需要不相容（供者-受者）的受者发扬牺牲精神，供者将肾脏捐献给匹配者，而作为报偿，该（供者-受者）受者将在肾移植等待名单上享有高度优先权，在紧急情况下，可采用"间接交换方式"，一旦有合适的尸体肾脏，即可马上进行移植。肾源交换计划对O型患者可能出现特有的不公正，由于O型患者只能接受O型肾脏，等待名单上的O型患者与供者的活体肾脏匹配的概率较小，而O型尸体肾脏却常常被优先提供给供者-受者对中的受者，当O型患者需要时，可能一时难以找到供者。

世界许多国家的政府对交叉供肾移植采取理解与支持态度。美国将其视为开创获取肾源的新渠道，美国"纽约器官捐赠网"开办了一个名为"活体肾脏捐赠互换"的项目，与多家肾移植中心达成伙伴关系，据"器官分享联合网"提供的统计数字，通过交换项目促成的第一例配对肾脏移植手术在 2001 年实施，此后 5 年间，完成 62 例配对手术。英国于 2007 年实施"联合配对捐献"计划，即当受者和供者数量各超过 2 人时就称作"联合配对捐献"，2010～2011 年 39 例配对捐献移植手术中 21 例为联合配对捐献。2008 年 5 月，中国卫生部人体器官移植技术临床应用委员会第四次会议作出"两个患者家庭之间交叉供肾是合法的"的决定，并将此决定成文下发给 164 家获准开展器官移植手术的医院，为肾脏交叉移植排除了障碍。

保障措施 ①一系列涉及肾器官捐献与移植的法案提供了法学与伦理上的保障和支持。②制定肾移植器官的医学质量国家标准，以保证肾源质量，降低手术风险。③建立功能强大、数据资料全面丰富的肾源数据库，以此确保肾源的充足，避免某些情况出现的匹配短缺。④肾源交换计划应由政府指定独立的非营利性公共机构负责管理，同时邀请各移植中心参与和共同实施，以保证肾源分配和交换过程的公平公正，减少肾源资源的浪费与滥用，同时有利于国际肾源合作。

（马先松）

shītǐ gòngzhě qìguān yízhí lúnlǐ

尸体供者器官移植伦理 （ethics of cadaver organ transplantation） 摘取仍有活力的尸体器官供移植用应遵循的伦理要求。尸体器官是当今器官移植的主要来源，但尸体器官的摘取有严格的时间要求，且受文化道德传统制约，与人们的情感密切相关，尸体器官摘取存在诸多伦理问题，需要正确处理才能收到预期的移植效果。

概述 器官移植自 20 世纪中期进入临床以来，尸体器官占已施行移植器官总数的 2/3～3/4，构成器官移植的主体，即使是将来，也是器官移植的主要来源。尸体供者分为脑死亡供者（donation after brain dead，DBD）和心死亡供者（donation after cardiac death，DCD）两大类。根据死亡类别与可供移植尸体供者的情况，可分为 4 种：①脑死亡尸体供者，亦称为"有心跳死亡供者"，这是西方国家最主要器官来源。此类供者由于呼吸机及其他支持系统使用，呼吸及血液循环可维持较长时间，器官几乎不经历热缺血损伤，供者器官一般质量较高，移植后立即恢复功能的概率高，对缺血异常敏感的器官如心、肺移植更为重要。②无心跳尸体供者。在尚未确立脑死亡法律的国家或地区，移植用器官一般从呼吸、心跳停止的死者获得。由于可供移植器官严重不足，西方国家无心跳供者移植也逐年增多。此类供者由于呼吸循环不良以及心脏停搏造成器官损伤，加之热缺血损害，可能导致移植物功能不良，并发症发生率可能较高。③无脑儿及其他死胎。无脑儿是重度先天畸形，颅骨及大脑缺失，小脑、脑干仍存，绝无存活可能，出生时约半数死亡，2 周内死亡率 100%。无脑儿存活者有自主呼吸，不符合脑死亡标准，全球有个别国家和地区，如美国的有些州不认为无脑儿是死者，禁止用无脑儿作为供者，大多数国家和地区明确法定无脑儿是死胎。其他原因死亡胎儿也可作为尸体供者。无脑儿和死胎作供者优点是：为婴儿受者提供者合适的器官；因胚胎组织抗原性弱，不易引起排斥反应，可为超过敏体质患者提供交叉配对阴性的器官。④边缘供者和扩大标准供者（expanded criteria donor，ECD）。由于可供移植器官严重短缺，各种传统的器官来源受限，为打破这种局限，不得已放宽供移植器官的标准和要求。边缘供者一般指年龄偏大，超出通常标准（65 岁）的供者。统计显示，高龄受者接收高龄供者器官效果更好。ECD 是相对标准供者而言，随着移植技术提高，超出以往标准甚至有某些瑕疵的器官也可采用的供者。包括：循环不稳定的脑死亡供者、高血压、糖尿病等全身性疾病供者；缺血时间过长的移植物；感染性疾病如病毒性肝炎携带者，甚至某些恶性程度较低的肿瘤患者。器官的部分移植，如减体肝移植、劈离式肝移植、多米诺肝移植和心移植也属于此类。尽管应用这类供者器官移植效果差于标准器官，且具有一定风险，但世界多国移植中心效果评价表明：ECD 甚至高危 ECD 的使用使每年在等待移植过程中死去的病例数大为减少，其价值是肯定的。尤其对那些若不立即进行移植即将死亡或等待器官无望的患者具有现实意义。

伦理问题 ①陈旧的观念影响尸体器官提供与利用。来自中国几份不同调查报告对同一问题的调查资料显示，传统观念影响器官捐献从 69.3%～91.5%；中国某课题组于 2013 年 3 月至 2013 年 9 月选取北京、上海、重庆和广州4座城市为调查地点，随机整群抽取4座城市不同人群问卷调查900份中的863份有效问卷显示：民众的遗体捐献意愿率为16.57%，720名家人不愿意亲人逝世后进行器官捐献的主要原因是器官捐献违背了中国传统文化和自然伦理。2015年，中国器官捐献率为2/百万，在美国，每百万人中有26.5人捐献器官，欧盟每百万人中有17.8人捐献。中国几千年传统文化和传统观念是影响器官捐献的主要原因。②脑死亡标准未被采用影响尸体器官利用。传统心肺死亡标准与人们传统观念深度结合，成为尸体器官提供的最大障碍。以传统观念审视死亡的人认为，从一个尚有心跳的尸体上切取器官是不能接受的，是不道德甚至是违法的。鉴于这种情况，在中国捐献体系中，制定了包括心死亡、脑死亡、心脑死亡三类标准，其中心脑死亡标准即是心肺死亡向脑死亡标准的过度，但这也需要公众的认可。③尸体器官切取时机也是保证移植效果的难题。心肺死亡供者与脑死亡供者不同，脑死亡供者可将维持人工呼吸和循环的设备保留至器官切取时，而心肺死亡供者在撤除支持系统后，在规定时间未能恢复自主协调呼吸，才能交由移植组实施器官切除程序。为此，在切取器官前，强制设立了一个心脏骤停后的非接触期，时间为5分钟。然而这时也是患者亲属的悲伤期。医师欲在非接触期结束后尽快切取供者器官，患者亲属情绪不允许，情理上也不合适；时间过长又会影响移植物功能，甚至导致移植失败。更难处理的是，即使已按正常程序宣布死亡的患者，应用现代技术和设备，如体外膜氧合器以及特殊措施和药物，在死者心脏热缺血5分钟后心肌再灌注，并在切取器官前心功能可能恢复。这种灌注，在切取器官前采取了特殊措施和药物，在供者热缺血时切取的供者器官对受者是有利的，但这又很难得到亲属的情理认同。④社会保障支持系统不完备直接影响尸体供者器官合理使用。人体器官捐献虽表面上是个人的赠予行为，但实际上是一种社会行为。要切实增加供者的数量，需要一个坚强有力的保障系统，其中包括：法律法规系统、组织管理系统、宣教系统、合理补偿系统，而这些系统的形成及协调配合的行动，更需时日。这种一边是器官供者奇缺，一边是大量尸体器官材料浪费的矛盾情况，反映了尸体器官运用中的伦理与具体组织工作的症结。

伦理要求 ①坚持生命自主和知情同意原则。生命自主是实施器官移植应遵循的首要原则。尸体自主是生命自主的另一种形式。尸体供者必须有死者生前预嘱或办理器官捐献手续；死者配偶、子女、父母或监护人（尸体权人）可以将死者遗体一部分或全部捐献，但死者生前有明确表示不愿捐献者除外；死刑犯尸体器官也应遵守自主和知情原则。无论死者生前自愿还是其死后尸体权人的同意，均应有明确的方式作出。主张尸体的所有权与处置权分离的观点现阶段是不可接受的，死者生前、家属、国家对尸体分别都具有一定的处置权利，供者器官切取与利用必须综合考虑以上因素，以"人体器官是社会资源"的借口忽略死者及其亲属的自主同意和知情选择是不道德的。②尊重和恭敬捐赠者尸体。对尸体的恭敬与尊重是对人尊重的延续，也是对捐赠人品德尊严的维护；从尸体上切取器官应严肃、庄重、有礼貌，按规范操作，不可任意摆布，切取完成后应尽量恢复尸体原貌；坚决反对和禁止秘密窃取器官或组织的行为，这不仅因其严重违反伦理道德，而且是侵犯人权的违法行为。③心脏骤停死亡供者以病情不可逆转为前提。在决定作为供者以前需撤除心肺支持系统，并在规定的时间内未有自主呼吸，才能交给器官移植医疗组进行器官切取。切取器官只能在死亡之后，绝不能因为切取器官导致患者死亡，这是尸体器官切取的根本原则。供者生命在防止痛苦情况下支持系统的撤除，死亡时间记录和死亡的宣布，必须由供者的主管医师执行，患者家属或监护人在场，在可能的情况下需要医院伦理委员会参与。为了避免利益冲突，参与供者生前治疗的医师，不参与器官移植受者的一切医疗计划，器官移植医师在宣布死亡前也不得干预和参与死亡前的治疗和处理。④脑死亡供者以死亡准确评估判断和患者生前自主选择为前提。采用两种死亡标准的双轨制的国家，应尊重死者生前意愿或临终时表达的遗嘱；自主选择两种死亡标准以及死后是否愿意捐献器官；都应签署知情同意或知情选择书，并保证有随时退出的自由，如果没有立下意愿或遗嘱，也没有选择死亡标准和捐赠器官的表示，应尊重其家属代表或代理人的选择；医师推荐脑死亡患者作为器官移植供者，必须尊重伦理、文化、风尚、宗教信仰，不能与功利相联系；坚持WHO制定的"开发公民逝世后器官捐献战略计划"确定的器官捐献的"死亡定律"，死亡不因捐献而发生，切取器官不是发生死亡的原因或原因之一；在脑死亡评估程序中，严格执行标准与程序，严格区别"持续植物状态人"与"脑死亡者"。⑤淘汰性死胎作供者必须符合伦理要求。凡认定为"完全舍弃"的畸胎或缺陷儿，如无脑儿、重度脑积水、重度内脏缺损、唐氏综合征、门克斯病、18-三体综合征等的用于器官移植供者，必须遵守以下伦理规则：作为供者的淘汰性胎儿应限定在避孕和妊娠失败后流产和引产的小于5月胎龄的胎儿，以及围产期内无脑儿类等有严重先天缺陷胎儿的范围；供者胎儿必须以征得其父母一致的知情同意和医院相应委员会（包括医院伦理委员会）的审查和认可为前提；必须禁止供者胎儿过程中的商品化行为和方式；必须禁止直接以移植需求为理由而流产的胎儿用于供者。⑥特殊供者器官采用的伦理要求。特殊供者器官主要是指ECD，目前已在临床使用的有：多米诺肝移植，第一个患者因为代谢性肝脏疾病接受肝移植，他的病肝，除了某种代谢障碍外，其他肝脏功能基本正常，将病肝切取下来移植给第二个患者，也称为连续性肝移植，第二位受者毕竟接受的是一个不正常的肝脏；孤儿器官，特定的受者有可能因为病情突然变化不宜器官移植或突然死亡，此时供者器官已经摘取，美国学者将此种情况下所摘取的器官称为"孤儿器官"，但这种器官依然可以移植给其他等待移植者；还有诸如瑕疵器官利用等。对这些特殊器官使用的共同伦理要求是：必须如实向受者及其家属说明器官来源，使用利弊及风险，以取得同意；对受者的选择首要的是病情的紧

迫性，并且尽可能准确评价使用后的效果，确保收益大于风险；对某些瑕疵器官，如感染性疾病、肿瘤患者器官，只有在严格医学检查，确保受者安全基础上方可应用。

（马先松）

tāi'ér gòngzhě yízhí lúnlǐ

胎儿供者移植伦理（fetal organ transplantation ethics）　以胎儿器官、组织、细胞作供者进行移植应遵守的伦理规则。由于胎儿器官、组织、细胞资源广泛，且免疫排斥反应弱，移植后生长迅速，在解决器官供者不足和排斥反应两大难题中有其生物学上的优越性，以其作为移植供者是现实的一种选择。然而，胎儿器官只能来源于晚孕胎儿，中晚期妊娠引产在国际上被普遍禁止，胎儿器官移植只能限于严重畸胎或缺陷的淘汰性胎儿。用终止妊娠或自然流产的死亡胎儿组织及细胞移植治疗疾病已为临床采用，但"受精卵（胚胎）是否是生命?""胚胎是不是人?"等问题也一直困扰着医师，必须作出明确的伦理学回答。

概述　妊娠8周内的胎体称胚胎，自妊娠第9周起称为胎儿。利用不能成活的活胎或死胎作为器官移植供者，也可为细胞移植提供胚胎组织，治疗某些疾病。最早一例胎儿器官移植手术是在1928年，当时是将胎儿的胰脏移植给一位糖尿病患者，但未获成功。国际上用胎儿器官作供者受到严格限制，世界医学会制定的《国际医学伦理法典》规定："医生必须永远在思想上承担自受孕产生的人类生命。如果医生良心和国家法律允许，只可行使治疗性流产"。显然，将胎儿器官用于移植是不允许的。美国1986年的

全国器官移植法没有提及胎儿器官或组织问题。1988年美国器官移植法修正，联邦法律允许对捐献胎儿及器官用于科学研究，同时又作出禁止性规定：禁止公开出售胎儿器官和组织。不论其是自发性流产还是选择性流产，只允许从死胎中提取组织。禁止在妇女同意流产之前与其讨论捐献事宜；禁止给予妇女因为堕胎而产生的利益费用；禁止为了获得胎儿组织的目的而改变（妊娠的）时间、方式或者堕胎的程序。2009年，英国牛津大学干细胞研究专家理查德·加德勒（Richard Ghadel）教授作为英国生育监管和皇家学会的成员，认为在器官短缺问题上，胎儿器官较其他正在开发的技术能够提供更为现实的解决办法，他提议：来自流产胎儿的肾脏和肝脏可用于对患者进行移植手术，以减轻捐赠器官严重短缺带来的问题。这一提议让反堕胎组织和基督教教徒大为震惊，指责这是"道德败坏"，认为会增加人流次数以满足急需器官移植患者的需要，从而被否决。在中国，最早开展胎儿器官供者手术的是1987年中国医科大学成功地为一位1型糖尿病患者施行了胎儿全胰腺移植手术，《人民日报》《健康报》同时报道，认为是"中国器官移植史上，尤其是胰腺移植领域中的一个里程碑。代表着器官移植领域发展的一个新倾向——供者胎儿化"。此后，以胎儿器官作供者的移植在一些医院开展起来。从医学和生物学的角度来看，理想的器官移植供者从某种意义上首推胎儿，因为胎儿有着成人供者难以比拟的生物学优势。世界上每3秒钟就有一个小生命坠地，而每500个新生儿就会有一个先天严重缺陷的

患儿。以此推论，在占人类 1/5 的中国若以优生的原则而中止非优生性的妊娠，加之各种原因的引产、剖宫产及流产，社会和医学将面临大量的胎儿处理的问题，这使得供者的胎儿化成为可能。胎儿器官移植已成为治疗许多疾病乃至某些癌症的重要医疗手段之一。上海医科大学神经病学研究所首创人体胎脑黑质脑内移植治疗震颤麻痹的临床尝试；济南军区总院率先采用胎儿肾治疗成人肾功能衰竭；甘肃庆阳地区医院胎儿睾丸移植治疗原发性阳痿，恢复男性第二性征，有的保持了生育功能，都是医学史上的创新。用新鲜胎儿软骨移植治疗中青年股骨头无菌性坏死，不仅术后患者症状、体征有明显改善，而且可衍变成宿主自身的软骨组织；胎儿骨移植治疗骨缺损、骨折不愈合以及胎儿软骨移植治疗股骨头缺血性坏死；胎儿神经移植修复感觉神经缺损；胎儿全胰腺移植治疗 1 型糖尿病。移植用的胎儿器官在中国主要是通过产前筛查而获得有缺陷的胎儿或不能成活的死胎作为供者来源。目前，中国胎儿供者器官移植居世界先进水平。

同样移植流产的胎儿组织、细胞可以治疗许多棘手的顽症。美国、英国、加拿大、瑞典等世界 10 多个国家已经能用胎儿组织有效地治疗糖尿病、震颤麻痹、再生障碍性贫血、白血病、严重联合免疫缺陷等疾病。胚胎组织和细胞移植成为中国器官移植的一大特色，早在 20 世纪 60 年代，中国就开始了胎儿干细胞临床应用的尝试。目前，中国同种胎儿干细胞移植治疗急性白血病方面疗效优于骨髓移植，施行胎儿胰岛细胞治疗糖尿病居世界领先地位。然而伴随胎儿组织移植发展的一个问题始终困扰着医师：一些妇女可能会因经济原因而有意流产出卖胎儿，因此妊娠的目的就是为了流产胎儿。一些妇女妊娠后对流产举棋不定时，如果知道流产会带来经济好处，也会选择流产。还有的妇女纯粹是为了给孩子治疗某种疾病，如血液病而流产。这些可能造成流产泛滥，危及妇女和胎儿。

伦理争议 以淘汰有生命胎儿的一个或多个器官或整体作为器官移植的供者，关键是对严重畸胎、缺陷儿舍弃的认定，同时也涉及胎儿生存权利、淘汰性胎儿认定标准、胎儿死亡鉴定、处置权限以及用于治疗目的胎儿孕育是否有违伦理等诸多伦理学问题，伦理争议主要围绕"胎儿是不是人"这个问题不同回答形成了两种相反的态度。从人类认识的历史来看，对胚胎是否是人一直存有不同看法。

对胎儿供者移植持异议的一方认为：人是生物学的人与社会性的人的结合体，胎儿是潜在的人，也正是指其发展的生物学和社会性的潜在性，只不过在封闭的子宫环境下，尚未产生意识，胎儿、新生儿、儿童、少年、青年到老年，是人的生命过程，尽管在这个过程中可因各种原因被淘汰，他也有免受痛苦和保持身体完整的权利，如因其生命质量极低或弱小而将其牺牲作为代价以提高他人的生命是不道德的。希波克拉底（Hippocrates）在其提出的医学誓言中有"尤不为妇女施堕胎术"的誓言，间接说明胎儿是生命实体。在 1821 年维护与反对流产之争中，美国就有人认为胎动是人生命的开始，而胎动始于早孕 2~3 个月时。1969 年的《日内瓦宣言》也明确表示"我要从人体妊娠的时候开始，保持对人类生命的最大尊重"。从这些观点出发，人开始于受精卵，胎儿组织及细胞无疑是人，理应受到尊重，不应该把他们作为手段、工具加以操纵。甚至有人说："最坏的人伦罪便是简单地创造生命，然后扼杀它们，利用它们"。还有人担心，一旦出现供者胎儿化倾向，可能引发有人特地培养用于治疗患者的胎儿。胚胎组织和细胞治病会诱导一些人人为地妊娠和堕胎，包括临床医师在内的主导性的观点都拒绝有特定目的的妊娠和堕胎，哪怕是为了挽救一个重症患者的性命。牺牲一些人的生命去挽救另一些人，是行不通的；妇女纯粹地为妊娠而妊娠是不可取的。

支持胎儿供者移植的意见则认为：人是一个社会学概念（尽管这一概念以一定的生物学基础为前提）；胎儿是一个生物学名词，两者完全不同，在生物学意义上不存在人，只有人类生命或人类生命个体或更确切地说是人体而不是人。古希腊学者亚里士多德（Aristotle）就曾提出立法允许致死畸形胎儿的主张，既然对不符合生命质量的个体出生后都可以致死，未分娩出母体的胎儿就更不具有人的资格了。随着医学科学的发展，人们对胚胎和生命现象的认识也更趋理性和科学。认为，人胚胎是一个连续发育、从量变到质变的过程。受精卵和胚胎只有生物学生命，组织及细胞只是成为人的前提，本身还不是人，人只有在出生后，既有了生物学生命又有了人格生命才称其为人。这种从人的社会属性与生物属性有机统一的观点出发，移植流产的胎儿组织治病无疑是符合道德的。据此，他们认为，淘汰性胎儿既不具有生物学意义上的潜在发展性，也不具有社会性，与其让他们自然地死亡，倒不如用于医学的器官移植，使之贡献于人类。这种选择无论从动机，还是从效果上都对于患者群体有利，是人道主义的，实现其价值和意义的社会推定同意也是成立的、现实的。以来自流产胎儿的器官、组织和细胞移植，相对其他技术，这可能是解决器官短缺的更现实的办法。对利用胎儿或其器官、组织、细胞来拯救生命持绝对否定态度，杜绝了成千上万人解除痛苦的机会和期望，有办法而不加利用，并不符合人道主义。

伦理原则 胎儿供者器官移植如何既造福患者又不失人类道德，世界各国科学家和政府、社会组织做了积极的伦理学探索。1990 年美国医学会伦理和司法事务委员会制定了有关胎儿组织移植的 7 项规则：①遵守美国医学会伦理和司法事务委员会的关于临床研究和器官移植的准则，因为它们与胎儿组织移植的受者有关。②供给胎儿组织所交换的经济价值不超过必需的合理费用。③胎儿组织的受者不由供者指定。④流产的最后决定是在讨论将胎儿组织供移植用之前。⑤用于人工流产的技术和关系到胎儿妊娠年龄的流产时间，根据孕妇的安全决定。⑥参与终止妊娠的卫生保健人员不参加该妊娠流产组织的移植，也不从这次移植中收取任何利益。⑦按照适当的法律取得供者受者双方了解和同意。

国际妇产科联盟（International Federation of Gynecology and Obstetrics, FIGO）人类生殖和妇女卫生伦理委员会 2007 年 6 月制定《使用胚胎或者婴儿组织进行治疗的临床应用准则》，考虑到国家间的差异，FIGO 强调，胎儿组织用于改善或者治疗疾病，应该遵照与一般治疗性移植相一致的规则，遵守当地的立法和规范。在使用这些组织是合法的一些国家，建议使用以下准则：①有关终止妊娠的最后决定，应该先于讨论有关胚胎或者胎儿组织用于研究或者用于治疗性的临床应用。②有关人工终止妊娠技术的决定应该完全基于对妊娠妇女的安全来考虑。③组织的接受者不应由供者来指定。④胚胎或者胎儿组织不应该被用于商业目的。⑤进行妊娠终止的医师不应该从胚胎或者胎儿组织的后续使用中获益。为了研究，或者为了治疗性临床应用而使用胚胎或者胎儿组织的知情同意，只应该从妇女中获取。被提议的任何研究，应接受当地或者国际伦理委员会的审查和管理。

对于获取胎儿器官、组织、细胞用于移植或科学研究，中国在伦理规则中也有明确限制与规定。2003 年，中国人类基因组南方研究中心制定的《人类胚胎干细胞研究的伦理准则》规定：凡涉及胚胎、流产胎儿和卵母细胞的捐献者，均应视同组织器官的捐献者。中国伦理学界一致主张：将胎儿作供者只限于不能存活或属淘汰的活胎或死胎。凡认定为"完全舍弃"的畸胎或缺陷儿，如无脑儿、重度脑积水、重度内脏缺损、唐氏综合征、门克斯病、18-三体综合征等的患儿用于器官移植供者，伦理学应予支持，但应有相关的法律法规作保证，并遵守以下规则：①严格限制作为胎儿移植供者的范围。淘汰性胎儿只能局限在避孕和妊娠失败后流产和引产的小于 5 月胎龄的胎儿、围产期内无脑儿类等有严重先天缺陷胎儿。②供者胎儿必须以征得其父母一致的知情同意和医院相应委员会（包括医院伦理委员会）的审查和认可为前提。③必须禁止供者胎儿化过程中的商品化行为和方式。④必须禁止直接以治疗需求为理由而流产的胎儿用于供者。

（马先松）

wúnǎo'ér gòngzhě yízhí lúnlǐ

无脑儿供者移植伦理（ethics of anencephalic donor for organ transplantation） 以淘汰性致死性无脑畸形胎儿为器官供者移植应遵循的伦理规则。以无脑儿器官作供者属胎儿器官移植之一种，伦理争议强烈。

概述 无脑儿是一种严重的先天性畸形，表现为颅骨及大脑缺失，但小脑、脑干及脊髓仍存活，故存在自主呼吸，也因此不符合脑死亡标准。因无脑儿 2 周死亡率达 100%，无长久存活和生长的可能。大多数国家和地区明确规定无脑儿即是死胎，不论有无呼吸心跳存在，可引产或自然产后尽快切取所需器官。利用无脑儿等淘汰性胎儿器官供者有诸多优点，被器官移植医师所青睐。支持利用无脑儿供者移植的国家有德国、英国、日本、荷兰、加拿大等，国际上由于对人工流产控制十分严格，用于移植的胎儿器官实际多是无脑儿器官。1984 年，日本开始用无脑儿做肾移植。到 1990 年 11 月在东京举行的第 6 届国际小儿神经学会统计，世界全少已有 25 家医院将 41 例无脑儿作移植供者。无脑儿器官对小儿心脏移植有着特殊意义。随着移植技术不断发展，小儿心脏移植手术适应证不断扩大，而小儿心脏供者来源极度匮乏，若只能用车祸或猝死患儿作供者远不能满足需求，而采用无脑儿心脏供者则可显著缓解供者要求。1967年12月，美国阿德里安·坎特罗维茨（Adrian Kantrowizt）医师所做世界首例小儿心脏移植，受者为1例三尖瓣闭锁的17天患儿，供者来自无脑儿。无脑儿发生率各国统计有差别，美国统计，无脑儿占新生儿的1/4000～1/2000，若能采用，是一个重要的器官资源。但是，由于无脑儿供者应用涉及脑死亡标准修改，有的国家，如美国认为无脑儿属"持续性植物状态"，不认为无脑儿是死者，禁止用无脑儿作供者。中国无脑儿供者移植未受道德和法律影响，20世纪80年代即在多家医院开展，包括无脑儿在内的胎儿器官移植（含组织、细胞），如胎肾、胎胰、胎甲状腺等移植方面居世界领先水平，成为中国器官移植特色之一。

伦理争议 将脑干仍存活、有自主呼吸的无脑儿用于器官移植，在国际上存在较大争议。持反对意见的主要理由：①按照现代脑死亡标准，无脑儿出生并不等于死亡。无脑儿虽无大脑，但脑干及其下位神经系统还存在，尚存在神经反应，说明现行的脑死亡定义对无脑儿是不适用的。根据现行的死亡或脑死亡定义，既然无脑儿脑干存活即应视为活婴，不能为某些人的利益去杀死一个活婴。利用有自主呼吸的无脑儿作供者可能导致死亡概念改变。②认为无脑儿实质上类似于"持续性植物状态"大。在1989年在加拿大召开的第一届国际器官移植学术会，对该问题的结论是：持续植物状态患者不宜作为器官移植供者。③其他问题还有

无脑儿父母无权作出捐献决策；采用现代医学技术维持无脑儿部分生理功能以等待受者准备工作是不道德的。支持的观点认为：①现代孕检技术相当完备，对无脑儿可早期发现，引产无脑儿并不存在伦理和法律障碍，有的国家已有将任何无脑儿均视作死胎的规定，可在任何时候终止妊娠。②即使是因种种原因娩出无脑儿，他们也绝无存活的前景。据大样本资料统计：无脑儿出生约有一半存活，但其中50%在24小时内死亡，98%在一周内死亡，在两周内死亡率100%，特别个例没有统计学意义，且有误诊可能。③无脑儿作供者有其他供者少有的优点，还可节约维持无脑儿毫无意义治疗的高昂费用。2007年6月，国际妇产科联盟（International Federation of Gynecology and Obstetrics，FIGO）人类生殖伦理常设委员会对无脑儿和器官移植问题进行了探讨，并提出了如下意见："目前许多关于使用无脑儿身上的器官用于器官移植的报告被认为使行善（beneficence）和保护弱者这两项伦理原则存在冲突。一方面，行善原则是做好事的内在使命，可以适用于一个人对器官的需要；另一方面，保护新生儿弱者的原则适用于无脑儿，需要保护而不能只是被当作是其他人的获益物"。

伦理原则 可否允许将无脑儿作为器官移植的供者，核心的问题在于处理行善与保护弱者的潜在矛盾，遵守以下伦理原则可使无脑儿作为器官移植供者得到支持：①当胎儿检测为无脑儿时，由孕妇决定是否捐赠其器官用作移植供者，并且由没有利益冲突的人来与孕妇或夫妇商议关于器官捐赠事宜。②当婴儿出生时发

现是有生命体征但是没有前脑的无脑儿，在获得双亲的同意后，可把孩子放在恒温箱里待其自然死亡后供器官移植。这里的死亡必须遵守各国或地区法规对死亡的定义。③绝不允许不良的或商业的动机强制性干涉孕妇的妊娠，人为地维持无脑儿部分生理功能以等待受者需求是不道德的，应予禁止。④严防误诊。

（马先松）

sǐxíngfàn qìguān gòngzhě yízhí lúnlǐ
死刑犯器官供者移植伦理
（ethics of death penalty prisoner as organ donor） 以死刑犯尸体器官作供者的伦理问题和应遵循的伦理原则。以死刑犯尸体器官作供者的移植历来存在极大分歧与争论，涉及法律、哲学、社会学等多个领域，更涉及社会现实中的道德伦理标准、观念、价值等，从而受到社会广泛而高度的关注。

概述 将罪犯器官作为移植的供者或受者，在器官移植技术发展历史中经历了一个过程。历史上，法国最早在1951年由库斯（Kuss）切取死刑犯肾脏用于肾移植。而第一例接受肺移植的也是一名囚犯，约翰·拉塞尔（John Russell）因犯谋杀罪而被判终身监禁，1963年美国密西西比医疗中心的詹姆斯·哈迪（James Hardy）为他实施肺移植手术。拉塞尔在这次手术后的第18天死去，从而引起很大的争议，公众担心的是拉塞尔被当作了人体器官移植试验的工具。利用死刑犯遗体的供肾肾移植曾经在欧洲昙花一现，美国、新加坡等部分国家和地区都曾尝试过这一途径，罪犯尤其是死刑犯捐献器官的问题成为器官移植界的一个敏感问题而备受关注，技术和人文两大障碍

使得死刑犯器官移植未能持续发展，一些国家出于谨慎曾明令禁止对罪犯强制实施器官移植，并限制罪犯捐献器官，甚至将这类行为作为犯罪来加以防范。但由于器官供者的奇缺，利用死刑犯器官作移植在一些未废除死刑的国家和地区依然存在。中国最高人民法院、最高人民检察院、公安部、司法部、卫生部、民政部1984年10月9日作出《关于利用死刑罪犯尸体或尸体器官的暂行规定》，其主要内容是：①必须以法定的方法执行死刑，执行完毕后方可利用死刑犯的尸体或尸体器官。先摘取死刑犯的器官而后杀死他（"先摘后杀"）或者通过摘取死刑犯人体器官的方法致使其死亡以完成死刑的执行（"以摘为杀"）均绝对禁止。无人收殓或家属拒绝收殓的死刑犯尸体及其器官可以直接利用。②死刑犯自愿，即必须有由死刑犯签名的正式书面或记载存于备案。③家属同意。卫生部门利用死刑犯尸体、尸体器官必须与其家属协商并达成书面协议，包括尸体利用范围、利用后的处理方法和处理费用以及经济补偿等问题。至2016年为止，有的国家的器官移植死刑犯尸体仍是供者来源之一。中国台湾地区在1987~1994年也是允许死刑犯器官作供者的地区之一，此后禁止利用死刑犯处决后的器官供移植。2005年7月，WHO在菲律宾马尼拉主办的世界器官移植管理高层会议上，中国政府官员公开向国际社会坦承了中国使用死囚器官作为移植主要来源的事实，并表明中国政府要加强移植监管的立场，受到国内外学术界关注和欢迎，此前中国被认为是世界唯一系统使用死刑犯器官移植的国家。在2006

年举行的南非世界医学会年会上，世界医学会通过决议，强调关于器官捐献中自由意愿和知情选择的重要性，称犯人和被关押的人处于不能表达自由意愿的状况，谴责任何违反伦理道德和基本人权的医疗行为，并禁止摘除死刑犯人器官。中国政府2011年承诺，在3~5年内取消死刑犯器官捐献。2015年1月1日起，正式全面停止使用司法途径来源器官，公民自愿捐献成为器官移植唯一合法来源。

伦理争论 赞同者的理由：①在可供移植的器官奇缺的情况下，利用死刑犯处决后的器官移植，能够挽救因器官衰竭濒临死亡的患者，对社会和他人有益。一个人能够自愿将自己的身体器官捐献出来拯救其他人，这是一种非常宝贵的人道精神。②死刑犯自愿捐赠身体器官，不违反法律。允许将死刑犯用之于器官移植的国家刑法规定，死刑犯被剥夺的仅仅是生命权以及选举权与被选举权等政治权利和自由，而并没有明确规定剥夺包括捐献器官的权利在内的其他权利，也就是说，没有对死刑犯捐献器官的行为予以禁止。根据"法不禁止即为许可"原则，死刑犯显然拥有捐献自己器官的权利。③在执行死刑后摘取受刑人的器官，既不构成对死刑犯的伤害、增加他们的痛苦，也不加重对他们的处罚。只要不违背死刑犯的意愿或者愿望，就应该得到尊重，应给死刑犯一个为社会做贡献的机会。应当明确承认利用死刑犯身体器官的合理性与合法性。

持反对意见的理由：①死刑犯处于弱势的地位，他的真正意愿难以真实表达，或者根本没有表达，在他知情后自愿表示同意

死后捐献器官这一原则在死刑犯身上很难贯彻，或者根本没有贯彻。为了保存和保护死刑犯处决后的器官可移植，医务人员可能必须在行刑前对死刑犯做一些医学处理，这样服刑人员实际上受到二次伤害从而破坏了医务人员"不伤害"的义务和救死扶伤天职。②利用死刑犯处决后的器官供移植有可能甚或实际上促使器官商业化加剧，某些发达国家的器官需求者，以旅游为名要求移植，他们愿意提供更高的费用引诱和驱使一些医师和医院利用死刑犯处决后的器官，这种做法不仅破坏了国际社会反对器官商业化的指导原则，同时也可能使少数医务人员和执法者腐化。③利用死刑犯处决后的器官供移植可能造成"道德滑坡"甚至诱发犯罪。允许死刑犯捐献器官存在着一个潜在的危险，当医疗界缺乏供者的时候，自然容易想到死刑犯，尸体器官利用单位、卫生行政管理部门将期待更多的犯人被判处死刑，甚至可能被不法分子利用，铤而走险，杀人以获取器官，医疗犯罪的可能大大增加。④死刑犯器官移植存在扩大死刑范围的风险，造成法律与道德冲突。一些犯人监管部门、国家权力机构、器官使用单位等在利益驱使下，可能采取各种方法、措施去诱导影响"严格控制死刑适用"的刑事政策，存在扩大死刑范围的危险，这不仅与逐步减少死刑的趋势相悖，也与人道主义严重背离。允许利用死刑犯尸体器官的"法律规则"，必然引申应当鼓励死刑犯捐献器官的道德判断，而一些法律人又以这样的道德判断作为利用死刑犯尸体、尸体器官的一系列具体规则的道德支持。死刑犯捐献尸体器官甚至

活体器官被认定是一种"有利于国家和社会的突出表现",认定为立功和良好的赎罪表现。如果将活体捐献作为从轻处罚、减轻处罚的理由,死刑犯的捐献行为无疑是死刑判决的压迫,进而导致罪应处死而不杀,亵渎法律的尊严;如果只是利用死刑犯的尸体器官,这样的立功或者良好表现对于死刑犯来说又毫无意义,又是对道德的责难。⑤死刑犯器官的真菌感染率和细菌感染率很高,这也是导致中国器官移植长期存活率低于世界先进水平的主要原因之一。鉴于以上认识,持反对意见的人认为,利用死刑犯尸体、尸体器官并不具有伦理上的正当性,即使现实中确实存在着相当数量的死刑犯真正自愿地捐献器官,也不应允许和提倡,而应当明确予以禁止。

另有部分"调和者"或"妥协者"认为,死刑犯的器官可以利用,但这种利用应当被严格限定在特定范围之内。即禁止服刑人员活体捐赠,死刑犯尸体的利用仅限于其配偶及其近亲属治疗的需要。中国普通公民都享有自愿捐献器官的权利,凡公民皆享有,死刑犯亦属其内。鉴于死刑犯身份的特殊性,人身自由被剥夺,是否"自愿"难以证明,其健康权利受到侵害也难以得到救济;基于人道的考虑,死刑犯的生命权已被强制剥夺,有限时间内身体的自由与健康双重受限,应当严格禁止死刑犯的活体器官移植。至于死刑犯死刑执行后,将尸体器官捐赠给需移植治疗的近亲属或配偶,无论在伦理和法理上都是可以得到支持的,也符合世界医学组织的相关规制。至于如何做到死刑犯自愿捐献器官的真实性,通过严密的程序设计,如给予死刑犯足够的、反复考虑的时间;提供法律、心理等方面的辅导,确保其决定反映内心的真实选择;即便作出了明确的捐献决定,也应允许其随时否定;捐献决定采取书面形式,并有律师和家人在场确认等措施,是可以做到的。

(马先松)

zǔzhī yízhí lúnlǐ

组织移植伦理(ethics of tissue transplantation) 采用组织移植的方法治疗疾病时应遵守的伦理规范及原则。组织移植是手术切取有活力的组织从一个部位或个体移植到另一个部位或个体。属临床常用3种移植类型之一,包括活体组织移植和非活体组织移植(结构移植或称支架移植)。前者,移植物在移植过程中始终保持活力,同种异体或异种移植时,移植物将遭受到排斥反应,如皮肤、肌腱、筋膜、血管、淋巴管、纯化不完全的胰岛移植等。在非活体组织移植中移植物通常是硬膜、软骨和骨,移植前经物理或化学方法预处理,以去除细菌、真菌,降低免疫原性,此过程中应保证移植物的物理结构完整,移植后的功能不取决于组织内细胞的活力,而依赖于其机械结构,因而没有或只有轻微的免疫反应发生,是一种无生命的支架移植,不属于移植医学范畴。

大约在公元前600年,古印度的外科医师就从患者自身手臂取下皮肤来重整鼻子,并成为自体器官移植手术的先驱。眼角膜移植是最先取得成功的异体组织移植技术。1840年,爱尔兰医师比格(Bigge)在第一次撒哈拉沙漠战争中被阿拉伯人俘虏。在被拘禁期间,他将从羚羊眼球上取下的角膜移植到人的眼球上。现在,眼角膜移植已经是很普通的眼科手术了。当今较为成熟的组织移植多数属于非活体组织移植,且以自体移植为主;少数是有活力的混杂在一起的细胞和组织移植,主要有皮肤移植、脂肪移植、筋膜移植、血管移植、脑组织移植、胸腺移植等。

活体组织移植根据移植物的来源,分别选用自体、异体或胚胎组织作为移植物进行移植,来治疗某些疾病,因而存在不同伦理问题。自体组织移植一般无伦理问题;胚胎组织移植发展较晚,临床效果好,但存有较大伦理争议;同种异体组织移植的伦理问题与一般器官移植相同,其伦理规范按《世界卫生组织人体细胞、组织和器官移植指导原则》的要求主要是:组织可以从死亡或者活体身上合法摘取用于移植,确定潜在捐献人死亡的医师,不应直接参与从捐献人身上摘取组织,也不参与随后的移植步骤;这些医师也不应负责照料此捐献人的预期接受人。活体捐献在以下情况下才可接受:捐献人知情并获得其自愿同意,已保证对捐献人的专业照料和完善组织后续步骤,并已审慎执行和监督捐献人选择标准。应以完整和可理解的方式告知活体捐献人,其捐献可能存在的危险、捐献的益处和后果;捐献人应在法律上有资格和能力权衡这些信息;捐献人应自愿行动,不受任何不正当的影响和强迫。移植组织来源仅可自由捐献,不得伴有任何金钱支付或其他货币价值的报酬。购买或提出购买供移植的细胞、组织或器官,或者由活人或死者近亲出售,都应予以禁止。禁止出售或购买组织,但不排除补偿捐献人产生的合理和可证实的费用,包括收入损失,或支付获取、处理、保存和提供用于移植人体费用。除了在国家法律允许范围内的少数例外情况，不可出于移植目的从未成年人身上摘取任何组织。

（马先松）

yánmiàn yízhí lúnlǐ

颜面移植伦理（ethics of facial composite tissue allotransplantation）

实施同种异体颜面移植应遵守的道德要求与规则。颜面移植是颜面部复合组织同种移植（facial composite tissue allotransplantation，FTA）的通称，俗称换脸术。通过手术将供者的颜面部器官移植到受者颜面部的相应部位，以恢复受者颜面形态及功能，接受颜面移植的多为灾害或战争造成的颜面伤害、功能缺陷所带来的生理和心理创伤。异体面部组织移植的面部组织主要指尸体的捐献，包括皮肤、皮下组织、肌肉、鼻、下颌、耳、唇，甚至少量面部软骨、腮腺、头皮和颈部。同种异体颜面移植在国内外已有成功的实例，但其社会伦理问题的争论一直未有停歇。

概述 人类的异体颜面移植从幻想变为现实经历了漫长历程。大约在公元前600年，古印度就有用皮肤移植修复缺损鼻子、耳朵、嘴唇的传说，把幻想变为现实的是现代器官移植技术出现以后。异体颜面移植的临床研究是在经历皮肤移植、肢体移植、喉移植等复合组织移植获得成功之后，其中尤以手的临床移植成功具有非常重要的启示性意义。1994年8月，印度北部旁遮普省9岁小姑娘桑蒂普（Sandeep）割草回家，当她将草送进切割机时，桑蒂普散落的头发被快速转动的皮带夹住，她的头被带入切草机，刹那间，桑蒂普的颈部以上的头

部、整个脸的皮肤被撕了下来。桑蒂普的母亲说，孩子整个脸没有了。在机动三轮车上，家人带着用塑料袋装着的被撕下来的脸和头皮来到附近的基督教医学院附属医院，值班的显微外科医师托马斯（Thomas）经过短暂的考虑，决定把塑料袋里的头皮与脸皮全部完整地复原到原来的位置。经过努力，托马斯的手术成功了，3年后，桑蒂普的头发也长了出来。桑蒂普也成为世界上第一例头皮再植成功的患者。美国琼斯（Jones）于1999年成功进行世界首例双手异体肢体移植后，英国人巴克（Barker）预言1年内，将会进行第一例颜面移植。受此鼓舞，各国外科医师们对异体脸面移植跃跃欲试。1999年，美国发表了计划实施换脸手术的报告。2002年11月英国伦敦皇家自由医院的医师彼得·巴特勒（Peter Butler）在英国整形外科年会上宣布：将在6~9个月内开展换脸术。2004年，英国整形外科专家申请实施换脸手术，但被皇家医师外科学会以"并不明智"为由驳回，直到2006年，伦敦皇家弗里医院道德委员会方才许可英国外科医师进行整脸移植手术。在几个发达国家影响下，各国医学界随之纷纷开始此项研究。异体颜面移植临床应用经历了从颜面局部的、单个的器官修复、整体移植的发展过程，技术日臻成熟。1998年，印度显微外科专家为一位11岁全头皮和面部撕脱伤女孩进行的再植，被认为是世界第一例全头面部皮肤再植。2003年9月16日，中国南京军区总医院烧伤整形科姜会庆等为一名72岁头颈部巨大恶性黑色素瘤女性患者切除肿瘤后，行异体皮肤移植术，手术范围包括头、面颊部、双耳

郭区域。这一手术无论是在外科技术，还是免疫抑制应用方案，对换脸术的实施具有重要的参考价值。异体颜面移植具有里程碑意义的是，2005年11月，法国贝尔纳·德沃谢勒（Bernar Devauchelle）成功施行了全球首例人类同种异体面部移植手术，尽管法国国家伦理咨询委员会对其合法性持保留态度，但其影响迅速传遍世界。这位接受颜面移植者是一位38岁的女性，被狗咬伤造成面部严重畸形，面部捐献者是一位46岁的处于脑死亡状态的女性，经家属同意，医师从这位捐献者面部取出所需组织、肌肉和动静脉血管，为其移植了鼻、嘴唇和下颚，恢复了外观和功能。1年后完全可以像正常人一样说话、吃饭、喝水，表情恢复良好，成为世界第一位"换脸"成功的案例，这位名叫伊莎贝尔·蒂诺瓦尔（Isabelle Dinoire）的换脸人因感染肿瘤2014去世。第2例为中国第四军医大学西京医院郭树忠等收治的一位被熊咬伤后的颜面损毁患者，包括：右颊部广泛皮肤软组织、上唇、全鼻、右侧上颌窦前壁、右眶外侧壁和下壁、右颧骨以及大部分右腮腺缺损，下眼睑合并严重瘢痕挛缩畸形。术后，患者恢复了面部触觉、痛温觉甚至嗅味等高级感觉，能完成自主呼吸、说话、进食固体食物等动作，面部表情肌功能部分恢复，恢复了外观与自信。第3例是法国患者，因面部神经纤维瘤切除半侧皮肤软组织导致缺损，通过异体颜面移植，恢复了外观与功能。第4例为美国患者，其颜面中部严重外伤，4年间共做23次传统修复手术，效果较差，2008年实施异体颜面移植手术，患者脸部80%的骨骼、肌肉、神

经和皮肤全部移植，为当时世界之最，术后获得满意的功能恢复。近年，西班牙、土耳其、埃及等国陆续有 FTA 成功的报道出现。

伦理争议　FTA 面临激烈的伦理学争议，核心问题在于其并非是一项不得已的挽救生命的措施，是否值得承担一系列的社会的、经济的甚至是生命的代价。主要反映在以下一些问题上的冲突与纠结。①颜面部严重畸形的患者接受异体移植是否有利，受者代价与收益的比值难以判定。持反对意见者认为，复合组织移植不同于其他重要脏器的移植，颜面等不是直接关系人的生命的器官；复合组织较之单纯的异体器官移植免疫排斥反应更为复杂，一旦发生强排斥反应，只能移去移植物，变成"无脸人"；即使移植成功，患者须长期承受应用免疫抑制剂所带来的毒副作用，还可能因慢性排斥反应以及并发症等危及生命，可能得不偿失；再则，颜面移植需长期服用价格昂贵的免疫抑制剂，费用可达百万元之巨。中国第一例"换脸人"术后 2 年离世，因不能尸检无法确定死因，推测与停用"抑制剂"有关。支持和赞同者认为，对那些面部严重畸形、身心受到严重困扰以致失去生活勇气的人是一个福音。由于创伤、烧伤、动物咬伤、肿瘤切除等缘故，导致颜面损毁的人内心是极其痛苦的，一张健康的脸不仅是社会交往的名片，也是自信自立的重要前提。颜面复合移植有利于重建同时具有感觉与功能的人体部分，恢复患者自理和参与社会生活的能力，医治生理和心理双重创伤，重拾生活信心。只要能实现极高的疗效-耗费比值，经过严格医学筛选，对手术反应积极的患者是可

以接受移植的，其并发症在可控范围之内，随着免疫学技术发展和新型免疫抑制剂的研制，排斥反应有望得到有效控制，前景广阔。2005 年，中国南京军区总医院公开招募"换脸人"，短短 4 天就有上百名不幸者提出申请。说明颜面移植的需求者众多。②颜面移植受捐者社会角色判定与认可问题。对颜面移植持谨慎或否定态度者担心认知和识别紊乱造成严重社会后果。他们认为，作为社会人识别标志的脸面是人体最具特异性的部位，不但具有个人区别于他人的作用，更是一个人独立存在的最佳载体。它的变换会引起人们相互认知、识别上的紊乱，甚至影响受捐者在今后生活中可能受歧视等问题。异体脸面移植的目的，在于让患者重新融入社会，换脸人是否被社会人群认可存在不确定性。为此，有人提出了"换脸"成功后的种种疑问：一个"换脸"者的妻子能否接受丈夫戴着别人的且是死人的脸？如果 60 岁的人换了一张 20 岁的脸，老伴将如何面对？一个去世了的人某一天他的面孔突然出现在大街上，会否引起恐慌？当然，也不能排除，某些犯罪分子利用"变脸"逃脱惩罚。一些移植医师则从医学实践角度提出不同观点：患者接受新脸面后，其容貌是像捐献者还是受捐者？国外研究结果认为倾向于像受捐者本人，中国学者通过对不同脸型间尸体上的脸面互换的评估，发现在不同脸型之间的移植中，受捐者的最终形象偏向于受捐者本人，与国际报道相同。原因是人脸面形态主要取决于骨骼结构，在相同骨骼类型情况下，软组织形态起了关键作用，只需对供者软组织形态，特别是鼻、唇等作

一定的整形修饰即可，这一点是目前技术所能做到的。因此，患者永远不会与捐献者过于相像。移植专家否定了科幻小说和电影中对面部移植手术的描画，认为那"不是从科学或者临床实际的角度去描述的，扭曲了该手术治疗的目的。面部畸形患者进行面部移植是重建面部，并不是一个为了虚荣心而进行的美容手术，也不是面部特征的交换"。面部移植包括皮肤、皮下组织、头皮以及血管和神经移植，并不转移供者的容貌，但会与供者组织的相似肤色和受者自身的面部结构和形状特征重塑一张"脸"。因此，将供者面部特征转移是不现实的。路易斯维尔大学的医师用标准的 3D 动画解剖模型对比观察，术后"受者"的脸只有嘴等部位的特征似捐献者，而总体上还是拥有自己的特征。对于"换脸人"，应该允许社会人群对其有一个认识、辨别和接受的过程。至于全脸移植后的"肖像权"问题，"换脸"毕竟涉及两张不同的脸，供者、受者，肖像权谁最有权利？最终应由法律确定。③面部复合组织移植供、受者及其亲属伦理与心理问题。有人认为，对于那些深部组织缺损不严重，仅移植部分软组织的患者，换脸后可能成为既不像供者，也不像受者，而是一个"第三者"；而深部组织缺损严重，做全脸移植的就是一种"颜面互换"。这些，都会牵涉到复杂的社会伦理、心理问题。对于供者来说，由于"脸"这一人体器官独具的社会属性，供者来源只能是"自愿死后捐献"。如果是一个患病自知不久于人世的"捐献者"，临终前必定要经历巨大心理煎熬："谁愿意无脸去见上帝呢？"如果是"死刑犯器官的利

用"（前提是死刑犯自愿），是否会带来更复杂的社会问题？死者家属、受者家属能认可吗？如果是"推定同意自愿死后捐献"，对于脸面这一特殊器官似乎不适用。对于受者来说，心理排斥是多年来一直无法解决的难题。世界第一例复合组织移植——手移植的受者因强烈的心理排斥而不得不将其截去。颜面移植术后，换脸者自己能否承受变成另外一个"人"的心理压力；换脸者的家人和熟悉的朋友能否承受面对"最熟悉的陌生人"的心理冲击，能否确认换脸者与自己的关系；捐脸者家属是否会产生死者复活的错觉。种种问题可能在换脸后出现。也有诸多不同的意见认为，上述问题正是 FTA 技术发展中必须面对的问题，但并不能构成对该技术的反对，解决这些难题，需要 FTA 技术的完善，需要伦理观念的更新，更需要建构有助于患者的社会文化环境。

伦理原则 FTA 目前尚属研究性治疗阶段，且存有争议，但因为它是客观的社会需求，是消除由于各种难以避免的原因造成的严重脸面畸形和恢复患者生活信心的有效方法，伦理学的态度是通过不断关注、咨询、考察、评估，提出比较合理的伦理规范，促进这项技术恰当、合理、有效的应用。①遵循受者收益大于风险的原则，认真切实掌控受者的条件。异体脸面移植涉及手术风险、心理障碍，以及长期应用免疫抑制药物所带来的副作用，"换脸术"不适宜任意采用和推广。只有损伤范围涉及大部分脸面，损伤深度应达到或超过皮下组织层，已丧失动态表情基础，并限制了口、眼、鼻功能；同时复合有脸面器官，如眼睑、鼻、唇等

缺损，传统修复手段很难将患者脸面恢复到能接受的形态和功能，才考虑用异体颜面移植；患者手术的风险，还必须考虑手术对患者心理的影响，以及换脸之后对患者社会交往的影响。必须全面衡量收益大于风险的各种因素。②供、受者切实的知情同意。FTA 的供者只能来自尸体供者，需要死者生前自愿捐献的书面或口头遗嘱。受社会文化伦理道德和传统观念的制约，很少有人愿意死后捐献颜面，一些人可以接受死后捐献心、肝、肾，但不能同意捐献作为一个人独立存在的形象载体——脸面。家属出于基本的情感，也很难接受亲人去世后容颜面部的巨大改变，若没有死者遗嘱，一般是不会捐献逝者颜面的；对受者来说，医师不能夸大手术的疗效，也不能刻意淡化手术的风险。医院及医师必须充分尊重患者的知情权，如实告知患者术后可能出现的种种困境。诸如，因长期服用抗排斥药物引起的并发症甚至是肿瘤；后续治疗造成的沉重经济负担；还有可能出现的社会排斥或自我心理排斥等。这些可能都必须如实告之，让患者自主选择。③供、受者之间的双盲原则。看似与知情同意相矛盾，其实正是为了避免可能引起的心理、伦理、社会问题，对捐献者、受者情况进行必要的舆论隔离是必要的，某些媒体为了自身的新闻效应，置此于不顾极为不妥。④警惕和坚决杜绝供者的不正当来源。颜面移植面临的第一难题就是供者的稀缺。在这种情况下，死刑犯供者、器官商业化收集可能乘虚而入，执行颜面复合移植的医院和医师，要有高度的社会责任感，拒绝各种诱惑，维护正义。⑤伦理与法规

同步原则。颜面移植与其他器官移植显著不同的是其强烈的社会性。FTA 从一开始就不单是医学问题，而是深刻的社会、伦理、法律问题。伦理回应当然重要，但需有法律的支援与保证。当今无论国内国外，颜面移植还没有完整的法律和法规，这在很大程度上制约了医学实践与研究，不利于打消民众的顾忌心理，只有尽快建立相关的法律法规，才能给颜面移植的发展设定基本规范，避免矛盾与纠纷，犯罪人"换脸"或"换脸人"犯罪的问题也只有依赖法律才能得到解决。

（马先松）

jiǎomó yízhí lúnlǐ

角膜移植伦理（corneal transplantation ethics） 用角膜移植的手段治疗眼疾病的伦理要求。通常的角膜移植指用异体正常透明的角膜组织替代浑浊、病变的角膜组织，使患眼复明或控制角膜病变，达到增进视力和治疗某些角膜疾病的眼科治疗方法，包括自体、异体、异种角膜移植。传统的角膜移植一种是全层角膜移植术，又称穿透性角膜移植；另一种为板层角膜移植术。随着对角膜组织认识的加深与扩展及新技术、新材料的使用，近年来诸如角膜内皮移植、角膜缘移植等多种新手术方式采用，加之准分子激光和飞秒激光的应用，使角膜移植效果更趋完美。

概述 角膜病是继白内障后人类致盲的第二大眼病，角膜移植目前是角膜盲患者复明的唯一希望。18 世纪人们就开始了角膜移植的探索。1905 年捷克眼科学家爱德华·康拉德·齐姆（Eduard Konrad Zirm）用因外伤摘除的 11 岁男孩的眼角膜为一例石灰烧伤的 45 岁角膜盲患者进行角膜移

植获得成功，这是人类历史上第一例成功的同种异体角膜移植，具有里程碑意义。1931年苏联人弗拉基米尔·菲拉托夫（Vladimir Filatov）首创应用在2~4℃保存的人尸体角膜作为供者的角膜移植，开创了尸体角膜应用的先河，有效解决了角膜移植术中角膜的来源问题，为眼库的建立奠定了基础。中国角膜移植术开始于19世纪中叶，毕业于同济大学的俞德葆教授，1947年首次主持开展了穿透性角膜移植术和异种异体角膜移植试验。1948年眼科博士石增荣在解放军哈尔滨卫戍病院实施角膜移植手术成功，被拍成《角膜移植》科教片全国放映。而今，角膜移植技术日臻成熟，加之角膜处于相对的"免疫赦免"区，从而成为当今异体组织移植效果最好的一种手术。角膜移植的发展在世界各国几乎都面临同一个难题，即供者的严重缺乏。角膜移植供者来源主要有：①异体角膜。这是当今角膜移植材料的主要来源，其中绝大多数来源于新鲜尸体（供者）。某些传染性疾病、恶性肿瘤已侵犯眼组织者以及白血病、霍奇金病等，以及某些眼部疾病者不适合做角膜移植供者。②自体角膜移植。移植片取自患者同侧或对侧眼角膜，即用自己的健康眼角膜来治疗受损的眼睛。③异种角膜移植。异种角膜材料是人类角膜移植首先采用的，后因技术、人畜疾病传染、动物保护等诸多问题进展缓慢。近年通过实验室方法处理后的异种角膜基质具有无细胞、无病源、低抗原的特点，便有了临床应用的可能性。实验过程中采用鱼、鸡、兔、猴、猪等多种动物角膜作为基质，而以猪角膜效果最优。④人工角膜移植。用透明的医用高分子材料制成的特殊光学装置，通过手术将它植入角膜组织中，以取代部分角膜瘢痕组织，而重新恢复视力的一种手术方法。由于角膜组织对人工合成材料的排异反应等问题尚未最后解决，远期效果不佳。此外，采用干细胞技术，体外培育出眼角膜，而后移植给患者，亦称组织工程角膜。2000年美国加利福尼亚大学眼科研究院宣布，科研人员已成功地将试管培育出的眼角膜移植给5位盲人，使他们重见光明，这无疑是世界眼科医学技术上的一项革命性的突破。

伦理问题 ①传统的身体观妨碍了尸体角膜捐献。许多人至今存在这样的观念：角膜是自己身体的组成部分，即使是在自己死亡后，也不能离开自己的身体，毁坏自己尸体的完整性；死者的亲属也不愿意担当出卖亲属眼球的"恶名"。有人对眼角膜捐献的认识存在误区，以为捐献眼角膜就是移植眼睛的一层膜，而实际上医师为了确保移植成活率，往往要摘取捐献者的眼球，一些死者家属因此放弃捐献。1998年北京人民医院的高伟峰博士擅自从尸体身上摘取角膜救治患者被起诉，医师动机是出于救人道义而被免予刑事处罚，但这种行为侵害了死者的遗体利益，仍承担了民事侵权责任。这件事在某种层面折射了伦理观念滞后、法制缺失给角膜移植带来的尴尬。②活体角膜移植捐赠尚无法可依。19世纪的前30年，角膜移植供者材料主要来自人活体摘除下来的有病眼球，由于数量极其有限，且受到来自伦理的反对，活体角膜供者只限于需摘除眼球而角膜完好的捐赠者。由于中国目前无论对尸体角膜还是活体角膜捐赠均未有明确法律规定，《人体器官移植条例》序言中注明人体角膜移植不适用本条例。中国湖北省随州青年杨某因患严重眼疾需做角膜移植，其母欲捐一只眼角膜，因医院无法可循而遭拒绝。③异种角膜移植面临多种阻力。异种角膜移植在技术上被证明是安全、有效的，但遇到伦理学及其他诸多问题：人身体在某种程度上的"去人化"导致同一性及完整性的非议；动物保护的问题；可能会传播某些非人源性疾病从而危害公众健康的担忧；受者隐私保护。临床医学家与社会学家、伦理学家目前在异种角膜移植上的共识是：异种角膜移植从生理上对患者是相对安全的，但对患者心理的影响是深远的，必须尊重患者的知情同意权，保护其隐私，解除患者可能承受的来自自身的心理压力或社会压力。还应注意，异种角膜的使用有可能同患者的宗教信仰相冲突。异种角膜移植的研究重点应放在不受法律保护和容易得到的动物上。虽然异种角膜经过科学的处理，已变为无细胞、无病源的基质或支架，这是在人类已知的前提下，但是否还存在人类未知的危险因素仍需高度关注。

解决伦理障碍对角膜移植有决定性意义。有关数据表明，全球"角膜盲人"占全部盲人总数的1/4，在这些患者中，绝大多数是9岁以下的儿童以及40~69岁的青壮年人，而复明的唯一手段就是角膜移植手术。由于角膜捐赠少，中国现有400万需接受角膜移植复明患者，但每年只有5000人可以得到移植治疗，绝大多数的失明者只能在黑暗中苦苦地等待。角膜移植虽然属于非生命器官移植，但社会需求庞大，国家应将角膜捐献列入器官捐献重点项目，动员公民去世后捐赠角膜，造福患者。

（马先松）

xìbāo yízhí lúnlǐ

细胞移植伦理 （cell transplantation ethics）

将有活力的细胞群团从一个个体输入到另一个个体内以治疗疾病应遵循的伦理规则。细胞移植属于器官移植范畴，因其具有两个明显特征：同种异体移植后必然发生不同程度的排斥反应；被移植的细胞从供者到受者的全部操作过程始终保持活力。细胞移植过程同样受器官移植伦理规范的制约。本词条所称的细胞移植指成体细胞移植。

概述 人类细胞移植最早可追溯到 1492 年的输血，输血者波普·因诺森特（Pope Innocent）被视为第一个细胞移植受者。1916 年劳斯（Rous）和琼斯（Jones）首次采用蛋白水解酶将组织分解为单个细胞，成为开辟细胞移植技术的里程碑。而今明确作为移植范围、临床应用日益广泛的细胞移植有：胰岛移植、胰岛异种移植、肝细胞移植、心脏细胞移植、神经细胞移植、睾丸细胞移植以及骨髓移植等。细胞移植和通常所说的器官移植相比较，虽属同一范畴，却有其自身的特点：①它不具备器官的正常外形及解剖结构，不再是一完整的器官，而是细胞群，移植时常制成细胞悬液，移植是通过各种输注途径来实现的。②移植细胞在分离、纯化、备制和输注过程中，多有损伤和活力丧失，为了取得疗效，要做大数量的高活力的细胞群团移植（如胰岛细胞移植、肝细胞输注、脾细胞输注、输血、骨髓移植等）和单一类型细胞移植（如红细胞输注、胰岛

B 细胞株移植）。③移植物在体内是可以移动的，所以可在远离原来植入部位处遭到破坏，也可在远处发生局部症状和反应。④接受细胞移植的部位常为血液、体腔，也有植入到各种组织内（如皮下、肌肉层）和各种器官内（如脾、肾、肝包膜下或实质）。移植细胞多不在原来解剖位置，失去了正常生存环境，对长期生长不利。⑤同种异体或异种细胞移植后必然发生不同程度的排斥反应，细胞移植排斥反应不典型、不剧烈。⑥移植细胞经过几代传代繁殖后，就会发生变异，而逐渐失去原器官的固有功能，细胞移植的有效期多数是短暂的。细胞移植与基因治疗相互关联，在人类有基因缺陷的细胞的体外培养中，可以将功能基因通过病毒或其他媒介转入细胞内，再将其移植活体内，治疗基因性疾病。临床上应用细胞移植治疗诸多疾病越来越广泛且具有代表意义的是骨髓移植，用于治疗白血病和再生障碍性贫血，效果突出。近来，脾细胞移植治疗血友病，肝细胞移植挽救早期暴发性肝衰竭，脑细胞移植治疗帕金森病，视网膜光感细胞移植治疗晚期视网膜色素变性，胰岛移植治疗 1 型糖尿病等都取得了明显进展。由于器官供者短缺和干细胞研究的伦理障碍，科学家试图通过成体细胞诱导分化产生多能细胞，从而实现从移植整个器官到移植细胞治疗疾病的愿望。2006 年日本京都大学山中申弥（Shinya Yamanaka）和美国威斯康星大学詹姆斯·汤姆森（James Thomson）的研究小组先后发表将人体无处不在的体细胞转变成"诱导性多能干细胞"（induced pluripotent stem cell，IPS 细胞）的成果，使细胞

移植展露曙光，被称为"前途远大的未来之星"，但从研究到临床应用尚有很长路程。

伦理准则 移植细胞如来源于自体，一般不存在伦理问题。若属于异体或异种细胞移植，则必须坚持以下伦理原则：①捐献者必须自主、自愿、知情同意，应以完整和可理解的方式告知捐献人：其捐献可能存在的危险、捐献的益处和以后可能产生的问题；捐献人应在法律上有资格和能力权衡这些信息；捐献人应自愿行动，不受任何不正当的影响和强迫。②除了在国家法律允许范围内的少数例外情况，不可出于移植目的从未成年人或没有法定行为能力者身上摘取任何细胞，但任何"例外"都必须经伦理委员会讨论同意；胎儿细胞多来自人工引产婴儿，伦理争议较大，慎用胎儿细胞组织移植。③可通过广告或公开呼吁的方法鼓励人体细胞捐献，但禁止登广告征集细胞。严禁移植细胞通过金钱或变相买卖的形式获得。高度关注细胞移植的安全性。细胞移植技术属第三类医疗技术，多数类型细胞移植安全性、有效性尚需经规范的临床试验研究进一步验证，有的还可能带来严重并发症，如细胞移植治疗缺血性心脏病，大量细胞可能随着血流迁移至其他器官，引起远隔器官不必要的血管新生，还可能导致血管瘤、视网膜血管增生等并发症。医疗单位不得片面夸大治疗效果，诱导患者，应严格遵守操作规范和诊疗指南，根据患者病情、选择合理的治疗方案、因病施治，严格掌握细胞移植治疗技术临床应用适应证和禁忌证。④审慎进行临床异种细胞移植。1989 年，异种猪胰岛移植临床应用治疗 1 型糖尿病取得

进展，被认为是临床异种移植走向成功的突破点。但跨物种免疫排斥反应的机制及控制仍未阐明；跨种系病原体感染的危险防治仍需探索，因而持审慎态度。

（马先松）

gànxìbāo yízhí lúnlǐ

干细胞移植伦理 （stem cell transplantationethics）

用干细胞移植技术临床治疗疾病应遵循的伦理原则。干细胞移植通过对干细胞分离、体外培养、定向诱导，甚至基因修饰等过程，在体外繁育出全新的、正常的甚至更年轻的细胞、组织或器官，而后注入或移植患者体内，实现对疾病的治疗，达到修复或重建组织、器官的目的。有的干细胞也可直接输注。因细胞来源可分为自体干细胞移植、异体干细胞移植和胚胎干细胞移植。其中胚胎干细胞运用临床治疗或移植时，就一定会触及体细胞克隆技术，也一定会损坏人类早期胚胎，由此引起伦理道德之争。

概述 人类干细胞是人类胚胎、胎儿、婴儿以至成人身体内具有不同程度分化潜能的细胞。干细胞具有分裂增殖和向多种细胞分化的生物学特性及能力。可以通过干细胞移植来替代、修复患者损失的细胞，恢复组织、器官功能，达到治疗疾病的目的，造血干细胞移植是目前最成功的案例。用干细胞移植治疗疾病大致可分为 3 种情况。第 1 种情况是把成体干细胞直接移植给组织损害的患者来治疗疾病，如骨髓干细胞移植治疗白血病、脾细胞灌注治疗血友病、成分输血等。20 世纪 50 年代，临床上就开始应用人体内的造血干细胞来治疗血液系统疾病。20 世纪 80 年代，科学家开始寻找神经干细胞来治疗

神经性疾病，此后科学家已从骨髓、胚胎、脂肪、胎盘和脐血等渠道成功分离出人类多能干细胞，并建立了 60 多个干细胞系。第 2 种情况是在体外将干细胞定向分化为所需细胞并对某些遗传疾病基因进行修饰，再移植给患者，这种替代疗法有望治疗糖尿病、帕金森病、阿尔茨海默病等。第 3 种情况是在体外进行器官克隆，也称"治疗性克隆"。在体外形成一个有特定空间结构、正常血液供应、正常的神经分布和具有生理功能的人体器官，此种干细胞移植技术难度大，还因为用于器官克隆的一般是人胚胎干细胞，常引发伦理争议。目前，干细胞临床前全套毒性实验已完成，结果表明干细胞临床应用是安全无毒的。通过控制干细胞分裂过程，制造不同的细胞，代替坏死、退化细胞，例如帕金森病患者有缺陷的脑细胞，糖尿病患者丧失分泌胰岛素功能的胰岛细胞，以及神经系统退化的细胞。干细胞再生器官，如人体小血管、中枢神经、骨、关节、韧带、心肌、小肠、膀胱、食管、眼角膜的研究正在进行中，有些已进入试验性的临床应用。干细胞及其衍生组织器官的临床应用必将导致一次医学革命，产生一种全新的治疗技术，再造正常的甚至更年轻的组织、器官，来代替病变或衰老的组织、器官，颠覆传统的器官移植概念，开创外科手术新时代。

伦理争论 干细胞移植的伦理争论主要来自胚胎干细胞研究与应用。胚胎干细胞移植与研究中的伦理问题涉及人类胚胎的地位、胚胎干细胞来源、治疗性克隆和生殖性克隆等方面。具体问题有：人类胚胎的道德地位是什么；赞同或反对"生殖性克隆"

的伦理论证是什么；为何"治疗性克隆"能得到伦理学的辩护。在讨论中还涉及对"人的生命"和"人格"等概念的理解。

目前人胚胎干细胞获取主要有三个来源：流产的胚胎、辅助生殖剩余的胚胎、通过体细胞核转移技术得到的胚胎。不管哪一个来源，提取胚胎干细胞必定会损毁胚胎。对人胚胎干细胞移植持反对观点的认为：人的胚胎也是生命的一种形式，允许胚胎干细胞研究与应用就是"毁灭生命"，甚至无异于"杀人"。罗马天主教信理部的《生命祭文》明确指出："人类必须得到尊严，即得到作为人的尊严，这种尊严是从其存在的第一刻即开始的"，从人胚胎中收集胚胎干细胞是不道德的，无论目的如何高尚，破坏人胚胎是不可容忍的。在利益驱动下，不排除有些人铤而走险，为获得更多的胚胎干细胞系，或通过体外受精以获得囊胚，或通过人工流产获得更多胎儿组织进而使堕胎泛滥，良好的愿望就会为邪恶的手段提供借口与理由。允许运用体细胞核转移技术得到极早期胚胎，以提取胚胎干细胞，这种"治疗性克隆"很可能导致或滑向生殖性克隆，因为两者的技术路线是一致的，相差仅一步之遥，这将对人类带来不可预知的恶果。赞同人胚胎干细胞移植研究与应用的理由是：胚胎干细胞研究并不违背生命伦理学的根本宗旨和基本原则。①不能简单地把胚胎干细胞研究等同于毁灭生命。作为一个"人"，或人的人格生命，至少应具有 3 个层面的意义。生物学层面的意义：拥有独特的遗传物质，以及与之有关的具有特定物质形态和功能，拥有发展意识、经验、潜能的脑；

心理学层面的意义：必须具有自我意识，或具有意识经验的能力；社会学层面的意义：任何时候，任何地方，"人"总处于一定的社会中，意识、经验、能力是在人与人之间的社会生活中完整地形成的，也是一个生物学意义上的人在与社会的互动中才能形成的。而这一特性是一个人之所以成为人的本质特征。胚胎只具有人类生物学生命，而不具有人类人格生命，不具有与人同等的价值，因此毁掉胚胎不是"杀人"。何况受精卵在发育到第 14 天才出现一定的结构，在此之前只是一团没有结构的细胞，也就不可能有自我意识，"胚胎"虽有生命，但不具有与"人"同等的生物学、心理学意义，更不具有社会学意义。②干细胞移植技术已经被证实是治疗人类某些顽症的确切而有效的手段。已被世界公认的诸如自然或人工流产、辅助生殖技术，都涉及"多余的胚胎"处理问题，目前世界上还有成千上万的试管冷冻胚胎。对于这些胚胎，通行的做法是在法定所有人的自主同意下，捐赠出来用作科学研究；或者，冷冻 5 年后经一定程序予以销毁。这些做法已被多数国家和多数人所认可，并没有被认为是对生命的摧毁，开展胚胎干细胞研究以治疗某些疾病理应得到理解和宽容。③治疗性克隆并不必然滑向生殖性克隆。由于两者前期的技术路线相同，治疗性克隆从技术上说确有可能导致或滑向生殖性克隆，但在技术难度上，治疗性克隆远高于生殖性克隆，这也是直至目前治疗性克隆并未应用于临床的原因。二者技术路线在后期却根本不同：生殖性克隆要借无性生殖（即克隆）技术，将某一体细胞重新编程，分化发育为胚胎重新植入子宫、发育成人；而治疗性克隆是从所得到的极早期胚胎（14 天前）中提取胚胎干细胞，用于治疗目的（不再植入子宫）。只要阻断早期胚胎重新植入子宫，治疗性克隆就不会滑向生殖性克隆。只要实行严格的技术措施和相关的伦理法律规范，就可以防止治疗性克隆滑向生殖性克隆，化解胚胎工具化的风险。

伦理原则 临床干细胞移植应贯彻和遵守以下原则：①审慎选择原则。应视患者病情，从有利于患者的目的出发，合理选用自体干细胞移植、外周血干细胞移植、脐带血干细胞移植以及胚胎干细胞移植方式。选择胚胎干细胞移植，应选用自然流产或人工流产后的胎儿组织，体外授精成功后多余的冷冻胚胎或冷冻配子；严格控制通过体外授精产生的胚胎和通过体细胞核转移技术产生胚胎获得干细胞，严格禁止使用超过 14 天的胚胎。②尊重原则。人类胚胎是人类的生物学生命，应该得到人的尊重，没有充分理由不能随意操纵和毁掉人类胚胎。对胚胎生命的尊重也是对人类生命的尊重。③知情同意原则。在将干细胞研究用于临床时，必须将有关信息告知患者及其家属，获得他们的自主同意，并给予保密；同时告知可能发生的后果。对胚胎干细胞的提供者应告知：所捐胚胎的用途和去向，捐献胚胎或配子都不影响对她将来的治疗和护理，告知捐献胚胎将不会移植入任何妇女或动物的子宫中，说明医疗使用包括要毁掉这个胚胎，告知她的个人信息将不会出现在研究资料中。④安全和有效原则。干细胞移植必须避免给患者带来伤害，在使用人类胚胎干细胞治疗疾病前必须先进行动物实验，在证明对动物安全和有效后方可进行临床试验。临床试验应遵照国家药物管理部门的有关新药临床试验和基因治疗的规范。⑤防止商品化原则。提倡捐赠进行人类干细胞研究所需的组织和细胞，禁止一切形式的买卖配子、胚胎、胎儿组织及脐血等。⑥监督原则。胚胎干细胞移植治疗疾病应在有生物学、医学、法律或社会学等有关方面的研究和管理人员组成的伦理委员会监督下进行，其职责是对人胚胎干细胞研究的伦理学及科学性进行综合审查、咨询与监督。

（马先松）

zàoxuègànxìbāo yízhí lúnlǐ
造血干细胞移植伦理（ethics of hematopoietic stem cell transplantation） 采用造血干细胞移植治疗疾病应遵循的伦理规范与要求。造血干细胞移植是将同种或自体的造血干细胞植入受者体内，使其造血功能和免疫功能重建，达到治疗某些恶性或非恶性疾病的治疗方法。按造血干细胞的来源部位可分为骨髓移植、外周血干细胞移植和脐血干细胞移植，用以治疗造血功能异常、免疫功能缺陷、血液系统恶性肿瘤等疾病。早期进行的均为骨髓移植，是治疗白血病、淋巴瘤、恶性及非恶性贫血的有效手段，有的可达到临床根治。伦理关注的焦点是造血干细胞来源和采集的正当性。

概述 18 世纪末科学家开始了用输入正常骨髓治疗血液病的尝试。医师给白血病患者及造血功能低下的人口服骨髓液治疗，给寄生虫病患者肌内注射骨髓液，将新鲜骨髓注射到骨髓腔以治疗淋巴白细胞病及恶性贫血患者，静脉注射骨髓治疗再生障碍性贫血，均告失败，但开创了一个医学新时代。真正开始骨髓移植研究是在第二次世界大战结束后。1945 年，原子弹造成日本广岛、长崎难以计数的人因电离辐射致造血功能衰竭死亡，人类首次认识到了核辐射病的极其可怕性，众多科学家开始了重建骨髓造血功能的动物实验，美国洛伦茨（Lorenz）首次使用了骨髓移植的术语。骨髓移植早期临床应用于抢救核事故中引起辐射病的患者，如 1958 年对 5 例南斯拉夫核事故中的患者进行骨髓移植治疗。但骨髓移植技术获得突破是基于人类白细胞抗原（human leukocyte antigen，HLA）的发现，美国托马斯（Thomas）率先应用 HLA 血清学配型技术进行骨髓移植，于20 世纪 70 年代获得成功，部分受者长期存活并恢复正常生活，表明白血病是可根治的，为此获1990 年诺贝尔生理学或医学奖，这是世界上首个获此奖的临床医学项目。此后，骨髓移植治疗白血病在世界范围广泛展开。20 世纪 80 年代，干细胞理论使人们认识到，移植骨髓治疗血液系统疾病是由于骨髓中的造血干细胞，造血干细胞在外周血液和小儿脐带血中同样存在。1979 年戈德曼（Goldman）等为一组加速期或急变期慢性粒细胞白血病患者移植外周血细胞，使患者重新回到慢性期，开始了外周血造血干细胞移植的临床应用，加之细胞分离机性能提高和一种名为粒细胞集落刺激因子的动员剂应用获得成功之后，得到迅速发展，已成为治疗恶性血液病、淋巴瘤和乳腺瘤等实体瘤的有效方法，尤其多用在多发性骨髓瘤、恶性淋巴瘤和乳腺癌等实体瘤的治疗。1988

年，法国巴黎医师首次利用脐带血干细胞为一位患有范可尼贫血病的患者治病，手术成功，患者康复得很快。直到如今，在全球已有超过 2000 例干细胞移植手术成功的案例。中国骨髓移植起步于 1964 年，为一位再生障碍性贫血患者实施同卵孪生姐妹骨髓移植治疗成功；1981 年中国开始首例异基因骨髓移植；1992 年开展非血缘骨髓移植；1996 年开始异基因外周血干细胞移植；1999 年实施脐血干细胞移植。随着细胞生物学、免疫学、分子生物学和药理学的发展，对造血干细胞的生物学特性、体外分离技术、移植物抗宿主病的预防、移植物抗白血病效应、全环境保护、预防感染、减少移植相关毒副作用等综合研究的深入，使接受造血干细胞移植者的生存率日益提高、死亡率逐渐降低，已成为一种多学科融合的成熟的临床治疗技术。

中国是白血病的高发区，发病率为 4/100 000，且绝大多数是青少年，目前等待造血干细胞移植的患者就有 400 多万，仅白血病患者每年就以 4 万多人的数目递增，每年因白血病死亡的有 3万多人。在中国，非血缘关系人群 HLA 相合率只有 1/100 000～1/10 000，造血干细胞捐献者与需要者的数量相差悬殊。供者的缺乏，使许多患者由于受到供者干细胞来源的限制，大约只有30% 的患者有机会得到 HLA 配型相合的骨髓干细胞供者。为解决供者缺乏的问题，1986 年美国在全球建立了首个国家骨髓库，开展 HLA 相合无关供者的异基因骨髓移植。1988 年世界骨髓库的成立。在华人骨髓库中，台湾慈济骨髓干细胞中心成立于 1993 年 10月。中国大陆的造血干细胞捐赠

事业始于 1992 年，当年建立"中国非血缘关系骨髓移植供者资料检索库"，2001 年扩展为"中国造血干细胞移植捐赠者资料库"（简称"中华骨髓库"）。然而截至 2012 年 7 月中华骨髓库库容不足 150 万人，扩大"造血干细胞捐献者资料库"的库容量，是一件重要又迫切的人道主义工作。为何中国以骨髓干细胞为代表的造血干细胞捐赠很少？主要来源于恐惧心理。长期以来，人们把"髓"看得很神秘、很神圣，是人的"精华"，所谓"髓为奇恒之腑，主藏精气"，失去髓，就可能失去生命。加之宣传不够，对现代医学进展不了解。其实，近 10年来，过去直接从供者身上抽取骨髓的方法已不再使用，而是用药物动员骨髓内的细胞游离到外周血中，然后通过分离设备将这些骨髓细胞收集起来再注入患者体内，对供者或有一过性的副反应，损伤很小。尽管如此，世界范围内，骨髓捐献志愿者最终拒捐的概率非常高，美国曾有患者因为 4 名配型成功的捐赠者拒绝捐献而最终死亡。中国骨髓移植拒捐率高达 20%，一名 23 岁女孩患白血病，在患者体内已注射摧毁造血系统的药剂的情况下，捐髓者反悔。这些虽被指责为"见死不救"，甚至"无异于杀人"，但从法理上又难以追究其责任。因为，骨髓等人体器官既不能交易，也无法赠予，所以不受具有社会公益、道德义务性质的赠予合同不可撤销的约束。即使签订了"知情同意书"，在骨髓移植整个配对至捐赠过程中，捐赠者可以在各个阶段再次考虑并作出拒绝的决定。

伦理原则 自体或同基因造血干细胞移植，在患者或供者完

全知情前提下实施一般不存在伦理问题。异基因尤其是无血缘关系供者移植则存在伦理问题，一般应遵循如下伦理原则：①捐献必须是自愿的，屈从于组织、舆论、亲情压力，或是某种诱惑（晋级、升职、评先）甚至是欺骗等的捐献是不可接受的。②捐献者在任何时候都可以退出捐献，捐献者有权拒绝捐献而不受到外部影响。③捐献者和受捐者必须对移植有充分切实的知情同意，捐赠者对造血干细胞动员剂的副作用、采集风险以及发生伤害事件可能性务求解释明了；受捐者对骨髓移植可能面临的感染、移植物抗宿主反应、严重时可并发致死性反应等风险也要充分知情，并签订知情同意书。④造血干细胞的采集及来源必须具有正当合法性，建立来源登记制度，拒绝买卖或变相买卖，所发生的高分辨检测费、供者体检费、造血干细胞采集费、运输费以及捐献者误工费等，均由骨髓库通过主管医师通知受捐者分别交纳。捐献者的善心善举也不应从受捐者那里得到财物的回报，骨髓捐献中的捐献者和受捐者之间至少应当保证移植 1 年内不见面的原则。⑤医师采集造血干细胞前对捐献者进行必要的检查，防止患者因造血干细胞移植感染其他疾病；移植医院及医师必须具备相应资格与资历，有完善的质量保障体系；建立造血干细胞捐献者和受捐者随访制度。

（马尤松）

zǔzhī gōngchéng lúnlǐ

组织工程伦理（ethics of tissue engineering）　应用生命科学原理和工程学的方法制备和移植供人体用生物结构应遵循的伦理规范。将具有特定生物学活性的组织细胞与生物材料相结合，在体外或体内构建组织和器官，以维持、修复、再生或改善损伤组织和器官功能。其基本过程是将组织细胞（或者干细胞）贴附于生物相容性良好的生物材料上，形成细胞-生物材料复合物；将其植入到体内特定部位，或者置于体外特定环境下，在生物材料逐步降解的同时，细胞产生基质，形成新的具有特定形态结构及功能的相应组织，以恢复、保持和改善组织功能，解决组织和器官缺损所致的功能障碍或丧失的问题。组织工程伦理所关注的问题包括：组织工程研究中种子细胞的选择，支架材料的组织相容性问题，临床应用中的安全性以及患者的知情权等伦理学问题，从而确保这一新兴而富有前景的生物技术路线的伦理正当性。如：①如何通过正当途径获得可靠的组织细胞，并使它能够在体外大量快速繁殖增长。②如何制备可生物降解的支架，且降解后的支架对人体丝毫无害，对组织器官不留任何后遗症。③如何建立严格的质量保证系统，严格的质量控制系统，确保不出现伪劣和假冒产品。④如何保障组织器官根据不同对象、不同的需求定制、生产，医院安装，确保患者安全等。

概述　20 世纪 80 年代初，美国麻省理工学院化学工程教授罗伯特·兰格（Robert Langer）和波士顿麻州综合医院约瑟夫·P. 瓦坎蒂（Joseph P. Vacanti）医师首次描述了组织工程的简单含义并开展了初步的研究工作，提出了"组织工程学"概念。1987 年由美国国家科学基金会在华盛顿举办的生物工程小组会上正式提出"组织工程"一词，1988 年正式定义为：应用生命科学与工程学的原理与技术，在正确认识哺乳动物的正常及病理两种状态下的组织结构与功能关系的基础上，研究、开发用于修复、维护、促进人体各种组织或器官损伤后的功能和形态的生物替代物的一门新兴学科。组织工程研究主要包括：种子细胞、生物材料、组织构建的方法、技术以及临床应用。临床上传统的常用组织修复途径大致有 3 种：即自体组织移植、异体组织移植和应用人工器官。这三种方法都分别存在不足，特别是免疫排斥反应及供者不足。组织工程的发展将从根本上解决组织和器官缺损所致的功能障碍或丧失的问题。组织工程技术的具体方法是：将特定组织细胞"种植"于一种生物相容性良好、可被人体逐步降解吸收的生物材料（组织工程材料）上，形成细胞-生物材料复合物；生物材料为细胞的增殖提供三维空间和营养代谢环境；随着材料的降解和细胞的增殖，形成新的具有与自身功能和形态相应的组织或器官。结合生物材料和干细胞诱导分化技术，组织工程技术已先后构建出软骨、骨、皮肤、肌腱、血管等多种组织或器官。组织工程的另一路径是利用干细胞的再生潜能，直接原位复制缺损的组织和器官，以大致相同的构造实现再生。不管是前者还是后者，干细胞都在机体组织的再生中起到重要的作用。通过构建人工器官，从形态、结构和功能上对组织、器官丧失或功能障碍进行永久性地置换和替代，是组织工程的直接目标。30 年来，组织工程在种子细胞、三维支架材料、生物活性因子、组织构建、体内植入等方面已取得很大进展。首先获得成功的是皮肤再生，1997 年美国食品和药品监督管理局批准组织工程皮肤上市，这种人工培育的皮肤已实现工厂化生产。在美国、意大利、德国、中国等国家都有组织工程骨、软骨、肌腱等临床应用的初步报告，也有接种细胞的生物人工肝、生物人工肾、心脏瓣膜、内分泌器官的组织工程化构建研究。但总体情况是：应用组织工程技术构建骨、软骨、表皮、角膜等相对单一的组织已基本成熟，且已应用于临床，但组织工程化器官构建无突破性的进展。为抢占这一生物科技制高点，美国已有相当数量的研究机构、大学参与到组织工程学的研究中。日本、加拿大、澳大利亚以及一些欧洲国家也先后开展了组织工程学研究。中国组织工程学研究始于 20 世纪 90 年代中后期，1999 年国家科技部正式成立了"973"组织工程基本科学问题研究项目，推动了中国组织工程研究的发展。2002 年，国家科技部又成立"863"组织工程项目，为组织工程的应用研究和未来的产业化发展奠定了基础。

组织工程学研究和临床应用的目标是最大限度地改变"以伤治伤"的传统医疗模式，被认为是最符合人性的治疗手段。组织工程化组织或器官不同于异体或异种组织、器官，它不是严格意义上的组织或器官，而是含有活细胞的植入体，但它可能最大限度解决器官供者不足的问题，从医学伦理学视角，组织器官也不是完整的人体组织或器官，对供者的损伤远不及一般意义组织或器官移植引起的并发症严重；而对受者带来的治疗效果则是减少损伤，减少伤残，因而组织工程技术带来的现实社会伦理反映总体是正面的，给组织工程移植带来广阔前景。

伦理要求 ①切实履行告知义务，充分尊重患者自主选择权。组织工程的种子细胞来自异种、自体和同种异体细胞 3 种。无论何种细胞的采用都应如实告知患者，详细陈述利弊。异种细胞（动物细胞）来源广泛，研究者多采用微囊包裹异种细胞的免疫隔离技术，经动物实验和临床应用，在糖尿病、甲状腺功能减退症、侏儒症治疗中确有疗效。但异种细胞植入体内后会产生剧烈免疫排斥；自体细胞不可避免要增加创伤，细胞经过培养、纯化、扩增，需要一定过程与时间，某些情况下可能延误治疗。人胚胎来源的细胞，是组织工程研究中应用最广的种子细胞。人胚细胞主要取自自然流产、人工流产的胚胎，但必须是利用由于社会性原因或医师建议中止妊娠的人类胚胎（受精后 8 周以内的）或胎儿（受精后超过 8 周的）的器官、组织进行实验观察或研究，且须自愿捐赠。②着力防范风险，把患者生命安全放在第一位。组织工程的关键环节是种子细胞与支架材料的复合构建必须添加具有类生物活性因子作用的药物来达到促进细胞增殖、分化、组织器官再生的作用。为了使细胞保持良好的生存环境和营养条件，需要加入培养液、一定浓度的胎牛血清和青霉素及链霉素等，植入体内后有可能导致过敏反应或异蛋白反应。体外培养细胞的恶性转化率高，移植于机体后是否易导致肿瘤的发生也是人们所担心的。因此，从细胞培养到移植，都必须以高度的责任心，做好防范工作。若以异种细胞为种子是否会传染人畜共患疾病必须高度警惕。

再者，植入人体组织器官与自体组织的愈合、重塑、功能状态与生长发育的关系、对药物的反应等，也应注意观察与研究。要严防某些不合格产品给患者带来身体伤害。③注重心理交流与疏导，缓解患者心理压力。目前用于组织工程研究的支架材料包括陶瓷材料、金属材料、高分子可吸收材料以及生物衍生材料。作为非自体的异物植入体内给患者带来的不适和焦虑，强烈的排斥反应造成的痛苦是存在的。除及时采取措施减轻患者痛苦外，要注意医患沟通，舒缓紧张情绪。

（马先松）

réngōng qìguān zhírù lúnlǐ

人工器官植入伦理（ethics of artificial organ implantation）

人工器官植入人体内应遵守的伦理规则和要求。人工器官（人造器官）相对于自然的生物器官而言，是暂时或永久性地代替身体某些器官主要功能的人工装置。目前使用较广泛的有人工肺、人工心脏、人工肾等。人工器官植入不属移植范畴，然而由于它的使用对人的生命产生重大影响，而受到伦理关注。

概述 由于生物器官短缺，人们在人工器官的研制应用上做了巨大努力。人工器官技术开始于 19 世纪后半期，1943 年荷兰医师科尔（Kohl）制成第一个人工肾，首次以机器代替人体的重要器官；1961 年美国波特兰外科医师阿尔伯特·史塔尔（Albert Starr）和加利福尼亚机械工程师洛厄尔·爱德华兹（Lowell Edwards）发明了人工心脏瓣膜；首例永久性人工心脏植入术完成于 1982 年，美国犹他大学医疗中心的德弗利斯博士为一位 61 岁的退休牙医克拉克（Klarke）安置了世界上第一个永久性人工心脏，患者术后存活 112 天；诺贝尔生理学或医学奖获得者卡雷尔（Carrere）和助手林德伯格（Lindberg）发明了世界上第一个人工肺——"铁肺"；随着医学科学的发展和材料工业的进步，现已经制成的并在临床试用的人造器官已遍及身体各部，包括颅骨、硬脑膜、义齿、角膜、人工喉、食管、气管、乳房、肺、心瓣膜、肝、阴茎、膀胱、肾、胆囊、胰腺、皮肤、内分泌器官、肌腱、关节、韧带、血管等。这些人造器官按其功能可分为单纯功能型（以物理功能为主），如肾、肺、关节；高级功能型（以化学功能为主），如肝、胰腺、胸腺。在与人体结合的状态上可分为不与人体组织牢固结合的游离型，如起搏器、乳房；与人体组织牢固结合的组织结合型，如牙根、心脏、血管。人造器官植入技术的崛起给器官功能衰竭的患者带来生机。由于其治疗效果确切，已成为 21 世纪医学与人类健康进步的显著标志之一。据美国国家健康统计中心（National Center for Health Statistics，NCHS）近年的调查，不包括齿科材料，植入 1 件以上人工组织与人工器官的患者，在美国已达 1100 万人，占其总人口的 4%，全球估计达 3000 万人。2011 年 7 月，媒体报道，意大利再生医学专家保罗·马基亚里尼（Paolo Macchiarini）为一名患气管癌的非洲学生实施人造气管移植手术获得成功，气管是用来自患者本体的干细胞培植的。医学界认为细胞永生化技术将开启人工器官制造的生物技术时代，因而具有里程碑的意义。人工器官的研制经历了由体外进入体内、由大型到小型及微型、由暂时应用到长期应用、由简单功能到复杂功能的过程。人工器官运用提高了患者的治愈率，减轻了器官移植供者不足的压力，避免了供者选择的某些道德难题，也在一定程度上减弱了人体器官商业化趋势。

伦理争议　人工器官的研究有两条基本技术路线，一条是机械科技路线，即暂时或永久性地代替身体某些器官的主要功能的人工装置，称之为机械性人造器官；一条是生物科技路线，即采用生物工程技术如转基因技术、克隆器官技术、干细胞技术培植用于移植的器官，而后通过外科技术植入人体，称之为生物性人造器官；也有上述两条路线交叉结合，将电子技术与生物技术结合起来产生的半机械性半生物性人造器官。人工器官拓宽了疾病治疗的途径，增加了患者获救的机会，已经并仍在继续使越来越多的患者受益，但也为此产生了伦理争议。因为无论那条路线，其基本模式就是模拟人体器官的结构和功能，用人工材料以及电子技术或生物技术制成非生命体，达到部分或全部替代人体自然器官功能的目的。在人体内植入人工脏器，尤其是生命性器官脏器，就形成"人机共存"的生命个体。有人担心，当一个人体内有多个器官被人工脏器替代，甚至有一天人的大脑也可能被替代时，他还是原来的自我吗？是"自然人"还是"人造人"？"我是谁？"人的自我同一性就会成为一个尖锐的问题。一个靠机械来维持生命的人很难有高的生命质量；不是人控制"生命装置"而是由"装置"控制人的生命，也就丧失了人的自主性与尊严。也有观点认为，讨论这一问题为时过早，伦理学讨论的范畴是已经发生过的事，毕竟人体器官被大量置换只是以后可能发生的事。

伦理原则　人工器官按使用方式分为植入式和体外式，体外式人工器官一般不具伦理争议。植入式人工器官植入伦理原则是：①受者知情同意。人工器官移植应严格履行知情同意原则，如实告知移植风险、过程及可能的效果，利与弊，切实尊重患者自主权，不能以任何理由或借口剥夺患者自主决定的权利。②收益大于风险。人工器官对人体来说毕竟为"异物"，让这样一个客体承担生命之重，有时可能"力不从心"。如人工心脏就不能排除其发生故障的可能，如血栓或感染一旦发生，会带来灾难性后果，故植入式人工心脏目前只能作为向心脏移植的过渡。由于存在风险，必须重视对人工器官植入的严格评估，包括对受者适应证、采用技术、器官质量等项目的评估，特别要警惕由于经济利益驱动和名利诱惑，采用未经注册的医疗产品，植入处于试验阶段的产品，违背医德甚至基本的人伦道德的行为。③效益大于耗费。人工器官花费巨大、价格昂贵，目前还是少数人享用的"奢侈品"。人工器官实际效用也有限，目前只能模拟被替代器官 1~2 种维持生命所必需的最重要功能，尚不具备原生物器官的一切天赋功用和生命现象，人造器官也不可能完全代替人体固有器官、组织的全部功能。即使人工肾这样当前最完善、使用最普遍的人工器官，也只能是作为血液净化装置模拟人体肾小球清除功能和肾小管选择性重吸收功能，而无法替代肾的促红细胞生成素的生成功能。为患者植入人工器官应讲求效用，注重性价比，不应过分夸大，更不应诱导患者安装价格昂贵的人工器官。

(马先松)

yìzhǒng yízhí lúnlǐ

异种移植伦理 (ethics of xenotransplantation)

不同物种或不同种属之间移植应遵循的伦理原则。WHO 对临床异种移植的最新定义是：将动物器官（组织、细胞）或体外接触过动物器官（组织、细胞）的人体体液、细胞、组织，移植或输注人体的治疗方法。具体包含两方面含义：一方面是将非人的动物的活细胞、组织或器官植入或灌注进人类受者；另一方面是人的体液、细胞、组织或器官在体外与活的非人动物的细胞、组织或器官进行接触。对于一种危险度极高的基因工程实用技术，异种移植伦理关注：应不应当应用于人类以及如何应用于人类；应用实践中产生的、争论不休的问题能否得到伦理学辩护；为趋利除弊，异种移植的应遵守怎样的伦理原则以及应用规范等。

概述 用动物正常的器官替代人的有疾患的器官是人类久远的梦想。公元前 12 世纪，印度神话故事讲到希瓦（Shiva）神误砍了其子库马尔（Kumar）的头，情急中将一头犯禁大象的头砍下移植于他的躯体之上，使之复活成半神半人迦奈什（Ganesha）。现代移植学术语 chimaera 即嵌合体也许正是来自荷马史诗《伊利亚特》中所描绘的凯米拉（Chimaera）一个吐火女怪的形象，她狮头、羊身、蛇尾，背部及尾部又分别伸出一羊头和蛇头，三个头皆可吐火，显然这是人们想象的多次移植的产物。有历史记载的异种移植资料可追溯到 250 年

以前，涉及移植腺体、牙、异种输血等。17 世纪 60 年代，法国丹尼斯（Denis）教授采用输注山羊血抢救重症患者，第一次世界大战中，这种方法也曾用于抢救受伤士兵。18 世纪英国解剖学家约翰·亨特（John Hunter）首次进行异种器官移植尝试，将人的牙齿移植到鸡冠。动物到人的临床异种器官移植出现在 20 世纪初期，如采用青蛙皮片移植治疗烧伤，黑猩猩睾丸切片移植治疗男性性功能障碍。最早的临床移植尝试并取得成功的是，1905 年法国医师普林斯特罗（Princeteau）将家兔肾移植给一个肾衰竭的儿童，术后移植肾排尿良好，但患儿术后 16 天死于肺部感染。真正称得上以临床治疗为目的的异种移植始于 20 世纪 60 年代，但总是在高峰和低谷中徘徊。1964 年，雷姆茨马（Reemtsma）将黑猩猩的肾脏移植到人身上，开启异种移植先河，从此进入第一个尝试高潮期。此后从动物到人的肾、肝、心的移植都有开展，供者多为猩猩、狒狒等灵长类动物。进入 20 世纪 70 年代，由于脑死亡标准提出和活体器官移植的广泛开展，加之感染、强排斥难题，异种移植进入一个沉寂期。20 世纪 80 年代后期，器官移植供者紧缺，转基因技术兴起，人们再次将视线转向动物器官，异种移植再次进入高潮期。统计显示：1905～1966 年间，共有 33 例人类异种肾移植试验，大部分可存活 9～68 天，最长 1 例 9 个月。1964～1992 年间，有 8 例人类异种心脏移植试验，只有 1 例狒狒原位心脏移植患者存活 20 天。1966～1993 年间，共有 12 例临床异种肝移植试验，患者存活 2～70 天不等，存活时间较长者为狒狒供者。

由于非人灵长类器官供者的异种移植引起激烈的伦理争议，加之灵长类与人是"近亲"，其体内病毒更容易感染人。20 世纪 90 年代以后，研究者主要选择经过基因修饰后的猪作为人类异种器官移植的供者。因为猪在解剖学、生理学特征、发病机制、营养代谢等方面与人极其相似，且资源丰富，遗传稳定，器官大小与人相近，还可以克服灵长类异种移植带来的伦理、病毒传染等问题。基于以上原因，小型猪被认为是异种移植最佳供者。目前小型猪异种移植临床应用仅限于细胞与组织，如将猪胰岛细胞植入人体治疗糖尿病。异种移植因此受到许多国家政府的重视。英国从事生物伦理学咨询的一个机构批准给人移植猪的器官；美国食品和药物管理局以及疾病控制和预防中心也准备颁布允许人畜器官异体移植的指导方针。中国"863"计划委员会批准了转基因猪作为器官移植供者的研究项目；在前期研究过程中，已解决了移植的关键问题，即转基因猪的基因导入和猪卵核移植技术研究。一些大公司争相投巨资发展器官移植用转基因猪项目，科学家们还将建立这种转基因猪的生产基地——"器官农场"，将向人类提供所需的器官。

伦理争议 ①人的同一性和完整性问题。对异种移植持否定态度的人认为，异种移植将其他物种的细胞、组织、器官植入人体，可被看作使人及其身体进一步"去人化"或"人工化"，于是对"人之所以为人"的内在本质提出疑问。因为人的基因组是"人之为人"的重要的生物基础，异种移植为了克服不同物种之间的组织排异问题而对供者动物进

行的基因操纵，跨越物种之间界限的移植制造的"嵌合人"破坏了人的同一性与完整性，但有学者不赞同这一观点，认为物种的界限并非神圣不可侵犯的，人与其他物种之间的同源关系、共同演化和相互依赖在生物学上是显而易见的，不能把跨物种移植简单看成是制造"嵌合体"。作为异种移植受者的人还是原来的人，他的人格基础大脑没有改变。虽然人格不等于大脑而在意识，是人脑与其他器官协同作用的结果，人的身体是意识化的身体，人的意识是身体参与的意识，不能脱离意识去谈人的完整性与统一性。②风险与收益问题。对异种移植持怀疑观点的人认为，一项技术实施后取得的收益大于风险，就可被认为是"善"的、合理的，但异种移植技术不可如此简单比较，因为对其可能导致的一系列所不能阻止的缺陷尚无法预测，或许恶果一旦产生凭现代技术不可逆转，眼前效用将可能掩盖巨大风险。异种移植的风险在于：一是动物源性微生物传播的风险，一旦病毒传染人类，造成难以预料的后果。异种移植物提供了一个传染性疾病尤其是病毒疾病的可能途径。某些动物内源性反转录病毒一旦转到人体可能带来致死性打击，如果整合到人基因组中还可能给人类进化带来祸害。近10年出现的新发传染病，有证据几乎都是动物传播给人的，如禽流感病毒、猴痘病毒、埃博拉病毒、SARS病毒、H1N1病毒等。1997年科学家在最有希望成为异种移植供者的猪体内检测出内源性反转录病毒（eudogenous retro-virus，ERV）。这些病毒长期潜伏在动物体内并相安无事，但由于人类在进化过程中没有发展出抵御动物病毒感染的免疫机制，一旦这类病毒进入人体，后果不堪设想，不仅给接受器官移植者产生致命危害，而且可能对长远的群体遗传和进化产生影响。另一些学者并不完全赞同以上观点。他们认为，虽然有研究证实，人-猪细胞可以发生融合，即同时含有人和猪染色体DNA，但尚无证据表明该融合细胞能获得和传播ERV并最终拥有整合到组织的能力。在目前大多数ERV基因位点均已明确定位的情况下，利用反义核酸、RNA干扰、基因敲除技术可以达到抑制ERV的表达和释放，从而在感染的起始环节上阻断传播链。此外，抗ERV活性药物的研究也取得了相当程度的进展，使得异种移植在尚未进入临床应用之前，人类对避免或治疗ERV感染就已经有了充分的技术储备。人类早已成功运用猪组织器官来治疗自身的病痛，如用猪的心脏瓣膜修复有病变的人心脏瓣膜，使用猪皮肤移植治疗烧伤患者的广泛皮肤缺损，至今临床上还广泛使用猪胰岛素治疗糖尿病。未见人感染ERV。③群体与个体，即群己关系问题。有些学者忧虑：跨物种感染引起的后果不仅涉及个人、他的家庭和社区，而且可殃及国家和整个地球上的人类。应该把整个世界看作一个生命系统。伦理关注必须从个人、家庭、社区扩展到国家、人类、地球、未来世代，在全球生命系统内考虑自主性、收益和安全性问题。帮助个人或少数人解除病痛不能为带给公众的风险提供充足的辩护。不同的观点认为：危险的可能性并不等于现实性。有人以种"牛痘"为例，最初也引发过反对者的恐慌，甚至认为能长出牛角的人，今天看来，反对是可笑的。如果完全拒绝可能改变数以百万患者命运的医学进步，否定甚至禁止异种移植研究，将失去对许多生命现象进行深入探讨和认识的机会，也并非是为人着想。④动物福利问题。动物权利主义者认为动物享有和人一样的权利，反对任何形式的在人和动物问题上权衡利益的选择，没有必要讨论"牺牲"一个狒狒去挽救一个患者是否有道义上的合理性。他们认为，异种移植是人类在"物种主义"或"人类中心论"观念驱使下的不理智行为。由于大多数高等灵长目动物都是濒危物种，而且非人灵长动物和人类之间传播疾病的危险程度更高，为人类提供器官、组织和细胞得不到伦理辩护，已逐渐被移植专家放弃，而改用转基因猪作供者。人类饲养猪作为食物已有数千年史，以其为人类提供器官和组织是道德上可接受的。异种移植在动物福利上需要讨论的问题是：以何种方式、在多大程度上人类把动物作为器官和组织移植是合理的。⑤自然法则与人的尊严问题。崇尚自然的人认为，不同物种间生物物质的相互混杂在基本道义上违反了自然法规，降低了人的价值与尊严。且不说"嵌合人"的出现是否会带来诸如"狼心狗肺"之类的社会指责，接受动物器官的人在婚姻、就业、保险等方面受到歧视是可以预见的。有人主张接受人兽嵌合体异种器官移植的患者必须放弃生育权利，无疑是给他们施加了更重的心理压力。⑥公共卫生资源的分配问题。一些人担忧，异种移植手术的成功，高昂的费用将会使国家的卫生资源难以承受，或者异种移植只会成为富人的一种专利。尤其对一些发展中国家，就多数国家而言，国家卫生资源确实只能用来提供基本医疗保健，高额移植费用势必挤占公共卫生资源，不利于其他疾病救治。持相反意见的人认为，随着技术的成功和改进，异种移植的费用会逐渐降低，与其他的医疗方法相当，而且能被救助的人会对社会带来新的贡献。当然，开展异种移植不能以侵占基本医疗和预防保健的资源为代价。

伦理原则 2003 年 WHO 组织多名临床医师、伦理学家等对组织和器官移植的伦理、利益和安全方面等全球关注的问题进行讨论。认为异种移植有潜力补充用于移植的人体材料的有限供应甚至可成为一种替代选择，但警告异种移植如使用动物活体异种细胞、组织或器官等可能会对接受者造成特定免疫问题。如其他医学技术一样，异种移植也必须遵守生命伦理的基本原则，即公正、尊重人格、力求使患者最大限度受益和尽可能避免伤害。由于异种移植的特殊性，并且整体上尚处于实验研究阶段，所以理应有特殊的、更严格的伦理要求：①受者充分知情基础上的自愿同意。异种移植中知情同意的复杂性源于：异种器官移植的阶段性；媒体的关注程度和泄露个人隐私的可能性；机会性感染的风险性和治疗的困难性；感染动物传播性疾病和遗传性变异传染病的风险性；经常性的、长期的或终身的接受医疗监督的必要性等，对跨物种感染的监控不仅涉及受试者本人，还要涉及他们的家人、与他们有亲密接触的人，如性伴侣，且一旦接受异种移植，被监测状态不可"自行退出"。以上都必须让受者充分知晓和自愿同意。临床移植医师切不可低估异种器官移植的危险性，诱导甚至代替患者决定，要切实尊重患者医疗决定权。②患者健康利益至上。动物器官植入人体与人体器官植入人体的移植是不同的，人体器官植入人体的活体移植首先关注的是供者利益，而动物器官植入人体的移植首先应关注的是受者的健康利益。对接受移植的患者必须在全面认真地评估其他疗法没有可能性和有效性之后，才决定是否进行异种器官移植。人们寄希望于异种移植是因为认为它可以给人第二次生命。如果以创新某种成果为先，将患者利益置于其次，是违背移植初衷和医学宗旨的。患者利益优先原则在实施中最大难点，在于具体判别可允许弊端的界限和程度，"弊"绝不能大于"利"，可进行"有罪推论"。异种器官移植，必须通过严谨的实验研究确认其无害或利大于害之后，方可运用临床，如转基因猪供者临床应用必须特别谨慎。③强化异种移植技术的管理与伦理监督。针对异种移植可能出现的问题，WHO 已要求只有在具备国家卫生当局的有效管理控制和监测时，方可允许异种移植；强调制定保护措施以防止异种病原体的潜在二次传播；及时发布关于异种移植的安全保障、有效监测及应对措施的指导。异种器官移植手术应由经专门训练、有实验室和临床实践经验、具备专业技术的医师施行，并在设施完备、能保证安全的专门机构进行；注重对异种移植的伦理监督，异种移植中的重要伦理问题应由伦理委员会决策。④禁止人与动物杂交意义上的基因物质移植或将人的胚胎植入动物子宫，以确保人的同一性。

(马先松)

shòuzhě xuǎnzé lúnlǐ

受者选择伦理 (receptor choose ethics)

器官移植的受者选择应遵循的伦理准则。受者选择的医学意义是指接受器官移植患者的适应证与禁忌证，其中涉及的伦理学问题是患者的选择及医疗资源的分配问题。包括：谁有资格享受这种昂贵的器官移植；选择接受器官移植者的标准；器官移植后患者身体恢复的程度能否与花费的代价相当；移植受者选择是否要考虑医学心理、社会和经济因素。

伦理问题 从国际器官移植的实际情况看，在受者选择上，面临以下一些伦理问题：①常规医疗保障与器官移植投入之间的平衡。在一些发达国家，器官移植已被国家列入保险项目。在发展中国家，医疗保健的首要任务，是为广大患者提供基本医疗服务，无力为器官移植花费大量资金救治那些存活期有限的生命，但那些可以用移植挽救生命的人而不给予救治，也不能认为是合理的。②在供者极端缺乏的情况下，如何公平、合理地选择受者，是器官移植经常遇到的两难选择。某患者病情严重，符合器官移植的适应证要求，但无力支付费用；另一患者病情较轻，也具备器官移植的适应证，有支付能力，器官分配给谁？③受者选择中的功利主义和人道主义的取与舍。从功利主义的观点出发，一般着眼于科学发展及手术成功的愿景、预期寿命的长短，同一器官移植给一个年轻人远胜于移植给一个老年人。若从人道主义观点分析，只能由医学观点来选择移植对象，用非医学因素挑选手术对象不符合公平正义原则。④医学标准、社会标准与心理标准之间的协调与平衡。器官移植有无必要，能否成功，首先取决于医学标准，医学标准是器官移植的前提条件，但有需要也适合接受移植的人很多，而可供移植的器官只有一个，分配给谁？这就提出社会标准的问题。所谓社会标准，包括受者的社会价值、在家庭的地位及作用、经济支付能力、受者行为方式与疾病的关系等，而这些又与一个国家和地区通行的社会规范和价值观念相关；移植术后患者生理上的某些改变必然带来心理上的变化，没有足够的心理承受力和适应力，必然对移植后的生活带来巨大影响，甚至影响移植效果，心理标准也是选择受者不可忽视的方面。在医学标准、社会标准与心理标准三者之间如何协调与平衡，也是器官移植中的难题。⑤在具体操作层面上何者优先、如何决策。目前国际上有多种处理何者优先的办法。按排队顺序决定何者优先，排队在前者优先，这是最简单明了的也是处理其他许多事情何者优先的办法；按疾病的急迫性决定何者优先，病情最紧迫的患者优先。例如，欧洲器官移植中心是按"急迫性"标准执行的，将接受移植的患者分为4个等级：0级，患者如果不能很快得到一个异体器官一定死亡；1级，必须在数周内获得器官，否则也会死亡；2级，没有异体器官，也能活一段时间；3级，因感染等原因暂不能做器官移植手术的患者。究竟何者为好，可能性需要根据国家的不同情况和公认的伦理标准确定。⑥为某些特殊受者设限是否合理。有人认为，对因不良嗜好致病需要器官移植的患者应拒绝器官移植，他们的不良嗜好的后果应自己承担责任，在资源紧缺时应该将资源分配给那些同样有病但没有劣迹的人，况且具有不良嗜好的人进行器官移植的成功率较低。反对者认为，这种惩罚性规定违反了尊重生命原则。不良嗜好者也是人，人都是平等的，都具有生命权，谁也不能让他们等死，对受者年龄设限是否应当？有学者主张，一个人活到一定年龄时，就不应该再借助复杂的器官移植的技术手段延长寿命，在卫生保健投资限量的情况下，用于"科技延寿"的费用越多，用于社会大多数成员的一般医疗费用就越少，必然出现少数人受益、多数人受害的后果。反对者认为这是器官移植的年龄歧视，将生命的价值等同于生命的长短然后判断孰轻孰重，漠视老年人生命的重要性，是有违人的生命权一律平等原则的；对移植手术次数应否进行限制。有人因地位高、名望显赫、经济富有，可能有多次进行器官移植获得重生的机会，而同样面临死亡威胁的无数患者在焦急地等待器官移植。按照"机会均等的原则"，限制同一患者的移植次数是合理的，但对这些有支付能力的人限制其确实需要的需求似也不近情理，因而使得对移植次数难于作出明确规定。⑦对器官移植是否应当国内优先。有的专家认为，以旅游为名的跨国器官移植实际上是一种变相的器官走私，供者是非常稀缺的国家资源，应首先保障国内人民的健康，实行国内优先的原则。持不同的观点则认为，器官移植不应存在国籍的区分，只应按器官移植的需求和伦理标准确定移植受者，在全球化趋势的情势下，医疗的国际化是必然的。

伦理准则 ①效益与风险的权衡。在进行某一例器官移植时，一定要权衡效益与风险，只有收益大于代价和风险时才是有意义的。特别要注意全面评估器官移植给受者自身的"伤害"，如某些重要或敏感器官（睾丸、卵巢）移植，给患者造成自我认同感的缺失；接受异体器官带来的心理焦虑；移植异种器官引起的种种担忧会给移植结果以影响，甚至招致失败的可能。因此必须全面评估，让患者慎重选择。②重症优先。器官移植是抢救器官衰竭患者的最后手段，对有移植需求患者，一定把病情急迫者放在优先位置，这既是救治患者的需要，也是对生命的尊重。③坚持公平原则。选择患者的第一标准是病情及其医学手段能否获得成功的估价。因此，必须考虑以下因素：原发疾病、受者健康状况及并发症、年龄、免疫相容性。为了移植的成功与效果，也应适当考虑患者的自我愿望和心理承受能力等因素。④对患者的忠诚。受者的选择与器官的分配在实践中是个体化的，几乎不可能设计出适用一切患者或包揽一切的原则。比如当一个等候很长时间的终末期肾病患者和一个外伤致肾毁伤的患者同时需要做肾移植时，究竟先选择谁？这就需要医师根据自己的判断进行选择。医师在作出此类价值判断时唯一信守的是对患者忠诚的原则，坚持从预后的效果去考虑，排除一切可能的干扰，包括来自上司的、金钱的、亲情的干扰。

（马先松）

gòngzhě xuǎnzé lúnlǐ

供者选择伦理（standards for donor selection）　器官移植的供者选择应遵循的伦理准则。人体器官移植供者指在医疗过程中为人体器官移植受者提供器官的活体或尸体，供者选择的医学要求指器官供者对受者要有适配性。本条目所涉及供者指脑死亡、心死亡、心脑死亡三类供者，活体供者及其所衍生的人体器官供者，其他供者已在专门条目中阐述。供者选择的伦理意义在于器官移植中为保证供、受者双方利益与安全，对供者效用的伦理考量。包括供者来源，供者、受者的适配性，移植技术路径选择的正当性等，以确保供者效用的最优化。

概述　器官移植供者选择与人类文明发展及医学科技进步相伴随。人体器官来源模式的更替与文明背景、社会文化、传统、习俗等有密切联系，也是一个国家和地区器官移植医疗事业发展和社会进步的综合反映。临床器官移植大体经历了亲属活体供者、心死亡供者、脑死亡供者、亲属活体+非亲属活体等模式。随着器官移植血管吻合技术、移植物低温保存技术日臻完善以及高效抗排斥药物的研制，移植的适应证不断扩大，移植治疗效果被广泛认可，供者短缺成为器官移植最大难题。于是，有人盯上了人类的近亲灵长类器官，探索异种器官供者移植。当今，是多种器官供者模式并存的时代。其中主要有：器官移植专家最为青睐的脑死亡供者模式，虽然在世界许多国家和地区予以立法认可，但在很多国家包括中国这样的器官移植大国尚无法律保障。活体供者（亲属活体+非亲属活体）虽然体现了人类崇高的援助精神，但与"不伤害"的伦理原则多少存在抵触，更何况活体供者客观存在一定的死亡率。所以，当今供者器官主要来源是心死亡供者。

供者选择是供者、受者和医师共同协作下完成的，医师负有主导责任，为保证供者效用，首要的是坚守医学标准并认真给予评估。无论是心死亡供者或脑死亡供者移植，还是成人间的活体移植，确认潜在的供者人选后，需严格按医学标准进行全面细致的术前评估，以确认是否适合作供者，这是移植成功的前提和基础，包括免疫学、非免疫学和专业标准等方面。①免疫学选择：通过各种免疫学方法，选取与受者组织相容性抗原适应的供者，使移植术后排斥反应减轻，提高移植效果。主要有红细胞的 ABO 抗原系统和人类白细胞抗原（human leukocyte antigen，HLA）系统，只有血型相符或符合输血原则，淋巴细胞毒交叉配合试验阴性才能实施移植（因肝脏属于免疫特惠器官，HLA-DNA 配型、淋巴细胞交叉和混合淋巴细胞培养试验可不进行）。②非免疫学选择：根据供者来源，选取符合移植要求的器官，也是移植成功的必要条件。非免疫学标准的设定不一定是基于严格和科学的证据，有时候可能是一种"公认"。因此，有的将符合该标准的供者称为"理想供者（ideal donor）"或"标准供者（standard donor）"，而将有一项或数项不合格的供者称为"边缘供者（marginal donor）"或"延伸供者（extended donor）"。如目前绝对禁忌作为供者的有：已知有全身感染伴血培养阳性或尚未彻底治愈者，人类免疫缺陷病毒（HIV）感染者，恶性肿瘤者（脑原发肿瘤除外）；相对禁忌作为供者的有：乙型或丙型肝炎病毒感染者、吸毒者、糖尿病患者、胰腺炎病史者。再就是年龄，一般不超过 65 岁。③各专业标准。为保证受、供者

的适配性，各移植专业都会针对脏器特点提出特殊要求，如肺移植要求供肺不超过受者肺的 1.5 倍，这是为了防止太大的肺放入胸腔后影响静脉回流，引起移植肺膨胀不全等问题发生。肝脏移植可不做 HLA 试验，但应检查肝脏储备功能，要求既往无肝病史，无长期酗酒史。

伦理准则　①自主自愿原则。这是供者选择的首要原则。器官必须是供者个人或家人、亲属主动捐献，包括：自愿活体器官捐献、遗嘱器官捐献、死后器官由亲属主动捐献、联名书面声明去世后将器官捐献、填写《自愿捐献遗体器官申请表》预约捐献等。医师可以通过职务劝募，出面请求或劝说死者亲属捐出死者器官供移植用，但必须充分尊重死者亲属意见，不得有任何形式的强迫和胁迫。②知情同意原则。是通过对供者智力能力的判断界定供者是否具有决定同意的能力；二是如实告知手术的危险性、移植的疗效和可能发生的问题；三是区别强迫同意与自愿同意的不同情况，必须是知情前提下的自愿同意才是伦理学意义上的同意，帮助潜在供者排除内在压力和外在压力的影响是获得自愿同意的关键所在，必须确认供者是在没有任何外来压力下主动签署的同意书，告知在签署同意书后仍有随时可撤回的权利。③供者（活体）利益优先原则。活体供者的选择必须极为慎重，一个而评价供者的风险，坚持供者利益优先。活体供者移植中，供者是风险的主要承担者，伤害不可避免，包括身体和心理伤害，医务人员应将对供者的伤害降到最低，最大限度地保证供者摘取部分器官后，原有的生理功能不受影响，健康

不受威胁，更不会致残。严格掌握活体供者移植的适应证和禁忌证，把握供者的选择标准要建立术后供者信息系统，跟踪随访，注意供者身体、心理安全。供者选择还要注意供者的经济环境与状况，以免可能因捐献器官丧失部分劳动能力使家庭经济陷入困境，或因并发症损害健康而不能医治。④器官来源审查原则。要严密防止器官商业化和变相商业化的器官来源，坚持无偿提供器官的重要准则。要警惕一些"移植边缘区"，或因缺乏移植法规，或因政府监管不力，或因没有完善、公开、透明的器官移植工作体系，捐献假象后面隐藏的器官买卖真相，特别要杜绝对供者的胁迫、绑架，甚至杀害供者的事宜发生。对所用器官来源必须清楚明白。⑤审慎选择使用特殊供者器官。近年来，为弥补器官供者严重不足，临床采用了诸多扩大标准供者的移植，如循环不稳定的脑死亡患者、无心跳供者以及高龄、高血压、糖尿病、脂肪变性、抗-HCV 或抗-HBc 阳性、冷/热缺血时间过长以及某些恶性程度较低处于稳定期的器官供者，还有多米诺肝移植、移植物用于再移植。这些供者，对移植物功能和患者生存会产生近期或远期影响。医师必须以高度负责和对患者忠诚的态度，周密考虑供、受者之间的适配性，审慎选择受者。扩大标准供者一般用于紧迫情况下抢救生命，并告知受者实情，征得其同意。在可择期移植的高龄患者中，一般采用高龄供者器官（Old for Old，老年供老年）的方式；同样，HCV 阳性供者给予 HCV 阳性受者，不可给予 HCV 阴性受者。

（马先松）

qìguān shōují lúnlǐ

器官收集伦理（ethics of organ collection） 征集移植用人体器官应遵循的伦理规则。器官收集与分配是器官移植中两个最主要的环节。器官的获取与移植涉及多元价值的选择与调和。器官收集的对象是：活体器官和尸体器官（心死亡与脑死亡）。器官收集伦理所研究的是人体器官采集过程中行为的正当与伦理。

概述 器官收集是解决器官短缺，增加可供移植器官的必要措施。目前世界各国收集器官主要政策是：①动员社会参与。社会参与率高，器官收集率就高。开展全民教育，提高公众对器官移植的知晓率、赞成率、参与率。美国 80% 以上的人愿意死后捐献部分或全部器官。英国每年散发 550 万张上面写有"我愿死后帮助某些人活着"的卡片。②依法实行器官捐献。美国 1970 年颁布《统一人体结构捐赠法案》后尸体获取率达到 27.5%。比利时、澳大利亚等国自 1986 年实行《推定同意法》后，尸体获取率分别达到 41% 和 52%。2009 年 90% 的芬兰民众愿意在死后捐献出其身体器官用于移植手术，却只有 20% 的人实现捐赠，因为芬兰原来的法律规定，只有死者生前填写了器官捐献卡或经死者亲属同意方可摘除其身体器官或组织。2010 年 8 月，芬兰修改法律，规定芬兰的脑死亡患者如果在生前没有明确提出反对意见，死后无需他人同意，其身上的器官依法可以成为器官移植来源。这一修改使器官收集率提高 15% ~ 20%。③常规征寻。专业人员随时发现潜在的供者，便积极争取患者及家属同意捐献器官和组织，增加同意的机会，并将此视为医务人

员的责任。美国于 20 世纪 80 年代中期颁布了"征寻法"（Regul-red Keguest Law），产生了一定效果。④建立国有或地区性的器官收集与调配中心，负责器官资源的收集以及合理分配。美国是世界上开展器官收集与分配较早的国家之一。负责全美器官捐献与移植信息采集、管理及器官配型的是器官获取与移植网络（Organ Procurement and Transplantation Network，OPTN）。OPTN 组织在财务、人员等方面具有非营利性和独立性；美国各地的器官信息都可以在 OPTN 中查询，患者不会因为地域关系而影响器官信息的获取；患者的排序情况也是公开的，随时接受公众和卫生行政部门监督。此方法为众多国家借鉴。2010 年中国开启探索建立中国人体器官分配与共享系统，这一系统已于 2013 年正式上线运行。⑤器官的商业化收集。这一做法为国际器官移植学术组织否定，也为伦理学观点所不容。目前视器官商业化收集合法的唯一国家是伊朗，也是缓解供者紧张最有成效的国家。

器官收集的渠道有：①自愿捐献：这是采集器官的基本模式，包含自愿和知情同意两项原则。自愿捐献既可以是死者捐献，也可以是活者捐献。关于死者器官捐献，美国 1970 年颁布的《统一人体结构捐赠法案》中规定：任何超过 18 岁的个人可以捐献他身体的全部或部分用于教学、研究或移植的目的；如果个人在死前未做此捐献表示，他的近亲可以如此做，除非已知死者反对；如果个人已作出捐献表示，不能被亲属取消。关于活体捐献，由于器官捐献本身违背了医学伦理学的"最首要的是不伤害（above all，do no harm）原则"，尽管本人同意，也不宜成为合法行为。但由于供者身体捐出一个器官，往往就能挽救一条生命，受者由此获得了利益，符合医疗的目的。法规在供者的损害和医疗的效果两方面进行权衡后取舍，以限制条件的形式，对这种高尚的行为给予了承认和鼓励。如中国规定：活体器官捐献应当遵循自愿、无偿的原则。公民享有捐献或者不捐献其人体器官的权利，对已经表示捐献其人体器官的意愿，有权予以撤销。任何组织或者个人不得强迫、欺骗或者利诱他人捐献人体器官。捐献人体器官的公民应当年满18周岁且具有完全民事行为能力。活体器官捐献人与接受人仅限于以下关系：配偶：仅限于结婚3年以上或者婚后已育有子女的；直系血亲或者三代以内旁系血亲；因帮扶等形成亲情关系：仅限于养父母和养子女之间的关系、继父母与继子女之间的关系。法定捐献有两种体系。一种是从死者身上获得器官和组织的同意意见是属于"明确的同意"，称"选择加入"，又称"明示同意""登记入册"，或者"推定不同意"法，即只有死者在他或者她的生命存在阶段表达过同意摘取其细胞、组织或者器官的情况下，才可以从他们身上摘取；依据各国法律，这种同意意见可以是口头表达的，或者记录在捐献卡、驾驶执照、身份证件上或者医疗记录或捐献者登记册中的。另一种是"推定同意"，又称"选择退出""登记出册"法，即如果没有来自本人或其近亲表示不愿意捐献器官的特殊申明或登记，都被认为是愿意捐献。法规给予医师以全权来摘除有用的组织或器官，不考虑死者和亲属的

意愿。如加拿大、西班牙、巴西、新加坡等国家的相关法律规定，除非本人生前明确表示不愿捐献自己的器官（在身份证上注明），否则均视为人体器官自愿捐献者。当死者对器官摘取既没有表示过同意意见，也没有清晰表示过反对的情况下，应征得法律规定特定代理人的同意，这通常为家庭成员之一。②有偿捐献：有的国家尝试通过一些财政手段鼓励器官捐献，如给死者家属减免部分治疗及住院费用，还可以给捐献者家庭一些非金钱的特殊利益，如减免某些地方税等。至于活体器官的有偿捐赠，一些国家较为宽松，如新加坡国家肾脏基金会2009年10月31日发布文告，从储备金中拨出1000万新元设立肾脏活体捐献者援助基金，旨在为经济困难的肾脏捐献的本国公民和永久居民提供帮助，包括一次性支付最高5000新元的补偿金、提供与肾脏有关的医疗保障等4个援助项目（4个援助项目中只有补偿金是现金）。③需要决定：根据拯救生命的实际需要和死者的具体情况，决定是否摘取其组织和器官。按规定的程序办理审批手续，不必考虑死者及家属的意见。采取"需要决定"原则的国家，主要有苏联。近年来，部分国家也在向"需要决定"原则靠近。如土耳其规定，本人生前同意捐献的，可以移植。但同时又作了变通性规定："因意外事故死亡者，如果有患者急需移植器官，在未取得同意的情况下，也取之。"④器官银行：为解决移植供者的供给不足问题，有些国家尝试借鉴银行存储与信贷功能，建立"器官银行"。斯里兰卡有一家"眼睛银行"，人死后捐出眼球，银行用低温冰箱储存起来，

供角膜移植者使用。丹麦哥本哈根有一家"牙齿银行"，已有近6万枚牙齿存储于-180℃冷藏室，如果有人需要，可到此处选配移植。美国纽约有一家"肾脏银行"，专门为人办理储肾、换肾业务，需要换肾者事先登记，迄今已为世界各地数万患者提供了肾脏。在美国，允许公民留下遗嘱，表明自己死后愿意献出身体上的某些器官，储存于"器官信贷银行"，留给自己亲属或后代使用。如果后代或亲属需要的是另一种器官，也可以用"储存"的器官与人交换。还有一种形式就是，家庭如有成员捐献过器官的，其近亲属需要移植器官时，应优先调配。⑤器官商业化：器官买卖虽然被WHO和大多数国家政府所反对，但实际从未停止，成为器官收集的一种方式。欧洲每年有逾100万人接受人体器官移植，人体的骨骼、角膜、软骨、肌腱和皮肤等非生命器官早已被商业化，成为国际贸易的对象。全球化时代，经纪人会利用各个国家的法律漏洞尽一切可能安排器官收购，然后提供给那些需要的人，有着丰厚的利润。在罗马尼亚、摩尔多瓦、土耳其和埃及，经纪人可以很容易地以3000美元的价格买到一个肾，然后以不低于50 000美元的价格卖出去。很多国家都存在秘密进行的人体器官交易。据人权组织披露，在国际黑市上交易的器官包括肝脏、肾脏和肺等。在大部分器官交易中，买卖双方并不见面，交易环节被器官走私团伙控制。WHO器官移植顾问弗朗西斯·德尔莫尼克（Francis Delmonico）表示，全球每年约有5000人在黑市上出售器官，这些器官的提供者多来自发展中国家。他们卖出的器官大多

流向发达国家。

伦理原则 ①自愿是器官收集的首要原则。活体器官的采集必须得到捐赠人的明确同意，并保证同意是在真实自愿的基础上作出的，凡是活体捐献的，捐献人必须亲自以书面形式表达捐赠意愿，任何人包括其亲属都不能代替其作出决定。对于尸体器官的采集，也应该采取自愿的原则，即在决定死者的某一器官或组织是否可以移植时，死者生前所作出的明确的或可推定的意愿表示具有最大的决定性，其最近亲属也不能改变死者生前的意愿。②坚持无偿捐献，有偿捐献只能作为器官收集政策的补充。无偿捐献不仅体现了人类互爱的崇高精神，而且可以避免器官来源中的诸多弊端，应成为器官收集的主渠道。鉴于器官的紧缺，有偿捐献可以作为器官收集的补充，它也体现了人与人之间的互利、互济精神，体现了社会公平观念、权利义务相一致原则，应当允许在国家的有序的规制下的有偿捐献。需要决定与推定同意是在特殊条件下产生的一种"不得已而为之"的收集模式，应逐步退出。需要决定是无条件的征用；推定同意是通过限定反对意思的表达形式增加同意概率。这两种模式的立足点偏重于受者，带有"强制"意味，背离了自愿原则。实际上把个人器官当作一切人共有的物对待，一旦个人死亡，它们就为了生者的利益。反对和制止器官的商业化收集。人体器官与组织是建构与维护个人生命、健康等人格要素的物质载体，若用于交易，无异于是买卖健康，造成人格商品化，将损害人类尊严，破坏公序良俗，背离器官移植之救死扶伤的医疗目的；器官商业

化还可能激发国际性的为谋取器官而拐卖、杀人犯罪行为。器官这一稀缺资源在不同主体间的移转，涉及患者、医疗服务提供者、一般社会公众和在起着组织作用的国家等不同主体间的利益平衡。既满足器官移植的需求，又平衡不同主体间的利益尤其是维护供者利益，是评价器官获取模式的核心标准，捐献模式应在器官获取中起主流作用，有违公平、助长犯罪行为的器官商业化的收集模式应当淘汰、废止。

（马先松）

réntǐ qìguān juānxiàn lúnlǐ

人体器官捐献伦理 （ethics of human organ donation） 捐献者将自身器官、组织捐献用于移植以救治他人生命的伦理规则。器官捐献可区分为尸体器官捐献与活体器官捐献。尸体器官捐献因脑死亡与心死亡判定的不同，又可区分为脑死亡捐献（donation after brain death，DBD）和心脏死亡捐献（donation after cardiac death，DCD）两类。活体器官捐献指身体健康的成年人也可以将自己的一个肾脏或部分肝脏捐献给亲属或配偶。人体器官捐献范畴也包括细胞捐献、组织捐献。器官捐献既体现了对人之自我决定权的尊重，又体现了伦理所倡导的利他主义精神。按世界上公认的伦理学原则，在器官捐献模式的开发选择上存在一个先后顺序，即脑死亡捐献、心死亡捐献、亲属活体捐献、非亲属活体捐献，依据这种优先原则推行器官捐献的工作。

概述 器官供者不足已成为器官移植发展的瓶颈，而供者来源主要靠捐献，捐献模式是各国器官收集所采取的主流模式。美国器官移植的技术、法律、法规

经过数十年的发展，器官移植及器官捐献与分配呈现出健康、有序的发展态势。1999 年时任总统克林顿（Clinton）签署的器官获取和分配的"最终准则"确立了"重症优先"（the sickest patients first）的器官公平、合理分配原则。在此基础上建立器官分配联合网络（United Network for Organ Sharing，UNOS）。"重症优先"原则的确立和相应的法律、法规的制定，以及多方位的监管体系保证了美国器官移植、捐献与分配系统不断完善，这些措施又激发了民众捐献器官的积极性。美国成年人几乎都有驾照，它不仅是开车的执照和身份的证明，还是一份捐献器官的同意书；在欧洲地区瑞士器官捐献率远远低于欧洲平均水平，原因是不同语区居民的文化差异，在瑞士意大利语区的提契诺州，愿意捐献器官的人数是德语区的 3 倍、法语区的 2 倍，当地居民把器官捐献当作公民的责任，而德语区居民则认为它仅仅是个人选择。全球器官捐献率最高的西班牙，2018 年西班牙百万人口捐献率为 48.2；在器官捐献领域，西班牙是当之无愧的领跑者，原因在于国家移植协会于 1989 年成立后建立全国范围内的标准器官捐献制度，设立以医院为基础的捐献小组（独立于器官移植团队），专职处理器官捐献相关事宜，其宗旨是促进器官捐献，获得更多可用于移植的器官，同时根据技术知识和伦理原则来保障器官最恰当地分配。中国经过几代移植人的努力已经成为世界第二移植大国，但由于中国的人口、疾病、宗教、人文及器官来源等因素，中国面临更为严峻的供者短缺问题。目前每年超过 100 万患者需要通过器官移

植来拯救生命，但每年可供移植的器官数量还不足百分之一。近年来，中国在器官捐献与分配方面做了巨大努力：国务院 2007 年 3 月颁布了《人体器官移植条例》，卫生部、中国红十字总会于 2009 年 8 月在上海联合宣布建立人体器官捐献与分配系统，2009 年 12 月卫生部制定《关于规范活体器官移植的若干规定》，2010 年初中国红十字总会、卫生部共同启动了全国 10 省市的人体器官捐献试点工作……根据国际标准，中国制定了公民逝世后器官捐献的三大类标准：①中国一类（C-Ⅰ）：国际标准化 DBD。②中国二类（C-Ⅱ）：国际标准化 DCD。③中国三类（C-Ⅲ）：中国过渡时期脑-心双死亡标准器官捐献（donation after brain death awaiting cardiac death，DBCD）。中国还采用体外膜氧合（extracorporeal membrane oxygenation，ECMO）等技术，使脑死亡与心死亡能很好地结合运用，兼备了国际上"脑死亡"与"心死亡"捐献的长处，避免了文化认同中的误区，得到 WHO 赞同，认为这是中国对世界移植事业的创新。中国继成为第二器官移植大国后又成为第二器官捐赠大国。

面对器官这一稀缺资源的巨大需求，WHO、国际移植学会、国际器官捐献和获取学会近年来一直在着力寻求解决途径。2010 年新出台的《WHO 人体细胞、组织和器官移植指导原则》及《开发公民逝世后器官捐献战略计划》对今后的器官捐献提出 3 个基本原则：第一原则为死亡后器官捐献优先于活体器官捐献。呼吁各国政府大力支持并优先发展公民逝世后器官捐献，建立严格的法律框架及有效的组织机构，最大限度地开发应用死亡后器官捐献。第二原则为脑死亡器官捐献优先于心死亡器官捐献。各国在开展心死亡器官捐献之前，应首先推广脑死亡器官捐献。第三原则为活体移植有违医学伦理学"无伤害论"原则，应尽量避免，非万不得已不得为之。原则上活体捐献仅限于在有基因、法律或情感相关者之间进行。现今器官捐献率高的国家，如西班牙、奥地利，其活体器官捐献比例都相当低。中国是 WHO 的成员国，同时也是一个人口众多、移植技术成熟的大国，遵循上述三大原则，通过改善捐献系统、工作方针和方法，提高死亡供者器官回收率，即使不能完全取代活体移植，至少可以减少对活体器官捐献的大规模依赖。

伦理争议 器官捐献的客体不是一般意义上的物，而是载有人格性的人体器官，以人体器官为客体的器官捐献行为一般具有很强的伦理特征和文化印记。围绕器官捐献的伦理争议是：①强制性的捐献与自主捐献。主张通过法律或制度进行一定程度强制性捐献的理由是，人的尸体是社会、国家资源，理应由国家支配，应用于有利于民众健康的事业，"需要决定"并非全无道理，有的欧洲国家正向这种做法靠近，全球多数国家采取的"推定同意"捐献方式。有的中国专家建议，建立享受公费医疗者去世后无偿捐献器官的捐赠制度。反对者认为，处理遗体的权利是本人和与本人有紧密关系的其他人，死者有宪法上的人格权及自我决定权，尽管这个决定是死者生前决定的，也必须尊重，单靠法律与制度的强制是不能解决问题的，更重要的是改变传统的死亡观念，让器官捐赠形成一种社会风气。②器官捐献的"有偿"与"无偿"。人体器官无偿捐献是 WHO 确定的原则，为绝大多数国家所接受。人的尊严是无价的，任何附带有金钱、物资的意味都是对人格的亵渎；但也有不少人认为，对于那些既非基因关联，又非情感联系的器官供者来说，强调自愿无偿捐献是有失公允的，受者无偿获得器官，生命得到延长，降低甚至消除了死亡风险，而供者仅能获得精神上的满足与欣慰，却要承担手术所带来的风险和痛苦，预计围术期内终止工作所致的经济损失，以及尽管概率极少但仍然无法彻底避免的死亡风险，理应给予补偿。③器官的定向捐献与非定向捐献。活体器官捐献一般为定向捐献，因为此类移植多在有血缘关系、夫妻或因帮扶形成的亲情关系人之间进行，一般不存在金钱交易，且对患者和捐献者有利。尸体器官的定向捐献，许多国家和地区规定：脑死亡的器官捐献，必须将器官送至捐献中心登记，再从全社会等候移植名单中来进行配对。如此却引来伦理争议。中国台湾地区的台中县某 59 岁市民，于 2008 年 6 月初经医师诊断为肝癌，医师建议进行肝脏移植，恰巧其弟于当月发生意外撞击后脑，医师诊断为脑死亡。弟与兄血型与体型相符，家属认为刚好适合捐献肝脏给哥哥，其妻儿签下同意书，但医院认为于法不合，不能直接指定捐献脏器给哥哥，遂使家属不满，认为法律不顾人情，决定谁都不捐，从而对尸体器官捐献应否考虑"由亲而殊"的道德等差性提出了质疑。

伦理原则 ①器官捐献者自主、同意原则。尸体捐献必须符合下面 3 个条件之一。第一，捐献人生前以书面遗嘱或其他方式表明同意捐献；第二，捐献人近亲属书面同意，且死者生前没有作出相反的意思表示；第三，捐献人生前意识清醒，且有同意捐献的口头意思表示，并有不参与该人体器官摘取和植入的医师两人以上及律师和公证人员书面证明，且近亲属不反对。医院伦理委员会要确保符合上述标准。活体捐献者的知情、自主、同意必须做到：活体器官的捐献者必须是有完全自主意识的、健康的成年人；医方有义务如实提供有关器官捐献可能给身体健康造成损害的知识与信息，让捐献者了解到移植成功的可能性和移植失败的危险性；给器官捐献者一个冷静思考期，在此期间直至手术前，捐献者有权随时撤回同意捐献的决定；潜在的活体器官提供者，如不愿捐献器官，任何人不得以任何方式施加或明或暗的压力诱导甚至威胁、强迫其捐献，医师应当帮他找到一个合适的医学借口，让他体面地拒绝捐献；捐献者若作出捐赠决定须签署自主同意文件。②保护器官捐献者利益原则。捐献者的行为体现的是一种救死扶伤的崇高的人道主义精神，理应受到特别关注，以免使他们受到身体的、精神或荣誉的双重伤害。捐赠人捐献自己身体器官或遗体器官以救助他人的义务，仅仅是一种伦理义务，不是法定义务，不具有强制性，即便是在捐献者签订器官捐献协议的情况下，他也不负有绝对必须履行这种协议的捐献义务。捐献前，必须对自愿捐献者进行全面的身体、心理健康评估确保活体器官捐献者是在情感稳定的情况下作出的决定。由于器官供者和受者自主性、保密性存在差异，信息不能共享，而原则上又不允许供、受者直接见面，因此医师向双方传达信息应保证真实。活体器官捐献者不承担与捐献有关的任何费用。这些，都体现了对器官捐献者的一种关照。③鼓励无偿、允许有偿。大力褒扬器官捐献者无私大爱精神。也须建立器官捐献的激励补偿规则。直系亲属或夫妻因利益的高度一致可不予考虑外，其他都应不同程度、不同方式地存在补偿问题，如给器官捐献者一定的医药、误工、营养补偿，补偿的方式是多样的，可以是直接的货币支付也可以是间接的奖励，如减税等；补偿是有限度的，不是"按价补偿"；补偿承担者或支付者是器官受献者即器官移植组织和医疗机构，也可以是政府，而不是器官受者。④禁止器官买卖原则。坚决打击隐藏在"捐献"幌子下的器官买卖或变相买卖，尤其是器官犯罪。

（马先松）

qìguān fēnpèi lúnlǐ

器官分配伦理（ethics of organ allocation）　国家、地区及其承担器官分配和移植的组织在进行人体器官资源分配时应遵循的道德规范。器官分配是器官供者资源配给政策、制度、方式、结果的总称。器官分配伦理所关注的是：器官优先分配给谁？谁有权利分配器官？按何种方式和原则分配器官。

概述　供移植用的人体器官是一种极为稀缺的健康资源，医学的、经济的、权利的、社会的、情感的因素都可能影响器官的最终分配。为了尽可能平衡各影响因素给器官分配带来的难题，一些国际性的医学组织、器官移植开展国政府在实际操作中形成了许多处理原则与方法。美国是临床移植开展最早的国家，1968 年医学会制定"器官移植准则"，首次提出"对患者忠诚老实""关心患者第一，发展医学技术第二"等原则。20 世纪 70 年代以后，美国兴起的医院伦理委员会一项重要职责是讨论器官分配中的伦理问题，并制定了分配器官资源的若干原则，包括：回顾性原则，即考虑患者过去对社会的贡献；前瞻性原则，即考虑患者未来对社会的作用；家庭角色原则，即患者在家庭中的地位；余年寿命原则，即考虑患者的年龄状况；科研价值原则，即有科研价值的患者优于一般患者。1986 年国际移植学会发布的《尸体器官分配准则》中指出：所捐赠的器官，必须尽可能予以最佳的利用；应依据医学与免疫学的标准，将器官给予最适合移植的患者；绝不可以浪费可供使用的器官；应成立区域性或全国性的器官分配网，做公平合适的分配，分配器官必须经由国家或地区的器官分配网安排；分配器官的优先顺序，不能受政治、礼物、特别给付或对某团体偏爱的影响；参与器官移植的外科与内科医师，不应在本地、本国或国际上从事宣传；从事移植的外科医师和小组其他成员，不可以直接或间接地从事牵涉买卖器官或任何使自己及所属医院获益的行为；得到 WHO 和各国器官组织认同。

真正实现器官分配的公平，是建立一套公开、公正、公平分配的体制与机制。20 世纪 80 年代，美国完成器官移植相关立法后，于 1986 年在全球率先建立国家器官移植体系：包括人体器官捐献者登记系统、人体器官捐献和分配网络体系、器官移植临床服务体系和人体器官移植科学登记系统多个部分，器官分配是整个体系的重要组成部分。器官资源共享网络（United Network of Organ Sharing，UNOS）负责管理，用于协调全国除角膜以外的其他器官的分配工作（角膜由全国各地的眼库负责分配）。UNOS 的器官移植分配系统是依据每种不同的器官移植做客观的分析，制定分配办法，标准简单易行。首先根据供、受者所在地区先当地后地区最后全国的原则进行分配；然后考虑血型，组织相容性进行匹配（6 种 HLA 抗原均匹配者应在全国范围内分配）；最后依据一套评分系统，器官分配给评分最高的受者。评分指标：①病情危急程度。②血型组织相容性匹配。③致敏程度（抗体嵌合百分率）。④等候时间。⑤年龄（儿童，成人）。⑥体积匹配。在以上原则的基础上，对以下因素进行考虑：优先照顾那些愿意捐献器官的患者；有病毒等感染的器官优先给予相同感染的移植患者。美国 UNOS 的经验很快被其他国家借鉴。西班牙于 1979 年颁布了器官捐赠和器官移植法案，1989 年成立国家器官移植中心，隶属卫生和社会事务部，该中心负责全国器官的获取和分配。分配办法按临床标准和地理两套并行的系统进行。临床以医院为单位设立器官移植捐献协调小组（独立于器官移植团队），协调小组成员多为 ICU 医师或护士，有条件及时对潜在捐献者进行评估，征询其家属是否同意捐献器官，而后将确认捐献者名单报移植中心。地理标准将西班牙分为 6 个区域，每个区域都有等待移植患者的本地排序（area turn）和总排序（general turn），一旦在系统寻找到最

适合的受者，移植协调人即通知移植小组，做最后的评估，决定是否进行移植。这一器官移植体系运作有效，且公平度高，也被称为"西班牙模式"。澳大利亚器官分配执行国家健康与医学研究委员会颁布的《尸体供者器官和组织捐献，健康从业人员的伦理学实践指南》中所制定的伦理学标准：①器官和组织将根据特定的器官和组织类型按操作流程，以及供受者匹配情况进行公平分配。②人种、宗教信仰、性别、婚姻状况、性取向、社会关系、残疾或年龄（影响移植效果的年龄因素除外）不应成为影响移植受者评估和供器官分配的因素。③移植受者评估和供器官分配过程中应考虑移植的紧迫性、影响移植成功的医学因素（如组织配型）、疾病和残疾的严重程度、等待移植时间的长短、受者在移植后接受必要的持续治疗的可能性等因素。这个标准实际也是临床执行标准，只是实践中需要排除 3 种情况：年龄，有多发疾病史的 65 岁以上老人不被考虑；伴发病，移植后有高发生率和死亡率恶性疾病者；生活方式，酗酒、过量吸烟、吸毒被列为移植禁忌证。中国器官分配与共享系统 2011 年 4 月在全国 165 家器官移植医院正式投入运行。中国器官分配与共享系统，包括 4 部分：受者管理系统、等待器官列表管理系统、捐献者管理系统、器官分配/匹配系统。合并成一个安全可靠的计算机网络，以患者病情紧急程度，和供、受者匹配程度等医学数据作为唯一排序原则，对每一个完成捐献的器官，执行自动化的、无人为干预的分配。此前，2010 年《中国人体器官分配与共享基本原则和肝脏与肾脏

移植核心政策》公布，提出器官分配的基本原则。2013 年 8 月，国家卫生计生委制定《人体捐献器官获取与分配管理规定（试行）》，进一步明确了器官分配区域管理、计算机调配和综合评定原则，考虑病情危重、等待顺序、儿童匹配、HLA 配型、血型相同、稀有机会、捐献者直系亲属优先等因素来分配器官。

伦理问题 器官资源的分配伦理核心问题是移植患者的选择，多数人主张：器官分配应该持人道主义与功利主义的结合，从医学因素、社会因素、个人及社会应付能力以及医学发展需要因素等进行综合判断。

医学因素 一种基于需要的分配依据，器官移植是在其他医疗手段都无法恢复器官功能的情况下予以采用的医疗技术，是维系人的生命的最后手段。一种意见认为，人的存在本身就有绝对的价值，每个公民的生命权具有天然平等的至高无上的意义，主张器官分配的唯一伦理依据就是病情需要，病情急迫者理应首先得到器官。另一种观点则认为：在器官分配上，医学利益应优先病情需要。医学利益一般表述为成功的概率，得到移植的人应该是最有可能存活时间最长，即"最大利益"。一个器官，有 3 个人等着移植，存活时间可能分别是 3 年、5 年和 10 年，不论其他情况，肯定应给第三人。也有人对以需求为导向的器官分配原则的现实性提出质疑，认为基于需求的分配原则是平均主义分配原则的扩展，它是以每个需求者均能得到足够的份额为条件的，在器官资源严重匮乏的情况下，仅仅根据医学需求进行分配，实则难以实现。多数意见认为，医学

需要原则的确立为非医学因素的干扰设置了屏障，对杜绝器官移植技术的滥用和移植器官的浪费有重要意义。按医学的可行性和移植成功的可能性对患者进行归类选择，主要考虑的因素有移植的必要性、每一患者接受移植的风险、移植成功的最大概率、免疫兼容性、术后生活质量等，这一标准自身一般没有道德评价，较为客观，其正当性得到多数国家的认可。

社会因素　一种基于贡献的分配依据，所谓器官分配的"社会标准"是根据患者的社会价值、应付能力等社会因素筛选器官移植的受者。贡献是社会价值的一种体现，按贡献分配本是现代分配制度的一个基点，依据贡献每个人应该相应地获得自己的劳动创造的善，是有其合理性的。这一标准可否用在与人的性命攸关的器官分配上呢？观点存在分歧。反对器官分配有任何社会标准的人，依据人的生命权天然平等的属性推断：人的医疗权是无差别的，认为平等医疗权是患者的基本权利之一，是宪法上的平等权在医疗领域的延伸和具体化。平等的医疗权要求医疗资源的分配做到"同样的情况同样的对待"，试图做出"不同对待"的做法是不道德的。不同的观点则认为，平等不是绝对的，平等医疗权并不排斥合理的差别，差别待遇是平等权的必备要素，人类在本质上是平等的，差别待遇只要基于各人差异，仍有可能合乎平等原则要求，这时平等原则要求的是"衡平"，并非"无所差别"。"社会标准"的出现，起因于20世纪60年代的美国，作为价值判断的补充。有人认为，"社会标准"是在器官移植有适应证无禁忌证的

患者中决定谁作移植，是伦理原则在器官资源分配中的应用。社会标准把过去或未来对社会贡献作为参考因数，将社会和家庭支持度作为重要因素，将儿童移植摆在优先地位，将捐献过器官或家人捐献过器官者列为优先移植对象；将本国公民移植优先于外籍公民……这些看似不公平，实质是为了维护相对的公平。这里所说"贡献"与地位、职位是不能画等号的，一定程度可理解为：对他人（或周围人）的意义，如在组成社会细胞的家庭中，一个家庭的经济承担人与另一个家庭的一般成员，前者逝去将使一个家庭难以维系，他是否能优先得到器官？一个母亲是否应该比一个没有小孩的妇女优先做移植？同理，一个婴儿的母亲是否比一个婴儿的祖母优先考虑？

经济因素　一种基于能力的分配依据，市场经济环境下的器官分配，经济支付能力以及移植后的保障能力是重要的考虑因素。器官移植毕竟是一项价格昂贵的医疗服务，移植器官在众多受者之间的分配对某一受者的可及性在经济上主要受以下因素影响：一是国家是否为器官移植的患者提供一定的经济补助，比例有多大；二是国家或社会是否提供保障器官移植的制度资源，如重大疾病医疗（含器官移植）保险制度，器官供给制度；三是患者自己经济承受能力。在中国，基本医疗未做到全覆盖，器官移植尚未全面纳入基本医疗保障，商业保险未敞开大门。于是就出现了以下情况：没有任何医疗保障的人完全取决自己的支付能力，这也正是一些经济贫困患者不得不放弃器官移植治疗的原因。享受基本医疗保障者，按目前政策，

只有肾脏、骨髓移植可有限额地支付部分费用和后续治疗药物费用；部分公费医疗享受者按比例（一般5%）自付，全公费医疗享受者全免。在这种支付结构下，器官分配是不可能绝对公平的。支付能力对患者，给社会，甚至给器官分配的影响不可低估。影响器官分配的经济因素没有进入任何国家的选择条件，但这并不表明其问题不存在。一方面，没有经济能力的患者早已排除在等候名单之外，而恰恰这一群体是更应引起关注的。所以在政府尚未建立器官移植救助制度（包括国家救助，社会互救，如器官信贷制度等多种形式）之前，社会所有适应证患者不可能全部成为器官移植的受益者，器官分配的公平只能是部分人之间的公平。另一方面，即使有经济能力接受移植，面对后续治疗的巨额费用，患者是否有能力承担。如果不能，他应不应该进入等候名单呢？中国肾脏移植手术技术和移植近期存活率已经达到世界先进水平，但5年以上长期存活率不高，主要原因是患者没有能力长期服用抗排斥药环孢素。

个人因素　一种依据个人生理及行为的分配依据，包括影响受者移植成功的生理因素、心理因素、所处环境及生活方式等。受者的原发疾病，如果是全身因素引起的该器官功能衰竭、晚期癌症就不宜采用移植术；可能导致移植失败的结核、感染等疾患，或缺乏手术耐受能力的患者也要慎用。一个对移植有强烈愿望并充满信心的患者与一位悲观厌世、勉强接受移植的患者，移植预后是有差别的。对于某些因生活方式不良嗜好引起的器官衰竭患者器官分配存在伦理争议。有人认

为，因酗酒、淫乱、吸毒造成器官功能衰竭者理应为其后果承担伦理责任，在器官资源紧缺情况下，对那些由于本人无法控制的原因造成器官损伤需要实行器官移植的人应该优先，而那些由于本人行为不检如吸毒等生活方式造成器官衰竭需要实行器官移植的人应该延后。美国在 20 世纪 90 年代就曾为此进行过一次争论，并且多数人主张：明文规定哪些人可"优先享受"，哪些人可"暂缓享受"，哪些人"无权享受"，比如，因长期酗酒而致肝硬化的患者就应"暂缓享受"，理由是酗酒完全是人为且可以克服的。持反对意见者批评说：这是违反人道主义的做法，将一个人的生活方式或行为作为标准决定是否予以治疗是一种"危险的道德观"。

伦理原则 ①尊重生命原则。器官分配应该使最需要的人在最紧迫的时间得到最合适的器官，这是对生命的尊重。这种尊重要求不仅通过移植使患者得到及时救治，更重要的是移植后有良好的长期存活前景和生存质量，从而保证收益大于代价，"得"大于"失"，充分体现对移植者生命的关怀与尊重。对生命的尊重同样体现在对贡献生命器官的逝者的尊重，以科学的、虔诚的、敬畏的态度分配和利用器官，力争供者器官利用效用的最大化，避免器官浪费。一定意义上说，这也是对供者生命的尊重。②医学需要原则。医学需要包括患者病情需要和医学利益需要，其核心是医学效用。狭义的医学效用指个体医疗需要，即实施移植后给患者带来的生命长度和质量；广义的医学效用是移植技术给所有适应证患者带来的最大益处。对于个体医疗需要，一般以患者医疗状况紧急程度和器官匹配程度为前提，选择受者的医学标准是：生命器官功能衰竭而又无其他疗法可以治愈，短期内不进行器官移植将告死亡者。受者健康状况相对较好，有器官移植手术适应证，机体的心理状态和整体功能好，对移植手术的耐受性强，且无禁忌证。③公开透明原则。为确保器官分配的公开透明：一是须有一个以医学器官移植专业协会为主的不受医院、地域限制的全国统一的人体器官供求信息库，将各省、市器官库信息强制统一发布。自由、公开、统一登记需求和供者的详细信息，定期公开供者意愿和意愿实现的结果，打破资源垄断和信息不对称局面。二是有覆盖全国的器官分配与共享系统，公开向公众告知器官分配原则。公民逝世后捐献的器官通过器官分配与共享系统来实现分配，严禁系统外分配移植人体器官，并保证人体器官分配全部可溯源。同时针对不同器官制定移植核心政策，保证其可操作性。三是有专门管理组织，作为捐赠者、受赠者、器官摘取医院、器官移植医院沟通和联系的桥梁，建置公正、公开、透明化的分配程序。这样使得整个移植过程政策透明、信息透明、结果透明。④公正平等原则。资源配置者按照社会公众利益最大化的原则和需求导向原则来进行器官移植资源合理的分配，保证绝大多数社会群体的利益，不因财富和权利或知识的多寡而有所倾向。医疗资源的公正分配包括形式公正和实质公正。形式公正是指不同患者给予相同对待，登记在器官分配组织登记表内的每个人都可能成为器官移植受分配者，不分民族、种族、性别、年龄、财富、地位、文化、职业，一律平等，获得器官的机会是均等的。实质公正的理想化状态是指因病情所需随时得到最理想的器官，其结果是公平的。平等存在横向平等与纵向的平等。横向平等是指在同样疾病条件下，无论患者位于何处，年龄、性别、经济状况如何，每个患者对卫生服务的可及性相同，以及占有卫生资源数量相同。纵向平等，按照世界银行的解释，就是"有同样需要的人可以得到同样的医疗。在筹资上则要根据各人的支付能力"。为使器官移植技术成果更多惠及患者，一是加大对器官移植资源投入，包括资金投入与政策投入；二是注重器官资源分配的取向，真正为每个器官找到最合适的患者；三是适度采用"社会标准"。社会价值是一种"公众效用"，社会标准是在器官移植有适应证无禁忌证的患者群中将社会价值作为参考因素的选择标准，在一定程度上反映了效用所追求的"最大的善"。社会标准主要体现的应是照顾对社会有贡献的，照顾弱者（儿童、母亲），尊重英雄，同情弱者，这也是一种公平观。⑤忠诚患者原则。此原则要求人体器官的分配和使用必须从患者根本利益和长远利于出发，自觉维护患者权益，保持对患者的最大关爱。器官移植是一门快速发展中的科技含量高、风险大的实用技术，每例移植不仅涉及医师功利荣辱，更关于患者身家性命。所以，从移植技术开始应用于临床，伦理学家和移植学家就有一个共识：关心患者第一，发展医学技术第二，这一原则也就成为器官移植医师的行动指南。一方面，不断扩大移植适应证范围，力争造福更多患者；另一方面通过创新、改良移植新技术、新方法，千方百计增加可用供者，多做手术，降低等候移植患者死亡率。医师在作价值判断时唯一需要信守的就是对患者忠诚的原则，排除一切可能的干扰，包括来自上司的、金钱的、亲情的干扰。⑥伦理审查原则。该原则指器官移植每例手术都必须接受伦理委员会的审查，审查通过后方能进行临床移植，既是一个程序性的原则，又是伦理监督的重要形式。伦理审查由移植单位设置的人体器官移植技术临床应用与伦理委员会按照《人体器官移植条例》要求独立进行，伦理审查的主要事项包括：人体器官捐献人的捐献意愿是否真实；有无买卖或变相买卖人体器官的情形；人体器官的配型和接收人的适应证是否符合伦理原则和人体器官技术管理规范。审查申请由移植中心或小组以书面形式报人体器官移植技术临床应用伦理委员会，委员会按规定程序审查、票决。如不能通过，由移植小组通知受者或家属，并告之原因。伦理审查是移植手术前的重要决策性把关，是第三方监督原则的体现，对保证器官分配的公平、公正至关重要。

（马先松）

réntǐ qìguān shìchǎng

人体器官市场 （commerical market for human organ）

通过商品交换的方式获得器官移植所需求的器官。人体器官市场视人体器官为一般商品，严重伤害了人类的尊严，且可衍生其他诸多不良后果，WHO 明确反对，绝大多数国家立法禁止，包括器官移植专家在内的多数社会民众齐声谴责。但由于人体器官市场在移植器官紧缺的情况下提供了器官来源的另一渠道，因而人体器官市场在不少国家实际存在，因而引发了伦理争议。

概述 人体器官交易现象大约出现在 20 世纪 90 年代，买卖的器官一般只是肾这种人体的双器官，供者的唯一目的是金钱，在印度、中东和菲律宾等地少量存在，美国也有血液和精子市场，允许血液和精子出售。进入 21 世纪，由于器官移植数量快速增长，使用人体细胞、组织和器官进行移植的需求也在大幅度提高，造成人体材料持续短缺，特别是器官短缺，全球器官移植量仅满足估计需求数量的 10%，几乎没有国家在细胞、组织和器官的供给能够自给自足，一直在寻找提高人体材料捐献的新途径，但收效甚微。器官供应奇缺刺激了器官交易的产生，逐步形成了器官供者、器官受者、买卖中介的交易链，器官市场在客观上实际已经形成。器官市场有如下几种情况。①没有管理和约束的器官自由交易市场。一些国家或地区对人体器官买卖放任自流，器官交易处于无序状态，个人或死后由近亲将器官出卖给出价最高者。印度是世界上人体器官买卖最为活跃的国家之一，每年的交易额都在 2000 万美元左右。从 20 世纪 80 年代开始，印度的孟买、新德里等地就都开设了人体器官交易市场，每天都有很多穷人来这里出卖自己的器官，而交易的价格也五花八门。来这里买器官的多是有钱的阿拉伯人，买一个肾脏每次需向诊所或医院支付 200 美元。可悲的是，在手术后，这些出卖自己器官的穷人往往得不到应有的营养和休息，丧失了劳动能力，甚至还有人为之丧命。巴基斯坦有至少 20 家肾移植诊所，大约 10% 的患者来自中东和欧洲。巴基斯坦农民为生活压力所逼，被迫卖肾为生，当地媒体形容整个国家就像个"肾脏集市"。卖肾者一般可得 2500 美元，但有时所得还不到这价钱的一半，而接受移植者要付 6000～12 000 美元，大多落到中介手中。伴随器官市场的兴起，贩卖和走私人体器官的国际化趋势日益加剧，在印度、土耳其、中欧和东欧地区，人体器官交易黑市获得的人的心、肝、脾、肺、肾、角膜、骨骼、肌肉和皮肤等器官，经过冷藏处理后被空运到美国、加拿大和一些欧洲富裕国家进行地下交易。在拉美、南亚、东欧和亚洲的一些贫困地区，妇女正在成为人体器官走私的牺牲品，一些国际人口贩子往往利用提供合法工作机会的手段诱使妇女到海外，强迫、引诱她们妊娠，强行引产，送到器官市场上拍卖。②政府控制下的有限市场。伊朗于 1988 年开始准许有偿器官移植，所有的肾脏移植手术均由各个大学附属医院进行，移植费用均由政府承担。接收移植者须先在有血缘关系的亲属中寻找供者，如无合适捐献者，将被转入透析与移植患者联合会成为等待移植者，该联合会为患者联系匹配的器官提供者。移植手术后，器官提供者可以通过两种方式获得一定的补偿。首先，由伊朗政府对器官捐赠者予以约相当于 1200 美元的补偿和一定限额的健康保险（通常为 1 年），该保险涵盖 1 年内的与手术相关的病症。其次，器官接受者给捐献者的补偿（如果接受者一贫如洗，特定的慈善组织可以给予器官提供者以补偿），补偿数目一般在 2300～4500 美元之间。而接受者给予提供者的补偿由透析与移植患者联合会（The Dialysis and Transplant Patients Association, DATPA）安排，受者、供者（或家属）之间不得直接交易。这种模式使伊朗成为唯一无肾移植等待国家。③政府默许下的器官商业交易。近年来，"人体器官库"和"细胞库"在美国迅速发展起来。这些"器官库"把脑死亡者和心脏骤停者捐献的心脏瓣膜、皮肤、血管和肝脏的细胞等收集起来，有偿提供给需要进行器官移植者或新药开发商。从事此项销售业务的，有包括红十字会、"全美人体器官库协会"的70家企业、从事细胞和遗传基因商品化的企业在内的超过数百家。华盛顿的一位律师曾估计："包括生殖器官买卖等商业在内，美国人体器官市场的规模已经超过了100亿美元。"④非法的器官交易黑市。一些国家政府明令禁止器官交易，但实际存在地下器官交易黑市。2005年WHO的一项调查说，世界各地在当时实施肾脏移植的手术中，10%的肾脏来自非法市场。即使一些对器官市场实行严厉管制的国家，器官的非法交易也或明或暗地存在。来自中国公安部网站的消息：2012年，在公安部统一协调指挥下，北京、河北、安徽、山东、河南、陕西等18个省市公安机关曾开展集中行动，一度打掉了组织出卖人体器官的"黑中介"团伙28个，抓获犯罪嫌疑人137名，但器官市场屡禁不绝。

伦理争议 器官市场虽然受到WHO、大多数国家及社会的抵制，但为器官市场辩护的声音仍不绝于耳。原因是：①器官市场事实上已经存在，与其隐蔽地存在，不如让其从阴暗处的交易转为阳光下的交易，避免地下交易给受、供双方带来更大损失。接受器官市场这一事实并加以调控比强行禁止更为明智。②器官市场是解决器官来源问题的一个有效途径。单靠捐献，满足不了器官的需求，等待移植的名单仍在无限加长。有的经济学家建议人体器官交易合法化，经济利益的刺激将有更多的人愿意出卖自己的器官，从而救活许多生命，同时自愿出卖器官的人也获得了应有的合法收入。③允许器官买卖可以得到法理支持。在法理上，个人有不被任何他人和政府无论基于任何理由侵犯的完全属于个人本身的利益。这些利益包括个人的肉体生命、个人的体力与智力、个人的精神（内心的、心灵的）世界、个人对自己本身（自己的生命、能力、欲望、信仰等）的支配等，任何人或者组织都不可以把别人当成商品出卖。但作为具有自主权的个人，却可以拿属于自己本身的权益（如自己的血液、器官等）去交换自己没有的东西。

反对人体器官市场化的观点与此针锋相对：①将人体器官作为商品进行交易是对人性的践踏。人的身体不是一般的物，它是生命、思想、情感和各种社会因素、人格因素的凝结。器官买卖将人身体的肾、肝、脾、肺等定价出售，必然导致将人视为商品而被定价、出售，必然导致人们长期努力确立的生命无价的神圣观念受到严重的挑战和冲击，更是对人类尊严的亵渎。②器官商品化必然导致富人对穷人的剥削。器官的市场运作，器官不仅是商品，而且是极其昂贵的商品。这种商品多数人无力购买，只有少数富人与权贵才买得起、用得起，穷

人只有作为"货源"供富人"选购"，器官买卖在很大程度上使器官移植技术服务于少数有钱人，变成富人享用的专利，导致了对穷人身体资源的掠夺。③器官商品化，必然助长社会犯罪的滋生。允许器官买卖，会给一些丧失理智的不法之徒杀人盗尸、掠取器官、拐卖妇女儿童等犯罪留下空间和空隙。虽然在禁止器官买卖的背景下也有上述犯罪，但毕竟交易属非法，见不得阳光，如果器官交易合法化，器官交易的暴利，必然促使种种图谋器官的罪行蔓延，迅速遍及全球，后患无穷。④器官商业化难以保证器官移植的质量。由于高额利润的诱惑，一些并不具备技术条件的医院纷纷加入移植队伍中来；有的为了获得供者，放弃对患者的救治；同样是有利可图，供者、中间人甚至医师，有意掩盖病史，致使某些疾病传染给受者。印度的一个医学专家小组调查了在孟买购买130个活人肾脏做移植手术的人，结果有25人术后很快死亡，另4人染上了艾滋病，而出卖器官的大部分人依然贫困。⑤器官商品化极易加重对活体供者的伤害，甚至可能危及生命。器官经销商为了图谋暴利，常不顾活体供者的身体条件，欺蒙拐骗，诱惑供者上钩，器官摘取后不提供应有照顾，有的还克扣费用。器官移植相当于牺牲一个人的高质量正常生活，换取两个人的低质量生活。一旦移植手术不成功，受者和供者所面临的风险和伤害将加倍。

主流观点 尽管在器官市场化的问题上存在两种完全不同的意见，但各国政府和主流认识仍担心器官买卖带来的种种严重后果，故仍明确地反对器官买卖，

并采取许多政策措施取缔器官市场，同时实施其他办法完善器官捐献制度。①通过立法等手段，严格禁止器官买卖，取缔器官市场。1982年智利颁布的关于使用人体器官的法律也明确规定捐献器官应是免费的；美国、加拿大、法国、中国、印度等国的法律也都规定禁止买卖人体组织和器官。②将器官买卖定罪。法国1994年刑法规定了买卖人体器官罪、强迫摘取人体器官罪、医疗机构非法开展人体器官移植罪和走私人体器官罪，均属于人体器官移植方面的犯罪。该法规定，付款人从人身上取得器官之行为，无论形式如何，处7年监禁并处100 000欧元罚金；充当中介，为付款取得人之器官提供方便条件或者有偿转让他人人体器官的，处相同之刑罚。美国器官移植法案中规定，任何人为了获取可观的报酬蓄意获得人体器官，接受人体器官或者转移人体器官用于器官移植，都是违法的。违反此规定的，将处以50 000美元以下的罚款或者5年以下的监禁，或者同时处以监禁和罚款。俄罗斯、英国、意大利均有类似法律条款。中国澳门特别行政区对有关器官移植犯罪行为规定得相当具体，并具有较强的可操作性。中国2011年5月1日生效的《刑法修正案（八）》增设组织他人出卖人体器官罪。③完善器官捐献制度，开辟器官来源。器官市场的根源在于器官的缺乏。满足器官的需求，减少器官来源的奇缺，是压缩、取缔器官市场，最终杜绝器官市场最有力的保障。为此，各国政府纷纷采取措施，完善器官捐赠及其他筹集器官制度，并且收到越来越好的效果。④区分器官捐赠有偿补助与器官商品化，

允许器官有偿补助。器官"有偿"捐献与器官商品化是根本不同的。有偿捐赠是利他主义的，器官商品化的目的是金钱，是利己主义的；器官受捐者给予捐赠者补偿的方式是多样的，器官交易是纯货币交易；有偿捐赠主要作为一种精神抚慰与社会鼓励手段，是有限的，不是"按价补偿"或等额"对价补偿"，器官的商业化收集所遵循的是"等价交换"；补偿的承担者或支付者是多元的，可以是器官受捐者即器官移植组织和医疗机构，也可以是政府，器官交易支付方仅是器官受益人；有偿补助是事后行为，属人道施救完成后给予施救者的一种感谢、奖赏、激励。交易往往发生在事前，"一手交钱，一手交货"。器官的有偿捐赠，有助于抑制器官市场的泛滥和影响。

WHO和器官移植的国际组织对器官市场持坚定的反对态度，也是抵制器官市场的重要力量。1987年世界卫生大会WHA40.13号决议首次表达了对人体器官商业交易的关注，两年以后，世界卫生大会WHA42.5号决议呼吁所有会员国采取适当措施，防止移植用器官的买卖。1991年，第四十四届世界卫生大会在其WHA44.25号决议中，批准了WHO人器官移植指导原则。2009年5月，WHO执委会讨论了人体细胞组织和器官移植问题，形成了《世界卫生组织人体细胞、组织和器官移植指导原则（草案）》。2010年3月25日第六十三届世界卫生大会批准了这份文件，强调必须致力于人类尊严和团结的原则，谴责购买人体器官用于移植和剥削最贫穷与最脆弱的人群以及由此产生的人口贩卖；决心防止因追求包括器官贩卖和

器官移植旅游在内的涉及人体器官交易的经济收益或类似好处造成的伤害，其中原则5规定："细胞、组织和器官应仅可自由捐献，不得伴有任何金钱支付或其他货币价值的报酬。购买或提出购买供移植的细胞、组织或器官，或者由活人或死者近亲出售，都应予以禁止。"以器官移植专家为主体的国际移植学会也十分关注全球范围内的器官买卖问题，该组织规定：职业医师加入移植学会，必须签署接受某些伦理标准的声明，其中特别强调"器官和组织应无偿提供，而不涉及商业利益"，预备会员国必须同意学会的建议"所有国家立法禁止一切组织和器官的商业交易行为。"国际移植学会伦理委员会在1986年指出："移植外科医师或小组不应直接或间接地参与器官/组织买卖的行为，或参与任何以个人或与其相关的医院、机构的商业营利为目的的器官移植活动。"针对日益严重的"移植旅游"和"器官贩运"现象，移植学会和国际肾脏学会于2008年在土耳其伊斯坦布尔共同组织召开了一次会议，来自全世界科学和医学团体、政府官员、社会科学家和伦理学家的150多名代表在会议上发表宣言，指出移植旅游和器官贩运"违反公平、正义和维护人类尊严的原则，应当予以禁止"。这一行动得到联合国的支持，2010年10月18~22日在维也纳召开《联合国打击跨国有组织犯罪公约》缔约方会议第五次会议，制定的《联合国打击跨国有组织犯罪公约关于预防、禁止和惩治贩运人口特别是妇女和儿童行为的补充议定书》，将"器官贩运""移植旅游"作为"非法买卖器官"的新形式犯罪。在各方同努力下，器

官市场将会逐步缩小，并最终得到扼住。

（马先松）

qìguān juānzèng yǔ yízhífǎ

器官捐赠与移植法（organ donation and transplant law）

以法律形式妥善而有效化解人体器官捐赠与移植伦理难题的国家法律规制。器官捐献与移植涉及供者、受者、双方亲属及社会等多种伦理观念、利益的交叉和冲突，只有赋予严格的法律保障，才能使器官移植技术得到健康的发展。现代器官移植法规以现代的伦理观念为支撑，法规产生与实施后又会对伦理观念与意识产生引导作用，从而为器官移植开辟更广阔的前景。

随着器官移植技术日臻成熟，世界各国陆续将人体器官捐献和移植纳入法制轨道，并且经历了一个从地区分别立法到国家统一立法、从单一器官立法到人体器官立法逐步完善的过程，最后形成人体器官捐赠与移植的统一立法。美国迄今是器官移植法规最完备的国家，20世纪五六十年代，美国一些州制定《眼球提供法》，为眼角膜移植提供法律依据，3/4的州制定了遗体脏器提供法，但由于各州之间立法分歧而无法达成一致。1968年美国国家委员会在统一州法律中通过了特别委员会《统一组织捐献法》，亦称《人体器官捐献法》，对以移植为目的的器官和组织捐献进行了法律规范，至1974年，该法已经被美国所有的州所采纳。1978年美国通过《统一脑死亡法》，对传统的死亡定义进行了扩大解释，首次以法律形式确立脑死亡即死亡。1984年美国制定了《全国器官移植法案》，明文禁止器官和组织买卖；建立器官获取和移植网络（Organ Procurement Transplant Network，OPTN）。大部分欧洲国家吸收美国经验，一开始就着手国家统一立法，由国家立法机构制定的器官移植专门法。1947年丹麦率先制定了《人体组织摘取法》，法国则于1976年制定了《器官摘取法》，1973年挪威也制定了《器官移植法》。1975年，原民主德国颁布了《器官移植法》，1997年联邦德国制定了新的《（器官）移植法》。西班牙的器官移植工作始于1965年，1979年通过了器官移植法，1989年西班牙卫生部成立了"统一器官移植组织"。英国于1989年颁布了《人体器官移植法案》，主要就器官移植商业化的限制和非亲属间的器官捐献做了规定。日本则走了一条从单一器官立法到人体器官捐献和移植统一立法的道路。1968年日本制定《眼角膜移植法》，1979年日本制定《眼角膜肾脏移植法》，实现了由小器官移植向大器官移植立法的过渡。单一立法模式为一种循序渐进的方法，它适应了人们文化传统变化过程，但终极目标仍然要实现器官捐赠与移植的统一立法。1997年10月，日本废除《眼角膜肾脏移植法》，开始实施《器官移植法》。

中国台湾地区于1982年7月12日公布施行《眼角膜移植条例》，后于1987年6月19日公布施行《人体器官移植条例》，同时废止《眼角膜移植条例》，在较短的时间内完成了从单一器官立法向统一立法的飞跃。2000年以来，中国大陆有关遗体捐献的地方性法律文件陆续出台：上海市人大常委会审议通过了于2001年3月1日施行的《上海市遗体捐献条例》，这是中国大陆第一部关于遗体捐献的法规；贵阳市人大常委会审议通过了2002年7月1日实施的《贵阳市捐献遗体和角膜办法》；深圳市人大常委于2003年10月通过执行《深圳经济特区人体器官捐献移植条例》，是中国大陆地区第一部全面规定人体器官移植和遗体捐献的地方法规，对全国性的立法具有重要探索意义。2007年5月1日，中国《人体器官移植条例》（以下简称《条例》）出台，这是继2006年《人体器官移植技术临床应用管理暂行规定》的颁布后中国在器官移植领域颁布的国家性质的法律。该《条例》就人体器官捐献、移植和法律责任作出了规定，实为人体器官捐赠与移植的统一立法。《条例》遵循了世界公认的医学伦理准则和WHO关于人体器官移植的指导原则，借鉴了国外相关立法经验，与国际通行做法保持一致。《条例》对于规范人体器官移植管理，保障医疗质量和医疗安全，维护器官捐献人、接受人的合法权益，具有重要意义。

道德与法律有严格的界限，但持续的道德呼唤可以促进法律的生成，而法律对道德的回应将大大强化道德的权威。作为一种特殊的外科技术，人体器官移植技术从其诞生之日起就充满着医学伦理难题，人们从伦理方面对器官移植进行论证与评价，并确定其医学伦理原则；对人体器官移植的法律、制度与管理也必然要求体现着人们的医学伦理价值。伦理与法律的相互支持与关照在关乎人的生命与健康的器官移植技术的实用中尤为重要。器官移植法案（或《人体器官移植条例》）应充分体现国际通行的尊重、有利、不伤害和公正的医学伦理原则，并结合本国的文化传统予以规制。包括中国《条例》在内的器官捐赠与移植法规、法案较大程度体现和贯彻了以下伦理原则：①知情同意原则，又称为明示同意。对于活体器官捐献，需要本人了解器官摘取手术的过程、风险及可能的后果等信息后作出同意与否的意思表示。对于尸体器官，应当根据死者生前的捐献意愿进行。死者生前未明确表示捐献，也未明确表示拒绝捐献的，须征得死者近亲属的同意方能进行摘取。知情同意是衡量和判定人体器官采集行为合法性的首要价值尺度，体现了对器官捐献者的尊重和保护。对于器官捐献须经当事人同意，各国均无不同，但在法定方式上有差别，有些国家采用"选择进入"，有的采用"选择退出"。②优先考虑供者利益原则。该原则的含义是，在进行器官捐献与移植时，应当以供者（即器官的捐献者）的身体健康和生命安全为优先考虑的因素。这既是对供者自愿捐献自己身体器官所折射出来的对社会和人类的责任感和道德情操的肯定，也是平衡受者和供者之间在器官移植中的利益得失的需要。大部分国家的立法规定，活体器官的捐献只能以供者的生命和健康并不因此受到损伤为前提，中国《条例》第十九条规定，活体器官移植，必须"确认除摘取器官产生的直接后果外不会损害活体器官捐献人其他正常的生理功能"。如果捐献器官会给捐献者的健康带来严重的危险，则器官的捐献无论是法律还是道德规范都是被严格禁止的。③器官捐赠与收集无偿原则。人体器官有偿捐赠或收集，被伦理视为对人格的极大侮辱和道德的沦丧，也为世界绝大多数法律、法案明令禁止。但在

涉及器官捐献的激励问题时，却反映出伦理观与法律观点的分歧。伦理观认为，器官捐献是一种纯"利他型"行为，物质激励这个词可能会根本改变器官获取的性质，玷污这一高尚行为。尽管有些国家的法规运用"鼓励、提倡器官捐献"之类含糊表述避开敏感问题，但不少国家法律、法案明确将物质激励与补偿写入条款。例如，美国已经通过了一些法案，允许对活体器官捐献者实行一些新的物质激励措施，其中包括纳税上的减免，以及进行器官捐赠时到受者所在地进行器官摘取时差旅费和住宿费的种种优惠措施。很多学者认为，这种激励措施值得研究，因为利他型器官捐献属于道德范畴，法律是最低标准的道德规范，但是将法律道德化，无疑在很大程度上提升了法律对公民的义务要求，这样规定的后果，不仅不会增加器官的捐献，还会使得器官捐献与移植所产生的社会问题无法得以解决。④禁止器官交易原则。禁止人体器官买卖是国际共同遵循的规则。供者器官短缺已经成为世界性的问题，人体器官的供需矛盾导致国际器官黑市交易的增长。有鉴于此，为了遏制器官交易的犯罪行为，世界上绝大多数国家和地区在法律上明文禁止任何形式的人体器官和组织的交易。世界医学组织多次对器官交易进行谴责，指出：这种交易"违背了最基本的人类价值观，是对《世界人权宣言》和 WHO 宪章精神的践踏和侵犯"。中国《条例》坚决而具体地贯彻了禁止器官交易的原则，关于禁止人体器官商业交易方面的规定比其他国家和地区的条例更为具体和详细，更具可操作性。⑤器官分配的公开与公正

原则。移植人体器官实行公正、公平的原则，无论作为伦理规范还是法律条款都是无疑义的，且具有高度一致性，在法律实践中如何贯彻这一原则必须有相应的措施与办法。在各国器官移植的立法中，多数都规定由某一个专门机构或者成立一个专门机构负责构建统一器官捐献登记网络、资料库和分配系统，并且这些信息都是公开的。例如，美国 OPTN 就负责全美器官捐献与移植信息的采集、管理及器官的配型。英国公民中所有需要器官移植手术的患者都在英国国家器官移植资料库中进行登记，器官分配的原则由医学专家和卫生部门以及专家小组来共同确定，不同类型的器官应适用不同的器官分配原则，英国器官移植中心负责对器官分配进行全程监控。2010 年 11 月中国制定《中国人体器官分配与共享基本原则和肝脏与肾脏移植核心政策》，并于 2011 年 4 月正式启动了公平、公正、公开的全国器官分配与共享体系，标志人体器官捐献和分配网络体系建设迈出了实质性步伐。

（马先松）

qìguān zīyuán gòngxiǎng wǎngluò

器官资源共享网络 （ network for organ sharing） 为提高人类器官捐献、摘取、使用和移植效率，协调供者器官配型、分配、政策制定、公众教育，以及器官移植供者和受者数据收集、核实及维护设置的网络。是私立的非营利性机构。目前美国已经建立，总部设在美国东岸弗吉尼亚州（Virginia）首府里士满（Richmond）。这一系统对全球具有借鉴意义，世界许多开展器官移植的国家和地区纷纷效仿，建立符合本国实际的人体器官资源共享

系统。

概述 20 世纪 60 年代中期，人们逐渐认识到，移植遗传上相匹配的尸源性肾脏可提高移植存活率，亦可减少可用器官的丢弃与浪费。美国几家移植中心开始共享供肾，最初有 7 家移植中心参与，成功实现了异地取肾、运输及移植。东南地区 15 州 8 家医院还建立了计算机网路共享肾脏配型数据库。由于需求数量越来越大，范围越来越广，1977 年覆盖全美的器官资源共享网络（United Network for Organ Sharing，UNOS）成立，主要目的是运用计算机管理全国范围内的肾脏配型，国内任何器官移植部门都可以运用其计算机登记系统。20 世纪 70 年代末，除肾脏外，系统扩大到包括肝脏等其他器官。1982 年 UNOS 已发展成为全国性的分享网络。UNOS 创立了肾脏中心，24 小时工作，运用计算机系统寻找合适的供者，负责肾脏保存与运输，并及时更新登记系统。1984 年，美国通过了《国家器官移植法案》，并根据该法成立了"国家器官获取和移植网络"（Organ Procurement Transplant Network，OPTN）。法律规定，OPTN 是唯一能够与所有器官捐献和移植系统中的专业人员相联系的公开而独立的合作组织，其职能是使美国的器官移植系统更加合理高效的运行。OPTN 在卫生部的授权监督下由一家私人的、非营利组织来运行，颁布相关政策，开发检索查询系统，在全国范围内分配可用的器官。1984 年起，肾脏中心更名为器官中心，UNOS 组建成一个私立的非营利机构。1986 年，UNOS 从联邦政府获得了组建并掌管 OPTN 的合同。

使命和目标 UNOS 的使命是增加美国境内器官的捐赠、取得，以增进人类器官移植。UNOS 建立了一套人类器官移植的质量标准，虽然没有自己签约医师，但要求各参与医院皆须由受过合格训练的内科和外科医师来进行器官移植的工作，若这些医院未能依照此规范，则不能取得来自 UNOS 系统的捐赠器官。UNOS 对于器官移植的检验室也有类似要求，以保证检验资料的可信度。移植单位、器官获取组织及器官移植检验室需加入 UNOS 成为会员，以确保高效率的移植。"分享生命、分享决定"是 UNOS 为提升器官捐赠率而设计的宣传口号，有助于强化人们互爱互助的道德观念。UNOS 器官分配的目标：一是增加可移植器官的获得，包括促进对捐赠的同意、提高器官获得的效率、减少器官的抛弃、提升器官分配的效率；二是增加患者及移植器官的存活率；三是减少在等候时间上的差异；四是减少在等候移植时的死亡；五是对于有生物和医疗上的不利条件的患者增加移植的机会；六是降低因地区不便的影响；七是提高对移植的了解；八是降低移植的总费用；九是为移植单位提供决策参考；十是提供诚信服务及公共信托的评估。

结构和运作 UNOS 由董事会运作管理，成员 40 人，分别由医疗专业、律师、伦理学、神学、财务、患者家属及政府人员等各界组成。董事会下设数个常务委员会，负责研究并解决 OPTN 运作相关重大问题。全美 UNOS 分为 11 个地理区，以有利于缩短摘取器官保存时间，提高移植器官功能，节省运送成本。每区由 UNOS 一位行政人员负责事务性协调；每区选一名顾问加入 UNOS 董事会，数位代表分别加入 UNOS 的各种委员会，参与制定政策，但政策内容必须经卫生部审核通过后纳入联邦法律后方可强制实行。UNOS 经过 20 多年的发展，现有移植医院 249 家，各类移植中心共计 1139 家，商业合作组织 2 家，器官获取组织 58 家，组织配型实验室 155 家，公共组织 8 家，医学科研中心 17 家，其他组织 10 家。总部共有 300 多名员工的庞大体系。

器官分配政策 UNOS 尽可能设计一个科学、公平、客观的器官分配系统。UNOS 成员通过一系列地方会议提出草案，国家委员会反复审核，公众评议后，最终由 UNOS 成员、健康护理专家、患者和公众人员组成的委员会投票确定器官分配政策。健康与人类服务部秘书对政策进行评议，并负责该政策的实施。国家器官移植系统以医学和科学的标准来管理器官分配。政策绝不受政治因素的影响，也无人种、族群、性别、社会地位、同性恋及经济因素考虑，不容许徇私。该机构的器官分配政策也一直在社会大众持续监督之下进行。

器官分配系统 UNOS 规定，每个器官系统都有专门的科学评估方法，并随时删除不适合移植的受者。根据受者的疾病急重程度，血型，组织配型，供、受者所在地区和年龄，建立一套评分系统，器官分配给评分最高的受者。移植外科医师根据受者当时的状况以及供者情况，决定是否接受这个器官并行移植术。如肾脏分配系统以当地区州内使用为第一考虑，然后是附近大区，再才是全国的患者。肾脏的移植原则是生命的加强，依照等待时间长短、人类白细胞抗原（human leukocyte antigen，HLA）符合程度及抗体强弱比率来决定受者。如儿童肾衰竭会影响其生长发育，他们可得较多分数。往往器官受者的最后决定权仍在于移植医师，医师必须诚实公正地作出医疗判断。肝脏分配系统除就近原则外，受赠者的筛选会因其医疗紧急程度而有所差异，因为肝脏移植的原则是保住性命。为了公平地分配肝脏，美国建立了终末期肝病模型（model for end-stage liver disease，MELD），以评分来评价危重程度，可以准确预测终末期肝病患者的近期死亡率。MELD评分越高，患者近期死亡可能性越大，则可优先得到供肝。此系统体现了公平、透明、客观和重症优先的原则，自2002年使用以来，极大降低了患者等待供肝期的死亡率。胰脏的移植系统大致同肾脏；心脏的移植系统大致同肝脏。

美国的UNOS是世界上最复杂且有效率的器官分享网络之一。器官来源于各州器官捐献者资料库（通常是当地的交通管理部门），截至2009年，全美共有863万人登记加入器官捐献者资料库，成为世界上最发达的器官移植国家之一。2009年登记捐献者数量比2007年提高了24.4%，占全美总人口的37.1%。在过去的3年里，这些登记者促成了8.2万例器官捐献，12万例角膜移植和上百万的人体组织移植。2009年，28%的器官捐献者，30%的组织捐献者和38%的眼角膜捐献者都来自这些登记者。

美国UNOS的器官分配的原则和方法，如有关器官保存及效果、紧急程度结合地域考虑、少数人的权利等议题也引起了广泛讨论。有的人提出，器官的分配决定不可能只有单一因素，如何达成、目标有好的结果才是最佳决定，否则分配原则可能与现实发生冲突。例如，UNOS一个重要的分配原则是依据医疗标准分配器官，对医疗的实际效益及正义未给予公平考虑。器官分配是以本地→区域→全国来排序的，最紧急的患者在当地可优先，但供者器官若不是出现在紧急患者地区，这个器官就可能给了病情并不紧急的患者。但总的来看，美国的器官分享系统运行有效，相对公平；器官分配标准简单、容易遵守、容易监测、也容易贯彻。

（马先松）

fǔzhù shēngzhí jìshù lúnlǐ

辅助生殖技术伦理（ethics of assisted reproductive technology）用现代生物医学技术手段替代人类自然生殖过程治疗不孕症和严重遗传性疾病所应遵循的伦理准则。辅助生殖技术（assisted reproductive technology，ART）又称医学助孕，使不孕夫妇实现生育的目的。ART包括人工授精、体外受精-胚胎移植、卵胞质内单精子注射技术、胚胎/卵子冷冻技术、植入前遗传学诊断、胚胎辅助孵化技术、附睾或睾丸精子吸取技术、未成熟卵母细胞体外培养技术以及在此基础上衍生的卵细胞核移植技术、胚胎干细胞等各种新技术。ART及其衍生的一系列技术应用中均存在伦理问题。按照正确的伦理原则应用这些技术，有助于这些技术获得成功并得到社会的认可。

概述 ART源于英国科学家罗伯特·爱德华兹（Robert Edwards）的一项长达28年的科学试验。1976年，生活于英国西南部的布里斯托尔的莱斯利·布朗（Leslely Brown）因双侧输卵管堵塞和她的丈夫约翰·布朗（John Brown）结婚9年未有孩子，向产科医师帕特里克·斯蒂普托（Patrick Steptoe）求助。斯特普托于1966年开始与爱德华兹一起从事体外受精的研究。1977年11月10日，在奥尔德姆医院，斯特普托用腹腔镜从莱斯利的卵巢中取出一个成熟的卵子交给剑桥大学实验的爱德华兹，爱德华兹将这枚卵子与布朗的精子进行体外受精，在确定受精成功后，将受精卵置于保护液中，5天后受精卵分裂成64个细胞，随后他们将之植入莱斯利的子宫，并顺利妊娠。但临近预产期时，莱斯利患妊娠高血压综合征，经行剖宫产，1978年7月25日晚，世界上第一个试管婴儿，女孩路易丝·布朗（Louise Brown）诞生了。从那时以来，尽管经过多重曲折和伦理争论，ART已为世人接受，为人类带来了福音。借助不断发展的分子生物学技术，生殖工程技术迅速进展，试管婴儿技术日趋成熟，同时也衍生出许多新技术。目前，在全球新出生人口中，2%～3%采用了ART。2013年10月国际生育力学会联合会与美国生殖医学学会在波士顿举办的会议上，国际辅助生育技术监控委员会发表的报告称，全世界已有500万试管婴儿。这是一项伟大的医学成就。

中国大陆首例试管婴儿于1988年诞生至今，ART发展迅速，体外受精-胚胎移植及衍生技术日趋成熟，特别是近10年来，生殖医学中心已发展至200余家，体外受精-胚胎移植及衍生技术日趋成熟。近些年在中国每年进行的试管婴儿周期约10万个，平均临床妊娠率为40%～50%，标志着中国ART已达国际先进水平。

伦理争议 随着世界上第一例试管婴儿诞生，开创了 ART 人类的新纪元，但因 ART 的实施使孕育婴儿与性和婚姻分离，改变了其自然过程，随之也引发了"激烈的伦理争议"。当时的报纸惊呼：人们又一次"打开了潘多拉的盒子""违反了伦理道德"。人类的繁衍是上帝控制的，怎可由人来操纵？许多宗教领袖甚至科学家都站到反对的阵营，要求立即停止这种"扮演上帝"的做法。伴随着这种该不该进行 ART 的伦理争议，经过 30 年的探索研究，ART 已经成为常规的诊疗技术，并逐渐被人们所接受，伦理争议中的某些问题也逐渐得到解决，但随着技术的广泛应用，又产生一些新的伦理争议。目前 ART 的伦理争议主要集中如下几方面：①通过 ART 出生的婴儿是否发育正常、有无出生缺陷增加、有无功能缺陷及发育滞后、对子代成年以后的体格、生理、行为、认知及生育能力有无影响？ART 是在特殊内分泌环境下采集卵子，这种高雌激素状态是否会影响受精、着床与胚胎发育？理论上可以用植入前遗传学诊断剔除有遗传缺陷的胚胎，但遗传性疾病种类繁多，如何确定最合适的植入前遗传学诊断筛选指标？不同人群的筛选指标是否应当有所区别？植入前遗传学诊断也可用于选择后代的性别，虽然多数人能够接受植入前遗传学诊断作为避免严重性连锁遗传性疾病传给后代的手段，但若仅用于性别选择将会造成性别比例失衡的严重社会影响，这又该如何避免与制约？②ART 的出现使性与生殖分离，这是对传统的家庭与亲子关系的重大挑战。若在 ART 中还存在第三方介入（如赠卵、赠精、代孕等），则使这种关系更为错综复杂，并衍生一系列社会问题；应该如何处理精子、卵子捐赠者、子宫代孕者、孩子抚养人等"生物学父母"和"法律父母"的权利与义务？如何确定孩子未来的家庭关系、血缘关系和继承权问题？由此还会带来高龄生育、近亲和同性家庭生育等更为棘手的问题，应当采取哪些措施减少各种可能出现的负面影响？应当如何制定适合中国当前实情的 ART 伦理规范？③出生子代与捐献者是否需要保持保密或互盲？对捐精或捐卵所出生子代，在成年后是否有知情权或不育夫妇是否有义务告知子代实情。有的国家，如澳大利亚规定，由捐精所生子代 18 岁时，有权知道自己的生物学父亲。中华人民共和国卫生部 2001 年颁布的《实施辅助生殖技术的伦理原则》第三条规定实施"互盲和保密原则"，"凡是利用捐赠精子、卵子、胚胎实施的辅助生殖技术，捐赠者与受方夫妇、出生后的后代须保持互盲；参与操作的医务人员与捐赠者也须保持互盲。医疗机构和医务人员须对捐赠者和受者的有关信息保密。"但某些捐精者试图了解谁将是受赠者，而 ART 的受赠者夫妻，也很想了解捐献者的更多信息的情况，这使我们不得不反思，在保护受者利益的同时，是否也应考虑未来子代的健康权益？许多疾病与遗传相关，当一个捐精或捐卵所生子代患病尤其患遗传性疾病时，来自父亲或母亲的疾病史将非常有价值，是否应该允许查询其生物学父母的信息？精子库隐匿了供者个人信息的情况，是否妨碍从提供供者家系情况寻找遗传性疾病的来源？受者夫妇是否有权告知后代的供精供卵来源的？都是存有争议的问题。④人的生命究竟始于何时？是始于受精、还是着床、抑或只有出生以后才算生命的开始？如何界定受精卵与早期胚胎的地位？那些没有被采用的配子与胚胎该如何处理？是否同意将这些胚胎进行科学研究？是否可以将这些胚胎捐赠给其他的不孕夫妇？是否可以将胚胎冷冻保存以备将来所用？是否可以销毁这些胚胎？而又由谁作决定？是卵子和精子的提供者？还是医学专家或是政策制定者？若用这些胚胎进行科学研究后取得了科研成果，谁应当是知识产权的拥有者？⑤剩余胚胎的命运引发伦理争论：1996 年英国的一个法律要求损毁掉 3300 个已存 5 年的胚胎，引起了群众的游行示威。媒体也称此举是对出生前胎儿的大屠杀。在美国每年也有几万个胚胎冷冻于生殖中心，如何处理剩余胚胎也成为伦理研究的难题。冷冻胚胎的处理是否要有配子和胚胎的提供者的同意？在未征得其知情同意情况下是否不得进行任何处理？但在实际工作中，有少数提供者没有续交胚胎冷冻费，没有签署《胚胎冷冻处理知情同意书》，或者有意隐匿居住地和电话号码而长期失去了联系，中心只能无限期、无偿地冷冻这些胚胎。如何处理这些冷冻在实验室液氮中的胚胎已成为棘手的问题，目前，此现象普遍存在于各生殖医学中心，已经成为管理上的一大弊病。另外，夫妻离异或死亡后冻存胚胎该如何处置？所以剩余胚胎的命运引发的伦理争论将继续困扰人们。⑥卵胞浆内单精子注射技术的安全性：由于该技术的发展历经 20 年，临床应用前缺少足够的动物实验和临床资料验证；技术中采用非自然选择的精子，回避了在生理上或遗传上对异常精子的选择机制，异常的卵母细胞也可能受精，可将遗传缺陷传给下一代；此外，操作时对配子的损伤，例如，注射过程中将杂质注入卵子，破坏卵子结构，使胚胎存在种植前缺陷，从而是否会影响后代的生命质量？

随着 ART 发展的日趋完善，技术本身已超越了单纯治疗不孕、不育的范畴，进入了探究生命奥秘的新阶段。由 ART 催生的胚胎干细胞、再生医学学科的建立发展，人们对人类胚胎干细胞研究和治疗性克隆的关注，引发了对配子、胚胎和干细胞研究新的伦理争论。因此，研究人类 ART 及其衍生技术的伦理问题，提出其伦理调节原则，对于促进该技术的健康发展意义深远。

伦理管理　鉴于 ART 面临的诸多问题，许多国家纷纷采取了全国性的立法来管理 ART，其中包括英国的《1990 年的人类受精与胚胎学法案》，德国的《1990年的胚胎保护法案》和丹麦的《1997 年的人工授精法案》，在这些法规中，国家与国家之间存在很多不同，从伦理原则到各自适用政策的特性均存在着差异：例如，荷兰、印度等国允许代孕；在英国，从可能破坏生父的家庭生活以及引发财产纠纷的角度也予以禁止；瑞士、德国等国家也予以禁止；美国、丹麦等国允许单身妇女、同性恋者及任何年龄的妇女要求做人工授精、体外受精；中国卫生部于 2001 年 5 月颁布《人类辅助生殖技术管理办法》，就人工授精技术的范围、体外受精或胚胎移植及其衍生技术规范、技术实施人员行为准则，作出如下 15 条规定：①必须严格

遵守国家人口和计划生育法律法规。②必须严格遵守知情同意、知情选择的自愿原则。③必须尊重患者的隐私权。④禁止无医学指征的性别选择。⑤禁止实施代孕技术。⑥禁止实施胚胎赠送。⑦禁止实施以治疗不育为目的的人卵细胞浆移植及核移植技术。⑧禁止人类与异种配子的杂交；禁止人类体内移植异种配子、合子和胚胎；禁止异种体内移植人类配子、合子和胚胎。⑨禁止以生殖为目的对人类配子、合子和胚胎进行基因操作。⑩禁止实施近亲间的精子和卵子结合。⑪在同一治疗周期中，配子和合子必须来自同一男性和同一女性。⑫禁止在患者不知情和不自愿的情况下，将配子、合子、胚胎转送他人或进行科学研究。⑬禁止给不符合国家人口和计划生育法规和条例规定的夫妇和单身妇女实施 ART。⑭禁止开展人类嵌合体胚胎试验研究。⑮禁止克隆人。

关于 ART 应用的伦理管理，中国卫生部于 2001 年 5 月颁发《实施人类辅助生殖技术的伦理原则》，作了如下规定：①有利于患者的原则。医务人员有义务告诉患者目前可供选择的治疗手段、利弊及其所承担的风险，在患者充分知情的情况下，提出有医学指征的选择和最有利于患者的治疗方案；禁止以多胎和商业化供卵为目的的促排卵；不育夫妇对实施 ART 过程中获得的配子、胚胎拥有其选择处理方式的权利，技术服务机构必须对此有详细的记录，并获得夫、妇或双方的书面知情同意；患者的配子和胚胎在未征得其知情同意情况下，不得进行任何处理，更不得进行买卖。②知情同意的原则。医务人员对要求实施 ART 且符合适应证

的夫妇，须让其了解实施该技术的程序、成功的可能性及风险、接受随访的必要性等事宜，并签署知情同意书。医务人员对捐赠精子、卵子、胚胎者，须告知其有关权利和义务，包括捐赠是无偿的、健康检查的必要性以及不能追问受者与出生后代的信息等情况，并签署知情同意书。③保护后代的原则。捐赠精子、卵子、胚胎者对出生的后代既没有任何权利，也不承担任何义务。受方夫妇作为孩子的父母，承担孩子的抚养和教育。通过 ART 出生的孩子享有同正常出生的孩子同样的权利和义务。如父母要离婚，在裁定对孩子的监护权时，不受影响。不得实施代孕技术；一个供精者的精子最多只能供给五名妇女受孕。④互盲和保密原则。凡是利用精子、卵子、胚胎实施的 ART，捐赠者与受方夫妇、出生的后代须保持互盲。医疗机构和医务人员须对捐赠者和受者的有关信息保密。⑤社会公益的原则。医务人员不得对不符合国家人口和计划生育法规和条例规定的夫妇和单身妇女实施 ART；根据《母婴保健法》，不得实施非医学需要的性别选择。⑥严防商业化的原则。医疗机构和医务人员对要求实施人类 ART 的夫妇，要严格掌握适应证，不能受经济利益驱动而滥用人类 ART；供精、供卵、供胚胎应以捐赠助人为目的，禁止买卖。但是，可以给予捐赠者必要的误工、交通和医疗补助。⑦伦理监督的原则。为确保以上原则的实施，实施人类 ART 的机构应建立生殖医学伦理委员会，并接受其指导和监督；生殖医学伦理委员会应由医学伦理学、心理学、社会学、法学、生殖医学、护理学专家和群众代

表等组成，并依据上述原则开展工作。

人类 ART 带来的伦理与法律问题是多方面的、复杂的，有不少问题的争论还将在较长时期内持续下去。随着 ART 及其衍生技术的进一步发展，这些问题将会伴随技术本身的不断完善和相关的法律法规的健全逐步得到解决，ART 将会更加健康发展。

（卢光琇）

shìguǎn yīng'ér

试管婴儿 （test-tube baby）

经体外受精-胚胎移植技术产生的婴儿。精子与卵子的受精在试管中完成，故而得名。

概述 试管婴儿的研究有着漫长的历史。早在 20 世纪 40 年代，科学家就开始进行动物实验。1947 年，英国《自然》（Nature）杂志曾报道了将兔卵回收转移到别的兔体内借腹生下幼兔的实验；1959 年美籍华人生物学家张民觉把从兔子交配后回收的精子和卵子在体外受精结合，并将受精卵移植到别的兔子的输卵管内，借腹怀胎，生出正常的幼兔，这一实验使张民觉成为体外受精研究的先驱，他的动物实验结果为后来人的体外受精和试管婴儿研究打下了良好的基础；1960～1961 年，一名意大利人完成了几枚试管胚胎的培育，其中的一枚存活了将近 60 天。但这一初步成功的实验由于天主教会的干预而终止，因为完全与性交脱钩的试管授精生殖是不为天主教允许的。张民觉在意大利找不到开展研究的条件，遂移师英国；20 世纪 60 年代英国剑桥大学科学家罗伯特·爱德华兹（Robert Edwards）与帕特里克·斯特普托（Patric Steptoe）合作成立世界上第一个体外受精研究中心，他们先从母体卵巢内取出成熟的卵子和精子经体外受精、培养，分裂成 2～8 个分裂球或胚泡期时，再移植到女性子宫内着床，发育成胎儿，直至分娩。整个过程包括促排卵、卵子采集、卵子体外受精与培养、胚胎移植等步骤。1978 年 7 月 25 日，世界上第一例试管婴儿诞生了。此后，1978 年 10 月 3 日，印度第一例女婴诞生；1978 年 11 月 14 日，美国第一例男婴诞生；1980 年 6 月 23 日，澳大利亚第一例女婴诞生；1981 年 10 月 19 日，英国第一例黑白混血女婴诞生；1981 年 11 月 22 日，英国同一妇女第二例试管男婴诞生；1982 年 1 月 20 日，希腊第一例女婴诞生；1982 年 2 月 24 日，法国第一例女婴诞生；1982 年 6 月 15 日，英国同一妇女第三例试管女婴诞生；1982 年 9 月 22 日，以色列第一例女婴诞生；1982 年 9 月 27 日，瑞典第一例女婴诞生；1983 年 5 月 20 日，新加坡东南亚第一例男婴诞生；1983 年 6 月 8 日，澳大利亚世界第一例二男一女三胞胎诞生；1984 年 1 月 16 日，澳大利亚世界首例男性四胞胎诞生。国际辅助生育技术监控委员会的研究显示，1990 年全球约有 9.5 万名试管婴儿，2000 年增至 100 万，2007 年达 250 万，至 2013 年达 500 万，2016 年以后达到 600 万左右。2018 年国际辅助生育监控委员会发布的一项数据称：全球有超过 800 万试管婴儿降临人世。中国最早的试管婴儿是 1985 年 4 月 16 日于台湾地区诞生的一名男婴，第二例是 1986 年 12 月于香港特别行政区诞生的女婴，第三例是 1988 年 3 月 10 日在北京医科大学诞生的女婴。2016 年中国出生人口 1723 万，其中通过辅助生殖技术出生的人口超过 31 万，约占 1.7%。

试管婴儿技术的发展历史，中国学术界将之划分为以下 4 代：第一代，把精子和卵子分别取出，放在实验室一种特制的培养液中过夜。受精卵在经过这个短期发育后，再移植到母体的子宫内。其成功的前提是男女双方必须具备健康的精子和卵子。这一代被喻为"媒人介绍，自然完婚"。由爱德华兹研究成功的就是第一代试管婴儿。第二代，在显微镜下取单个精子，将它注射到卵细胞质内，使卵细胞受精，然后经过短期发育再移植到母体的子宫内。1992 年比利时首告成功。此项技术将试管婴儿的成功率由 20% 提高至 50% 以上，主要适用于男性弱精导致的不育。这一代被喻为"包办婚姻"。第三代，取出一个女性的 10 个卵子，分别让它们在体外与丈夫的精子结合，发育成 10 个胚胎。当其发展到一定阶段，通过分子遗传手段进行分析，将没有遗传缺陷的正常胚胎送入子宫孕育，确保生出的孩子正常，适用于有遗传缺陷不能生育的人。这一代被喻为"试婚"。第四代，一个女性 A 由于年龄、身体或其他原因不能获得质量好的卵细胞，将其卵细胞的细胞核取出，移植于另一年轻、健康的女性 B 的去核卵细胞内，重新组成一个正常细胞，然后让这个新造成的卵细胞与 A 丈夫的精子在试管中受精，重新植于 A 的子宫内。由于这一技术出现了核移植，同时也意味女性的育龄大大延长，涉及深层次的法律、伦理问题，学术界存在争议。

关于试管婴儿是否与自然孕育的孩子一样健康和正常，学术界的研究有不同的结论。欧盟 2003 年公布跟踪的调查报告称，试管婴儿和自然孕育出生的孩子一样健康，在身体、智力、心理发展及社交能力等方面都很正常。美国 2009 年的一项较大规模的研究也得出了和欧盟一样的结论，试管婴儿和自然孕育的孩子并无实质性差异，他们在成长过程和成人后与其他人一样有不错的工作和正常的家庭生活。世界上第一例试管婴儿路易斯·布朗于 2004 年 9 月 4 日与银行保安员韦斯利·姆林德（Wesley Mlinde）喜结连理。婚后，布朗未借助任何科学手段而自然妊娠，于 2006 年 12 月 20 日生下一名健康男孩，说明试管婴儿与自然孕育的孩子成人后没有任何差异。但另一些研究却不那么乐观。2008 年美国疾病预防控制中心的流行病学专家杰里塔·里夫惠斯（Jennita Reefhuis）等在 2008 年 11 月份的《人类生殖》（Human Reproduction）期刊上发表文章称：试管婴儿存在先天性缺陷的可能性是普通婴儿的 2~4 倍。试管婴儿发生先天性心脏缺陷的可能性是普通婴儿的 2~3 倍，天生唇裂的风险是普通婴儿的 2 倍，先天肠胃缺陷的风险是普通婴儿的 4 倍。瑞典隆德大学本格特·卡伦（Bengert Kallen）等在美国《儿科》（Journal of Pediatrics）杂志 2010 年 8 月发表的一项大规模研究结果，显示试管婴儿早期罹患癌症的危险比正常儿童高 42%。研究人员分析了 26 000 多名试管婴儿的资料，并与其癌症诊断记录进行对比研究，发现 53 个孩子（从较小年龄至 19 岁）罹患癌症，比预期的 33 例癌症高出 13 例，即使排除良性肿瘤的可能，试管婴儿的癌症发生率仍高出自然孕育的婴儿 34%。2013 年，西澳大利亚大学的汉森（Janssen）等在

《人类生殖新进展》（Human Reproductive Update）杂志发表文章称，他们对 1978~2012 年出生的 92 671 名试管婴儿和 3 870 760 名自然孕育的孩子进行对比研究，发现前者有相对较高的出生缺陷，相对危险度为 1.32，而主要出生缺陷（先天性心脏病、先天性脑积水、唇裂、先天性听力障碍等）的危险性更高，相对危险度达 1.42。但做这些研究的人也谨慎地表示，并不能确定这些试管婴儿的问题是由于辅助生殖技术所致，还是精子和卵子本身的质量所致。例如，瑞典隆德大学卡伦也承认，试管婴儿患癌症的危险性高可能与人工授精过程本身无关，更可能跟不孕女性有关，即与不孕不育本身有关，或由早产、婴儿出生体质等出生并发症造成的。英国伦敦大学学院阿拉斯泰尔·萨克利夫（Alastair Sutcliffe）等在 2013 年 11 月《新英格兰医学杂志》（The New England Journal of Medicine）发表其一项研究报告，称对 1992 年~2008 年出生的 10 万名试管婴儿，与英国全国儿童肿瘤数据库中的数据进行对比，发现试管婴儿罹患白血病、神经母细胞瘤、视网膜母细胞瘤、中枢神经系统肿瘤等常见儿童癌症的风险，与自然受孕出生的儿童相比没有不同，但确实发现，试管婴儿罹患肝母细胞瘤与横纹肌肉瘤的风险略有增高。然而，这些是比较罕见的儿童肿瘤，从绝对风险看，试管婴儿患这两种肿瘤的概率很小。一些研究发现，与自然孕育的婴儿相比，试管婴儿在 3 岁以后罹患癌症的风险呈下降趋势。

目前的研究表明，试管婴儿是治疗不孕症的有效手段，其主要适应人群是因输卵管堵塞、子

宫内膜异位症、盆腔粘连、男性免疫因素等导致不孕不育的夫妇，试管婴儿与自然孕育的婴儿相比，虽存在某些需要进一步研究的不同，但没有实质性的差异，对人类的繁育具有重要意义，是 20 世纪以来的一项最伟大的医学成就。

伦理问题 ①因为试管婴儿技术本身存在缺陷，决定了这一技术的应用也是存在风险的。例如，为了获得较多的成熟卵子，都会对患者使用促排卵药物，这可能会导致卵巢过度刺激综合征，引起卵巢功能早衰，同时也可能增加卵子携带变异基因的概率，而且取卵过程本身也存在对女性身体造成损伤或感染的可能。此外，为了提高试管婴儿的受孕成功率，大多采用一次植入多个胚胎的方法，这将会导致多胎率上升。而多胎会增加婴儿早产、体重过轻、孕妇并发症的风险。如果胚胎植入后有不止一个胚胎在正常发育，可以通过人为减胎来降低多胎率，但是减胎过程本身也同样是存在风险的。与此同时，虽然没有直接证据表明试管婴儿比普通婴儿先天缺陷率高，或在智力发育方面有差异。但通过试管婴儿技术，尤其是用卵胞质内单精子显微注射技术来实现体外受精时，确实增加了将精子携带的缺陷基因遗传给后代的风险。②对于植入前遗传学诊断技术以及由此衍生出来的胚胎移植前染色体筛查、胚胎植入前单体型连锁分析技术，都是基于对多细胞胚胎中的一个卵裂球作遗传诊断后的判断。但是由于胚胎染色体镶嵌型现象的存在，所以诊断的风险在于选取的那一个细胞是否能真实反映整个胚胎的特性。假阴性结果会导致误选畸形胚胎，而假阳性结果会导致正常胚胎被

弃用。更何况，植入前遗传学诊断及其衍生技术并非能够解决所有基因缺陷的检测，理论上的意义有时在实际应用中则会产生意想不到的结果。早期胚胎发育时生物体表观遗传学发生巨大复杂变化的关键时期，经历不同处理的体外受精的受精卵，其胚胎发育的表观遗传学细微的差异均可能对胚胎发育及其胚后成体发育产生重要影响，而这方面目前缺乏相关的研究报道。③即便试管婴儿这项技术获得了诺贝尔奖的肯定，宗教人士仍然认为它在某些方面违背了人类伦理，比如那些在体外受精过程中多余出来未经使用的胚胎的命运。那些多余胚胎或被销毁或被无限期冷藏，如果认为精子与卵子结合是生命的开始，那么销毁胚胎无疑就是对人类生命的扼杀。④体外受精技术创立的初衷是帮助那些已婚不孕家庭得到后代，可是随着技术的发展和应用面的拓展。体外受精在越来越广泛的人群中得到应用。它使得婚姻和繁育后代之间不再存在必然联系。在某些国家，同性恋夫妇、未婚女性都可以通过这种方法获得后代。而且，在体外受精技术中，卵子提供者与受孕者可以是不同的人，导致产下的试管婴儿可以有两位母亲。由此将形成新的家庭模式和社会人群，并造成家庭感情纷争与家庭财产归属的混乱。⑤试管婴儿技术的广泛运用催生出了规模庞大的买卖市场，在巨大经济利益的驱使下，地下精子库、卵子库、胚胎存放冷库和代孕母亲群体等盛行，更有所谓的名人精子库、博士精子库来误导患者。这些来源不明的精子和卵子，质量无法保障，大大影响人口素质。谁来检测和保证提供精子的质量？什么是优质精子？谁能保证供精者有限的精子使用次数？

尽管试管婴儿技术从它产生的那一天开始就饱受争议，但它为千千万万想要拥有后代的不孕不育夫妇带来了希望。诺贝尔生理学或医学奖授予爱德华兹，表明这项技术已经得到了国际社会广泛的认同，它的缺陷与不足，会在今后的发展中得到克服，种种伦理问题也可以通过技术的完善与加强监管逐步得到解决。试管婴儿将会为人类的繁衍和社会发展作出更大的贡献。

（卢光琇）

dàiyùn

代孕（surrogacy） 具有生育能力的女性接受因各种原因不能妊娠或有孕育能力但不愿孕育夫妇的委托，通过人工授精或体外受精、胚胎移植技术为其孕育的辅助生殖技术。在代孕过程中代替他人使受精卵在其子宫内着床并怀胎分娩的女性被称为代理孕母。根据胎儿与孕母之间有无遗传关系，可将代理孕母分为"遗传代理孕母"和"妊娠代理孕母"两种。基于代孕而出生的孩子称代孕子女。

概述 代孕技术起源于试管婴儿技术。1986 年世界上首例代理孕母争议案例出现在美国。1984 年，玛丽·贝丝·怀特海德（Mary Beth Whitehead）因经济困难，经丈夫怀特海德的同意，以一万美元的报酬应聘为代理孕母，委托方是妻子不能生育的威廉（Wiliam）和伊丽莎白（Elizabeth）夫妇。他们在律师的帮助下签订了代孕协议。1985 年 8 月玛丽成功妊娠，1986 年 3 月 27日，代孕婴儿 M 出生于新泽西州朗布兰奇的蒙穆斯医疗中心。代理孕母玛丽在产下 M 后反悔，想拥有小孩而拒绝酬金，随后两对夫妻为了代孕儿的归属权诉诸法庭，初级法院的哈维·苏克（Harvey Sorkow）法官和新泽西高等法院的判决意见也发生了分歧，最终孩子判给了威廉和伊丽莎白夫妇。这就是震惊于世的代孕婴儿 M 案。此后代孕争议不断，继续发展。美国出现了代理母亲中心，组织了一个名叫"白鹳"（The stork）的代理母亲协会。英国也发生了代孕"Baby Cotton"案，该案还促成了禁止商业代孕的《代孕安排法》的实施。在中国，由上海法院审结的全国首例代孕引发的监护权纠纷案，还写进了十二届全国人大五次会议的最高人民法院工作的报告中，以"儿童利益最大化"原则明确了监护权归属。据《北京科技报》2016 年 4 月 8 日报道，按广东省珠海市某代孕机构官方网站的统计，2004 年开始以来，成功诞生了 6000 多例代孕婴儿。2011 年12 月 19 日，《广州日报》一则"富商通过试管婴儿及代孕生下八胞胎"的新闻，更使"代孕"问题引起广泛的关注和争议。尽管如此，招揽代孕生意的广告在湖北、上海、合肥等地农村，仍随处可见，且明码标价，成为某些妇女借助女人的生殖能力赚钱，甚或提升自己在家中地位的手段。

随着代孕需求的扩大，代孕技术和代孕方式也多种多样。按照精子、卵子、胚胎的来源不同，代孕分为两类：第一类为"完全代孕"，有 5 种情况：①供者的卵子（代孕者之外）与丈夫精子。②妻子的卵子与供者精子。③供者卵子与供者精子。④妻子卵子与丈夫精子。⑤"捐胚代孕"：指采用捐赠者的胚胎，代孕者提供子宫，委托者与代孕者都与孩子没有遗传关系。"完全代孕"的代孕母亲只为胚胎提供生长发育的环境，与婴儿无基因关系，却有孕育与分娩生产的联系。第二类为"局部代孕"：是指由委托者丈夫提供精子，代孕者提供卵子和子宫，采用人工授精或体外授精方式让代孕者妊娠，代孕者与孩子具有遗传关系。按照代孕的动机可分为3类：①完全利他主义代孕：指从人道主义出发，为帮助他人获得后代，不接受任何报酬和补偿的代孕方式。②合理补偿代孕：指代孕者在代孕期间的合理支出由委托者进行补偿。③商业性有偿代孕：指代孕者为了获得报酬为委托者代孕的行为。代孕技术发展的多种多样，使得代孕子女的亲属遗传关系更加复杂，因而衍生出一系列伦理社会问题，给个人、家庭和社会带来了众多伦理危机。

面对既有价值又有众多问题的代孕，面对社会秩序与个人自由的权衡，不同文化背景的国家采取了不同的态度。一些国家和地区则提出"规范代孕"的理念，有条件地开放代孕，如美国、英国、中国香港特别行政区和台湾地区。美国在1973年颁布了《统一亲子法》，并在2000年的修正案中对代孕主体的受术方和代孕母亲进行详细规定：①受术夫妻必须满足不能或不宜生育的情形。②缔结代孕契约的当事人应为已婚夫妻。③受术夫妻的生育障碍需由医师出示证明；2002年该法规定"代孕契约"，适用对象扩大到无婚姻关系的伴侣。对于代理孕母，该法规定：①代理孕母必须具有妊娠经验，且再妊娠对其并无不合理的风险。②由医师出具证明。英国从《瓦诺克报告》到《代孕安排法》《人工授精与

胚胎法》《代孕契约备忘录》，通过一系列法案共同构成英国代孕法律规范体系。这些国家对代孕经历了从禁止、限制到"规范代孕"和有条件的开放的发展过程。另一些国家禁止代孕，如中国、法国、瑞典、德国、新加坡、日本等。中国卫生部2001年颁发的《人类辅助生殖技术管理办法》第三条规定："禁止以任何形式买卖配子、合子、胚胎。医疗机构和医务人员不得实施任何形式的代孕技术。"但是在2015年12月27日，全国人大常委会表决通过的人口与计划生育法修正案，却将草案中"禁止以任何形式代孕"的规定删除。表明中国对代孕所持的态度也有所变化。

伦理争议 作为一项人工辅助生殖技术，"代孕"确实引起了诸多的法律问题和伦理问题，尤其是商业化"代孕"对人的尊严和人性的亵渎是伦理道德所不能容忍的，由此导致的伦理和社会争议不断。

反对者意见 ①代孕给婚姻和家庭伦理道德造成的冲击。在代孕这种新型的生殖方式过程中，由于血缘、受孕、妊娠、分娩和抚养的相互分离，致使生育可以不再局限于夫妻，而且代孕中各相关主体，包括委托方、代孕母亲和代孕子女三者之间的相互关系变得十分复杂，从而对现有婚姻、遗传关系、家庭伦理造成巨大的冲击。②代孕者出租自身子宫带来的诸多伦理社会问题。代孕者是否能自由支配自己的子宫供他人使用？这种出租是否损害了出租者本人的人格尊严？应否允许某特殊委托者利用代孕技术满足其特殊欲望？成年单身女性不结婚可否使用代孕技术使其生育权得以实现？单身男青年可否

利用代孕获得子女？同性恋家庭可否使用代孕技术获得子女？有生育能力且富有的女性为了保持身材美丽可否找人代孕？代孕技术的实施对代孕者肉体或精神可能造成痛苦和伤害，这是否侵害了代孕者的健康权？代孕分娩可能产生畸形儿，应该由谁来承担抚养和教育的责任？这些问题均有待探索和解决。③代孕出生的后代权利问题。代孕孩子长大后是否有了解自己孕育方式的知情权？允许知情会否影响家庭和谐？为了保护孩子和维系家庭关系而坚持保密，如何防止今后孩子可能出现的近亲结婚，保密是否侵犯了孩子的知情权及其后代的身体健康权？这也是代孕技术面临的现实。④代孕的商业化带来的社会问题。代孕商业化使人类生育动机发生深刻的变化，把人类充满爱和幸福的生育行为推向了市场，变成赤裸裸的交易。在利益最大化的追求下，社会贫富不均的现状，往往会促使代孕成为一种富人的特权，导致富人对穷人的剥削及对经济条件较差的不孕不育患者生育权利的限制甚至剥夺，从一个侧面扩大了社会的不公。代孕母亲为代孕付出了牺牲，给予合理的补偿似合情合理，但如何确定合理的报酬与商业化的界线，也有待在实践中不断探索和解决。⑤代孕使子宫沦为他人的工具，从而也使人沦为工具，背离了人是目的而不是工具的根本信条，并因此可能给人伦关系和人类的繁衍带来混乱，引发各种伦理危机。⑥代孕可能导致道德滑坡。代孕以"出租"子宫谋利，使妇女沦为了生育的机器或孵卵器，贬低了女性的尊严，进而造成对人格尊严的践踏。

赞成者意见 基于"代孕"

的社会需要、技术上的可能性，以及解决实施过程中出现的法律、社会和伦理问题，认为开放"限制性代孕技术"是有必要的。①可以帮助无子宫或子宫不能生育及有其他身体缺陷不能妊娠而卵巢功能正常的妇女获得有血缘关系的后代。②代孕子女对于促进和建立和睦的家庭关系，增强这些家庭的社会适应能力，增添家庭成员的幸福感具有重要作用，有利于社会安定。③有助于满足人们生育权利的实现，体现了人类延续后代的自然功能和人生价值，彰显了人文关怀的精神。④实施代孕可以在严格控制的条件下进行。例如，代孕必须是持有合法夫妻关系的双方，无合法夫妻关系者禁止代孕；要有针对性的措施来保障各主体的权利和利益，维护家庭和社会的稳定；为了避免不良的伦理和法律问题，只允许具有医学指征的不孕夫妇委托代孕，禁止单身、同性恋者及其他非医学原因的代孕行为等；可以考虑将代孕技术服务项目纳入严格管控的合法渠道。提高从业人员从事代孕技术的伦理道德操守。认真履行知情同意原则，充分告知代孕技术的各种风险，并做好防范风险的准备；明确医疗机构、代孕母亲和委托方各自的权利和义务；确定公平合理的费用标准；要维护代孕生育后代的权利，做好保密工作及维护孩子的知情权、健康权、受教育权、继承权等重要权利；支持和鼓励利他主义的代孕，并给予合理补偿。坚决反对并禁止商业化代孕，取缔代孕的黑市交易，打击以代孕谋取暴利的黑势力等。

梳理对代孕反对与支持的两种不同认识的争论，可以看出双方存在一些共同点。反对代孕的声音并未否认代孕是当今社会部分人群的客观需求，也未否定这种需求的正当性；支持代孕的呼声也承认代孕面临诸多社会、伦理、法律问题，并为此提出了种种限制代孕弊端的措施。随着讨论的不断深入，代孕技术的前途能够得到合理的解决。

（冯泽永 涂 玲）

rénggōng shòujīng

人工授精（artificial insemination）

用非性交方式采集精液，对精液进行检查、处理后，由专业人士用特定的仪器注入女性生殖道促其妊娠的辅助生殖技术。

人类的人工授精，主要用于男性不育症和因宫颈因素、生殖道畸形及心理因素导致性交不能、免疫性原因导致不育的治疗。人工授精还可用于对珍稀动物的物种繁育。目前人类人工授精的常用方式为：将精液注入子宫颈周围或阴道后穹隆；将精液注入子宫腔内。

概述 最早的人工授精发生于18世纪后半叶，意大利生物学家斯帕兰扎尼（Spallanzani）首先在狗身上进行人工授精获得成功。尔后，"试验外科学之父"英国医师约翰·亨特（John Hunter）采集一位尿道下裂患者的精液，注入其妻子的阴道内使其成功妊娠。最早的人类供精人工授精（artificial insemination by donor，AID）发生在1866年，美国医师威廉·潘科斯特（Wiliam Pancoast）用一位捐献者的新鲜精液，成功使一位男性不育症患者的妻子妊娠。1953年美国谢尔曼（Sherman）首次利用冷冻精液进行人工授精获得成功。中国大陆诞生的首例冷冻人工授精婴儿，是1983年由卢光琇教授领导的湖南医科大学人类生殖工程研究室成功实施的。

目前，人工授精技术已经日趋完善，人们了解并接受这种手术。

人工授精的分类有两种：①根据精子来源。分为使用丈夫精液的人工授精，即夫精人工授精（artificial insemination by husband，AIH），又称同源性人工授精和使用自愿捐献者精液的人工授精，即供精人工授精，又称异源性人工授精。AIH适用于夫妻一方或者双方生殖器或性功能异常不能正常性交，或丈夫精液中精子数量少、精子质量差时。AID的实施有严格适应证。人们普遍认为AIH所出生的后代保持了父代的血缘，导致的道德问题少，而AID所引发的家庭、社会和伦理问题相对多而复杂。②根据精液的状态。可以分为冷冻精液人工授精和新鲜精液人工授精。

伦理争议 人工授精的道德评价存在着肯定论和否定论。以罗马天主教为代表的否定论认为，生育孩子应该是父母精神爱与肉体爱的结合，人工授精将生殖与夫妻的性爱分离，与婚姻分离。尤其是异源性人工授精，破坏人类的家庭血缘秩序，破坏婚姻本来的排外性关系，使得人类稳定的家庭模式发生变化，传统的婚姻和家庭模式出现多元化，在伦理学上是不可以接受的；基督教神学家约瑟夫·弗莱彻（Joseph Fletcher）对人工授精持有肯定的观点，他认为婚姻是由情爱培养的人与人的关系，起决定作用的不是性的垄断，而是彼此间的爱情和对子女的照料。"对于无子女的夫妇来说，人工授精是真正的人道主义和爱情的行为。"犹太教、东正教、卢德教、圣公会教和伊斯兰教的观点也对人工授精持肯定态度，认为只要在整个婚姻关系内保持爱情与生育的联系就可以，不必每次性交都导致生育，不认为性交与生育之间必然存在伦理学联系。

在中国，对人工授精的肯定意见占主流。中国自古以来崇尚"不孝有三，无后为大"的孔孟礼教。为了不断家族香火，无论世家还是贫民，都无所不用其极。民间便有过继，甚至借腹生子等一系列特殊的社会现象。只要能保证家有子嗣，人工授精，尤其是 AIH 是可以被接受的。一项对中国公众的调研结果表明，74.5%的公众对 AIH 投了赞成票；而对于 AID，公众的接受率为38.75%。这说明尽管许多人认识到人工授精与性行为毫无关系，但浓郁的血亲意识和家族观念以及可能导致的伦理和社会问题，使得人们对于使用夫妻关系之外的他人的生殖细胞受孕仍然持谨慎态度。

伦理原则 ①有利于患者的原则。重视对女性患者身体保护，审慎使用诱导排卵，以防可能带来的卵巢过度刺激综合征和多胎风险；重视对丈夫生育权的保护，严格精液交付过程的核对制度，AIH 确保精液来源于合法丈夫；AID 保证合法、规范的供精渠道。②AID 审慎使用的原则。严格掌握 AID 适应证，严禁技术滥用。③知情同意与自主的原则。做好 AID 的生育咨询与知情同意，尊重患者对于技术的选择权。重视知情同意告知过程，对技术每周期成功率、AID 子女法律地位以及所需费用等要详尽告知。④保密和互盲原则。包括 AID 的供精来源的匿名、供受双方互盲、供者与后代的互盲、供者与实施辅助生殖技术医务人员的互盲、受者与人类精子库技术人员互盲。

（涂 玲）

fūjīng réngōng shòujīng

夫精人工授精（artificial insemination by husband，AIH）通常使用手淫的方法收集丈夫精液，进行检查、处理后，由医学专业技术人员用特定的仪器注入妻子生殖道促其妊娠的辅助生殖技术。又称同源性人工授精（homologous insemination）。

AIH 技术的适应证为：①男性各种因素导致的不育。②女性由于各种宫颈病变因素及生殖道畸形导致的不育。③心理因素引起的性交不能等导致的不育。④免疫性不育。⑤原因不明不育。具有以下症状之一，禁忌进行AIH，包括：①男女一方患有生殖泌尿系统急性感染或性传播疾病。②一方患有严重的遗传、躯体疾病或精神心理疾患。③一方接触致畸量的射线、毒物、药品并处于作用期。④一方有吸毒等严重不良嗜好。

AIH 一般为公众接受，无过多的社会伦理争议，伦理争议主要发生在某些特殊情况下的 AIH：①丈夫因意外突然死亡或者成为植物人，无法表达自己的意愿，家人及妻子可否保存精子行人工授精助孕。②丈夫死后，妻子可否使用其生前贮存于人类精子库中的精液行人工授精助孕。③正在实施辅助生殖技术助孕的夫妻离婚，妻子可否使用所贮存的精液助孕？孕后形成的胚胎归属为谁？④可否认同死刑犯妻子要求行 AIH 等。如此种种特殊情况的人工授精，关系到出生后的孩子可能面对的伦理关系、社会地位及遗产继承权等，甚至还涉及复杂的法律问题，需要依据国家优生优育和计划生育的政策以及辅助生殖技术的相关规定，充分考虑后代的利益，尊重夫妻双方知

情同意权利，经过合法机构的审批方能进行。

（涂 玲）

tājīng réngōng shòujīng

他精人工授精（artificial insemination by donor，AID） 采用自愿捐精者的精液进行人工授精，帮助男性无精症或者患有遗传性疾病不宜直接生育的患者实现生育孩子愿望的辅助生殖技术。又称供精人工授精或异源人工授精（heteroin semination），是人类生殖工程领域中所能实施的技术之一。

概述 AID 是伴随人工授精需求发展的一种助孕技术。在中国大陆，该项技术是属于限制性使用的，实施该技术的前提是：①受者必须符合 AID 的适应证。②接受授精的女性身体健康，年龄在 40 岁以下，确有生育能力，无不适于生育的全身性疾病，能正常排卵、生殖管道无机械性阻塞。③有自愿捐赠者提供的合格精液，合格精液必须来自经国家卫健委或省（市、自治区）卫生厅批准建立的人类精子库，人类精子库必须对捐精者及其捐献的精液进行严格的医学检查和遗传学筛查，并备有完整的资料库和受孕追踪体系。

AID 的实施须遵循严格的适应证，对于不可逆性无精子症，即绝对性的男性不育患者，供精人工授精是帮助夫妻生育的唯一助孕方法。当夫妻中男方为 Rh 阳性血，女方为 Rh 阴性血时，为避免生出患先天性贫血的婴儿，自第二胎起可采用 Rh 阴性血的捐精者精液进行助孕；对于男方患有不宜生育的严重家族遗传性疾病、严重的少精症、弱精症和畸精症、输精管复通失败、射精障碍的患者，可通过辅助生殖技术及其衍

生技术发展形成的胚胎植入前遗传学诊断或者卵胞质内单精子显微注射技术，也可能获得有自己血亲关系的健康后代，AID 不是助孕的必需选择；如患者本人在充分认识 AID 助孕的益处、后果和责任的前提下，坚持放弃使用自己精子助孕，经签署知情同意书，可采用该技术助孕；为了保护受孕当事人和后代的健康，如果女方有以下任何情况或者疾病，禁止实施 AID 助孕技术：①生殖泌尿系统急性感染或性传播疾病。②患有严重的遗传、躯体疾病或精神疾患。③接触致畸量的射线、毒物、药品并处于作用期。④有吸毒等不良嗜好。

伦理争议　　AID 助孕是辅助生殖技术中伦理和社会争议最大的技术。争议主要集中在以下几方面。

生育与婚姻分离有悖于传统道德　传统道德将生育后代看作是婚姻的永恒纽带，生儿育女是婚姻的必然的唯一的结果。采用婚姻外男性的精子进行人工助孕，被认为使出生的后代丧失了丈夫家族的血脉，颠覆了传统传宗接代的家庭模式。更有人认为这样会使妻子更倾向于用自然方式接受第三者的精子，使生育失去了婚姻基础，对 AID 持反对态度。赞成者认为，AID 是借助于科学方式进行助孕，精卵的结合并不涉及第三者的身体，是自然生殖的补充。只要是在夫妇双方知情同意条件下进行，符合夫妻双方的价值观，实行严格的供受者互盲和保密措施，就能够增进家庭的幸福和谐，是符合现代人所珍视的科学、社会和伦理价值的。

家庭模式混乱问题　　AID 及精子库的建立，使传统的家庭模式发生了改变，造成社会学父亲

与生物学父亲分离的现象。反对的意见认为，家庭格局的变化挑战了传统家庭结构和人际关系，导致家庭关系和社会关系变得模糊、混乱，导致孩子认亲障碍。但相反的意见认为血缘与遗传物质关系从属于赡养关系。虽然在生命传承中遗传关系是重要的，但不是亲子关系所不可缺少的，关怀、照顾和养育一个孩子比提供遗传物质更重要。尽管 AID 的后代不具有丈夫的基因，但是养育父亲较之遗传父亲更具有伦理学的优越地位。

应用范围的争议　　AID 可否应用于不在婚姻的人群（女同性恋、失去丈夫或者单身的妇女）？反对的意见认为，实施助孕技术首先应该要考虑的是后代的利益，单亲家庭环境是不利于后代健全人格发育的。1985 年英国调查委员会提交的瓦诺克报告（Warnock Report）建议，孩子的利益要求他应该生长于拥有爱的、稳定的、异性恋关系的家庭里，不在这种家庭里出生的孩子在伦理学认知上是错误的。同时，AID 是一种医疗手段，只能用于解决男性不育的医疗问题，不能应用于婚姻外人群。支持的意见认为这样做能够帮助更多女性实现生育愿望，减少这些妇女由于没有孩子所遭受的偏见和歧视。欧洲委员会提交的格洛弗报告（Glover Report）主张，如果单身者和同性恋夫妇能为孩子提供良好的发育成长环境，他们应该可以获得这项技术，但医师提供技术前必须对他们进行询问。中国卫生部颁布的《人类辅助生殖技术规范》规定了助孕技术的实施范围，明确要求在实施辅助生殖技术前"要预先认真查验不育夫妇的身份证、结婚证和符合国家人口和计

划生育法规和条例规定的生育证明原件"。

互盲原则可能带来血亲婚配危险　目前在 AID 中，多采用供者、受者及后代均保持互盲的原则。赞成的观点认为这是对养育孩子的父母和提供精子的生物学父亲的保护性措施。美国对此的态度是，除非本人同意披露自己的身份，否则，供者是匿名的。中国颁布的《人类辅助生殖技术伦理原则》明确要求，凡使用供精实施的人类辅助生殖技术，应保持供方与受方夫妇互盲、供方与实施人类辅助生殖技术的医务人员互盲、供方与后代互盲的三盲原则。反对的观点则提出孩子应该有权知道自己的生物学父亲。例如，英国已开设"人类生殖办公室"，年满 18 岁者有权电话咨询自己是不是"基因子女"。瑞士、瑞典、荷兰都已修改法律不再保证供精者能够保持匿名。由于世界各国的文化、社会制度、道德标准的差异，AID 的互盲原则仍然存在着社会和伦理学争议。

伦理原则　　AID 能够解决由于男性因素而引起的不孕，也可以避免将男方的家族性遗传性疾病带给后代，起到了优生的作用；但由于使用了"第三者"的精子使女性妊娠，带来了复杂的心理、社会和伦理问题。为了保障供、受者本人及其家庭和后代的合法权益，对于 AID 助孕实施严格的诊治规范，对于患者夫妇进行全面的心理学、社会学的评估及应该承担的法律责任和义务的充分告知是必要的。要充分贯彻保护后代、知情同意、保密及自主的伦理原则，防止技术的滥用。还要进一步完善对于 AID 后代法律权利的保护和义务裁定的立法。

（涂 玲）

jīngzǐkù

精子库（sperm bank）　以治疗不育症、预防遗传性疾病和提供生殖保险等为目的，利用超低温冷冻技术，采集、检测、保存和提供精子的设施或者机构。又称精子银行。

概述　人类精子库的概念始于 18 世纪中叶，1776 年意大利著名生物学与生理学家斯帕兰扎尼（Spallanzani）发现冰雪冻存的精子经复温处理能有部分精子存活。人类精子库的建立开始于 20 世纪 50 年代早期，1953 年世界首个人类精子库在美国爱荷华州立大学诞生，此后英国、法国、印度等国家也相继建立了人类精子库，冷冻精液在临床被广泛使用。中国第一个人类精子库由 1981 年由原湖南医科大学（现中南大学湘雅医学院）卢光琇建立。截至 2016 年 12 月 31 日，中国共审核批准 23 家机构设置了人类精子库。人类精子保存在 -196℃ 的液态氮中，可以储存 20 年或更长时间而保持受精力。据报道，世界上成功使卵子受精并孕育出胎儿的冷藏精子中，保存时间最长的达 21 年，胎儿分别于 2002 年和 2009 年诞生在英国和美国。人类精子库以治疗不育、预防遗传性疾病、性传播疾病以及生殖保险等为目的，精液的来源为两个部分：一部分来自丈夫，作为男方从事危险工作前或者需要进行恶性肿瘤治疗前的生殖保险，也可用于在进行辅助生殖技术助孕时，男方因故不能按时到场采精而进行精液储备。另外一部分来自自愿捐献者，用于男性不育症的治疗，或者预防男方家族性遗传疾病和性传播性疾病的传播。

意义　①提供"生殖保险"，为从事危险职业男性解决生育的后顾之忧。由于人类精子在精子库中可长时间贮存，当男性因故导致生精困难、精子质量下降或者结扎手术后需要生育时可以随时取用。②有利于优生，阻断父方有害遗传基因的传播。通过人类在线孟德尔遗传数据库所公布的数据查询，到 2017 年 4 月 27 日，世界上已明确基因的遗传性疾病有 5982 种。选择健康的精子可使患有遗传性疾病的男性拥有健康的后代。③为解决男性不育症提供了有效的方法。可以使那些患有不可逆的无精子症患者，以及严重的少精症、弱精症和畸精症以及输精管复通失败、射精障碍患者获得健康可靠的精子生育后代。④为生殖医学的研究提供了有利平台。男性人群生育力的研究、供精者的研究、冷藏技术的研究和人类精子库计算机管理系统的研究等，都需有精子库的支持。精子库的建立为男性不育症患者提供了更多的选择。为更好地发挥精子库的作用，中国卫生部颁发的《人类精子库基本标准和技术规范》，对精子库的建立从设备、操作、工作人员到供精者的筛选和精液管理有一套严格的标准，以保证人类精子库精液的质量。该规定同时指出：严格履行和遵循精子库的伦理要求，是发挥精子库作用的重要条件。

伦理争议　精子库的伦理争议不大，争议主要发生在"名人精子库"与精液商品化是否可以得到伦理认可的问题上。在某些国家和地区曾经建立过以高学历、高职称的知识型男士，运动明星、文艺明星及艺术家的明星型男士，或者高级企业管理人才和金融界人士的企业型男士为供精者条件的"名人精子库"。20 世纪 80 年代，在美国加州曾经出现轰动一时的"诺贝尔精子库"，提供精液的都是全世界公认最聪明的科学家、商人和教授的前 100 名；20 世纪末，中国西南某市出现了"名人精子库"；21 世纪初，华中某市建立了"博士精子库"。赞成者认为，在生物繁衍过程中遗传是最基本的、最普遍的现象。一种生物的子代基本上是父代的翻版，种瓜只能得瓜而不能得到豆，名人智商高，其子女必定聪明健康。而反对者认为这种论点缺乏科学依据，一个人的智商高低和成名与否，基因遗传只是一个物质条件，更重要的还有后天成长的社会条件和个人的努力。"名人精子库"实际上是"先天决定论"和"基因决定论"的产物。从生物遗传学的理论与实践看，一个精子的染色体不可能具备该人的全部优秀基因。况且精子发育中要经历分裂和基因重组过程，不能保证"有利基因"一定能遗传给后代。生命的遗传是一个极其奥妙的自然过程，在这个遗传过程中，染色体畸变和基因突变现象是普遍存在的，具有随机性，不仅有遗传疾病的夫妇可能生出患儿，就是正常夫妇也可能由于新突变或畸变导致产生遗传性疾病患儿。要想保持名人的基因重组不变，其概率是非常小的，甚或不可能。完全或者主要因先天基因优越而成为名人的概率，无论在过去还是现在都很低。况且大多数名人出名时已不年轻，其精子质量自然下降，甚至有的名人精子带有致病基因。例如，文森特·凡·高（Vincet van Gogh）是最伟大的印象派和表现派画家，但同时又是精神病患者；霍金（Hawking）是当代最重要的广义相对论家和宇宙论家，世界上最杰出的科学家之一，但他又是一位运动神经症患者。可见，名人的精子并不会直接塑造一个新的名人，通过获得名人精子来得到成为名人后代的希望是不现实的。尽管后代的智商、体貌等特征受到先天遗传因素影响，但是，更多的是与环境、年龄、教育等因素的作用密切关联。过分强调供精者的先天条件，不但不会直接为社会增加精英，反而可能会造成越来越多的不公平，剥夺了那些不是名人男士的供精者权利，赋予了那些由名人精子助孕出生孩子的先天优越感。精液是否可以商业化？社会上有两种不同的观点。赞成的观点认为，与活体组织器官不同，精液的收集是非伤害性的，且可以再生。精液的商品化可以动员更多的捐精者捐精，化解目前精液不足的困境。反对的观点认为，商品化将刺激供精者为了金钱隐瞒自己的身体缺陷，或者家族性遗传疾病多处捐精，造成遗传性疾病的传播或造成个人精液的超数量使用，加大后代近亲婚配的风险；将使精子库为追求经济利益而忽视对捐精者的筛查和精液的质量，影响出生后代的身体素质与健康。因此，提倡捐献精液是人道主义的利他行为。目前，多数国家立法反对精液、卵子和胚胎的商品化。英国的人类受精和胚胎管理局（Human Fertilisation and Embryology Authority，HFEA）规定："对捐精者只能支付与医疗有关的花费"；加拿大 2004 年 3 月颁布的辅助性人类生殖法（Assisted Human Reproduction Act，AHRA），明文禁止"商业性代孕及精液、卵子和胚胎的售卖"。中国则在卫生部 2003 年颁发的《人类辅助生殖技术和人类精子库伦理原则》中明文禁止精液、卵子与胚胎的商品化，只能给捐赠者一些交通、误餐、误工及医疗补助。

伦理原则 ①有利于供受者的原则。采用社会认同的方式和方法招募供精者，充分尊重供精者的自主权。要严格对供精者进行筛查、对所收集的精液进行检疫，防止遗传性疾病与性传播疾病的传播。对于自精保存者也要给予足够的人格尊重，解决他们在取精时的困境，为他们提供必要的咨询和支持。②知情同意的原则。人类精子库应当与供精者签署知情同意书，精液捐献必须在供精者签署书面知情同意书后方可进行。供精者有权了解所捐精液的用途，有权随时终止捐精。③保护后代的原则。完善供精管理体系，在匿名前提下，为供精出生的后代提供医学信息的婚姻咨询。目前，在中国供精者无权了解捐献精子出生后代的去向。④社会公益的原则。供精者的捐精地点必须是固定的，严格禁止多点捐精和使五个以上妇女受孕。不得进行无医学指征的 XY 精子分离。人类精子库要建立永久保存的数据库，为供精者和受者后代提供免费的婚姻咨询。⑤人类精子库要建立严格的保密制度，保护供精者、受者及出生后代隐私。尽管对于供精出生后代是否有权知道他的生物学父亲，不同的国家有不同的做法，但多数国家接受匿名供精的做法。中国则要求做到：供者与受者夫妇互盲，供者与出生后代互盲，人类精子库工作人员与受者夫妇及出生孩子互盲，辅助生殖技术助孕工作人员与供者互盲。⑥严防商业化原则。禁止精液买卖，提倡公益性捐精。⑦伦理督导原则。设置精子库的医疗机构要"设有伦理委员会"。严格履行和遵循精子库的伦理要求，是发挥精子库作用的重要条件。

（涂 玲）

jīngzǐ juānxiàn

精子捐献（sperm donation）

自愿将本人精液捐献用于科学研究或帮助他人助孕（异源性辅助生殖技术助孕）的行为。精液捐献者被称为供精者，或简称供者。

概述 将捐献的新鲜精子成功应用于他（供）精人工授精的临床开始于 19 世纪末期，但广泛应用于临床，始于 1953 年美国建立世界首个人类冷冻精子库。截至目前，人类冷冻精子库仍然是捐献精子的唯一保存方式。利用精子捐献方法进行他（供）精人工授精或体外受精，主要适用于有遗传性疾病、近亲结婚、ABO 溶血、无精子症、死精子症的患者，以帮助他们实现生育健康孩子的愿望。精子捐献的开展，给优生学带来了方法学上的重大改变，使得人类可以控制男性家族遗传性疾病在后代的再现，尽量降低其生育家族遗传性疾病患儿的风险，阻断该遗传性疾病在家系中的延续。

对捐精者进行筛查和体格检查是保证人类精子库精子质量的有效措施。许多国家为此作了具体规定，如美国生殖医学协会公布的《2008 配子和胚胎捐献指南》，对于捐精者的选择、筛查和检查以及捐精者管理，均作出了明确而极其详细的规定，要求捐精者有良好的健康状态且无遗传学异常，并要对其进行专业的心理评估和咨询。所有的冷冻精液应隔离至少 180 天，在精液样本外供之前一定要证明人类免疫缺陷病毒（human immunodeficiency virus，HIV）血清抗体为阴性，并且建议一个捐精者的精子所生的孩子比例，在 80 万的人群中不能超过 25 名，以避免增加近亲通婚的危险；英国的人类精子库是由人类生殖和胚胎管理局监管，所发布的《人类受精和胚胎学法令》包括了人类精子的使用和储存工作指南。对于捐精者的筛选、常规体检及实验室检查与美国的基本相同；中华人民共和国卫生部颁布的《人类精子库基本标准和技术规范》中，严格了供精者的筛查标准，要求人类精子库对供精者要进行详细的病史询问和体检，严格询问遗传性疾病史和家族史。从个人信息、年龄、病史、家族史的采集到精液的质量和保存都有规范要求。为了保证捐赠精液的使用安全，还强调精液冻存需经 6 个月检疫期并经复检合格后，才能提供临床使用，以防止艾滋病等性传播性疾病通过精液传播。同时，人类精子库必须对精子去向和受孕情况严格登记。按照《人类精子库基本标准和技术规范》，确保每一供精者的精液标本最多只能使 5 名妇女受孕。

伦理争议　精子捐献的伦理争议主要集中在对于精子捐献行为的道德评价和商业化问题。反对观点认为，将一个男人体外排出的精子输送到配偶以外的妇女生殖道内，有悖于传统的生儿育女观念，玷污了妇女的"贞洁"，有"通奸"之嫌。精液是人类的生殖细胞，是家族繁衍的根本，将其捐献给夫妻关系以外的他人，产生的结局就是在他人的家族生育具有捐精者基因的后代，是不符合常伦的，只有夫妻间的生殖细胞相结合产生的后代才是家系传人；赞成的观点则认为，精子捐献是一种高尚的行为，能够帮助患有男性绝对不育症的夫妇以及患有男性家族遗传性疾病的夫

妇实现生育健康孩子的愿望，挽救了很多濒临破裂的家庭。捐献的精子还可用于生殖医学研究和优生，具有推动科学发展的积极意义。由于精子的捐献过程对捐献者不会产生任何伤害，只要捐献者是完全自愿的，是可以得到伦理学支持的。

伦理原则　①社会公益及保护供受者及后代的原则。为了防止供精后代近亲婚配的风险，捐精者只可在一个精子库捐献精液；由于目前的供精助孕通常实行的供体、受体、术者之间的"互盲"原则，可能导致血缘混乱。捐精者和受精者的后代婚配时，要到捐献精液和接受精液的人类精子库查询，以免具有血缘关系的兄妹结婚，给个人、家庭和社会带来无法弥补的损失。②严防商品化的原则。捐献精液是无偿的社会公益行为，但由于精液的捐献需要捐精者付出一定的时间和精力，按照公平的原则，对其给予捐精所造成的误工、误餐和交通补贴是可以得到伦理学辩护的。精子捐献应该遵循良好的道德操守，以帮助他人、提高民族素质为主要任务，而不应该把精子当作商品，以牟取利益为目的，精子商品化是不可取的。③保护后代的原则。捐精者应该本着对受捐人负责、对后代负责、对社会负责的原则，按照人类精子库的要求，如实告知自己的家族史和既往病史，认真做好每一项体格检查和实验室筛查。④保密和匿名的原则。遵循互盲的原则，供方与受方、供方与实施人类辅助生殖技术的医务人员、供方与后代均保持互盲；为供精者保密，为受精者保密。⑤知情同意的原则。充分尊重供者的意愿，供精应该是完全自愿地参加，并签署

书面知情同意书。

（涂　玲）

jīngyè shāngpǐnhuà

精液商品化（semen commercialization）　将精液视为商品并进行商品交换的过程。

概述　精液商品化的出现，一是由于社会需求旺盛而供应不足，二是因为有了技术上的支撑。作为技术支撑，人类有记载的精液冷冻最早始于 1776 年，斯帕兰扎尼（Spallanzani）将人类的精液埋于自然冰雪中（0℃以下），经过复温后发现有部分精子存活。1886 年，穆特亚扎（Mouteyazza）成功在将精子冻存于-15℃，第一次提出"精子库"概念。1942 年，科学家发现用快速冷冻法将人精液贮存在-196℃的液氮中，复温后精子的存活率在 20%～40%，最高时可达 67%，1949 年，人们发现，冷冻时甘油对精子具有保护作用，人类精液冷冻贮存技术更加成熟。随着人们对于冷冻损伤、冷冻保存机制的进一步了解，不断找到更简便、更有效的人精液冷冻方法，从而为精液商品化提供了重要的技术支撑。另一个技术支撑，是来自试管婴儿路易丝·布朗（Louise Brown）出世以来人类辅助生殖技术的进步。引起精液商品化更重要的因素是社会需求。据不完全统计，目前在育龄期夫妇中有 8%～10%的夫妇存在着不育不孕，以此推算，全世界有 5000 万~8000 万人不能正常生育。巨大的社会需求一方面促进了精子库的诞生，许多国家相继建立起了精子库。另一方面，由于捐精者有限不能满足旺盛的社会需求，也就给精液商品化提供了市场。同时，由于人类辅助生殖技术应用中由第三方供精、供卵情况的存在，在一

定程度上也为精子、卵子的商品化提供了可能性。

精子库的价值在于：①有助于解决因男性健康因素产生的不孕问题。②为现代家庭提供生殖保险。③有助于社会与家庭的和谐。④有利于科学研究。但是，要实现这些价值，就必须有足够的健康精子供应。然而，精子的供需矛盾却十分突出。一方面，精子需求十分旺盛。另一方面，精子供给却十分短缺。为了扩大精液来源，一些学者主张精液商品化。解决精子供需矛盾就是精液商品化的主要价值。这些学者认为，精液商品化的价值主要在于扩大精源，不仅可以解决精源奇缺的问题，而且还可以降低后代近亲婚配的危险。

伦理问题 精液商品化存在着大量伦理问题使人们不能不十分慎重。①有损人类的尊严。精液是人类男性的生殖细胞，它携带着人类特殊的遗传物质。它不仅如同人体所有的组织、器官一样是人身体的一部分，而且有传承父亲遗传性能的潜质。如果"人本身或者其身体的某一部分不能买卖或者出租"，那么精液就比其他的人体组织或器官更不应该被买卖。否则就会对维护人类的尊严的核心价值观形成冲击。②精液商品化是否会影响精液质量或影响基因的多样性？精液商品化后，人们不得不担心有人会为了经济利益而充当供精者，一方面，他们可能为了供精而隐瞒或回避自身的家族病遗传史，导致精液质量的下降。另一方面，从事精液买卖的机构也会根据人的嗜好而多次引进一些特殊人才的精液来满足消费者的需求，从而导致人类基因库的单一化，使基因的多样性遭到破坏。③精液

的商品化难以保证供精者不会为了获得经济利益而采用各种手段逃避相关规定，多处授精或提供精液使多个妇女受孕，从而大大增加人工授精后代近亲结婚的风险。④对精液商品化带来的其他问题需要研究。比如，若供精后产生的后代出现生理缺陷或是伤残，责任归谁？是精子库还是供精者？作为精液商品经过人工授精产生的后代，是否应该享有对自己身份的知情权？如果享有，他的其他权利怎么能够得到保证？由于精液商品化的复杂性，许多国家都采取了十分谨慎的态度。意大利不允许人工授精使用夫妻以外的精子和卵子，从法律上切断了精子、卵子商品化的可能性。中国卫生部于 2001 年以卫生部令的形式颁布了《人类辅助生殖技术管理办法》和《人类精子库管理办法》，并以文件形式公布了《人类辅助生殖技术规范》《人类精子库基本标准》《人类精子库技术规范》和《实施人类辅助生殖技术的伦理原则》。这些规范都体现了禁止精子、卵子商品化的态度。

(冯泽永)

luǎnzǐkù

卵子库（oocyte bank） 利用生殖细胞冷冻技术储存卵子供体外受精之用的机构。

概述 1986 年首例人卵母细胞解冻后的活婴分娩成功地证明了通过冷冻技术保存卵子以用于人工辅助生殖的可行性。2002 年，阿根廷首都生育中心建立了全球第一个冷冻卵子库。2003 年美国威斯康星大学成功建立卵子库。2004 年 3 月北京大学第一医院生殖与遗传中心开始筹建国内首个卵子库，同年 5 月，中国首例冷冻卵子婴儿在江苏平安出生。

2007 年统计，全世界用冷冻卵母细胞成功受精出生的婴儿已达约 250 例。卵子库的价值主要有：①为患有不孕症的女性提供受孕机会。②提供"生育保险"。③为可能会错过最佳生育年龄的女性储存卵子。

伦理问题 卵子库的伦理争议主要有：①卵子可否商品化？如果允许卵子商品化，怎样保证卵子的质量？怎样确保捐卵者的健康和其他利益不受伤害？怎样防止血统论抬头及对利他主义价值观的冲击？如果不允许商品化，又怎样保证卵子的充足来源？②名人卵子库真能促进优生吗？这样的卵子库是否意味着对其他人的歧视？是否无视了环境和教育的作用？③卵子库把生育的主动权更多地交给了妇女，怎样才能使他们合理使用主动权而兼顾个人和社会、家庭的利益？

伦理原则 ①供卵者健康原则。包含两方面内容，一是保障供卵者的健康。这是以人为本的体现，是保护女性的体现。由于女性卵巢中的卵泡是有限的，多次捐献易导致大量卵泡消逝。而且在取卵手术过程中及术后女性也面临着一系列健康问题。因此，必须保障供卵者的健康。二是必须充分重视供卵者的健康，因为只有健康的供卵者才能提供高质量的卵子而保障后代的健康。②知情同意原则。包含知情与同意两个权利，这两个权利是有意识和自我意识的社会人最基本的人权，必须高度重视。供卵者必须是完全知情的条件下自愿供卵。卵子库有义务告知卵子冷冻保存者其卵子的冷冻复苏率和最终的可能治疗效果，并且必须和供卵者签署知情同意书后方可采集和使用供卵者的卵子。③信息保密

原则。隐私权是人权的重要内容之一，我们必须尊重。为了保护供卵者、受卵夫妇和人工捐卵所生后代的利益，卵子库应该建立相应的保密体系和严格的保密制度，做到供卵者与受卵夫妇的信息互盲，供卵者和捐卵所生后代的信息互盲。卵子库的人员，必须坚守保密原则。④防止商业化原则。卵子库的建立以优生优育、提高民族素质为目的，绝不以营利为目的。卵子库应将社会公益放在首位。不得对卵子进行商业买卖，要反对和防止卵子商业化。⑤伦理监督原则。为了保证卵子库严格按照伦理原则运行，应当有相关学科专家和群众代表所组成的伦理委员会定期对卵子库的运作情况进行监督，定期讨论卵子库遇到的伦理问题和应当改进的措施。新开展或变更的医疗、诊断及检查在设计的技术方案与实验方案中涉及伦理问题的步骤和细节，需经伦理委员会讨论、审查和批准后方可开展。

（冯泽永）

luǎnzǐ juānxiàn

卵子捐献（oocyte donation）

自愿将本人的卵子捐献用于科学研究或帮助他人的助孕。卵子捐献助孕是治疗妇女不孕的一项辅助生殖技术，主要适应证为卵巢早衰、卵巢抵抗综合征、遗传性疾病基因携带者或染色体异常、绝经和围绝经期妇女、反复体外受精失败。

概述 1983年特朗森（Trounson）等报告的捐献卵子后妊娠是首例报道的捐献卵子案例；1984年鲁特金（Lutjen）等创立了世界首例使用捐献卵子体外受精胚胎移植技术，让一名卵巢早衰患者成功妊娠并分娩正常新生儿；1987年塞哈尔（Serhal）、克拉夫（Craf）运用简化的激素替代方案让受卵者妊娠且创造了延长生殖阶段的概念；1992年6月中国第一例赠卵试管婴儿诞生；1994年中国首例卵巢早衰患者采用捐献卵子体外受精胚胎移植妊娠成功分娩；1995年2月中国第一例冻融胚胎试管婴儿诞生。目前，卵子捐献助孕技术的适应范围从原限于先天性卵巢发育不良、卵巢早衰的患者到现在的各种卵巢功能减退、遗传性疾病以及反复体外受精胚胎移植失败者。受者的激素替代治疗，供者促超排卵、取卵，与受者丈夫的精子进行体外受精，受者胚胎移植等技术也相继出现。

卵子捐献助孕的价值十分明显，它给卵巢早衰、卵巢抵抗综合征、遗传性疾病基因携带者或染色体异常、绝经、反复体外受精失败等不孕妇女带来了做母亲的希望，维护了她们的生育权，有利于建立完整幸福的家庭，有利于社会的稳定与和谐。

伦理问题 卵子捐献面临很多伦理问题，诸如：付费匿名捐卵是否应该为供受双方保密？给供卵者付费是否涉嫌商业化？如何避免一卵多供？费用应该如何合理分担？单身代孕妇女可否接受卵子捐献？如何选择受卵者？为保证孩子出生后能够得到应有的关爱，是否应对高龄或者家境困难的受卵者进行限制，这样做是否公平？卵子捐献助孕行为是否合理合法？卵子捐献助孕中胚胎的道德地位和权利怎么看待？孩子的母亲是提供卵子的妇女还是妊娠以及抚养孩子长大的妇女？试管婴儿长大后是否有知情权？

伦理共识 在卵子捐献的伦理问题上，学术界形成以下伦理共识：①选择正确的捐卵者，要最大限度确保卵子捐献成功和维护孩子的健康。保护匿名捐卵的供卵者权利和利益，并支付误工费（非供卵费），不能把卵子当商品。②选择正确的受赠者。要避免富裕家庭一方为减少妊娠痛苦而让贫穷家庭的妇女代孕，坚持社会公平。③在实施过程中要以程序上的合理、公正性来保证实质的合理、公正性。④要兼顾参与各方的个人权利及利益与社会权利及利益，助孕胚胎是"准人"，其地位低于"人"却远远高于其他生物。出生之后就与所有人一样享有"人"的一切权利和利益。

（冯泽永）

jiātíng jìhuà

家庭计划（family planing）

从家庭需要、经济和夫妻的健康状况出发有计划地安排生育数和生育间隔的措施。又称家庭生育计划。20世纪30年代英国首先使用这一名称，以后逐步在一些国家流行。

概述 家庭计划源于西方国家节制生育的需求。西方节制生育的思想，始于T. R. 马尔萨斯（T. R. Malthus）提出的所谓道德抑制，即通过降低出生率，抑制人口增长。19世纪二三十年代，资产阶级社会学者纷纷宣传避孕节育思想，但受到当时宗教界和医学界人士的非难。20世纪初，节育思想在西方传播日趋广泛，并建立了指导避孕的机构，在节育技术上给予群众实际的指导和物质帮助。美国的M. 桑格（M. Sanger）夫人在推行节制生育上起了很大作用。1915年，她在美国纽约组织了美国节育协会，出版了《节育评论》。随后到日本、印度、中国等地进行宣传。1923年，在纽约正式成立了第一个规模较大的节育指导机构——节育门诊研究室。1927 年，在她的倡议下，在日内瓦召开了第一次世界人口大会，节育问题是会议的主题之一。第二次世界大战后，桑格夫人联合日本、印度从事家庭计划工作的妇女，于 1952 年成立了国际计划生育联合会，旨在促进各国家庭生育计划，保护父母和儿童身心健康，对世界人民进行人口教育，促进对人类生育和生育调节的研究，并推广这方面的科研成果。到 1983 年，已有 119 个国家和地区的全国性家庭计划机构参加。各国的家庭计划协会大都是民间组织。由于经济发展水平和人口状况的不同，各国协会对家庭计划工作的着眼点也有所差别。除保护妇幼健康这一共同点外，西方发达国家更多地强调人权，认为夫妇有权自主决定家庭计划，很多发展中国家则认为家庭计划的目的就是限制生育数。有的发展中国家的政府把家庭计划工作纳入国家人口规划之中，更多的国家政府给予协会各方面的支持。据亚洲 18 个国家的调查，在 1960～1980 年，国家为家庭计划工作提供的经费，已从每千对夫妇年均不足 200 美元，增加到 3000 美元左右；每万对夫妇拥有的避孕服务诊所或机构已由不到 1 个，增加到 7.5 个。20 世纪七八十年代以来，实行家庭计划的手段已有显著改善和推广。公认的避孕手段有避孕药、避孕器、避孕套以及各种传统的避孕方法。有的国家把人工流产、绝育、规定婚龄和生育间隔也包括在内。

家庭计划与计划生育是大同小异，但仍有区别。家庭计划不是孤立的控制生育、降低人口，且注重与妇幼保健，妇女健康相

结合。1994 年，世界人口与发展会议行动纲领的目标是，要求每对夫妇和个人实现其生育目标。家庭计划包括结婚年龄、妊娠年龄、胎次间隔与时机、生育数量、采取何种避孕或绝育措施等，可自由地同时又负责的选择，不具强制性。目前西方国家对家庭计划的呼吁调整未见明显变化。

伦理争论　推行家庭计划过程中曾遇到如下一些伦理争论：①是否是种族主义政策或种族灭绝的复活？推行家庭计划开始时，美国的黑人认为是针对他们的，他们曾提出来这样的批评；有的非洲黑种人国家，认为要他们少生或不生是种族灭绝。②避孕与传统价值观与宗教文化的冲击，一些宗教界人士一直对生育控制持批评态度，至今也是如此。③个人选择生育的权利和自由与国家控制人口过剩的计划生育政策的矛盾，但这些问题随着控制人口盲目增长暴露出来的社会问题和控制人口过快增长的需要逐步平息，即使仍有少数人对家庭计划持否定态度，也无法扭转家庭计划实施的大局。人们认识到，尽管个人有自由生育的权利，但不能违背社会需要，无限制的生育就等于剥夺了社会的其他需求，同时也限制了其他方面的自由。

(王延光)

jìhuà shēngyù

计划生育（birth control）　国家有计划地控制人口增长的政策。是中国的一项基本国策。国家采取综合措施，控制人口数量，提高人口质量；国家依靠宣传教育、科学技术进步综合服务、建立健全奖励制度和保障制度，开展人口与计划生育工作。与西方国家的家庭计划大同小异。

概述　中国由于人口过多而不能对公民的生活有足够的经济保障，从 20 世纪 50 年代中期开始提倡计划生育。1953 年中国出现第一次人口增长高峰，增长率达 23‰。1954 年 7 月和 11 月，卫生部先后下达了两个避孕和人工流产的文件，国内避孕和节育的舆论高涨，1955 年正式形成"计划生育"文件，1956 年培训工作人员并开展计划生育技术服务；1956 年由于马寅初的《新人口论》遭到否定，"人不仅有张口，还有两只手"的观点占上风，一度放松了计划生育。随着 1962 年以后农业逐渐恢复，1962 年出现第二次人口增长高峰，自然增长率达 29.99‰。文化大革命 10 年动乱时期，人口增长高峰再次出现，1969 年人口自然增长率达 26.19‰。在人口大幅度增长的形势下，计划生育再度引起极大的重视。从 20 世纪 70 年代开始，控制人口增长的活动在全国范围内大规模地推广，中国人口政策开始形成，并被概括为"有计划地增长人口的政策"，提出了"晚稀少"作为政策的基本要求，即鼓励男女青年晚婚晚育，鼓励夫妇加大两胎之间的间隔，鼓励夫妇少生子女，后来又进一步明确为"最好一个，最多两个"。1982 年，明确提出了"控制人口数量，提高人口素质"的人口政策。为此，中国政府为了控制人口过快增长，制定计划生育的国家政策。2001 年，全国人大第九届人民代表大会常务委员会第 25 次会议上，正式通过了《中华人民共和国人口与计划生育法》，并责成国务院编制人口发展规划，并将其纳入国民经济和社会发展计划，明确规定要控制人口数量，提倡一对夫妻一个孩子的国家生育政

策，加强母婴保健，提高人口素质，同时确定了一系列奖励与社会保障措施。此后，中国人口数量较长时间维持在一个相对稳定的水平，实现了控制人口数量增长的目标。

21世纪以来，中国国民经济得到迅猛发展，粮食连年丰收，为适应国家建设与经济发展的需要，对人口红利的保持和增加的需要日益迫近，国家对计划生育政策做了相应的调整，2015年12月27日，12届全国人民代表大会常委会议18次会议决定修订《中华人民共和国人口与计划生育法》第十八条，将原先的"提倡一对夫妻生育一个子女"修订为"国家提倡一对夫妻生育两个子女"，"符合法律、法规规定条件的，可以要求安排再生育子女"。随后，2015年12月31日，中共中央、国务院发布了《关于实施全面两孩政策、改革完善计划生育服务管理的决定》（以下简称《决定》），《决定》首先肯定了中国实行计划生育取得了巨大成就，同时指出，进入21世纪以来，人口发展的内在动力和外部条件发生了显著变化。人口总量增长势头明显减弱，劳动年龄人口和育龄妇女开始减少，老龄化程度不断加重，群众的生育观念发生重大转变，人口红利减弱，以人力资本为核心的竞争优势有待加强，因此调整一对夫妇一个孩子。提倡一对夫妇两个孩子的生育政策是必要的。《决定》同时指出，到21世纪中叶，中国人口仍将保持在13亿以上，人口众多的国情不会改变，人口对经济社会发展的压力不会根本改变，人口与资源环境的紧张不会根本改变，因此必须从全局的战略高度出发，认识坚持计划生育的基本国策的重

要性和长期性，立足国情，遵循规律，正确处理当前与长远、总量与结构、人口与资源环境的关系，逐步调整完善生育政策，促进人口长期均衡发展，最大限度发挥人口对经济社会发展的能动作用，牢牢把握战略主动权。新情况下的计划生育政策的基本原则和要求是：以人为本，尊重家庭在计划生育中的主体地位，坚持权利与义务对等，寓管理与服务中，引导群众负责任、有计划地生育；创新发展，推动人口和计划生育工作有控制人口总量为主向调控总量、提升素质和优化结构并重转变；由管理为主向更加注重服务家庭转变，改革生育服务管理，实行生育登记服务制度，生育两个以内孩子的，不实行审批，由家庭自主安排；同时加强出生人口监测预测，建立出生人口监测和预警机制；合理配置公共服务资源，合理配置妇幼保健、儿童照料、学前和中小学教育、社会保障等资源；推进优生优育全程服务，落实孕前优生检查，加强孕产期服务，提高出生人口素质；促进社会性别平等，创造有利于女孩子成长、成才的社会环境，综合治理出生人口性别偏离问题，打击非医学需要的性别鉴定和选择性堕胎行为；建立、健全由计划生育技术服务机构和从事计划生育技术服务的医疗、保健机构组成的计划生育技术服务网络，改善技术服务设施和条件，提高技术服务水平。中国的计划生育政策，在发展中不断完善，日益迈向更加人道的水平。

（王延光　杜治政）

bìyùn

避孕（contraception）　运用某种技术或方法阻断男性的精子和女性的卵子相遇以避免受孕的过程。

概述　避孕的原因主要是减少生育，也可以是为了避免生育残疾后代及保护自身的健康。避孕的政治原因可以是由于国家人口过多而实行控制人口。避孕的经济原因可以是家庭的经济状况不允许生育孩子。避孕的社会文化原因可以是夫妻一方或两方有意避孕而拥有丁克家庭。避孕的实践从古代就有了。为了减少生育，古代的妇女使用动物的粪便、皮膜等避孕。尤其是到了20世纪初期，伴随着政治、经济、社会和文化等多方面因素的发展和进步，新一代的女性有了与男性一样走出家门工作的观念和机会，减少生育成为家庭和社会的需要。现代化技术以避孕药的出现为标志，之后各种先进的技术很快地发展和应用，达到了成熟的状态。到了20世纪以后，避孕的新方法、新技术很快发展为多种类型。有学者将其划分为9类：男性绝育、女性绝育、宫内节育器、皮下埋植、避孕套、口服药、避孕针、避孕膏或膜、其他避孕方法。

伦理问题　①出于控制人口的盲目增加、妇女解放、减少家庭经济压力等需要，避孕是符合道德的行为。在避孕实践的开始阶段，避孕的思想和某些宗教的教义相抵触。这些教义认为避孕药或技术杀死精子卵子就等同于杀人。目前，由于避孕实践的大量进行，世界上许多国家的人民接受这种实践是符合伦理的。②尊重自主原则。避孕应当是发自夫妻双方的自愿要求，任何强迫命令的做法是不正确的，也不会得到人们真心实意地支持。③避孕需要夫妻双方合作，是夫妻双方的共同责任，将避孕的责任完全推给女方，是不公正的，

是歧视妇女思想的反映。④保护隐私。避孕的实施涉及诸多个人空间和私密，推行避孕的医师和其他人员，有责任为当事人保守秘密。⑤一些少数民族及所持宗教教义，对避孕有不同的认知和实践。对此，在推行避孕时要考虑怎样尊重宗教的传统习俗，区别对待，不可无视宗教的规定与要求。⑥必须选择安全、有效、适宜的避孕节育措施，保证受术者的安全，注意妇女在避孕中的健康。避免产生危害和负面影响。持续和正确地提供避孕工具的使用信息，加强避孕技术应用指导，做这方面的咨询服务，确保避孕服务的可获得性、可接受性和经济上的可承受性，尤其是帮助育龄夫妇了解各种避孕方法的相对有效性，对于做好避孕都是十分重要的。能否持续和正确地使用某种避孕方法，还因使用者的年龄、收入、使用者对避免和延迟妊娠的意愿、文化程度及文化背景等特点而存在很大的差异。这些都对所使用避孕方法有所影响。必须注重帮助广大育龄夫妇掌握和适应这些避孕方法，使避孕的有效性和安全性提高，使人工流产率下降，保证妇女的身心健康。

(王延光)

qiǎngpò bìyùn

强迫避孕（compulsory contraception） 以某种措施或强力强迫能够生育的主体避免妊娠。可以发生在男女双方，性伴侣或夫妻一方不愿意生育孩子，不顾另一方的意愿强行要求对方采取避孕措施，亦应视为强迫避孕。

概述 强迫避孕大多发生在婚前性伴侣中。未婚性伴侣的强迫避孕，公众一般认为符合情理。目前的社会观念一般不接受未婚生育。社会的谴责和社会福利支持的缺乏都会使当事人双方，尤其是母亲和孩子陷入经济的窘境中，母亲会不得已停止学业或丢掉工作，还面临着与男友分手、孩子失去父爱的危险；另种情况是，夫妻一方因子女过多而不愿意再生育而强迫另一方采取避孕措施，以往的计划生育政策是认可的；再种情况是，夫妻一方或双方患有影响下一代的疾病，如传染性肝炎、艾滋病、遗传性疾病，一方由此认为生育不是一个好的选择；在正常婚姻中，一方有意不想生育子女而强迫另一方避孕，此种强制避孕存在伦理争议。

伦理评估 强迫避孕的伦理评估要视不同强迫避孕的情况而定：①未婚性伴侣发生性关系产出的孩子，将面临各种社会压力和诸多困难，双方理应懂得避孕的必要。一方未能理解，理应通过相互说服，逐步取得彼此的认同，避免一方强迫避孕而伤害爱情的做法。②对于因为疾病而被强制避孕的案例，夫妻双方首先应该尊重科学，在医务人员的指导下了解该种疾病是否真正影响后代，再决定是否可以生育。如获知该种疾病的生育是违反法律，应说服想要孩子的一方避孕，真正做到知情同意，在对方仍坚持生育要求下强迫避孕是可以理解的。③以往国家政策规定一对夫妻只生一个孩子（或在某些条件下只生二个孩子）的计划生育政策下出现的强迫避孕，是出于控制人口过快步增长带来经济困难的需要，可以得到伦理学辩护。④正常生育年龄的夫妇，夫妻一方不想生育孩子而强迫另一方避孕，是不可取的，它有损夫妻双方的和谐亲密伦理关系。夫妻孕育孩子涉及夫妻双方的共同利益，应当而且可能通过夫妻双方深入沟通取得一致的认识，在未有一致的情况下一方强迫另一方避孕，不是明智之举，也是不道德的。

(王延光)

duòtāi

堕胎（abortion） 采取药物、技术或其他人工手段终止妊娠。堕胎可因胎儿患有严重疾病、非计划内受孕、未婚先孕、被强奸而受孕等多种原因而发生。

概述 堕胎是自古以来人类生活中都必须面对的问题，且一直存在不同认识的争论。在中世纪以及近代宗教控制的社会中，堕胎长期被否定。罗马天主教认为胎儿是无辜的人，堕胎是不能得到辩护的，即使是强奸妊娠，母亲不愿生育，胎儿也无罪，也应保护胎儿的生命。基督教教义认为："从受孕开始，每个人都应视为一个有位格的人，具有人的权利。""自受精始，该生命体视其为人，具有个体性。"人是上帝所造，不能不顾上帝的意旨而夺走人的生命。人格的概念是与上帝共存的，人与上帝相互共存，与其他人相互共存，与所有的生物共存，不能毁损。但神学关于胚胎和堕胎的理论不尽相同。20世纪60年代和70年代医学伦理学发展的早期，宗教思想家扮演重要角色，随着医学伦理学越来越专业化，宗教的声音有所弱化，不再占主要地位，但在宗教力量强大的地区，反对堕胎的声音仍大于法律赞成堕胎的规定。需要注意的是，尽管在欧美国家许多人士接受基督教反对堕胎的教义，但他们在实践中并不按此行动。另外，世界上的其他宗教对堕胎的伦理观点和实践也不尽相同。

至今，堕胎仍是一个很大的社会问题，堕胎在全世界都在发生，关于人工流产的争议，在法院、街头、学校、媒体一直存在。在 2008 年美国高级法院立法堕胎合法时，关于堕胎的争议没有达到共识，尽管现今美国每年大约有超过百万例的堕胎，但美国人仍然在堕胎的道德接受性问题争议不已。中国也有大量的堕胎，原因各异。在社会上，未婚青少年堕胎日益增多，令人忧心忡忡。在临床上，产前检查后异常胎儿的堕胎时有发生，不经意而避孕失败的堕胎也大有人在。但无论学术界还是在公众中，对于堕胎的利弊、伦理问题和道德意义，在中国少有讨论，原因可能有来自公众从传统文化上对堕胎的认可，有对国家相关政策的认同，也有与漠视生命、无视母体道德利益的糊涂意识相关。

伦理争议 ①自由主义观点。自由主义无条件支持堕胎，认为胎儿没有道德地位。一部分哲学家以"妇女拥有绝对控制自己身体的权利"作为堕胎的理据，认为妇女控制自己身体的权利可以用来辩护堕胎。这个权利以对自己的身体的认知为基础，因为妊娠包括妇女身体的某部分，妇女可以决定继续还是流产，这个决定是她自己的，社会和法律约束她的权利都是不能辩护的。一些哲学家认为，按照约翰·穆勒（John Mill）、伊曼努尔·康德（Immanuel Kant）、戴维·罗斯（David Rose）、约翰·罗尔斯（John Rawls）对于个人自主性和自我决定的理论，一个人可授予控制自己生活的权利，个人可以控制自己的身体，妇女有权利决定是否要孩子，非有意妊娠时也可以合理地决定堕胎。功利主义从后果论的角度出发，也对堕胎持肯定态度，如果生育孩子不能带来幸福，堕胎就是可辩护的。②保守主义的观点。这种观点视母亲和胎儿为两个独立的生命体，认为胎儿有完全的生命权，堕胎在任何时候、任何情况下都是不道德的。西方的主要宗教对堕胎持反对的观点大都基于"上帝与人关系"的教义和由此而来的对"什么是人""人的尊严"的认识。属于堕胎伦理中的保守主义。反对堕胎的观点也来源于宗教的生命神圣论。生命神圣论认为任何人的生命都是神圣的，人类尊严价值是人类作为一个种属的普世价值。人类胚胎是人类的一员，所以胚胎也值得人尊敬，宗教有责任保护胚胎。而非宗教人士认为，基督教的教义将受孕与位格、受精与个体视为等位关系，是犯了很明显的错误。③折中主义观点。折中主义并不绝对限制堕胎，但堕胎必须是负责任和出于充分理由，应该是"安全的，合法的和较少的"。妇女有权控制自己的身体，可以作出堕胎的决定，但堕胎的决定一定要以很强的理由去支持。一个妇女是自主的，有自己关于什么是好的定义，但以一个很小的理由毁掉胎儿是错误的。在正常情况下，有意避孕的妇女就有责任按时吃避孕药而避免轻易地妊娠流产。青少年的意外妊娠也一定要尽量减少。一个在实践中争议较多的问题是，假如一个妇女不经意地妊娠，而孩子的出生会影响她的生涯和生活方式时，是否应该流产？著名生命伦理学家丹尼尔·卡拉汉（Daniel Callahan）认为，胎儿有一定的道德地位，但一个妇女也是有责任的人，她要对自己、家庭和社会负责，在必要的情况下，妇女的这些责任要求可以超越不能堕胎的义务。④女性主义的观点。美国女性主义"关怀伦理学"以关系模式分析堕胎，强调对于情境做具体分析，以此作为母亲终止与胎儿关系决定的参考。关怀伦理学认为，人之为人的特性并不是具有理性能力，而是能够对他人的关怀作出反应。因为胎儿可以做到这一点，所以妇女堕胎权利不是绝对的。母胎关系从受精就产生了，是一个动态而不间断的过程，这种关系是身体各个部分的，其感应不借助其他任何媒介。母亲对胎儿的感应是有生理和心理基础的，胎儿对母亲关怀的感应也是有生理基础的，科学可以证明 14 天后的胎儿就逐渐有了感知能力。胎儿与母亲很早就建立了一种亲密的内在关系。在这个意义之下，母亲在作出堕胎的决定时有理由三思。还有学者讨论堕胎问题的着眼点是父母的自主权与不伤害胎儿，以及父母的自主权与胎儿开放性将来权利。⑤晚期流产的争议。学术界出于妇女健康等一些合理原因，对前 3 个月的胚胎的堕胎无多争议，但无论在西方国家还是东方国家，对 20 周以后的晚期胚胎堕胎争议颇多。晚期堕胎指 20 周以后的堕胎。这时的胎儿生出已经是可活的人，为了尊重这样的生命，无论从义务论还是后果论来辩护，较为一致的认识是，晚期堕胎都不应该发生。但晚期堕胎也有例外，如 20 周以后才发现胎儿有严重疾病、用药物后对胎儿的较大负面影响；妇女被强奸妊娠不应承担一个被强奸后的孩子，这对她自己和孩子都是一个巨大的伤害；在母亲的生命因妊娠遇到威胁时，这诸多情况下的堕胎是可以得到伦理学辩护的。康德、罗斯都认为，每个人都有权利保护他自己，即使这会使另外的人丧失生命。对功利主义来说，保护一个人的生命是值得的，因为活着才有所有的幸福。如果堕胎是为了胎儿，两个理论也都可辩护。如果堕胎一个有病的胎儿无论对胎儿本身、家庭、社会都是有好处的。

（王延光）

选择性堕胎

xuǎnzéxìng duòtāi

选择性堕胎（elective abortion）在确定胎儿性别和胎儿患有疾病后选择流产胎儿。选择性别的堕胎称为性别选择性堕胎，淘汰严重残疾胎儿的堕胎称为优生堕胎。

概述 20 世纪 70 年代以来，许多国家准许优生堕胎，并颁布了相应的规定。优生堕胎是应用遗传筛查技术，如新生儿代谢普查、染色体普查等技术进行产前检查，发现妊娠异常或畸形胎儿，淘汰严重残疾的胎儿；优生堕胎还可运用产前性别鉴别技术，借此发现胚胎的一些性连锁疾病，帮助一些夫妻决定是否需要人工流产，避免生育易感遗传性疾病的胎儿。此种堕胎是出于胎儿未来健康利益与家庭生活利益的考虑，属于医学目的的产前胎儿性别鉴定的堕胎。优生堕胎包括遗传学诊断、预防、遗传学咨询、有缺陷出生儿的处理等多个环节的手术及伦理问题。由于现代遗传技术的准确性和安全性均不很完满，还不能为那些携带疾病基因的夫妇做遗传基因诊断和治疗提供准确的结论，因为不安全、不科学的胚胎基因诊断和治疗导致不必要的优生堕胎难以绝对避免，对于优生堕胎，医师和当事人必须持十分谨慎的态度。

应用 B 超或其他技术进行性别鉴别以淘汰女胎，属于非医学目的的产前性别鉴定，是性别歧视的表现，一般不为各国政府支持和允许。早在 1986 年，中国国家计划生育委员会和卫生部，就颁发了禁止非医学目的的性别选择的有关法规，1989 年 5 月，1990 年 9 月和 1993 年 4 月颁布的法规都有类似内容，1994 年《母婴保健法》也明确规定禁止出生前非医学选择性别，而且如果医师违法就要罚款和关押。2001 年国家的人口和计划生育研究所，2002 年卫生部和药监局也就此颁发了相关规定。中华医学会也曾经规定如果医师泄露胎儿性别（非医学目的）会吊销行医执照。2003 年卫生部和科技部联合公布的《人类辅助生殖技术管理办法和技术原则》也重申了禁止非医学目的的胎儿性别鉴定，2019 年末，中国男性人口为 71 351 万人，女性人口为 68 187 万人，男性人口比女性多 3164 万人，男女性别比为 104.64∶100。这说明只靠法规作用并不显著，只有改变社会文化中的重男轻女的旧传统，和加大对非医学目的的性别选择堕胎的伦理和行政管制，才会使政策的执行到位。

伦理问题 ①以淘汰女性胎儿为目的的堕胎，是性别歧视的反映，是不道德的。由于受"重男轻女""养儿防老""不孝有三，无后为大"等传统生育礼教影响，一些夫妻通过性别检查，对女性胎儿实行堕胎，特别在实行"一对夫妻只生一个孩子"的计划生育政策时，堕胎女性更为突出，这是对女性的歧视和不公，是极其有害的，在伦理上是不能接受的。②淘汰女性的堕胎是对人权的侵犯。女性胎儿和男性胎儿一样，都有自己的生存权，女性胎儿的生命权属于女性胎儿自己，女性胎儿的父母因为自身喜

爱男孩而毁掉女性胎儿的生命，是极不道德的，是反人性的；尽管胎儿还没有完全发育成为人，但是它已经是潜在的人，在正常的子宫内发育的条件下，完全可以发育成为人，堕胎，包括男性胎儿的堕胎，只有在继续妊娠威胁到母亲生命，或者产前检测发现胎儿严重畸形或患有严重致命疾病等境况下才是可以接受的。医师和医院应该拒绝非医学目的的胎儿性别鉴定，避免发生淘汰女性堕胎的严重后果。③专以淘汰女婴为目的的堕胎必然破坏人口结构性别的合理平衡，给社会带来严重后果，必须禁止。男女性别平衡是人类自然繁衍的重要条件，对于国家发展和民族兴盛极为重要；即使就千家万户的家庭而言，男多女少的后果也是不可想象的。必须破除落后的重男轻女的传统观念，树立男女都一样的社会风俗；同时加强男女平等的相关政策和制度的建设，扫除那些轻视女性陈规陋习，使男女有同样的经济地位和平等权利，让重男轻女的思想和习俗无处容身。④正确处理优生堕胎中的生命神圣与生命质量的关系。生命神圣与生命质量是相互关联的，毫无生命质量可言或生命质量极低的生命，是很难谈得上生命神圣的。优生堕胎是为了避免严重残疾胎儿出生后可能面临的痛苦和社会、家庭的沉重负担。这是将胎儿的生命质量置于首位。在胎儿父母要求下，确有医学的科学诊断根据，可以实行堕胎。但优生堕胎的首要前提是胎儿父母的自觉自愿，而非他人意指或强迫。同时又有医师出具胎儿残疾情况的诊断根据。保证优生堕胎程序的合理与合法。医师应该严格掌握优生堕胎的适应证，不得

随意扩大堕胎范围，尽力避免大月份的胎儿堕胎，更不能以优生堕胎之名行淘汰女胎之实。

（王延光）

juéyù

绝育（sterilization）　采取某种措施使具有生育能力的男女永不生育的措施。绝育与避孕的区别在于，避孕可能是暂时的，需要生育时仍可受孕。绝育是断绝夫妻的生育能力，达到永不受孕的目的；绝育亦有人为地阻断精子与卵子相遇的通道而达到永久性节育的目的，但非永远消除生育能力，临床专业人士又称该类方法为"绝育"，这种"绝育"有可逆性和不可逆性之分。

绝育是自古以来就有的实践。全世界有许多人实施或被实施绝育，但某些国家的法律规定和文化传统不允许绝育。历史上绝育的方法和目的有种种不同：非正常的绝育如对男性阉割而成为太监；也有因生活不能自理对某种残疾人所采取的绝育；也可以因夫妻双方或某方患有某种疾病，生育会影响自身健康或胎儿健康而采取措施阻止孕育。在临床上，绝育又可分为女性绝育和男性绝育两类。女性绝育一般采用经腹壁或经阴道、经宫腔等不同途径结扎输卵管。不可逆的女性绝育术有各种输卵管结扎术、输卵管粘堵术、腹腔镜下输卵管电凝术。按手术途径分类有二种方式，一种为下腹部小切口进行各种绝育手术；另一种为腹腔镜下进行各种绝育手术，前一种方法应用较为广泛的。女性特殊绝育法有放射绝育术，采用深度X线体外照射或放射性同位素子宫腔内放射，都能破坏卵巢功能而达到绝育的目的，称为放射绝育术。此法不适用于健康妇女，偶用于乳房癌

及胃肠道癌患者未作卵巢切除者；男性绝育，大多选择输精管切除术。此种切断输精管道并将两端结扎的手术，是永久性绝育的一种手段。

绝育是涉及夫妻双方的大事，应当坚持正确的伦理原则和严谨的程序：①绝育一定要出于自主自愿。任何人不能强制他人做绝育手术，剥夺其生育权利。绝育手术必须获得夫妻双方的完全同意，在自主自愿的前提下才能施行。②坚持男女平等。在绝育的选择方面要体现男女平等的人权原则，以男女平等的观念决定谁来承担绝育措施。在重男轻女的亚洲国家，女性承担避孕和绝育责任的人数多于男性，这是在绝育选择上性别不平等的表现，应当逐渐转变，同时提示要注意保护妇女的权利和维护妇女的健康。③充分知情和慎重选择。在行绝育手术前，医师应当向当事人双方充分告知各种永久性绝育手术的具体内容和效果，做好知情同意和选择的充分准备，为当事人双方选择适当的绝育方式提供依据。夫妇双方决定行绝育手术前，应当持十分慎重的态度，再三权衡，避免后悔莫及情况的发生。

（王延光）

qìyīng

弃婴（child abandonment）　妊娠分娩后不愿抚养婴儿将之弃置不管的行为。是中外社会自古以来就存在的陋习。

概述　弃婴是中外社会自古以来就有的一种社会现象。尤其在一些贫穷国家或贫穷地区，弃婴常有发生。弃婴的方式多样，有的是将婴儿丢弃于某个偏僻但仍有人来往的地方，有的是于深夜放置于较富裕人家的门口、窗

前，有的置于庙宇前庭，有的置于垃圾箱中。弃婴的原因多种多样。有的是因为婴儿患有严重疾病而弃婴，有的是因为无力抚养而弃婴，有的是想男孩而得女孩而弃婴，有的是因未婚而生、迫于社会的压力或情面而弃婴。弃婴的父母大多出于无奈，他们往往在包裹婴儿的衣帽中留下某种信息或证据，广州市接收的弃婴，近2/3的家长留下了字条与现金，希望婴儿被好人发现并养活。弃婴儿的父母，尤其是母亲常遭受严重的精神痛苦，他们中有的希望在将来生活条件允许时，将婴儿找回抚养。

弃婴现象在当今虽有减少的趋势，但数量仍然不少。2005年以来，中国孤儿院每年接收约1万名弃婴，另外还有数目不详的弃婴通过非正式途径被人领养。鉴于此，中国一些地区的民政部门及儿童福利机构设置婴儿安全岛以安置弃婴。中国第一个弃婴岛于2011年6月1日在河北省石家庄市社会福利院设立。2013年7月，民政部在总结地方经验的基础上，下发《民政部办公厅关于转发中国儿童福利和收养中心开展"婴儿安全岛"试点工作方案的通知》，要求各地根据实际情况开展弃婴岛试点工作。至2014年3月，已有广东、山东、河北、天津、内蒙古、黑龙江、江苏、福建等省区市建成25个弃婴岛并投入使用，还有18个省市正在积极筹建中。广东省首个婴儿岛自2014年1月28日开始启用，试点48天，共收到弃婴儿262名，其中男婴148名，女婴114名；石家庄婴儿岛2年8个月，接收弃婴220多名；南京婴儿岛建成3个月，接收弃婴159名；西安2013年11月29日启用，两个半

月接收弃婴 60 多名；厦门 2014 年初启用，3 个月接收弃婴 120 名。据中国儿童福利收养中心儿童抚育部的初步统计，约 99% 的弃婴都是病残婴儿。广州市自 2014 年 1 月 28 日建立婴儿岛投入使用，截至 3 月 16 日共接收的 262 名婴儿中，年龄不到 1 岁的有 175 人；婴儿所患疾病中占前三位的是脑瘫 110 例（占总人数的 41.98%），唐氏综合征 39 例（占总人数的 14.89%），先天性心脏病 32 例（占总人数的 12.21%）。弃婴岛一般设在儿童福利机构门口，岛内设有婴儿保温箱、报警装置、空调和儿童床等。岛内接收婴儿后，报警装置会在 5～10 分钟后提醒福利院工作人员到岛内察看弃儿，尽快将婴儿转入医院救治或转入福利院院内安置。据广州社会福利院提供的资料称，他们接收的弃婴成活率为 91.22%，另有部分婴儿送至当地儿童医院治疗。

目前弃婴的来源主要是因出生缺陷形成的残疾婴儿。广东省参照国家方案，监测全省 58 家医疗机构住院分娩的孕 28 周～出生后 7 天内诊断的出生缺陷，2013 年检测到的总出生缺陷发生率为 244.6/万，而珠江三角地带为 301.4/万。控制弃婴的关键在于控制和减少出生缺陷。

伦理问题 ①弃婴现象反映弃婴者对婴儿的生命尊严的蔑视和亵渎。将活活的生命弃置于街头巷尾，很可能导致婴儿的死亡，等同于杀害弱小的生命。尽管弃置者有种种不得已而为之的理由，但以此种方式处置自己孩子是非常不道德，应当受到社会舆论的谴责。弃婴现象提示我们，要在全社会提倡爱护生命、珍视生命、关爱婴幼儿的教育。②在弃婴现象难以杜绝的情况下，政府和社会组织设置婴儿岛或其他方式收容弃婴，是一种人道主义行为，应当受到全社会的广泛支持，有财力的企业和个人，应当为此提供经费赞助，以便能够建立更多的弃婴收容管理场所，帮助这些收容机构开展救护生命的工作，减少对弃婴生命和健康的损害。全社会应当在道义上、实际行动上支持对弃婴的救助。设置弃婴岛不会助长人们的弃婴行为，没有证据表明弃婴岛导致弃婴数增加。③提倡婚前检查，尽可能地减少婚姻不当造成的出生缺陷，避免因婚姻不当造成残疾新生儿出生而后弃之的不道德行为的发生；加强学校对青少年性知识的教育，增强少女身心安全和权益的意识；改变社会对于未婚先孕的歧视观念；同时要普及孕育的科学知识，要提高对患有严重疾病胎儿的诊断能力，将残疾病胎控制在早期阶段，避免残疾婴儿的出生。④转变重男轻女、养儿防老的错误观念，减少和消除抛弃女婴概率的发生。在传统男性文化观念影响下，歧视女婴在一些落后或偏僻地区仍较为普遍，这是抛弃女婴的重要原因。要加强男女都一样、女子是半边天的思想教育，逐渐杜绝抛弃女婴的恶习。⑤完善残疾人的社会保障，减少因出生残疾婴儿的后顾之忧。已出生的残疾婴儿，同样享有人的生存权、教育权、就业权，要建立和完善残疾儿童上学、就业等方面的法律或法规，完善儿童大病医疗保障制度，健全儿童福利保障制度，减少残障儿童家庭的负担，消除因无力抚养残疾婴儿而丢弃残障婴儿事件的发生。⑥建立和完善对弃婴行为的法律教育和法律处置。一些国家的刑法考虑明确规定，家属负有抚养义务而拒绝抚养的行为，将承担法律责任。要加强爱护婴幼儿的教育，帮助他们掌握国家对残疾病儿的救助政策，对那些恶意弃置婴儿的人要追究法律责任。

（王延光 杜治政）

shāyīng

杀婴（infanticide） 以某种方式有意结束婴儿的生命。古今中外普遍存在，是一种落后的、践踏人类生命尊严的陋习。

概述 杀婴是自古以来在许多国家和地区都存在的现象，是人类最早控制人口数量和质量的办法。杀婴的方式多样，有溺杀、药杀、饿死等；杀婴的原因也多种多样，可因养育婴儿经济负担沉重、婴儿严重残疾、歧视女婴、婴儿未婚而生迫于社会的压力等原因将婴儿处死；杀婴现象在近代社会仍时有发生。在一些贫穷国家，杀害女婴并非罕见。在中国，20 世纪 80 年代前后，一度发生滥用 B 超或染色体诊断技术，将查出的女胎流产或娩出杀死。尽管国际社会反对杀婴，一些国家的法律也明令禁止，但民间杀害女婴的事件仍屡禁不止。

伦理问题 杀婴是严重违背伦理道德的行为：①残疾婴儿、女婴也是人，他们和其他人一样，同样也有生的权利，同样享有人类生命的尊严，无端杀害弱小的生命是不人道的，是违背伦理的。在今天也是违反国际法规的。②源于性别歧视而杀害女婴是不道德的，是违背人伦天理的。女婴是未来的成年妇女，她和未来成为男人的男婴一样，是社会生产力和社会发展不可缺少的根基，没有女婴和没有男婴一样，对于任何社会来说都是不可想象的。杀害女婴应视为一种破坏社会的犯罪行为。③杀害女婴的严重社会后果，引起社会性别比例的失衡。合乎人类繁衍需要的正常性比例，是社会稳定和社会进步不可缺少的条件。杀害女婴对社会来说是一种犯罪行为，应予坚决制止，并由法律予以处置。④残疾婴儿，特别严重残疾婴儿，应通过禁止近亲结婚、孕期检查等措施，在孕前或胚胎早期予以防止出生；对于已经出生的严重残疾婴儿，要通过相应的合法程序处置，而不能任意杀害。随意杀害残疾婴儿，是反人道的，是一种犯罪行为，应当受到法律的追究。

（王延光）

màiyīng

卖婴（baby trade） 将婴儿作为商品交换以谋取钱财的丑恶现象和犯罪行为。古今中外社会皆存在。

卖婴现象出现的直接动因是一些家庭因避孕知识不足生下无力抚养的孩子而又利欲熏心，或因其他原因不想抚育生下的孩子；更有少数丧尽天良的人，钻社会管控的漏洞，利用一些孩子出外玩耍、走出家庭、离开父母的机会，以种种诱骗手段，将孩子拐骗到手，远运他乡，出卖给他人，甚或以此形成一些拐骗婴幼儿谋利的犯罪团伙。而另一些家庭因种种原因，想要孩子而不得孩子；一些商贩见机行事，将低价购买或拐骗到手的孩子以高价出卖给需要孩子的家庭，从中谋取巨额利润。

卖婴是一种落后的社会文化现象，有其社会文化方面的背景。对婚前与婚后生育的孩子家庭、社会的认可度的不同；社会保障制度不尽完善；以及社会犯罪管控的缺失，都是造成卖婴现象出现的客观原因。从伦理学上讲，婴儿的出生，已经具有了人的道德地位。他已经成为具备发展前途和享有生活可能的人，任何人不能将他当作换取钱财的手段。卖婴不但侵犯了婴儿的权利，也在很大程度上伤害了父母的利益，玷污了父母的人格与尊严；婴儿是人，将人和商品等同起来，是对人类的反叛，也是不尊重人的生命的表现，有悖于人伦道德。贩卖中介更是有害于当事人和社会，应当受到法律的严厉惩罚。尤其是医务人员参与拐卖婴儿，更是道德沦丧，有悖于治病救人、人道主义的根本宗旨。购买婴儿的父母一方，尽管想要孩子的心情可以理解，但应通过合法途径以领养的方式满足其心愿，采取从人贩子手中购买孩子是十分错误的，可以视为一种参与犯罪的行为，应当受到批评和教育。

（王延光）

yōushēngxué lúnlǐ

优生学伦理（ethics of eugenics） 运用遗传学的基本原理和其他方法，研究如何改善和提高人类自身的体力和智力素质，获得优秀后代的优生学应遵循的伦理思想和伦理原则。优生学在其发展和实践的过程中，始终贯穿着不同伦理思想的斗争。它的发展历史表明，正确的伦理思想是优生学真正获得优秀后代的重要保证。

历史 优生学由英国博物学家弗朗西斯·高尔顿（Francis Galton）于1873年最先提出，最初的学名为人艺学，后改为种艺学，二者皆源出于拉丁文，与农学园艺学之英语名同一构造。及至1883年才易名为优生学，随后将其定义为一门通过审慎的婚配和某些科学方法，为完善种族或种族优化提供更好机会的科学。

自19世纪后半叶至20世纪初，高尔顿开展了一系列优生学的研究，做了300人的家庭调查，写了大量论述优生学的论文和专著，宣传他的优生学思想。如《遗传的才能和性格》（1865）、《遗传的天才》（1869）；1901年，高尔顿于英国人类学会发表了《法律与舆论现状下优良人种之可能》的讲演；1904年，他又于英国社会学会宣读了他的《优生学之定义、范围及目的》论文，同年，高尔顿于伦敦大学开设优生学的研究讲座，是为高尔顿国家优生研究院的开始。

在高尔顿思想的影响下，阿根廷、奥地利、比利时、巴西、捷克等国，相继出现了种族卫生会、国家优生会馆、国家优生学会等组织；1905年，由德国、奥地利、瑞典、瑞士等国的研究人员建立了"国际民族卫生学会"；1910年在伦敦召开了第一届国际优生会议，成立了"国际永久优生委员会"，随后出现了国际性的优生运动。其中，以20世纪三四十年代美国和德国兴起的一场以"eugenics"为名的优生运动最为著名。美国的积极优生学或优生运动着眼于禁止那些被认为遗传品质差的人婚育，以防影响健康人群体质水平。1906～1930年，美国有30个州通过了优生绝育法。此法提出用限制婚姻、绝育和永远监禁身心有缺陷的人来终止遗传"退化者"生育，而遗传"退化者"包括癫痫患者、罪犯、酒鬼、妓女、乞丐、疯子、低能者、性反常者、瘾君子等。1921年和1924年，美国还两次通过了移民限制法，限制南欧、东欧人移民美国，理由是他们"在生物学上是低等人"。这样，美国的优生学已变成惩罚和遗弃那些社会边缘和弱势人群及患者和种族歧视的工具。德国的优生运动一度将优生学与医学思想整合在一起，创造了一个以个人医疗、社区公共卫生健康、种族优生三位一体的卫生保健。不幸的是，在第一次世界大战以后的 20 世纪三四十年代，德国阿尔弗雷德·普勒茨（Alfred Ploetz）和威尔海姆·舒尔马耶尔（Wilhelm Schallmayer）建立了"种族卫生学"，纳粹德国利用了优生运动的种族主义倾向，狂热地宣传日耳曼民族的优越性，称犹太人等其他民族带有劣性基因，视为劣等民族，是德国的疾病，阿道夫·希特勒（Adolf Hitler）实施了对所谓劣等种族的灭绝政策，这种优生学成了纳粹所有野蛮实践的中心部分，从事医学专业的一些医师参与了辨认不适者、绝育、谋杀的过程。1933年，希特勒颁布了强制精神分裂症患者、智力低下者绝育的法律，1929～1934 年，约有 350 000 人被迫绝育，1937 年有数百名有色人种的儿童被绝育，30 000 名吉普赛人被绝育，1941 年约有 1/4 的犹太人被绝育，在希特勒占领区约有 1000 万人，其中一半被杀；1943～1944 年，约有 100 万吉普赛人在集中营被杀害。最后惨无人道地对优生运动持异议的人也被杀害。在高尔顿优生学后的一段历史时期，德国和美国将"优生学"演变成一场臭名昭著的"优生运动"。一些早期的优生学者无限扩大了遗传的作用，不但认为人的躯体和精神性状全由遗传决定，甚至犯罪、酗酒、暴力行为和漂泊习性也纳入孟德尔的遗传范畴。这就助长了种族歧视，并反映到某些国家的立法和移民政策中，客观上促使了优生学的发展误入歧途。美国和德国的优

生运动引起了人们的警觉，一些原先重视优生学的国家，如苏联在 20 世纪 20 年代建立的优生学研究机构和优生学会，出版的优生学杂志，20 年代末均被禁止，有关学者都转向动植物领域，30 年代医学遗传研究所也被解散，人类遗传学和优生学被宣布为纳粹的科学。20 世纪 40 年代以后相当长的一段时间，优生学一直处于窒息状态。1995 年版的《生命伦理学百科全书》将优生学定义为：一种"适者"强加于"不适者"并反对"不适者"出生、歧视少数民族或人群的政治、经济、社会政策。美国和德国歧视弱势人群，侵犯婚育权利、种族灭绝、灭绝人伦的罪行，使国际上大多数学者谈及优生学时，常常指德国纳粹的种族灭绝或美国及其他一些国家为灭绝弱势人群的工具。鉴于此，1998 年第十一次国际遗传学大会建议，认为英文"eugenics"不再适合文献中使用。

为了汲取优生学发展历史中的教训，美国的遗传学家斯特恩（Stern）曾建议将优生学分为预防性优生学（又称消极优生学）和演进性优生学（又称积极优生学）。预防性优生学指通过预防阻止有遗传性疾病和先天性疾病的个体出生；演进性优生学指用遗传学等方法增加体力或智力更佳者的出生率或改良人种。很多人认为预防性优生学能够被接受。某些当代医学遗传学实践应属于此范围。高尔顿定义的优生学，即"优生学是研究在社会控制下，为改善或削弱后代体格和智力上某些种族素质的科学"，属于积极优生学，这种积极优生学容易导致某些严重后果产生，需要谨慎行事。德国和美国将"优生学"演变成一场臭名昭著的"优生运

动"，是极为典型的积极优生学；在德国大屠杀以后，美国宣布反对种族歧视，对积极优生学的赞成之声逐渐消失，洛克菲勒基金会转向资助世界人口控制，防止有缺陷儿童出生和遗传学、分子生物学。这样的优生实践属于消极优生学。此后，优生学逐渐步入正确的轨道。

20 世纪 20 年代初优生学开始传入中国，当时译为"善种学"。中国的优生学最先倡导者是潘光旦。潘光旦 1922 年赴美留学，主修生物学、遗传学、优生学等。他于 1924 年在美国撰写的《优生概论》《二十年来世界之优生运动》《生育限制与优生学》等，曾发表于《东方杂志》《妇女杂志》等刊物，较早向中国公众介绍了优生学的知识。他回国后，在上海、北京等地的大学讲授优生学，并译有《优生原理》等专著。此后，中国的优生学也一度沉寂。中国医学科学界称谓的"优生学"工作开始于 20 世纪 70 年代末或 80 年代初期。1979 年的一次会议后，全国生物医学界都在探讨中国优生学的可行性。一些学者在介绍和批判优生学运动被纳粹分子利用的基础上，开始探讨中国优生学的学科建立问题。1981 年 10 月 31 日至 11 月 4 日，由卫生部和中华医学会联合召开的"优生学科普讨论会"，讨论了关于优生工作的范围和内容。会议认为，中国的优生应当是广义的，不仅包括不要近亲结婚等遗传学方面的问题，还要包括从早孕开始的孕期、围生期保健，以及新生儿保健。1992 年 11 月，中国优生科学协会联合中国计划生育协会、中国人口学会等单位召开"第三届全国优生科学大会"，到 2000 年 11 月 23 日，中国已召

开了五届全国优生科学大会。但中国的优生思想和实践在国际上引起了一些伦理争端。中国于1994年10月颁布了《中华人民共和国母婴保健法》。中国曾以"Eugenic Law"的错误翻译在国际上掀起了轩然大波，原定在北京召开的第18届国际遗传学大会险些被取消。国际上有人曾针对《母婴保健法》几个条例提问：中国政府用法律的办法限制个人婚姻的实践，如婚前检查、限制近亲结婚是不是纳粹的"优生学"？政府对个人怎样限制，限制到什么程度才符合伦理学？中国政府颁布《母婴保健法》的目的是不是要改良人种、减少残障人口、歧视残障人群？争论的焦点在于：此法的某些条例有类似于纳粹德国的"优生运动"及国家强加于个人的社会规划、个人的婚育由国家强制决定的"eugenics"倾向。在涉及个人婚育问题上其他人以及政府的干预应该是最低限度的。为此，中国的生命伦理学家、科学家与中国政府官员和国际学术界进行了长时间的对话和努力，弄清了一些伦理争议问题，第18届国际遗传学大会如期在北京召开，体现了伦理学家、科学家的责任。中国的优生是基于生育健康和母婴健康的。不仅包括不要近亲结婚等遗传学方面的问题，还要包括从早孕开始的孕期、围生期保健，以及新生儿保健。中国的优生思想和实践与上述国家的积极优生学有本质的不同。伴随着遗传学的发展，中国的优生堕胎实践更加与现代遗传诊断预防、遗传学咨询、计划生育及有缺陷出生儿的处理等相结合。需要强调的是优生堕胎是不得已的，对孕妇和胚胎都是一种伤害，应该尽量减少。因此，要加强和完善从早孕开始的遗传学、胚胎学等各种检查，还要掌握胚胎父母的家族和遗传史，以确保优生。伴随着人类基因组计划和现代基因组学的发展，中国的优生学沿着消极优生学的轨道，处于健康发展中。

伦理评论 优生学在其发展的历史长河中，经历了坎坷的发展路程，曾经一度跌入背离人伦常理、成为摧残人类生命，特别是弱势群体的工具。优生学的初衷无疑是无可厚非的，但在其发展中却一度远离初衷。原因就在于背离了生命神圣原则和人伦常理：①生命尊严与优生谁先谁后不能倒置。优生对人类来说是重要的，一个健康的民族无疑有利于社会的进步和经济的繁荣，但它绝不能以牺牲某些人群的生命为代价。一些推行积极优生学的人，常以国家的话语谈论基因，认为只有保持最优化基因才能使国家有竞争力。社会把优化的负担强加给了个人，为了国家和种族利益，可以置生命神圣而不顾，这是国家主义和种族主义。②积极优生学的另一个严重错误是对人权的摧毁。积极优生学认为，种族不同、身体不同、智力不同、基因不同，人格便不平等，将人格的不平等归咎为基因的不同。积极优生学认为不是所有的人生而平等，否认人权和生殖权的普遍性和自主性；生殖方面的国家主义破坏了被绝育者身体的整合性，否认了隔离者的自由，损害了个人之间、子女与父母之间的正常关系。欧美一度盛行的优生运动，是中上层阶级针对下层阶级的运动，是对人权的极大侵犯。③积极优生学或优生运动的另一个严重错误是推行社会达尔文主义。社会达尔文主义认为，人类社会的发展和结构可以用生物进化规律解释，尤其是以"适者生存"规律来解释社会的一切，把自然选择的概念应用于社会。社会达尔文主义有对基因库恶化的恐惧，认为社会问题都有遗传学根源。英国的费边社会主义者（fabian socialists）认为，要通过科学的帮助以建立更人性的社会。1939年，一些领头的优生学家们认为，优生学目的的实现不仅有赖于遗传学，同时也是一个社会项目。他们签署了一个"遗传学家的证词"（geneticists manifesto）鼓励大规模社会干预优生优育。④积极优生学的科学根基是基因决定论。在优生运动中当时极为盛行的基因决定论认为，所有人类的疾病、特性和行为等都是由基因决定的。优生学家们据此认为行为、才能、癖好、道德等都是遗传的，这正是当时优生学家一度狂热的原因。几乎所有优生学家都相信，社会问题有生物学基础，需要遗传学治疗。任何科学成果都需有伦理尺度的衡量，这些是优生运动一度走上邪路留给我们的教训。

伦理原则 ①维护和尊重生命的尊严是优生学的首要前提。任何优生的政策、措施不能以牺牲某些弱势群体为代价。残疾人、智力低能者、精神病患者等，以及诸如犹太人、吉普赛人等少数民族人群的生命，他们和所有人的生命一样，是至高无上的，以优生的名义消灭他们是极不人道的，应当永远禁止。②应当积极提倡消极优生学亦即预防性优生学，这样可以避免出生后的诸多困难与伦理学的冲突。③在推行消极优生也即预防性优生学的产前检查、遗传咨询、严重缺陷新生儿处理、孕妇保健等工作的处理中，必须坚持尊重和维护生命的伦理原则，处理好生命质量与生命神圣的关系。④摒弃基因决定论、血统论的优生学，坚持从生物、社会、行为、环境、心理诸多方面努力，实现优生目标。大量的研究证明，遗传只是生命质量中的一个重要因素，影响生命质量的还有环境、行为、社会、心理诸多重要原因，实现优生，还应从这些方面为优生创造条件；高尔顿创立的优生学，是老优生学，是血统论的优生学；新优生学的科学基础是遗传学、心理学、社会学和医学的综合，这种优生学和高尔顿只通过婚姻安排培育优化人种的理论完全不同。

（王延光）

胎儿监测 (fetus mornitoring)

tāi'ér jiāncè

运用各种先进科技手段对胎儿在宫内的发育情况进行的监测。胎儿监测采用体查和/或影像学、生物化学、细胞遗传学及分子生物学等技术，监测目标是了解胎儿在宫内的发育状况，监测包括确定是否为高危儿、胎儿宫内生长发育情况监测、胎盘功能检查、胎儿成熟度检查、胎儿先天性畸形及遗传性疾病的宫内诊断，及时发现问题并给予处理。实时适度的胎儿监测对降低新生儿死亡率，早期发现遗传性疾病和先天畸形具有重大意义，医师可以利用这些信息作出判断，并为孕妇和胎儿计划最合适的治疗方法，是围产（生）保健的重要内容。

胎儿监测应关注的核心伦理道德问题是母婴的道德地位，主流观点认为：①要以人道主义对待孕妇及其胎儿，维护孕妇和胎儿的合法权利。②高度重视母婴保健。从确诊妊娠开始，建立孕产妇系统保健手册，定期检查、监测孕产期全过程，使所有的母亲都能得到孕产期保健和医学指导，杜绝旧法接生，降低围产儿死亡率。③高度重视对孕妇和胎儿的保护。在监测过程中尽量减少对孕妇和胎儿的创伤，谨慎进行侵入性检查，确保母婴平安。④正确对待胎儿监测的结果。对于监测过程中发现的胎儿缺陷，要进行全面评估，不得随意放弃胎儿生命。⑤保障女胎的生存权。在对胎儿进行监测的过程中，绝不做非医学需要的性别鉴定和性别选择。

（涂 玲）

病胎淘汰 (feticide)

bìngtāi táotài

终止妊娠经产前诊断发现具有严重先天畸形或可能致死的遗传性疾病的胎儿的行为。又称选择性流产。

对于应否通过终止妊娠淘汰具有严重疾患的病胎，人们的认识不一。反对意见的代表主要是宗教界和自由主义人士，认为生命是上帝所赐，即使是一条残疾的生命，也无人有权剥夺其生存的权利。生存权利平等是生命的基本权利，要用尊敬生命的原则，平等对待每一个生命，对待残疾的生命更应该有恻隐之心。

赞成的意见认为，终止病胎妊娠，有利于阻断遗传疾病的延续，解除困扰家族健康的魔咒，为家庭和社会减轻负担，使人类能够掌握自己的命运，提高人口质量。全球出生缺陷发病率为4%~6%，每年新增出生缺陷患儿近 800 万，最常见的严重出生缺陷为先天性心脏、神经管缺损和唐氏综合征。2016 年 WHO 官网公布的数据显示，每年发生神经管畸形缺陷的新生儿有 30 万，这是一种严重的胎儿中枢神经系统发育障碍，可以导致胎儿的脑、脊髓、头颅背部和脊椎的部位发育异常。这种胎儿一般都在出生以前就在子宫里死亡，形成"死胎"或"死产"，即使出生下来，也会在短时间内死亡。因此，社会普遍认为，一经确诊胎儿为神经管畸形，应立即终止妊娠，淘汰病胎，以免对孕妇的身心造成更大的伤害，为社会增加不必要的负担。对此，持中立观点的学者则认为，选择性淘汰病胎是可以接受的，但是对待病胎的处理应该慎重。

尽管对于哪些是应该淘汰的病胎没有统一意见，但由于病胎出生后必然给家庭和社会带来一系列严重的难以解决的实际困难，学术界，特别是家庭、社会一般认同以下观点：①精确检查，尽可能诊断明确，淘汰那些严重的或致死遗传疾患胎儿。②可将先天性愚型（伸舌样痴呆）、黑蒙性痴呆、多发性畸形、无脑儿、脊柱裂等病例列为选择性流产的适应证。③充分履行知情同意原则，病胎的淘汰应该充分尊重其父母的意见，在获得病胎父母同意的前提下，可终止那些无法治愈或者早死的遗传疾患胎儿继续妊娠。

（涂 玲）

发育迟缓 (hypoevolutism)

fāyù chíhuǎn

生长发育过程中出现速度放慢或是顺序异常等现象。发病率为6%~8%。如果胎儿的估测体重低于相同孕龄正常胎儿体重的第 10 百分位数，或低于同龄平均体重的两个标准差，或新生儿出生体重<2500g，则称为宫内发育迟缓（intrauterine growth retardation, IUGR）。IUGR 对新生儿称之为低体重儿，是围生期的重要并发症

之一，也是中国婴儿死亡的首位原因。IUGR 的发生与遗传因素、环境因素以及遗传环境混合因素的影响有关。发育迟缓将导致体格、智力、运动、语言、心理发育落后，以及心血管疾病等慢性疾病发生率增高的风险，对儿童造成永久性伤害。

联合国儿童基金会 2009 年发布的《儿童和妇女营养进展跟踪报告：生存和发展的优先领域》估计，全球有 1.8 亿生长迟缓的儿童，发展中国家 90% 的慢性生长迟缓病例在亚、非两大洲。中国是 IUGR 的重灾区，根据中国疾病预防控制中心的一项调查，2010 年全国儿童生长发育迟缓率为 9.9%，在城镇为 3.4%，在农村则高达 12.1%。5 岁以下儿童生长迟缓人数仅次于印度列全球第二位。

发育迟缓的道德问题："生命早期 1000 天"，即从母亲怀孕开始到孩子出生后 2 岁这一时期，被 WHO 定义为一个人生长发育的"机遇窗口期"。在这一时期的良好营养是胚胎和婴幼儿体格生长和脑发育的基础，影响终生体能和神经心理潜能的发挥。生长迟缓即在这个时期，由于遗传因素影响或者发生慢性营养不良导致不可逆转的后果。因此，应从以下几方面考虑其道德问题。①宫内发育迟缓主要是围产（生）保健、母婴的道德地位及胎儿的权利问题。对此较一致的意见是，要高度重视对孕妇和胎儿的保护，高度关注孕妇及胎儿的营养，加强孕期监测。通过改善育龄妇女及孕妇的营养状况与生活环境，防止低体重儿的出生。②对待婴幼儿要遵循儿童优先原则。"向所有儿童的生存和正常发展提供基本保护"，高度优先儿童的基本需

求。倡导母乳喂养及科学的辅食喂养，适当添加宏量及微量营养素。关注婴幼儿的生存环境，关注儿童在感知、运动、语言和心理等过程中，各种能力的均衡发展。③坚持预防为主的方针。贫困以及妇女儿童缺少必需的基本社会服务与生长迟缓的发生密切相关。因此，加强对孕母围生期检查和胎儿监测，加强对儿童生长发育的监测，对可疑发育迟缓者早诊断、早治疗、早干预，以降低患儿的死亡率，减轻或减少其后遗症的发生，有效控制胎儿及婴幼儿生长迟缓的发生。

（涂 玲）

xiāntiānxìng jīxíng

先天性畸形（congenital malformation）　机体在发育过程中受外界和内部各种因素作用引起的解剖结构异常。是出生缺陷的主要表现形式。发生原因十分复杂，主要是遗传因素、环境因素或二者共同作用的结果。

概述　出生缺陷因国家、地区情况的不同有所不同。发达国家约为 1.5%。欧洲先天性畸形监测中心 2012～2015 年的监测数据显示，出生缺陷发生率为 2.57%。2017 年《英国医学杂志》（*The British Medical Journal*）发表的一篇文章，称犹他州人口监测系统确定 2005～2009 年居住在美国的女性孩子的先天性缺陷患病率为 2.03%。中国是出生缺陷高发国家，中国卫计委在所发布的《中国出生缺陷防治报告（2012）》指出，出生缺陷发生率与世界中等收入国家的平均水平接近，约为 5.6%。出生缺陷不但是造成儿童残疾的重要原因，还加重了因治疗、残疾或死亡导致的疾病负担，严重影响儿童的生命和生活质量，给家庭带来沉重的精神和经济负

担，也是人口潜在寿命损失的重要原因。

伦理争议　①围产（生）保健、母婴的道德地位及胎儿权利问题。减少先天畸形关键在于预防。WHO 提倡出生缺陷"三级预防"策略：一级预防是在孕前和孕早期，进行健康教育、优生检查和咨询指导等综合预防；二级预防是在孕期，进行产前筛查和诊断；三级预防是对新生儿先天性疾病，进行早期筛查、诊断和治疗。这是提高出生人口素质、减少出生缺陷的有效措施，是婴儿迈入健康人生的第一道"安检"，对此有人持不同看法。②先天畸形新生儿的生存权利。表现在生命神圣论与生命质量论的矛盾。有观点认为畸形儿也是人，有享受医疗和生存的权利，不赞成剥夺即使患有严重缺陷新生儿的生存权；有学者认为，对新生儿畸形问题的道德是非判断应以共同利益的原则和规范作为善恶的标准，"以必要的自我牺牲为前提来调解个人利益与社会整体利益的矛盾"；一些学者主张对于畸形患儿要区别对待。对一些轻畸患儿如单纯性兔唇等，应给予积极治疗，提高患儿的生活质量。对于无医疗救治价值的严重缺陷新生儿实行"优死"，即放弃治疗，并借助人为的手段尽可能使其减少痛苦，安然地离开人世，这对于社会、家庭和患儿都是最理性最有益的处置方法；还有学者借用 14 世纪唯名论哲学家奥卡姆（Ockham）的理论，引申出"准生命理论"。此理论直言：重残儿是永远不会具有价值属性的生命现象，它带给社会和家庭的只能是负价值。因此，对无救治价值的新生儿实行"安乐死"，是一种对社会、家庭和患儿自身都

更加客观理性并且人道的处置办法。在实施婴儿安乐死合法化的荷兰，格罗宁根大学医学院在长期讨论与研究基础上，2004年制定发布了《格罗宁根草案》，意味着在荷兰对严重缺陷新生儿实行安乐死完全合法化。但是，草案也明确规定只可以对那些"先天残疾不能治愈"或者是"严重残疾畸形的婴儿"可以实施"安乐死"。③轻、重型先天畸形新生儿划分标准。中国有学者认为伦理学标准是生命质量标准与代价标准；其他一些学者等则提出了临床标准，除轻度与重度的划分外，重度的还需划分为无法矫正的、部分矫正的和短期死亡的。

先天畸形种类繁多，病因差异性和各因素的微效性均较明显，且难以测定，相当多的影响因素与畸形的致病因果效应尚未确定。因此，先天畸形的防治原则是预防为主，应加强婚前、孕前及孕早期优生咨询、产前筛查和产前诊断，普及生殖健康教育；进一步加强分子流行病学的调查，重视各环境因素之间及其与遗传因素的相互作用，以明确各危险因素对人类机体的致畸机制，积极有效地干预，降低畸形发生率，提高人口素质。处理先天性畸形儿的道德难题是生命神圣论与生命质量论的矛盾。对已出生的严重的先天性畸形新生儿的处理需要非常慎重，医务人员的责任、医学知识、经验与判断，对其父母的决定有指导作用。有观点认为，将严重先天性畸形新生儿情况提交伦理委员会讨论，对生命的质量和价值进行全面评判，并取得患儿父母的理解和同意后再作出进一步合适的处理方案是妥善的办法。

(涂 玲)

终止妊娠

zhōngzhǐ rènshēn

终止妊娠（termination of pregnancy） 用人工或者药物方法终止胎儿在母体体内发育成长，并使胎儿及其附属物脱离子宫以结束妊娠的行为。

概述 终止妊娠有治疗性与非治疗性的区分。当妊娠危害到孕妇的生命时，由合法医疗机构的执业医师所实施的终止妊娠是治疗性的。终止妊娠多采取现代医学的手段，有药物流产、人工流产手术及引产手术三种。辅助生殖技术助孕过程中采用的减胎术，是在多胎妊娠过程终止发育不良、畸形或者过多胎儿的继续发育，以减少孕妇及胎儿并发症，确保健康胎儿正常存活和发育的技术。但也还有少数人采用民间偏方、甚至是暴力的方法结束妊娠，这对女性的身心是有极大危害的。终止妊娠是不得已而为之的一种避孕失败或者维护母体健康及胎儿正常发育的补救措施，尽管妊娠10周以内的早孕流产对身体的损伤较小，但反复多次的人流手术，可能导致子宫颈口松弛及子宫内膜创伤，引起子宫内膜炎或输卵管炎，重者可造成盆腔炎，甚至致使子宫颈肌肉及纤维断裂而形成瘢痕，引发难以治愈的习惯性流产，尤其是对未产妇可增加妊娠早期、中期的自然流产率，增加异位妊娠、前置胎盘和产后出血的发病率，是导致女性不孕的重要原因。特别是非医学指征所进行的终止妊娠，更可能带来了人口性别比失衡等诸多的社会问题。终止妊娠不仅是医学问题，而且也是重大的社会、法律和伦理学问题。

在美国的绝大多数州，妊娠12周（3~4个月）的人工流产是允许的，但是不能进入医保，且不能在州立机构实施。12~24周，需要医师签名，24周以上，除非胎儿有致死性畸形或者继续妊娠可能危及母亲生命，否则视同谋杀。在穆斯林人口占大多数的国家中，伊斯兰教的法律体系不"鼓励"人工流产，但是在宗教文本中并没有直接禁止。宗教学者们对于人工流产的立场各不相同。在47个穆斯林人口占大多数的国家中，有18国在任何情况下都不允许人工流产，除非是为了挽救妇女的生命。然而，国家之间对此有着实质性的多样性的差异，有10个穆斯林人口占大多数的国家根据妇女请求允许人工流产。允许在特殊情况下及在妊娠的特定阶段做人工流产，例如，当妇女的生命面临危险而且妊娠在120天以内的人工流产是可能被接受的，这已成为某种共识。在中国，人们对终止妊娠的接纳性较高。一般来说，为了控制生育、孕妇健康受到严重威胁，因强奸、乱伦致孕，胎儿患有严重遗传疾病防止生下有缺陷的胎儿，或者因夫妻感情破裂而希望终止妊娠都是可以获得支持的。1994年发布的《中华人民共和国母婴保健法》第十八条，将经产前诊断发现"胎儿患严重遗传性疾病、严重缺陷的或者因患严重疾病，继续妊娠可能危及孕妇生命安全或者严重危害孕妇健康"的情况，作为医师应当告知夫妻双方并提出终止妊娠医学意见的指针。但强行堕胎乃违法行为，第十九条规定，"施行终止妊娠或者结扎手术，应当经本人同意，并签署意见。本人无行为能力的，应当经其监护人同意，并签署意见"。为了避免性别歧视，维护社会性别平等与均衡出生，保持人口结构合理化，中华人民共和国政府部门和一些地方政府发布了一些对于终止妊娠的限制性法规。例如，国家卫生计生委颁布的《关于禁止非医学需要的胎儿性别鉴定和选择性别的人工终止妊娠的规定》明文禁止非医学需要的胎儿性别鉴定和选择性别的人工终止妊娠。并要求"拟实行中期以上（妊娠14周以上）非医学需要的终止妊娠手术的，需经县级人民政府计划生育行政部门或所在乡（镇）人民政府、街道办事处计划生育工作机构批准，并取得相应的证明"。中国香港合法终止妊娠手术必须在妊娠首24周内进行（如继续妊娠对孕妇构成生命威胁则不受妊娠期限制），且必须获得两名注册医师确认一致认可。

伦理争议　终止妊娠是一个涉及如何对待生命的重大问题，很少有其他的问题像终止妊娠一样，围绕道德、宗教、胎儿的生命以及女性身体权，在不同国家和地区、不同的宗教间长期尖锐地争论，但终止妊娠的行为从未停歇。终止妊娠涉及的伦理争论有：①胎儿有无生命权？准确的孕前遗传学筛查和诊断，能够防止严重遗传性疾病患儿或者有严重缺陷胎儿的出生，有效减少终止妊娠术。敬畏生命从严格控制终止妊娠开始，需要有合适的、充分的理由才能剥夺胎儿出生的权利。②母亲的生存与身体权可否优先？母亲的生存权优先于胎儿的生存权，这是为大多数国家和宗派所接受的。当母亲的身体因为继续妊娠而受到威胁，或者感到抑郁不安，如严重的妊娠并发症，或者妊娠是强奸、乱伦等的后果等，这时，采取终止妊娠措施能够得到伦理学的辩护。③谁具有知情同意的抉择权？在强调个人自由价值取向的西方社会，终止妊娠的决定通常由孕妇作出；但在中国，妊娠、生育是家庭大事，因此，夫妻双方共同作决定更加符合国情民俗。④终止妊娠的胎龄如何确定？孕期越早，对孕妇的身体影响越小，伦理争议也越少。不少国家和地区，都对此有限定条件的。超过24周大月份引产的可接受性与道德问题的争议性更大。

伦理原则　①有利于母亲的原则。母亲是孕育过程的直接承担者，母亲具有决定是否受孕以及是否终止妊娠的权利和责任。人工流产必须有利于母亲，应最大限度地满足母亲的需要，维护母亲的正当权益。严格控制终止妊娠的受孕期时间，任何危及母亲生命的终止妊娠是不可取的，任何危及母亲生命及身心健康的妊娠也是不可取的。②有利于胎儿的原则。尊重胎儿的生命，不能随意剥夺胎儿的生存权利，只有在危及母亲生命的前提下才能考虑胎儿生命的取舍；谨慎实施人工流产，严格区分治疗性与非治疗性，以性别、获利取舍终止妊娠是不可取的。③有利于社会的存在和发展。生育不仅是生物行为，而且更具有社会的意义，生殖行为必然产生社会性的后果。人们对自己行为的选择也必须受到社会的制约，承担社会的责任。为了实行严格控制人口数量过快增长的战略决策，人工流产作为避孕失败的补救措施，是可以接受的。

（涂 玲）

yíchuán zīxún lúnlǐ

遗传咨询伦理（ethics of genetic counseling）　通过基因检测和遗传分析等方法，为咨询者理解和适应遗传因素对疾病的作用及对医学、心理和家庭的影响的服务应遵循的伦理准则。随着基因技术的不断进步，遗传咨询已成为知识更新快、涵盖范围广的一门专业，是指导预防和治疗复杂疾病的重要手段。

概述　遗传咨询最早起始于1906年，但只是在人类基因组序列确定后才得以迅速发展。1972年，美国就开始了遗传咨询师的培训。1975年，美国人类遗传协会首次给遗传咨询明确定义，确定遗传咨询过程中的五大内容。2006年5月，美国国家遗传咨询协会将遗传咨询重新定义为帮助人们理解和适应遗传因素对疾病的作用及其对医学、心理和家庭的影响的程序，这一程序包括：通过对家庭史的解释来评估疾病发生和再发的风险率；进行有关疾病的遗传、实验室检查、治疗及处理及预防教育，提供与疾病有关的各种可能求助的渠道及研究方向；辅导促进知情选择和所患疾病及其再发风险的逐步认识和接受。新定义扩大了遗传咨询的范围，从单纯生育咨询延伸到包括肿瘤等常见病的遗传咨询；不将遗传咨询限定为非指导性咨询，现今的遗传咨询既有非指导性咨询，也包含指导性咨询服务。遗传咨询定义的变化，反映了遗传咨询经历的四种变化过程，即由优生模式、医学和预防模式、作出决定模式进而发展至心理治疗模式。

遗传咨询的内容是随着基因和遗传技术的进步不断扩大的，现今遗传咨询的内容涉及五个方面：①优生咨询。这是传统遗传咨询的主要内容，医师根据家族史和既往史，为咨询者提供结婚、生育、避孕、绝育、领养孩子、遗传学检查、人工流产等咨询。②复杂性疾病风险预警与评估。

包括复杂性疾病的遗传基础与遗传度、易感性评估、疾病风险评估等。③针对高风险疾病给出基因组指导下的健康管理工作建议。复杂性疾病的发生，是由机体与环境相互作用决定的，而环境作用的靶点是基因。随着后基因组学研究的深入，营养基因组学、环境基因组学、毒素基因组学的兴起，基因与环境交叉的研究成果不断涌现，使得开展在基因组学指导下的健康管理成为可能。有实践表明，结合家族史对个体进行疾病风险评估，可将高血压和 2 型糖尿病预测的准确性提高 65%~80%。④对已患疾病的咨询者就其亲属疾病的转归、复发情况进行科学预测。根据预测相关理论基础及规律，为患者亲属复发风险与亲属中累计人数、复发风险与患者畸形或病情严重程度复发风险与性别的关系等提供咨询。⑤预测或给出患有复杂疾病风险咨询者亲属的发病概率。咨询者亲属的发病概率预估可遵循的规律不强，但也有一定规律可循，如亲属发病率高于群体发病率，发病有家族聚集倾向等，均可为咨询者提供建议。

遗传咨询师的培训是开展遗传咨询的重要环节。美国从 1972 后开始培训遗传咨询师以来，截至 2012 年已有 4000 多名经过美国遗传咨询服务师协会认证的遗传咨询服务师；奥巴马将"精准医疗"上升为国家战略后，预计到 2020 年，美国的遗传咨询师将增长 41%。美国遗传咨询师的资质认证机构主要是美国遗传咨询委员会。每个遗传医师需掌握的知识包括：人类遗传学原理、临床/医学遗传学的原理和应用、社会心理学、社会学、伦理学和法律。遗传咨询与遗传检测是相辅相成的，在遗传检测的过程中始终包含着对受检者的遗传咨询。而科学的、伦理的遗传咨询也有利于遗传检测的顺利进行。因此，国外的遗传检测也有行业规范。美国联邦政府尚无针对遗传检测的专门立法，但由遗传咨询委员会、遗传护理认证委员会的伦理审查委员会成立的基因检测咨询委员会（Secretary's Advisory Committee on Genetic Testing, SACGT）对此进行协调。英国国民卫生保健体系可对基因检测给予一定程度的评估，但多数为个案式评估。

中国的遗传咨询开展时间起步较晚，在大多数临床中并没有设立专门的遗传咨询门诊，而只是在妇科、计划生育或妇幼保健等门诊里同时开设遗传咨询、生育咨询等服务。为了规范临床遗传咨询工作，卫生部于 2003 年出台了《产前诊断技术管理办法》及其附件，其中附件 4 的内容是遗传咨询技术规范。严格遵循该规范可以避免一些伦理难题的产生和解决。2016 年，首次由国家卫生计生委主办的历时 5 天的遗传咨询师培训班有 200 名学员参加，有来自美国遗传咨询师协会、美国华盛顿大学、中华医学会遗传学会等各方面的专家授课，内容涉及生殖、产前、孕期和儿科多种遗传相关疾病；课程结束考核后还颁发相应的"初级遗传咨询服务师职业技能培训合格证书"。

伦理原则 ①自愿原则，即完全尊重咨询者自己的意愿。目前普遍实行的办法是当事者必须知情、被检查者和家人有权自己作出决定，特别是有关遗传学检查和再生育问题。这种检查员不受任何外来压力和暗示影响；未经患者同意或不知情下进行的遗传学检查都是不合法的。②平等原则。遗传咨询服务、遗传性疾病诊断和治疗应该平等地提供所有需要并选择遗传咨询服务的人；目前由于中国遗传咨询服务大多只在大城市进行，小城市、经济落后的地区少有开展；广大农村居民还不能够享有遗传咨询服务。③从事遗传咨询服务者必须经过严格培训的原则。由于遗传咨询服务涉及咨询者婚姻、家庭和个人健康的许多重要事项，提供的遗传咨询服务意见可能对咨询者产生长远影响，是一件对咨询者十分严肃的事情，有无从事遗传咨询服务的资格，不仅是开展咨询服务的条件，而且应当视为对咨询者负责的伦理要求。④公开信息原则。多数遗传学家和遗传咨询师赞同公开信息原则。为了达到让咨询者知情的目的，遗传咨询服务师应当向咨询者公开他们能够理解和有利于作出决定的信息，包括难以接受的诊断。但对 DNA 检查发现"非亲生父亲"，在不涉及风险增加和当事人不要求时可不告知，对于咨询师是否有必要告知不相关的潜在的遗传信息也有争论。⑤恰当处理非指导性的咨询原则和指导性遗传咨询原则的关系。非指导性咨询是咨询医师采取中立态度，仅就再发风险、病程、预后等向患者进行阐明，由他们自己作出决定，不帮助、暗示他们选择婚育对策，不就他们所作的决定进行任何评价。在非指导性咨询中，咨询医师的中心职责是向咨询者提供尽可能多的、科学的信息，以便他们能在此基础上自行作出"自觉"的选择。各种信息的提供都应该是"启发式"的，但同时又必须是"有影响力"和"负责"的，因为咨询者在遗传学方面大多数是外行，非指导原则被视为遗传咨询的基本原则。指导性咨询是指咨询医师对患者和家庭所采取的对策提出指导性或暗示性的建议，帮助他们作出决定。一方面，咨询者缺乏医学遗传学知识甚至是无知，而咨询医师掌握着医学遗传学知识，所以咨询者往往不能或不敢自己决定，总是希望医师直接告诉他们应该怎么做，把个人的自主权转交给医师，在这种情况下医师直接告诉咨询者如何选择，如何避免错误的选择，也是符合伦理要求，与自主权并行不悖的。随着科技的进步、人们价值观的改变，指导性的医学家长主义日益显现出一些消极的作用和弊端，主要表现为咨询医师不征询咨询者的意愿或想法，也不征求咨询者的同意，而是认定自己掌握医学知识就一定会做出正确的选择。例如，在产前遗传咨询中，医师不考虑孕妇及其家庭的感受，不为孕妇及其家庭提供各种生殖选择方式，而只是凭借自己的医学知识告诉孕妇应该怎样做；同时，由于咨询医师缺乏与患者的交流协商，不考虑患者的意愿，往往造成医疗纠纷频发等后果。这种遗传咨询中的家长主义作风在很大程度上也妨碍了中国遗传咨询的健康发展，导致普通公众对遗传咨询服务的不信任甚至质疑。所以，咨询医师的家长主义作风已经不再适应现代医学的发展，必须予以杜绝。但也有学者认为，遗传咨询中咨询医师不能简单地遵从"非指令性"原则，咨询医师应该在遗传咨询中坚持伦理学上最基本的原则——不伤害原则，帮助患者作出正确的决策。⑥关注和消解咨询者的心理、社会和情感消极影响。在咨询过程中，当咨询者得

知某些负面信息时，如得知孕育存在遗传性疾病风险时，往往出现焦虑和负罪感的情绪，给咨询者带来极大的心理社会压力。咨询师必须对咨询者的社会地位、文化水平、经济能力等有清楚的了解，帮助咨询者渡过心理难关，给予心理支持，避免亲生父母与畸形新生儿见面；对肿瘤患者及其家属的遗传咨询服务，心理危机的守护更为重要。⑦信任和保护隐私原则。遗传咨询必然引出信任和隐私的保护问题。遗传咨询师是第一个知晓咨询者个人隐私的人，无疑承载了咨询者对遗传咨询师的信任，有关咨询者或后代的家族史、携带者的状态、诊断或遗传性疾病风险的信息，可能成为雇主或保险公司歧视当事人不予雇用或不予保险的理由，故遗传咨询师为咨询者保密、确保信息的安全是非常重要的。但当咨询者的有关信息不仅对其本人，也可对其家人具有重要意义时，在具备有效预防信息不会扩大传播的条件下，咨询师有责任告知患者家属相关的遗传信息。⑧遗传诊断的伦理道德。产前诊断在遗传诊断中占有重要位置，而产前诊断的伦理道德问题十分突出，且后果严重，这是遗传咨询师切切不可粗心大意的。产前诊断可能严重影响个体生存和生存质量，许多遗传性疾病缺乏有效的治疗方法，可能给个体和家庭带来极大的痛苦和负担，因而必须十分慎重地提出处理意见。但有些疾病，如单纯性性分化异常，患者虽也痛苦，但其智力和生存能力仍在正常范围，并不给家庭和社会带来额外负担；多指、单纯唇裂，除影响美观外，也不构成生存威胁，对此类胎儿，切忌流产，且这些胎儿也有生存的

权利；对于有生育问题的父母，如果草率流产，可能再也不能有自己的孩子。面对这些情况，咨询师必须耐心疏导。

（王延光）

yíchuán shāichá
遗传筛查（genetic screening）

以特定群体为对象，检测个体是否存在染色体异常、是否携带致病的遗传性疾病基因，或者某种疾病的易感基因型、风险基因型，了解遗传性疾病发病情况的特种技术检查。筛查可在不同时期、针对不同对象进行。出生后个体的遗传筛查主要是基因水平的筛查，胚胎着床前的遗传筛查主要是染色体非整倍体的筛查。

概述 人类长期遭受遗传性疾病的折磨和痛苦，随着现代医学和遗传学的发展，很多遗传性疾病得以发现、诊断，某些遗传性疾病得到了治疗。特别是高通量测序技术的发展，为临床医学的进步带来革命性的意义。该技术在智力低下与发育异常个体、各种出生缺陷、产前遗传筛查与产前诊断、辅助生殖技术、流产查因等学科领域的应用已得到广泛认可。许多国家开展了针对特定人群进行广泛遗传筛查，有的国家还将某些人群的遗传筛查纳入医保范围。遗传筛查包括：①新生儿筛查。对出生的活产新生儿用快速、敏感的实验室方法进行遗传代谢病、先天性内分泌异常以及某些危害严重的遗传性疾病筛查，使患病的新生儿得以早期诊断、早期治疗，防止机体组织器官发生不可逆的损伤。不同国家和地区的筛查病种不同，中国目前列入筛查的目标疾病有苯丙酮尿症、先天性甲状腺功能减退症、葡萄糖-6-磷酸脱氢酶缺乏症（南方较多）、地中海贫血

（两广等地区）等。②产前筛查和产前诊断。产前筛查是预防出生缺陷的重要手段。以无创产前筛查（non-invasive prenatal testing, NIPT）为代表的高通量测序技术，具有敏感性高和特异性强等特点，现在已经广泛应用于胎儿染色体非整倍体，如 21、18 和 13-三体综合征筛查。NIPT 技术只需采集孕妇的外周血即可检测胎儿的染色体是否发生非整倍体改变以及其他不平衡结构异常，以预防常见染色体病患儿的出生。该技术具有简便、安全、经济等特点，因此容易被孕妇接受，目前已经在临床上得到广泛应用，大大减少了侵入性产前诊断的人数。美国医学遗传学与基因组学学会在 2016 年 7 月发表的声明中认为"对于大多数孕妇，NIPT 可以取代传统的三体综合征的筛查"。但是，该技术仍具有一定的局限性。如：对性染色体异常的检测尚不够准确；不适用于本身有染色体异常的孕妇；不适合于前期接受过异体输血、移植手术、干细胞治疗的孕妇。产前诊断是以先证者（家族中最早在医院受到检查的确诊者）为基础或者针对高风险者进行的，具有较高的特异性及敏感性，结果准确可靠，但价格高、周期长、风险较大。产前诊断可用于孕早、中期胎儿的遗传性疾病诊断，并为终止妊娠患病胎儿提供依据。③植入前遗传学筛查。是指胚胎植入着床之前，对早期胚胎进行染色体数目和不平衡的结构异常进行检测，一次性检测胚胎 23 对染色体的非整倍体，分析胚胎是否有染色体数目异常的一种孕前筛查方法。从而挑选染色体正常的胚胎植入母体子宫，以期获得正常的妊娠。④群体筛查。又称症状前筛查或者易感性筛查。检测和发现群体中携带某些致病基因但尚未出现临床症状的个体。例如：严重的晚发型基因病（亨廷顿舞蹈病、高胆固醇血症、高脂蛋白血症）等；还可用于发现某些遗传性恶性肿瘤（直肠癌、乳腺癌、卵巢癌）以及其他严重的遗传性疾病（血栓性梗死、阿尔茨海默病）的风险基因，以便及时预防和治疗。国际影星安吉丽娜·朱莉（Angelina Jolie）就是通过症状前基因筛查，发现自己具有乳腺癌的风险基因，选择手术切除以降低患乳腺癌的风险。

伦理争议 ①基因检测结果决定一切吗？基因决定论者认为，基因不但决定个人的疾病和特性，也决定了个人的行为方式，但是大量的医学研究证明，除少数遗传性疾病外，大多数疾病是基因与环境因素相互作用的结果，筛查出某种致病基因并不能确定某人必然罹患某种病，更不能认为纠正某个基因就等于治好了某种疾病，应当恰如其分地估量基因筛查的意义。②如何看待基因检测的利与弊？有些个体虽然携带了某种致病基因，但是该基因是否表达、是否会发病，取决于基因与内外环境的相互作用。基因检测的结果只是提示受检者未来可能患某种疾病的预报，这种预报具有概率性的，例如，BRCA1 基因检测为阳性的女性，患乳腺癌或卵巢癌等肿瘤的风险约 85%，不是说有基因突变即 100% 的发病。而且，基因检测需要耗费大量的精力和经费，基因检测的不良结果也会给被查者带来一定的心理压力。如何选择处理方式取决于患者对自己、家庭以及社会的价值权衡，即全面衡量其利弊得失，其中个人的价值观起着重要作用。

伦理原则 ①尊重与知情同意的原则。基因检测要尊重受查者的选择，不得强制。由于遗传学知识专业性强，遗传筛查技术的针对性强，人类基因组还有很多未知的因素，因此遗传筛查不可能发现所有问题。同时，获悉基因信息可能给受查者及其家庭带来情感上的不安和巨大心理压力，因此，基因筛查前的全面告知是必要的。对于希望了解的遗传信息范畴，是否需要终止妊娠，是否进行选择性治疗，应该尊重被筛查者的个人意愿，由本人完全自主的决定。②隐私保护与保密原则。由于遗传信息可以显示个体的身体特征，未来疾病的风险，以及对疾病、环境及污染物影响的易感程度，一旦泄露，可能使个体甚至是家庭成员在社会上受到歧视。因此，对个人的遗传信息要有特殊的保护和保密的措施，要对信息告知的范畴进行约定，未征得个人同意，不得向第三方透露。③审慎的原则。由于基因检测相关产品和技术属于当代前沿产品和技术研究开发范畴，涉及伦理、隐私和人类遗传资源保护、生物安全以及医疗机构开展基因诊断服务技术管理、价格、质量监管等问题，为了保证筛查结果及结果解读的准确性，对于基因检测项目的临床应用必须要采取审慎的原则。④反对商业化的原则。基因技术的开发在为人类带来巨大医学价值的同时，商业化的趋势也日趋严重，这在一定程度上推动了基因技术的高速发展。但是，由于该技术介入高端体检，使其沦为某些商业体检机构牟利的工具。基因测序动辄收费数千上万元人民币，巨大的利润空间带来了夸大的商业炒作，天赋基因论、"一滴血可以预测人一生的疾病"误导了公众。反对商业化的原则是防止基因检测背离遗传筛查的积极性作用的保证。

（涂 玲）

性别歧视（sex discrimination）

xìngbié qíshì

一种性别成员对另一种性别成员特别是女性的不平等对待。也可用来指称任何因为性别所造成的差别待遇。性别歧视来自某种文化、宗教、社会的传统观念或其他原因，相信某种性别比另一种性别、特别是男性比女性更优越，因而对女性有时也包括对男性采取贬低的态度。性别歧视包括对女性的性别歧视和对男性的性别歧视。性别歧视的直接后果是造成两性之间的社会不平等，不利于社会团结和进步。

概述 性别歧视有着深厚的历史的、社会的、经济的原因。在古代狩猎社会、农耕社会中，甚至在手工业社会和资本主义机器大生产的很长时期，男性劳动力承担劳动生产的重任，人们因此滋生了种种重男轻女、养儿防老等传统观念；性别歧视也与传统的家庭结构相关。在一夫一妻制的家庭形成后，女孩一般嫁至夫家，居住夫家，承担相夫教子、料理家务的任务，没有土地权、没有家产继承权，生育的孩子一般跟随父姓，家庭姓氏和血缘关系的传承以丈夫姓氏和血缘关系为主线；有的国家、部族、地区、土地的分配和继承，也是以男性为基准，甚至专业、秘方，也有传男不传女的陈规。进入公民社会、特别是市场经济社会和第三产业迅猛发展以后，性别歧视，尤其是对女性歧视的思想和行为大有收敛，女性在社会中的地位有较大的提高，男女同工同酬、男女均享有同等的财产继承权和同等的选举与被选举权，在一些国家受到法律保障。但性别歧视并未悄无声息，在就学、就业、参与社会活动、参政议政等方面，仍时有痕迹，性别歧视彻底退出历史仍须待以时日。

伦理问题 ①严重影响社会公正。性别歧视由于歧视某种性别，特别是歧视女性，必然造成社会对被歧视性别人群的不正，将她（他）们应当享有的权利、福利等排除在外，是社会不公的重要表现。不论是男性或女性，都是社会成员构成的重要部分，都承担着建设社会的责任，她（他）们理应同等享有社会成果的一切，将某种性别的人排除在外是极不公正的。②破坏人口合理分布和性别平衡。人类在长期繁衍发展过程中，自然形成了合理的年龄、性别的人口结构，特别是男女性别的合理平衡，是人类繁衍传承的重要前提，也是社会秩序稳定与社会和谐的重要条件。性别歧视人为地干扰和破坏这种平衡，对社会进步和发展是极不利的。③影响和妨碍被歧视性别人群创造物质财富与精神财富积极性的发挥。在性别歧视的思想影响和种种举措干预的境况下，被歧视性别的人群，遭遇不公正的待遇，甚至受到种种精神和物质的虐待，他们的合理诉求得不到满足，必将影响她（他）们主动性与积极性的发挥，而某种被属性别歧视的人群，是社会的庞大人群，如被歧视的女性，占社会人群的一半。没有她们的参与，社会发展和进步是会受到严重影响的。

转变性别歧视观念，清除种种性别歧视的习俗和影响，需要做多方面的努力。从国家方针政策层面，要清除出一切性别歧视的政策和措施，在就学、就业、同工同酬、参与社会活动等方面，实行男女一样的政策，完善社会保障体系。对那些坚持性别歧视的组织、企业和个人，给予必要的处罚；在生育方面，要坚决禁止那些性别歧视的，如流产女胎、歧视女婴的行为，打击拐卖婴儿的犯罪活动，完善和认真执行母婴保健制度，从源头上杜绝性别比例失衡；努力发展生产，推进技术革命，减轻劳动的体力消耗，为各种性别，特别是为女性就业创造条件；更为重要的是，要广泛开展思想教育，清除种种性别歧视，特别是清除歧视女性的落后思想和陈规陋习，建立男女平等的新家庭观念。对那些有意散布男尊女卑的种种封建落后思想，要坚决予以抵制和批评。

（王延光）

胚胎伦理（ethics of the embryo）

pēitāi lúnlǐ

对胚胎进行研究和处置面临的伦理问题。包括胚胎处置、胚胎的道德地位、胎儿权利及其权利能力、胎儿与母亲的权利及利益关系、胚胎组织利用的等伦理问题的探讨。

概述 堕胎引发的胚胎伦理讨论了几千年。古希腊《希波克拉底誓言》中有"不要给一个妇女堕胎药"的告诫；亚里士多德（Aristotle）也认为生命有灵魂而反对堕胎；早期的基督教著作中规定：不要通过堕胎来杀害胎儿。他们都把胚胎看成一个人的生命，给予了他人的地位和权利。反之，《犹太圣法经传》认为胚胎是母亲的一部分，出生后才成为人；荀子也说："生，人之始也；死，人之终也。"认为胚胎或胎儿不是人。近现代以来，由于人口问题和人口控制的出现，胚胎伦理问题也日渐突出，争论日趋激烈。现代科技的发展，尤其是辅助生殖技术的开展，胚胎伦理更引起人们的关注。胚胎应否享有人的权利？怎样看待胚胎独立性与对母亲依附性的矛盾？怎样看待胚胎的道德主体与道德客体的矛盾？怎样对待胚胎组织商品化？都是胚胎研究不能回避的问题。

胚胎的研究，无论是人口控制、辅助生殖技术的开展、干细胞研究，还是器官移植供体胎儿化，都对人类有着极其重要的价值。但是，这些问题都涉及胚胎伦理问题。认真研究和正确对待胚胎伦理问题，不仅有利于这些工作的正常开展，还会给人类带来巨大利益并防范风险；而且可以促进哲学伦理学的深入研究，促进人权理论的发展。

伦理问题 ①胚胎的本体论即胚胎是不是人的问题。它是决定胎儿道德地位的前提和基础，几千年争论的焦点也在于此。有人从生物性来界定，认为受精卵就是人的生命。他们强调，任何拥有人类基因的实体就是人类的成员，胚胎就与所有的人类一样，都是位格人，也都拥有不可剥夺的生命的权利。也有人从理性功能来界定，认为胚胎不是人。普林斯顿大学教授的彼得·辛格（Peter Singer）以"意识的发展水平"为依据，将生命分为三类：第一类，无意识的生命，没有感觉与体验能力的生命。这种生命没有价值，不配享受人的权利。第二类，有意识的生命，能够感知到快乐和痛苦，但还没有自我意识，还不是位格人。尚未拥有个体性地位，也不应享有人的权利。第三类，有自我意识的生命。

其生命载体就是位格人，位格人是"表示有理性和自我意识的存在者"。这样的生命才是人的生命，才应该享有人的权利。还有人从人的潜能性来界定，认为以胚胎发育的 14 天为界限来确定是否是位格人。②胚胎是否应该享有基本的人权。很多人以本体论为依据决定胚胎是否享有人权，是人就有人权，不是人就没有人权。但是有人认为，作为边缘主体的胚胎可以享有一定的人的权利。也有人从先期人身法益的角度谈到胚胎权利的保护。还有人认为胚胎在一定条件下可以享有"预付人权"。③怎样看待胎儿的生命权与母亲主体地位的关系问题。母亲是孕育行为的第一主体，直接承担着孕育的全过程；胎儿必须依附于母体而不能独立存在。当母亲与胎儿的利益发生冲突时（如胎儿的继续存在将威胁母亲的生命），母亲的权利应该是首要的。④胚胎组织利用中的伦理问题。一是器官移植供体胎儿化的伦理问题。胎儿由于其所具有的组织抗原弱，排斥反应小，移植的成功可能性大且有丰富的来源等优点而为越来越多的器官移植医师所推崇。但是，胎儿供体的采用仍然存在着胎儿生存权利、淘汰胎儿标准、胎儿死亡鉴定及处置权限等诸多伦理学问题亟待解决。二是胚胎干细胞研究的胚胎伦理。这个问题在胎儿研究中已有说明。⑤人工流产的胎儿伦理。无论是人口控制中的人工流产还是优生中的人工流产都存在很多争论，如上代人权利与下代人权利的关系问题，胚胎个体权利与人类利益的关系问题。有人认为个人人权是绝对神圣不可侵犯的，因而胚胎的出生权及其父母的生育权都是绝对的。也有认

为，个人权利不是绝对的。如果不控制这种个人权利，人口问题及其所带来的资源危机、环境污染等问题将难以解决，上代人将会把下代人的资源消耗殆尽。⑥产前诊断的胎儿伦理。例如，胎儿性别鉴定的伦理问题。胎儿的性别鉴定对检出与性连锁遗传有关的某些严重遗传性疾病具有非常重要的现实意义。血友病是与 X 连锁隐性遗传性疾病，男性发病率明显高于女性，通过超声检查进行胎儿性别鉴定，可以有效避免该遗传性疾病的发生，促进优生。然而在现实生活中，由于重男轻女思想的存在往往会导致性别鉴定技术的滥用，导致女胎人工流产大大增加，造成社会男女比例严重失调。这样的问题很多，都需要我们认真研究和面对。

伦理共识 虽然胚胎伦理问题还有很多争论，但是也存在以下共识：①胚胎的本体论决定胎儿道德地位。②胚胎是一个具有人类特殊遗传物质的生命体，是具有发育为人类潜能的生物体，胚胎的道德地位高于其他生物但低于人。③当母亲与胎儿的权利和利益发生冲突时（如胎儿的继续存在将威胁母亲的生命），通常情况下母亲的权利和利益应该优先于胎儿权利和利益。

（冯泽永）

pēitāi de dàodé dìwèi

胚胎的道德地位（the moral status of the embryo） 胚胎是否是人，是否具有人应有的法律和道德地位及享有与人一样的权利，随着干细胞工程的发展和辅助生殖技术的广泛应用，胚胎的道德地位问题越来越受到关注。人类胚胎干细胞一般通过伤害胚胎而获得，甚至可能导致胚胎的死亡。胚胎是一个可能通过分娩过程而

发育成人的实体，以研究为目的破坏胚胎可否被允许？辅助生殖技术实施中多余的胚胎可否处置？可否作为研究的材料？这些都涉及胚胎是否具有人应有的法律及道德地位、是否享有人应有的权利问题。

概述 古老的堕胎问题使关于胚胎或胎儿是不是人的问题争论了几千年。认为胚胎或胎儿不是人的观点可以追溯到西方的《犹太圣法经传》，书中认为胚胎是母亲的一部分，出生后才成为人；中国古代也认为胚胎或胎儿不是人，荀子说"生，人之始也；死，人之终也"。从而划分了人与非人的界限。认为胚胎或胎儿是人的观点也可以追溯到古代西方，在基督教尤其是天主教及新教中保守的福音派人士的信念里，人从受孕那一刹那起即是具有生命的个体，每个人类个体均是上帝的摹本，都拥有一种独特的尊严与地位。随着当代人口控制的需要和辅助生殖技术的广泛应用，特别是胚胎研究和干细胞技术发展，使得多胎妊娠的发生率明显升高。为了母亲的安全和人口控制的需要，就必须进行减胎。干细胞来源有多种渠道，其中源自选择性流产胎儿、体外授精的剩余胚胎、体细胞核转移产生的胚胎，都涉及对胚胎的处置，都有如何看待和处置胚胎或胎儿的问题，胚胎或胎儿究竟是不是人，即胎儿或胚胎的道德地位问题就更加引人注目。

伦理争议 胚胎道德地位的争议，涉及对科学事实的解读，也与形而上学的信念和文化背景密切相关。不同的文化背景和不同的解读，答案也自然各不相同。概括起来有如下几种：①认为胚胎或胎儿是人，完全享有人的道德地位。基督教文化就认同这种观点，他们以"位格人"为基点来讨论胚胎的道德地位。位格是基督教教义中的概念，即一个智慧生命的存在显现。基督教教义认为，作为"位格"存在的"人"是上帝的形象，人从受精卵形成之时就有了灵魂，就是一个"位格人"，就已经成为上帝的镜像。还有学者从生命连续的角度讨论胚胎道德的地位。认为人类生命是连续的，必须在既连续又变化的人类发育过程中才能认清。只有根据人类受精卵的基因独特性、基因延续性、受精卵的自我发展能力以及受精卵的本体同一性，才能表明人类是一个连续体。受精卵具有向成人状态持续发展的能力，而受精卵与它要发展成的成人不仅具有本体同一性，且都拥有相同的个体性。因此，胚胎应该享有人的地位。②认为胚胎或胎儿不是人，一些西方学者同样以位格人的角度审视胚胎作为理论起点，他们认为作为"位格"存在的"人"是上帝的形象，在这种神人镜像关系下，人因自己富有尊严、理性和自由意志的"位格"的核心要素而成为人。强调人类只有在拥有理性和自我意识之后才成为位格人。美国普林斯顿大学教授的彼得·辛格（Peter Singer）以"意识的发展水平"为依据，将生命分为三类：第一类，无意识的生命，没有感觉与体验能力的生命。辛格认为这种生命没有价值；也不配享受有关生命的保护权利。第二类，有意识的生命，能够感知到快乐和痛苦，但还没有自我意识，故还不是位格人。尚未拥有个体性地位，同样也不应享有生命的权利。第三类，有自我意识的生命。其生命载体就是位格人，位格人是"表示有理性和自我意识的存在者"。③认为胚胎或胎儿介乎动物与社会人之间。他们认为胎儿不仅是遗传意义上的自然人，而且是一个潜在的位格人，他有发展成社会人的所有可能性。胎儿介乎其他动物与社会人之间，高于其他动物，低于社会人。这种观念把"人"分解为"生物人"和"社会人"，区分二者的本质特征是"自我意识"。而"自我意识"的产生和存在取决于两个因素：一是作为自我意识产生的生物学基质——人脑；二是处于社会关系之中。④将胚胎划分不同阶段，并以各阶段的特点来确认胚胎的道德地位。胚胎的发育分为五个阶段：第一阶段，配子结合形成合子的一刹那。从遗传学上讲，在这第一个细胞中已经刻画了一个人的一切特点。第二阶段，14天，原痕是神经管的原基，而神经管是日后中枢神经系统的发生所在，14天是原痕发生之时。第三阶段，25天。此时的胚胎有脑的雏形，而且此时胚胎的个体性得到保障。第四阶段，2个月。胚胎开始有脑波，且改称为胎儿。第五阶段，20周后（或6个月之后），此时胚胎离开母体后可以生存。胚胎发展的以上五个阶段中的每一个阶段，都有人认为是人的始点，其中，英国政府的沃诺克委员会、澳大利亚的 Waller 委员会、美国的美国生育学会伦理委员会等，以及中国关于干细胞研究中的规定都把操纵胚胎的时间定为14天内。

对胚胎是不是人的回答 胚胎是一个具有人类特殊遗传物质的生命体；胚胎具有发育成人的潜能；胚胎还不具备人的意识和自我意识。胚胎是具有发展成为人类潜能的生物体，胚胎的道德地位高于其他生物但低于人。胎儿作为潜在的"人"，以未来的方式在获得对自己社会价值的肯定。胎儿是父母的期盼，是人类生生不息的希望，是民族的未来，也是国家持续力的保障，整个社会都必须尊重和保护胎儿的生命。胚胎的道德地位问题是一个形而上的问题，它的深入研究有利于人权理论及哲学伦理学的发展。同时，认清胚胎的道德地位问题也有利于人口控制、辅助生殖技术和其他胚胎研究的开展。

（冯泽永）

tāi'ér quánlì

胎儿权利（fetal's right） 胎儿依据道德、法律应当享有的利益、地位和要求的权利。是一个古老而长青的问题。随着人口控制、科学技术进步和辅助生殖技术的应用，胎儿权利已经成为人们高度关注且必须面对的问题。在人工流产、器官移植、干细胞研究的胎儿供体和产前诊断等活动中，都涉及胎儿的权利问题。胎儿有没有人的权利？如何处理胎儿的权利问题？都是当代生物技术，特别是生育技术研究和发展要求解决的现实问题。

概述 胎儿的法律权利早在罗马法中就有涉及。罗马法认为胎儿或即将出生的婴儿应被视为已出生儿，其人身权的法律保护溯及至出生前的一段时间，并规定了对其继承权的保护。胎儿的道德权利也可以追溯到《希波克拉底》"尤不为妇人施堕胎手术"。几十年来，堕胎与反堕胎等争论不休的核心问题就是胎儿的地位及其权利问题。近年来，国内外从法律角度研究胎儿权利的学者渐多，主要讨论了在民法上胎儿的权利能力，关于胎儿的法益学说，以侵权要件理论为基础

讨论的胎儿权益，在刑法上以人的始期理论学说为基础进行"堕胎"与"杀人"的性质界分问题，"堕胎"是否是犯罪以及胎儿性故意（或过失）死伤的犯罪评价等问题。由于几千年来伦理学更多关注的是义务而非权利，因此，人与胎儿的道德权利直至近代才真正进入人们的视野。正如辛格（Singer）在其《伦理学的最新趋势与未来展望》一文中所说，近现代伦理学的十一项变化中，"权利"概念进入伦理学的中心议题就是重要的变化之一。道德权利是一种文化认同的"习惯"的权利，是以正当性为基础的应有的理想权利，是以"良心"为基础而可以获得的权利。伦理学对胎儿权利的讨论有两个特点：一是更多地倾向于形而上的讨论，如胎儿是否是道德权利的主体，胎儿权利与母亲或社会权利的关系问题等；二是结合当前辅助生殖技术、人口控制等实践中所遇到的胎儿权利问题进行讨论。

伦理争议 ①胎儿是否具备道德或法律的主体资格，即胎儿是不是人？胎儿有没有资格享有道德或法律的权利？"权利"是"权利主体"利益实现的手段，"权利主体"的利益和价值则是"权利"的目的。如果不弄清胎儿的主体资格问题，其余的问题都将无法处理。在这个问题上，有人认为胎儿是人而享有完全的人的权利，有人认为胎儿不是人而将其排斥在权利主体的范畴之外，也有人认为胎儿是自然之人而非位格人或社会人，他所享有的权利应该低于人而高于其他生物。还有学者从在现代人权发展趋势分析，认为为了保护一些特殊主体权益的需要，特殊人权主体逐渐被现代人权提出并获得论证，

这些特殊人权主体主要包括：弱者主体（或言"类主体"）、公权利主体和边缘主体。"边缘"，是指"其是否具有人权主体的资格尚存颇多争议，处于'是'与'非'的边缘"。胎儿就属于边缘主体。②胎儿是否具有行使权利的能力？法律依据是理性意义上的、超越于自然的、出于道德而设定的根据。法律的基础是包含权利能力的人格，而不是生物学生命。主体的权利能力是其成为民法主体和道德主体的基础。因此，主流观点认为，权利能力的设计是民法上胎儿权利享有和受保护的逻辑前提和伦理依据。要论证胎儿的权利，就必须把胎儿权利的论证纳入权利能力的理论框架下进行，用权利能力的理论去解决胎儿利益的保护问题。关于胎儿的权利能力制度，大陆法系各国立法上主要有三种体例：一是总括的保护主义，视胎儿只要其出生时尚生存则和已出生婴儿一样具有民事权利能力。二是个别的保护主义，只承认胎儿在继承、遗赠等方面具有与出生婴儿相同的民事权利能力。三是绝对主义，不承认胎儿有权利能力，但考虑到胎儿出生后即为婴儿的利益，在某种情况下由法律另行规定，给予特殊保护。不过，近来一种避开权利能力理论的法益说突然兴起，他们以法益作为胎儿应受法律保护之基点的理论设计。法益说的代表学说主要有德国学者普朗克（Planck）的生命法益说和中国民法学者杨立新的人身法益延伸保护说。他们认为，自然人在生前和死后，存在着与人身权利相联系的先期人身法益和延续人身法益；先期人身法益和延续人身法益与人身权利一脉相承，构成自然人完整的人身利

益；这些在主体享有民事权利能力前已经存在的先期利益和消亡后仍然存在的延续利益，对于维护该主体的法律人格具有重要的意义。法律对自然人人身权利的保护必须以人身权利的保护为中心，向前延伸和向后延伸，保护先期人身法益和延续人身法益。胎儿利益基本属于先期人身法益，法律应该给予保护。③怎么看待胎儿的权利与其他主体的权利冲突？胎儿权利是否应当设置限度？权利冲突即不同权利在一定条件下出现的不能共存的状态。如当母亲患重病不宜妊娠或生育时，胎儿的生命权、健康权与母亲的生命权和健康权就发生了冲突。在这样的道德冲突中，优先保护母亲的权利还是胎儿的权利呢？大多数学者认为应当优先保护母亲的权利。胎儿的权利低于作为现实人的母亲的权利，而且胎儿的权利不是绝对的，他的权利必须有一定的限度，必然受到社会责任和共同体利益的限制。④胎儿主要具有哪些权利？怎样看待这些权利？生命权是人的一项最重要的基本人权，也毫无疑问是胎儿的首要权利。而生命存在、生命质量、生命价值或尊严则是胎儿生命权的三个重要向度。健康权是胎儿的又一项重要权利，为了保护胎儿的健康权，人类必须规范自己的行为。此外，胎儿的财产继承权也受到许多国家民法和道德的保护。当然，胎儿的这些权利都不是绝对的，而是相对的，他必然受到母亲权利和社会责任及共同体利益的限制。⑤怎样看待辅助生殖技术的发展给胎儿权利带来了很多新的挑战？如"代孕母亲是否可能成为对胎儿的侵权行为主体"等问题，就是我们必须回答而过去又从未遇

到过的问题。关于胎儿权利问题目前争议还很多，还完全没有取得共识，需要我们在研究和讨论中逐步解决。

意义 胎儿权利的研究既有重要的实践意义，又有深远的理论意义。①有利于对胎儿权利的保护。一是对胎儿生命权的保护。目前很多国家无论从道德上还是法律上都肯定了对胎儿生命权的保护。任何无视胎儿生命的行为都应该受到反对；二是对胎儿健康权的保护，我们必须反对相关人员（如父母）损害胎儿健康的一切不良行为（如吸毒、吸烟、酗酒或滥用药物等），必须保护环境以利于胎儿健康；三是对胎儿继承权、人格权等多种权利的保护，使胎儿的合理合法权利不受侵害。②有利于对胎儿母亲及其他相关权利主体的保护。正确认识胎儿权利的相对性及其与其他主体的关系，有利于我们在处理权利冲突时保护相关权利主体的权利。由于胎儿的权利低于母亲的权利，而且胎儿的权利必然受到社会责任和共同体利益的限制。因此，当胎儿权利与母亲权利严重冲突时，我们首先应当保护的是母亲的权利。③有利于辅助生殖技术等科学技术的开展。只有明确了胎儿权利及其边界，我们才能合乎正当理由而且合法地开展许多涉及胎儿生命和健康问题的辅助生殖技术。④有利于伦理学和人权理论的发展。胎儿的权利不仅充实和发展了人的道德权利理论，而且对人权的主体也有了更深入的研究。⑤有利于法学研究和法律完善。关于胎儿权利的法律保护研究不仅理清了胎儿的法律主体地位和权利边界，而且对完善相关法律提供了依据。

（冯泽永）

流产胎儿应用伦理 （applied ethics of aborted fetus） 将任何原因或任何方式终止妊娠排出的胎儿用于制药、生物研究或其他用途应遵循的伦理原则。

概述 流产胎儿包括了人工流产和自然流产的胎儿。自然流产可以是由于遗传基因缺陷、环境因素影响、母体因素、胎盘内分泌功能不足或者免疫因素造成，多发生在妊娠前3个月。人工流产又称堕胎，其伦理争论在世界范围内从未停息。在北美，人工流产被认为是社会所面对的最具争议性的伦理抉择。流产胎儿是指妊娠终止后从母体排出的发育至8周后的受孕体，此时胎儿外形与新生儿相似，器官发育渐趋成熟。由于流产胎儿在医学研究以及医学应用方面无可替代的价值，作为重要的人源性样本之一，已经被应用于动物实验不能满足的深层次科研及临床治疗。值得深思的是这些流产胎儿的道德地位与价值问题，我们可否像对待医疗手术及其他诊疗过程中产生的废弃人体组织、器官一样，将其作为医疗废物处理？将流产胎儿组织器官用于科学研究是合乎伦理道德的吗？对此社会伦理争议不断。

流产胎儿用途 ①为进一步认识组织器官的发生发育提供科学依据。现代实验科学技术和多样的现代实验手段尚不能完全揭示人类一些器官胚胎期的发生规律，动物实验结果也无法完全反映人类生命发育过程的实际状态，流产胎儿组织是最好的研究标本。同时，利用畸形流产胎儿还能够揭示某些导致先天畸形缺陷的病因。②研究某些人类疾病的发病机制。利用人胚组织器官进行某

些流行病理学研究，如巨细胞病毒、单纯疱疹病毒、弓形虫等感染，为这些病毒致畸因素的预防提供科学依据。同时还利用病毒对人体组织的天然敏感性，将人胚组织细胞应用于病毒的培养、分离，并应用于临床病毒学诊断，使病毒学研究有了迅速发展。③在医学组织工程研究中有极高的利用价值。干细胞研究是组织工程研究的重要内容，为治疗重大疾病带来新希望。14天内的早期流产胎儿是提取胚胎干细胞最直接的来源。④为再生医学提供了新的材料来源。由于胎儿组织具有排斥反应弱、生长力强等其他供体无法比拟的特点，将人胚胎干细胞系诱导分化后获得特定种系的较纯化的细胞，移植于患者体内，可运用于癌症的恢复，血液系统、神经系统疾病以及糖尿病的治疗等临床实践中，为这些疑难疾病的治疗带来新的希望。大量文献说明，胚胎干细胞作为一种"种子细胞"，经过免疫排斥基因剔除后，再定向诱导终末器官以避免不同个体间的移植排斥，可以解决同种异型个体间的移植排斥难题，利用干细胞定制自身所需的组织器官研究有望出现新突破。流产胎儿的某一器官进行培育后再做移植，有望大大缓解目前移植器官严重不足的局面，挽救很多绝望患者的生命。

伦理问题 流产胎儿作为人源性实验样本在医学研究领域的广泛使用，引发一系列棘手的社会问题和伦理争议：①胚胎和流产胎儿的道德地位问题。其是否具有独立的人格，是否享有与人同等的权利？对此不同的宗教和不同哲学流派的观点有较大的分歧。②胎儿流产行为目的性问题。人们普遍认为，以选择胎儿性别

或为经济利益、科学试验或者临床医疗等目的的有意实施的人工流产是得不到伦理辩护的。一些宗教或者西方国家更认为，胚胎以及胎儿都是生命的一个阶段，堕胎本身就是不能接受的，而将流产胎儿作为选择后代性别或者作为达到某种目的的手段更是对生命的不尊重，因此对于流产胎儿的应用持反对观点；另外也有一些声音认为，胚胎在未脱离母体之前都属于附属物，不应赋予其任何权利和地位，母亲有决定其去留的权利，只要得到母亲的许可，无论何种目的流产胎儿的应用都可以得到支持；中立的观点反对为了某种目的有意终止胎儿生命，绝对禁止第三者以使用流产胎儿的行为（为治疗、为金钱、为他人设计的科研目的）而诱导妇女有意妊娠，并迫使流产。在管理上设法让捐献流产胎儿的决策与人工流产的实施截然分开，同时，孕妇决定捐献流产胎儿与结束妊娠是完全分开的过程，流产的决定应该先于捐献。③使用流产胎儿的权限问题。母亲、医院或者医务人员谁有权利处置流产胎儿标本。

伦理原则 尽管流产胎儿的应用客观上推动了医学进步，促进了对人体生命发育成长的认识，但同时也涉及许多伦理和社会争议，对于研究探索行为的伦理管理是十分必要的。①坚持决策与实施分开的原则。反对以选择胎儿性别或为某一目的而有意实施的堕胎，流产胎儿不得用于商业目的，反对利用胎儿非正当获利。为了某种利益而终止妊娠获得胎儿，是得不到伦理辩护的。②严格获取胚胎的程序，加强对流产胎儿应用的法律法规及伦理监管。流产胎儿作为流产术后的废物，

通常由医院按照病理性医疗废物处理。但如果要使用流产后的胎儿为它用，应该得到其母亲的同意。充分尊重母亲对流产胎儿去向的决定权，控制医务人员对流产胎儿使用自由裁量的权利。英国于1961年颁布的《人体组织法》，要求取得"具有本人尸体合法权的任何人"的同意，对于规范流产胎儿的应用具有一定的指导意义。③保证供体知情同意权的真实履行。必须明确使用范围，签署其认可的知情同意书，杜绝故意回避孕妇知情权的问题。

（涂 玲）

tāipán yìngyòng lúnlǐ

胎盘应用伦理（applied ethics of placenta） 将脱离母体的胎盘用于制药、生物研究、食用或其他用途应遵循的伦理原则。

概述 胎盘是胚胎与母体组织的结合体，也是母体与胎儿间进行物质交换的器官。胎盘还产生多种维持妊娠和胎儿生长的激素，也是一个重要的内分泌器官。胎儿娩出后胎盘即完成使命，从母体脱落。分娩后的胎盘，民间常将其食用，也可做药用和作为生物技术研究的材料。现代科学研究也将胎盘作为提取人类间充质干细胞的新来源。

伦理问题及评述 关于胎盘的法律属性，主流观点认为：脱离了人体的器官与组织，以不违背公共秩序与善良风俗为限，可以视作为物。脱离了母体的胎盘具有实用性，胎盘是客体物是不容置疑的。但这种物可否等同于普通物品，可否为产妇或者他人自由支配；可否自由流通，对此有着不同的社会伦理争议：①胎盘是从母体分离出来的，属于产妇所有。产妇可以像处置其他的所有物一样随意处置，可以任意

买卖、抛弃，其他人不可干涉。②胎盘的处置权在医院。脱离母体的胎盘是"医疗废弃物"，等同于患者手术后的病变器官、肉瘤等截留物，毫无疑问应该由医院来处理，以防止不健康的胎盘流向社会，影响到他人的健康安全。③胎盘虽然属于物，但却是与人身相关的特殊物，且与公共卫生安全相关，与公共伦理道德相关，它在民法物格理论中处于最高物格地位，应建立特殊的规则对其进行管理。

由于各国社会习俗、文化传统、法律理念的不同，对于处理胎盘应用的伦理视角是有差异的。中国卫生部于2005年3月发出的《产妇分娩后胎盘处理问题》的意见书中认为："产妇分娩后胎盘应当归产妇所有。产妇放弃或者捐献胎盘的，可以由医疗机构进行处置。任何单位和个人不得买卖胎盘。""如果胎盘可能造成传染病传播的，医疗机构应当及时告知产妇，按照《传染病防治法》《医疗废物管理条例》的有关规定进行消毒处理，并按照医疗废物进行处置。"为胎盘的处理提供了具有法律效力的规范性文件依据。在胎盘的使用中应高度关注以下问题：①所有权归产妇，使用胎盘必须要获得所有人（产妇）的知情同意。②不得进行买卖。胎盘虽然属于物，但却是与人身相关的特殊"物"，是和这个人乃至整个人类的生命尊严紧密相连的，不经过合法的程序，将其变成简单的物品出售，是不恰当的。胚胎的所有者（产妇）或者其他任何人、任何机构都不能将胎盘视为普通物品而进行买卖。③高度关注胎盘应用的公共卫生安全问题。由于胎盘可能因母体感染而残留肝炎病毒、人类免疫缺陷病

毒、梅毒等，使用人的胎盘要高度关注到对社会、对人类的安全影响。按照产妇的意愿，健康无菌的胎盘可以让产妇带回，也可以捐献给他人或者医疗机构。携带病原体的胎盘，在告知产妇后，应当由医疗机构按照相应管理条例进行妥善处理。

（涂 玲）

tāi'ér yánjiū

胎儿研究（fetal research） 以胚泡、胚胎或胎儿组织为材料进行的治疗性或非治疗性科学研究。如人类胚胎干细胞研究、利用胎儿组织治病的研究等。

概述 胎儿研究始于20世纪末期，1993年，霍尔·罗伯特·斯蒂尔曼（Hall Robert Stillman）等进行了人类胚胎分割的研究。英国胚胎学家伊恩·威尔姆特（Ian Wilmut）领导的科研小组于1996年7月5日用母羊腺体细胞成功克隆出一只名为"多利"的威尔士高山羊。但是突破性进展却是在1998年11月，当时美国威斯康星大学的詹姆斯·汤姆森（James Thomson）从人早期胚胎内层细胞团中分离培养出第一例人胚胎干细胞株，同时约翰霍普金斯大学的约翰·吉尔哈特（John Gearhart）培养成功第一例人类胚胎生殖细胞系，建立了人多功能干细胞系。2000年澳大利亚莫纳什大学瑞比诺夫（Reubinoff）教授等也成功地建立了2个人胚胎干细胞系。到2003年美国国立卫生院共收集了11个鉴定成功的人胚胎干细胞系。中国黄绍良等也建立了3个人胚胎干细胞系。胚胎研究的价值很大。从人体胚胎中提取胚胎干细胞能降低从动物胚胎中提取干细胞的排异作用，避免了由动物遗传物质带来的不安全性。

以人类胚胎干细胞为研究对象的胚胎研究有着极其诱人的前景。①其临床应用价值十分巨大。如发表在2014年10月《柳叶刀》（The Lancet）的论文称，18名视力衰退的患者接受胚胎干细胞移植，超过半数恢复了部分视力。②胚胎干细胞具有非凡的万能性，可以分化成人体的任何组织，用以替换因疾病、事故和战争受到损伤的组织，为细胞移植提供无免疫原性的材料。③是基因治疗最理想的靶细胞。可以与基因治疗技术结合起来为人类健康服务。④可以在体外进行"器官克隆"，以供患者器官移植。⑤它还有重要的药学研究价值、探索个体生命生长发育奥秘的研究价值和巨大的经济价值。但是，胎儿研究以胚胎或胎儿为研究手段或材料，引发的伦理争议也一直没有停止。胎儿可否成为研究的手段或材料？谁可以替胎儿作出决定？胎儿研究应该如何规范？一直是人们关心的问题。

伦理问题 胎儿研究面临的伦理争议主要有：①怎样看待胎儿研究中胎儿的道德地位？胎儿是不是人？如果胎儿是人，"人是目的"，就不应该作为手段或材料用于科研。罗马天主教信理部的权威文告《生命祭》指出："人类必须得到尊严，即得到作为人的尊严，这种尊严是从其存在的第一刻即开始的。""胚胎必须被当作人一样的受到尊重，他作为一个整体的完整性就必须受到保护。"如果胚胎不是人，胚胎研究则无可厚非。有新教传统的英国，就通过了允许克隆早期胚胎，有条件支持胚胎干细胞研究的法律。也有人将14天作为一个胚胎成为"位格人"的界限。认为胚胎在14天出现原始脊索条纹后，才开

始了向各个组织和器官发育的分化活动，才意味着胚胎具有了一种发育为一个独一无二人类个体的能力。位格人不应该与受精联系在一起，而应该以胚胎在第 14 天出现原始脊索条纹为标志。中国国家人类基因组南方研究中心"伦理、法律、社会问题研究部"在调查研究的基础上，认为 14 天后内细胞群分化成内胚层和外胚层，并出现原条，系统发生从此开始，这是一个胚胎实验的时间界限。在严格管理下进行胚胎实验伦理上是可接受的。②怎样看待不同来源胚胎的伦理问题？可否利用辅助生殖技术的剩余胚胎？多数学者认为，由于辅助生殖技术限制，剩余胚胎的产生是不可避免的，且注定面临被毁灭的命运。在尊重胚胎及符合有利的原则下，充分发挥其价值，利用其为人类服务，是能够得到伦理辩护的；可否利用自然流产或为了母亲生命而人工流产胎儿或胚胎？许多学者认为，这种胚胎已经面临着死亡或者已经死亡，脱离母体后人们通过科学技术将其以一个生物学的生命被保存了下来。如果用正当合法的手段征得胚胎所有者知情同意，胚胎研究全过程接受伦理委员会的监督，利用胚胎研究成果为人类造福也具有合理性；可否利用体细胞核移植技术获得的胚胎？体细胞核移植技术获得的胚胎主要分为两种，一种是由人体体细胞核移植到人体卵细胞中发育成的胚胎；一种是由将体细胞核移植到动物卵细胞中发育成胚胎嵌合体。该来源的胚胎研究的伦理争议主要是：治疗性克隆是否会滑向生殖性克隆？无性生殖是否会对传统的两性生殖带来伦理上冲击？人兽胚胎嵌合体是否会引起物种之间的

遗传物质混杂和不可预知的严重后果？许多难以预测和不可控的因素使人们对这类胚胎的利用不能不慎重；可否利用通过生殖细胞捐赠获得胚胎？这种做法存在重大的伦理问题。它一开始就将胚胎的产生仅仅作为了试验手段，违背了"人是目的"的人本原则，是对胚胎的不尊重，对人类生命尊严的严重侵犯。③人兽混种胚胎试验的伦理问题。2009 年 4 月 1 日，英国报到成功培育出首个人牛混合胚胎用于试验研究，该报道引起了人们对胚胎试验的又一轮伦理质疑。支持者认为，人兽胚胎具有潜在的巨大生物学研究价值，还能够避免人体卵细胞获取与研究技术应用等对人体造成的伤害，是一种可行的技术手段。反对者则认为混合胚胎中动物的遗传物质虽然只占很少的部分，但却不能因此确信其安全性，由于在混合技术中不可避免加入了动物的成分，是否会引入对人类不利的动物细菌，是否会因违背自然界的规律而在今后受到自然界的惩罚？面对市场的诱惑，人兽胚胎的利用会不会走上商品化道路而失控？此外，人体胚胎试验的技术远未成熟，其试验结果是否会导致器官的排异、发育畸形、代谢异常等不良后果？这些都是值得深思的重要的伦理问题。

伦理原则 面对干细胞研究既有巨大的社会和经济价值，又面临严重伦理挑战的风险，国内外学术界提出以下若干伦理原则，以规范胚胎的研究：①胚胎研究必须遵循治疗性的医学目的，符合医学人文宗旨，非医学目的胚胎研究，如生殖性的、优生学的胚胎研究等，是不可取的。②对供研究的胚胎，必须设置一定的

期限，超过 14 天以上的胚胎，不得作为研究材料。③在任何情况下，胚胎的捐赠不能作为一种商业交易，应采取有效措施防止胚胎研究的商业行为。④研究必须体现公正原则，研究的利他原则必须得到充分体现。⑤要强化人体胚胎研究的科学管理、道德规范和法律规范。尊重原则、知情同意原则，安全和有效的原则要得认真执行；要设置伦理委员会或其他监管机构，对一切胚胎研究进行全程监督；对试验研究人员的严格准入机制，并接受管理部门联合监管和相关制度的约束。

（冯泽永）

pēitāi cāozòng

胚胎操纵（embryo manipulation） 胚胎在子宫内或体外的处理。包括植入、贮存、研究、供体、植入前筛查、废弃等过程。

胚胎操纵技术主要包括诱发超数排卵、人工授精、胚胎体外培养、胚胎保存、胚胎移植、胚胎分割 等。1890 年，W. 希普（W. Heape）在英国剑桥大学首次报道的安哥拉兔早期胚胎移植（比利时兔为代孕母兔）获得成功。从 20 世纪 30~70 年代，胚胎移植技术日渐成熟，1975 年 1 月在美国召开首届国际胚胎移植大会，20 世纪 60~80 年代，试管动物和试管婴儿相继问世，标志着胚胎移植进入成熟发展阶段。20 世纪 80 年代以来，胚胎分割、性别鉴定、体细胞克隆、转基因胚胎和胚胎干细胞等技术相继诞生，使各种胚胎操纵技术得到充实和迅速发展。

胚胎操纵技术的发展对畜牧业发展产生了巨大影响，同时也促进了辅助生殖技术的发展，为不孕夫妇带来了福音，优生学上也有重要意义。但胚胎操纵一直

存在着伦理争议。首先是对于胚胎的价值和道德地位的认识，由于受精卵本身携带了人类繁衍的全部生物遗传密码，而受精卵和胚胎又被视为"潜在的"或"可能的人"，所以他们不是一般的物，而是具有生命潜力的特殊物。因而对他的控制权和民法上的物权是不同的。不同国家对待胚胎及其处置由于其文化背景的不同均有不同。美国生育学会的报告认为，受精卵和胚胎是捐赠者的财产，因而捐赠者对它有完全的物权。而英国委员会的报告却明确建议：应制定法律保证对于人的胚胎不具有所有权；德国1990年制定了《胚胎保护法》，明确宣布胚胎自精卵结合之时已经具备了人的地位，因而禁止胚胎捐赠以及为了研究进行的胚胎操纵，包括胚胎基因试验；禁止为研究而从胚胎取出任何能发育成各种组织和器官的全能细胞。把人类胚胎用于非生育的目的将受到刑事制裁。

胚胎确实应该享有一定的伦理地位，应得到一定的尊重，没有充分的理由不能随意地操纵和毁掉胚胎，处置胚胎必须有一定程序和要求：人类胚胎用作研究必须是体外的；供研究的胚胎不能超过14天，因为神经解剖学专家认为，14天内的胚胎神经管还没发育，没有痛觉等任何感觉；前期研究先做动物实验，早已成为学界共识，如果非用人类胚胎不可的重要研究需以特定方式处理，禁止人的生殖性克隆，禁止将人类生殖细胞与其他物种生殖细胞进行杂交，禁止买卖人的配子、受精卵、胚胎和胎儿组织等。科学的发展已经大大拓展了人的能力，科技的利刃意味着科学家能够做更多的事情，它直接干预到了人的生命过程。现代生物技术涉及对人的生命本身的操纵，因此对其进行相关的伦理学考量极其必要。

（卢光琇）

pēitāi fēngē

胚胎分割（embryonic segmentation）

借助人工方法将一个植入前胚胎分割成两个或多个部分，每一部分移植后可发育成一个正常个体，从而获得同卵双胎或多胎的生物学新技术。它是扩大胚胎来源的一条重要途径。

胚胎分割的理论依据是早期胚胎的每一个卵裂球都具有独立发育成个体的全能性。21世纪30年代，平卡斯（Pincus）等首次证明兔2细胞胚的单个卵裂球在体内可发育成体积较小的胚泡。1959年，塔尔科夫斯基（Tarkowski）发现一半卵裂球已被破坏的2细胞小鼠胚胎可以发育成囊胚，并出生了小鼠。其研究结果表明：早期胚胎的每个卵裂球具有发育全能性，即能发育成正常个体。20世纪70年代以来，随着胚胎培养和移植技术的发展和完善，哺乳动物胚胎分割取得了突破性进展。马伦（Mullen）等于1970年2细胞期鼠胚，通过体外培养及移植等程序，获得了小鼠同卵双生后代。维拉德森（Willadsen）于1979年通过分离早期胚胎的卵裂球，成功地获得了绵羊的同卵双生后代。国内张涌等通过分割小鼠、山羊早期胚胎，均获得了同卵双生后代。进一步研究表明，四分胚，八分胚也可以发育成新个体。窦忠英等将7日龄的牛胚胎一分为四，实现了同卵三生。

胚胎分割技术在发育遗传学、生理学、生殖调控及生产实践上有着多方面的应用。在遗传学中通过胚胎分割可以得到遗传上同质的后代，以研究在遗传背景完全相同的情况下，环境因素对个体发育的影响。在对动物进行生殖调控时通过胚胎分割，可增加移植胚胎的数量，大大提高了动物的繁殖率，提高优良品种的推广速度，并促进胚胎移植技术的推广应用。药理研究中利用胚胎分割得到孪生子进行研究可大大降低因个体差异而造成的误差等。该技术目前仅用于动物，但也面临很多伦理问题。因为来自同一胚胎的后代有相同的遗传物质，随着胚胎分割次数的增多，分割胚胎的发育能力明显降低，如何保证胚胎的质量？胚胎的伦理和道德地位？对胚胎的分割是否不尊重生命？

（卢光琇）

rén-shòu qiànhétǐ

人兽嵌合体（human-animal chimeras）

人与动物的基因组织所构成的机体。对于行为遗传学和发生遗传学以及育种研究具有重要意义，但面临一系列的社会伦理问题。

概述 嵌合体可分为两种类型：第一种为同源嵌合体，即嵌合成分来自同一受精卵的嵌合体，大部分由染色体畸变或基因突变（自发或诱发）产生。第二种为异源嵌合体。嵌合成分来自不同种类动物的卵子。多数异源嵌合体是人工构建的，即将甲动物的细胞核移植到乙动物的去核卵细胞中，通过激活，发育成一个胚胎甚至个体。也就是通常所说的混合胚胎。如果将带有人类遗传物质的细胞核植入去核的动物卵子中，产生一个胚胎，则称为人兽混合胚胎。

2004年公开报道了一则人兽杂交案例，科学家使猪的体内流动人类的血液。英国人类受精与胚胎管理局于 2007 年 9 月 5 日宣布，人类与动物细胞混合起来制造胚胎并用于医学研究的计划"在原则上"获得了批准，但混合胚胎必须在 14 天后销毁。2008 年 4 月 1 日，英国纽卡斯尔大学的科学家表示，他们培育出英国首个人兽混合胚胎，胚胎已成活了 3 天，希望它能继续生长到 6 天，再从中取出干细胞供研究。尽管他们宣称只会将其用于基础研究，不会制造混合动物，但仍然引发了社会学与伦理学的广泛争议。2010 年 2 月，科学家将人类肝脏器官移入小鼠体内。反对的意见认为英国人类受精与胚胎管理局的新法规为培养"人兽杂种"开了绿灯，甚至认为这对人类是开启了潘多拉盒子。担心该研究最终会导致"转基因婴儿"出世。苏格兰天主教领袖、红衣主教基思·奥布赖恩（Keith O'Brien）抨击制造人兽混合胚胎"无异于培育人形怪物"，"是对人类权力、尊严和生命的一种野蛮攻击"。而希望培育这种胞质杂种的研究人员则认为，人兽混合胚胎对于干细胞研究十分重要，能够带来科学和医学进步。其对人类的贡献可以总结为以下方面：①最大程度使得科学家们借助于宿主动物的组织和器官，进行人类干细胞分化转归的系统研究，避免在科学研究过程中，不成熟技术带给人体的直接伤害，保证人类的安全。②可以建立动物模型，研究疾病的发生、发展机制，解决人类卵细胞来源短缺及取卵对于女性的伤害。③人类胚胎干细胞注入早期动物胚胎构建嵌合体，可有望定向培育出各种含有人体基因的组织，为组织器官移植提供新的思路，以解决人类器官移植

供体严重不足的状况，符合"行善"的伦理原则。2019 年英国《卫报》网站 8 月 3 日报道称，由美国索尔克生物研究所胡安·卡洛斯·伊斯皮苏亚·贝尔蒙特（Juan Carlos Izpisua Belmonte）教授领导的一个研究小组制造出人猴嵌合体。耶鲁大学精神病学系的亚历杭德罗·德洛斯安赫莱斯（Alejandro de Los Angeles）说，研究人员培育人猴嵌合体，很可能是为了探索如何提高人源细胞在这类有机体中的比重。他说："我们可以通过制造人猴嵌合体学习如何制造人猪嵌合体，以期培育器官。"德洛斯安赫莱斯指出，与此前是在猪和羊身上进行研究一样，人猴嵌合体只允许发育几周，即在器官形成前停止，不让发育足以产生神经系统的程度。

伦理争议　人兽嵌合体研究涉及一种拥有人与动物两种不同物种的细胞、组织和遗传物质的机体，引起了学术界和公众的高度关注和广泛争议，伦理争议集中表现在以下几个方面：①是否会产生"人兽怪胎"？有人认为是很可能的，因为细胞分裂是不可控的，如果人体细胞和动物细胞最终结合到一起就会产生"人兽混血儿"，引发自然界的混乱与伦理危机。相反的观点认为是不可能的，理由是在构建人与动物嵌合体时，为了避免嵌合体因"致死畸形"而流产，注入的人胚干细胞的数目是很少的，因此，不会产生"人兽怪胎"。曾经从人体骨髓中提取干细胞，再将其植入绵羊胚胎中，成功培育出一只含有 15% 人体细胞绵羊的美国内华达大学伊斯梅尔·赞贾尼（Esmail Zanjani）教授表示，从目前结果来看，人羊嵌合体没有出现细胞结合，即没有出现人们担心

的"人与非人动物混血儿"。②是否损伤了"人类尊严"？有观点认为是肯定的。理由是：其一，将人类胚胎干细胞注入早期动物囊胚，有可能发育出具有人的认知能力的神经细胞，让这些神经细胞束缚在动物脑及身体内是有损人类尊严的。其二，将人类胚胎干细胞注射入早期动物胚胎，很有可能嵌合体的生殖系统产生人类的精子和卵子。如果产生了人类生殖细胞的嵌合体交配，使人类胚胎生长在动物子宫内，这是对人类尊严的亵渎。否定的观点则认为，人之为人，最起码的生物学条件就是具有人的基因组合和人的生命特征，故人类尊严的前提是有一个属于人的身体的生命存在。显然，在这类研究中并未产生个体的人，故并不存在有损人类尊严问题。同样，人类的神经细胞只是认知能力产生的物质基础，认知能力是人脑与人体、自然和社会环境相互作用的产物。因此，嵌合体既没有人的认知能力，也就没有人的尊严问题。再者，人的生殖细胞的产生是一个特殊的细胞分化过程，存在着独特的调控机制，包括外源性的激素与旁分泌因子的调节，以及内源性的生殖细胞内基因水平的调节。人类的生殖细胞是否能够在动物的生殖系统内形成合子而发育成熟，尚未得到科学的论证。③是否危害到了人类自身的安全？跨物种感染是一个令人类敏感而担心的安全问题。嵌合体的组织和器官转到人体后是否发生病毒与人体细胞的组合？历史上的鼠疫，现在的艾滋病和严重急性呼吸综合征，以及可能在人类之间流行的禽流感，都有证据表明是从动物传染到人的，万一移植后引发严重疾病，后果将非常严重。

因此，在将嵌合体研究成果应用于人体之前，应该慎之又慎。④如何看待研究成果的效用？创造嵌合体来获得人类供移植用的组织和器官的效用如何？能不能像有些科学家所说可为人类"彻底解决可移植器官供应短缺的问题"？当动物体只有15%的人类细胞的组织或器官，移植到人体时能完全解决免疫排斥问题吗？这仍需进一步科学研究数据来证实。

伦理原则　尽管人兽嵌合体技术的使用有许多争议，但是该技术表现出高新技术伦理风险正效应与负效应所具有的相互依存性。对于人兽嵌合体的研究应该进行严格的伦理和行政管理，要有严格的法律法规和监管制度规避研究中的风险，要遵循尊重、不伤害和审慎的伦理学原则，设立限制性的研究规定。普遍共识有：①允许在不同动物物种嵌合体试验研究基础上，进行人类与非人动物嵌合体研究，但禁止人与非人动物间杂交。嵌合体试验物种亲缘关系要远，注入的人类干细胞要少，如有较大风险及早终止试验。②对于核移植的嵌合体，胚胎在14天后必须销毁，同时，不得将这些混合胚胎放入动物或人的子宫。③在任何情况下不应该让嵌合体繁殖，也不能将嵌合体产生的配子受精。④如果是进行全能人类胚胎干细胞注入动物囊胚的嵌合体试验，要特别关注配子或者胚胎的来源问题。在研究过程中，要充分尊重研究材料来源的供者的真实意愿，获得供者完全自愿的知情同意书。使"人与非人动物嵌合体"研究既能为人类造福并推进科学进展，但也存在伤害人类不良事件发生的可能。

（涂　玲）

siwáng

死亡（death）　机体全部生命功能的终止。人从出生、发育、成长到死亡，是一个人生命的全部过程，死亡是生命的终点。研究死亡，对医学、社会学、宗教、心理学，都有重要意义，死亡同时也是医学伦理学的重要课题，它有助于医学对善恶的判断的许多伦理问题的决策。

概述　死亡和医学、法律相关，也与社会文化密切相连。死亡可以从法律层面定义，也可从医学层面定义，但法律层面对死亡的判定离不开医学对死亡的认定，而医学对人死亡的认识和判定经历了一个以心跳呼吸停止为标志的死亡定义和脑死亡为标准的死亡定义的历史过程。最早的死亡标准是以血液干涸为标志的。原始社会狩猎部族的人看见野兽被打死，血液流尽就死了，因而认为人的血液流尽就是死了；后来在漫长的历史时期，死亡的判定是心跳呼吸停止为标志的。因为呼吸是人们最易观察到的生命活动。古代人捕鱼时，发现鱼的呼吸停止，鱼就死了，于是认为人停止呼吸就是死亡。中国古代医师在判断人是否死亡时，用很轻的蚕丝、棉线放在濒死者的口、鼻处测看是否飘动来判断死亡，称这"属纩"。如不见蚕丝、棉线飘动，即可宣布呼吸中断，人已死亡。后来人们发展以触摸脉搏、贴耳胸前闻听心跳的情况判断死亡。听诊器发明后，人们以它检测心跳存在与否作为判断死亡的主要指征。这是心肺死亡标准；脑死亡是近代出现的死亡概念。1968年，美国哈佛大学医学院死亡定义审查委员会的一份报告中提出脑死亡的新概念，认定脑死亡是脑血流完全停止和脑部广泛性坏死而引起的包括脑干在内的全脑功能不可逆转的丧失，而不管脊髓心脏功能是否存在。脑死亡概念的提出，引起学界、法学界、伦理学界的普遍重视和广泛讨论。目前已有众多国家采用脑死亡标准断定人的死亡。

人和高等动物的死亡可区分为：因生理衰老而发生的生理死亡或自然死亡；因各种疾病造成的病理死亡；因机体受机械的、化学的或其他因素造成的意外死亡；死亡是人体生理功能逐渐衰减以至完全停止的过程，并非瞬间即逝的现象。一般可将死亡过程区分为濒死期、临床死亡期、生物学死亡期。濒死期是生命活动的最后阶段，是未达到真正死亡的一种生命本质无法复合退化的临终阶段，人的机体功能逐渐丧失，意识模糊不清，手、足、耳、鼻温度逐渐降低，皮肤苍白，脉搏微弱不规律，呼吸变慢，肌麻痹，出汗，瞳孔散大，尿便失禁，躁动；有些患者也可有中枢神经系统兴奋性的短暂加强，情绪呈现发怒、恐惧、焦虑、悲伤，也有呈现安详、淡漠、迟钝、嘴唇微启状态。濒死状态持续的时间可因导致死亡的原因不同有长有短；临床死亡是生物学死亡前的一个短暂阶段，此时患者心跳呼吸停止，反射完全消失，但机体尚有微弱的代谢过程。对此应进行积极抢救，其中部分患者如溺水、触电、创伤、中毒、过敏反应的患者，经抢救可恢复生命；生物学死亡是指全身各种组织、细胞的死亡，重要的生理功能停止而陷于不可恢复状况，又称细胞已死亡。生物死亡是一个过程，首先是大脑皮质、接着是整个中枢神经系统发生不可逆的变化，随后各个器官和组织的功能相继解体，外表体征逐渐变冷、尸僵。在生物学死亡的一定时间内，个别器官（如心、肝、肾）和皮肤、骨等组织仍可维持一定时间的代谢活动。

在人类死亡过程中可能出现假死。假死是指人的生命活动处于极度衰弱状态时，从外表观察似乎已经死亡，但实际仍存在微弱的呼吸、循环功能，只是用一般方法不易发觉。这种情况称为假死。假死是濒死期的一种表现，假死经过抢救可不进入临床死亡阶段而存活。人的死亡确定，必须由临床医师或法医经过认真检查，排除假死的可能，宣布该人死亡，以终止治疗，并出具"死亡诊断书"以法律的形式宣告，以便家属开始启动丧葬礼仪等有关活动。

伦理意义 ①有利于建立科学的死亡观和揭示死亡的实质，分清死亡与生命的界限，正确处理在医疗实践中抢救生命和判定死亡的各项工作，延长人类生命，更好地发挥医学的功能。②有利于人类理性地认识和掌握生命的全部过程。人类对死亡的认识，不能停留于感性的悲怀，应进而从生物学、医学、心理学、法学、社会学、哲学诸多层面解析，理解死亡和生命的价值和意义，从而才更好地关爱生命，善待死亡。③有利于促进人类文明的发展。人类社会的进步，无论是物质文明的发展还是精神文明的提高，仍是有赖于人类生命的创造。对死亡的认识，有助于更好地关爱生命，有助于医学要更好地为推迟死、减少死、延长生命而努力；有利于促进人类更好地相互关爱，避免战争，战胜自然灾害，倡导人与人之间的和平友好相处，为建立美好的和谐社会而奋斗。

④有利于善恶伦理标准的区分，驱恶扬善。生与死是伦理标准的重要界限。一切伦理，尤其是医学伦理，是以维护生命、善待生命为首要职责。一切有利于生而避死的思想和行为，一般都是善的；一切助推死亡，扩大死亡，制造死亡，一般都是恶的。对死亡的研究，能够推动伦理学，特别是医学伦理学，辨别哪些是合理的、不可避免的死亡，帮助处于这种死亡边缘的人，正确看待死亡，理解死亡意义，走出因死亡而导致的悲伤；辨别哪些是不合理的，可避免的死亡，珍爱生命，焕发生命的光辉，创造生命的伟绩。

(赵明杰)

sǐwáng biāozhǔn

死亡标准 (criteria of death)

判断死亡的标准。用于区分生与死的界限。目前，各个国家的死亡标准一般采取两种模式，一种是一元模式，即以脑死亡或心肺死亡作为唯一标准；另一种是二元模式，即心肺死亡和脑死亡标准并存，根据不同情况选择不同标准。中国《人体器官移植条例》及其他现行法律尚未明确死亡认定标准，法律界、司法界及公众认可综合说，脑死亡说则得到学界认可。

概述 死亡判断标准与不同时期医学科技水平相对应。古人将手指或羽毛置于他人口鼻前，感觉、观察呼吸是否存在以判断生死，如《黄帝内经》提到："脉短，气绝，死。"随着人们对生命认识的加深和观测手段的完善，逐渐采用心肺死亡的标志，通过呼吸、心跳、脉搏、体温、瞳孔等生命体征综合判断生死状态。《布莱克斯法律词典》将死亡定义为：血液循环完全停止以及由此导致呼吸、脉搏等动物生命

活动停止。《牛津法律大辞典》也认为"对于大部分法律问题，认定死亡的最主要标准是心跳、脉搏和呼吸的停止。"心肺呼吸停止是长期以来人们最常用的标准，具有简单、明确、易操作的特点。

现代医学技术的成就令传统的心肺死亡标准受到挑战，现代医学表明，死亡是分层次进行的复杂过程，心肺功能丧失并不代表大脑、肾脏和人体其他主要器官功能的停滞，心跳和呼吸的停止作为过程的一个层次，并不预示作为一个整体的死亡的必然过程，在某些情况下，心肺功能丧失具有医学可逆性，在临床实践中，经常会出现已经心死亡的患者"死而复生"的案例，心系统和脑系统可以是独立的，于是死亡的时间变得模糊，人们开始对心肺死亡的标准产生怀疑。迫使人们去寻找更加科学死亡的标准。

1968年8月，世界医学会在悉尼召开了第二十二次会议，就死亡标准发表的《悉尼宣言》提到：死亡的确定应建立在临床诊断和必要的辅助诊断上，近来最有帮助的是脑电图。然而还没有一种技术性的标准能完全满足目前医学的状况，也没有一种技术操作能取代医师的全面临床判断。同年，美国哈佛大学医学院提出判断脑死亡的四条具体标准，简称"哈佛标准"。其四条具体标准如下：①对外部刺激和内部需要无接受性和反应性。②自主的肌肉运动和自主呼吸消失。③诱导反射消失。④脑电图示脑电波平直。对以上四条标准还要持续24小时连续观察，反复测试其结果无变化，并排除体温过低（<32.2℃）或刚服用过巴比妥类药等中枢神经系统抑制剂。连续观察24小时，反复测试其结果无变

化，即可宣布患者死亡医学。"哈佛标准"被多数国家和地区直接或轻微修改后采用。世界多数国家推行的脑死亡标准是在全脑死亡基础上制定的，脑干死亡的概念被欧洲部分国家采用。迄今为止，世界上已经超过 90 个国家和地区将脑死亡作为死亡的标准或标准之一。中国香港特别行政区已经实行了脑死亡的诊疗标准。20 世纪 80 年代，中国大陆开始了脑死亡判定的理论研讨与临床实践。2003 年，卫生部脑死亡判定标准起草小组起草制订了《脑死亡判定标准》和《脑死亡判定技术规范》两个文件的征求意见稿。2013 年，国家卫生计生委脑损伤质控评价中心发布了《脑死亡判定标准与技术规范（成人质控版）》，中国从此有了脑死亡判定行业标准。2019 年进行了修订，发布《脑死亡判定标准与操作规范（第二版）》。社会上也一直呼吁中国脑死亡立法，2018 年 9 月 29 日，全国人大教科文卫委员会关于脑死亡立法提案的信函回复，同意脑死亡立法，可能不再单独立法，而是拟采用在现行法律中增加脑死亡和心死亡的"二元死亡"标准（即脑死亡和心脏死亡标准并存的法律认定方式）。

伦理问题 ①脑死亡是基于生者的功利主义的考虑，为器官移植和节约医疗资源而制定的法律违背了人道主义和"生命价值"原则，其最大的受益群体是器官移植界，存在伦理瑕疵。②受传统观念影响，以呼吸和心跳停止的心死亡标准根植于中国普通大众，对于脑死亡标准的接受尚需时日，但日本的经验也表明，虽然日本公众长期内不接受脑死亡标准，最后他们还是放弃抵制，承认脑死就是人死。③脑死亡认

定标准复杂，必须依靠专业人员、专门仪器并经严格程序判定，时间长，成本高。④脑死亡是否科学还存在争议。

意义 死亡不仅仅是一个简单的事实判断，还是一个非常重要的价值判断，死亡标准的意义在于使社会在生死转变的这个过程中获得最佳秩序，死亡标准的确立直接关系人的法律定位、对死亡患者的处置、利益的处置等许多问题，所以必须认真、科学对待。

（赵明杰 邹明明）

bīnsǐ

濒死（near death） 未达到真正死亡，生命本质无法复合、退化的临终阶段。是生命活动的最后阶段。生理状况：机体功能逐渐丧失，意识模糊不清，由于循环衰竭，末梢如手、足、耳、鼻温度逐渐降低，皮肤苍白，脉搏微弱不规律，呼吸变慢；肌麻痹出汗，瞳孔散大，尿便失禁；有些患者也可有中枢神经系统兴奋性的短暂加强、肌肉强直等症状。情绪变化呈现四易，易发怒、易恐惧、易焦虑、易悲伤。濒死状态持续的时间，决定于死亡的原因。因暴力死亡的，时间短暂或阙如，因疾病死的则可较长。

概述 死亡是生命的最终结果，随着医学技术的发展，大量进入终末期的患者仍可以通过医疗技术延续生命，与此同时，这些干预措施也可能会增加患者的痛苦，使得终末期患者濒死和死亡质量较差。国内有调查显示，中国 ICU 患者濒死和死亡质量评分总体偏低，与国外比较差距较大。濒死和死亡质量也受多种因素的影响，包括死亡地点（在家死亡要高于在 ICU 死亡）、临终前是否经历侵入性治疗（如机械通

气、血液透析，死亡前 8 小时不进行心肺复苏）、是否满足灵性需求、死亡时亲人是否在场等有关。

濒死到底是一种什么样的体验？专门针对濒死体验的研究显示，濒死体验是一种非常罕见的心理现象，这种现象是指人在呼吸停止、心脏停止跳动、脑电波消失的临床死亡状态下的一系列特殊心理体验。一些对濒死体验的案例分析，将这一过程概括为：①听到其他人判定自己死亡。②感到宁静，不再感觉疼痛。③听到嘈杂声。④被某种力量推入黑暗隧道。⑤感觉脱离身体，作为另外一个人看到自己的身体，并能看到在场人的活动。⑥遇到其他生命体，如已故亲友。⑦看到发光的生命体。⑧回顾自己的一生。⑨遇到边界或限制。⑩在要跨越这个界限时被某种力量转回。但是并非所有人都经历每个阶段，这取决于濒死体验的深度。

伦理问题 对生命终末期患者濒死体验的研究发现其面临多重困扰：①灵性困扰，是患者身体和精神的舒适等方面的幸福感得不到来自自然界、他人和社会等方面的支持。具体可表现为疼痛无法控制的感觉、希望死亡快点到来、缺乏舒适感、创伤性回忆体验。患者面对死亡世界的浮现而感到无助、恐惧，表现为孤独、分离的恐惧，即失去社会性自我的恐惧。在濒死状态，有患者会回忆自己以往重创的经历，内心会充满恐惧，也有患者在濒死状态想起以往的错误行为，而产生害怕、悲伤的情绪。②减负的意愿。可表现在心理担负、意图采取措施加速死亡，生命终末期患者身体功能不断下降，生活主要依靠家人，给家人带来经济、身体、心理、社会方面不同程度

的负担，从而产生心理负担，认为自己拖累了家人。也有的表示在濒死体验后，心态变得平和，更能爱护自己。③感知死亡的压力较大，期待与外界交流。患者一方面害怕独自面对死亡，另一方面又担心死后给家人带来情感负担而不与家人谈论死亡，面对现实的顾虑和冲突，没有合适的人可以交流。缺乏情感支持也是患者对死亡感到恐惧无助的重要原因，家庭支持、社会支持较少，变得敏感，不能面对现实。④死亡态度存在差异，可分为安详无恐惧、平静、无助、恐惧担忧。有研究发现，部分能坦然接受死亡患者的特点是生活目标性较强，有宗教信仰。

伦理原则 ①理解濒死患者。一项对护理人员死亡教育的需求发现，护理人员最迫切需要的是如何与濒死患者及家属的沟通、了解患者及家属的心理变化特点、面对濒死或死亡患者护理人员如何进行心理调适。医护人员应了解患者的某些失常和情绪变化，以真挚的态度和语言对待他们，使濒死患者在生命的最后时刻享受到良好的医护，并在宽慰中逝去。②保护濒死患者的权利。濒死患者虽已昏迷，但尚存思维和情感。医护人员应尊重和维护他们的权益，保护隐私。③引导患者正确看待死亡。患者对死亡感到恐惧、无助，主要原因是对分离、孤独、死亡未知世界的恐惧，情感支持不足，生理功能下降。应重视患者临终的负性情绪，如通过加强患者对死亡的认知，调动社会支持系统给予患者精神情感支持，提供舒适护理，通过降低患者生理不适反应等降低患者对死亡的恐惧，使患者在生命终末期能有平和的心态。满足濒死

患者身、心、灵需求，实现生命终末期患者"优逝"，其关键是使患者以平静、安详的心态接受死亡，即积极面对死亡，获取生命平和安详的内在力量。④妥善处理遗嘱和遗物。遇有死者遗嘱，应移交死者家属或单位领导，要尊重死者的隐私，切勿到处乱讲遗嘱的内容，更不应将死者贵重物品占为己有。⑤做好家属的抚慰工作。在适当时机，向家属详尽地讲明病情，劝导家属节哀保重。尸体料理后，主动让家属与亲人作最后的告别，护送家属离开医院，使他们得到心理安慰，尽早从悲痛中解脱出来。

（赵明杰　邹明明）

jiǎsǐ

假死（apparent death）　人的循环、呼吸和脑功能高度抑制，生命活动处于一般临床检查难以察觉的极度微弱、外表似已经死亡但实际仍存活的状态。其原因可见于各种机械性窒息、药物中毒、电击伤、身体降温等。新生儿，特别是未成熟儿，更容易出现假死状态。

概述　许多史籍和文学作品中都有许多关于假死的记载。《史记·扁鹊仓公列传》中记载了扁鹊使虢太子起死回生的故事。扁鹊来到虢国，虢国太子正好逝世。扁鹊了解到逝世原因为血气不畅通、邪气太多无法排泄后，便在太子三阳五会等穴位上施针。不久，太子果然就清醒了，又过了一会，甚至能够坐起来。从此，天下人便以为扁鹊能起死回生，被称为神医。之后为了能够让那些假死的人不被过早下葬，人为致死，所以有了"头七"。在16~18世纪欧洲被瘟疫和传染病席卷时期，当时医学落后而仓促处理感染的躯体，导致一些人被

提前埋葬，甚至有人听到新坟中发出声音，当打开棺材时，看到了扭曲的身体，这些特征均提示为窒息，欧洲有的墓地在迁坟时，发现一些骸骨呈挣扎状，提示假死的发生。古代社会科学发展缓慢、医疗卫生技术跟不上，一般都是通过脉搏诊断生死，偶尔就会出现偏差，现代随着医学科技进步，假死现象已属罕见。但仍有发生，1999年中国曾报道一类新生儿假死9天复活的案例。

为避免假死，不同国家也采取过不同措施。一些国家规定，人死后尸体要放置24小时才可做死后处理，就是为避免有假死的状况发生。还有采取了一些预防和保护性措施避免假死，如古代西欧人向死者皮肤上浇热水或烙铁印，查看死者有无反应；18世纪欧洲，人们给尸体戴上手套，牵上警铃，或在棺材里设置传话筒等，都是为了给死者复活的机会。直到19世纪，这些无谓的措施才逐渐消失。中国古籍《周礼》就有记载并一直延续至今，人死后要停尸三天才准入棺安葬。

近些年，有些人设想让患者进入假死状态，目的是为了让医务人员有更多的时间去治疗可能致死的外伤。2002年，密歇根大学的研究人员在猪身上测试了一项新技术，他们用冰冷的生理盐水取代猪的血液，一旦猪的体温降低到10℃，研究人员会缝合伤口，然后再次升高猪的体温，血液取代生理盐水，这时大多数猪的心脏都可以复跳动起来，而且没有出现长期的不良反应。2014年发表的一篇医学前沿的文章介绍，匹兹堡大学医学中心长老会医院的外科医师们不久前为10位濒死患者进行了降温，使他们处于假死状态。之后医师们修复他

们身体上由于刀子或者子弹造成的结构性创伤，之后通过升温等措施复活他们。2019 年 11 月 20 日，美国马里兰大学医学院的塞缪尔·蒂舍曼（Samuel Tisherman）和亚利桑那大学的彼得·瑞伊（Peter Rhee）组成的研究团队通过紧急保存和复苏技术，将人体置于假死状态，并在完成急救手术后成功复苏。这为延长急性创伤的抢救时间带来了极大的希望。

伦理要求 ①正确认识假死。尽管现代临床上假死的发生极其罕见，但人体还有许多未知之处，死亡还有许多未解之谜，死亡是一个过程，有时可出现反复，要时刻警惕可能发生假死的情况。②防范假死的出现。患者无小事，尤其是涉及患者的生死问题，一定要严肃对待，严格按照临床上死亡判定的步骤、次数、人员资质的相关要求，严格执行，防范被医务人员误判而导致的假死发生，失去抢救患者生命的机会。③临床中诱导患者进入假死状态一定要科学依据，要经过严格的临床技术和伦理审查。④法医学鉴定人在做尸体检查时，必须认真判明受检人是真死还是假死。

（赵明杰　邹明明）

nǎo sǐwáng

脑死亡（brain death）　脑血流完全停止和脑部广泛性梗死所致包括脑干在内的全脑功能不可逆转的丧失，而不管脊髓和心脏功能是否存在。继心肺死亡标准后的一种新的死亡标准。脑死亡的患者，脑复苏已不可能，任何医疗救治均已无效，死亡不可避免。脑死亡概念是现代科学技术水平下，判断生理学范畴上死亡更加科学、规范、精准的依据。

概述　死亡问题涉及医学、法律、道德伦理等诸多方面，在不同时代、不同社会背景下，受社会政治、经济、生产力、文化等因素影响，死亡标准并非一成不变。几千年来，传统的死亡标准认为人的心脏停止跳动和停止呼吸是标志着死亡。中国两千多年前《黄帝内经》称："脉短，气绝，死。" 1951 年世界著名的《布莱克法律词典》将死亡定义为："血液循环完全停止。呼吸、脉搏停止。"都体现了传统经验医学视角下的心肺死亡标准。现代医学科学技术的发展为进一步认识死亡和干预死亡的进程提供了条件，对传统的死亡的概念和标准提出了挑战。人工呼吸机的出现，削弱了肺在生命系统中的重要性，而南非医师克里斯蒂安·尼斯林·巴纳德（Christian Neethling Barnard）首创心脏移植手术以及人工心脏的问世，结束了心脏不可置换的历史，从此心脏失去了作为死亡唯一标志的地位。现阶段，大脑无论是作为生命中枢还是情感、意识和思维载体，在人体中具有支配性地位，且不可置换，"脑死亡"为定义死亡提供了更为科学、精准的概念。

脑死亡概念的雏形最早见于 1902 年库欣（Cushing）关于颅内压增高的实验研究和临床研究报告，1959 年，法国学者使用了"中枢神经系统死亡"一词，在此基础上，现代脑死亡的概念开始萌芽。1968 年，美国哈佛大学医学院死亡定义审查特别委员会的一份报告中首先明确了脑死亡的诊断标准：不可逆转的脑昏迷；无自主性呼吸；无中枢反射；平线脑电图等方面。需要 24 小时后重复试验，并排除低温（32.2℃以下）、中枢神经抑制剂中毒等。后来该委员会又增加了还应排除代谢性神经肌肉阻滞剂中毒、休克和 5 岁以下的小儿，同时检测方法又增加了脑血管造影和放射性核素检查以证明脑血流的停止。同年，WHO 也宣布了类似的更为简明的死亡标准。1976 年，英国皇家医学院发表了脑死亡的诊断说明，将脑死亡定义为完全的不可逆性脑干功能消失。1981 年，《美国医学会杂志》（*The Journal of the American Medical Association*）刊出了死亡判定指南，指出不可逆性循环停止或不可逆性全脑（含脑干）功能消失均为死亡，其他国家也开始明确了脑死亡定义和诊断标准。迄今为止，世界上 100 多个国家制定了脑死亡标准。

受民众文化观念对死亡标准接受的程度，社会经济状况、医疗技术、设备条件等因素影响，不同国家和学者对脑死亡的定义和诊断标准并不完全相同。目前，采用较多的是以美国为代表的全脑死亡概念和以英国为代表的脑干死亡概念。哈佛医学院将脑死亡定义为，包括脑干在内的全部脑功能的不可逆丧失，即全脑死亡。英国学者主张脑干死亡的概念，认为脑干上行网状结构受到破坏引起意识和认知功能的丧失，必将导致患者全脑功能的丧失而死亡，重点强调临床上出现"深昏迷、自主呼吸停止和脑干反射消失"等特点。还有一种高级脑死亡的观点，把意识功能的丧失作为诊断的关键，认为生命活动应该包括其生物性，以及社会性以及更复杂的意识、认知、思维、行为等活动。根据发病原因不同，可以将脑死亡分为原发性脑死亡和继发性脑死亡。

从脑死亡概念建立经过 10 年左右的时间，才被一些国家法律界谨慎地接受。1971 年，芬兰等国家首先通过了脑死亡的立法；至 1994 年，才有 28 个国家和美国的大多数州通过了脑死亡立法（其中，12 个州是在 1977 年前，25 个在 1981 年前正式承认以脑死亡作为个体死亡的标准）；日本和丹麦分别在 1990 年、1997 年立法接受了脑死亡。目前，在 100 多个制定了脑死亡标准的国家中，有 90 多个国家将脑死亡立法。对于脑死亡立法，有些国家采取的是单一的立法模式，如美国、芬兰等，即对脑死亡进行专项立法；而日本、德国等则采取二元立法模式，即不对脑死亡单独制定法律，而是将脑死亡纳入器官移植法等中，如日本于 1997 年 10 月起实施的《器官移植法》规定：脑死亡就是人的死亡。目前大多数国家对其立法采取的是后一种模式。

中国对脑死亡的理论研讨与临床实践始于 20 世纪 70 年代，1986 年在南京召开的心肺脑复苏专题座谈会上，相关专家们出台了《脑死亡诊断标准》（草案）；卫生部于 2003 年颁布了《脑死亡判定标准（成人版）》（征求意见稿）、《脑死亡判定技术规范》（征求意见稿）；2013 年，国家卫生计生委脑损伤质控评价中心推出中国《脑死亡判断标准与技术规范（成人、儿童）（中文、英文）》；2018 年，中心发布了《中国成人脑死亡判定标准与操作规范（第二版）》，进一步明确了中国关于脑死亡的行业标准：死亡判定的先决条件为：昏迷原因明确和排除了各种原因的可逆性昏迷。临床判定要符合三项临床判定标准：深昏迷；脑干反射消失；无自主呼吸，依赖呼吸机维持通气，自主呼吸激发试验证实无自主呼吸。确认试验要符合以下三

项中至少两项：①脑电图显示电静息。②正中神经短潜伏期体感诱发电位显示双侧 N9 和/或 N13 存在，P14、N18 和 N20 消失。③经颅多普勒超声显示颅内前循环和后循环血流呈振荡波、尖小收缩波或血流信号消失。脑死亡判定医师为经过规范化脑死亡判定培训的从事临床工作 5 年以上的神经内科、神经外科、重症医学科、急诊科和麻醉科执业医师（仅限）。判定时，由至少两名临床医师同时在场（其中至少一名为神经科医师）分别判定，并意见一致。复判时间为 6 小时后，与其他多数国家复判间隔时间一致。

受特殊的传统文化观念影响，中国脑死亡立法工作推动缓慢，草案多次易稿，近年来，专家学者坚持呼吁，并在 2018 年人大会议期间得到了积极回应，但目前为止仍未形成正式、规范的、具有法律性质的立法性文件。反对者认为脑死亡属于医学范畴，不需要制定国家法律，也有观点担心立法会引起实施过程中"审定""监管"失控。所以，目前中国的法律中，脑死亡尚不能作为确定生命终止的标准，仍采取综合标准说作为死亡标准，即自发呼吸停止、心脏停搏、瞳孔反射消失。

意义 ①有利于科学地确定死亡时间。生与死的临界点对明确人是否死亡极其关键，法律层面上，死亡的明确时间可能关联到索赔保险、发放抚恤金、履行遗嘱、医疗纠纷和某些刑事诉讼案的公平裁决等。道德层面上，死亡时间的科学性确定有助于医师把握承担患者救死扶伤义务的明确结束点，有助于提升医师的医疗质量，并为责任认定提供根据。②有利于维护逝者尊严。具

备生命的人兼具生物学和社会学功能，脑死亡患者功能丧失已无法逆转，抢救毫无意义，此时应尊重逝者，维护逝者应享受的死亡尊严。③有利于优化卫生资源。对脑死亡者合乎法律地终止那些毫无必要的抢救，减少不必要的医疗支出，把有限的医疗资源，用在那些需要治疗而又能够达到预期效果的患者身上，同时，也可以减轻死者亲属的精神和经济负担。④有利于解决器官移植供体来源不足和提高移植质量的问题。脑死亡者目前在医学上仍是最理想的器官移植供体，脏器组织有较强的活力，是极好的人体组织和器官的天然贮存库，为移植成功提供了先决条件，从而有效解决一方面是器官供体不足，另一方面又白白浪费器官的问题。

伦理问题 ①脑死亡标准与传统意义上的心肺死亡标准存在较大差异，即使依赖于辅助设备或者药品，但对仍有的心跳、呼吸的人宣告死亡，仍然有悖于传统的生命观和人常情感。并且与心肺死亡相对直观可见相比较，脑死亡诊断更大程度依赖仪器检验，降低了公众对脑死亡的认可和接受程度。②一些学者认为脑死亡只是昏迷时不可逆的标准，并非死亡定义，也不是死亡的标准。脑死亡标准不能涵盖所有情况的死亡情形，不能排除"不可逆昏迷"的例外情况。同时，脑死亡标准未能厘清死亡何时发生、死亡该在何时发生的问题。前者关系到死亡的含义和对死亡的测试，后者关系到停止抢救生命在道德上的正当理由问题。用脑死亡定义可能会错误地引导对处于不可逆昏迷中的患者的生命可不予挽救，也不必承担责任。③古

今中外一直将心作为生命中心和情感载体，"心死"作为死亡标准的观念在普通人的心理根深蒂固。脑死亡定义和诊断标准缺乏对脑死即是人死的论证，即使高级脑死亡学说尝试在意识、思维等方面进行说明，但普通人转变观念仍需时日。将具有社会属性的哲学意义上的人以脑死定义为人死，还需要在立法上予以支持。但即使在众多已经立法的国家中，大多数国家采取了二元立法模式或者并行模式，中国也亟须在新的医学发展形势下，借鉴经验，制定符合中国传统文化和国情的政策法规。④将脑死亡与器官移植直接联系起来有趋向功利的嫌疑，受到一些学者的反对。他们认为，因为器官移植而实行脑死亡标准的做法过于狭隘和实用主义。虽然脑死亡理念下移植流程中，捐赠者虽然已经发生"脑死亡"，但在未发生呼吸心跳停止的情况下，将脑死亡者器官用于移植，有悖于传统的人道主义和人伦观念，与传统的人类共同价值观相违背。传统观念中，"心死""脑死""人死""身死"早已融为一体了。根据脑死亡标准，"脑死"即"人死"，但"心""身"却未死，人的生物学生命仍存在，如果这时将脑死亡者器官用于移植，不仅使人有"尸骨未寒"的感觉，也意味承认两个生命间的价值差异，即为救治具有高质量生命的人可以牺牲低质量生命的人。

（赵明杰　刘利丹）

sǐwáng dàodé

死亡道德（morality of death）

人们通过传统习惯、社会舆论和内心信念形成的有关对死亡认知及态度、死亡意义、丧葬仪礼等有关死亡各种问题的道德是非判断原则。现代死亡道德的内容甚为广泛，包括死亡的道德价值、死亡的权利与义务、死亡原因的道德性质、死亡的后果影响、丧葬形式的道德取舍，以及堕胎、缺陷新生儿的处置、脑死亡和安乐死的道德法律等问题的道德判断。

死亡态度是死亡道德形成的前提和基础。对待死亡的基本心理态度有两种，即爱和恐惧。对死亡持"爱"的态度，认为死亡是通过丧葬礼仪使之成为维系家族群体的手段，而死后哀恸的目的则是为了使死者与活人之间建立一种相互依赖、相互爱护的关系。若对死亡持恐惧和憎恨态度会促使人们产生"原罪意识"，害怕堕入地狱，盼望升上天堂，期待在那里使自己的灵魂不死而超升仙界。死亡成了道德中的支配动力，并在人类道德体系中引导人们的观念行为，形成道德模式与道德价值准则。

社会影响是死亡道德形成的动力。人类的死亡现象发生在具有文明精神的环境里，其生理现象被涂上了浓重的文化、精神色彩。个体的死亡不仅会影响到其亲友，而且也可能影响着民族、社会的结构组织及文化发展。社会则动用各方面的力量，把生存者组织起来，构建成各种类型的礼仪、制度和习惯，以对付死亡所形成的缺陷和空洞，以延续、保持人类世世代代积累起来的物质文明与精神文明。生者之所以关心死者，目的在于消除或减弱死亡带给社会或他人的危害。死亡的道德意义由此而显得严重而深刻。

丧葬礼仪是死亡道德形成的表现。人类丧葬礼仪习俗的产生是死亡道德形成的表现，并且成为应付死亡、悼念死者的最佳形式。一般说来，死者亲属的主要感情是对死尸的反感与对鬼魂的恐惧。这就是说，社会中的个体成员不得不依赖着社会文化、伦理道德的力量，来抵制死亡对个体生命的威胁，消除自身对死亡的恐惧。亲丧哀死被中国的儒家提到人格、道德境界的高度，乃是因为"丧，亲之终也，虽不能始，善终可也"。就是说即使在日常生活中如果对长辈的道德人伦有所缺欠，那也可以看他日后在亲丧、送终方面的态度如何，最终判定此人是否合乎仁义、行于忠孝。提倡简化对待死者的丧葬礼仪，则沉积和蕴含了深刻的道德伦理意义。

人们对死亡的视角是在不断变化更新的，因而死亡道德的准则和规范也在变化。在早期人们的意识观念中，由于人们不愿意接受死亡，所以死亡不被视为个人存在的终结，而被当作生命的一种变化的时刻。在变化中，生命会在死亡的神秘中获得新的实质，并在另一种形式下延续。相信存在阴间或来世的生活，在一定程度上使人不再惧怕死亡，而只是惧怕彼岸的惩罚，这对区分善恶、对人们行为的道德评价是一种促进因素。另外，正是对死亡的理解，对个人存在的终结性和唯一性的认识，促使人们去弄清人生的道德思想和价值，意识到生活每一瞬间的不可重复，人的所作所为在许多情况下无法纠正，能促使人明白对自己的事情应负怎样的责任。

现代死亡道德与人道主义密切相关。人道主义是现代死亡道德的构成因素。人道主义作为一种道德要求和价值标准，具有尊重人、关心人和憎恨一切危害人民的敌人等方面的内容。其中尊重人和关心人构成了现代死亡道德义务的伦理原则和道德规范。所谓尊重人，即尊重人的价值和尊严；现代死亡道德义务要求人们一视同仁地尊重人的尊严和价值，关心每一个人的生老病死和物质文化福利生活。其次，现代死亡道德弘扬人道主义。现代死亡道德要求人与人之间大力提倡人道主义，建立起团结、友爱、互助的新型人际关系。对涉及死亡道德的种种现象分别进行褒荣贬耻，以扬善抑恶、扶正祛邪。

死亡道德指导着道德行为。死亡道德研究的是人们在死亡问题上，在不同道德意识支配下表现出来的有利或有害、无利或无害于他人、社会的道德行为和不道德行为，研究评价不同道德行为的善或恶的基本标准，以及在现实社会条件下应如何选择正确的道德行为。现实中，与死亡相关的道德行为选择是一种常见的社会现象。如当战争爆发时，热血青年主动请战、应征入伍、奔赴前线，这些以自己的鲜血和生命保卫祖国的行为，就是一种高尚的道德行为；反之，临阵逃脱、贪生怕死则是一种极端利己的卑鄙的不道德行为。又如对死后的丧事，越来越多的人在生前的遗嘱中表示死后丧事从简，不举行遗体告别仪式，遗体供医学解剖或供作器官移植等。这是正确对待死亡的道德行为。有些处于临终阶段的患者，为了解脱难以忍受的疼痛折磨、避免浪费医药卫生资源而主动提出安乐死，也是一种善良愿望的表现。

在死亡问题上大量存在非道德行为的社会现象。例如，有些丧家为死者厚葬，其本意并非故意借此宣传封建迷信或铺张浪费，仅仅是为了表示对得起死者，以

求得心理平衡，对此很难用道德行为或不道德行为进行评价。传统伦理学往往将介于道德行为和不道德行为的行为，称为"可容许的行为"，即"非道德行为"。这种大量存在的行为，不是一种独立的道德行为，它具有一定的过渡性质，或具有一定的倾向性，即或者倾向于道德行为，或者倾向于不道德行为；这类行为最终的结果或是转化为道德行为，或是转化为不道德行为。现代死亡道德对这种具有中间性质和有双向发展可能的"非道德行为"，要求人们通过努力促成其向道德行为转化。

死亡道德主要涉及的问题为：死亡的定义、死亡的标准及其完善；死亡的权利与义务，安乐死及临终关怀；死亡的态度、历史演变及其影响因素；尸体料理与善后的道德等。

(王明旭)

sǐwáng zhéxué
死亡哲学 (philosophy of death)

从哲学的角度亦即从宇宙观的角度，对人类的死亡现象和死亡规律进行考察和理性思考，着重揭示生与死的自然本质、死亡的社会意义、人们的死亡观及由生向死转化的规律，为人们正确认识和面对死亡提供立场、观点和方法。研究的主要内容包括生命观、死亡观、生死价值观、死亡伦理观等。在中国哲学、西方哲学和马克思主义哲学中，都包含着死亡哲学的内容，具有不同的特点和发展水平。

从认识层面结构看，死亡哲学是哲学的一个分支，它不仅具有人生观或价值观的意义，而且还有世界观的或本体论的意义；而从其运动发展的基本特征看，死亡哲学又是一个基于内在矛盾

的、与人类社会和哲学发展大体同步的、包含诸多阶段于自身之内的、连续不断的认识过程。

从本质上说，哲学最初就是对类似于时间、空间、存在和死亡等形而上问题的探讨发端的，甚至一些哲学家就把哲学归结为认识死亡的思想。西方死亡哲学的发展大体可分为死亡的诧异、死亡的渴望、死亡的漠视和死亡的直面四个具有质的差异性的阶段。

死亡的诧异是西方死亡哲学发展的起始阶段。在这个阶段里，西方人用自然的眼光审视死亡和死亡本性，侧重于讨论死亡的终极性与非终极性、灵魂的可毁灭性与不可毁灭性、人生的有限性与无限性等，哲学始自诧异，正是从对死亡及其本性的诧异、怀疑和震惊中产生出了古希腊罗马时代的死亡哲学。

在死亡的渴望阶段，西方人不再用自然的眼光而是用宗教的或神的眼光看待此死亡，把死亡看作是人实现"永生"、回归到神中的必要途径，因而把对此后天国生活的渴望转嫁到对死亡的渴望上。

在死亡的漠视阶段，西方人不再用神的眼光而是开始用人的眼光看待死亡，视"热恋生存，厌恶死亡"为人的天性、断言"自由人的智慧不是默思死而是默思生"[巴鲁赫·德·斯宾诺莎 (Brauch de Spinoza) 语]。许多哲学家把死亡看作与人生毫无关系的自然事件，因而对死亡采取极端漠视的态度。

在死亡的直面阶段，人们一改近代人对死亡所采取的漠视态度，重新又把死亡当作人生的一个基本问题提了出来。这一阶段的死亡哲学要求人们不要漠视死

亡和回避死亡，而要"直面死亡"，面对死亡积极地思考人生和筹划人生，即所谓"向死而生"[马丁·海德格尔（Martin Heidegger）语]。西格蒙德·弗洛伊德（Sigmund Freud）提出只有借"生本能"和"死本能"才能解开生死之谜。

西方古希腊罗马奴隶制时代的死亡哲学，尽管学派林立，但从总体上讲，这个时期的死亡哲学始终蕴藏一个相对平衡、相对稳定的"生—死""有—无"的张力结构。也就是说，它们对生与死的辩证关系有一种朴素的理解，既重死，又重生，把死亡问题看作陶冶道德情操、规范人生轨迹的手段，因而对死亡哲学的基本对子"生—死"或"有—无"可谓保持了一种较为健全、中道和公允的立场。

中世纪和近代的死亡哲学，却对死亡哲学的基本对子"生—死"或"有—无"持一种相对偏颇的立场，它们"各引一端，崇其所善"，无形中破坏了古代死亡哲学中"生—死""有—无"的张力结构，把潜存于西方古代死亡哲学原本保持着相对平衡的两个基本环节——死与生或无与有分别片面地向前发展了。这种发展虽然是不可避免的，虽然对人类死亡认识的深化也不无益处，但是在这两个阶段里，古代死亡哲学毕竟是被片面地向前推进、向前发展了，因而相对于古希腊罗马时代死亡哲学的极力持平、相对中道的立场来说无疑是一种否定或倒退。正因为如此，中世纪的和近代的死亡哲学便遭到了许多现代死亡哲学家的反对。

马克思主义的死亡哲学，具有明显的无产阶级的世界观的意义。其基本内容包括人的有死性

与不朽性、死亡的必然性与人生的自由的辩证联结，个体生命（小我）的有限性与群体生命（大我）的无限性的辩证联结，个体死亡价值与人类社会发展走向和人类解放大业的辩证联结。

中国的死亡哲学，内容丰富，儒、道、法、墨、佛等均构建了自己的死亡哲学。随着社会的历史演进，又呈现出各种各样的历史形态。

儒家死亡哲学，相继出现了以孔孟为代表的先秦儒家死亡哲学，以朱熹、陆九渊、王阳明为代表的宋明理学的死亡哲学，以及以冯友兰、贺麟、熊十力为代表的现代新儒家的死亡哲学。儒家倡导积极入世的理性主义死亡观，对待死亡的态度是"生则重生，死则安死"。儒家文化是一种入世文化、乐生文化。入世和乐生文化所深切关注的是人的现实的感性生活，而不是人死后的世界。在儒家看来，人生最重要的是专注于现实的感性生活，没有必要为死后的归宿操心费神，即孔子所谓的"未知生，焉知死"。儒家乐天知命而不忧的死亡观，实际上是一种超越死亡的观点。乐天的前提是知命，知命的目的是积极参加社会生活、充实人生价值。儒家学者或著书立说，或治国平天下，以求身后留名，超越死亡。孔子的"不怨天，不尤人，下学而上达，知我者其天乎"（《论语·宪问》），"朝闻道，夕死可矣"（《论语·里仁》）等思想，都充满了这种理性主义积极的人生价值。儒家的死亡观，巧妙而又自然地将修身养性贯穿其中，所谓"修身以俟死"（《礼记·射义》），主张为了追求某种道德理想，可以不惜舍弃宝贵的生命（舍生取义、杀身成仁）。

道家常用"气"来解释生死现象。如老子认为生命是气聚成的东西，生死就是由无形变为有形，由有形返于无形。庄子提出的齐生死、外死生、超死生、破除生死对立的观点，经过传入国内的大乘佛学思想影响之后，在禅宗和阳明心学那里得到了进一步发展。

法家死亡观受道家思想影响颇深，但又很不相同。如道家认为应该从观念上超越死亡，而以韩非子为代表的法家却认为生死是由人的本性决定的，是不可避免的，所以人应理性地采取避死免祸的态度。这根本上超越了道家只有少数人才能做到的那种玄妙的生死境界。这种务实的观念具有很强的实用价值，深深地影响了后世中国人的死亡观。

墨家秉持实用的经验主义死亡观。墨家学说的死亡观视死亡为最高价值，但必须是为了崇高的理想而死。墨家坚持用信念的力量支撑自己直面险恶的社会、复杂的人际关系和肮脏的政治等，并百般热诚地以其个人做微薄之力贡献于"利天下生民"的事业，即使死亡很快降临，只要做到了"义"，那也可以欣喜而安心。这种思想鼓励了后世许多人舍生取义的英雄行为。

中国死亡哲学与西方死亡哲学，有着较多的差异。西方死亡哲学理论比较注重死亡本性的哲学追问；中国死亡哲学多数时候是将死亡看作是一个确定的、显然的、众所周知的、因而无须追问也不能追问的生活事件或经验事实，因而其着眼点便不是"死亡是什么"，而是"应当为什么而死或为谁而死"这样的问题。西方死亡哲学比较注重持守死亡的主体性原则和个体性原则；而中

国死亡哲学则更加关注死亡的社会性和伦理意义。西方死亡哲学中，准宗教向度（超自然的信仰的向度）同哲学向度（自然的或理性的向度）之间存在剧烈冲突；中国死亡哲学中，准宗教向度一直在死亡哲学中占重要地位，并始终同哲学向度保持一种协调关系。与中国死亡哲学发展相对缓慢不同，西方死亡哲学的发展呈现出较为明快的节奏。

西方哲人把死亡意识的树立，看作是达到哲学意识，达到形上本体的阶梯或桥梁，因此他们说"哲学是死亡的练习"［柏拉图（Plato）］，"死亡是哲学灵感的守护神"［亚瑟·叔本华（Arthur Schopenhauer）］，"从事哲学即是学习死亡"［卡尔·西奥多·雅斯贝尔斯（Karl Theodor Jaspers）］。中国哲人则在"重生——尊生"，"天地之大德曰生"（《周易》）的背景下，强调唯有消解或超越死亡，"见得破，透得过"（王阳明），才能于生命与生活的当下，直接地进入人与天地万物同体的本体境界，即"不死不生"的"撄宁"状态（庄子）。中国哲人是孔夫子所谓"未知生，焉知死"的理路，西方哲人或则可称为"未知死，焉知生"的理路。

死亡哲学内涵是一个不断发展的过程，且与宗教、信仰、文化、习俗相关，其主要内容为死亡的本质；死亡的意义与价值；对待死亡的态度，与宗教、信仰、文化、习俗的关系；殡葬仪礼的伦理考量等。

死亡哲学研究的意义在于：①解决生命存在的普遍性与生活功利性的矛盾。②体认和解决对生命永恒的追求与现实中个体"我"之有限性的矛盾。③协调人类的生命存在与文化存在的矛盾

与张力。④体认现代生死观的人道性与功利性、神圣性与质量性及价值性的辩证统一。

（王明旭）

sǐwáng zōngjiàoguān

死亡宗教观（religious views of death）

关于如何理解和对待死亡的宗教观点。所有的宗教，几乎都无一例外地把人的生死问题作为最根本的问题来看待和阐述。路德维希·安德列斯·费尔巴哈（Ludwig Audreas Feuerbach）说，如果世界上没有死亡这一事实，那么宗教就不会产生。由于宗教对生死根源的阐述和对死后世界的情境的晓谕，人们知道了死亡的因果关系、死后的归宿，知道了在现世生命之后还存在着一个永恒的世界，而自己在这个永恒世界中的命运，在很大程度上又取决于此生此世的所作所为。宗教提供了一种特殊的死亡理念和信仰，提供了一种缓解死亡焦虑、摆脱生死烦恼的现实途径，从而使人们内心的冲突和焦虑得到一种精神的安慰。宗教以审美的眼光看待死亡，从美学的角度提升死亡，使死亡成为一种特殊的审美客体，诱导人们不畏死亡，接近死亡，热爱死亡，从而在死亡中实现永生——即精神的超越与不朽。宗教是影响人们死亡观的重要思想渊源。

原始宗教死亡观以原始宗教神话为主要表现形式，以死亡可以避免、生命不会绝对终结、超个体灵魂不死为特征或主要内容。与原始社会生产力的发展状况、原始社会公有制及原始人的认识能力是相适应的。不论是东方原始宗教还是西方原始宗教，均体现出相同的基本人文特征。

西方人在对待死亡问题上更多的是关注死后的世界。基督教

的期盼来世的死亡观，是整个西方思想史、文化史中一个不可缺少的组成部分。

基督教 基督教认为，人有两种生命：身体的生命和灵性的生命。生，固然可喜；死，亦应可贺。在《圣经》里面，死亡不单单是身体的死亡，还有灵性的死亡，就是活在罪中与神隔绝，以及永远的死亡，就是下地狱，这几重加起来才是死亡的全部含义。身体的死亡是每天都发生的事实，每天都有成千上万的人经历着身体的死亡，这世界上有许多不平等的事情，而死亡是待每个人皆平等。

身体死亡是人的物质部分，失去生命力，人的非物质部分灵魂从身体里面出来，与身体分离，而人的物质的身体是从土而出，因而又受化学规律的控制，从而归回尘土，这为身体的死亡。而身体与灵魂的离开，并非是完全消灭了，不是说什么都没有了，像有些人说的"人死如灯灭"。因他的灵魂或去阴间，或去乐园，等候末日之复活，以及复活后的审判。基督教相信灵魂不灭与世界末日，认为人的肉体是短暂的，而灵魂则长存。现实世界是有限的，而死后的世界是永存的。世界末日迟早会到来。人死后灵魂将根据生前的表现受到不同的审判，善者升入天堂，恶者下地狱。

基督之信仰超越平庸的生死观，将生与死的两极分化溶契于同一层面，生是一个开始，死亦是一个开始；生是从上帝到尘世的过渡，死是从尘世到上帝的归回；生为人世间添加了一位新员，死为天国引渡了一位侨民……基督教视死为"新生"，这种"生"不是"轮回式的再生"，乃是从今生过渡到天国、从暂时过渡到永

恒、从异土过渡到故乡的"生"。用中国的一句成语"视死如归"来形容基督教的生死观再恰当不过了。

基督徒丧礼的中心是神。因此不应在丧礼中高举人（包括死者在内）。常常看见在丧礼中，以死者为中心，神变成了点缀品，那不是基督徒的丧礼。基督教的丧礼其实是一个庆典。虽然丧礼当中也有眼泪，但这是满有盼望的忧伤，内中饱含着盼望和延续生命的信息。《圣经》论述人的死是土（身体）归于土，灵归于赐灵的上帝。人身体的本质是土，来自土必须归土，这是尘世肉身的回归；灵魂来自上帝却要归回到赐灵的上帝，这是灵魂的返乡。基督教临终关怀："你是重要的，因为你是你，你一直活到最后一刻，仍然是那么重要，我们会尽一切努力，帮助你安详逝去，但也尽一切努力，令你活到最后一刻。"

基督教认为，无论音乐、美术、科学，皆应努力研究。家庭、社会、世界，皆要努力服务。越能做得多，越能荣耀上帝。基督教看人生美好，生死观和道家庄子有点相似，生亦何欢？死亦何苦？

伊斯兰教 伊斯兰教认为，生命源于真主，作为个体的生命是应真主之命才得以存在的。人类是由真主创造的，真主是人类生命的赋予者。《古兰经》第3章第139节写道："生命的期限是真主规定的，所以死亡是归依于真主的意旨，它的到来，必须经过真主的允许。"由此可见，伊斯兰教认为，真主不但是生命的创造者，也是生命的主宰。死是真主的意愿，是不可避免的"定制"。

伊斯兰教是两世兼重的宗教，认为今世是来世的播种、耕耘之场所；人的寿数是由真主决定的，生是死的起点，死是生的必然结果，生与死都在真主的掌握之中，即使是倾人类之全力也休想改变丝毫。在穆斯林看来，死亡是真主的召唤，是必然要发生的，所以，面对死亡就要坦然自若。其次，死亡意味着今世生活的结束，后世生活的开始。这对于坚持正信和行善的穆斯林而言，是由今世幸福到后世幸福的转折点。因此，死亡是毫无畏惧可言。《古兰经》第2章第151节写道："当信徒受到灾难折磨时，要说，我们属于安拉，我们将回到他那里。"伊斯兰战士作战时都是视死如归，十分勇敢，这和死亡就是回到安拉那里的信念有关。在穆斯林看来，死亡只是意味着今世生活的结束，更意味着后世生活的开始，是真正幸福的开端。死亡在穆斯林看来是必然的，是合情合理的，是人达到最好归宿的必然之路。因此，面对死亡，穆斯林的内心是最平静，最坦然的。生死这个人类最为困惑和烦恼的问题，在穆斯林的眼中却再简单，再明白不过了。那就是：生来死复、人道完成、复命归真、两世吉庆。所以伊斯兰教也是关于死的宗教。根据伊斯兰教的教义；人的生命期就是真主对人的考验期、对人的观察期，所以死亡并不是一种惩罚，而是迈向最后审判中的某一阶段的终结。死亡就像是一扇门、一个入口，如果跨进那个入口，便无法折返。因此，伊斯兰教没有基督徒意义的"复活"。《古兰经》说：生前不信教，死后就要进入地狱，受到惩罚。坚信在最后的审判日，每个人将依自身的确切评价而获得报偿。一个人的行为好坏真主都有一本账，

在最后的审判日人们都将被筛选，并且分成种类，审查他们的行为，行善者将被善待而行恶者将受报应。穆斯林们相信，促使一个行为完整其动机和意图是非常重要的。一个人如果真心相信真主安拉就是动机很好，在行为上作出相反的效果或者做错了事，是仍能获得赦免的。一个人即使没有做过好事，但只要他心中有真主安拉，一样能得到赦免。伊斯兰教认为，真主安拉接受因无知而犯罪的人，或者是犯罪之后马上忏悔的人。但对那些继续犯罪一直等到死亡降临才说要忏悔的人真主是无法宽恕的。《古兰经》第3章说："那些不信和至死不信的人，即使他们以全部地上的黄金作救赎之用，也是不被接受。"所以，《古兰经》中没有"赎罪"的观念。伊斯兰教不相信"复活"这一说法。

伊斯兰教导人们信仰后世，所以遇到任何艰难困苦，都确信可以克服，因为生命是真主赐予的，我们要好好利用短暂的生命，做好事奉其主的工作，执行其"代理者"的职务，所以伊斯兰的人生观是积极的，而对任何困难，都应忍耐，绝不应自我结束生命，因为生命本来就是真主付托我们的。

伊斯兰教认为人有两种快乐，一是现实的快乐，二是死后的快乐。认为人死后如果进入"占乃提"（即天堂），就会享尽所有快乐。生时的快乐不过是一种受限制的"压缩的快乐"，而死后的快乐才是最完美的快乐。死者在天国中所享受的快乐是一种纯世俗的快乐，显露出阿拉伯民族对死亡的一种独特的审视意识。

佛教 佛教是最古老的世界性宗教，它与后来出现的基督教、

伊斯兰教一样，经历创建者创建，信教者个人选择，最后冲破了传统信仰和国家地域的界限，走向亚洲、世界的产生和发展过程。佛家是主张逃避现实的出世主义死亡观，佛教认为众生可以通过修行达到超脱生死获得解脱。

佛教认为，天、地、人，都不过是刹那生灭的现象，一事一物无不在时刻流动变化之中，绝无常住，是谓"无常"。因此，对于人生的最大痛苦——生、老、病、死都应视为暂存（无常住），只有这样才能摆脱人生的苦痛。佛教强调"无我"，认为心中无爱欲、无贪求便无痛苦，从而进入一种不生、不死、不变、不易、大休、大息的境界，这就是"解脱"。佛教思想的最高理想和最终目的是"涅槃"。涅槃是生死的尽际，是无上的宝岛。佛教认为修行达到涅槃的地步，就是真正到达了完全自由自在的彼岸世界，达到高度的内在和谐。因此，也就不再为生死所束缚，也不再感到有什么痛苦。

因果报应、生死轮回是佛学大厦的又一理论基石，是佛教的根本教义之一，也是佛教灵魂学说的集中体现。佛教从诸法因缘和合而生的观点出发，强调人的行为、意识直接决定并主宰他以后的命运，这就延长并加强了事实上虚幻的因果联系。然而生死界限的存在，使这种因果报应间断，于是因果报应又必然与生死轮回相依附。佛家把人生加以延长，分成前生、今生与来生三界；把报应分成现报、先报、后报三种。人生有三世，世世代代灵魂不灭，因而轮回报应不息。因果报应与生死轮回把人们的道德行为与命运的主宰权交给了自己。因果之间的报应实际上是一种外

在的道德约束机制，而轮回说又使这种约束从有限走向无限，它不但对人生的现世，更重要的是对来世产生作用。

对于凡夫俗子来讲，想死后进入西方极乐世界，就得不断行善，但这种善举只是人的主动行为，要在死后进入西方极乐世界，单凭这种主动行为是远远不够的。因为人的主动行为是有限的，更何况人与人之间的主动行为又是不一致的。所以还必须依靠外部力量。这种外部力量就是在人死之后，由后人请僧、道，设道场为其超度、追荐，洗刷生前的污垢，助其进入西方极乐世界。然而，这种超度、追荐的民间丧葬活动，从形式上看是送死者，但其实质上则是事生者。它既是对死者的终极关怀，更重要的是对生者的现世教育。它通过经义和仪式形成一种道德准则，作为区分和衡量善与恶、美与丑、荣与辱、正义与非正义的标准。

中国民间对生死向来还有一种流传广泛的旷达观念，认为人出自黄土又归于黄土，是一个自然的过程，只要是尽寿而终，不是早夭，就不是很令人悲伤的事情，甚至老人的高寿而亡是一件喜事，所谓"红白喜事"。

古埃及人相信死后灵魂会复活，人的生命并不会随着死亡而消失，死后的世界只是生命的另一种形式。坟墓是"永恒的家"，最好坐落在西部的沙漠地带，这样，死者的灵魂就可与落山的太阳一起同殒而归。在灵魂走过回归天国的复活之路时，必须经过"冥神"奥西里斯的审判，于棺木中置放"死者之书"，记录死者生平好恶以及奥西里斯的审判、秤心仪式、咒语等情节，来帮助死者在来世渡过难关、得到永生。

古印度宗教哲学则认为，时间只是创世神梵天的一场梦，人们都生活在他的梦里。只要梵天梦醒，一切爱恨情仇都会消失。只有当他再次入睡，才会创造出一个新的胭脂红尘。

（王明旭）

zìshā lúnlǐ

自杀伦理 （ethics of suicide）

对出于种种原因完全由本人决定主动直接终结生命行为的伦理评价。自杀是物质、能量、信息三要素自我混乱和自我瓦解。自杀包括个人的、团体的甚至民族的自我毁灭，是人类自然死亡、事故死亡、自杀，他杀四大死亡之一。自杀和自杀的干预是古今中外的道德难题。

概述 人类自杀的历史是同人类文明史同步的。自杀是人类文明开始便已存在的一种文明方式。自杀包括个人的、团体的甚至是民族的自我毁灭的行为。自杀包括自杀、自杀未遂和意愿自杀。一般认为，自杀可分为：利己主义的，个人很少考虑社会的利益；利他主义的，产生于对社会的过多责任感；社会变动型的，产生于社会大变动，失去了对个体行为的控制。对自杀的认识在各种社会是不同的。非洲部落认为自杀是鬼怪；在亚洲古老社会中，自杀动机是自我惩罚、洗雪耻辱、挽回名誉等；中世纪基督教则认为自杀是一种谋害；日本人的切腹自杀，是作为失败的赎罪。近代自杀行为增多，其动机更为复杂。自杀的理论也多种多样，如自杀是集体力量施加于个人的结果；自杀是社会关系的瓦解；自杀是因经济受挫而采取的进攻性反应；自杀是对前途的绝望。自杀是人类的特殊问题，可能预见到的将来很难找到一种有

效的解法。

如何看待自杀，自杀是善的有价值的，还是恶的无价值的，一直存在争论。否定自杀道德价值的观点通常有以下几种：①非理性论。认为所有企图自杀或实际自杀的人都是非理性的，或是精神、情感不正常的。反对者认为，这一论断过于绝对和武断。②上帝论。认为人们之所以不能自杀，是因为只有上帝才有权赋予生命和结束生命，而人只是从上帝那里借来的生命，应尽其所能地过美好、道德和虔诚的生活。但这一见解却不适合该宗教以外的人。③怯懦论。认为自杀是怯懦的结果。一个没有力量行动和忍受的人遭遇不幸，他不知所措，除了自杀之外他看不到别的逃避办法，而一个勇敢的有能力的人会耐心地克服困难并开始新的生活。④连锁效应论。此论认为，如果你允许在某些情况下结束人命，那么，你就会为在其他情况下，以至在所有情况下结束人命打开方便之门。⑤公正论。此论认为，自杀者给身后活着的人造成了许多不公正的麻烦和痛苦。配偶、子女、亲友都会因此而悲痛欲绝，儿女们会为此深感犯罪感，社会也会因此而失去自杀者可能作出的重大贡献。

认为自杀是道德的理由是：①生命应当是有价值的，当一个人认为自己的生命无价值时，结束生命是符合道德的。②人有生的权利，也有死的权利。人可以用各种手段结束自己的生命存在。"自杀是个人掌握自己命运的神圣权利"[伊壁鸠鲁（Epicurus）]。③自杀行为是自杀者深思熟虑的理性决定，是道德自律的体现。苏格拉底的自杀就属理性的决定，不是出于非理性的冲动人，自杀

是道德自律的表现。④自杀完全是个人的私事，只有自杀者本人才能知道活着还是自杀能为自己带来更多的满足、美好或和谐。一个人选择自杀结束自己生命，那么就是他认为自杀对于本人是最好的选择。从人类文化史上看，尽管对于自杀的价值判断存在着一定的分歧，但是主流的价值理念始终是反对自杀的，即反对轻贱自己的生命，倡导走出人生的逆境，珍爱生命，最大限度地创造人生的价值。

如何对待自杀，始终是一个难题。西方国家对待自杀经历了三个阶段。先是禁止个人擅自自杀，但国家可以批准其自杀，只有未经国家批准，自杀才被视为非法（在雅典的法律中规定，如果在自杀之前说明生活难以忍受的理由，可以请求元老院批准。请求如果得到同意，那么自杀就被认为是合法的）；随后是谴责自杀，一些国家通过立法、宗教戒律来惩戒自杀行为；最后阶段是自杀行为不再受到惩罚，甚至出现了"死的权利"的主张。

"禁止自杀"也是西方文化传统中的一条古老的禁令。柏拉图、苏格拉底等认为自杀是加诸社会的一种不义行为，人们不应有选择死亡的权利，主张生命是神创造的，应该自然地等待上帝的召唤。托马斯·阿奎那（Thomas Aquinas）认为生命是一种自然的结果，自杀是对人类自我保存本能这一自然法则的破坏，是对法律所保护的稳定的社会关系的破坏；自杀破坏了神的造人创世法则，违反了只有上帝才有权利决定其生死秩序。康德（Kant）认为，人生来都有义务，包括对自己的义务和对他人的义务，这是成为人的一个条件。对自己的义

务之一就是保护自己的生命，以便能够更好地履行其他义务。自杀毁灭了生命，破坏了履行义务的条件。自杀同时也说明自杀者弃绝了他所处的道德共同体，弃绝一切与他相关的所有社会关系以及这些关系所维护的道德义务。康德为禁止自杀提供的道德形而上学的论证，强调了道德法则对于自杀等道德行为的约束的普遍重要性的观点，在西方伦理文化中占有重要地位，也对后世产生了广泛影响。从人类道德文化传统来看，伦理道德始终是防范自杀的重要屏障。

中国文化反对个人任意终止自己的生命。儒家倡导人们从宗法血缘关系的整体关联性来体认生命的价值，因而个人生死问题不纯粹是个人所能自由裁量的，所谓"身体发肤，受之父母，不敢毁伤，孝之始也"。儒家伦理认为人生的价值和意义总是表现为一种有责任的担当，个人轻贱自己的生命的自杀行为实际上是对自身责任的放弃，因而必然遭到道德上的谴责。道家的生命意识的核心是顺应自然，主张人的一生要自然而然地度过，如果个人不遵从自然，任意终止生命，也就是与人道相违，也是与道家的生命价值主张相违逆的。佛教更是将敬畏生命作为重要的戒律或准则，明确反对自杀，鼓励个人要保持积极的人生态度，尽量利用自己的一生做修善的努力，以改造现实的乃至未来的命运。

当今社会对自杀仍存在激烈的争论，其根源来自对自杀的不同理解。把自杀视为一种道德行为，自然会将自杀区分为道德的、不道德的和非道德的；把自杀看作是一种社会行为，便会从社会原因和社会效果区分自杀的类型；

把自杀看作是一种病理心理行为，就会把自杀看作一种精神心理病态。当代社会的自杀观主要有以下四种：①自杀是犯罪，这种观点古已有之，现在仍影响广泛，自杀者家属常常抬不起头，荣誉被取消。②自杀是不道德的。1978年出版的《生命伦理学百科全书》认为：自杀者放弃了对人类、对个人、对宗教的义务，是不负责的表现。③自杀是精神病。精神病学家把自杀和精神病联系起来，视自杀为精神病患者的临床表现，从生化、心理、生理等方面研究预防和控制自杀。④自杀的自由主义观点。认为自杀是人的一种权利。生命的价值或意义不在于客观的事实和客观的规范，而在于主观的选择。正如人有迁徙权、妇女有流产权一样，人也应有自杀权。对自杀的不同认识和对自杀的干预的不同，可能仍将长时间继续下去。

伦理原则 ①不支持自杀。启迪和鼓励自杀者勇于面对人生的难题，努力寻求其他办法而不是通过自杀解脱，但也不谴责自杀，不能认为自杀是有罪的和不道德行为。重要的是消除自杀的社会根源。②对所有自杀未遂来医院救治的人，应尽力抢救，不能因为他的自杀行为而怠慢、蔑视他们，不能三心二意的敷衍救治，应当按医学要求如同其他患者一样地救治他们，并在救治中提供心理支持，解开其心理症结。③对处于极度疼痛难忍的患者，应尽可能地减轻他们的病痛，同时做好自杀的防护，特别对有自杀意念的患者，更应提高警惕，留心他们的行为轨迹，防止自杀的发生。④积极开展安宁医疗，为处于被疼痛煎熬终末期的患者提供医学的、生活的、心理的、

社会的支持，帮助他们安详地走完人生的最后旅程，消除自杀的念头。⑤对要求通过安乐死结束生命的患者，要依国家有关法律规定处理。

（王明旭）

ānlèsǐ

安乐死（euthanasia） 对遭受极大痛苦且不可治愈的患者，在本人深思熟虑的要求下，由医师或法定受权执行人采取以免除痛苦为目的的措施导致死亡的无痛致死行为。"安乐死"一词源于希腊文 euthanasia，原意为无痛苦的死亡，现指无痛苦致死术。安乐死可以分为主动（或积极）安乐死和被动（或消极）安乐死；自愿安乐死和非自愿安乐死。

概述 安乐死有着久远的历史。古代社会生产水平低下，生活资料无法养活所有的社会成员，古代斯巴达人为了维持人的生存，处死那些生来就病弱的儿童，亚里士多德（Aristotle）曾在其著作中表示支持这种做法。在《理想国》一书中，柏拉图（Plato）赞成把自杀作为解除无法治疗的痛苦的一种办法。毕达哥拉斯（Pythagoras）等许多哲人、学者、政治家，都认为在道德上对老人与虚弱者，实施安乐死是合理的。人类社会进入生产力水平比较高的阶段后，这种安乐死逐渐被放弃了。进入中世纪后，对人类思想文化有巨大影响的宗教认为，人的生命是天神赐予的，死亡也由天神来决定，只有君主有权代表天神主宰臣民的死生，病痛，包括临终前的痛苦，往往被看成天神的惩罚，自杀与安乐死被视为篡夺了造物主主宰生死的权利。

文艺复兴运动兴起后，人们对生与死的看法又发生了变化。16世纪英国哲学家弗兰西斯·培

根（Francis Bacon）在其著作《新亚特兰提斯》（又名《新大西洋》）一书中，主张实行自愿的安乐死，他认为，长寿是生物医学最崇高的目的，安乐死也是医学技术的必要领域。大卫休谟（David Hume）和伊曼努尔·康德（Immanuel Kant）也都支持安乐死。休谟说，如果人类可以设法延长生命，按同理，人类也可以缩短生命。弗里德里希·威廉·尼采（Thiedrich Wilhelm Nietzsche）提倡在适当的时候自杀。此后安乐死的讨论沉寂了一段时间。20世纪初，一些空想社会主义者，对于解除痛苦无望的患者，可根据牧师或法官的建议，通过自杀或采取其他措施加速其死亡，但安乐死作为一个社会问题提出是始自20世纪30年代。

1935年，纳粹德国有一些医师提出：国家供养那些无法医治的人对国家是不利的，应当赋予他们"安乐死"。1938年阿道夫·希特勒（Adolf Hitler）收到一位父亲要求处死其畸形儿子的信，希特勒下令调查并授权医师处死其儿子，随后即开始了对生理有缺陷人的屠杀，以后又将之扩大到精神患者、非雅利安人，并于1939年签署了安乐死的指令（Aktion T4），近20万人死于纳粹德国的"安乐死中心"。希特勒的安乐死遭到世人的唾骂。

安乐死的复兴是第二次世界大战前后。由于医学科学技术的进步，人体的许多功能都可以用人工的方法维持，许多不治之症的结局变得相当拖沓，患者临终前的痛苦也延长了。一些患者由于不能忍受病痛的折磨，哀求医师结束他的生命，甚至自杀来结束难以忍受的痛苦。有关安乐死的案例和讨论因此不断出现，安

乐死立法运动也此起彼伏。1979年，美国、日本、荷兰、澳大利亚、英国等国代表在东京集会，签署了《东京宣言》；1980年，国际死亡权利协会成立；1988年，有21个国家37个团体联合成立"世界死亡权利联盟"，他们追求的目标是：①主张自愿安乐死在道德上的可能性，并推动法律合法化。②提供并传播有关自杀及自杀方法的资讯。③鼓吹末期病患拒绝急救，或其他延长生命措施的权利。20世纪以后，安乐死的兴衰，在一些国家呈现不同情况。

荷兰：安乐死在荷兰的历史可以追溯到20世纪70年代甚至更早。早在十六七世纪，荷兰就具有强烈的自由主义、无神论和民主主义的影响，存在能集大成于一种社会普遍认同和善于妥协的文化。当时由于多种原因，医师对生命垂危的患者实施安乐死只能秘密进行，但社会和法律对此相当宽容。荷兰议会于2001年11月29日通过安乐死法令《荷兰王国安乐死法》，自2002年4月1日起正式生效。安乐死从此在荷兰结束了近30年的"不合法"历史，开始拥有"合法身份"，荷兰由此成为世界上第一个给安乐死立法的国家。荷兰的法律规定，对垂危者实施安乐死时，必须满足以下所有条件：①由患者本人"深思熟虑"后提出实施安乐死申请。②确认患者病情根本无望好转且患者在经受病魔"令人无法忍受"的折磨。③向患者如实通报其病情及以后的发展情况。④与患者协商并得出结论，认为安乐死是唯一的解脱办法。⑤一直看护患者的医师就上述4条写出书面意见。⑥征得另一位"独立"医师的支持。

⑦对患者实施规定的安乐死程序，即所实行的终止生命或帮助自杀的行为，必须按照医疗规范所允许的方式。荷兰规定，所有上述条件仅是对成年患者而言，对未成年的患者，需要有附加条件：如果未成年患者已达到16~18岁年龄，且可视为十分明确自身的权益，在其父母一方或双方行使亲权和/或其监护人都参与了决定过程后，医师可以同意/依从患者的请求终止其生命或协助自杀；如果未成年患者的年龄介于12~16岁，且可视为十分明确其自身权益时，倘若其父母一方或双方始终行使亲权和/或其监护人同意终止其生命或协助自杀，医师可以同意/依从患者的要求。2018年11月9日，荷兰公共检察官办公室正式起诉了一名为脑退化患者执行安乐死女医师。这是荷兰执行安乐死16年来首次遭受起诉的案例。

比利时：比利时议会众议院于2002年5月16日以68票对51票通过一项在3个月内生效的安乐死法案，允许医师在特殊情况下对患者实行安乐死，从而成为继荷兰之后第二个使安乐死合法化的国家。按照该法案，实施安乐死的前提是患者的生命无法挽回，他们遭受着"持续的和难以忍受的生理和心理痛苦"。实施安乐死的要求必须是由"成年和意识正常"的患者在没有外界压力的情况下经过深思熟虑后自己提出来的。法案同时规定，患者有权选择使用镇痛药进行治疗，以免贫困或无依无靠的患者因为无力负担治疗费用而寻死。

澳大利亚：安乐死一度合法但又被推翻的国家。1995年6月16日，澳大利亚北部地区（又称"北领地区"）议会通过世界上

第一个"安乐死法"，批准实行符合特定条件的安乐死。尽管遭到当地医学会的反对，这项法律还是在1996年7月1日正式生效。从北部地方开始，类似法案被传播到其他省份。不过9个月后，澳大利亚参议院宣布废除"安乐死法"，安乐死在澳大利亚重新成为非法行为。

瑞士：安乐死在个别城市合法。瑞士禁止积极、直接的安乐死。不过，在个别城市，医师可以给重病且自愿结束生命的患者一些致命药品，再由患者自己服药。这种协助自杀在瑞士是合法的。2000年10月26日，瑞士苏黎世市政府通过决定，自2001年1月1日起允许为养老院中选择以"安乐死"方式自行结束生命的老人提供协助。这一规定本身所涉及的只是苏黎世的23家养老院。

美国：1937年美国加州立法机关讨论了安乐死法案，未通过；1946年，美国2000名医师集会申请自愿安乐死合法化；1967年，美国成立安乐死教育基会，部分州认同。1999年10月27日，美国众议院通过法例，授权药物管制的执法人员严厉打击有目的地使用受联邦政府管制的麻醉药以帮助患者死亡的医师。2006年1月17日，联邦最高法院以6对3票裁决，支持俄勒冈州1994年通过的准许医师协助自杀的州法。俄勒冈州——1994年11月，俄勒冈州公民投票决定，有条件准许安乐死，条件是医师证实患者仅有6个月不到的生命，且患者具有提出安乐死要求的心智能力，患者必须自行服用这种致命药物。如果患者的情况符合条件，他们将得到一张处方，凭处方购得足量致死的药物。但是，法律同时禁止在家属或朋友帮助下自杀，

禁止医师使用针剂或者一氧化碳实施安乐死。1997年相关法律正式生效。大部分人接受民意测验时表示，支持这一法律。但是，由罗马天主教教会支持的国家生命权委员会上诉法院，要求延迟实施该项法律，这项法律在上诉过程中搁浅。1997年10月，俄勒冈州再次就安乐死举行公决，60%赞同患者有权在医师协助下完成安乐死；1997年，佛罗里达州的查尔斯·豪尔（Charles Hall）因输血感染人类免疫缺陷病毒（HIV），要求塞西尔·麦基弗（Cecil Mckiver）医师在他的病症发展成为艾滋病且存活无望的时候，帮助其完成安乐死，并上诉佛罗里达州法院，要求在此情况下不追究麦基弗的法律责任。法院认为豪尔神志清醒，主动要求死亡，根据州《保护隐私条例》和《联邦平等保护条款》，同意他的请求。但是州检察官将此案上诉到联邦初审法庭。1997年7月17日，最高法院推翻了佛罗里达州法庭原来的判决，理由是《保护隐私条例》不适用于此案，应当防止在他人协助下的自杀，医疗的权威性和完整性必须得到保护。2002年2月下旬，夏威夷州众议院允许神志清醒的晚期患者要求医师开具处方，口服致命药剂死亡，但禁止使用注射或其他在他人帮助下完成的安乐死。

英国：1936年，英国上院曾提出安乐死法案；1969年英国上院对自愿安乐死进行了讨论，但因多数人反对未有结果。1999年12月8日，一个英国慈善团体要求政府质询部分卫生部门官员，因为那些官员正在老年患者中实施"非自愿安乐死"，目的是"为拥挤的医院腾出床位"。2004年8月1日，英格兰和威尔士贵

族院关于一起"被动安乐死"议案举行听证会，目的在使医师帮助患者实施安乐死变为合法。安乐死至今尚不合法，导致英国患者不得不出国"求死"。一个总部设在瑞士、名为"尊严"的组织已经帮助22名英国公民实施安乐死。

法国：安乐死也尚未合法，2005年4月12日通过新法，对生命终期问题作出决定，拒绝安乐死的立法，但制订"放任死亡权"，允许停止治疗或拒绝停止治疗或者拒绝锲而不舍的顽固治疗。法案给"任由死亡"的权利开了路，但"不是以主动的方式，如做致死注射造成死亡"。

2016年6月安乐死在加拿大全国合法以来，至少有6794人选择以这种方法结束生命，占加拿大同期死亡人数的1.12%。

2018年2月起，韩国试行保证临终患者可以享有尊严地走完最后一程的《安乐死法》，执行安乐死时，必需材料有《事前维持生命医疗意向书》和《维持生命医疗计划书》。

中国：自20世纪80年代开以来，中国学术界对安乐死开展了热烈的讨论。1986年6月，陕西汉中市肝硬化腹水患者夏某的安乐死事件，出现了法律纠纷，引起医学界、法学界的广泛关注；1988年，在上海召开的首届全国安乐死讨论会，多数代表赞成安乐死，个别代表认为就此立法迫在眉睫；1994年，中国自愿安乐死协会成立；1996年3月第八届全国人民代表大会第四次会议收到60多名代表提交的两个议案，要求尽早制定《安乐死实施条例》，此后多次收到安乐死立法以的提案；1998年，在上海、西安等地，又发生了患者要求安乐死

而无法可依的事件。法律体现的是大多数人的意志，安乐死是否符合大多数人的意志，尚无科学性的明确的结论，在中国，但安乐死未获得合法地位。2015年12月8日，中国台湾地区通过了亚洲第一部"患者自主权利的规定"，"患者自主权利的规定"规定加强医师告知患者义务，且强化患者在完全自主行为能力，通过"预立医疗照护咨商"，可先立下"医疗预立决定"，终末期患者、植物人、极重度失智等患者，经医疗评估确认病情无法恢复，医师可依患者预立意愿，终止、撤除、不进行维持生命的治疗或灌食。其中，医疗机构或医师不用负刑事与行政责任。

由于安乐死涉及的伦理、宗教、法律、医学等问题十分复杂，安乐死在世界各国仍然备受争议，目前除了荷兰、比利时、美国的少数州之外，绝大部分国家仍然没有承认安乐死的合法性，关于安乐死的争论仍然会持续下去。

伦理争议 ①生命神圣论与生命质量论之争。生命神圣论否认安乐死，认为人的生命是"神圣不可侵犯"的，包括自己的生命和任何他人的生命，以摆脱疾病痛苦为由的安乐死，背离了生命神圣的最高原则，是不可接受的；生命质量论则肯定安乐死，突出强调人的社会价值的重要性，认为人必须保证最低限度的生命质量才有继续存活的必要，才能体现生命的社会价值；生命质量论还逻辑地蕴含了维护生命尊严与生命自主的观点，人有选择结束自己没有尊严的生命的自由。②是否背离医学宗旨之争。反对安乐死的观点认为，救死扶伤自古以来就被视为医家的行为的基本准则，著名的《希波克拉底宣

言》就明确表示："我绝不会对要求我的任何人给予死亡的药物，也不会给任何人指出同样死亡的阴谋途径。"成立于 1947 年的世界医学协会 1968 年通过的《日内瓦宣言》，强调医师"对人类生命从孕育之始，就保持最大的尊重""绝不利用我的医学知识，安乐死违背救死扶伤原则，是变相剥夺他人生命，有悖于医师的职业道德的行为；支持安乐死的观点认为，减轻痛苦、提供安详死亡服务也是医学的重要宗旨，对那些不可治愈且处于极度痛苦的患者，在其自愿要求的前提下，帮助他结束生命以摆脱痛苦的折磨，是一种人道的行为。任由身患无法治愈、饱受病痛与医疗手段折磨的患者，医师却无动于衷，是有悖于医师职业道德的，也体现对患者的关怀。③是浪费资源还是合理利用资源之争。安乐死的支持者认为将大量资源用于救治那些患有不可治愈病症的人，是对医疗资源的浪费，破坏了社会公正，允许对患有不可治愈的患者安乐死，将节约的医疗资源用于更需要医疗救助的人，是符合人道主义和社会公正的；反对安乐死的人则认为，以"节约资源"为名对患有不可治愈病症者实施安乐死，可能导致对人的功利化理解，任何人都是社会的一分子，都有享受生存的权利，以"节约资源"为名使不可治愈者实施安乐死，就是剥夺了他们的基本生存权利，恰恰破坏了社会公正。④尊重生命自主权与意愿真实性之争。20 世纪 70 年代以来，有些学者将自愿安乐死限于承受难以忍受痛苦、自愿谋求死亡的绝症患者，认为这些患者拥有生命自主权，有权选择安乐死，他们的意愿应当得到尊重；但也有学者

认为，人总是处于一定情境中，患者在疼痛难忍或因服用药物而精神恍惚情境下表示的意愿，是否能反映本人的真实意愿？在疼痛缓解或意识清醒情境下有无放弃安乐死的可能？这些都是不能不考虑的，应当十分谨慎对待安乐死。⑤遵守传统孝道与尊重患者本人意愿之争。反对安乐死者认为，安乐死的主要对象是老年人群中的濒危病患，以孝悌为基础的传统道德要求子女和其他亲属必须善待患有重病的父母和其他亲属，细心侍奉直到患者生命结束，而出于减轻亲人痛苦的安乐死，有可能使子女背上"不孝"的罪名，对中国以家庭为核心的社会传统道德构成严重威胁，导致"血浓于水"的亲情纽带断裂。安乐死的支持者则坚持认为传统"孝道"与现代安乐死在意蕴上不能相容，因为现代安乐死本身就是尊重人的自由意志的表现。家庭中各成员之间的权利平等，子女和父母都拥有对自身生存利益的决定权利，在遭受不可治愈的疾病和难以忍受病痛的情境下，父母本人拥有选择安乐死的权利，子女尊重父母本人的意愿，也是对父母的孝顺。

安乐死涉及人的生死大事，出现不同意见的争论和认识的反复，是必然的，也是有益的，国际社会和包括中国在内的许多国家，对此持十分谨慎的态度，尚未得到普遍的认可，也是合情合理的。随着社会的进步，人们观念的转变，科学技术的提高，人们终将会在安乐死问题上获得较为一致认识的前景，是不用怀疑的。在现时条件下，面对遭受疾病折磨且无治愈希望的患者，医务人员的职责是从患者的最佳利益出发，在尊重患者意愿和家属

同意的前提下，可以接受放弃那些延续并增加患者痛苦治疗措施的要求，对患者施以多种形式的安宁医疗，减少患者的痛苦，为患者提供临终前的关爱服务，让患者坦然安详地离世。

（朱 伟）

ānlèsǐ yùndòng

安乐死运动（euthanasia movement） 社会公众为实现安乐死的愿望而开展的宣传、促进安乐死立法等活动。由于医学技术的进步，以往必死无疑的病患得以延长生命，但这些延长生命的技术同时又为病患带来种种难以忍受的痛苦。自 20 世上半叶开始，在民间自发地出现了以宣传安乐死的必要、谋求安乐死立法的团体和组织，并持续不断地开展了一列的活动。

安乐死运动始自 1935 年，英国成立第一个"自愿安乐死协会"（Voluntary Euthanasia Society），创始人为莫伊尼汉（Moynihan）和米勒德（Millard）。1936 年，该协会在国会中提出安乐死法案，遭到反对而立法禁止。

1938 年，美国成立"无痛苦致死学会"。英、美的安乐死协会还曾起草过能妥善防止发生谋杀、欺骗、操之过急的提案。他们的提案均分别被国家和地方立法机构一一否决。

1939～1941 年，德国纳粹借安乐死的名义杀害了有慢性病、精神患者和犹太人数百万人。安乐死的群众运动受到严重打击，一时销声匿迹。

1967 年，美国成立了"安乐死教育基金会"。

1969 年，英国再度禁止安乐死法案。路易·库特纳（Luis Kutner）第一次提出 living will 一词，定义为"拒绝接受医疗的意

愿预立书"。

1976年，第一届自愿安乐死国际会议在东京举行。在其宣言中强调指出：应当尊重人"生的意义"和"庄严的死"。同年，日本成立安乐死协会，3年后已拥有两千名会员。

1976年后，法国、丹麦、挪威、瑞典、比利时、日本，甚至在天主教信徒很多的意大利、法国和西班牙也都出现了自愿实行安乐死协会。这些民间组织的宗旨在于使安乐死合法化。

1981年，第一个助人安乐死医师在英国判刑。

1983年，世界医学会的威尼斯宣言提出了消极安乐死的正式意见，同年美国医学会的伦理与法学委员会对于撤除生命支持措施的意见都已为安乐死实施创造了条件。

1987年，荷兰通过一些有严格限制的法律条文允许医师为患有绝症的患者实行安乐死。

1988年，有21个国家37个团体联合成立"世界死亡权利联盟"，他们追求的目标是：①主张自愿安乐死在道德上的可能性，并推动法律合法化。②提供并传播有关自杀及自杀方法的资讯。③鼓吹末期病患拒绝急救，或其他延长生命措施的权利。

1990年，WHO提出"舒缓医疗"的概念，其内涵是：①重视生命并认为死亡是一种正常过程。②既不加速也不延缓死亡。③解除痛苦和不适应症。④注重病患心理与生理层面的照顾。⑤提供帮助患者积极生活至死的一系列支持。⑥协助家属照顾病患至死哀痛期的调适。

1991年，美国通过《病患自主权法案》，强制医疗机构必须依据患者意愿的指示而进行或停止医疗。

1992年，丹麦也颁布并实施了一项有关安乐死的新法。

1994年，荷兰修法通过，只要医师遵循国会制定的"施行法则"进行安乐死，虽然仍构成违法的受嘱托杀人，却可以不被起诉。

2001年，荷兰上下两院以绝对优势通过了安乐死合法化的法案，成为当今世界第一个将安乐死合法化的国家。

2002年，比利时步邻国荷兰之后尘宣布"安乐死"合法化，但当年的法律条款只适用于18岁以上的成年人，18岁以下的未成年人无法享有安乐死的权利。

2014年2月13日比利时众议院通过一项"让重症患儿享有安乐死权利"的法案。比利时众议院以86票赞成、44票反对、12票弃权通过了"让重症患儿享有安乐死权利"的法案。2013年12月，比利时参议院已通过该法案。比利时国王菲利普（Philippe）签署该法案，比利时成为全球首个对"安乐死"合法年龄不设限的国家。

2015年9月，英国议会下议院11日投票否决了由工党议员麦理斯提交的"安乐死法案"。投票时，法案的支持者和反对者都在议会大厦外举行集会示威。在当天的投票表决中，118票支持，330票反对，否决了这项法案。

2016年4月14日，加拿大联邦政府向国会递交允许医助死亡，即安乐死的法案。加拿大司法部长乔迪·威尔逊·雷布尔德（Jody Wilson Raybould）称，该法案将允许能够负责的成年人在难以忍受重病、不治之症带来的痛苦的情况下，选择平静地离开，而不再等待死亡、痛苦和恐惧，

当地已有超过20人根据该法律接受了安乐死。

长达80多年持续不断的安乐死运动表明，安乐死的确是对那些无望治愈有又处于十分痛苦的人一种解脱，是人们在这种艰难处境下的一种选择和追求；同时也表明这种愿望实现的艰难曲折历程；当然也显示人们对于生与死的决策的谨慎，它从一个侧面反映人们对珍惜生命的坚守。

（朱 伟）

zìyuàn ānlèsǐ

自愿安乐死 (voluntary euthanasia)

患者在意识清醒情况下明确要求采取医学手段或拒绝医疗诊治而导致的死亡。也可采取生前预嘱的形式，在自己失去思考能力时，委托他人结束生命。自愿安乐死是安乐死的一种类型。

自愿安乐死是由身患绝症而又痛苦难忍的患者提出，是最早出现的一种安乐死。安乐死的争论基本都围绕着自愿安乐死，它的范围仅限于身患令人痛苦不堪、自愿要求死亡的绝症患者，非自愿安乐死不在考虑范围内。即使是自愿安乐死，曾经也是被否定的，1936年和1955年英国上院讨论的法案中就排除了任何的非自愿安乐死，连自愿安乐死都被议会否决了。至今人们对自愿安乐死仍有截然不同的认识。反对自愿安乐死的理由是：①每一个无辜的人都有权利活着，活着总比死好。②"自愿"难以确定，在患者疼痛发作，或因服用药物而精神恍惚或心情抑郁时作出的请求，有可能违背其真实意愿。③诊断和预后可能有误，某患者所患疾病是否一定致死可能存在一定的概率差，而该患者可能正好在这个概率之外。④医学技术的发展可能使不能治愈的疾病变

成可以治愈的疾病。⑤承认自愿安乐死有可能会导致非自愿安乐死的泛滥。支持自愿安乐死的观点认为：①任何人都有"尊严死亡"的基本权利，身患不能治愈的疾病且处于极度痛苦的患者，同样享有免除极度疼痛而要求尊严离世的权利。②为确保患者安乐死的意愿是本人深思熟虑的真实意愿，可以在患者表示安乐死愿望之后、实行安乐死之前，设置等待期，在等待期内患者没有改变主意，便可确认他的安乐死意愿确实是深思熟虑的真实意愿。③患者期望通过安乐死摆脱痛苦是眼前的现实，医学发展可能制服某种疾病是未来的可能，不能以未来的可能拒绝患者结束现实痛苦的要求。④对实施安乐死的患者，实行严格的审查程序，包括主治该患者医师的书面报告，未曾介入该病例的医师独立复核审查，国家相关机关授权的机构批准等，可以防止误诊和误判，做到万无一失。

（朱　伟）

fēizìyuàn ānlèsǐ

非自愿安乐死 （invonluntary euthanasia）

无患者明确要求或完全知情同意条件下采取医学手段或其他措施导致患者的死亡。又称不自愿安乐死。

非自愿安乐死一般出现在如下两种情况：一是指不具备或失去正确表达意愿能力的患者，如不可逆转的昏迷患者，或失去了表达意愿能力的精神患者，或尚未具备表达意愿能力的婴儿，由他人决定实施安乐死；二是指某些患者具备正确表达意愿能力，没有自愿要求安乐死或明确表示不接受安乐死，由他人决定对实施安乐死。对于前者，社会一般持支持态度；对于后者，社会一般不予支持，此种情况下自愿与非自愿的安乐死有深刻的道德意义。对于有行为能力或意识清醒者的安乐死，必须得到他们的知情同意，即使患者生命垂危且异常痛苦，但患者未表示安乐死的愿望或未有他的知情同意，对其实施安乐死，在道德和法律上都是不允许的，它与刑法中的故意杀人没有实质差别。基于对两种非自愿安乐死区别的共识，学者们倾向把第一种"非自愿安乐死"称为不自愿安乐死，而把第二种"非自愿安乐死"在接近"未表达意愿的安乐死"的意义上使用，即指称由代理人来抉择结束一个没有行为能力的患者的生命。不自愿安乐死不符合伦理道德，违反了国际人权条约，如同刑法中的故意杀人。现在在安乐死的讨论中一般不把它包含在内。

（朱　伟）

wèibiǎodá yìyuàn de ānlèsǐ

未表达意愿的安乐死 （non-voluntary euthanasia）

因丧失表达自己意愿的能力无法表示安乐死愿望的患者，由其亲属或法定代理人申请而实施的安乐死。其实施对象通常是无行为能力的患者，如不可逆转的昏迷患者，或失去表达意愿能力的精神患者，或尚未具备表达意愿能力的婴儿，或智力严重低下不能表达意愿的人。

未表达意愿的安乐死属于非自愿安乐死的一种情形，不同于另一种违反患者意愿的安乐死行为，它是在无法获悉患者意愿的前提下，由患者亲属或法定代理人从免除患者痛苦出发，根据医师法治愈的诊断而提出安乐死的要求的。

伦理问题：①亲属、法定代理人与患者之间虽存在亲情关系，但在错综复杂的利益关系中，可能出自某种利益动机作出违背患者利益的安乐死的请求。②由于判断非自愿安乐死是否利大于弊存在很大难度，世界各国仍持否定态度，即使是现代历史上第一个安乐死（医师依据患者的要求而终止其生命）合法化的国家荷兰，也未承认非自愿安乐死是合法的，其中也包括未表达意愿的安乐死。③侵犯了患者的生命权。脑死患者、昏迷不醒患者无法感知痛苦，他们在脑死和昏迷中自然离世本身就是一种安乐的死亡状态，如对他们实行安乐死，同样是对他们权利的侵犯；无行为能力的患者，如婴儿、精神患者、智力严重低下者，并非都处于医学无法挽救的晚期状态，也并非都存在死亡痛苦。如果对那些仅仅没有或失去表达能力，但并未处于医学无法挽救的晚期状态，且不存在死亡痛苦者，施行安乐死，这是对公民生命权的侵犯，是为法律所禁止的。

面对非自愿安乐死难以合法化的困境，有学者主张无意志能力的人在其有行为能力时作出生前预嘱，以体现其生命自主权。随着对安乐死认识的加深，一些国家对符合条件的"生前预嘱"或"事先指令"，即人们为防止在病患时可能无法表达意愿而在有行为能力时提出的安乐死申请或给医师的指令，逐渐予以承认。生前预嘱的合法化，使那些一旦失去表达自己意愿的能力时而有意选择安乐死的患者，获得了按照自己意愿选择死亡方式的自由和机会，使一些非自愿安乐死转变为自愿安乐死，同时也为患者亲属和医师的行为的合法性提供了依据。

（朱　伟）

jījí ānlèsǐ

积极安乐死 (active euthanasia)

医务人员或国家授权的人员对某些身患不治之症、痛苦无法解除且本人有明确要求的患者，采取措施（如注射某些致死类药物或其他方式）导致患者无痛死亡。又称仁慈杀人。是安乐死的一种。目前世界上绝大多数国家都没有在法律上认可。

支持积极安乐死的理由是，积极安乐死在道德上优于消极安乐死，因为它能更迅捷地减少患者的痛苦。因此，有些哲学家认为积极安乐死在道德上是更加合理的行动。然而，另一些哲学家认为，当面对一名身患不治之症且有死亡意图的患者时，停止治疗并让患者自然死亡，比起采取措施（如注射致死药物）使患者死亡，更加合乎道德。

支持积极安乐死的思想实验：①A 身患一种目前无法治疗的癌症。②A 将在 7 天后死亡。③尽管有高剂量的镇痛药物，A 仍然要忍受剧痛。④A 要求医师结束自己的生命。

此时，如果医师同意，将有两种选择：①医师继续给 A 镇痛的药物但停止维持其生命的药物，在医师尽其所能后，结果 A 在第 3 天死亡。②医师给 A 注射致命性药物，A 随后失去意识并在 1 小时内死亡。假设 A 想死亡的理由是避免遭受巨大的痛苦，并且这也是在这个案例中医师愿意实施安乐死的理由。比起消极安乐死，积极安乐死减少了这患者的更多痛苦。因此，在这种事例中，积极安乐死可以得到更多支持。

并不是所有人都同意能够产生最大幸福（或者最少痛苦）的行为就是最佳的行为。支持积极安乐死的人还有这样的论证：①如果死亡是巨大的邪恶，那么导致死亡也是巨大的邪恶。②更小的邪恶优于更大的邪恶。③如果消极安乐死是正当的，那么在剧痛中继续生存比起他的死亡是更大的邪恶。④因此，让患者在这种情况下继续生存比起他的死亡是更大的邪恶。⑤缓慢的造成他死亡比起让他生活在剧痛中是更小的邪恶。⑥因此，积极安乐死比起消极安乐死是更小的邪恶。

主张积极安乐死的核心点是，患者的自主性和社会作为一个整体的自主性都将增加。一个有清晰意志和享受最好医疗救助的人应该自行决定他们的未来，这符合有利原则，同时也可以将患者的痛苦减到最小，这符合行善原则，后者是医学实践的核心。虽然享有高质量的舒缓治疗的确会减少患者要求安乐死的可能性，但是不可否认的是，仍然有一部分群体会行使他们的自主决定权，要求进行积极的安乐死。

另外，有学者认为允许积极安乐死有可能导向纳粹式屠杀的滑坡论证并不合理，因为这种观点在缺乏逻辑一致性的同时，也没有考虑 20 世纪 40 年代德国的政治和社会环境。

对于积极安乐死也有很多反对观点。积极安乐死始终难以被各国法律以及民众接受，在很大程度上是由于其与故意杀人一样，都是一种主观上有意识地致人死亡的行为。虽然它与故意杀人的目的不同，是为了减少患者的痛苦，但在客观上剥夺了他人的生命。

大家通常认为，医师的工作至少应该给予患者以生存的欲望，允许积极安乐死可能鼓励患者的虚无感，并因此消灭患者求生的意志。与此同时，那些获得高质量舒缓治疗的人很少要求安乐死。

在麦克米伦癌症慈善机构和一些临终关怀院的经验表明，获得高质量舒缓治疗的患者不再感到需要积极安乐死。心理学的观点也表明，一旦患者的压抑被成功治疗，要求死亡的愿望就会消失。无约束的患者自主权并不总是符合患者的最佳利益，医师有不伤害的义务。因此，某种形式的家长主义可以为拒绝积极安乐死提供论证。另外，反对任何有意图的杀害是现代法律和社会关系的支柱。

在西方国家中，安乐死问题受到最多关注的是荷兰，2000 年 11 月 28 日荷兰会议上院以 104 对 40 票通过了新的安乐死法案：按要求终止《生命和协助自杀法案》，这一法案使得今后在荷兰行使安乐死成为一项合法化的行为。

需要注意的是，一项来自荷兰的研究表明，有约 10% 的医师在没有患者明确要求的情况下，有意终结了患者的生命。另一项研究也表明，在荷兰进行安乐死的条件有严苛的指导程序和患者有效的正式同意，但这些条件并没有得到一致融贯的尊重。这被一些学者看成是走向纳粹式屠杀的第一步，同时也在事实上为滑坡论证提供了经验证据。这些研究表明，安乐死的合法化和其实践必须慎之又慎。

(朱 伟)

xiāojí ānlèsǐ

消极安乐死 (passive euthanasia)

不给或撤除维持患者生命的医疗措施，任由患者因疾病恶化而自行死亡。又称听任死亡。

与积极安乐死相比，消极安乐死虽然也是加速患者死亡的一种手段，但它是一个缓慢的过程，是通过不给或撤除维持生命的设备，断供气管，不实施延长生命的手术，不给延长生命的药物等，停止对患者的后续治疗，让患者生命终结自然死亡。许多人认为积极安乐死和消极安乐死在道德上有明显区别。采取有意的行动让患者死亡是不可接受的，停止治疗让患者死去却是可以接受的，在立法上也对此较为宽松，它在世界很多地区、国家都存在，并被认为是合理的行为。如美国医学会在其伦理规范中明确指出，有意终结一个人的生命（即仁慈杀死）违反了医学职业标准和美国医学会的政策。当有不可驳斥的证据表明患者的死亡临近时，是否停止延长患者生命的非常措施就是由医师和/或患者的直系亲属决定的。

而另一些人则认为，对积极安乐死和消极安乐死作区分并没有实质的意义，也不存在真正意义上的严格区分，因为停止治疗或不采取某种特殊的治疗，也是一种有意的行为。如关掉晚期肺癌患者的供氧设备，患者随后死亡了，尽管患者本来是因肺癌（或其他原因）而死亡，但他死亡的直接原因的确也是因供氧设备的关闭。在这里，关闭供氧设备或不给或停止治疗患者的肺癌，都导致了患者的死亡。积极安乐死和消极安乐死结果相同，都是基于人道的理由使患者死亡。

（朱 伟）

yánzhòng quēxiàn xīnshēng'ér ānlèsǐ

严重缺陷新生儿安乐死 （euthanasia of severe defective neonates）

对因遗传、先天、感染或外伤等原因造成胎儿发育不全、变态发育或损伤所致严重生理缺陷的新生儿实施的安乐死。严重缺陷新生儿是指婴儿出生前发生的身体结构、功能或代谢异常。缺陷可由染色体畸变、基因突变等遗传因素或环境因素引起，也可由这两种因素交互作用或其他不明原因所致，通常包括先天畸形、染色体异常、遗传代谢性疾病、功能异常（如盲、聋和智力障碍等）。严重缺陷的新生儿在经过救治后可能短期内死亡，也可能维持生命，但将丧失最基本的劳动能力和生活自理能力抑或智力低下。例如，无脑畸胎、脊柱裂是缺陷新生儿中最严重的异常。无脑畸胎由于脑发育不良，多数出生后数小时即死亡；脊柱裂是由于在出生前发育期间脊髓没有闭合，用手术闭合后可延长某些婴儿的生命，但他们要在瘫痪、尿便失禁或智力低下的情况下度过一生。

概述 根据 WHO 2013 年公布的数据显示，目前全世界每年有 790 万严重缺陷儿出生，约占出生总人口的 6%，其中 90% 以上的出生缺陷儿和 95% 的出生缺陷儿死亡出现在发展中国家。在这些出生缺陷儿中，至少有 330 万死于 5 岁之前，320 万出生缺陷儿童将发展成为残疾。北京大学出生缺陷监测中心 2000 年的监测结果表明，中国项目监测的出生缺陷发生率为 10‰ ~ 25‰。如果以出生缺陷发生率的均数 15‰ 来估算，中国每年约有 30 万 ~ 40 万出生缺陷的新生儿出生。国家卫生计生委 2013 年公布的数据显示，目前中国出生缺陷发生率约5.6%，每年新增出生缺陷数约 90 万例，也就是说平均每 30 秒就有一名缺陷儿出生。出生缺陷也是婴儿死亡，儿童/成人残疾的主要原因之一。

严重缺陷新生儿患者没有表达自身意愿的能力，对其实行安乐死，实际上是非自愿安乐死。下面是若干国家对严重缺陷的新生儿实行安乐死的态度和做法。

荷兰：2004 年 11 月 30 日，荷兰提出《格罗宁根草案》，该草案向政府建议对那些已经确诊遭受不可治愈疾病，或严重有缺陷新生儿应当实施安乐死。荷兰在 2001 年通过了安乐死合法化之后，在 2004 年推出了《格罗宁根草案》，这份草案为"积极结束婴儿的生命"提供了指导和框架。这份协议认为在满足"无法承受的痛苦"和"生命质量预期极低"等条件下，是否积极的终结婴儿的生命的决定权不是在医师手里，而是在婴儿的家长手里。该协议认为对婴儿实施积极的安乐死必须满足以下 5 个条件：①毫无希望的和无法承受的痛苦。②父母同意结束婴儿的生命。③婴儿没有被治愈或没有有效缓解的可能性。④必须有另外一位没有参与婴儿治疗的中立的医师给予建议。⑤细致而关怀的实施死亡过程。2005 年的报告显示，在 1997 ~ 2004 年共有 22 例严重缺陷的新生儿被实施安乐死，这些新生儿要么患有脊柱裂，要么患有脑水肿。所有父母都同意对这些新生儿实施安乐死，在表达意愿和最终实施死亡之间平均间隔 5.3 个月。荷兰认为，对下述三类有严重缺陷的新生儿进行安乐死是恰当的：第一类是即使进行最大程度的救助，新生儿的生存概率也微乎其微；第二类是新生儿在有生命维持设施的情况下可以生存，但将设施取掉后会立即死亡；第三类是尽管婴儿可以长期生存，但他们会遭受极大的痛苦且生存质量极低。有人认为支持对有严重缺陷新生儿实施安乐死，表面上是个"仁慈"的决定，符合"没有痛苦"这一所谓有缺陷新生儿的最大利益，但它也挑战了人类的道德底线。

美国：1974 年的《虐待预防和处理法》对于限制或撤销延长婴儿生命的治疗措施有详细的指导。这份法案明确禁止医师撤销对有严重缺陷新生儿的医疗救护（包括适当的营养、水分和药物治疗），除非满足以下条件：①婴儿处于长期的和不可逆转的昏迷。②提供这种治疗仅仅延长了死亡过程，不能有效地改善或纠正威胁婴儿的生存条件，它对于婴儿的生存来说是徒劳的。③提供这种治疗就婴儿的生存来说是完全没有意义的。另外，在此种情况下，治疗本身也极不人道。这个法案的伦理含义在于，有严重缺陷新生儿的生死应该以婴儿自身的最佳利益为重，而不是父母和家庭其他成员的利益。

英国：据英国国家新闻发布会报告，2006 年由纳菲尔德生物伦理理事会组织了对有严重缺陷的胎儿和新生儿延长其生命的伦理学咨询，皇家妇产科学院建议在英国考虑实施"积极安乐死"。而争论在于，一方面，英国法律规定，在出生的那一刻，胎儿便成为一个合法的个体，任何医师对新生儿实施安乐死都会有谋杀的犯罪感。另一方面，在不维持生命、主动撤销生命维持和故意杀死婴儿之间，只有一条很细微的分界线，前两者都可以被普遍接受和应用，而最后一个却会被起诉。在广泛咨询后，纳菲尔德生物伦理理事会于 2006 年 11 月出台了《胎儿和新生儿的危重症管理方案》的报告，报告否决了在英国施行新生儿安乐死的可能性。

中国：中国对于严重缺陷新生儿的处置，国家尚无立法，一般由新生儿的父母决定，在实践中有三种处置方法：①放弃治疗，任其自然死亡。如对脑积水、心脏先天性畸形，小头儿类的新生儿，家长一般均要求放弃救治，医师也支持；对先天性肛门闭锁、先天性心脏病等比较严重缺陷新生儿，医师认为救治后可以达到生活自理能力及劳动能力，建议积极救治，但家属因为经济负担原因以及可通过生第二胎得到健康孩子的想法，也坚决要求放弃治疗，使得这些可以部分矫正的缺陷新生儿失去了生存的权利，在得不到救治和关怀的情形下痛苦死去。②实施治疗。某些严重缺陷新生儿，医师从医学科学的角度分析认为有救治的价值，且家长积极要求治疗，伦理争议较少。但也有少数严重缺陷新生儿，医务人员认为无治疗价值，因家长强烈要求治疗，其治疗结果医治无效，或救治后的生命质量极低，给患儿和家庭造成了极大的痛苦，这种情况同时提出了卫生资源是否得到合理利用的问题。③助其安乐死。对那些近期无存活希望且生命质量极度低劣的新生儿，在家长要求或弃置不管的情况下，报请医院或其他相关部门批准，可助其安乐死。

伦理争议 ①对有严重缺陷新生儿实施安乐死，是否侵犯了新生儿的生存权。不赞成对严重缺陷新生儿实行安乐死的人认为，新生儿具有自我意识的潜能，出生后处于社会互动中，扮演一定的社会角色，事实上已经成为社会中的一员，虽然他存在严重生理缺陷，但仍是具有生命的人，对他们实行安乐死，就是剥夺他们的生存权，是对人权的侵犯；支持对新生儿实行安乐死的人则认为，具有严重缺陷的新生儿，生来就具有严重的生理缺陷，有的生命十分短促，有的缺乏人的基本体能，无法成为社会中真正的一员，而且处于十分痛苦中，延长其短促的生命，就是延长他和他的父母毫无意义的痛苦，对于他们行安乐死，使他们和他们的父母走出痛苦的深渊，是符合人道主义精神的，也符合严重缺陷的婴儿的最佳利益。②后果论与义务论的两难选择。人们可以借助高新尖的医疗技术救活缺陷新生儿，使其得以存活，但又不能从根本上改善其生命质量，对于这些患儿是给予治疗还是放弃治疗，是任其自生自灭还是施行安乐死，后果论与义务论提出不同主张。后果论从行为直接产生的现实效果，或者行为带来的实际价值效用为出发点，认为允许严重缺陷新生儿安乐死是可被接受的；而义务论则从行为是否符合既定的道德原则与规范为出发点，认为剥夺新生儿的生命违背道德原则。③根据什么标准来判断哪些有严重缺陷新生儿应施行安乐死？具有严重缺陷新生儿的情况较为复杂，何种严重程度、何种类型的新生儿可以/不可以实行安乐死？划分的标准是什么？是处理新生儿安乐死过程中的一道难题。一般认为有两个标准：生命质量标准和代价标准。就新生儿而言，由于他们的生命质量非常低，已经低于在伦理学上被证明是正当的死亡线，根据生命质量标准可以实行安乐死。代价标准则是针对家长、医院和社会而言。考虑到对有严重缺陷新生儿的治疗代价已经严重损害其自身利益，并大大超过所得益处，因而可以依据这一标准来判定允许其死亡。但是生命质量低到何种程度，治疗代价又高到何种程度，才能认为对有缺陷新生儿实行安乐死这一行为在伦理学上是正当的，这一问题仍在进一步的研究和讨论过程中。④有严重缺陷新生儿的安乐死由谁作出决定？对于有严重缺陷新生儿实施安乐死，所遵循的伦理原则和成年人的有区别。因为新生儿缺乏作有效决定的能力，作为其监护人的家长即是决策者。家长对有关自己事务的决定和他对新生儿的代理同意也有重要区别。所以，自我决定权并不能为严重缺陷新生儿的安乐死做伦理辩护，对新生儿的非自愿安乐死只能基于患者的最佳利益。另外，家长的决定涉及很多因素，例如，救治费用过大或对救治手段的质疑等因素都会影响家长的决定。在很多情况下，家长也容易过于主观，反而无法作出真正有益于孩子的理性决定。如何合理、有效的判断是否实行安乐死，需要有第三方机构作出裁定，在汇集医护人员和家长双方的建议和要求后作出裁定。采取什么方式实行对有严重缺陷新生儿的安乐死是在伦理学上被允许的？又应由谁来执行安乐死？监护人能否成为安乐死的执行者（如截断维持其生命的治疗等），这在法律上、伦理上是否被允许，如果法律允许由医护人员实行安乐死，这是否会对其道德直觉有不利作用？这些都需要进一步研究并制定相应的法律进行约束和监督，而对其在伦理学上的研究成果则是实践的理论基础。⑤预防为主，对胎儿作早期鉴定，对有严重缺陷的胎儿实行人工流产，免除胎儿出生后处理的种种两难，这是对有严重缺陷新生儿处置最理想的选择。

（朱　伟）

wútòng zhìsǐ

无痛致死（mercy killing） 无痛苦地致人以死的方法和手段。

包含无痛与致死两层涵义。无痛致死的第一层含义是应用于医疗机构的"无痛致死"，这种"无痛致死"方式近似"安乐死"的概念，目的是使病情危重而又无法治愈的患者摆脱残酷的病痛折磨，它的作用是优化死亡状态，使患者安详死亡。医疗上的"无痛致死"以"致死"为手段，不以"致死"为目的。这种无痛致死行为是人道的。无痛致死的第二层含义是以"致死"为目的的，通常用于对死刑犯的死刑执行，如用注射药物代替枪决减轻罪犯死亡过程中的痛苦；也可用于自杀及谋杀的目的。其性质因目的不同而不同。

不能将"无痛致死"混同为"安乐死"。安乐死基于人道原则，以解除患者无法承受的痛苦为唯一目的，使患者死得安乐，维护公民的死亡尊严，安乐死概念中所包含的更深层的内涵；安乐死不具有任何"杀人"目的，不能将安乐死定义、解释为"无痛致死"；"无痛致死"根本目的是"致死"，它可以为各种不同的目的服务，第二次世界大战时期，纳粹德国使用麻醉剂毒害成千上万的犹太人，也可以说是无痛致死，但不是安乐死。

（朱　伟）

yīzhù zìshā

医助自杀（physician-assisted suicide） 经由患者本人的自主选择，经由患者、患者家属和医师达成共识，由医师给患者提供无痛苦的死亡手段。

概述 在古希腊时期，《希波克拉底誓言》对医助自杀持谴责态度，该誓言认为即使患者要求，医师也不应该向其提供致命性药物。其后，在基督教的影响下，医助自杀更是不可想象的行为。

近代以来，法律倾向于拒绝和处罚医助自杀行为。英国的普通法认为，一个人不论基于何种原因请求医助自杀都是一种应该受到惩罚的重罪。在美国，各州将医助自杀和保护人类生命对立起来，用刑事来制裁帮助他人自杀者。例如，在1647年的罗德岛，立法者认为医助自杀与自然相违背，如果有人基于痛恨自己的生命而自杀，他的财产将会被没收。

随着时间的推移，很多国家逐渐废除了对医助自杀的惩罚，医助自杀走上了去犯罪化的道路（表）。

由此可以看出，医助自杀行为逐渐受到重新理解和定位，经历了明确禁止——去犯罪化——死亡权利的演变路径。

目前，对医助自杀进行合法授权的国家有瑞士、比利时、荷兰和美国的个别州。荷兰法律医助自杀有如下4条指导原则：①只有有行为能力的患者才能要求死亡。②患者的要求必须在无压力的情景下，一再提出，毫不含糊，并形成书面文字。③经主治医师与另一位医师进磋商，证实第二种情况。④患者必须身处无法忍受的疼痛或痛苦之中，没有改善的可能。瑞士在1941年后，医师和非医师帮助自杀行为合法；比利时在2002年后允许安乐死；荷兰在2002年以后承认医助自杀的合法性；美国个别州从1997年开始允许医助自杀，如俄勒冈州规定医助自杀行为合法。

对医助自杀消极地不予授权的国家有美国、瑞典、英国和德国。目前美国有35个州成为有法明确规定医助自杀是刑事犯罪行为，有3个州逐渐废除了医助自杀是刑事犯罪的规定；瑞典没有法律规定医助自杀，但医助自杀

表　就医助自杀犯罪事件立法的若干国家和地区

时间	国家或地区	内容
1971 年	荷兰	医助自杀去犯罪化
1973 年	荷兰	荷兰医学会和荷兰检察官就医助自杀达成四条指导原则，在这些条件下，医助自杀不会被指控为谋杀罪
1984 年	荷兰	进一步使 1973 年的四条指导原则规范化
1993 年	美国密歇根州	签署医助自杀非法法案
1994 年		上述法案被否决
1994 年	美国俄勒冈州	《俄州死亡尊严法令》
		第二天，该法案遭到当地法官的禁止；并面临多起上诉
1997 年	美国俄勒冈州	《俄州死亡尊严法令》重新通过
2015 年	英国	英国国会以 330：118 否决有关医助自杀合法化的法案

的非犯罪化提案一直没有通过；英国 1936～2003 年，共有八项有关医助自杀的提案在国会得到讨论，但都没有成功通过；德国法律没有对医助自杀进行处罚的规定。在 2000 年，德国上诉法院判定以为瑞士牧师的医助自杀无罪。

伦理争论　①"杀死"和"让其死"的道德区别。从人们的道德直觉出发，患者放弃治疗而后死亡是容易接受的，而采取积极措施帮助患者自杀却是难以接受的。医助自杀显然是医师采取积极措施杀死患者。要证明医助自杀的合理性，就必须证明杀死和让其死在道德价值上不存在巨大差异。有观点认为在二者间做区分道德价值不大，比起行为的主动与否，更重要的是行为的动机和效果。如果将主动和被动当作指导性原则使用，就是将死亡的决定因素建立在不相关的因素上。在有些情况下，最好的选择是采取审慎手段加速自愿者的死亡。②医助自杀是不是仁慈的？当看到一个没有治愈可能的患者处在挣扎之中时，出于人最基本的仁慈或者恻隐之心就应该去结束这种痛苦。但也有人从仁慈的真实含义出发反对这种观点。比如，有的痛苦仅仅来自对死亡的未知，那么仁慈就意味着为他们消除这种不确定性，鼓励他们勇敢的为生存而搏斗。医助自杀仁慈论关键假设，来自生命的质量和尊严更为可贵。当患者长期卧床且处于持续痛苦的状态时，意识到自己的生命质量严重下降，因此作出结束自己生命的抉择可能是保持自己尊严的最佳做法。但这种看法也受到质疑，因为不同时间、不同心态对生命质量的评估可能会出现巨大的差异，在很多情况下医师也并不一定是生命质量的最佳评估者。反对医助自杀的道德滑坡论认为，一旦医助自杀被接受，那么将会带来持续的连锁反应，导致一系列不良的社会后果，难以将其控制在合理的界限中，因而会不断侵蚀人类基本的道德底线。从医患关系的角度看，反对医助自杀的人认为医助自杀行为是对医患信任关系的破坏。医师的天职是救死扶伤，而不是在患者要求的情况下实施杀害行为。在几乎所有的情

况下，医师都应当治愈疾病、延长生命、降低痛苦、恢复健康。但也有一些人对在某些毫无希望的极端情形中，医师提供的最好服务也可能是帮助患者加速死亡的做法提出质疑。

（朱　伟）

ānníng liáohù
安宁疗护（hospice）　由多方人员组成的团队为临终患者提供医疗护理、生活料理、心灵抚慰、社会支持的全面照护，帮助临终患者无痛苦地、安详地度过生命的最后时刻。又称临终关怀、舒缓医疗。是对生命终末期无望救治的临终患者的临终照护，它不以延长临终患者生存时间为目的，而是以提高临终患者生命质量、减轻痛苦为宗旨；同时为家属提供心理支持和精神抚慰，帮助家属顺利渡过哀伤期。

概述　安宁疗护有着久远的历史。欧洲历史上最早的安宁疗护是晚期患者收容所和宗教团体主办的安息所，它们在历史上部分地承担了对临终者进行照料的职能。植根于基督教传统的安宁疗护在欧洲的产生和发展有着深厚的历史根基，虽然当时这些机构只是部分地发挥着对临终者进行身体和情感照顾的功能，却为现代临终关怀运动的兴起奠定了基础。公元 1600 年左右，法国传教士在巴黎成立"慈善修女会"，开辟院舍，专门收容孤寡老人、贫病者及濒死无助的患者，它作为一种宗教意义上的慈善道德事业，也是初次显露出现代临终关怀的雏形。20 世纪五六十年代，社会成员中的一部分人，有感于人们对待临终者的冷漠和传统的生死观的桎梏，对实施于临终患者的种种做法提出了异议，欧美等国一些医院的医师、护士，从

关爱临终患者的人性情感出发，对临终患者实施了姑息治疗和心理关怀的尝试，并得到世人的认可。

20世纪70年代兴起的临终关怀运动（即现今称为安宁疗护），又称舒缓医疗，最先肇始于英国。英国女医师西塞莉·桑德斯博士（Cicely Saunders）早在1948年起就长期从事垂危患者的护理工作，她目睹垂危患者的痛苦，因对濒死患者未能给予充分的照顾而深感内疚，出于崇高的慈爱之心和道德情感，她认为有必要为垂危患者在人生旅途的最后一个阶段，提供舒适的照顾并尽力满足其需要，她毅然于1967年在英国伦敦东南的希登汉创立了世界上第一个临终关怀机构——圣克里斯托弗临终关怀机构，成为开创现代临终关怀伟大事业的先驱，英国的临终关怀事业也有也长足的步。在英国，临终关怀作为公民基本医疗服务被纳入国民医疗保险体系，临终患者就诊、住院等费用基本由政府承担，临终关怀机构属于非营利性医疗机构。英国卫生部制定了临终关怀医院指南，要求重视公民的死亡质量，重视对临终关怀的监管；据2008年英国国家审计署的统计资料显示，英国有独立的成人临终关怀医院155家，国民医疗保险体系所属医院中40家设有临终关怀病房，从业的专业医护人员5500人，每年约有25万人以不同方式接受临终关怀服务。

继英国之后，美国、法国、加拿大、澳大利亚、新西兰、芬兰、德国、日本、韩国、新加坡、中国香港和中国台湾地区等60多个国家和地区相继开展临终关怀服务，已经构建起了较为完善的临终关怀护理服务体系，为晚期患者及其家属提供全面照护实践。早在1980年，美国就将临终关怀纳入国家医疗保险法案；1982年，美国国会颁布法令，又将临终关怀服务纳入医疗保险计划，该计划中的医疗保险照顾计划为有保险的患者提供全程服务，包括所有的药物和设备。根据维尼格贝丝·A.（Beth A. Virning）等的研究，1996年美国因癌症而死亡的患者中，接受临终关怀服务的比例已经达到43.4%。2005年的资料显示，包括营利性公司在内的美国临终关怀机构已为120万患者提供服务，全国240万死亡人数中有1/3在临终关怀项目中去世的，早在1998年，美国的临终关怀服务机构就多达3100个。澳大利亚已经形成了为老年人提供服务的社会分共照料系统，政府组建社区团队，为老年人提供临终关怀服务，经费主要由政府支持。2003～2008年，澳大利亚联邦政府向姑息保健投入2012亿澳元；日本则于2004年4月起，出台并实施《长期护理服务保险法》，为长期护理服务的人提供经济支持；德国政府于2005年5月，正式公布了《临终关怀法》，就医师临终关怀的资质认定、临终患者清醒时最后决定权、临终患者的支配权、临终患者住院费用的支付等作了规定。到目前为止已有近100个国家和地区相继成立了临终关怀机构；与此同时，民众支持和参与临终关怀事业也得到了广泛的发展，临终关怀得到了广泛的社会支持。

临终关怀在中国从原始的雏形到现在，经历了一个长期的发育过程。早在两千多年前成立的"庇护所"，是早期对临终患者关怀的最原始的形态，到了唐朝形成了养老机构的雏形。唐代的"悲田院"初设于长安，专门收养贫穷、没有依靠的老年乞丐。北宋设有"福田院"，专门供养孤独有病的老年乞丐。元代设立"济众院"，专门收留鳏寡孤独、残疾不能自养的老人，供给一定口粮和柴薪。清代设立"普济堂"，收养老年贫民，视其经济状况决定供养老人数量和生活水平。以后的"养病房""安济房""普善堂""救济院"，都带有慈善和照顾患者、老人的意向，是现代临终关怀医院的早期形态，真正现代意义上的临终关怀是20世纪80年代后期进入中国的。1988年7月天津医学院临终关怀研究中心，是中国大陆最早建立的临终关怀机构。1988年以来，临终关怀事业逐步发展，北京松堂临终关怀医院、上海市南汇区退休职工护理医院、北京朝阳门医院第二病区相继建立，北京医学伦理学会专门设立了临终关怀专业委员会；1998，香港知名人士李嘉诚先生捐款支持的"全国宁养医疗计划"启动，在随后3年里全国有20个大中城市建立20个"宁养院"；2006年，中国生命关怀协会成立，一批从事临终关怀事业的宁养院、医院的临终关怀病房、社区临终关怀服务、家庭关怀病房逐渐兴起，正在改变中国以家庭善终为主的传统方式。国内学术界也开始对临终关怀进行了有益的探索，对临终关怀的研究和交流业已展开，北京、天津等地已分别召开过国际、海峡两岸临终关怀的研讨会，也有了从事临终关怀的专业人员，为临终关怀事业的发展奠定了基础，展示了临终关怀事业的美好前景。

中国香港特别行政区、台湾地区的临终关怀事业发展较为迅速。1982年香港首先提出"善终服务"，1986 年成立"善宁会"。为统筹推动善终服务，1987 年香港善终服务会创立，并积极开展了各项活动，包括宣传教育、举办课程和研讨会、协助当地医疗机构或服务团体建立善终服务机构等。1992 年建立独特的临终关怀服务机构——白普理宁养中心，香港现今已有 10 余家医院开展临终患者住院和家庭关怀服务，且呈现服务模式多样化的特点，出现了独立的善终院舍、善终服务单位、咨询顾问队伍、居家善终服务、日间善终院舍等。中国台湾地区于 1989 年在马偕纪念医院举办了临终关怀教育培训班，1990 年马偕纪念医院淡水分院成立安宁病房；同年 12 月成立"财团法人安宁照顾基金会"；1995 年和 1999 年分别成立了"中华安宁照顾协会"和"台湾安宁缓和医学会"；2000 年"台湾卫生行政部门"正式推行临终关怀"安宁缓和条例"。中国台湾地区"国民健保系统"在提供姑息治疗方面发挥着核心作用，为特定服务确定保险范围和报销等级。从最初只有癌症患者符合资格扩展到其他几种病，出访和住院护理的费用报销比例也在增加。中国台湾地区姑息治疗领域一大创新之处就是强调精神呵护比症状管理更重要。中国台湾地区莲花临终关怀基金会为佛教僧尼提供培训，沟通技巧及丧葬礼俗，为患者及家属减轻精神上的痛苦。

内涵与伦理要求 ①帮助患者减轻疼痛。鉴于一些患者，特别是癌症患者在临终前常常遭受病痛的折磨，临终关怀的首要任务就是要很好的按照三阶梯用药减痛疗法的要求或者其他方法，帮助患者减轻疼痛，使他们免受或减轻疼痛的煎熬；在处理镇痛与避免成瘾的关系上，要以镇痛为主。②对临终患者提供生活护理、心理疏导、心灵抚慰，姑息治疗等全人关怀，尽力满足临终患者的生前意愿，使临终患者尊严和安详地离世。③帮助患者树立正确的死亡观，理解死亡的意义和死亡是人生的必经阶段，消除患者对死亡的焦虑和恐惧，坦然面对死亡；对有宗教信仰的患者，可以安排宗教神职人员参与患者的临终告别。④帮助患者做好生前预嘱。患者生前预嘱指示了疾病末期的医疗处理的要求，也包括遗体处理等事宜，是临终者接受死亡的社会合作的策略和智慧。要抓住患者意识清醒的时刻，和患者家一道，做好患者的生前预嘱，了却患者的心愿。⑤为患者家属提供心理支持和精神抚慰，满足患者家属减轻痛苦的种种需求，帮助他们度过与亲人告别的悲痛时刻。⑥维护临终关怀患者权益的主体地位，尊重临终患者的权利。临终关怀实践常以非临终者的善意、技能、爱抚和经济等为基础，临终者始终处于被照护的弱势地位，临终关怀的"关怀"也注释了该理论的被动性，人们常将医务人员、家属误认是临终关怀的主体，临终者成了客体，这种主客体关系的混乱常导致临终者权益的被忽视甚或被侵犯，因而应当引起重视。⑦重视临终患者的反向关怀。临终患者反向关怀，是指意识清醒的临终患者对家人、亲友、专业照护团队无微不至的照护以言语或行动表示的感恩之情，以获得心理、灵性的连结与互动，实现临终者善终、家属善别的心愿。临终者的反向关怀是对自身的最大激励。⑧正确选择临终关怀的模式。国际和国内临终关怀得到认可的实施模式有：医院型、家庭型、宁养院型、社区型、自我型等多种模式，患者和他们的家属可根据自身情况选择。⑨实施临终关怀的团队，必须由医师、护士、护理员、心理师、社会工作者等多方人员组成，并经过严格的培训，富有深切同情心。

临终关怀是对生命的尊重和关爱的具体体现。临终关怀使临终患者感到自己生命的尊严和价值，体验到人世间亲情与友爱的温暖。临终关怀不仅是一项医疗事业，更是一项社会事业，它适应弘扬亲情、关爱生命和建设和谐社会的需要，因而得到社会公众的广泛认可和各国政府的重视和支持。

(李义庭　李　骥　赵美霞)

gūxī liáofǎ

姑息疗法 (palliative treatment)

对所患疾病治疗无效的患者实施积极地、全面地医疗照顾。姑息性治疗的目的是使患者减轻痛苦，获得最佳生活质量。姑息性治疗的很多方面也可与抗癌治疗一起应用于疾病过程的早期。

姑息疗法是英国学者 1987 年提出的医学的概念，是针对患有活动性、进展性的晚期疾病和生存期有限的患者研究和管理，其关注的焦点是生命质量。2002 年，WHO 给姑息医学的定义是：姑息医学是一门临床学科。通过早期识别、积极评估、控制疼痛和治疗其他痛苦症状，包括躯体的、社会心理的和心灵的困扰，来预防和缓解身心的痛苦，从而改善面临威胁生命疾病的患者和他们亲人的生命质量。姑息疗法的要义是提供缓解疼痛及控制其他痛苦症状的临床服务，维护和尊重生命，将濒死认作一个正常过程，既不刻意加速死亡，又不拖延死亡。尽管人类经过长期努力，但时至今日，发达国家癌症的治愈率为 45%～50%，发展中国家癌症治愈率只有 20%，80% 的患者尚不能治愈。由于人们传统观念对癌症和死亡存在偏见，致使大量晚期癌症患者得不到合理的治疗和妥善的安置，相当多的晚期癌症仍然是无休止地手术、放疗、化疗……不仅劳民伤财，还增加了患者的痛苦，有的癌症患者放疗过度引起的后遗症往往比肿瘤本身还要难治并且痛苦万分。姑息疗法的提出，就是转变这种传统的、落后的医疗观念，帮助那些晚期癌症患者摆脱那种无休止的痛苦经历，安详地度过生命的最后时刻。

姑息疗法的内容包括药物治疗，提供缓解疼痛及其他痛苦症状的临床服务；姑息关怀，整合患者躯体、精神心理、社会和心灵的关怀为一体，以便于患者能够充分、积极和从容地面对他们逼近的死亡；支持疗法，提供支持系统以帮助患者尽可能地以积极的态度活着；还有姑息性放疗、姑息性化疗、物理疗法、作业疗法、语言疗法、音乐疗法、艺术和文学疗法等。

姑息疗法与安乐死不同。姑息疗法是自然死亡，安乐死是无痛致死，通过药物作用加速患者死亡以避免痛苦；两者的目的不同，姑息疗法的目标是提高患者的生命质量，安乐死的目标是致患者无痛死亡。手段不同，姑息疗法的是对患者或临终患者实施全人的、整体的关怀，包括医疗手段和非医学手段，而安乐死运用医学手段加速患者的死亡；伦理支持度不同。姑息疗法在伦理上是能够得到辩护、人们容易接受和赞同，安乐死在伦理争论激

烈，许多国家和地区难以推行；姑息疗法亦与临终关怀两者基本一致，但也有所区别，姑息疗法虽也包含对晚期患者的全面照护，但更侧重医疗服务，特别是以减轻患者疼痛为主的医疗服务，临终关怀远比姑息疗法更广泛，更加重视心理精神的支持。

姑息疗法具有重要的伦理意义。它的提出，有助于那些治疗无望的患者摆脱那种无意义、加重患者痛苦、使患者反复遭受折磨的困境，获得了生命的尊严，满足了患者的精神心理的需求，体现了晚期患者的利益诉求，受到患者及其家属的欢迎。

（李义庭 李 骥 赵美霞）

shànzhōng yīxué

善终医学（palliative medicine）

通过治疗和护理减轻临终者躯体、心理、精神的痛苦，使临终患者安详地度过生命的最终时刻的医学。俗称追求"好死"的医学。善终医学以生命的死亡机制、规律，过程的特点和规律为依据，研究如何减轻死亡前的痛苦及其他并发症的途径和方法，营造舒适的生命体征和环境，实现善终的目标，属于临床医学学科。善终医学服务的目的不在于消除病因、治愈患者，而更侧重于临终医学照护，是人临终照护的医学科学实践。

善终自古以来就是人们追求的美好愿望，古今中外都流传着许多"善终"或"好死"的故事。但善终医学引起关注是最近几十年的事。由于医学技术的进步，使得不少不能治愈的患者通过技术干预得以短期存活，但这种存活同时伴随着极大的痛苦，致使许多临终患者处于欲死不能、欲活难忍的艰难处境中。今天医疗的技术水准，面临的任务不再

只是如何让患者得到最佳的医护以延续生命，而且也包括如何让患者能降低痛苦，少受折磨，有尊严地走完人生的最后一段路，善终医学应运而生了。1997 年，美国医学研究院提出"患者和家属没有痛苦，基本符合患者和家属的意愿，尽量与临床、文化、伦理标准一致"；2004 年香港特别行政区善宁会提出，善终包括没有肉体痛苦、留者善别、去者善终、风光大葬礼等。中国台湾地区善终量表指出：意识到即将去世的事实、平静地接受死亡、安排好自己的意愿、对死亡已做好准备、没有痛苦等。目前重点在研究临终疼痛的控制，对痛苦进行分类、揭示痛苦的机制和规律，提出了多种减痛、镇痛的方法，如日本的森田疗法、天津的无痛静息疗法、药物镇痛疗法、针灸镇痛疗法、激光等物理疗法、外科镇痛疗法等。同时对人的死亡过程、死亡标准的研究也在推进。正在兴起的临终关怀，是善终医学更为广阔的研究和应用领域。目前，还没发现有善终医学的学术著作问世。

善终医学服务是以对生命之终末期照护为主的服务，以尊重生命尊严、重视临终患者生命质量为重点，是敬畏生命、以人为本的体现，是对人的最大的尊重，具有重要的伦理意义。

（李义庭 李 骥 赵美霞）

shēngqián yùzhǔ

生前预嘱（living will） 公民在具有行为能力和意识清楚时，为自己因患有不可治愈疾病丧失行为能力时处理临终前后有关事务所签署的指示文件。又称预嘱。是遗嘱的一种特殊形式。生前预嘱必须符合法律法规的规定和社会道德规范，依据法律规范的形

式有如公证预嘱、自书预嘱、代书预嘱、录音预嘱、口头预嘱立嘱。

生前预嘱与一般遗嘱的相同处是：它是立嘱人的单方法律行为；设立遗嘱不能代理；立嘱人必须具有立嘱行为能力；是立嘱人真实和最后的意愿表示；遗嘱的内容不得违反法律和社会公认的道德规范；要符合法定形式。遗嘱与预嘱的不同处是：遗嘱一般是公民在世时立嘱，死亡后发生法律效力，生前预嘱则是立嘱人在死亡前即可发生法律效率；遗嘱是公民生前对其死后遗产所做的安排和处理其他事务的嘱咐或嘱托，是法律行为，而生前预嘱则主要针对生命终末期的医疗选择（要不要尽力抢救）和死后丧葬与遗体处置的留言，不是法律行为；在生命尽头要或不要那种医疗护理的决定和选择，不是法律行为。

生前预嘱是现代医学实践中发生的种种两难背景下出现的。医学技术的进步，使得某些濒危患者通过安置呼吸机、各种插管等方法得以暂时维持生命，但要遭受极大的痛苦，且要耗费巨大财力，实不为患者、家属和医师认同，但患者家属碍于未能对亲人尽职尽责不忍放弃抢救，医师在家属积极要求下不得不从，处于危弱的患者在亲人和医师尽职尽责的努力下也只好依从处置。生前预嘱以患者行使自主权的形式，明确表示了本人的意愿，使患者、患者家属和医师三方都从那些毫无意义的抢救中解脱出来，实为对死亡的觉醒和对生命尊严的尊重。

1976年8月，美国加州通过了《自然死亡法案》，顺应了人们对死亡文明认识的进步，允许不

使用生命支持系统来延长不可治愈患者的临终过程，也就是允许患者依照自己的意愿自然死亡。此后美国各州相继制定此种法律，以保障患者医疗自主的权利。这项法律允许成年患者完成一份叫作"生前预嘱"的法律文件，只要根据医师判断，该患者确实已处于不可治愈的疾病末期，生命支持系统的唯一作用只是延缓死亡过程，医师就可以通过授权不使用或者停止使用生命支持系统。这项法律还规定，"生前预嘱"必须至少有两位成人签署见证，这两个人不能是患者的亲属和配偶，也不能是患者的遗产继承人或直接负担患者医疗费用的人。1991年12月，美国联邦政府的《患者自决法案》也正式生效。这项法案的内容也是尊重患者的医疗自主权，通过预立医疗指示，维护患者选择或拒绝医疗处置的权利。自20世纪以来，荷兰、瑞典、瑞士、丹麦、英国、意大利、法国等国都有类似的运动；中国一批由政府工作人员、医学界和学术界人士组成的志愿者建立了专门探讨死亡问题的公益网站，2013年6月，"北京生前预嘱推广协会"成立，并推出了中国首个民间"生前预嘱"文本。该文本总的嘱咐原则是，如果自己因病或因伤导致身体处于"不可逆转的昏迷状态""持续植物状态"或"生命末期"，不管是用何种医疗措施，死亡来临时间都不会超过6个月，而所有的生命支持治疗的作用只是在延长几天寿命而存活毫无质量时，希望停止救治。但在中国，生前预嘱的合法化和普遍推行，仍有待国家立法机关的对此作出明确的法律规定。

生前预嘱体现了患者对尊严死亡的心愿，摒弃了那种无意义

的疼痛折磨，坦然平静地面对死亡；同时也是对患者个人权利的尊重，满足了个人事务应由个人自主决定的要求，人人的身体都不容侵犯。"生前预嘱"是在人有行为能力、意识清楚的情况下签订，符合主体的意愿，维护人的尊严，符合伦理要求；签订和推行生前预嘱是社会的进步，是人类权利意识、主体意识的觉醒，是对人的生命敬畏，是对人的生命质量与尊严认识的提升。

（李义庭 李 骥 赵美霞）

jīyīn lúnlǐ

基因伦理（gene ethics）基因技术及其生物医学应用中人类行为应遵循的伦理规则。是生命伦理学的分支。基因伦理研究的根本目的在于，在技术实践过程中切实有效规范实践主体的行为，正确处理实践主体与他人、社会、自然、国家、民族的伦理关系，确保基因技术造福于人类。

概述 基因是位于染色体上的化学实体，是由4种简单的脱氧核糖核苷酸（碱基）按一定顺序排列组成的化学分子，是生物体遗传信息传播、表达以及个体发育成长的物质基础。基因技术是一种在分子水平上对人体基因所进行的干预和控制活动，包括基因组研究、基因检测、基因治疗、基因转移、基因克隆和基因编辑等不同方面。自从1953年詹姆斯·沃森（James Watson）和弗朗西斯·克里克（Francis Crick）发现脱氧核糖核苷酸的双螺旋结构以来，基因技术成为生物医学研究的热门，可以说是一路凯歌，在完成人类基因组计划后第一次浪潮后，随后是以实现人类个体基因组学的第二次浪潮，紧接着是实现全基因组关联分析研究的第三次浪潮。1972年10月，美

国科学家保罗·伯格（Paul Berg）和戴维·杰克逊（David Jackson）利用限制性内切酶和连接酶，首次用来自不同物种的 DNA 分子完成体外遗传重组实验，得到了第一个体外重组的 DNA 分子。这也成为基因技术诞生的重要标志，也是生命伦理学研究的重要组成部分。20 世纪 90 年代以来，人类基因治疗、人类基因组研究、克隆和干细胞研究不断发展，基因探针、基因芯片和基因诊断等技术不断出现，带来了一场具有根本性医学变革，使人类能够借助技术，精确而主动地找到人体基因分子，找到与疾病相关的基因，并通过在分子水平上修改以及取代遗传物质，实现消除疾病、增加健康的目的。

基因技术具有重大科学价值和医学意义：①揭示了生命的奥秘。在物理学家的帮助下，DNA 双螺旋结构模型得以证实，人类生命就是由核酸、蛋白质、脂类、糖等各种单元为基础组成的生命体，从而使人们对生命是什么的认识达到了前所未有的高度和深度。②DNA 双螺旋结构推动了以工具为导向的生物工程技术革命。20 世纪 70 年代以后，随着限制性核酸内切酶、DNA 连接酶、RNA 聚合酶的发现，DNA 测序技术的发明，DNA 自动序列分析仪的出现并不断升级换代，以及体外快速扩增的聚合酶链反应技术的发明与发展，所有这些技术的综合，构成了以操作重组 DNA 为核心的重组 DNA 技术，使科学家分离、分析及操作基因的能力在实验生物学领域几乎达到无所不能的地步。③深化了对遗传与变异的本质认识。对基因受控表达各个环节的研究，将彻底揭开细胞分裂、生长、分化、凋亡全过程的奥妙，

了解生物体在细胞、组织、器官、个体水平上的发育调控，使发育生物学家多年苦苦探讨的问题从根本上得到解决。④加深了对生命本质与进化的认识。基因开创的成果再次印证了所有生物都有共同的进化史。使用生物大分子序列的分析结果来建立进化树，一方面具有定量的精确性，另一方面可以比较外部形态相去甚远的不同物种之间的关系。将这种分析方法应用于人类的不同群体。基于不同生物基因组的共同性，有充分的根据通过在其他生物体上进行实验来获得对人类基因的起源、演变和功能的认识。⑤深化了对疾病的认识。目前已发现人类单基因遗传病有 6000 多种，多种疾病表现的易感性也证明与基因的特异性有关，我们有充分理由希望在不久的将来在恶性肿瘤、心血管疾病、感染性疾病和神经系统疾病的防治方面获得突破性进展，并设计特定的靶向物质药物，大大增加特效药的种类。

基因技术在发展过程中，始终伴随着种种伦理问题。20 世纪下半叶以来，科学界和伦理学界围绕着基因技术提出的伦理问题，展开三次重要讨论，分别是 20 世纪 70 年代的基因优生伦理讨论，20 世纪 80 年代人类基因工程伦理讨论，20 世纪 90 年代克隆技术的伦理讨论。三次伦理讨论加深了人们对于基因技术伦理问题的思考。1989 年，加拿大环保主义者大卫·铃木（David Takayoshi Suzuki）和皮特·肯德森（Peter Knudtson）在《基因伦理学：新遗传学与人类价值的冲突》（*Genethics：The Clash between the New Genetics and Human Values*）一书中首次提出，"基因伦理是一种遗传悖论，是在人类责任领域

中构建基因道德律的研究"。1993 年，德国学者库尔特·拜尔茨（Kurt Bayertz）在《基因伦理学》（*Genethics*）一书中阐述了基因伦理研究的两种立场：实体论和主观论。著名生命伦理学家 H. T. 恩格尔哈特（H. Tristram Engelhardt Jr）在该书英文版序言中指出："现代技术已改变了人类本身，带给人类诸多道德难题，解决这些问题，催生了基因伦理学……基因伦理学被视为一种道德对话，也是哲学和文化发展的新需求。"2000 年以来，基因技术提出的伦理问题集中于两个方面：其一是围绕着人类的生、老、病、死这一生命过程展开基因伦理研究，包括生育控制的伦理研究，涉及避孕技术、辅助生殖技术、遗传咨询、产前诊断等技术发展带来的伦理问题；死亡尊严的伦理讨论，包括安乐死、临终关怀的伦理研究；疾病治疗的伦理研究，包括基因药物、基因专利、基因治疗、基因增强、基因优生的伦理问题。其二是围绕着基因技术社会运用带来的伦理研究。包括技术风险问题，涉及基因技术安全、可靠性的伦理问题；社会伦理问题，涉及基因技术社会运用的利与弊分析、基因技术发展与社会政治的关系、基因技术对现有社会伦理法则的挑战等伦理问题；心理问题，基因技术的发展对人类心理习惯和承受力的挑战，基因技术发展带来人格变异伦理问题等。

中国医学界和医学伦理学界对基因伦理研究极为重视：①介绍和传播国外基因伦理理论、基因伦理研究基本理论和原则以及国际准则，并就西方基因伦理学的历史渊源、理论传统、文化精神进行认真合理的梳理，揭示其

本质特征和发展脉络，实现了对西方生命伦理学的中国化释读和理解，合理选择和引进他们的优秀成果，为促进汉语文化境遇下的基因伦理学建设提供了学科基础。②对国际生命伦理学若干前沿问题进行了跟踪研究。围绕着人类基因组计划、基因治疗、生殖性克隆、人胚胎干细胞研究、转基因食品和嵌合体、基因专利和基因数据库等高新生命科技的伦理难题展开了伦理研究，产生了良好的社会反响。③初步形成了适合中国情况的生命伦理学规范。就国家层面来看，20 世纪 90 年代以来，中国科技部、卫生部等权威行政机构就颁布了一系列生命伦理规范。1993 年 12 月 24 日国家科学技术委员会颁布《基因工程安全管理办法》，1998 年 6 月 10 日，科技部和卫生部颁布了《人类遗传资源管理暂行办法》，2001 年 12 月 24 日，科技部和卫生部颁布《人胚胎干细胞研究伦理指导原则》，2001 年 5 月 23 日，国务院发布第 304 号令《农业转基因生物安全管理条例》2002 年 4 月 8 日，卫生部颁布《转基因食品卫生管理办法》，2007 年 1 月 11 日，卫生部颁布《涉及人的生物医学研究伦理审查办法（试行）》。而在地区层面上，很多地区伦理委员会也都根据当地生命伦理问题，提出了建设性的伦理指南和建议。④建立伦理委员会和加强伦理评审。伦理评审已成为推进生命科技与伦理规范良性互动的重要内容，中国生命科学家、医学工作者和伦理学家均对加强伦理评审达成共识。中国政府有关部门在制定生命伦理规范过程中，也注意听取科学界、伦理学界、法学界的意见，调动各方积极性和智慧，取得良好的社会效应。各大医院基本上都建立了伦理委员会，普遍推行知情同意制度。以此为基础，许多生命科学研究机构和高等院校生命科学院系也建立了生命伦理委员会。2000 年以来，建立国家级的生命伦理委员会正在推进中。

伦理共识 ①维护人的尊严，坚持人的尊严神圣不可侵犯。任何有关人类基因组及其应用的研究，尤其是生物学、遗传学和医学方面的研究，都必须以尊重个人的或某种情况下尊重有关群体的人权、基本自由和人的尊严为前提。人的尊严包括对固有基因的尊严和基因的多样性的承认；任何人不论具有何种遗传特征，其尊严不应受到任何歧视和伤害；尊重因个人自然和社会环境、健康状况、生活条件、营养和教育的不同产生的潜能差异；自然状态下的基因不应成为商品并以此谋取经济利益。人的价值重于科学、技术或经济特性等任何考虑。②认定生命伦理学的行善、自主、不伤害、公正四原则，同时也是基因伦理的基本原则。无论在基因采集、检测、诊断、修饰和编辑、治疗等任何环节，都必须以行善为目的，不宜随意而行；尊重主体的基因自主权，在各种情况下，均应得到有关人员事先、自愿和明确的同意；不伤害主体和应用者的生命，任何研究和应用都必对其健康直接有益、风险最小和十分谨慎的情况下进行；公正处理基因资源，反对任何对基因资源实行垄断、封锁、据为少数人所有的行为、基因开发与研究必须以增进人的健康和福祉为目的。③坚持安全第一，做好风险防范。目前基因技术存在诸多不确定性，无论是基因检测、基因诊断、基因治疗、基因编辑等方面，都存在一定的风险，出乎事先预料的情况可能随时发生。因此必须充分估计基因发生变异的可能性，做好预防的准备，同时应告知本人和家属，使他们有所准备，减少风险造成的损失；如基因检测结果对于少数遗传性疾病比较确定，但目前大多数疾病系多基因遗传性疾病，且基因与环境及后天的许多因素存在极为复杂的关系，其检测结果具有很大的不确定性，不确定的信息将给人们带来多方面的不良后果，所以应当慎重的使用基因检测技术。④坚持个人隐私的保密。基因检测涉及诸多个人隐私。如病菌携带者检查、易感性检查，以及婚前检查、产前检测、新生儿检测、亲子测试等，都是个人重要的私密，这些个人私密一旦泄露，都可能给个人带来伤害和意想不到的后果。除法律规定某些检测结果应当报告给有关部门，或者专业人员有义务将这些检测信息必须告知相关人外，一般均应为当事人保守秘密；各种遗传信息的登记和任何其他形式的信息载体，都必须按照严格的保密准则予以保护和管理。⑤坚持基因技术科学研究的社会责任。基因技术是一项极具科研潜力的领域，不论过去或现在，对科学家都有极大的吸引力，许多科学家为此奋不顾身，甚或为此不顾一切地谋求发现和创新，这对基因科学当然是极大的推动；但基因技术同时也存在极大的风险，有的可能影响人类的千秋万代，因此从事基因研究的科学家必须具有高度的社会责任意识，切勿仅从个人的兴趣和对名誉的渴望出发而不顾社会后果。⑥加强人类基因组资源开发竞争中的国际合作与管控。基因技术是一种有极广阔前途的技术，而开发这些技术，需要有相当的技术实力；一些发展中国家，由于幅员辽阔，民族繁多，且长期处于封闭状态，有着丰富的基因资源；某些发达国家的科学家纷至沓来，企图以他们的技术优势掌握和控制这些基因资源，而由少数发达国家垄断基因资源，不仅有碍于基因资源的合理利用，还可能加深与扩大发展中国家与发达国家之间的不平衡，形成新不公。在人类基因组的研究与开发中，需要提倡国际合作，同时也要在资源的保护、专利的管控、成果的运用等方面，形成利益均享的合理的规制，使基因技术和基因资源，能够真正造福于全人类，造福于发展中国家的人民。

(张春美)

rénlèi jīyīnzǔ yánjiū lúnlǐ

人类基因组研究伦理 （ethics of human genome project） 测定人类基因中的脱氧核糖核酸排列顺序过程中应遵循的伦理原则。人类基因组指人体细胞中所含的所有遗传信息，包括男女全部染色体上所有基因，将这套基因中的脱氧核糖核酸排列顺序全部测定出来的科学研究计划就是人类基因组计划。基因组是指一个物种中所有基因的整体组成。

概述 1984 年 12 月 9～13 日，在美国犹他州的阿尔塔，学者拉伊·怀特（Ray White）和莫蒂默·门德尔松（Mortimer Mendelsohn）受美国能源部的委托，主持召开会议，讨论测定人类整个基因组 DNA 序列的意义和前景。会议的结论是：检测低水平的基因突变完全必要和可行的，但前提是，为了给这个检测提供一个可靠的参考物，必须测出整个人类基因组序列。1985 年 5 月，

分子生物学家罗伯特·辛西默（Robert Sinsheimer）提出了测定人类基因组全序列的动议。此后，1986 年诺贝尔奖获得者雷纳托·杜尔贝科（Renato Dulbecco）在《科学》杂志上发文认为：人类肿瘤研究将因详尽的 DNA 知识而获得巨大的推动。在科学家的推动下，1986 年 3 月，美国能源部宣布将实施这一计划，并于 1990 年由美国首先启动。随后有英国、法国、德国、日本、中国以及丹麦、俄罗斯、韩国和意大利等多国参加。人类基因组计划的基本任务是在 2003 年或 2005 年前通过完成人类全部基因组的遗传图谱、物理图谱、基因图谱和序列图谱来对生命进行系统的和科学的解码，以达到了解和认识生命的起源、种间和个体间存在差异的起因、疾病产生的机制以及长寿与衰老等生命现象的目的。人类基因组计划于 2000 年 6 月 26 日宣布提前完成了工作框架图的绘制，2001 年 2 月 15 日发表了初步分析的论文，2003 年 4 月填补了人类基因组图谱上留下的 600 个空洞后，人类基因组计划告一段落。

中国在 1999 年 9 月正式加入国际人类基因组研究计划。为加强大规模基因组测序和基因组多样性研究，成立了国家人类基因组北方中心和华大人类基因组研究中心。在 2 年内测定 100 万～200 万对碱基的基因组顺序，并测定华人特有疾病的相关基因、基因密集区段，测定常见传染病易感基因。中心还利用现有遗传标记研究汉族的群体关系和分布，并进一步研究少数民族在群体遗传学上的分布和相互关系。2001 年，在全国同行的共同努力下提前完成了国际人类基因组计划 1%

的测序任务。

2003 年人类基因组计划告一段落之后，后基因组计划的研究开始向纵深发展。后基因组计划以基因功能鉴定测序为目标的基因学，又称功能基因组学，它区别于以全基因组测序为目标的基因学（又称结构基因组学）。后基因组学的研究内容包括：人类基因组多样性计划、环境基因组学、肿瘤基因组解剖学计划及药物基因组学等。其核心问题是：基因组多样性、遗传疾病产生的起因、基因的表达调控的协调作用以及蛋白质产物的功能等。也有学者认为，后基因组计划除了功能基因组学还包括蛋白组学。后基因组时代的功能基因组学是利用结构基因组学提供的信息和产物，通过在基因组或系统水平上全面分析基因的功能，使得生物学研究从对单一基因或蛋白质的研究转向对多个基因或蛋白质同时进行系统的研究。模式生物在研究功能基因组学中也起到了重要的工具作用。此外，生物信息学是对功能基因组学数据进行储存、分析和发掘的基本手段，主要体现在数据库对数据的储存能力和分析工具的开发。

2013 年报道的 H-InvDB 统计，已注释 35 631 个人类蛋白编码基因，有文献支持功能研究的基因有 16 128 个。后基因组计划使基因组学的研究出现了几个重心的转移：一是将已知基因的序列与功能联系在一起的功能基因组学研究；二是从作图为基础的基因分离转向以序列为基础的基因分离；三是从研究疾病的起因转向探索发病机制；四是从疾病诊断转向疾病易感性研究；五是人类功能基因组学研究已经将生物医学的研究范围从对单一基因

或蛋白质的研究扩展到系统和完整地对全部基因或蛋白质的研究。这样的研究使后基因组时代具备了这样的研究特点：大量生物实验数据的产生，需要进行深入的分析和理解；以基因组为中心，带动整个生物学所有领域的发展；研究思想从还原论发展到系统论；基因组研究进入实用性开发阶段。

人类基因组计划研究具有重要的社会价值：①有助于推进生命科学研究从小科学向大科学的转变。首先是基因组学研究提供了基本的生物学和生物医学的信息，推动了基因组学的兴起，而基因组学的兴起，有助于从更广阔的视野认识人类的疾病、健康，以及生命科学、环境与生命相关问题；其次是基因测序的成熟与完善，降低了基因测序的成本，突破了大型基因样本收集的瓶颈制约；再次是人类基因组计划的豁然完成，加强了生命科学与工程学的联系，推动了第三次生命科学的酝酿和形成。②有助于推动医学治疗从传统模式向个性化模式的转变。人类基因组图谱的破译，使科学家能直接在分子水平上认识疾病的发生、发展机制，也为治疗癌症、糖尿病、心脏病及其他疾病提供了基因蓝图；同时也使得早期预防、早期干预成为可能。③有助于推动社会文化观念的转变。人类基因组图谱的成功绘制，实际上形成了一个基因为中心的文化观念。如将生命看成是一类特殊物质实体的文化观念。不同的基因决定不同的生物体的不同性状，不同基因组决定不同的生物物种；同时也在一定程度上破除了生命神圣论。人类基因组计划完成，科学家发现，应用不同的测序方法所发现的人类基因组图谱中，只有 2.7 万～4

万个人类基因，与原先设想的有很大的差异；同时也发现，人类基因与其他生物的基因组数目标差异不大，大量的基因信息表明，人类的基因中约有 40% 与线虫相似，60% 与果蝇相似，90% 与小鼠相似；与作为最亲近的黑猩猩相比，两者差异也只有 DNA 的 1%。人类至尊无上的观念被打破了。

伦理问题 ①基因组计划与维护人类尊严的问题。人类基因组计划将人类的生命还原为一系列的基因组序列，而且与其他生命体相比，实无巨大的差别，这就必然冲击人类至高无上的尊严。虽然生命可以还原为基因组的序列排列，然而这些序列排列并非就是人，人是基因序列排列的整体，这个整体是有精神心理功能的，它与环境、社会处于无穷无尽的交流互换中，并形成不能分离的共同体。人类的尊严并非建立在基因基础上的，尽管同线虫、果蝇、小鼠在基因层面与人差异不大，但他们不具备人类特有的尊严。人类基因组计划不可能撼动人类尊严的基石。②个体或人群人类基因组序列的差异与缺陷引发的歧视问题。人类基因与环境存在互动关系。人类基因组序列的检测可能提示，在特定环境下的个体和人群的基因组序列可能存在某种差异与缺陷，这就可能形成对部分个体或人群的歧视，引发对特定个体和人群心理负面影响和心理伤害。社会怎样对待有基因缺陷的个人或群体？保险公司、雇主、法庭、学校、医疗和法律等部门，如何公平地对待、使用检测中发现有不利基因信息的人？如何公正对待他们、避免对他们的歧视？这是人类基因组研究中不能不思考的问题。③基因检测利与弊的权衡问题。基

因检测包括遗传筛查、婚前检测和某些职业的人口普查、产前 DNA检测、新生儿 DNA 筛查，以及针对有遗传性疾病家族史的特定人群的 DNA 检测等。随着人类基因技术研究的进步，基因检测将可能越来越多地应用更广阔的领域。基因检测是否可以无节制地应用？支持者认为，通过基因检测，可将遗传信息、特别是某些不利的遗传信息告知本人和家属，这就可能帮助他们及时了解疾病的发生、及早预防，减少某些疾病的风险；反对者认为，基因检测的弊大于利。基因检测在技术上具有不确定性，不确定的信息比没有信息的消极作用更大；基因检测结果对于少数遗传性疾病比较确定，但目前大多数疾病系多基因疾病，且基因与环境及后天的许多因素存在极为复杂的关系，其检测结果具有很大的不确定性，不确定的信息将给人们带来多方面的不良后果，所以应当慎重的使用基因检测技术。④隐私和保密问题。基因检测涉及诸多个人隐私。如病菌携带者检查、易感性检查，以及婚前检查、产前检测、新生儿检测、亲子测试等，都是个人重要的私密，这些私密一旦泄露，都可能给个人带来伤害和意想不到的后果。除法律规定某些检测结果应当报告给有关部门，或者专业人员有义务将这些检测信息必须告知相关人外，一般均应为当事人保守秘密；各种遗传信息的登记和任何其他形式的信息载体，都必须按照严格的保密准则予以保护和管理。⑤基因技术应用中公平问题。目前初步开发的基因诊断、基因治疗、基因增强的一些技术，包括基因治疗的药物，都是价格高昂的。对于占人口绝大多数的中低

收入人群而言，是可望而不可即的。以巨大的社会财富投入所得的成果，只能用之于极少数富有人，而且随着时间的推移，中低收入人群的受益将越来越少，这将进一步导致多方面的社会不公。这是人类基因组研究不能回避的现实问题。⑥人类基因组资源开发竞争中的国际合作与管控问题。基因技术是一种有极广阔前途的技术，而开发这些技术，需要有相当的技术实力；一些发展中国家，由于幅员辽阔，民族繁多，且长期处于封闭状态，有着丰富的基因资源；某些发达国家科学家纷至沓来，企图以他们的技术优势掌握和控制这些基因资源，而由少数发达国家垄断基因资源，不仅有碍于基因资源的合理利用，还可能加深与扩大发展中国家与发达国家之间的不平衡，形成新不公。在人类基因组的研究与开发中，需要提倡国际合作，同时也要在资源的保护、专利的管控、成果的运用等方面，形成利益均享的合理的规制，使基因技术和基因资源，能够真正造福于全人类，造福于发展中国家的人民。

（王延光）

jīyīn gōngchéng lúnlǐ

基因工程伦理（ethics of gene engineering）　应用现代化的生物科学和遗传学技术，对基因进行操纵或改造的科学工程应遵守的伦理规范及伦理原则。基因工程涉及人类生命的尊严和对人类生命的长远影响，其伦理学的研究及其应用具有十分重要的意义。

概述　基因工程技术从 20 世纪 50 年代就开始出现。包括体细胞基因工程、生殖细胞基因工程和增强细胞基因工程，以及近年来最新发展的基因编辑。体细胞基因工程可应用于治疗基因异常缺陷引起的遗传性疾病，但由于目前对其远期效果不知，其试验性应用有可能给被治疗者、医学工作者及公众带来多种危害而产生伦理学难题。生殖细胞基因工程可改变生殖细胞的遗传物质、防止后代患某种遗传性疾病，以及为增强身体某一性状而改变生殖细胞的遗传物质，使增强的性状传至后代。基因编辑可用于这些目的。但由于目前技术和知识水平的限制，接受转基因的受体生殖细胞可能发生随机整合并传至下一代，产生非人类的一些性状或特性的可能性也会出现。所以生殖细胞基因工程的争议较大。增强细胞基因工程是从改变人类正常基因中产生某种增强效应，如使人类身高增加、具备某种优秀特质等。这种基因工程也是伦理争议的热点。

基因工程伦理学在 20 世纪 80 年代伴随着遗传学新技术的出现，最先起源和发展于英、美等西方国家。基因工程伦理学根据道德价值、伦理学理论和原则，对不断涌现的遗传学新技术研究带来的难题及其应用进行评价和争议。体细胞基因治疗的伦理争议，最先起源于美国，初始的伦理争论关涉这种与一般的治疗有较大区别的体细胞基因治疗的正当性。20 世纪 80 年代初，在非常缺乏临床基因治疗研究的证据的情况下，美国的科学家便对患者进行了临床基因治疗的尝试。由于陆续发现部分经过基因治疗的儿童出现类白血病样症状，特别是美国亚利桑那州 18 岁的高中毕业生泽西·杰辛格（Jersey Gelsinger）因患先天性鸟氨酸氨甲酰基转移酶部分缺失症，在宾夕法尼亚大学基因疗法研究所接受基因治疗，四天后出现因发热、凝血障碍而死亡，以及其他多个因基因治疗发生的严重事件，因而受到了广泛的谴责，美国的体细胞基因治疗因此几乎停顿了 10 年。在对严重的综合性免疫缺陷疾病患者的最初基因治疗实验获得一些对临床有益的研究结果之后，得到伦理审查的第一个体细胞基因治疗才应用到人类，其最初的草案经历了 3 年的讨论才得到批准。生殖细胞基因工程的伦理问题主要是对安全性和长期效应的担忧。增强基因工程可分为与健康相关的增强和与健康不相关的增强。与健康相关的增强可以是增强免疫力，提高免疫系统抵御功能等。这里的伦理担忧主要是技术的安全性不确定。与健康不相关的增强可以是改变后代的肤色、发色、智力、性格。伦理争议最大的是父母可不可以以他们的意志改变后代的遗传特性而由此侵犯后代的自主权利。

伦理原则　①自主性原则：所述及的自主性以及与之密切相关的知情同意、保密问题，比任何其他临床或公共情境中都更重要。②尊重原则：可作为基因工程伦理应用的重要原则，因为在基因工程技术的应用中，应该对胚胎、受试者、遗传性疾病患者、残障人及相关的所有人采取尊重的态度。③不伤害原则：因为基因工程技术应用会带来不可避免的损害或代价，应该使这些损害或代价减小到最低限度，同时受益和代价应该尽可能公平地分配在人群中。④保密原则：保密问题，比任何其他临床或公共情境中都更重要。因为其他疾病一般不涉及隐私领域，患者一般乐意听从医师建议，遵照执行，但遗传性疾病患者则不同，他们与疾病有关的基因信息有很大一部分属于隐私领域，他们更加要求自主性，更加要求知情同意和保密。

基因工程伦理应用的理论辩护体系应该包括：基因工程与人类环境、人类行为、社会正义及人类自身认知。基因工程试验、咨询与应用。基因工程的国际协作、国际准则。相关的伦理学基本理论有后果论、义务论、正义论、契约论、关怀伦理学等。

(王延光)

tǐxìbāo jīyīn gōngchéng lúnlǐ

体细胞基因工程伦理（ethics of somatic cell genetic engineering） 运用现代分子遗传学理论和基因工程技术，将克隆的正常基因序列（目的基因）导入该基因有缺陷的患者体内，以改变体细胞中 DNA 的遗传缺陷，纠正、替代缺陷基因，恢复这种基因的正常表达，实现治疗疾病、增进健康，达到增强人体某种性状、能力的目的基因干预方法应遵循的伦理原则。

概述 1970 年，美国医师斯坦菲尔德·罗杰斯（Stanfield Rogers）与德国科学家合作，给两个患有精氨酸酶缺乏症的儿童注射了能合成精氨酸酶的乳头瘤病毒，成功地降低了患者体内精氨酸水平，这一手术成为人类体细胞基因工程的先导。1980 年，哈佛大学医学博士、加州大学教授马丁·郑（Martin Chine）在小鼠试验成功的基础上，选择两名地中海贫血症患者，抽取患者的骨髓与含有 β 球蛋白的基因载体接触，再将骨髓回输入患者体内，手术结果既没有有效改善病灶，亦无不良反应，这也成为人类体细胞基因工程的临床手术。但因该治疗方案未经伦理委员会审核批准，受到美国政府及学术界的

谴责，马丁·郑被迫辞职。1990 年 9 月，首例临床意义上的基因治疗由美国国立卫生研究院的布莱泽（Blaese）和安德森（Anderson）施行。1990 年 9 月 14 日，一位患重度腺苷脱氨酶基因缺乏型的重度免疫缺陷症患者接受了腺苷脱氨酶基因治疗。历经 10 个半月 7 次治疗，结果患儿体内腺苷脱氨酶基因显著升高，免疫功能改善。这就是有名的"气泡儿童走出了气泡"、世界首例基因治疗成功的事例。

至 21 世纪初，世界上已开展基因治疗并进行临床试验的主要国家和地区已有 20 多个。其中，美国的临床试验病案数和病例数占总量的 70%，英国约占 3.5%，法国为 2.8%，德国为 2.1%，意大利、加拿大、瑞士均为 1.5% 左右，其他国家都在 1% 以下。1991年，中国复旦大学遗传所薛京伦教授主持了首例基因治疗，将含有转移凝血因子 IX 基因的 B 型血友病患者的皮肤成纤维细胞植回体内，获得成功。目前，中国已有乙型血友病、恶性脑胶质瘤、恶性肿瘤、闭塞性外周血管病等 6 个基因治疗方案进入临床研究。从发展趋势看，人类体细胞基因治疗技术正由单基因遗传病（如血友病、ADA 酶缺乏症）的治疗，进入多基因遗传病（如恶性肿瘤等）治疗，从遗传性疾病治疗进入非遗传性疾病及其他疾病（如心血管疾病、造血重建等）治疗，不断显现其潜在的医疗价值和创新价值。

伦理问题 ①对人的价值的挑战。体细胞基因工程涉及人类基因组这一人类共同遗产，具有伦理敏感性。基因改造是否会破坏人的"自我身份"和"个体主权"？借助体细胞基因工程去追求

"完美的人"，这是否意味着人只有达到了某种预设的"完美"尺度才拥有其存在价值？才会受到社会的承认和尊重？这将对人类社会自由和平等原则带来新挑战。体细胞基因工程对"完美"的追求，是否会带来新的优生隐患？②技术的不完善与可能发生的伤害。理想的体细胞基因治疗是将基因 100% 转移并定点整合到细胞原有基因中，在细胞中长期表达、特异表达，或按照一定要求表达。理想的载体还要求能够直接注射且能够控制，但目前的基因转移很难满足这些要求；基因转移到人体后，它如何表达，何时表达，表达量有多少，仍是未知数？故存在安全问题。③对基因评价片面的反思。体细胞基因工程涉及对基因好坏的评价。疾病基因既是造成人类遗传疾病的重要根源，但本身也是生命进化的重要成果；疾病基因发挥作用，与内外环境的综合作用密不可分。疾病和健康具有整体性，与机体、自然环境和社会生活方式密切联系在一起，简单地仅从生物学的视角评价基因的好坏，有涉嫌片面之弊。④基因歧视的伦理问题。基因问题上强加人为的"好"或"坏"的价值判断，人为形成"遗传弱势群体"，造成破坏基因平等的不良结果。基因伦理学强调，尊重人的尊严、尊重人的权利，就要尊重人的基因独特性和多样性，而不能把个人简单归结为遗传基因。⑤治疗费用及因此引发的卫生资源合理利用问题。目前应用的基因转受体细胞是已分化的细胞，其生命期有限，患者要反复多次基因转移治疗，这就给体细胞工程的费用带来压力，有人提出是否应当将有限的资源花在这方面？特别由于体细胞工程的商

业化。可能更加强化资源利用不合理的倾向。

伦理原则 ①严格区分体细胞基因工程与增强细胞基因工程。体细胞基因工程以其医学目的而造福于人类，得到伦理肯定，应加强研究；增强细胞基因工程存在较大伦理挑战，应予以禁止。联合国教科文组织的国际生命伦理委员会指出，赞同用体细胞基因工程去治疗疾病，不同意仅限于增强目的的增强细胞基因工程。②重视安全的防范。体细胞工程虽然对某些疾病有治疗意义，但其安全问题绝不可忽视。在人体内操纵外源基因，风险很大。如一个反转录病毒载体与一个内源病毒片段重组，可形成一个传染性重组病毒，甚至可引发肿瘤。因此，必须充分估计各种可能，采取措施，管控可能发生的安全风险。③加强体细胞基因工程的社会控制。每一例体细胞治疗的患者，都要经过伦理委员会的审查；同时国家还应制定相关的法律法规，将体细胞基因工程纳入管理范畴。

(张春美)

rén gōng hé chéng shēng mìng xì bāo lún lǐ

人工合成生命细胞伦理（ethics of synthetic cell）

从其他生命体中提取染色体，并运用计算机辅助设计出的染色体的基因序列对其进行合成，将合成好的基因片段移植到另一个已被完全剔除干净的细胞中进行组装，构建新的基因（组），继而发育成为具有生命功能的人工合成生命细胞技术应遵循的伦理规则。人工合成生命细胞技术，俗称人造生命，属于合成生物学技术范畴。人工合成生命细胞与天然生命细胞一样，能够生存、自我分裂和自我复制，意味着一个新的生命形式被建构出来，但建构不等于创造。创造意味着从无到有，建构则指在有限的能力和已有的资源基础上对基因进行修饰和组建。在此意义上，人工合成生命细胞并非是从无到有创造出来的新生命体。人工合成生命细胞技术的成功为人类进一步理解生命本质问题提供了可能，使得合成生物学在医药/食品、能源/材料、农业/环境等领域应用前景广泛，但也引发了诸如侵犯生命尊严、干预自然进化、威胁生态安全等伦理争议，以及一系列与之相关的伦理治理问题，针对这些伦理治理问题的讨论和研究，即人工合成生命细胞伦理。

概述 早在20世纪70年代以前，科学家们就开始了人工合成生命的尝试。20世纪70年代以后，随着生物大分子人工合成能力的加强以及基因技术的进步，人类离人工合成生命细胞越来越近。2003年，美国私立科研机构克雷格·文特尔（Craig Venter）研究所利用化学方法合成了一种称为phi X 174的细菌病毒基因组。2005年，科学家们重新设计合成了另外一个叫T7的细菌病毒基因组。2008年，文特尔研究所化学合成了一种叫生殖道支原体（Mycoplasma genitalium）的细菌基因组，长度约0.58百万碱基对，但此时他们还未能将这个合成基因组移植到受体细胞中并证明其有生命的功能。2010年5月20日，文特尔研究所的研究人员在《科学》（Science）上宣布他们培育出第一个由人工合成基因组控制的细胞，并起名为"辛西娅"（Synthia），向人工合成生命形式迈出了关键一步。合成细胞从一台计算机开始，首先从丝状支原菌基因指令的百万余碱基入手，对其DNA序列稍加修改。先删除了4000个碱基，使两个基因的功能作废，随后用4个"水印"序列替换10个基因。这几个水印序列各有1000多个碱基长。随后整个DNA碱基序列被分成1100段，各自用4瓶不同化学品进行合成，制造出DNA。这些DNA片段经过精心设计，相邻片段有80个碱基重叠，为合成片段连接提供了独特的共域，方便了组装过程。将相互重叠的DNA片断加入酵母，就可组装出合成的丝状支原体基因组。创造合成细胞的最后一步，是在受体细胞内激活这个化学合成的基因组。研究人员将合成的一种名为蕈状支原体细菌的DNA植入另一个内部被掏空的名为山羊支原体的细菌内，经过多次分裂和增生，最终使植入人工合成DNA的细菌获得新生。3月26日，合成基因组启动，可以自我复制的JCVI-Syn1.0型丝状山羊支原体细胞产生。这一过程由25名研究人员，经过15年的努力，耗资4000万美元完成。成果是巨大的，但科学家们认为，此次成功并不能称为完全意义上的人工生命诞生，只能认为是向人工生命打开了一扇门。为了去掉Syn1.0中不太重要的基因找出构成生命所必需的最小的基因组，文特尔团队继续将Syn1.0的901个基因分成8个部分以试错的方法淘汰不影响整个基因组起作用的基因，最终诞生了具有525个基因的Syn2.0，它是首个比自然界中基因组规模最小的尿道支原体还小的微生物。直至2016年，文特尔团队用同样的方法去掉了Syn2.0中不太重要的或与其他基因功能重合的基因，构建出人工合成细胞Syn3.0，这种细胞仅包含473

个基因，比当时已知的任何其他细菌的基因都少。2017 年 3 月，由中国清华大学、天津大学和深圳华大基因研究院组成的中国科学家在《科学》（Science）上发表了 4 篇有关真核生物基因组设计与化学合成研究成果的重要论文，宣布实现了对真核生物酿酒酵母的 4 条染色体的从头设计与化学合成，突破了有关生物合成的多项核心技术，实现了从合成简单的原核生物到复杂的真核生物的历史性跨越。2018 年 8 月，英国《自然》（Nature）杂志在线发表了中国科学院分子植物科学卓越创新中心/植物生理生态研究所合成生物学重点实验室覃重军研究团队与合作者的论文《创建有功能的单染色体酵母》，创建了全球首例人工合成的单染色体真核细胞，实现了将一个细胞里的所有染色体合并成一条。同一期杂志还发表了来自美国纽约大学朗格尼医学中心杰夫·博伊克（Jef Boeke）教授团队的成果，他们成功地将酿酒酵母的 16 条染色体合并成两条。这两项重大成果将使人类对染色体结构与功能有更深入的认识，对人类认识生命的本质、起源和进化有着重要意义。然而，严格来说，无论是文特尔团队构建的原核生物细胞 Syn 系列，还是近年来合成的真核生物酿酒酵母细胞，都并非真正意义上从无到有地创造了一个新的细胞生命体，因为他们所合成的并非整个细胞，而只是细胞的一部分——染色体。

人工合成生命细胞技术使得合成生物学能够立足于合成最小基因组的技术，标准化、模块化地设计与改造现有的基因、蛋白质、细胞等有机体，乃至合成与构建新的生物元件、装置与系统，以添加新的功能、生产制造新的生物工程化的产品为研究目标，促进能源升级、粮食生产、污染治理与医疗制药等全球性重大问题的解决，同时也为推动形成新的产业革命提供创新的途径和重要的力量。在医学领域，可以用于合成疫苗研发，合成药物研发，利用工程化的细菌和病毒作为"预编程序细胞机器人"（pre-programmed cellular robots）以患病细胞为靶标进行治疗；在能源领域，可以使用工程化的微生物，通过合成代谢通路，产生具有燃料特征的化学物质；在环境治理领域，可以将细菌工程化，使之成为生物传感器，可检出环境中的污染物，并加以降解；在农业领域，可以将作物工程化使之抗干旱、抗盐碱化，增加产量，增加营养成分，对环境友好；在化学领域，如利用工程化的大肠杆菌产生多种化工原料，用以生产新产品，或更为有效而成本低廉地生产原有化工产品；在军事和安保领域，可以利用工程化微生物检出爆炸物或制造合成细菌武器等。同时，该技术在生命科学基础研究领域也有重要价值，通过主动地设计、合成与构建新的生命体，为人类理解生命体及其本质提供了新的路径，有助于帮助我们更加深入理解生命体和生命系统的功能机制以及破解生命系统中的复杂性难题，逐步地打开封锁生命奥秘的黑匣子。

伦理争论 自从 2010 年首个由人工合成基因组控制的细胞——"辛西娅"诞生，就引起了全球热烈反应。牛津大学应用伦理学教授朱利安·瑟武列斯库（Julien Savulescu）说：文特尔正在打开人类历史上影响最深远的一道大门，也许能窥探到人类的命运。英国帝国理工学院合成生物学中心保罗·弗里蒙特（Paul Freemont）称该项成就是"阶段性进展"，并拥有广泛用途。但更多的反应是对人工合成生命细胞引起的忧患，人造生命细胞诞生是福还是祸？"人类遗传学警报"组织的戴维·金（David King）呼吁禁止此类研究；反对生物技术的组织"ETC 集团"的帕特·穆尼（Patte Mooney）说："这是一个潘多拉盒子。我们全都不得不面对令人担忧的实验带来的后果。"宾夕法尼亚大学生物伦理学教授阿瑟·卡普兰（Acer Caplan）对英国《自然－医学》（Nature Medicine）月刊的记者说，文特尔及其团队的成就"违反了一个生命本质的基本理念"。美国环境组织"地球之友"在其发表的一份声明中批评说：合成基因组是一项危险的新技术，文特尔先生应立即停止这项研究；美国政府对此反应谨慎。时任美国总统奥巴马（Obama）在媒体公布研究成果当天致信负责生物伦理问题研究的一个总统委员会的主席、宾夕法尼亚大学校长埃米·古特曼（Amy Guttman），要求美国生物伦理委员会在半年后做出一份调查评估报告。评估这类研究在医学、环境、安全等领域的影响。确定这类技术的合适伦理界限。将其危害控制到最小程度。

人工合成生命细胞技术引发的伦理争论主要是：①是否侵犯了生命的神圣和尊严。人工生命推翻了人类生命自然衍生的客观规律，向生命神圣和生命尊严提出了严重的挑战。物种的进化是个漫长的过程，已经给我们创造了取之不尽的宝贵财富。生命的形式在地球上已经存在了 40 亿年，在这个过程里物种不断进化，不断受到环境的筛选，已经形成了十分合理的存在方式，我们对生命的创造，更多的应该是对这些已经存在的生命特征加以利用。虽然文特尔报告的还不是合成或创造新的人工有机体，只是变更、修改和转移了已经存在的基因，但无论是修饰和转移现有的基因，还是计划从非生命的分子制造出一个有生命的细胞，都面临着一个共同的伦理问题，即人类试图取代自然而设计和建构生命的行为正在颠覆人们对生命神圣和尊严的固有信念。对此，一些科学家回应：人工合成生命细胞技术不是对生命本质的挑战，也不是为了颠覆人们对生命的理解和敬畏，恰恰是为生命本质的研究开辟了新方向。②人工合成生命存在巨大风险。尽管合成生物学的发展对人类和社会可能提供多方面的受益，但同时也存在诸如合成生物学的产品可能对人的健康和环境产生风险；合成微生物与环境或其他有机体可能产生始料不及的相互作用，从而对环境和公共卫生造成风险；合成微生物释放入环境可能引起基因水平转移和影响生态平衡，或发生演变产生异常功能的风险；利用合成生物学制造包括生产生物武器、实施生物恐怖主义活动的风险等，因而风险与效益的评估成为人工合成生命细胞技术合理性存在不可逾越的关口。③对人的尊重和公正有关的伦理问题。当使用人对合成生物学的产品进行研究或将其商品进入市场时，就有如何尊重人的自主性、尊重受试者的知情同意、尊重消费者的知情选择以及保护他们隐私等问题。合成生物学产品的公平可及是一个公正问题，即合成生物学的产品不但应该是安全、有效、优质的，而且是能够为老百姓可及和可得的。合成生物学的科研成果应该使老百姓都能受益，而不仅仅是有钱人的特权供品，否则就会扩大已经在社会中存在的贫富之间的不公平，影响社会的安定。合成生物学的专利化、商品化和商业化过程中还涉及知识共享的公平可及问题和利益分配的公正问题等。④人工合成生命还面临其他不确定性。首先，双重用途的困境使这方面问题愈加严重，例如，合成流感病毒可用来研制疫苗，也可用来制造生物武器，这种不确定性使得实验室生物安全和生物安保问题更加复杂。其次，从修饰、改造生命形式到创造出新的生命形式，乃至将来可能会出现"人造人"，这种不确定性迫使我们必须前瞻性地思考如何控制它们而免遭它们的反噬以及它们的道德地位如何界定的问题。再者，合成生物学在知识和技术层面还存在诸多挑战及不确定性，关于知识和技术的发展、传播和使用的合法性问题也是我们必须关注的，这也是知识伦理的核心问题。最后，生命体和生命系统具有独特的复杂性，技术干预的不确定性使得在生命体和生命系统的改造或重建过程中容易出现诸多难以预料的风险问题。

伦理原则 ①人的尊严。是人本质所固有的，是不可触犯的，必须得到尊重和保护。人的尊严既是确保权利和义务、公正和休戚与共等具体伦理原则的基础，也是在科技时代保护人类的限制性原则。一方面强调人对人的道德责任，即个人需要考虑其行为对他人（包括动物和环境）的一般影响。对人工合成生命细胞技术的研发应旨在确保个人的行动自由和决策自主，确保研究的透明性、信息的可及性和科研基本问题的民主参与等。另一方面，也强调在技术干预的前提下面对人的有限性和脆弱性应当培育的实践态度。②人类福祉。人工合成生命细胞技术发展和使用的根本目的是增进人的福祉。增进人的福祉即将可能引起的对人和环境的风险最小化、受益最大化。这里所说的"人"既包含现在世代的人，也包含未来世代的人。"福祉"要求人在社会和环境中都处于良好状态，因此，也包含保护环境、促进社会发展。③公正。人工合成生命细胞技术在专利化、商品化和商业化过程中应确保利益分配的公正和知识共享的公平可及。在贫富之间存在不平等而且市场正在扩大贫富鸿沟时，用纳税人的公共资金发展的科技成果不该为少数富人享有，而应惠及所有百姓。④负责任。负责任原则要求我们新兴科技的研发和应用过程中所造成的对生态环境和人类社会的伤害或风险有着不可推卸的义务和责任。人工合成生命细胞技术在内的合成生物技术干预生命体和生命系统的操作具有不确定性，生命体和生命系统具有独特的复杂性，操作或管理不当都极有可能给生态环境和人类社会造成不可逆的伤害。因此，要严格遵循负责任原则，对基础研究、技术研发和应用的整个过程加强不同层级的监管。⑤公众参与。科技对人类社会的深刻影响已是不争的事实，市场化科研使科学原本固有的自我校正机制削弱。对可能决定人类命运的前沿颠覆性技术的发展，不仅需要科学共同体的认同，而且需要社会共识。应该让有专业知识的人文社科学者和公众代表以及关注科技创新的民间组织参与到上游科研决策过程，加强公众对此类新兴技术的理解和信任，为新兴技术的健康可持续发展提供社会支撑。

为保证上述基本原则在人工合成生命细胞技术全程中得以遵循、落实，必须加强管理和治理。①严格伦理审查和监管。对科学家的研究设计、外部监管措施、现有的科技治理规则和机制是否适应治理人工合成生命细胞技术的创新和研发需要，以及应对不确定性的办法等，都必须实行伦理审查和监管，确保不偏离人的尊严、增进人的福祉的方向。②确保生物安全和生物安保。要针对生态环境和人的健康具有直接或潜在的风险、防止合成生物释放影响生态平衡和逃逸威胁生态环境与公众健康的事件发生、堵截滋生生物恐怖主义可能和技术误用和滥用、干预自然进化以及破坏生物多样性等提出具体措施，并加以落实。③正确处理专利和知识产权问题。要重视专利对人工合成生命细胞技术及合成生物开发的作用，选择适当的知识产权保护模式，确保知识、成果的共享与公平、可及；要调节和处理好利益攸关方的权益矛盾和冲突，防止对利益和负担公正分配的冲击。④为公众认知和公众参与创造条件。要从公众对人工合成生命技术及合成生物学的认知、态度、潜在印象的情况出发，针对影响公众认知和态度的影响因素、公众参与的组织形式、利益攸关方的诉求及影响公众参与的相关因素，建立切实可行的公众参与决策机制。⑤做好科学传播和教育培训。要制定科学传播的相关原则和指导策略；确定有效的科学传播手段和教育平台；为公众参与建立畅通的渠道；

特别关注和引导媒体对人工合成生命细胞技术报道宣传的科学性和适宜性等。

（雷瑞鹏 王延光）

rénzào shēngmìng

人造生命（artificial life） 见人工合成生命细胞伦理。

（王延光）

zēngqiáng xìbāo jīyīn gōngchéng lúnlǐ

增强细胞基因工程伦理（ethics of cellular enhancement genetic engineering） 运用现代分子遗传学理论和基因工程技术，将非治疗性目的基因导入体细胞或生殖细胞，使其表达特定蛋白质，达到增强人体某种性状/能力的目的基因干预方法。根据目的基因的不同，增强细胞基因工程分为体细胞基因增强和生殖系基因增强。

概述 1997 年，美国宾夕法尼亚大学教授斯威尼（Sweeney）和哈佛大学科学家罗森塔尔（Rosenthal）利用胰岛素样生长因子-1 进行改变肌肉功能的尝试。他们以腺相关病毒为载体，将腺相关病毒-胰岛素生长因子注入幼年小鼠的肌肉，结果发现小鼠肌肉能力增强了 15%～30%。中年小鼠注射同样物质之后，其年老时肌肉不再衰弱。该研究成为增强细胞基因工程取得动物实验成功的最早案例。2003 年，美国斯坦福大学科学家发现，利用一种病毒载体，能够将 EPO 基因植入老鼠体内，并能在载体存在的情况下，转入基因进行表达。2007 年，美国普林斯顿大学、麻省理工学院和华盛顿大学科学家将 NR2B 基因导入小鼠体内，使小鼠的记忆力有所提高。这些研究，为人们借助基因技术增强人类的体能提供了借鉴。

增强细胞基因工程的研究有

三个方面：①人类认知能力的增强。采用基因药物解决认知障碍问题，改进处于病理状态的人的记忆，增强健康人的注意能力，增进健康个体的记忆能力。②人类生理功能的增强。运用增强细胞基因工程技术，把人体促红细胞生成素基因转移到人的体细胞中，再由人体自身表达，形成促红细胞生成素，提高红细胞水平，增加血细胞制造和有氧耐力。运用增强细胞基因工程技术，还能够增强人体肌肉的体积、力量和适应性，达到扩大肌肉组织、增强耐力、减缓衰老的目的。③人类心智功能的增强。包括提高记忆力和认知能力、增进想象力和多维思考的能力，提高社交能力、增进外向型人格，控制暴力行为、促进友善并提升同情的能力等。但基因增强工程争议较大，进展缓慢。

伦理争议 ①基因能否决定一切之争。持激进的基因决定论者认为，所有的人类疾病、特性、行为均可由基因决定，与个人意志和环境无关；但有的学者认为，增强基因工程是以基因决定论为基础的，但基因并非决定一切，因此是不可行的；更多的学者认为，除某些特定的疾病外，更多的疾病和行为都是多基因与环境相互作用的结果，尤其是人的智力、运动能力、艺术能力，更是如此。目前许多疾病和行为，基因与环境究竟是如何相互作用的问题仍是未知数，企图用增强细胞基因的办法去改变生殖细胞或体细胞的某些基因是无济于事的，同时也难以操作，因为尚无法确定增加什么、什么是增强的标准。②安全性和有效性问题。人类基因型不是表现型的唯一决定因素，基因增强技术能否改变人类的性格和行为还缺乏科学依据，如神经增加涉及大脑这一特别敏感而又重要的器官，任何对大脑功能的改变必然会带来潜在的风险，这种风险不仅是身体上的，更多的是心理层面的；持支持态度的人认为，任何科技进步都可能遇到这个问题，只要对可接受的风险与利益进行有效的评估，在技术规范上做好风险预见的防范，是能够有效地控制自身的生命，不要因此对科技的进步设置障碍。③社会公平问题。增强细胞基因工程在特定人群（如运动员）中的运用，可能会造成新的社会不公问题。如运动员利用基因增强技术，增强体能和适应性，破坏运动竞赛的公平规则，破坏了体育运动的公正基础。2001 年，国际反兴奋剂署开始考虑基因技术介入体育界的不良后果。2002 年 3 月，提出了通过立法、教育等手段来阻止使用基因兴奋剂的建议。基因增强需要花费更多的费用，不是所有人都能享用到增强技术，基因增强技术的实惠者主要是富裕阶层，低收入者是难以问津的，这不仅加剧了社会竞争的机会不平等，也扩大了人们之间认知能力的差别；持赞成态度的人认为，选择增强技术是属于个人的自主与自由，只要不违反法律，不给他人造成伤害，负责地使用基因增强的技术是可以接受的。④关于道德滑坡问题。利用基因增强有可能导致采用基因优生做法来改良人种，并造成优生泛滥，对人的本质、人性等传统伦理观念提出挑战。基因增强有可能侵犯子女的选择权和自由权，也可能对子女造成不良的社会心理影响，并因此而造成道德滑坡；反对者者认为，如神经增加可能提高人的道德认知能力，有助于拯救一个道德滑坡的社会，有助于削弱人的反道德情绪，有助于减少偏见，改善人们的道德动机。

（张春美）

zhuǎnjīyīn shípǐn lúnlǐ

转基因食品伦理（ethics of transgenic food） 利用现代分子生物技术，将某些生物的基因转移到其他物种中去，改造生物的遗传物质，使其在性状、营养品质、消费品质等方面满足人们需要而制造或生产的食品、食品原料及食品添加物等称为转基因食品。又称基因改良食品或基因食品。

概述 1983 年，美国成功培育了世界第一例转基因植物——含有抗生素类抗体转基因烟草。1994 年，美国孟山都公司生产的延熟保鲜的番茄作为世界上第一个转基因食品，正式在美国市场上销售，开始了商品化生产。转基因食品因其具有抗虫、抗冻、防腐、保鲜、优质、高效、提高某些营养成分、减少化学农药依赖等优点，加上利益因素的负载，使得转基因食品在发达国家和发展中国家中都呈现出总体上的上升趋势，加入种植队伍的国家和地区越来越多，种植的面积越来越大：1996 年，全球转基因作物种植国只有 6 个，种植面积仅为 170 万公顷；到了 2012 年，已有包括 20 个发展中国家和 8 个发达国家在内的 28 个国家发展转基因作物，种植面积增至 1.7 亿公顷，与 1996 年相比，提升了 100 倍。植物性转基因食品包括：转基因水稻、转基因玉米、转基因小麦、转基因棉花、转基因大豆以及各类转基因蔬菜。目前，美国是种植转基因作物最多的国家。自 1990 年代初将转基因技术应用到农业生产领域以来，美国农产品的年产量中 55% 的大豆、45% 的棉花和 40% 的玉米均为转基因作物。大约有 20 多种转基因农作物的种子已经获准在美国播种，包括玉米、大豆、油菜、土豆和棉花。美国市场上有近 4000 种食品至少含有一种经基因修饰的成分，这些食品包括糖果、面包、麦片、巧克力、果汁、薯条、色拉酱、雪糕以及多种婴儿食品。

转基因食品具有较高的社会效益和经济效益，包括：①可降低农作物的生产成本。②可提高农作物单位面积产量。③可以使开发农作物的时间大为缩短。利用传统的育种方法，需要七八年时间才能培育一个新的品种，而基因工程技术培育出一种全新的农作物品种，时间可缩短一半。这些科学价值为推进不同国家、不同地区农业的高效、可持续发展提供了技术支撑。

伦理争议 ①安全性问题。转基因食品在营养成分、毒性和增加食物过敏物质方面的直接风险，转基因食品在基因突变、代谢途径改变等方面造成的间接影响，转基因食品本身及其导入的抗除草剂或抗虫基因进入人体后产生跨物种感染、破坏微生物菌群平衡和人体整体营养平衡等有害影响。转基因食品中含有新基因所表达的新蛋白，有些可能是致敏原，有些蛋白质在胃肠内消化后的片段也可能有致敏性，但也有学者认为，到目前为止，还没有研究报告表明转基因生物体和转基因食品对人体有毒。②知情同意问题。转基因食物消费者的自由选择权是自主性原则的重要体现之一。转基因食品的标识要求，旨在确保消费者的自主选择权。一些转基因食品的生产者与销售者反对实行强制性的转基因食品标识制度。他们认为，按照经济合作与发展组织提出的"实质等同性"原则，转基因食品与传统食品一样安全，没必要进行标识。若对转基因食品进行标识，会向消费者暗示转基因食品不安全，会增加转基因食品的成本，增加消费者的负担，影响转基因农业的可持续发展。肯定者认为，知情权是消费者的一项基本权利。与人的基本权利相比，其他任何经济考虑都应让步。应对转基因食品实行强制性标签制度，这既是对消费者知情选择权的尊重，也是对消费者利益的保护。③环境风险问题。转基因作物释放到田间后，可能会产生基因逃逸、基因漂移和基因污染，破坏自然生态系统，损害生物多样性。如研究人员利用基因技术开发出对一种或数种除草剂具有抵抗力的转基因作物，进入自然界后，有可能破坏自然界的基因库，导致自然生态失衡。转基因作物的非法蔓延，有可能成为一种新的公共卫生灾难。但有学者认为，转基因技术的应用能减少杀虫剂的喷洒，从而降低除草剂和杀虫剂对环境的影响，也能使作物区域温室气体释放量减少，对环境生态有积极意义。④转基因作物推广与公平正义问题。转基因作物的推广使用，涉及相互冲突的各种权利平衡问题，提出确保不同利益主体的合理利益要求得到满足的公正问题。转基因食品因价格便且，社会贫困人群将成为转基因食品的消费者，与转基因食品有关的健康风险将主要由这一弱势群体来承担。有人提出，谁是转基因技术的主要获益者？他们对那些因发展转基因技术而遭受损失的人提供了足够

的补偿吗？转基因技术主要掌握在跨国公司手中，转基因作物的全面推广是否会加剧发展中国家在粮食供应方面对发达国家的进一步依赖？转基因技术的推广强化了跨国公司的垄断地位。在中国，肯定转基因作物和食品具有高产、抗病、抗虫和高营养的优点的声音，和对转基因作物和食品持怀疑态度的争论之声也不绝于耳。

鉴于对转基因作物和食品仍处于激烈争论中，各国政府的态度也大不相同。目前世界各国对此态度可区分为积极促进、认可、谨慎和禁止4种类型。美国所持态度是积极促进，欧盟则是十分谨慎，对转基因产品采取严格管制政策；日本则介于认可型与谨慎型之间，制定了一系列非强制性管理措施；中国的转基因发展十分迅速，同时先后制定了多项转基因作物与食品的生产、销售的管理制度，以保证转基因作物和食品的安全，其中特别规定对5类17种转基因作物必须进行标示的管理措施最为引人注目。随着对转基因作物和食品的研究和讨论的不断深入，人类对转基因作物和食品的认识将日趋深入和完善，并逐渐取得共识。

（张春美）

jīyīn cèshì yǔ shāichá

基因测试与筛查（genetic testing and screening）

对个体可能存在的某些遗传特性和遗传性疾病有关的基因进行测试，以便进一步基因诊断，提出相关预防和治疗措施。测试与筛查是同步的，筛查以测试为前提，测试的过程同时实现筛查的目的。目前开展的基因测试与筛查包括生殖遗传检查、新生儿遗传检测、人口检测及公共卫生方面的预测性

遗传检查等。

概述 目前全球已有近2000种疾病可以通过基因检测来提示患病风险，基因检测指导下的个性化用药等工作也有了很大进展，以基因检测为先导的一种新的医学形态正在形成。美国早在1996年就开始了基因检测，2004年接受检测的人次数递增至400万，占人口比例1.57%，至2007年已有700多万人次。可以用基因检测进行检测的疾病数1200种，其中1492种检测应用于临床，275种仅用于研究。目前基因检测已逐步向临床诊断标准靠拢，并获得了保险公司的大力支持。2011年6月在芝加哥召开的美国临床肿瘤学年会收到的近3万篇论文中，有60%应用了基因检测方法。

个人基因组测序和基因检测是近年来发展起来的新技术。可以用来指导个人有针对性地、个性化地进行疾病预防。基因检测的结果还可根据个人不同的基因特点用药，尽量减少药品的副作用，增加药物的效用。这种指导个性化用药的作用非常重要。对于社会整体而言，通过大规模基因检测，筛选各种严重疾病的高风险人群，给予有效的预防或医学干预，可以降低各种严重疾病的患病率，促进医疗资源的合理分配。中国国内临床已经进行了苯丙酮尿症和先天性甲状腺低功的新生儿筛查。这种新生儿基因筛查的目的是早期干预治疗使苯丙酮尿症及先天性甲状腺功能低下的患儿避免出现智力低下。基因测试与筛查的主要利益是提高了患儿未来生活的质量并且减轻其家庭情感与心理负担；同时也产生了显著的社会利益。中国也开展了孕妇的产前检查。女性也可以选择乳腺癌等基因的检测和

筛查。然而，这一新技术在给人类带来利益的同时也存在着伦理问题和风险。

伦理要求 ①知情选择。任何基因检测都必须有检测人的知情并由本人作出选择基因检测的决定。目前开展较为广泛的产前基因筛查、新生儿疾病筛查，均已坚持知情选择。中国《产前诊断技术管理办法》第十六条规定：对一般孕妇实施产前筛查以及应用产前诊断技术坚持知情选择。开展产前筛查的医疗保健机构要与经许可开展产前诊断技术的医疗保健机构建立工作联系，保证筛查病例能落实后续诊断。新生儿疾病筛查会产生一些个人、家庭与社会利益。当新生儿疾病筛查检查出对儿童的健康有严重威胁的疾病时，可以通过早期干预措施缓解疾病时，是应该提出建议，还是强制，要坚持知情选择的伦理原则。②科学地看待基因与疾病的关联。人类的面临的疾病有几万种，但现在发现只有6000 种疾病与基因有关联，且其中只有1000 余种能检测到致病基因，真正能够根据基因检测作出疾病诊断的仅有280 余种，这些疾病一般限于单基因病，占疾病总数的2% ~ 3%。其他没得到证实与基因有关的大量疾病，显然不能认为是与基因有关的疾病。更重要的是，人类疾病大多属于多基因病。2020 年，西班牙巴赛罗那科学技术研究所团队发表在《自然癌症综述》（*Nature Reviews Cancer*）的文章对66 种癌症的28 076 个肿瘤样本的基因分析鉴定了568 个癌症驱动基因，是目前癌症驱动基因最完整全景图。在如此众多的基因中，究竟哪个基因对某种疾病在形成上发挥了关键作用？科学研究证实，环境与基因有关，环境因素是如何促成癌的形成？这些说明，显然不能认为检测出某种基因就能诊断出某种疾病。这是评价基因检测与筛查时不能不思考的。③评估基因检测与筛查中的准确性与基因变异，减少非理性应用和伤害。尽管基因检测在许多方面获得了成功，但基因检测仍存在不确定性和不稳定性。研究发现，由于基因变异导致肥胖和2 型糖尿病的关联基因的认定是错误的；DNA 分为编码区和非编码区，至今人们认为非编码区的基因变异会影响邻近基因的功能，但事实并非如此；新生儿基因检测及妇女乳腺癌等基因筛查的准确性目前也没有完全确定。所以全面评估和研究基因检测的科学性和效果很有必要。至于某些质资不良的基因公司提供的基因检测报告，更需慎重评估，这种评估也应该包括对基因检测及筛查耗费与收益的评估。④对基因检测和筛查中的个人隐私要保密。基因检测可能涉及个人诸多隐私，这些隐私可能带来基因歧视，而基因歧视可能引起婚姻家庭问题、就业问题及社会问题。这就要求参加基因检测的医师和其他技术人员，以及基因检测机构，必须为检测者保密，绝不泄漏有关他们的个人私密。⑤加强基因检测产业的伦理管理。由于基因检测已被视为一种赚钱的新兴产业，各种各样的基因检测公司贸然而生，但不少这类公司缺乏应有的资质人才，在技术方法、价格管理、医疗资质等方面，没有形成科学的检测规范，他们提供的检测报告，常常缺乏应有的科学性，误导医师，甚至造成严重后果。一些开展基因检测的公司或单位，缺乏基本的法律知识，不了解国际和国内关于基因的相关法规；又没有获得权威部门的科学评估和准入。基因测序诊断产品属于医疗器械产品的应用，应作为医疗器械管理。应按照国家相关产品注册的规定申请产品注册。未获准注册的医疗器械产品，不得生产、进口、销售和使用。整治基因检测乱象和"灰色地带"是保证这种技术伦理的发展和应用的关键。也是防止商业性基因检测风险的前提。

（王延光）

jīyīn qíshì

基因歧视（gene discrimination）　因基因的某种缺陷对其携带者的人格不尊重和遭受其他不平等待遇。是对基因不正确的理解造成的社会伦理问题的集中表现之一。

随着基因研究和应用的进展，人类基因组研究提供了一些疾病与基因的关系。2007 年，一个国际科学家小组宣布，他们发现了2 型糖尿病相关的几个重要基因；2008 年，美国和欧洲的三项研究报告，确定罹患前列腺癌的基因至少有10 个；2009 年，麻省理工学院的一份报告宣布，科学工作者通过DNA 芯片技术成功发现了一小段DNA 与精神分裂及自闭症的关系。2010 年，荷兰科学的一项研究成果称，一种基因缺陷可能是导致某些遗传性耳聋的原因；同时也将提供更多的基因探针，对很多疾病进行基因诊断（包括产前和胚胎早期的诊断）。目前，在临床中通过基因检测，可检测到1200 多种疾病的基因。

一些遗传学家片页面夸大了基因的作用，某些"龙生龙、凤生凤、老鼠的儿子会打洞"的不良的社会习俗也推波助澜，片面理解或夸大了遗传信息与疾病的关系、与个人生命质量的关系、与个人生活质量的关系，以及与个人健康水平的关系，认为基因可定一切。在这种情况下，对携带有缺陷基因的人造成了社会歧视和偏见，给相关人员带来不利的影响。基因歧视的常见表现有：①社会就业的歧视。拒绝某些基因携带者从事某种工作，将他们拒之门外。②社会保险的歧视。拒绝为某些基因携带者办理保险，一些保险公司认为承担他们的保险业务要多付费用。③司法公正的歧视。在处理司法案件中，某些司法人员可能对某些基因携带者作出不公正的判决和处理，不承认他们与其他人一样有获得同样平等的权利。④就医的歧视。一些医务人员或医疗机构，认为与基因有关系的疾病，治疗难，治疗时间长，治疗后果难料，不愿意承接他们的诊疗。⑤在婚姻、家庭关系方面的歧视。一些存在某种基因缺陷的人，在婚姻配偶选择中常被遗弃或另眼对待；或在家庭中受某些父母或兄弟姐妹的歧视，认为他们可能影响整个家族和后代的健康，在家庭成员中得不到平等的待遇，享受不到家庭的温暖。⑥自我歧视。一些基因有缺陷的携带者受基因决定性论的影响，对自己没有信心，自己看不起自己，这是基因歧视的自我表现。

基因歧视的根源来自基因决定论。基因决定论认为人有"劣性基因""坏的基因"或"好的基因"之分。基因决定论与基因歧视可导致忽视环境及社会因素对个性特征与行为举止的影响，成为人的全面发展与成长的障碍；基因歧视可能成为影响、扼杀社会部分人群的积极性和创造性的精神桎梏；基因决定论形成的基因歧视，不但助长人与人之间的人格歧视，将那些存有生理缺陷的人打入地狱，沦为下等公民；基因歧视还可导致种族与种族之间、人群与人群之间的歧视，进而导致社会动乱与社会暴力；基因决定论和基因歧视，还可成为某些暴政屠杀少数人种和有色人种的工具。鉴于此，联合国教科文组织于1997年颁布了《联合国教科文组织世界人类基因组与人权宣言》（以下简称《宣言》），庄严地宣布："任何人都不应受到基于遗传特征的歧视，因为此类歧视是侵犯人权、基本自由和人类尊严的，或是有侵犯人权、基本自由和人类尊严的影响的。"《宣言》认为人类的每个成员不管他们的基因特点如何都有受到尊重的权利。《宣言》指出了人类基因组研究中有两个重要概念：每一个人自己的基因组和人类共同拥有的基因组。在人类的尊严方面，《宣言》认为人类的每个成员都有受到尊重的权利，不管他们的基因特点如何。人类基因的99.9%都是一样的，没有任何歧视的理由。

（王延光）

jīyīn zhěnduàn

基因诊断 (gene diagnosis)

以 DNA 或 RNA 为诊断材料，应用分子生物技术，通过对基因结构及其表达功能的检查诊断遗传性疾病的过程。运用分子生物学方法在 DNA 水平对某一基因进行分析对疾病作出诊断。基因诊断可以利用特定的 DNA 探针与目的基因形成分子杂交的机制，也可以利用已知 DNA 顺序设计引物对目的基因进行聚合酶链反应扩增，从 DNA 水平和 mRNA 的基因转录水平上检测出遗传性疾病等疾病基因的存在或缺陷，从而对人体疾病作出诊断。由于基因诊断主要是在 DNA 水平上进行的，因而基因诊断又称 DNA 分析。

概述 最早进行基因诊断的是科学家卡恩（Kan）和多齐（Dozy）。他们在 1978 年首先应用羊水细胞 DNA 的限制性内切酶片段长度多态性（RFLP）做镰状红细胞贫血产前诊断，由此开创了基因诊断的新技术。随着新的RFLP 的不断发现，可用于基因诊断的病种增多，特别是聚合酶链反应（PCR）方法引入基因诊断后，简化了检测手段。短串联重复序列（又称微卫星 DNA）的发现及其应用则在原理上提高了基因诊断的效率和准确性。基于PCR 基础上的各种基因突变检测方法的不断涌现，极大地推动了基因诊断的深入和发展。基因诊断的临床价值在于探知 DNA 或RNA 的结构变化与否、量的多少及基因表达的情况，以确定被检者是否存在基因水平的异常情况变化，以此作为疾病确诊或进行治疗的根据。基因诊断的探测目标是基因，而基因正是任何生物遗传性状的基础，因此对基因结构的直接检查可以对出生前的胎儿或成人的遗传性疾病作出产前或发病前的早期诊断。基因诊断还具有不受取材的细胞类型和发病年龄的限制，也不受基因表达的时空限制等诸多优点。这些特点和优势主要表现在：①以探测基因为目标，属于病因诊断，针对性强。②运用基因探针进行检测，灵敏度高，特异性较强。③基因探针适应性广，可以是任何来源、任何种类的基因，选用的范围大；其检测目标可以是某个特定的基因，也可以是一种特定的基因组合，内源性基因或外源性基因均可适用，诊断范围广。

④被检测的基因，可以是处于活化状态的基因，也可是不处于活化状态的基因，因此对那些有组织和分化阶段表达特异性的基因及其异常进行早期诊断。但由于一些疾病，特别是肿瘤、心脑血管等慢性疾病，并非单一基因所致，常具多基因复合型的特点，且经常处于变异状态，基因诊断对这类疾病的诊断与遗传性疾病不同，其特异性有限。由于遗传性疾病是细胞内遗传物质改变所引起，故基因诊断对怀疑有可能是遗传性疾病可能的胎儿的意义较大，通过基因诊断，可防止有严重缺陷的胎儿出生。对预防和降低遗传性疾病的发生率，保证人口质量，有序促进健康人口的增长，都具有重大的社会和经济意义。

伦理要求　①重视和强化基因诊断资质的伦理要求。基因诊断的前提是从事基因诊断的医师必须具备能够从事基因诊断的资质，不具备资质或资质不充分者都给患者带来严重后患。什么资质的医院和医师有权进行基因诊断？如何制定全国统一的基因诊断规范化质量控制标准？这些既是基因诊断必须解决的技术问题，也是基因诊断最基本的伦理要求。在基因诊断中，因不同单位的研究条件不同，所用方法不同，诊断的敏感性也不一样，得出的结论常有差别。特别是由于基因检测的商业化，无视基因诊断质量的情况更易发生。如对于 PCR 技术用于病毒性疾病的检测操作，现在生产和销售的基因诊断试剂盒质量难以控制，不合格的产品常滥竽充数，结果会出现偏差或发生误导。基因诊断必须首先强调伦理责任。②正确处理遗传信息的隐私权及知情权的矛盾。基因诊断中当医师获得患者的基因信息后，医师有责任为患者保密，不得随意泄露患者个人的基因信息，但在某些情况下患者个人的基因信息对家庭成员也是有意义的，家庭成员特别是近亲家庭成员也有获知权。医师必须协调和处理某些情况下发生的保护个人隐私与特定范围知情权的矛盾，使各方的利益各得其所。当基因诊断发现可能的比较严重的遗传性疾病基因携带者状态后，医师有道德权利和义务将可能的遗传性疾病基因携带者状态通知家人。如亨廷顿舞蹈症和自毁容貌症等，因其发病晚，若在早期未发病时进行诊断，可能对患者的就业、婚姻、前途和身心健康造成严重的不良后果，但若对结果保密，则可能对家庭和社会带来不良后果。这就要求医师善于权衡其对各方的利与弊，妥善处理和协调，既维护了患者的利益，也避免给家庭和社会带来伤害；类似常染色体显性遗传多囊肾病的遗传性疾病，家庭其他人员需要掌握遗传性疾病基因携带者的信息，以避免可能遇到的重要伤害。在权衡遗传性疾病给家庭和社会带来的危害后，应打破传统医患关系中医师在任何情况下都必须为患者保密的束缚。③正确对待基因诊断中的确定性与不确定性。临床实践证明，许多疾病的基因诊断只具有预测性质，特别是一些多基因病。即使是遗传性质的疾病，不是百分之百可靠。有情况表明，即使检测到有患乳腺癌、前列腺癌、甲状腺癌的基因，也不一定最终发展为乳腺癌、前列腺癌、甲状腺癌。医师应引导患者正确认识基因与环境、生活方式、心理等诸多因素的关系，避免误入基因决定论的圈套。

（王延光）

jīyīn zhìliáo

基因治疗（gene therapy）　在 DNA 水平上对异常基因进行调整以达到纠正基因缺陷引起的各种病理生理变异所致疾病的治疗方法。又称基因疗法。起初大多用于治疗和预防单基因的遗传性疾病，但目前一些慢性病也在尝试基因治疗，如癌症、心血管疾病、糖尿病等。

概述　1968 年，美国科学家迈克尔·布莱思（Michael Blythe）在《新英格兰医学杂志》（*The New England Journal of Medicine*）上发表了《改变基因缺陷：医疗美好前景》一文，首次提出了基因治疗的概念。20 世纪 70 年代末，科学家在疾病相关基因克隆、治疗载体设计与构建、表达细胞建株和外源基因导入的系统研究方面，取得了进展，推动人类基因治疗的基础研究和动物实验。1990 年 9 月，美国国立卫生研究院和食品药品管理局正式批准了人类基因治疗的临床试验并获得成功。首例临床意义上的基因治疗是由美国科学家弗伦奇·安德森（French Anderson）施行。1990 年 9 月 14 日，一位先天性患重症联合免疫缺陷综合征的 4 岁女孩接受了腺苷酸脱氨酶基因治疗。科学家以病毒为载体，将腺苷酸脱氨酶基因导入来自患者的淋巴细胞中，在体外培养后再输入患者体内。实行这一治疗后，患者体内的腺苷酸脱氨酶含量明显升高，免疫功能得以恢复，患者能够正常生活。至今该患者还活着。这是基因治疗的一个标志性事件。但基因疗法并非一帆风顺。由于陆续发现部分经过基因治疗的儿童出现类似白血病症状，基因疗法一度被迫停止。美国亚利桑那州 18 岁的高中毕业生泽西·杰辛格（Jersey Gelsinger）因患先天性鸟氨酸氨甲酰基转移酶部分缺失症，在宾夕法尼亚大学基因疗法研究所接受治疗，治疗4天后出现因发热、凝血功能障碍而死亡。1999年9月《自然》（*Nature*）杂志公布这起失败的案例。2000年《自然》杂志又披露了美国国立卫生研究院前院长透露的消息，称有691例采用腺病毒进行基因疗法的临床试验发生了严重事件。此后美国叫停了基因疗法试验。直至2001年4月才重新启动基因疗法的临床试验。2009年1月9日，英国首例施行胚胎植入前基因治疗的婴儿获得成功。2009年7月初，3位遗传性失明患者，在美国佛罗里达大学接受了基因治疗后，重新获得了一定的视力。世界上已开展基因治疗并进行临床试验的主要国家和地区从原来的少数几个国家增加到20多个，其中，美国的临床试验病案数和病例数占总量的70%，英国约占3.5%，法国为2.8%，德国为2.1%，意大利、加拿大、瑞士均为1.5%左右，其他国家都在1%以下。染色体疾病指染色体片段缺失或移位导致的疾病，包括唐氏综合征、猫叫综合征等。

1985年，美国国立卫生研究院下属人类基因治疗委员会发表了《人类体细胞基因治疗方案的设计和呈批要点》，成为该领域第一个系统的成文规章。同年，美国食品药品监督管理局颁布了人类体细胞基因治疗的第一个文件《用重组DNA技术制备和测试新药和生物制品的注意要点》。1991年，又颁布了《人类体细胞治疗和基因治疗注意要点》，将人类体细胞基因治疗工程正式纳入法律管理的范畴。1987年，澳大利亚

国家健康和医学研究委员会就有关人类基因治疗提出了4条指导原则：第一，鉴于生殖系细胞基因治疗可能对未来世代产生危害，且现在对这种潜在效应认识不足，必须在临床上禁止此类治疗；第二，所有试图在临床上进行的体细胞基因治疗应被视为实验性治疗；第三和第四则对临床选择的作为基因治疗对象的疾病，以及对基因治疗进行监督提出了基本要求。1993年，中国卫生部制定了《人的体细胞治疗及基因治疗临床研究质控要点》，提出了批准体细胞基因治疗的基本要求。这些立法活动，力图对基因治疗过程中目标确定、对象选择、技术支持、后果预测、术后跟踪等行为要素进行严格管理，确保基因治疗不被滥用。

中国基因治疗研究工作几乎与世界国际水平同步。1991年，复旦大学遗传所薛京伦教授成功进行了中国首例基因治疗，这是迄今为止世界上唯一进行基因治疗的血友病病例，此项研究成果已获中国技术发明二等奖。这一基因治疗获得成功后，又有十几位血友病B患者进行了基因治疗。目前中国已有血友病B、恶性脑胶质瘤、恶性肿瘤、闭塞性外周血管病等6个基因治疗方案进入临床研究。

基因治疗处于不断完善中，逐渐成为一种治疗基因疾病的新方法。①运用基因修正对有缺陷的基因进行原位修复。②运用基因替换，用正常的外源基因来替换有缺陷的基因。③运用基因增补转入与缺陷基因同源的基因来弥补功能缺陷。结合基因的分离和克隆技术、基因导入技术和人类基因组研究成果，基因治疗的临床试用项目增多，实施方案更

加优化，判断标准更加客观，评价效果更加精确。

伦理问题 ①安全问题。首先个体安全风险。目前临床试验方案大多采用反转录病毒载体介导的基因转移系统，病毒载体免疫原性较强，引起免疫反应，高滴度时有明显的细胞毒性，而且其插入或整合到染色体的位置是随机的，有引起插入突变及细胞恶性转化的潜在危险。其次是生殖系安全风险。目前施行体细胞基因治疗，是以将有机体的生殖系细胞视为一种非靶性组织、载体不会自动从体细胞扩散到生殖系细胞中为预设，同时还假设，与放化疗相比，基因治疗更加便捷有效。但在临床上施行放化疗时，常常会考虑到其对生殖系细胞的影响，采取限定剂量、时间等相关措施来减少风险；而在人类体细胞基因治疗中，却缺乏相应的防范措施。生殖系细胞与体细胞并没有截然分开的界限，两者的互相作用会在个体中产生许多未知影响。再次是物种安全风险。体细胞基因治疗是通过修复人体细胞异常基因而达到治疗目的。主要途径包括基因矫正或置换、基因增补、基因封闭等方法。这些方法仅仅是通过替代来弥补不足部分，却不能驱除有缺陷的基因，有可能影响人类基因库的多样性发展。②基因治疗的病种选择伦理问题。目前基因治疗的病种集中在肿瘤方面，癌症居基因治疗临床试验方案的首位，总共400多个临床试验方案，占总数的63.4%，几乎覆盖了大多数恶性肿瘤。但各种癌症的基因治疗的适应性与效用大不相同，在组织相容性抗原、肿瘤抑制基因等方面都面临诸多选择，出现了基因治疗病种选择的难题。

③基因疗法的确切疗效有待评估。目前基因疗法取得了一定进展，但由于存在难以预测的副作用，缺乏对照比较和对治疗效果量化指标，对基因疗法还难以得出令人信服的结论。而目前基因疗法的试验均未取得人们期盼的效果。限制基因疗法效果的主要原因，一是转基因至体细胞适当位点的低效性，二是目前大部分基因疗法是非特异性的，无法对大量多基因病进行有针对性的治疗。如反义基因治疗肝癌，是利用反义核酸与其靶基因或基因产物互补形成一种特殊的"基因封条"结构，从而阻断异常基因的表达，使癌细胞分化或凋亡，以达到治疗肝癌的目的。但肝癌的发病机制是很复杂的，是一个多基因参与、多步骤、多途径的过程，单纯阻断某一异常基因表达可能不足以抑制肿瘤生长；反义核酸属于小分子，易被核酸酶降解，在体内难以达到高效性和靶向性的统一。④基因治疗的利益冲突问题。基因治疗的费用十分昂贵，2001年全球投入基因治疗研究的总金额就达10亿美元。基因治疗选择的病种，常是那些严重危害人类健康、缺乏有效治疗手段的疾病，癌症居基因治疗临床试验方案的首位，这就产生了医疗资源较为集中使用于癌症患者人群而其他患者人群少有享受的结果；从费用-效益角度看，如何看待基因治疗技术在整个医疗经济、医疗政策中的地位？这种新技术，是一种每年能在全世界拯救成千上万人生命的有价值的新技术，还是一种为少数人服务的奢侈品？基因治疗资源分配要恪守公平原则，使卫生资源的分配既满足公众的卫生保健要求，又能够促进生物医学科学发展。⑤如何防止

基因治疗中隐含的道德滑坡和对人类尊严的冲击。最令人担心的是人类体细胞基因治疗，是否会滑向生殖系基因治疗？治疗性目的是否会延伸到增强性的非医学目的？如果这项技术被滥用，是否会产生新的道德滑坡？现代人有没有权利去任意改变自己的遗传特性？现代人是否有改变未来世代人基因的权利？生殖细胞基因增强是否会带来新的优生问题？基因治疗关系到人的尊严、自由、价值观、传统、文化和完整性，体现了不同于传统医学治疗实践活动的新特征，具有技术双刃剑的特质，这就对严格区分体细胞基因治疗、生殖细胞基因治疗和增强性基因修饰提出了新要求。

伦理共识 ①尊重患者自主，严格遵守知情同意原则。接受基因治疗患者是自主的，患者本人有权自主决定本人是否接受基因治疗，任何外力干预和诱导是不允许的。选择基因治疗的前提是患者必须充分知情。基因治疗前，应向患者或其家属告知基因治疗的适应证、效果、可能产生的副作用、费用等，确保患者及家属了解治疗方案，使患者真正理解相关信息，真正作出自主的决定。②坚持安全性原则。要严格控制基因治疗的适应证，只有那些重危且无其他疗法可用或常规疗法无效的情况下的患者，才考虑实施基因治疗方案。选用的基因疗法，应当是有效的和风险最小的，无效的或风险可能很大的基因疗法，不应向患者推荐。③基因治疗只限于体细胞基因治疗。要严格区分体细胞基因治疗和生殖系基因治疗。体细胞基因治疗是将治疗基因导入病变的体细胞，改变该体细胞中DNA缺陷，使其表达特定的功能蛋白质，达到治疗

疾病的目的。该治疗不必矫正所有体细胞，只涉及细胞的遗传改变，并不影响下一代；生殖系基因治疗是将治疗基因导入生殖细胞（精子/卵子）、受精卵或早期胚胎细胞，使其表达特定的功能蛋白质，达到防治疾病的治疗方法，但由于它能改变生殖细胞中的致病基因，治疗不仅影响本人，还会影响后代。尽管近几年体外受精胚胎植入子宫前可进行21-三体综合征、进行性肌营养不良、地中海贫血及镰状细胞贫血症等疾病诊断，给人类生殖细胞治疗带来了希望，但由于人类生殖系基因治疗涉及人类种族的繁衍，产生一种副作用的可能性大大超过体细胞基因治疗。至今各国在伦理上形成的共识是，体细胞基因治疗是可以接受的，并都建议前者而禁止后者。④所有试图在临床上进行的体细胞基因治疗应视为试验性治疗。鉴于现阶段的基因治疗还不成熟，基因治疗的机制还处于探索中，其可能发生的问题还待研究解决，这就决定了当今基因治疗的实验性质。这就要求所有实施接受基因治疗的人，需要十分谨慎地对待基因治疗，在适应证和基因疗法的选择，对治疗中的观察与关照，对可能发生意外的应急处置，都有充分的考虑和安排，绝不能粗心大意。⑤加强基因治疗的伦理管理。首先要加强基因治疗方案的伦理审查。在治疗方案进入临床试验前，都应当通过伦理委员会的专门审查。审查内容包括试验的目的与目标，试验者的资格和条件，知情同意书的内容，受试者的人数，试验样品的采集及出入境情况，试验成果的申报及归属等。对参与基因治疗的医务人员，也应有严格的规定和要求；对接受治疗

的患者，也要有特定的管理关照。

（张春美）

jīyīn biānjí

基因编辑（gene editing） 对人类自身的基因进行有目的、精确的改造，包括插入新基因、敲除原有的自身基因和"矫正"有缺陷的基因等应遵守的伦理规范。是精准地使基因组（机体的一套完整的遗传材料）发生添加、删除和改变的新的有力工具。

概述 基因编辑的发展，可以追溯到 50 多年前人类对遗传性疾病基因治疗的探索。1963 年，诺贝尔获奖者乔舒亚·莱德伯格（Joshua Lederberg）第一次提出了基因交换和基因优化的概念，想通过引入外源 DNA 进行基因修饰治疗人类遗传性疾病；1968 年，美国医师罗杰斯（Rodes）证明病毒可作为载体携带基因，1970 年，他应用含有精氨酸酶的乳头瘤病毒载体治疗一对姐妹精氨酸血症，但以失败告终；1980 年，美国的克莱因（Cline）教授应用 DNA 重组技术将 β 珠蛋白基因导入一个患有珠蛋白生成障碍性贫血的重症患者的骨髓细胞中，然后回到体内，但也失败；20 世纪七八十年代，由于发现了限制性内切酶、DNA 连接酶和反转录酶等与基因治疗密切相关的关键酶，基因重组工程技术得到了前所未有有发展；20 世纪 90 年代初，临床前疾病模型的成功建立，标志着基因治疗技术体系的初步建立，由此启动了病毒载体的基因治疗的临床试验。

通过病毒载体导入基因的基因治疗，不是精准的定点整合修复基因，是随机整合，有很大的不确定性。近年来，科学家经过研究，发现在核酸酶的诱导下能有效地切割靶序列形成的双链断裂，通过非同源末端连接，实现特定片段或碱基的缺失或插入，或者在同源模板 DNA 的存在条件下，通过同源重组修复机制，实现精确的基因修复。目前已发展为三大基因编辑技术，即包括第一代的锌指核酸酶（zinc-finger nudease，ZFN）、第二代的转录激活样效应因子核酸酶（transcription activator-like effector nuclease，TALEN）和第三代的常间回文重复序列丛集/常间回文重复序列丛集相关蛋白系统（clustered regularly interspaced short palindromic repeats，CRISPR/Cas9）。

CRISPR 是含有短的重复碱基序列的原核 DNA 片段，每一个重复系列之后是来自先前接触的细菌、病毒或质粒的短的间隔 DNA（spacer DNA）片段。Cas9 是 CRISPR associated protein 9 这一短语的缩写，即与 CRISPR 相关联的蛋白质 9 或核酸内切酶。CRISPR/Cas9 系统是抵御外来因子如质粒和噬菌体的原核免疫机制，为细菌提供获得免疫。CRISPR spacers 能辨认外来遗传因子，并将它们切除，类似真核体的 RNA 干扰（RNAi）。CRISPR 在大约 40% 经测序的古细菌内存在。CRISPR/Cas9 是一种使科学家能够通过消除、代替或添加部分 DNA 序列来编辑基因组的新技术，并且是迄今为止最有效、低廉和容易的方法，使得精确的基因操纵实际上能够在所有活细胞中进行，包括在活体内。如果把基因组当作一本充满数百万字的遗传密码，那么 CRISPR/Cas9 就可以看成是用来插入或删除碱基（基因）甚至是改变碱基的有效工具。CRISPR/Cas9 基因编辑技术的优点是快速、简便、低廉；缺点是：靶向效益低；脱靶突变率高。2019 年 10 月 21 英国《卫报》网站，发表了美国麻省理工学院和哈佛大学共同创建的布罗德研究所的科学家发明的名为"先导编辑"的技术，能够修复 89% 的已知的人体有害的基因变异。这种通过彻底改进 CRISPR/Cas9 而发明的先导编辑，能够像以前一样找到目标，但它不是将 DNA 剪成两半，而且是在上面进行切割，然后将新的 DNA 片段写入指定位置。在英国《自然》杂志就此发表文章的两位科学家描述了他们以惊人的精确度对人类细胞进行了 175 次不同的 DNA 编辑。但科学家同时也指出，先导编辑要想用在人类身上，还有许多工作要做，需要努力研发以证明它们有足够的安全和有效。到目前为止，作者们只对少数几种人类细胞类型进行了实验。

基因编辑技术在医学上能够应用的范围有：①治疗。有可能通过修饰体细胞治疗个体自身遗传性疾病（如珠蛋白生成障碍性贫血）、治疗和预防个体自身基因引起的疾病（如癌症，乳腺癌和卵巢癌可敲除 BRCA 基因）、治疗和预防自身的感染艾滋病。②预防。有可通过生殖系（精子、卵子、胚胎）基因修饰使后代不患该家族的遗传病或其他与基因有关的疾病，预防各种烈性传染病、癌症、心血管疾病等。③增强。增强是人获得超人类的性状和能力（如夜视）。如通过基因修饰使人获得预防人类免疫缺陷病毒感染的能力；将乌龟的长寿基因加在人类基因组内，可使人存活超过 150 岁；基因增强还可用于非医学目的。如改进皮肤、头发、瞳孔颜色，提高身高，加强臂力，加强奔跑速度等。④器官移植。如敲掉猪体内引发人体免疫反应的基因，删除猪体内若干反转录病毒等，可将猪器官移至人体而不致引发免疫反应和跨特种感染。此外，基因编辑技术还可应用于任何生物体。如利用基因编辑技术培养不会咬人的蚊子，不长象牙的大象，不长角的犀牛等。

基因编辑技术有着广阔的前景，但同时也存在伦理争议。2015 年，中国广州中山大学黄军就首次成功修饰人胚胎基因的论文在《蛋白质与细胞》（*Protein & Cell*）发表，引起了国际科学家的关注。2015 年 12 月 1～3 日在华盛顿召开的"人类基因编辑高峰会议"，发表了经过深思熟虑达成的共识，其中第一条指出，应该强化基础和临床前研究，以改进人类细胞基因序列的编辑技术，了解临床应用的潜在受益和风险，同时强调这方面研究要服从法律和伦理的规范和监管；2015 年 3 月 19 日，由 18 位国际著名科学家、法学家和伦理学家发表的共同声明"前往基因组工程和生殖系基因修饰的审慎道路"，在《科学》（*Science*）杂志"在线论坛"发表，他们建议"采取强有力的步骤阻止将生殖系列基因修饰应用于人进行临床应用，然后在科学和政府组织之间对这类活动的社会、环境和伦理含义进行讨论。"这里所指的阻止，包括以增强为目的以及以预防疾病为目的的生殖系基因修饰；阻止的是这种技术的临床应用，不阻止非临床的应用，不禁止对细胞、细胞系或细胞组织的研究，甚至不禁止对可能成为生殖系一部分的细胞、细胞系和细胞组织的研究；基因编辑的再次伦理争论，是中国南方科技大学副教授贺建奎在香港的一个会议上宣称他的团队实施了世界首例基因编辑婴儿，

以防止她们感染人类免疫缺陷病毒（HIV）。此事在全世界的科学界引起轩然大波，并招致包括中国科学家和相关机构在内的各方面的猛烈抨击。科学家们对名为 CRISPR/Cas9 的强大基因工程技术既感到兴奋，又感到不安，这种技术可以预防先天性疾病，但也可能导致人类物种的永久性改变，并制造出一个改进强化型后代的有悖常情的市场，因而呼吁暂停旨在改变人类婴儿遗传特征的基因编码实验。事件发生后，中国广东省"基因编辑婴儿事件"调查组展开了调查；2019 年 12 月 30 日，深圳市南山区人民法院一审公开审理了"基因编辑婴儿"。法院查明，贺建奎得知人类胚胎基、技术可以获得商业利益，与广东省某医疗机构张仁礼、深圳市某医疗机构覃金洲共谋，在明知违反国家有关规定和医学伦理的情况下，仍通过编辑人类胚胎 CCR5 基因可以生育免疫艾滋病婴儿为名，将安全性、有效性未经严格验证的人类胚胎基因编辑技术用于辅助生殖医疗。并伪造伦理审查材料，招募男方为 HIV 感染者的多对夫妇实施基因编辑及辅助生殖，致使 2 人妊娠，先后生下 3 名编辑婴儿。法院认为，3 名被告人未取得医师执业资格，追名逐利，故意违反国家有关规定和医疗管理规定，逾越科研和伦理底线，情节严重，其行为构成非法行医罪，依法判处被告人贺建奎有期徒刑 3 年，并处罚金人民币 300 万元；判处张仁礼有期徒刑 2 年，并处罚金 100 万元；判处覃金洲有期徒刑 1 年 6 个月，缓刑 2 年，并处罚金 50 万元。轰动全球的违背医疗和伦理相关法规的基因编辑婴儿案，以受到国家法律制裁告终。

技术应用方针 究竟如何合理地开展基编辑技术的应用，学者们主张遵循下述方针：①在基因编辑技术开发应用中，首先应坚持严密防范的方针。即强调要有证据证明对健康和环境没有任何有害作用的条件下才能进行研究和开发；在没有证据和情况不明的情况下，可采取走一步、看下步、摸着石头过河的办法，积极和审慎的开展。②基础研究和临床前研究优先。鉴于开展干细胞疗法的教训，基因编辑技术虽有简便、快速和低廉的优点，但存在靶向效益低和脱靶突变率高的缺点，而这些问题不解决，是不能应用于人的，而解决这两个问题的出路，在于基础研究和临床前研究。只有了解基因编辑后基因变化的机制，弄清楚基因编辑可能发生的潜在风险，基因编辑才能真正迈开脚步前进。③应该允许基因编辑技术首先应用于体细胞治疗。英国早期基因编辑技术体细胞治疗的成功实践提供的经验，表明患者获得基因修饰的体细胞，仅能影响患者自身，不会传染给她的后代，即使出现问题，也只限于个体自身，这是体细胞的一个安全阀。在经过 30 多年的实践后，其中有的已经进入 Ⅱ 期和 Ⅲ 期临床试验，有些已被批准用于临床，其风险与受益比人们可能接受，但在将基因编辑应用于体编辑体细胞治疗时，必须坚持有前临床研究/试验的前提；同时严格遵守设计必须科学、符合伦理要求、必须得到有效的知情同意、效益大于风险、经过独立的伦理审查、正确处理利益冲突等要求。④目前应禁止将基因编辑技术应用于生殖系基因。虽然生殖基因编辑可能使我们的后代摆脱遗传性疾病的痛苦，但

鉴于目前的基因编辑技术还不成熟，靶向效益低脱靶突变率高，在理论上存在难以预料的风险，一旦干预失败，不仅危及受试者自身，且会影响他们的后代，给他们的后代造成不可逆转的医源性疾病，因而人类基因编辑高峰会议认为，将生殖系基因编辑技术应用于临床是不负责任的。⑤目前不考虑将基因编辑技术用于增强。基因编辑增强技术目前仍处于起始阶段，增强的后果很不明朗，且增强技术很难到伦理学的辩护，应用于增加的时机不成熟。⑥对以非人生物基因的修饰也必须加强规范和管理。以格里利（Greely）为代表的专家认为，"CRISPR/Cas9基因编辑技术和其他编辑方法对我们最大的威胁是非人生物基因修饰。如果要消灭疟疾、黄热病和登革热，我们就要对蚊子进行基因修饰；如果要生产生物原料，就要对藻类进行基因修饰；要创造独角兽，就要对马进行基因修饰。这样一来，我们重新塑造了生物圈。如果不控制或不能控制，自然界将变成什么，人类能否适应？因此，对非人类基因修饰制定必要的规范和管理，是必需的"。

伦理原则 ①促进患者福祉：促进福祉原则要求基因编辑技术的应用，必须首先考虑使患者受益，防止任何对患者的伤害。为此，人类基因编辑的应用应当促进个体健康和福祉，在早期应用时由于高度的不确定性，要将个体的风险降到最低程度；对人类基因编辑的任何应用，都必须确保受益和风险的合理平衡。②公共透明：透明原则要求开放和信息共享，使信息对利益攸关者得到充分理解。应负责的向利益攸关者承诺及时、完整地告知全部

信息；同时创造条件让公众参与基因编辑的全过程。③坚持应尽的医疗：又称常规医疗或合理医疗。对招募进行研究的受试者和接受临床治疗的患者，要按医疗的原则，小心谨慎，只有当有充分可靠证据支持时才进行医疗。为保证这一原则的实施，医疗全部过程要有必要的监测，要根据未来的进展和各方意见，经常进行重新评估，及时解决出现的问题。④负责任的科学：要求"从板凳到床边"的研究必须坚持最高标准，符合国际和专业的规范。为此，要承诺保证高质量的试验设计和高水平面的分析；要及时对研究方案和对所得到的数据进行审查和评价。⑤尊重个人和个人的选择：尊重认可所有个体的人格，承认个人选择的重要性，尊重个人的决定。所有人都有同等道德价值，不管他们的基因质量如何。为此要做到：承诺所有个体的平等价值；尊重和鼓励个人作决定；承诺防止重新发生以前发生过的虐待性优生学；承诺不对残障者污名化。⑥评估风险和效益，风险和负担公平分配。为此应当：公平分配研究的负担和受益；对基因编辑临床应用产生的受益应公平可及。⑦跨国合作平等化：要求承诺对研究和治理采取合作态度，同时尊重不同文化情境。为此要尊重不同国家的政策；尽可能协调管理标准和程序；在不同科学共同体和负责管理机构之间的跨国数据分享。

（杜治政）

基因决定论（gene determinism）

认为人类的疾病、特性和行为等主要由基因决定的观点。

概述 基因决定论的观点最早来自优生学的鼻祖弗朗西斯·

高尔顿（Francis Galton）。高尔顿为证明天才与遗传相关，曾研究了英国高智力显要人物上千人的资料，并以问卷方式对200多位英国皇家学会会员进行了调查。高尔顿的结论是智力的高低决定于遗传。他说："一个人的能力是由遗传得来的，它受遗传决定的程度，正如一切有机体的形态及躯体组织受遗传决定一样。"1943年，维也纳的生物学家康拉德·洛伦茨（Konrad Lohrentz）在他发表的著作《可能经验的固有形式》中，对行为方式是由基因决定的作了描述，这也成为当今再度盛行的生物学主义的支柱之一。DNA奥秘的破译将使人类成为基因的主人。到了20世纪，DNA结构发现者之一詹姆斯·沃森（James Watson）曾说："过去认为我们的命运是由星相决定。现在我们知道，在很大程度上，我们的命运由基因决定。"当人类基因组计划绘制出了人类23条染色体上的30亿个碱基顺序的图谱后，基因决定论的论断被一些科学家进一步加强。

关于基因与疾病的关系，目前科学研究提供的资料有不同认识。一些分子遗传学家以当代分子生物学的研究进展证实，人类的疾病、特性和行为等主要由基因决定。当代分子生物学研究发现，原以为与遗传背景无关的诸多疾病，甚至性格、行为、举止，已被证明与遗传背景相关。具有家族遗传背景的对疾病的易感性和倾向性的多基因缺陷疾病，不遵循孟德尔遗传法则。目前已知的包括恶性肿瘤、心脑血管疾病、内分泌疾病、自身免疫系统疾病等涉及亿万人的5000多种疾病。如中国高血压患者占人口的11%，约30%有家族遗传背景；4种为

单基因突变，多数为多基因疾病，与30多个基因有关。阿尔茨海默病、耳聋、精神病都与基因缺陷有关。有研究者经过对数千名孪生者的研究证明，武断个性60%源于遗传背景，幸福愉快感80%源于遗传背景，XXY男性有暴力倾向。已发现高加索人群中存在的一种基因缺陷可以预防人类免疫缺陷病毒（HIV）感染。一些分子遗传学家认为这些分子生物学的研究进展揭露出人群的致病危险性有大与小、人群的个性特征与行为举止有优与劣之分，可以用科学方法去纠正，可以或应该"改良品种"。

另一部分分子遗传学家，应用当代遗传学的研究进展反驳基因决定论的观点。他们认为科学还没有对XXY男性是否有暴力倾向等一些研究结果最后定论。环境及社会因素对个性特征与行为举止的影响在科学上不能忽视。基因的表达还要有其他基因和环境因素的参与并具有动态变化的特性。环境的变化可以引起基因重组。通过基因重组可在下一级结构水平上改变基因的排列和组成，从而可从多方面调节基因的表达。1998年后，人类基因组研究也已开始从"结构基因组学"向"功能基因组学"转变。国际人类基因组研究组织强调应由基因决定论向基因非决定论转变，并提出了"新基因组学"概念，这个概念强调的是生物学的整体观。基因不再被认为是一个孤立的单位，必须把基因放在"基因群"或"基因组"的背景下，通过基因与基因的相互作用和基因与环境的关系来揭示基因功能的深刻内涵；在特定的生理过程中存在着基因与基因、基因与环境的非线性相互作用。基因的表达

可因环境的变化发生结构性变化，基因的同样序列可能在不同条件下合成不同的蛋白质。

还有科学家强调基因的外调性。认为一个人出生时可以说基因程序都已编好，但这一过程运行却可以在某一时间、某一环境因子的作用下而大相径庭。在结构上大家都是相同的一个基因，其最后的效应不一定等同，说明基因的表达受外界因素的调节；基因病还有一个重要的意思"是基因的复合性"，即使是单基因的经典遗传性疾病，它的最终发病也有很多其他基因参与，而这一个体的这些基因恰好基本上是没有问题的。除单基因病以外，多数疾病绝不是一个基因引起的，而是很多基因相互作用的结果。

近来学术界对基因与疾病关系的新观点，超越了基因与环境相互作用论，有专家认为疾病的发生与基因还与心理作用有直接关系。25%取决于基因，25%取决于环境，50%由心理决定。远不是基因决定一切。

伦理评论 ①基因决定论过分夸大了基因的作用，将一切疾病归结为基因病，是对疾病和健康认识的一种误导。人体的疾病、健康与基因直接相关，即或是遗传性疾病基因具有决定性作用，但基因也绝不是影响健康与疾病的唯一因素，环境、社会、生活方式、心理等，同样与疾病、健康相关；就遗传性疾病而言，也不是与环境等其他因素截然隔离的。基因决定论对医学的发展和人们健康将产生严重的不良后果。②基因决定论是宿命论在医学领域中的反映，它忽视环境、社会、文化和后天教育培养作用，将严重影响人们为治疗疾病和增进健康的努力。基因决定论不但认为

性格、气质、疾病可以遗传，而且一般智力和高智商也可以遗传。有遗传学家认为，基因上所写的信息量远远超出了人类的想象，人类的能力预先都被写在基因上了。遗传基因规定了人的智力的可能性空间，"没有写在基因上的事就无法去做"。这种基因决定一切的信念，导致了对后天教育的忽视，也导致教育的不公平，带来不可预料的负面影响。直到现在为止，还没有科学研究能够证明，在遗传上父母文化程度与子女智商有确定关系。③基因决定一切引申出的一些实践和做法，在社会上造成了极大的危害和混乱。如所谓的名人精子库，不但没有科学根据，也背离伦理。从遗传学观点看，虽然人本身有"有利基因"，由于精子与卵子结合前就要经过两次分裂，结合后基因又要重新组合，不能保证这些"有利基因"就能遗传给后代。即便"改良人种"可以导致人群中有遗传缺陷儿出生减少，但人群的负面突变率为3%～5%，仍然会有遗传缺陷儿出生。从生命伦理学的观点看，名人精子库的建立，不但名人的标准不好操作，而且容易导致商业化和歧视或虐待残障人，给社会带来许多不良后果。在社会科学领域里，由基因决定一切推演出来的出身决定性一切，唯成分是问，不但严重打击了广大人群的积极性和创造性，同时也助长一部分人群的骄傲自满，到头来也坑害了他们，使他们陷于基因好、能成才的迷途而不能自拔。④基因决定论是制造社会不公的重要源头。一些执政者和掌权者以某些人或某些民族因有优秀基因将他们捧上天堂，而将另外一些基因有缺陷的人或民族打入地狱，甚至不惜采

用惨无人道的手段加以杀灭。当年希特勒法西斯主义就是这样做的。基因论定论与《联合国教科文组织关于人类基因组与人权宣言》认定的"每个人都有使其尊严和权利受尊重，不管其具有什么样的遗传特征"的精神完全背离。

(王延光)

jīyīn yǔ xíngwéi

基因与行为（gene and behavior）

探讨人类行为的起源、基因对人类行为发展的影响，以及行为在形成过程中遗传和环境之间的交互作用。人类行为遗传学的一个研究课题。

概述 基因与行为的研究成果主要体现在定量遗传学和分子遗传学的研究成果上。20世纪70年代以来，定量遗传学关于基因与行为的研究成果主要集中于谱系研究、双生子研究和领养研究上，研究结果表明，在人格、精神能力、职业兴趣、心理疾病和社会态度五个方面，基因和遗传具有稳定的作用。近年来，分子遗传学飞速发展，鉴别DNA的新技术不断涌现，为在分子水平上研究基因与行为的复杂关系提供了支撑。借助新技术，科学家已在行为遗传学领域发现了诸如阿尔茨海默病、阅读障碍、活动过度、酒精依赖、同性恋等的相关基因。在寻找特定基因的过程中，人们逐渐发现，大多数行为性状是受到多种基因的影响，个体之间的差异并不在于基因数量和位置的多大差别，而在于比人们先前考虑的更小效应的数量性状位点。

目前，基因与行为研究的新问题包括：①基因如何影响心理特质间的关系。②基因如何在遗传和教养之间相互作用。③某行为的特定基因是什么。④基因型如何转化为表现型。围绕这些新问题，行为遗传学家罗伯特·普洛明（Robert Plomin）将个体心理特质的差异归为遗传、共享环境与非共享环境3个方面，认为个体的心理特点是在遗传的生理基础上，通过遗传与环境的相互作用形成的。斯卡尔（Scarr）等人提出，个体的遗传类型将影响其对环境的选择和经验，而遗传和环境的相互作用方式可分为三类：一是被动型，即当父母和孩子具有相同的遗传倾向时，父母所提供的环境会强化该倾向；二是唤起型，即个体在遗传的作用下作出某些反应，这些反应又反过来强化了该遗传特征；三是主动型，即个体能选择适合其遗传特点的环境。故在遗传和环境相互作用共同决定心理发展的过程中，遗传是发展的基石，环境的决定作用是在这一基石所确定的潜在范围内有选择地进行着。

围绕着"人类行为究竟是先天遗传的还是后天习得的，或者是两者兼而有之？"问题，形成了3种代表性观点：①遗传决定论或基因决定论。它把人类的行为差异如智力、犯罪行为、攻击行为、自私行为以及由精神病导致的异常行为等都归之为遗传差异。英国行为生态学家道金斯（Dawkins）在分子水平研究人类行为，就提出"自私基因"的观点。②环境决定论。它把环境条件看成决定人类行为的主要因素。认为不同环境决定了人类行为的差异，行为主义者约翰·布鲁德斯·华生（John Broadns Watson）认为，人的智力、才能、气质、性格等来自后天学习。③遗传与环境共同决定论。它认为，人类行为受遗传与环境（后者主要是指文化）的双重影响，人是自然属性和文化属性统一体。

强调基因与行为并非一种完全非线性关系的观点认为：①基因决定论强化了基因与功能的线性因果关系，却忽略了基因突变与功能表达中的各种复杂因素。遗传稳定性并不是基因传递的表现，而是生物体及生态环境间整合性的体现。②基因决定论强调生物体结构与功能间的线性联系，忽视了基因与行为关系中所存在的正常与异常、自然与非自然、个体与环境等多重因素，脱离变异的社会、生态和进化因素来理解有机体的"异常"与"正常"状态。③基因决定论认为，只要测出DNA分子序列，就可揭示特定物种DNA分子的遗传信息。了解这种信息，就可确定该类物种的本质，但这种认识忽视了生命系统中整体与部分关系的复杂性，生物物种之所以可能发生变异，就反映了生物可以从获得性基因对原始基因的产生影响。

伦理问题 在基因与行为问题发生的认识差异，根源在于对基因是否决定一切的认识不同。持基因与行为呈线性关系的观点，是以基因决定论为依据的。从决定论角度看，基因决定论是遗传决定论的延续和发展，体现了对生命系统中因果关系的肯定。基因决定论分为弱基因决定论和强基因决定论，它们都强调，基因或基因组是生物体一切活动的核心，外界环境影响只是生命过程中的偶然因素，并不能起决定作用。①基因的活动决定了个体性状。基因决定人类个体性状的终极原因就是基因。②基因变异是疾病的根源。在一定条件下，基因会发生变异，导致个体表现型发生变化，成为人类罹患疾病的根源。③基因决定文化进化。人类文化的形成，在根本上是由基因及其活动推动的。基因始终控制着文化，文化的变异只有当基因能利用它来更好地繁殖时才得到选择和保留。人类进行道德评判和行为选择，都可归结为基因活动。

（张春美）

jīyīn yǔ zìyóu

基因与自由 （gene and freedom）

基因研究、应用给人类自由带来的影响及由此产生的伦理问题。在基因技术发展过程中，人类对基因技术的掌控和运用，可能给人类带来更多的自由，但同时可能给自由带来束缚和限制。

自由及其权利是人类自启蒙时代以来确立的最基本价值之一，是当代社会的一种基本人权，成为当代人类认识和判断社会现象合理性的重要评价依据。在后基因组时代，基因与自由的讨论，为基因技术发展提供了道德选择的新平台。基因技术的发展，扩大了行为主体自由选择空间，给予了人们更多的自由，但同时也可能制约主体主观选择的需求，限定了主体道德选择的范围、手段、可能及其实现程度，制约主体的某些自由。而扩大选择的自由度与缩小限制自由度，直接取决于伦理思想的坐标。承认主体道德选择的自由，则意味着人们必须对其道德选择及后果承担责任，而对选择后果承担责任则必须将自由限制一个合理的范围。

21世纪以来，基因的研究和应用给人们带来新的认识自己的自由，如人类基因组研究可找到特定基因或基因序列与疾病或健康状况的关系，扩大了人们的选择自由，但基因组信息和医学的解释同时也产生了心理压力和可能的名誉损伤，形成基因携带者

并未患病，但一生都在无形的精神压力下度过的情况，因而也就束缚了基因携带者的自由；人类基因组研究将提供给人更多现在尚不知道的疾病基因，特别是关于遗传性疾病的基因，这可能为人们提供了某种自由，但这同时也引发了个人隐私的暴露，引发了对人们工作权利、生育权利、获得医疗保险权利可能产生的限制；再如基因技术给人们带来更多的生育自由。生男还是生女？如何避免残疾新生儿的诞生？可否设计婴儿、三亲婴儿？现在的基因技术都能满足人们的这些生育愿望，人们生育的自由度的确是扩大了。但这些自由是否都是有益的？是否都应成为人们的追求？是否可以而且应当无条件地满足人们生育的自由？这就需要对这些技术的使用设置限制，明确在何种条件下可以使用或不可以使用这些技术，设置应用的合理程度与范围。基因技术提供的生育自由权利，必须与生命神圣、生命质量、安全、不歧视、尊重差异等因素相结合，才能实现真正意义上的自由。

基因与自由相互关系出现矛盾的调节，取决于以正确的伦理原则，将基因提供的自由限制在适度范围，避免因越界而走向反面；同时将其对自由的束缚与限制尽可能缩小其影响，保留基因技术提供的有益的自由。撬动基因与自由合理调节的杠杆是伦理。

（张春美）

jīyīn jìshù zhuānlì lúnlǐ

基因技术专利伦理 （ethics of patenting gene techniques）

基因技术知识产权保护应当遵循的伦理原则。基因授予专利必须满足新颖性、创造性、工业实用性。这是专利法的规定，但基因技术

专利存在诸多的伦理争论。

概述 基因专利的伦理争论始于20世纪80年代初。1979年微生物学家阿南达·M.查克拉巴蒂（Ananda M. Chakrabarty）向美国专利商标局申请一项遗传工程微生物专利。这种非天然的微生物能吞噬泄漏到海洋中的石油，其功能是其他天然细菌所不具备的。但美国专利商标局以该细菌为活性生物，是天然产品而非发明为由，驳回了原告的申请。查克拉巴蒂所在的美国通用电器公司不服，上诉到关税与专利上诉法庭，并以3：2险胜。在经过一系列争论后，这一法案被送到美国联邦法院。1980年，美国联邦法院以微弱多数，判决美国专利商标局败诉，原告可获得专利。代表多数的首席大法官伯格（Burger）依据美国专利制度奠基人托马斯·杰斐逊（Thomas Jefferson）的"应给予创造力以充分鼓励"的思想，对美国专利法中的35. S. A § 101规定的"任何人，只要发明或发现了新而有应用意义的市场过程、机器、制造或制造物质组成或其新而有应用意义的改进，如果符合本章所设定的条件和要求，都可获得该发明的专利权"中"制造"和"物质组成"等词汇加以适当说明，并作了广义解释。并认为，在历次案例判决中判定自然规律、物理现象和抽象概念不受专利保护，阿尔伯特·爱因斯坦（Albert Einstein）不能专利他那著名的物质转换公式，牛顿也不能专利万有引力定律，因为这些是自然规律的显现，任何人都可自由利用。但查克拉巴蒂申请的微生物专利"不是对未知的自然现象而言，而是对非自然出现的产品或合成物而言——具有特殊名称、性质和

实用的人类创造物的产物"。从这一意义上讲，这位专利申请人制造出一新细菌，这个细菌具有在自然界中被发现的细菌显著不同性质，并且具有重大的应用潜能，故这位专利申请人的发明不是自然的物质，而是专利申请人的作品。1986 年，美国国会通过的《联邦技术转让法案》，强化了基因专利的保护，但其实质上是一项把公众利益私有化的法案，允许政府研究机构的科学家对所发现的基因申请专利，并规定政府雇员可以保留不超过 15 万美元因此类专利而获得的收入。美国最高法院的判决，打开了专利法在微生物领域的禁区，为遗传公产私有化铺陈了法律基础。此后，在查克拉巴蒂判决案后的两三年里，陆续有 12 个生物科技公司的基因产品上市；美国专利商标局也改变原有立场，于 1987 年作出一个令人震惊的决定：宣布所有的遗传工程的多细胞物，包括动物，都可申请专利。美国最高法院根据《美国专利法》，授予活体生物专利所传达的信息是：人类 DNA 也可以成为专利。

目前，基因专利在发达国家已成定局。在美国，与基因相关的专利申请，1990 年不到 500 项，到 1996 年超过 1000 项，而到 2000 年已超过 4000 项。根据美国国立卫生研究院的资料，到 2000年，基因专利已带动市场上超过 740 个与基因有关的试验。到 2005 年年中为止，人类基因组近 2.4 万个基因中，约有 20% 已被西方发达国家各企业、大学、研究机构申请了专利，而在所有与癌症有关的基因中，一半以上申请了专利。中国关于基因专利的申请，也伴随着整个世界的发展形势逐步发展。1993 年 10 月，中

国正式加入了《专利合作条约》，从 1994 后起正成为《专利合作条约》的成员；1993 年 1 月 1 日全国人大常委会《关于修改〈中华人民共和国家专利法〉的决定》实施后，《专利法》第二十五条删除了对"药品和用化学方法获得的物质"不授予专利权的规定，上述"微生物及遗传物质发明"和"生物制品发明"，可在中国获得专利保护。此后，中国于 1995年 7 月 1 日成为《国际承认用于专利程序的微生物保存布达佩斯条约》的成员国，方便了国内外生物技术公司的人员在中国申请专利保护。自 1994 年 1 月起，中国基因产品的专利申请大幅增加，1994~1997 年的 PCT 申请数量占同期数量的 69%。2016 年，中国生物技术领域发表的论文总量已排世界第一，在生物技术领域专利申请数量也位居世界第一。

伦理争论 ①人类基因是人类的共同的遗产，不应给予专利保护。一些科学家认为：人类基因组，人皆有之，与生俱来。基因与心肺、肢体一样，是人体的组成部分，不应该有专利，也不应该有专利之争；赞成基因专利者则认为，倚重"人类基因是人类共同遗产的"的观点，是与专利法体现的精神相悖的。基因涵盖的东西不同于自然发生的东西。基因专利不是纯粹的发现，即便它们是，反对所有权也不正确，因为在分离遗传基因中所创新的努力确保所有权的拥有。以人类共同遗产论反对基因专利是毫无意义的。②人类基因是科学发现还是这发明？传统意义上的专利制度对于物理现象和自然界产物是不授予专利的，并一致认为，运用某种思想或原理从自然界的简单物质中获得产物应该区别于

仅仅运用某种工具和手段发现或制造的东西。前者是一种发明，是可能授予专利的，而后者却不是。而对于基因是科学发现还是技术发明，人们存在不同见解。一种见解认为是发现而不是发明，另一种见解则是认为是发明而不只是发现。③人类基因专利是否妨碍科学研究的自由。持反对意见的科学家认为，与人类基因组研究中分离出某个基因，表达出产物，并确定其功能，最终开发有关的产品这样一种复杂的科学劳动相比，找到表达序列标签的难度要小得多。对它授予专利，其实是破坏了科学自由研究的公平性，剥夺了其他科学家进行探索性研究与开发的动力。另外，DNA 专利允许个人或公司控制 DNA 的使用，阻碍了生物科学研究的深入进行，并导致早期申请者毫无限制地控制整个基因研究领域的商业成果。持赞成意见的人认为，对基因授予专利，可以鼓励科学家和企业开发与人类健康相关的产品，可能减少投资风险。如果没有专利的刺激，就会减少对 DNA 的投资，科学家也就不会向公众推出更多更好的基因产品为全人类造福。④基因专利是否损害了人类尊严？认为不损害人类尊严的观点认为，在基因专利权的处理上，对体内与体外的遗传物质作了区别，将体内遗传物质排除在可以授予专利范围之外，而没有对体外的遗传物质作出明确的规定，如一种从环境中分离出来的纯化 DNA 分子用于生产一种有用的蛋白质，或者经过杂交用于诊断疾病，符合专利法的规定就授予其专利，根本不会削弱人类尊严；反对者认为，一旦 DNA 序列被授予专利，一个不可避免的后果就是，可以在技

术上修正不良基因，改变基因缺陷，进行基因增强，甚至克隆人。这样，基因专利就是把个人作为一种达到某种功利的目的或实现自己目标的一种的手段和工具。⑤基因专利可导致基因资源的专利和争夺，妨碍基因资源的公平使用。由于基因是一种有限资源，其商业价值很高，一些发达国家和跨国公司争相到发展中国家进行了基因偷猎，在发展中国家寻找有价值的疾病家族体系，以期得到和克隆相关疾病的基因，并竞相申请专利，进而开发基因药物，占领包括发达国家和发展中国家在内的医药市场，从中获得高额利润；垄断与这些基因有关的药物的研究、开发和销售市场，将对发展中国家人民健康造不良后果；一些发展中国家的原住民组织的代表，强烈要求科学探索和科学资源应当优先用来支持和改善他们生存场所的社会、经济与环境状况，从而改善健康状况，要求有权否决他人的拥有权，拒绝参加或拒绝允许外来科学工程对任何遗传物质的获取或挪用，反对人类基因组多样性工程，反对给所有天然遗传物质授予专利。

伦理共识 尽管在基因是否应当授予专利问题上存在多种争论，但国际社会和相关国际组织经过多种努力，仍达成了许多共识，这些共识主要体现在《国际人类基因组织伦理委员会关于利益共享的声明》《国际人类基因组组织知识产权委员会关于 DNA 序列申请专利的声明》等多个文件中。其要点是：①遗传研究必须坚持的 4 项原则：人类基因组是人类共同遗产的一部分；坚持人权的国际规范；尊重参与者的价值、传统、文化和完整性，以及承认和坚持人类的尊严和自由。②鉴于对部分功能未知 DNA 序列授予专利将有利于那些作出常规发现的科学家，不利于那些研究其生物功能或应用的人，且不符合公众的利益，因此，应致力于基因信息的早期发布，以期广泛加速基因功能性研究，不对那些没有分离出基因、没有确定其功能阶段的基因授予专利。③平衡科学的学术研究与科学运用功利性之间的关系，防止因专利的授予而形成的由少数生物技术公司对基因市场的垄断，减少和防止基因研究仅仅服务于少部分人利益的不良后果。④坚持基因技术成果共享的原则。全人类共享并拥有遗传研究的利益；利益不限于参加研究的那些人；社区可对什么构成一种利益有不同信念；遗传研究应为全人类培育健康。

（王延光）

qīnzǐ jiàndìng

亲子鉴定 （parentage testing）

利用生物学、遗传学、医学等学科理论和现代生物学技术对有争议的父母与子女之间是否存在着血缘关系进行判断。又称亲权鉴定。是一种身份鉴定，身份权涉及抚养、监护、赡养、教育、财产继承等权利。

西方亲子鉴定主要是在生活医学化、分子遗传学的影响、政府政策的推动、父权运动的兴起的浪潮下出现的。亲子鉴定原因是多样的，但主要原因是父亲为解除家长责任、母亲为孩子索取抚养费以及认子（女）归亲的思想影响。西方生命伦理学者对于例行 DNA 亲子鉴定展开了伦理争议，分析了赞成和反对的依据，认为问题的解决必须探讨"什么是父亲"这一实质性问题。在"什么是父亲"的争论中，主要有三种观点：生物学本质决定论、社会—生物决定论、社会关系决定论。亲子鉴定在这三种观念的影响下起着不同作用。同时，西方还就孩子能否同时拥有社会学父亲与生物学父亲的难题从伦理学视角进行了分析和探讨；对出于不同性别影响下的利益动机做亲子鉴定，以及单方知情同意等问题进行了讨论。西方各国对亲子鉴定的规定或伦理建议与中国相比有所不同。

近年来在中国出现了"亲子鉴定热"，主要是民事性的个人鉴定增多，其中父亲出于怀疑、消除心中疑虑去做亲子鉴定为多。其社会背景是改革开放后恋爱观、性观念的变化及婚前性行为的增多，"婚外情"现象严重，婚外性行为增加，同时中国传统文化中的家庭血缘思想也对亲子鉴定产生了重要影响。由于中国关于亲子关系的法律规定的缺失，关于亲子鉴定案件审理的现行法律规定严重滞后，亲子鉴定机构及鉴定人管理的单项条文及职业道德规范的缺失，对于刚出现的亲子鉴定应用中所造成的"无序"状态无法进行规范，导致了一系列伦理问题。由于亲子鉴定关涉到假定父亲、生父、母亲和孩子这些角色，当假定父亲的知情权与相关的经济利益、母亲的隐私权及尊严、孩子的利益、家庭的安定性不可协调时，孩子（子女）成为最大受损者。

亲子鉴定存在的伦理问题主要是：亲子鉴定的适用范围不明确，对某些不宜做亲子鉴定的人造成了不利影响；鉴定未能遵循有利和不伤害的伦理准则；亲子鉴定中存在的利益冲突，应以哪一方优先、如何兼顾其他的问题未能达成共识；西方各国亲子鉴定中对利益关注点与中国不同。

一些学者在参照西方亲子鉴定的做法，提出中国亲子鉴定应遵循以下伦理原则：①摒弃"夫权""父权"至上的传统观念，确立以孩子利益至上、兼顾母亲利益、维护家庭安定的价值理念。②以这种价值理念为指导，对亲子鉴定适用范围进行了规范。③亲子鉴定应符合知情同意的程序，尽可能获得鉴定多方当事人的知情同意。④建立新的家庭观念。血缘家庭只是众多家庭模式中的一种，非血缘家庭也不再处于边缘，血缘与非血缘亲子关系相互交织在一起，维系和巩固亲子关系的应当是爱。亲子鉴定最终应当成为孩子最佳利益的维护工具。应当超越血缘关系的家庭观念，超越亲子鉴定和基因决定论引起的思想纠结。

（王延光）

kèlóng jìshù lúnlǐ

克隆技术伦理（ethics of cloning technology）

围绕克隆技术的科学活动、社会应用及对社会伦理带来的伦理挑战。包括克隆技术对人的尊严的挑战、克隆技术的"能做"与"应做"关系、克隆技术的社会伦理风险、治疗性克隆活动的伦理规范等方面。其核心在于，正确评估克隆技术的科学价值和社会意义，运用符合伦理原则的管理，确保克隆技术发展中维护人的尊严，应对将人工具化的风险。

概述 "克隆"（clone，来源于希腊文 klone，意为插枝）做名词解，是指具有相同遗传组成的分子群、细胞群或个体群，它们是不经过雌雄两性生殖细胞结合，只用单个细胞或者单个有机体无性生殖的结果。克隆做动词解，意为获得一个遗传复制品或一个分子、细胞、个体的复制品。克隆是一种无性生殖形式，它并不是通过精子和卵子结合产生后代，而是用已存个体的遗传组成进行复制的活动。克隆技术，是生物体通过体细胞进行的无性繁殖，以及由无性繁殖所形成的基因型完全相同的种群。通常是利用细胞核移植进行无性繁殖并产生与原个体有完全相同基因细胞组织的过程。

根据克隆目的的不同，将克隆技术分为两大类：一是生殖性克隆，一是治疗性克隆。前者的目的是制造克隆人，后者的目的是为了开发治疗疾病的新方法。克隆技术的最早成功，是在 1938 年由德国胚胎学家汉斯·施佩曼（Hans Spemann）取得的，他在蝾螈受精卵分裂为二细胞（即二分裂球）时将胚胎一分为二，并得到两个正常的蝾螈个体，证明了早期胚胎细胞具有创造一个新生物的全部信息。1952 年，美国生物学家罗伯特·布里格斯（Robert Briggs）和托马斯·京（Thomas J. King）首创在两栖动物细胞中进行细胞核移植，开始了两栖动物克隆的系统研究。1963 年，英国生物学家霍尔丹（Haldane）首次提出"克隆人"的设想。1968 年，英国化学家莱纳斯·波林（Linus Pauling）在一篇文章中描绘了用克隆来改善人种的前景。进入 20 世纪 80 年代，细胞核移植技术开始应用于哺乳动物，并形成三个阶段：①胚胎细胞克隆阶段。1983 年，美国科学家利用细胞核移植技术和细胞融合方法获得克隆小鼠。1989 年，英国科学家获得克隆牛。各国科学家陆续克隆出小鼠、绵羊、牛、兔、猪和猴等哺乳动物。②同种体细胞克隆阶段。1997 年，英国科学家第一次用成年体细胞作为供体细胞进行核移植取得成功，即多莉的诞生。1999 年底，全世界已有 6 种类型的细胞作为体细胞核移植的供体细胞克隆后代取得成功。1999 年和 2002 年，中国体细胞克隆山羊和克隆牛也取得成功。2017 年 11 月，中国科学院宣布，世界首例体细胞克隆猴"中中"和"华华"诞生，说明中国体细胞克隆技术已经达到国际先进水平。③异种体细胞克隆阶段。运用异种核移植技术，把一种动物的体细胞核移植到另一种动物的去核卵母细胞中，构成异种重构胚胎，异种克隆动物表现出来的性状主要为供核物质的遗传性状。2003 年，中国上海交通大学医学院盛慧珍研究小组开创性地将人类皮肤细胞核与兔子去核卵母细胞结合，培养出人兔间核转移胚胎干细胞，为再生医学提供了重要研究方法。

克隆技术具有重要的科学价值：①通过培育优良畜种以及生产转基因动物。运用克隆技术可以培育出大量品种优良的家禽，以满足人类各种各样的肉食需求。②可以定向培育新的农作物品种、新的生物肥料、生物农药，从而推动农业革命，解决世界粮食问题。③通过复制濒危的动物物种，保存和传播动物物种资源，抢救世界濒临灭绝的珍稀动植物，为解决全世界面临的生态平衡问题开辟新途径。④运用克隆技术和遗传工程，开发一系列预防和治疗疾病的药物，为人类征服癌症、治疗遗传性疾病提供锐利武器。⑤克隆技术也可以为人类提供适合的、充足的器官移植供体。利用克隆技术"制造"各种生物器官，生产人胚胎干细胞用于细胞和组织替代疗法，可解决器官移植的供体来源严重不足的问题及免疫排斥反应问题，使肾、肝、肺等重要器官的移植成为经济有效的常规手术，使这些器官严重衰竭的患者获得新生。克隆技术和遗传工程的结合运用使人类改造自身生命、提高生命质量成为可能，开辟人类新纪元。

伦理问题 ①克隆技术对人类尊严的挑战问题。首先是关于体现人的尊严的要求。一是如何看待胎儿与孕妇关系。二是如何处理人类胚胎与急需治疗的患者利益的冲突问题，即在现代人与潜在的人之间如何体现"人的尊严"这一基本伦理要求的伦理张力。三是关于人类生命地位与受孕这一生物过程之间的关系。在发展克隆技术过程中，要尊重胚胎的潜能性，不能将人作为工具，而是将人作为目的，体现人的尊严、维护人的尊严；其次关于克隆胚胎带来人的工具化问题。在人类克隆技术的运用中，研究者有可能出于商业利益需要而不是治疗需要，利用秘密途径去制造多余胚胎，将人类胚胎作为一种资源来对待。对此，支持者认为，克隆胚胎是为服务于生命和医学价值而创造，是为服务于人类整体利益而销毁的，其使用具有伦理肯定性。反对者强调，尽管治疗性克隆的目的是为了治疗人类疾病，但这种治疗目的只具有未来指向，而为了实现这一目的，胚胎被大量制造出来，这些所谓"剩余胚胎"被毁坏或者在科学或医学发展的借口下用于研究，实际上是把人类生命降低为能够自由操纵的简单的"生物材料"，将直接挑战"人只能作为目的而非手段"的道德律令，挑战人的尊严。再次是关于治疗性克隆的道德滑坡可能性问题。由于来自后期胚胎的组织分化程度要高于来

自早期胚胎干细胞的组织，治疗性克隆存在的风险是，某些研究人员会借口取得更多生命发育知识而把研究用的克隆胚胎发育到囊胚以后的阶段，甚至形成克隆人。对此，伦理学界普遍认为，禁止该技术并不能避免这一风险。相反，基于治疗性克隆的科学前景，通过采用一些严格的管理措施，如在法律上要求不能将克隆胚胎发育超过 14 天，不能将克隆胚胎移植到子宫；建立政府监督机构，对从事这一研究进行管理和监督；禁止对活的克隆人类胚胎进行商业活动；遵守涉及人体的科学研究的最高伦理准则；对克隆胚胎的使用进行预先的科学评价，以判定其医学和科学价值等，可以达到预先防范风险的目的。②克隆技术的技术风险问题。首先是克隆技术本身不成熟带来的风险。如克隆出来的胚胎容易流产或者出现残障婴儿，造成对人类的伤害。治疗性克隆要在人工环境下定向培育胚胎干细胞，这种人工环境非常复杂，存在着许多未知因素，目前还缺乏有效的科学研究成果来解决。而且，在运用细胞核移植技术进行克隆时，还不清楚启动重新编制基因组转录程序的机制，以及基因组转录程序发生变换的机制，故，其治疗目的还难以达到。其次是通过克隆复制的动物，有可能存在生存缺陷，克隆动物的成活率很低，难以达到保存和抢救濒危动物的目的。2003 年克隆羊"多莉"被确诊患有进行性肺病，被实施安乐死。另外，克隆动物的问世，有可能对生态环境造成新的基因污染，造成生态失衡。再次是引发道德滑坡，如可能引发在黑市买卖由某些特殊人物如影星、运动员等克隆的紧俏胎儿等

问题。在决定选择应用治疗性克隆技术时，必须坚持预防原则，全面考虑各种问题与风险的预防、应对与化解，仔细权衡利弊，在此基础上，作出合理的判断和选择。③社会伦理风险问题。首先是公平公正问题。在治疗性克隆中，若使用细胞核移植技术的话，就需要大量未受精的人卵子做研究材料，有可能造成对捐卵妇女的剥削。妇女捐献卵子，伴随一定的医学风险，可能对妇女造成新的伤害。如果在供卵问题上介入金钱因素，可能导致人卵的商业化，造成对妇女的剥削。许多发展中国家担心，一旦该技术发展成熟并实现商业化，可能会使贫穷国家和地区成为提供研究用胚胎的目标国。从坚持不伤害原则出发，生命伦理学强调，要对人类卵子使用者予以伦理规范；在克隆研究之考虑使用非人类卵子，减少对捐赠人类卵子的需求；严格限制使用克隆胚胎的行为等。其次是卫生资源分配问题。以基因技术为基础的医学治疗，是一种每年能在全世界拯救成千上万人生命有益技术，还是一种为少数人服务的奢侈品？如何看待大多数人的适度利益超越少数人重要利益？在全球卫生资源 80% 用于解决不到 10% 人口的保健问题的社会现状下，如何合理分配资源，最大限度地促进社会成员健康，是治疗性克隆目前难以解决的伦理难题。

伦理共识 ①明确禁止生殖性克隆，即克隆人。禁止克隆人已成为 种世界范围内的共识，2005 年 2 月 18 日，联合国大会法律委员会发布《联合国关于人的克隆宣言》，明确指出禁止各类有违人类尊严的克隆人，禁止以繁殖人为目的的生殖性克隆；各国

政府也先后表明禁止克隆的态度。②有条件开放治疗性克隆。鉴于治疗性克隆涉及人类胚胎是否具有道德地位、为科学研究创造克隆胚胎是否具有道德可行性、如何看待治疗性克隆滑向克隆人的可能性等复杂的伦理问题，各国在对治疗性克隆的伦理管理上采取不同模式：a.“双重禁令”政策。无论目的是什么，两种克隆均予以禁止。除了国际组织外，还有奥地利、波兰、挪威、拉脱维亚、斯洛维尼亚等国选择这一政策。b.“加沉默的禁令”政策。立法禁止克隆人，但对治疗性克隆研究既不认可也不限制。表现为：允许私人资金无阻碍地进行与克隆相关的胚胎研究；允许在法律框架内使用公共资金进行特定胚胎干细胞研究；暂时搁置是否允许使用公共资金进行胚胎研究和胚胎干细胞研究的问题。美国就采取这一立场。c.“加限制的禁令”政策。禁止克隆人，允许进行治疗性克隆，并由政府制定政策和规则予以限制，设立伦理监督和调节机构。如英国、中国、日本、韩国、新加坡、印度、澳大利亚、以色列、南非等国都采取了这种政策。d.“加暂禁的禁令”政策。在法律上永久禁止克隆人，给治疗性克隆以一定时间期限（如5年或10年）暂禁，解禁后，严格限制治疗性克隆的使用范围。一些国家的生命伦理委员会就提出了这一政策建议。如2002年，美国生命伦理总统委员会提出永久禁止克隆人，对治疗性克隆暂禁4年的建议。e.“不干涉”政策。不制定任何新法律来限制人类克隆研究，仅仅依赖科学研究的职业自律和私人决策来决定。这一政策选择，强调人类自由的文化价值，却忽视技术的

价值考量和科学为人类福利所承担的责任，无视各国普遍坚持的禁止克隆人政策立场，故在现实中没有国家采用这一立场。这些不同政策的选择，反映出克隆技术伦理研究的实践导向，即通过伦理讨论，促使伦理文化因素通过公共政策的选择，鼓励或阻止某些行为，实现了社会对科技活动的引导、干预和控制，保持公众利益、科技利益与社会利益的必要张力。

(张春美)

kèlóngrén

克隆人 (human cloning)

运用无性生殖技术生产的人。又称复制人。它是运用细胞核移植技术，形成克隆胚胎，并发育为成体后而形成的自然生命体，其遗传物质与所移植的细胞核遗传物质相同。克隆人是有别于通过天然有性生殖方式生产的人。

概述 1997年克隆羊“多莉”诞生，成为哺乳动物克隆技术成熟的标志。此后10年中，又有多种哺乳动物通过克隆技术产生。不断完善的哺乳动物克隆技术为克隆人的可行性开辟了道路。对此，一些学者认为，基于以下理由，应该展开克隆人研究：①为人类器官移植提供供体。②为人类医药卫生试验等寻求最佳试验体。③为人类创造某种特殊的劳动工具，以便在那些不适合人类劳动的条件下使用。④出于某种特殊感情，复制已逝者（诸如天才人物、某些特殊价值人物、特殊怀念亲人）。⑤不能生育但希望有自己孩子的夫妇，或想要有自己的孩子的独生者，希望通过无性繁殖的方式，生育自己的孩子。⑥通过现代基因技术，制造出完美无缺的人。

伦理共识 “禁止克隆人”已

是世界各国科学家达成的一个共识。这一共识通过各国制定的伦理规范和条例、国际性公约而反映出来，表明了人类在对待克隆人技术问题上的谨慎态度。

从国际社会看，1997年联合国教科文组织通过了《世界人类基因组与人权宣言》，其第11条宣布，克隆人是对人类尊严的侵犯。2001年5月，联合国教科文组织政府间生命伦理委员会在巴黎举行会议，鼓励各成员国采取适当措施，包括立法和监管措施，以有效地禁止人类的生殖性克隆。2005年2月18日，联合国大会法律委员会通过一项政治宣言《联合国关于人的克隆宣言》，要求各国禁止有违人类尊严的任何形式的克隆人。第59届联合国大会在3月8日批准了联大法律委员会通过的这一宣言。作为一种签署反对克隆人全球公约的努力失败后的妥协方法，该宣言并不具备法律约束力，且其中使用的也是敦促各国“考虑”禁止克隆人这样的软性措辞。但该政治宣言的问世，还是折射出国际社会对克隆人的反对立场。2007年7月，联合国大学高等研究所 (Institute of Advanced Studies) 在《人类生殖性克隆不可避免吗》(Is Human Reproductive Cloning Inevitable：Future Options for UN Governance) 报告中强调，尽管目前的技术发展表明，克隆胚胎发育为胎儿的现实性并不存在，但克隆伦理问题并不会消失。在这一领域建立国际规范非常必要。2009年7月9日，联合国教科文组织的国际生命伦理学委员会发布了《人类克隆及其国际治理报告》(Report on Human Cloning and International Governance)。报告强调，国际社会要重视人类克隆技术的全球治

理并就这一领域展开伦理对话，联合国教科文组织应在这种活动中发挥积极带头作用。

从各国情况看，迄今为止，约有 30 个国家制定了各种法律以禁止生殖性克隆。1997 年 5 月 28 日，欧洲委员会咨询机构——生化技术伦理顾问团在一份涉及克隆技术伦理问题的文件中申明，与操纵人体及优生倾向所包含的风险使得克隆人技术不具道德可接受性。任何借助人类细胞（不管是成年人还是儿童的细胞）来生产基因系统的人（即生殖性克隆）的企图都必须被禁止。在医疗辅助生育范围内，不管是通过胚胎分裂术还是通过细胞核移植技术获得基因克隆胚胎应予以禁止。1997 年，突尼斯国家医学伦理委员会发布报告指出，任何克隆人的技术均应禁止。该委员会谴责克隆人的做法破坏人的生殖概念，侵犯人类尊严，并可能导致各种形式的胡作非为。日本科学技术理事会认为，人的克隆没有任何实用价值，不值得加以应用。理事会还表明，在医学上使用经过克隆得到的人类细胞"可能会导致对人类的选育，从而侵犯人权"。该委员会得出结论是，无性生殖克隆将会摧毁日本社会的家庭概念。美国总统生命伦理咨询委员会在其 2002 年的《人的克隆与人类尊严》研究报告中指出，克隆人的尝试在"目前这个时候"是不合伦理的，因为它"涉及安全问题及对有关人员造成的伤害"。许多其他顾虑也使克隆人的尝试受阻。报告强调，克隆的概念提出了有关身份与个性、生儿育女的意义、生殖与制造的差别以及异代之间关系等问题。

中国政府基于目前克隆人技术极不成熟，很有可能对人类造成巨大伤害的考虑，坚决反对克隆人。1997 年 3 月，中国政府已经发表声明，表明"不赞成、不允许、不支持和不接受"克隆人实验的"四不"政策，并多次在不同场合重申了这一原则。2003 年 11 月，中国卫生部发布 10 项禁令，严禁克隆人和单身妇女通过手术妊娠，并修订了人类辅助生殖技术人类精子库相关技术规范、基本标准和伦理原则。2004 年 1 月，中国科技部发布了《人胚胎干细胞研究伦理指导原则》，其中第四条就明确规定"禁止进行生殖性克隆人的任何研究"，进一步表达了中国政府反对克隆人的态度。

伦理问题 ①人类尊严受到挑战的问题。克隆人是按照人为预先挑选好的基因、以技术工程的方式设计生产出来的，克隆人是被他们的生产者或者"原始体"所"定制"的。整个过程开始于父母或其他人意识中关于最终产品的蓝图，按照这个蓝图，克隆人以工业产品的方式被制造出来。这种基因组合的被决定性，使人降格为物，导致人类受到"工具化、产品化"的威胁，必将损害人的尊严。而且，克隆人的出现，将为优生学打开方便之门。克隆人若是为了优生，为了复制名人，就等于承认人类的遗传基因有优劣之分，从而导致将人分为优等和劣等，在导致基因决定论复活的同时，挑战人类平等基本原则。这也是国际社会反对克隆人的首要理由。②克隆人与生育自由权利问题。在克隆人伦理争论中，一个核心问题就是，"作为公民的个人是否有权利选择克隆人这一无性生殖方式？"或"作为公民的个人是否有选择无性生殖的自由权利？"这种权利的出现是否有文化必然性？行使这种权利是否会造成对他人的伤害？这就成为审视克隆人技术是否应当的关键所在。肯定观点认为，克隆人为解决人类生殖的必要性和要孩子的合法愿望的矛盾提供了现实基础，在一定程度上缓解了繁殖行为理性化的要求与社会文化价值需求间的矛盾。生育的文化需求，使克隆人技术应用具有了合理性存在基础。反对观点认为，克隆人技术的应用具有一定的自由选择权利，并不等于个体能以这种权利去无条件地使用该技术。而且，人的生殖权和个人生育自由要受自然、社会诸多因素的影响，以生育自由作为克隆人的伦理辩护，是将人的自由绝对化的结果。生育自由不应成为支持克隆人的辩护理由。③克隆人的道德风险问题。人伦关系是伦理道德的核心，在不同时代和不同文化中具有很大相似性和稳定性。克隆人的出现，有可能从根本上动摇人类在数千年文明进化过程中所确立的伦理关系。一方面，克隆人技术有可能导致现实血亲关系的复杂化，使由这种血亲人伦关系所规定或所包含的人类某些权利-义务关系变得模糊，有可能动摇人类既有的人伦关系。另一方面，克隆人技术有可能造成麻烦的家庭关系。含有克隆人的家庭关系就有别于一切已有的家庭关系，包括通过辅助生殖技术所形成的家庭。而生育繁衍也不再是男女间通过自然途径（性爱）和社会途径（婚姻）进行活动，生育行为与社会行为分离。男女的家庭角色可能发生重大变化，现今在父母双亲家庭抚养教育下的成长模式也有可能发生重大变化。④克隆人的生物风险问题。一方面，克隆人的出现会影响生物多样性。

遗传多样性是生物种群生存、进化和发展的基础。克隆人的出现，将破坏每个人所具有的独特基因型，使之趋于单一化或同一化，进而消融人类的多样性、复杂性和整体性。这将对人类社会发展、生态系统的平衡造成不可逆转的影响。另一方面，由于克隆人的基因型比较单一，极易受到病毒或针对某种特定基因的基因武器的袭击，可能给人类带来灭顶之灾。而且，基因工程技术打破了种属之间的遗传屏障而进行遗传重组，有可能使克隆人成为一种"怪物"，直接威胁人类安全。

（张春美）

rénlèi gànxìbāo yánjiū lúnlǐ

人类干细胞研究伦理 （ethics of human stem cell research）

人类干细胞的提取、分化诱导及其临床应用研究过程中应遵循的伦理规范。包括成体干细胞伦理研究和胚胎干细胞伦理研究两大类。

概述 人类干细胞是存在于人类胚胎及某些器官中具有自我更新、高度繁殖、多向分化潜能等能力的细胞群。这些细胞可以通过诱导而分化成为各种不同的组织细胞，从而构成人体各种复杂的组织器官。

根据分化潜能的不同，人类干细胞分为3类：①全能干细胞。它具有形成完整个体的分化潜能。如胚胎干细胞，具有无限增殖与分化为全身200多种细胞类型，进一步形成机体的所有组织、器官。②多能干细胞。它由全能干细胞分化而来，具有分化出多种组织细胞的潜能，但不能发育成完整个体。③单能干细胞。它由多能干细胞进一步分化而成，可分化为特定类型细胞，如神经干细胞可以分化成各类神经细胞；造血干细胞可以分化成红细胞、白细胞等各类血细胞。

根据来源不同，干细胞又可分为两类：①胚胎干细胞。当受精卵分裂发育成囊胚时，内层细胞团的细胞即为胚胎干细胞。胚胎干细胞具有全能性，可以自我更新，具有分化为体内所有组织的能力。②成体干细胞，又称组织干细胞。指存在于一种已分化组织中的未分化细胞。这种细胞能自我更新并能特化形成该类型组织的细胞。成体干细胞存在于机体的各种组织器官中。成体干细胞又分为造血干细胞、骨髓间充质干细胞、神经干细胞、肌肉干细胞等。③诱导性多能潜能干细胞。指通过细胞核移植、细胞融合和表达特定多能性因子等技术途径，使体细胞重新获得多种性能的干细胞。

人类干细胞研究的科学价值：①获得人类发育机制的新知识。人类干细胞研究为探讨胚胎发生、组织细胞分化、基因表达调控等发育生物学问题提供了理性模型。通过干细胞的体外培养、建系、扩增、遗传操作、选择、克隆等研究，可在分子水平上寻求和理解人类发育分化的机制，了解人类疾病（如遗传性疾病）的发生机制。②获得治疗人类疾病的新方法。基于干细胞的"分化"和"脱分化"特点，运用干细胞疗法，去替代或者修复患者损伤的细胞或组织，可以改善和治愈诸如心脏病、糖尿病、肾病、白血病、帕金森病等疾病，为临床组织缺陷性疾病和遗传性疾病的细胞治疗和基因治疗提供了新手段。③获得治疗人类疾病新药物。以干细胞体外分化作为正常人类发育的模型，可检测药物对发育的影响；通过干细胞分化获取多种类型的正常体细胞，可检测药物对不同细胞的毒理作用，克服了采用整体动物模型或细胞株作为药理、毒理检测系统带来的不精确性和风险性。

人类干细胞研究的科学历程：人类干细胞研究是在动物胚胎干细胞研究基础上展开的。1998年，美国威斯康星大学和约翰·霍普金斯大学的科学家分别从人类胚胎组织中培养出人类多功能干细胞，成为人类干细胞研究的开端。此后，科学家发现，成年个体组织中的成体干细胞在正常情况下大多处于休眠状态，在病理状态或在外因诱导下可表现出不同程度的再生和更新能力。在适当诱导条件下，成体干细胞可突破其发育限制性，跨系、跨胚层分化为其他类型的组织细胞。例如，骨髓来源的干细胞在特定环境中可向肝脏、胰腺、肌肉及神经细胞分化；肌肉、神经干细胞也可向造血细胞分化，科学家称为"干细胞的可塑性"。基于这一认识，诱导多能干细胞研究正成为干细胞研究领域的前沿与热点。2006年，日本科学家山中伸弥（Shinya Yamanaka）研究小组首先在实验室获得诱导多能干细胞。2007年，美国哈佛大学干细胞研究所、怀特黑德生物医学研究所的科学家成功地将人体皮肤细胞改造成诱导多能干细胞。这些成果获得了2012年度诺贝尔生理学或医学奖。2010年初，美国斯坦福大学医学院研究人员通过注入3个基因的方法，直接将实验鼠的皮肤细胞转化为神经细胞取得成功。这意味着，体细胞转化为干细胞无须借助诱导多能干细胞这一中间环节就能直接进行。同年，日本东北大学的科学家在人的皮肤和骨髓中发现了一种能够发育成人体各种组织和脏器的新型干细胞，他们将其命名为多系分化持续应激细胞，简称 muse 细胞。2011 年 5 月 31 日，日本东北大学和京都大学的科学家在美国《国家科学院院刊》（*Proceedings of the National Academy of Science of the States of America*）发表论文宣称，利用 muse 细胞可作为诱导多能干细胞的"种子细胞"，打破了制作诱导多能干细胞必须"再程序化"的主流学说。2011 年 8 月 4 日，美国哥伦比亚大学阿萨·阿贝利奥维奇（Asa Abeliovich）研究小组使用不同转录因子组合，添加神经细胞支持因子，直接将人类皮肤干细胞转化为前脑神经细胞。转化出的神经细胞与正常神经细胞无异，在植入实验鼠中枢神经系统后可发送和接收信号，这一研究再次推动着干细胞研究的深入。

中国干细胞研究起步较早，某些方面还是先行者。2003 年，上海第二医科大学盛慧珍教授领衔的课题组就运用体细胞核移植技术，将人的皮肤细胞注入去核的兔卵，培育出人的囊胚，取得开创性突破。2009 年 7 月，中国科学家周琪、曾一凡等用实验小鼠的皮肤细胞，通过基因改造重新编程，形成诱导多能干细胞，由诱导多能干细胞再培育出健康的小鼠。第二代实验鼠又生育出超过 100 只的第三代健康的小鼠。该研究被评为中国 2009 年十大基础研究成果之一，还被《时代周刊》选为 2009 年十大医学进展之一。2011 年，中国科技部、卫生部成立了"干细胞研究国家指导协调委员会"，强化国家在干细胞研究领域的战略要求，推动了中国干细胞研究的深入发展。

人类胚胎干细胞研究伦理倍受关注：人类干细胞研究的伦理问题是干细胞研究过程、应用结果与社会既有伦理观念、伦理准则相冲突的产物，具有复杂性和多变性，与堕胎、辅助生殖、克隆伦理研究相交织。因而在人类干细胞的开发与研究中，伦理问题一直倍受关注。2008 年 12 月 3 日，国际干细胞研究学会发布《干细胞临床应用准则》强调，干细胞治疗的安全性，要求干细胞应用于临床前必须进行临床试验，而在临床试验前必须在实验室和动物实验中严格评估其潜在的毒性和致癌性。在鉴定其风险基础上，设法使风险最小化。2011 年 3 月，欧盟法院宣布禁止干细胞研究进入专利申请程序，作为干细胞治疗的限制性法规。2009 年 3 月，中国卫生部发布的《医学技术临床应用管理办法》。要求，"涉及重大伦理问题，安全性、有效性尚需经规范的临床试验研究进一步验证的医疗技术：克隆治疗技术、自体干细胞和免疫细胞治疗技术、基因治疗技术、中枢神经系统手术戒毒、立体定向手术治疗精神病技术、异基因干细胞移植技术、疫苗治疗技术"，以及"异种干细胞治疗技术、异种基因治疗技术、人类体细胞克隆技术等医疗技术暂不得应用于临床"。强调了干细胞治疗临床应用的安全性、有效性、伦理审查和知情同意要求，这些都有利于保证干细胞治疗的科学性，保护患者的权利和利益

伦理争论 ①人类胚胎实验的伦理问题。人类干细胞研究涉及有目的生产、使用和销毁人类胚胎的行为，还存在着滑向克隆人的道德风险。对胚胎道德地位的讨论，成为人类干细胞研究伦理问题的核心内容。围绕这一问题，主要分歧点在于：是将胚胎视为一个人或潜在的生命，还是一团可供使用的细胞群？这就要解决三个问题：胚胎是否为"人"的界定问题；何为"人"的判定问题；破坏胚胎是否为"杀人"的问题。它们与各国的文化、宗教、民族习俗关系密切，与关于人的本质认识紧密相连，并形成了不同的立场。如持否定立场的德国在 1991 年颁布了《胚胎保护法》，严格禁止人类胚胎干细胞研究以及克隆胚胎干细胞。同样持这一立场的意大利在 2004 年出台了一项关于辅助生育的立法中明确规定，禁止出于研究目的的胚胎实验、胚胎冷冻，违反上述规定的医师将受刑事法律的追究。②干细胞来源的伦理问题。根据其引起社会争议的程度，胚胎干细胞可分为以下 3 类：不具争议性，包括脐带血、含大量多效性干细胞的人体组织（如骨髓）、成体干细胞；具温和争议性，包括堕胎或自然流产胎儿的生殖细胞、堕胎或自然流产胎儿的成体干细胞；具极度争议性，包括来自辅助生殖技术的剩余胚胎；体细胞核移植技术。不同来源的人类干细胞的伦理敏感度各不相同，除使用自然流产的胎儿或治疗生育疾病所多余的胚胎或使用流产的胚胎来获取胚胎干细胞，通过克隆技术专门制造用于干细胞研究的胚胎是否合乎伦理？为了获得更多的细胞系，是否会导致人工流产的泛滥？进行胚胎干细胞研究，是否可以从胚胎中获取干细胞进行研究？如果胚胎干细胞和胚胎生殖细胞可以作为细胞系通过买卖获取，是否会造成新的道德滑坡？一旦这一技术被不负责任的人利用，人为地和有目的地制造畸形婴儿将成为可能，如何

看待这一伦理危机？③干细胞治疗技术的伦理管理难点。干细胞治疗技术的临床应用，是高风险与伦理争论激烈的医疗新技术。一方面，需要针对不符合伦理规范的干细胞临床治疗以及一些缺乏准入资格的干细胞治疗机构加强管理，防止对患者或受试者权益的伤害，另一方面，干细胞的自我更新和分化难以控制，尤其是在体外培养和扩增条件下，干细胞实验过程中会出现不均一性，需要确保干细胞及其衍生物的纯度、稳定性和有效性，在技术上解决胚胎干细胞纯化、排除胚胎干细胞及其分化细胞的致瘤性及其遗传危险性等难题，以及加强事先评估干细胞研究的风险-受益情况，实践上存在很多困难。④人兽嵌合体研究的伦理争论。嵌合体指甲动物具有特定遗传性状的细胞（成体干细胞或胚胎干细胞）被导入乙动物胚胎（囊胚）中，形成完整胚胎并发育成熟形成的个体。按照甲、乙动物种类不同，分为兽间嵌合体、人兽嵌合体。人兽嵌合体可能为器官移植和某疾病的治疗带来希望，但同时面临强烈的伦理质疑：首先是人兽嵌合体的道德地位。人兽嵌合体中既有人的组织细胞又有动物的组织细胞，它到底是享有"人权"还是"动物的权利"？生命伦理学主张，人兽嵌合体具有若干道德地位，具有生存价值和利益存在，应保护其内在权利；其次是人兽嵌合体对人的尊严的挑战。人兽嵌合体研究将人类细胞、组织与动物细胞、组织混合，是否会贬低人的尊严？人兽嵌合体作为科学研究材料，是否存在着将初始人类生命工具化的危险？人兽嵌合体有可能被植入妇女体内，是否会带来新的道德滑坡？

在伦理讨论中，生命伦理学界多数学者主张，人兽嵌合体研究应坚持底线思维，禁止将动物生殖细胞与人类生殖细胞混合，禁止将动物细胞核转移到人卵中，禁止将人类胚胎干细胞植入动物囊胚中，禁止将人类胚胎与非人类动物细胞混合，禁止将人类胚胎植入动物子宫内；但也有学者对此持不同观念。

伦理共识 ①坚持人类干细胞研究的根本目的是"治病救人"的原则，反对以复制人为目的的研究。"治病救人"是生物医学研究的最高伦理准则，是开展符合伦理规范的人类胚胎干细胞研究的核心要求。为了救治人类严重疾病而进行人类干细胞研究，具有潜在的的治疗意义，具有伦理的合理性，应当得到支持。②坚持自主、知情同意的原则、切实保护受试者的健康和权利，尊重他们的知情权、自愿参与权和随时退出权。③坚持"不伤害"原则。对人类胚胎实验要持十分谨慎的态度，防止给患者带来伤害；绝不允许未经试验评估就贸然进行临床治疗应用；人类干细胞研究中使用的胚胎必须是体外的，发育时间不得超过14天；在人类干细胞研究中，采取专门的措施处理研究用胚胎，体现充分尊重胚胎、反对滥用胚胎的伦理立场。④获取人类干细胞应严格遵循伦理准则和伦理规范。从胎儿组织获取人类胚胎干细胞，须遵守所有涉及人类胎儿组织研究和胎儿组织移植研究的法律和规则；从剩余胚胎获取人类胚胎干细胞，须得到捐赠者的知情同意；从成人细胞或组织获取人类干细胞，须严格遵循知情同意原则。⑤谨慎实施体细胞核移植技术获得的人类胚胎干细胞。允许克隆胚胎

在14天内发育至囊胚阶段，禁止将体外培养的胚胎移入妇女子宫；禁止将"人体-动物"细胞融合术获得的产物，应用于临床。⑥正视并正确对待人类干细胞研究中剩余胚胎存在的现实，制定人类干细胞研究的技术规范，确保胚胎为临床治疗服务的正确方向，防止细胞核移植技术的滥用。⑦加强管理。严格准入制度，进入临床应用前，应该接受严格的科学评估、风险评估和伦理评估，科学上不可靠的伦理上也必然是不合格的；严格区分临床前研究、临床试验研究和临床应用研究的界限，未经验证性评估和主管部门批准的研究项目一律不准进入临床应用；严格禁止胚胎干细胞研究以及临床试验中的商业化炒作，正确处理科学利益、经济利益和人的权益的关系；制定胚胎干细胞临床试验应用伦理准则和管理条例，建立伦理审查和监督制度，以伦理准则来规范研究者、研究机构和应用者。

（张春美）

rénlèi gànxìbāo

人类干细胞（human stem cell）

具有自我更新、高度繁殖、多向分化潜能等能力的细胞。这些细胞可以通过诱导而分化成为各种不同的组织细胞，从而构成人体各种复杂的组织器官。干细胞研究为探讨胚胎发生、组织细胞分化、基因表达调控等发育生物学问题提供了理想的模型，也为临床组织缺陷性疾病和遗传性疾病的细胞治疗和基因治疗提供了新手段。

干细胞一词，最初出现在19世纪初的生物学文献中，随着研究的深入而不断被赋予新的内涵。1896年，威尔逊（E. B. Wilson）在论述细胞生物学的文献中第一

次提出"干细胞"概念,专门用来描述存在于寄生虫生殖系统的祖细胞,认为这是能够产生子代细胞的一种较原始细胞。1983年,约翰·萨尔斯顿(John Sulston)在文献中第一次提出干细胞具有自我更新能力,使人们对干细胞的认识进一步深化。1990年,美国医师唐纳尔·托马斯(Donnall Thomas)因完成首例人体骨髓移植来治疗白血病,与美国医师约瑟夫·穆劳伊(Joseph E Muray)共获该年度诺贝尔生理学或医学奖,揭开了干细胞临床应用的序幕。随后,科学家对造血干细胞、间充质干细胞、皮肤干细胞、神经干细胞的基础研究及临床研究不断取得成果。

人类干细胞的分类根据分化潜能的不同,人类干细胞分为3类。①全能干细胞:具有形成完整个体的分化潜能。如胚胎干细胞,具有无限增殖与分化为全身200多种细胞类型,进一步形成机体的所有组织、器官。②多能干细胞:由最原始的干细胞即全能干细胞分化而来,具有分化出多种组织细胞的潜能,但失去发育成完整个体的能力,发育潜能受到一定的限制。骨髓多能造血干细胞就是一个典型例子,它可分化出至少12种血细胞,但不能分化出造血系统以外的其他细胞。③单能干细胞:又称专能干细胞或偏能干细胞。这类干细胞是由多能干细胞进一步分化而成,只能向一种类型或密切相关的两种类型的细胞分化。如神经干细胞可以分化成各类神经细胞;造血干细胞可以分化成红细胞、白细胞等各类血细胞。

根据来源不同,干细胞又可分为两类:①胚胎干细胞,当受精卵分裂发育成囊胚时,内层细胞团的细胞即为胚胎干细胞。胚胎干细胞具有全能性,可以自我更新,具有分化为体内所有组织的能力。②成体干细胞,又称组织干细胞,指存在于一种已分化组织中的未分化细胞。这种细胞能自我更新并能特化形成该类型组织的细胞。成体干细胞存在于机体的各种组织器官中。成体干细胞又分为造血干细胞、骨髓间充质干细胞、神经干细胞、肌肉干细胞等。

近些年来,人类干细胞研究不断取得进展。科学家发现,成年个体组织中的成体干细胞在正常情况下大多处于休眠状态,在病理状态或在外因诱导下可以表现出不同程度的再生和更新能力。即在适当的诱导条件下,成体干细胞可以突破其"发育限制性",跨系,甚至跨胚层分化为其他类型组织细胞。例如,骨髓来源的干细胞在特定环境中可向肝脏、胰腺、肌肉及神经细胞分化;肌肉、神经干细胞也可向造血细胞分化。这就是"干细胞的可塑性"。基于这一新认识,诱导多能干细胞正成为干细胞研究领域的前沿与热点。这是一种利用诱导因子转入分化的体细胞中,使其重新编程而得到的类似胚胎干细胞的"干细胞"。最初是日本人山中伸弥(Shinya Yamanaka)于2006年在实验室获得。2007年6月,山中伸弥的实验室和美国哈佛干细胞研究所、怀特黑德生物医学研究所等机构分别将人体皮肤细胞改造成诱导多能干细胞。

2009年7月,中国科学家周琪、曾一凡等用实验小鼠的皮肤细胞,通过基因改造重新编程,形成诱导多能干细胞,由诱导多能干细胞再培育出健康的小鼠。第二代实验鼠又生育出超过100只的第三代健康的小鼠。该研究被评为中国2009年十大基础研究成果之一,还被《时代周刊》选为2009年十大医学进展之一。

2010年年初,美国斯坦福大学医学院研究人员通过注入3个基因的方法,直接将实验鼠的皮肤细胞转化为神经细胞取得成功。这意味着体细胞之间可能直接转化,而不必通过iPS的中间环节。同年,日本东北大学的出泽真理(Mari Dezawa)博士等人在人的皮肤和骨髓中发现了一种能够发育成人体各种组织和脏器的新型干细胞,他们将其命名为Muse细胞(多系分化持续应激细胞)。这种细胞存在于成人皮肤和骨髓组织中。经过1年多研究,2011年5月31日,日本东北大学教授出泽真理和京都大学教授藤吉好泽(Fuji Yoshi)率领的研究小组在美国《国家科学院院刊》(Proceeding of the National Academy of Science of the United States of America)上发表论文指出,利用存在于皮肤、骨髓里且可分化成神经、脂肪等多种细胞的多功能干细胞"Muse细胞",成功制作出ips细胞。该细胞可称为诱导多能干细胞的"种子细胞"。该成果打破了制作诱导多能干细胞必须"再程序化"的主流学说。

2011年8月4日,《细胞》(Cell)杂志网络版发表了美国哥伦比亚大学医学中心副教授阿萨·阿贝利奥维奇(Asa Abeliovich)团队的研究成果,他们使用了不同转录因子组合,并添加了神经细胞支持因子,最终直接将人类皮肤干细胞转化为前脑神经细胞。转化出的神经细胞与正常神经细胞无异,在植入实验鼠中枢神经系统后可发送和接收信号,这将再次推动干细胞研究的深入。

人类干细胞研究的科学价值和伦理意义：①基础研究。通过干细胞的体外培养、建系、扩增、遗传操作、选择、克隆等研究，可在分子水平上寻求和理解人类发育分化的机制，了解人类严重的疾病（如遗传性疾病）等的发生机制。②应用研究。运用干细胞疗法，去替代或者修复患者损伤的细胞或组织，可以改善和治愈诸如心脏病、糖尿病、肾病、白血病、帕金森病等人类尚无满意治疗手段的恶疾。③开发研究。以干细胞体外分化作为正常人类发育的模型，可检测药物对发育的影响；通过干细胞分化获取多种类型的正常体细胞，可检测药物对不同细胞的毒理作用，克服了采用整体动物模型或细胞株作为药理、毒理检测系统带来的不精确性和风险性。

(张春美)

rénlèi pēitāi gànxìbāo

人类胚胎干细胞 （human embryonic stem cell, hESC）

人类胚胎发育的早期囊胚（受精后5~7天）中未分化的细胞。具有无限增殖、自我更新和多向分化的潜能，它们能分化出人体全身200多种细胞类型，构建有机体的所有组织和器官。人类胚胎干细胞是多能干细胞的主要来源，是干细胞研究中的重点与热点。

概述 人类胚胎干细胞研究具有重大的生物医学价值、商业应用价值。①解释人及动物发育机制及影响因素。人类胚胎干细胞系的建立以及人羊胚胎干细胞研究，有助于我们理解人类发育过程的复杂机制，促进对人类胚胎发育细节的认识；通过培育胚胎干细胞系，研究胚胎发育过程中不同时期细胞的基因表达，有助于认识畸形胎儿的发生机制。

②发明治疗人类疾病的新方法。运用干细胞疗法，利用人类胚胎干细胞系诱导分化成人体各类细胞，可供临床细胞治疗。以色列科学家已成功地将人类胚胎干细胞转化为能制造胰岛素的细胞，在研究开发对幼年型糖尿病的治疗方法上取得突破。2003年1月，英国建立了世界上第一个干细胞银行。③人类胚胎干细胞研究与现代生物医学工程技术相结合，获得移植用的免疫-兼容组织，使人类组织、器官的修复和替代成为现实。人类胚胎干细胞研究将为揭开疾病秘密、根治人类疾病、实现医学文化目的开辟了新途径，并将对移植治疗、药物发现及筛选、细胞及基因治疗和生物发育的基础研究等带来深远影响。

人类胚胎干细胞研究的主要进展包括：胚胎干细胞的分离和建系。1998年11月，美国威斯康星大学的詹姆斯·汤姆森（James Thomson）和约翰·霍普金斯大学的约翰·吉尔哈特（John Gearhart）分别报告说，他们利用不同的方法成功地使人类胚胎干细胞在体外生长和增殖，获得了具有无限增殖和分化潜能的人类胚胎干细胞。1999年，美国《科学》（Nature）杂志将人类干细胞研究进展评为当年世界十大科学成就之首。2001年，美国科学家宣布，他们利用克隆技术制造出人体胚胎，并从中获得胚胎干细胞。2007年11月21日，美国《科学》（Science）和《细胞》（Cell）杂志同时发表科学论文，宣告人类首次经非克隆技术培养出人类胚胎干细胞，这一成果轰动了全世界，被科学界称为一项里程碑性的重大进展，为干细胞研究在医学领域的广泛应用开辟了新的道路。2009年，美国制药巨头辉瑞公司着手用胚胎干细胞疗法来治疗失明、糖尿病和脊髓损伤等疾病。

胚胎干细胞的诱导分化与发育： 随着胚胎干细胞研究的深入，科学家发现，胚胎干细胞在一定条件的引导和调控下，可以发生分化、发育。在胚胎干细胞体外诱导分化过程中，造血细胞是报道最多的一种分化细胞类型。2001年，美国威斯康星大学血液学家马特·考夫曼（Mat Kauffman）与胚胎干细胞专家汤姆森，成功地将胚胎干细胞分化为人类骨髓中的造血先驱细胞，并进一步培养成红细胞、白细胞和血小板等血液细胞。2009年1月23日，美国食品药品监督管理局批准了全球首宗人类胚胎干细胞治疗临床试验，主持这一试验的是美国杰龙生物科技公司。该公司将为8~10位因脊柱受伤导致下半身瘫痪患者注射人类胚胎干细胞，通过进行Ⅲ期临床试验，并希望干细胞使他们恢复双下肢的知觉或运动能力。2010年1月，该公司已经招募到一位急性脊髓损伤患者用于胚胎干细胞疗法临床试验。2009年7月新一期学术刊物《干细胞发育》（Stem Cells and Development）发表了英国纽卡斯尔大学的卡里姆·纳耶尼亚（Karim Nayernia）教授领导的研究小组与东北英格兰干细胞研究所共同完成的一项研究。这项研究成功地将来自男性胚胎的干细胞转变成精子。这将使研究人员能详细研究精子的形成过程以及了解男性不育的发生机制，有助于找到治疗男性不育症的方法。

伦理争论 人类胚胎干细胞研究的伦理问题及其争论，是胚胎干细胞研究的社会应用带来社会伦理冲突的产物。胚胎干细胞的获得，会破坏胚胎，关于生命尊严和胚胎道德地位的讨论，构成了胚胎干细胞研究的主要伦理问题。不同立场都聚焦于一个核心问题：胚胎是不是具有完整人格的人。对该问题的不同回答，形成胚胎干细胞研究的不同管理模式。

否定立场根据人类受精卵的基因独特延续性、受精卵的自我发展能力和受精卵的本体同一性，认为胚胎是具有完整人格的位格人，以毁坏胚胎为结果的胚胎干细胞研究，违背人权，破坏人的尊严这一社会基本准则。理由有五：①受精卵诞生伊始即为人。受孕是人与非人的分界线，从受孕起胚胎受精卵就具有人性。②合子植入子宫时即为人。合子植入子宫后就形成一个多细胞个体，细胞之间有紧密的发育联系，它们都是多细胞个体的一部分。③脑电波出现时胎儿成为人。大脑皮层是作为人的特征的意识和反思的物质基础，一旦大脑出现脑电波，位格人就出现了。④胎动时，胚胎作为一个独立的位格人而存在。⑤胚胎在子宫外存活时，表明胎儿已成为一个独立的不再依赖母体的位格人。基于这一立场，反对人士视胚胎干细胞研究为杀人行为，破坏胚胎就是杀人。故欧美一些国家如德国、爱尔兰、奥地利、挪威等国采用法律形式禁止胚胎研究。

肯定立场从人的理性功能来界定人格，认为胚胎的道德地位是在其发育到一定形态或具备一定功能后才获得的一种累积性附加性质，人类只有在拥有社会性之后才能成为位格人。理由有二：①胎儿出生前后在关系上有着本质的区别，胚胎与孕母的关系不同于婴儿与母亲的关系，两者有

本质区别。前者是一元存在，后者为二元存在，新生儿虽然要依赖母亲的营养和照料，但已成为家庭和社会的一个成员，但胚胎却不然。②胚胎没有意识，不是真正社会学意义上的位格人。这一立场主张，在胚胎干细胞研究中，冷藏早期胚胎、遗弃它们或为研究目的而利用它们均不存在伦理问题。这种以心智性作为人类本质和尊严的立场，因缺乏明确的科学支持，未能得到广泛采纳。

中间立场立足于胚胎干细胞研究的实际要求，从胚胎潜能来界定位格人，从人的生理、心理以及社会关系的潜能来界定胚胎的道德地位，并提出胚胎干细胞研究以胚胎在第14天出现原始脊索条纹为界限，不得以发育超过14天的胚胎作为研究来源。理由有：①胚胎有一个发育过程，从前胚胎（受精卵）-胚胎-胎儿，是一个渐进和发展的过程。14天前的前胚胎，只是内细胞团细胞，不具有完整的人格地位。②符合知情同意原则，采用来自辅助生殖技术使用过程中自愿捐献的剩余胚胎进行胚胎干细胞研究，是合乎伦理的。以胚胎发育14天为界限，已经成为国际社会开展胚胎干细胞研究的通用标准。

（张春美）

rénlèi shēngwù xìnxīkù lúnlǐ

人类生物信息库伦理 （ethics of information biobank） 由人类遗传样本和数据构成的信息库应遵守的伦理规则。生物信息库的生物信息包括氨基酸序列、正常多态性（包括 SNPs）、突变、单体型、药理基因组信息、疾病联系、人群频率、基因-基因、基因-环境相互作用或连锁关系等，它对于识别众多疾病的病因和机

制、临床应用、科学研究和商业开发等都有重要作用。生物信息库涉及生物信息的收集、储存、使用等诸多伦理问题，对于生物信息更好地发挥作用至关重要。

概述 生物信息库的建设始于 20 世纪 80 年代初。1982 年，美国国立卫生研究院、美国国家医学图书馆、美国国家生物技术信息中心等机构建立了第一个基因数据库即核酸序列数据库。20世纪 90 年代以前，人类遗传样本的采集和使用是零散的，科研的目的是单一的。人类基因组计划开始后，建立了人类基因组的数据库引起了人们的广泛关注，国际单体型图研究计划将成果建立了国际性的生物遗传数据库，美国国立卫生研究院和英国维尔康基金（Welcome Trust）都声称人类基因组或遗传数据的公共占有性，一些国家建立了专门的生物信息数据库，如美国的针对阿尔茨海默病和帕金森病研究的DNA 库。在国际社会上有影响的综合性数据库有：冰岛的医疗保健数据库、英国的生物信息库、爱沙尼亚的人类基因组计划等。1990 年初建立于美国霍普金斯大学人类基因组数据库，其目的在于支持人类基因组计划，它是专门汇集储存人类基因组数据的数据库，其中包括全球范围内有关人类 DNA 结构和 10 万种人类基因序列的研究成果。截至 2009 年止，由瑞士日内瓦大学与欧洲生物信息学院合作成立的蛋白质序列数据库，是现在最为常用、注释最全、包含独立项最多的数据库。

生物信息库在中国也在逐步发展。1998 年，中国国家南方和北方人类基因研究中心都建立了与疾病有关的生物信息库；2007

年，泰州市开展了人群健康追踪研究项目，温州市于 2008 年建立了温州医学院中心生物信息库，中国法医 DNA 数据库自 1998 年开始建设，并发挥了具体作用；中国慢性病前瞻性研究与肿瘤基因组学研究项目也得以开展，香港特别行政区建成了几个遗传信息库，中国台湾地区生物数据库的研究也已开展。中国遗传学家目前已建立了 55 个少数民族多样化的数据库，建立了不同民族的永生细胞系数据库。在建库的收集资料过程中，研究者得到了当地少数民族医师，乡村教师干部和民族首领的支持，使用少数民族的语言获得了样本提供者很好的知情同意。泰州信息库建立的知情同意过程是首先在城市中利用电视、广播、报纸和网络等媒体广泛地宣传，然后深入社区建立专门的咨询站回答参与者的问题。先得到提供血样者个人的知情同意，再建立热线解决之后的有关问题，以确保真正实现知情同意。在隐私的防护工作方面，由伦理审查委员会审议了项目书；对每个人解释研究目的和过程，在社区的帮助下做好保密工作。

在人类基因信息库建设过程中，伦理问题得到极大重视。爱沙尼亚的《人类基因研究法》规定：在基因库的建立、运行和组织必要的基因研究中，保证基因捐献的自愿性质，基因提供者身份的保密，保护人体的基因数据不被滥用，防止基因歧视和其他的风险。1999 年，美国国家生命伦理学顾问委员会制定了针对遗传数据库的伦理准则；澳大利亚《基因隐私和非歧视法案》规定，在采集、储存和分析 DNA 样本时，必须获得样本提供者的书面授权；2003 年，联合国教科文组织发表了《联合国教科文组织国际人类基因数据库宣言》，对人类遗传数据库相关的伦理要求作出详细的阐述和规定，在其总则的第一条就明确规定：按照平等、公正、团结互助的要求，在采集、处理、使用和保存人类基因数据、人类蛋白质组数据和提取此类数据的生物标本方面确保尊重人的尊严、保护人权和基本自由，并兼顾思想自由和言论自由，包括研究自由；确定指导各国制订相关法律和政策的原则。

伦理原则 ①任何采集、处理、使用和保存人类基因数据、人类蛋白质组数据和生物标本的行为，都应遵守国际人权法。②样品收集必须遵循知情同意原则。生物信息数据库的知情同意书和知情同意过程是保证提供生物样本提供者权益的重要伦理原则。必须个人在不受任何压力并知情的情况下，明确表示同意对其基因数据进行采集、处理、使用和保存的意见，并有权撤销其同意。③采集、处理、使用和保存人类基因数据、人类蛋白质组数据，必须是符合临床诊断和治疗、医学研究和其他科学研究，或符合《世界人类基因组与人权宣言》和国际人权法的目的。④确保人类基因数据、人类蛋白质组数据不用于意在侵犯或造成侵犯某一个人的人权、基本自由或人类尊严的歧视之目的或导致对某人、家庭或群体或社区造成任何侮辱之目的的。⑤利益共享。人类遗传样本和数据是人类的公共财产，样本不属于任何人或群体，通过使用为医学和科研目的采集的人类基因数据、人类蛋白质组数据得到的利益，应根据国家的法律或政策及协定，为整个社会及国际社会共享，如对参与研究的个人和群体提供特殊帮助；享受医疗服务；提供科研得出的新的诊断方法、新的治疗设备或药品；支持卫生事业等。⑥管理应用中新问题解决的伦理管束。在生物信息库的实践中遇到了许多新的伦理挑战。例如，在保密信息方面是否可以匿名；亲属接近信息的权利；谁应该从数据库商业化中获利；是否和怎样跟踪调查；研究成果对研究参与者如何反馈；研究结果知道的权利和不知道的权利；样本再使用的再次知情同意；商业利益和公众利益的冲突；电子信息网站如何给予生物信息的保密和隐私的防护；哪些信息需要特殊的保护；如何保证信息不被第三者窃取滥用；研究与脆弱人群如何实现利益的共享等，均需要根据国家的具体情况作出相应的规定及伦理约束。

（王延光）

réntǐ biāoběn lúnlǐ

人体标本伦理 （ethics of human specimens）
对尸体标本、病理标本、基因标本等人类生物样本在提取、使用、储存及临床应用中的伦理要求。

概述 人体标本是一种特殊资源。在 20 世纪 70 年代生物塑化技术发明之前，人的尸体先要进行灌肠以排除胃肠内残余物，再从动脉注入红色乳胶，使动脉血管充盈硬化，最后放入容器内用福尔马林浸泡，使得标本防腐和定形。1978 年，德国解剖学家贡特尔·冯·哈根斯（Gunther von Hagens）发明了保存人体标本的生物塑化技术，广泛应用于解剖学、胚胎学、病理学、临床影像学、法医等多种学科和领域，解决了保存人体标本、动物标本和植物标本的技术难题。

人体标本研究的发展 20 世纪

80年代以来，人体标本研究的主要工作是建设数据库。即针对一定人群，将人体标本所提供的生物材料及相关数据和信息进行"有序"收集、处理、储存和应用，保存并提供各种人类生物资源及相关信息，为转化医学、精准医学和众多临床研究提供信息基础。1987年，美国整合已有的生物样本资源库，建立联合人类组织样本库网络，2005年，美国成立了生物存储库和生物标本研究办公室，该办公室专门管理生物样本库的建设。从2008年开始，该办公室筹建人类肿瘤样本库，此项目在2009年被美国《时代》杂志评为改变世界的十大想法之一。2004年，英国正式启动英国生物银行计划。该计划要检测50万名（占英国人口总数的1%）40～69岁志愿者的生物样本，保存了1500多万份生物样本，并跟踪记录这些志愿者达30年。通过建立人口数据库，了解大量异质群体中的变异情况，获得某种特定疾病的病例，确定并量化其致病基因。通过对参与该计划的志愿者展开长期跟踪研究，进一步了解环境、生活方式与医学治疗的关系。其他国家也重视人体标本的工作。1998年，冰岛建设人口基因数据库。2002年，爱沙尼亚推出为期3年的"爱沙尼亚基因组计划"。2003年，瑞典斯德哥尔摩卡罗林斯卡学院展开生物银行计划，旨在调查数千人类组织样本、遗传和环境数据，推进疾病机制的科学研究。

中国的人体标本数据库建设1994年，中国科学院建立中华民族永生细胞库。2006年，云南大学建成的中国少数民族DNA库，保存了8000多份少数民族DNA样品，涵盖除高山族外的54个少数民族的DNA样本，是目前中国样品量最大、收集民族最齐全的基因数据库。2003年7月，根据《国家中长期科学和技术发展规划纲要》启动中国人类遗传资源平台建设。其主要任务是：制定和完善人类遗传资源平台标准规范和技术规程；实现人类遗传资源标准化整理和数字化表达工作；补充完善人类遗传资源复制、备份和标志性状数据；收集、整理和保护濒危、珍稀人类遗传资源；加强平台运行、共享机制、政策法规研究和伦理研究。

人体标本的特点：①独特性。人体标本体现了人体独特的生物属性，涉及人类基因组、有机体与生物族群等不同方面，在作为人体特征的解剖、生理特性的发育过程中承担不可替代的作用。②专业性。人体标本是生命有机复合体的不同功能、组成部分的表现，其蕴含的生物信息，只有专业科研人员与医学工作者才能理解，就存在一个人如何阐释和由什么人来阐释的伦理问题。③实用性。高质量、高标准的生物样本是基础和临床研究的样本来源，也是实现转化医学与精准医学的物质基础，人体标本在疾病预测预防、早筛早诊及个体化诊疗研究中发挥着越来越重要的作用。④人体标本属性的特点：尸体转变为人体标本的过程，是对尸体进行匿名化处理的过程，也就是尸体丧失社会属性而仅保留生物属性的过程。生物属性是指人的肉体存在及其特性，社会属性是指在实践活动的基础上人与人之间发生的各种关系。社会属性包括姓名、性别、民族、职务、籍贯、党派等信息，尸体具有这些社会属性，而人体标本却不具备这些社会属性。

人体标本的科学价值：①推进生物医学基础研究。人体标本蕴含着生命信息，提供了丰富的生物数据，基于生物数据的功能分析，能够深入揭示疾病的本质、人与环境的关系，能够推进生物医学的基础研究。②推进生物医学的临床研究。运用人体标本提供的生物数据，能在发现疾病根源的基础上，促进新型药物和治疗方法的开发，加强对常见病的诊断和预防，为个性化治疗和精准医学开辟道路。人体标本涉及个人与群体、公共利益与私人财产、科学研究与利益追逐等关系，一些稀有标本（如基因资源）正成为医学的重要资源，人体标本也正成为一些人牟利的对象。人体标本的伦理问题如何解决，人体标本的伦理管理如何实施，对人体标本的伦理研究提出更高要求。以积极保护和利用为模式，辅之以有效的管理与保护方法，并通过建立相关的人体标本资源管理机构，由专门机构来负责相应资源库的管理与利用，已成为世界各国建设和管理人体标本库的共识。

伦理问题 ①人体标本采集的知情同意问题。获取人体标本的方式是对遗传相似性群体进行大规模采集，它不同于传统的医疗研究项目，其采集活动涉及人体血液、蛋白质、血清、基因以及单核苷酸多态性等样本，人体标本的采集从单纯的技术活动转为多方参与的社会过程，仅仅依靠个体的知情同意，人体标本的采集和研究难以展开。同意权的主体该如何确认？是不是取得来自民选的行政首长或族群（城市一般为社区）领导人的同意即可？还是应该寻求每一个个别参与者的同意？即使能达成客观合意，其过程究竟是处于自愿而是被强制状态？尤其是在一些研究机构含有国家公共权力的介入时，是否会出现以公共利益为名要求某类族群接受强制性检测的情况？目前的人体标本样本采集目的和范围仅限于对某些特定疾病的研究，研究此范围之外的疾病，则需要对参与者进行跟踪随访以取得新鲜 DNA 标本，是否需要再次同意？如何贯彻再次知情同意原则？探讨这些伦理问题的核心是，知情同意主体究竟是"个体"还是"群体"。为解决这一伦理难题，英国生物银行计划采用了"广同意"模式，即第一次获取样本时，在知情同意过程中，希望样本提供者对今后利用此样本进行研究表示一揽子同意。②人体标本的隐私保护问题。首先是人体标本不仅涉及个体本身，还与家庭、家族、种族紧密相关，在人体标本的获取、分析及其理解过程中，占主导地位和优势的一方是专家（医师、科学家），大数据时代下，如何实现人体标本的保密和隐私保护？擅自公布人体标本隐私有两种表现：非法获取人体标本后予以公布、利用职务之便暴露人体标本的隐私，这两种隐私泄露都会伤害隐私者的人格利益。其次是第三方（研究者、雇主、保险公司等）在使用人体标本时应承担什么样的责任？如何保护人体标本提供者的知情权？能否以人体标本提供者的名义搜集相关基因信息？在没有得到当事人同意的情况下，披露给第一个目的的基因信息（比如医师告知某人患有遗传疾病的基因检测结果）是否可以用于第二个目的（如作为保险公司设计投保计划的材料）？这就对研究人员提出了保护公众利益、保护人体标本隐私

的责任要求。③人体标本库的商业化应用带来的伦理问题。首先是专利申请问题。人体标本在人类遗传性疾病的诊断、治疗、预防等方面的作用日益增强，人体标本获取专利，比如申请基因专利，成为其商业化应用的重要表现。授予人类基因专利，会不会对长期以来被科学界视为精神内核和创新动力的自由研究原则是个严峻挑战？是否会由于以牟利为导向的专利申请与使用而使这一自由研究传统遭到削弱甚至消解？两者之间的平衡与张力如何解决？伦理学家认为，人体标本是体现个体独特性的专有资料和信息，与人的本质紧密相关。授予人体标本以专利，意味着人体标本这一独特的生命物质，成为一种自我人格扩张的创造物，成为一种可以相互转让的商品，这是对人的尊严的挑战。其次是利益分享问题。随着人体标本商业化应用速度加快，一个与利益密切相关的焦点是，人体标本提供者应享有什么样的权利？按照传统法理，人体标本的提供，只是一种物质的提供，开发应用一方只要支付一定费用，研究开发的一切成果就归开发者。这就需要考虑人体标本作为原材料同相关专利的关系，并要求对利益分享提出新的规制要求。再次是开展人体标本展览问题。将制作的人体标本出售门票，公开展览，是否是对人的尊严的亵渎？一些人体标本展览引起社会强烈反对，也反映了这方面的伦理越线。④人体标本库的伦理管理问题。人类生物样本库是一种研究资源。人体标本库的建设，不仅涉及采集人体标本中的伦理问题，还牵涉到标本处理、使用和存储过程中的伦理问题，其核心是，如何

处理好各方的利益冲突问题。首先是发达国家与欠发达国家的利益冲突问题。一些发达国家的实验室、私人公司以合作为名获取欠发达国家的基因资源，使之沦为单纯的资源提供方。欠发达国家不仅获益很少，还要为此类生物高科技产品支付高昂的代价。其次是私人投资与公共资金的利益冲突。人体标本库建设需要巨大的资源投入，需要解决生物医学资源分配问题。在宏观上，国家资源中有多少分配给卫生保健事业？在微观上，社会提供给卫生保健领域的资源如何在生物医学研究中得到最合理的利用？如何看待资源配置中私人投资超过国家投入的问题？再次是样本提供者与样本研究者、样本使用者的利益冲突。如何在样本提供者与样本研究者、样本使用者之间进行利益分配，涉及利益分享问题。一方面，样本库是一种公共研究资源，要服务于公共社会利益，其研究成果将给参与者带来间接的健康或社会福利；另一方面，研究者能通过样本库展开科学研究，获得直接的科学利益（如发表论文，取得基础研究成果等），也能够通过产业化研究，获得直接的经济利益，如开发出新药，形成新的临床研究方案等，这就提出了如何处理社会公共利益与个人利益的关系问题。

（张春美）

xìng lúnlǐ

性伦理（sex ethics） 研究和回答何种性行为是否符合伦理学的理论。又称性道德。是社会为人类性行为所规定的范围和评价标准。

概述 对于性伦理，不同文化、不同宗教、不同民族都有自己的看法。性道德是与人类最基

本的行为——性行为有关的伦理。从生物学上说，性首先是一种自然现象和生理现象。每个人生来就有性器官，并以此构成男女不同的性别；具有性欲和性本能，在追求身体愉悦的同时，完成延续后代的重任；同时也具有各自的性身份，承担一定的性角色。人类有生物属性和社会属性两个方面，人类的性不仅是生命体的存在状态，同时也被赋予精神和文化的涵义，是生命健康和幸福的基本要素。性道德是人类在长期进化中所形成。早在原始时代，人类观察到无节制的性活动带来的危险，于是就有了性道德的雏形，最初它是以性禁忌的形式出现的，例如，在族群内部不同辈分成员之间不可发生性行为的禁忌，女性在月经期间不可发生性行为的禁忌，在狩猎生产准备期不可发生性行为的禁忌等。家庭、私有制产生以后，性道德又演变为婚姻、家庭制度的组成部分，并通过法律加以确定并逐渐完善。社会舆论、风俗习惯与个人信念、良心组成的性道德观念始终起着不可低估的支撑作用，确保了社会生活的正常秩序，有利于巩固婚姻、家庭关系和社会的稳定。但性道德不是僵化和一成不变的，在不同的历史阶段会有不同的标准，它随社会的发展而变化。同时，在讨论性道德时，必须分清其影响公众或社会的方面与只涉及私人方面两者之间的区别。在私人性行为问题上，只要这种关系的直接当事人的权利得到尊重，个人自由就应成为指导原则。伦理学认为，强奸、猥亵儿童、对非自愿受害者的性虐待或其他任何类型的强迫或强制性性行为都是不道德的；但两个或两个以上自愿成人之间发生的其他任何人

类性活动，只要能证明未因此而给他人造成直接伤害，就都是合乎道德的。

人类社会迄今存在以下几种有关性伦理的观点：①强调男尊女卑，性与爱未必要合一，但只认同婚姻内的性行为。②婚姻内的性行为才是符合伦理的，反对婚前、婚外性行为。真爱主义反对婚姻外的任何性行为，主张性与爱应当合一，交往应该诚实，强调爱与性的责任，由于也强调男女平等，真爱主义与强调妇女守贞的极端保守主义完全不同。③性与爱本来就是分开的，不认同性爱的任何伦理与义务的约束；认为欺骗、相互利用的性行为既无法禁绝，所以亦是合乎情理的，性是以满足自己为最先的；认同性行为使人愉悦的功能，性行为如同吃饭、喝茶一样，是极为自然的；只要彼此同意便可以进行任何性行为，否定婚姻的存在价值，认为婚姻束缚了性的自由权利。④主张社会应由性爱合一过渡到性爱分离。这种观点选择性地认同真爱主义的某些论点以迎合社会对爱与性的憧憬与要求，可实际上是自由主义的，它表面上认为性与爱应当合一，基于爱情之上的性行为才是符合伦理的，但同时又认为爱情与否应由当事者自行认定，而非确定要受婚姻的约束并承担责任，因此也就毫无约束地沦为自由主义的、以爱为名行性行自由之实。尽管这种性观念自相矛盾但却成为当今欧洲及东亚地区的主流性意识。性行为的不同观点，实质上涉及以下几个问题：①个人的性行为是否只服从个人的性需要，不受任何约束。②个人的性行为是否必须服从家庭血缘关系，任何超越或破坏家族血缘关系的性行为是

不允许的。③性行为是否应当体现对男女双方的尊重，以互爱为基础，强迫的、强暴的性行为是不是道德的。④性行为是否应接受社会相关道德习俗的约束，不顾社会道德习俗的性行为是否应当。

性的伦理与文化传统密切相关，显示出多元性和差异性。随着时代的不同，人们对性的伦理观念也是不断变化的。性伦理所关注的不仅仅是性行为，同时还涉及与性相关的诸多方面，例如，当一个人罹患易性癖时，强烈要求做变性手术，医学究竟做何种决策？随着人类的科学进步和性研究进展，对传统上否定的性行为和性倾向，像同性恋、手淫等经历了否定-宽容-接受的转变，这些都反映随着时代的变化人们性观念的变化。特别是20世纪60年代以后，西方性解放思潮兴起，婚外性行为、同性恋盛行，情色文艺作品泛滥，引起了人们的关注。性自由是否可以不受任何约束或在一定条件下应当受到限制？西方学者提出如何应对的原则。第一条原则是伤害原则。根据这一原则，如果对个人自由进行限制是为了防止伤害他人或社会的公众利益，则这种限制就是合理的。这是反对声音最少的原则，约翰·斯图尔特·米尔（John Stuart Mill）在他著名的《论自由》一书中认为这是唯一可以得到辩护的限制个人自由的原则；第二条原则是家长制原则。如果对个人自由的限制是为了防止个人对个人自己的伤害，则这种限制就是合理的。第三条原则是道德主义原则。如果对个人自由的限制是为了防止个人不道德行为的发生，那么这种限制就是合理的。第四条原则是冒犯原则。如

果对个人自由的限制是为了防止冒犯他人，则这种限制就是合理的。以上四条原则是应对性泛滥的主张，也是用于讨论政府对接触情色作品的干涉是否合理的依据，同时也可以用来评论婚外性行为和同性恋。一个理想的社会应该给每个人的个人自由提供最大的空间。然而，最大空间的个人自由也是有条件、有限制的。所以研究和讨论合理限制个人自由的原则和条件应该是性伦理学基础理论讨论的核心问题之一。

中国的传统伦理观是以血缘家庭为基础的道德观，强调"修身、齐家、平国、治天下"个人的利益必须服从家族、集体和国家的利益，反映在性伦理上，就是长期禁锢性，提倡女子的贞节操守、三从四德、男女授受不亲、男子可以三妻四妾，妻以夫为纲，女子必须从一而终。但是，随着时代的变迁，从 20 世纪五四运动后，人们开始重视对性爱的追求，人们不再仅以生理快感和繁衍生命为满足，而是超越自我生理需求和生命本能去追求精神的愉快和永恒；但是，与此同时，特别 20 世纪八九十年代以后，性自由的思想也开始泛滥，婚外恋等现象，比比皆是。提倡正确的性伦理，树立正确的性道德，已成为社会治理的稳定家庭的重要任务。

伦理原则 ①自由原则与自愿态度。性伦理不是从外部强加于人的，性道德是一种道德自律而不是他律，任何违反了自由和不是出于自愿态度的性行为都是不道德的，人们有选择性伴侣的自由，但是否接受选择必须以自愿为基础，包办婚姻、性骚扰、婚内强奸等都是违反这一道德原则的。②平等原则和尊重态度。

确认性活动的当事双方都是平等的人，都有平等地支配自己身体和性活动的权利。男女双方在社会各方面，包括在性的表达方式上，都是平等的伙伴关系，在这种平等的伙伴关系中，彼此尊重，相互需要，在性的心身交流中，获得快乐的生理和心理体验。③边界原则与禁忌态度。性权利是有边界的。边界原则体现了对性权利的自我保护和有害的性关系的限制。性的边界原则体现在：血缘边界，《中华人民共和国婚姻法》规定，直系血亲和三代以内的旁系血亲是禁止结婚的；疾病边界，《中华人民共和国婚姻法》规定，患有医学上认为不应当结婚的疾病，禁止结婚；婚前患有医学认为不应当结婚的疾病，婚后尚未治愈的，婚姻无效；时空边界，没达到规定年龄和不具备性成熟的生理机制，不具有性权利。性行为是在隐蔽情况下的行为，在大庭广众、公共场所下的性行为是不道德的；超越边界的所有性行为应视为禁忌。④责任原则和负责态度。人们的性生活，无论从其本质上还是后果上，都具有强烈的社会性。每一位性行为的当事人，都有义务为自己的性行为及其后果负责。如婚前性行为者应当为其性行为的潜在后果，如早孕、未婚妈妈负责；婚外性行为则应为其可能带来的家庭解体、夫妻反目负责。⑤私密原则与勿涉态度。性生活是个人的隐私，世界上绝大多数民族文化，都视性生活为人类生活中最隐私的部分。私密原则和勿涉态度包含两方面的含义；其一是性行为涉及当事人的双方隐私，他人不得干涉，尤其不得拍照、摄像以及用语言、文字等形式公之于众；其二是性行为作为个人的

私密行为，本人也无权在一些毫无隐秘性的时间和场合把自己的性行为暴露给公众，从而干扰他人的生活。⑥专一原则和守诺态度。为了社会的稳定和有序发展，社会有权要求有性行为的人在性对象上相对稳定，并对这种稳定性的性关系作出正式或非正式的承诺，并本着诚实的态度信守承诺。社会也借此能够控制人们性行为的无序和滥交给整个社会生活带来灾害。

（樊民胜）

xìng quánlì

性权利（sexual right） 人人享有的与性别有关的合法权利。这种权利是人身权利的一部分，受法律的保护。

性权利主要是与性生活有关的权利，法定的性权利的行使需要通过结婚来实现，对于正处于未成年的孩子们来说，因为没有性生活，似乎就没什么性权利可言。但实际上，性权利不仅是婚内夫妻性生活的权利，更涉及男人和女人在生理、心理和社会生活中的诸多方面。但在不同的年龄阶段和不同的生活环境下，人们有着不同的性权利。

成年人有成年人的性权利，未成年人有未成年人的性权利。不同的性价值观，也会催生出不同的性权利。但无论从哪个角度看，人们都普遍享有以下 8 种最基本的性权利：①性平等权：男女平等是中国的基本国策。女性与男性享有同样的人身权利。无论在家庭，还是在社会，无论是求学、就业还是参政，女性与男性有着法律所赋予的平等权。不能因为性别的差异而受到任何歧视。②性教育权：每个公民，尤其是青少年享有受到性教育的权利。性教育权对于克服在性问题

上的不正确观念，形成正确的性行为规范有重要意义。③性表达权：每个人对性及情感的认知和感受有表达的权利。穿什么衣服、作何种打扮，具有何种性倾向，不管是异性还是同性，遇到喜欢的人，表达自己的爱，这也是个人的权利。④性保护权：有保护自己不受性侵害的权利。可以采取自卫、求助、逃脱等办法。保护自己不受侵害是法律赋予每个人的权利，而侵害者正是法律所制裁的对象。⑤性健康权：有维护性健康的权利。对任何可能对自己造成性健康损害的行为，都有权利阻止或拒绝。对有可能出现的性健康问题，无论是罹患性病还是艾滋病，都有就医诊治的权利。⑥性拒绝权：对性行为、性骚扰、性侵犯等方面，比如拒绝恋爱、拒绝结婚、拒绝性骚扰、拒绝亲吻、拒绝拥抱、拒绝浏览色情信息等。⑦性隐私权：隐私权不得侵犯，性隐私权更是如此。⑧性自慰权：在不损害自己和影响他人的情况下，有权利采取恰当的方式缓解性压抑、释放性能量。

权利是与义务相对应的，没有无义务的权利，也没有无权利的义务。在行使性权利时需区别该行为究竟属于自己的私人领域还是属于与公众相关的社会方面。在私人领域，无论是裸体、自慰、观看色情品，都属于自由范畴，无关道德；但如果在公众场合实施上述行为，就侵犯了他人的权利，不仅要受到道德的谴责，甚至可能受到法律的追究。婚姻中性权利的实现要靠双方的理解和沟通，建立在互尊、互敬、互谅、互让基础上的和谐性关系。过分强调个人的性权利，在婚姻生活中无理由单方面拒绝同居，不尽

做妻子或做丈夫的义务；或者不顾婚姻对方的身体与心理状况，一味强调自己的权利，要求对方尽无条件服从的义务都是错误的。

（樊民胜）

xìng zìyóu

性自由（sexual freedom）在性行为上抛弃任何约束，倡导彻底自由的理论和实践。是流行于现代西方社会的性观念。

20世纪前期，西方社会发起针对19世纪占统治地位的维多利亚性道德观，要求人性解放的性革命浪潮，出现了性解放运动。"性自由"成为一种观念，流行于20世纪60年代的西方尤其是北美。它是从反对男女不平等的婚姻观念和性观念开始的，其理论基础是西格蒙德·弗洛伊德（Sigmund Freud）的泛性论和阿尔弗莱德·查尔斯·金赛（Alfred Charles Kinsey）的人类性行为研究所揭示的真相，使人们对传统的性道德产生怀疑。其社会条件是避孕药的发明，减轻了妇女对婚前性行为后果的担忧；第二次世界大战让男人走上战场，又使得妇女改变了传统的相夫教子的家庭妇女角色，参与到社会生活中；同性恋者要求少数人权利运动的兴起，促进了要求变革的声音，并付诸行动。性自由从反对性禁锢走到另一个极端，认为身体和性都是个人财产，自己可决定如何处置、使用。这一口号抛弃了对性的社会制约，否定了性道德的合理内容，使性自由成为一部分人性滥交的借口。

与"性自由"相伴内涵相近的还有"性解放"等，与性自由、性解放等相对应的就是性专制、性压迫等。性自由可以看成是对性专制、性压迫的反抗，在一定意义上说是一种进步，但"性自由"也给西方社会带来了严重的社会问题。20世纪60~80年代是西方性自由的盛行期，在这一时期，美国青年16岁时已有2/3的人有过性交经历；每天有2000名少女妊娠，其中一半做了人工流产，另一半则把孩子生下来；今天美国人的婚姻有一半以离异告终；1/3的孩子是未婚母亲所生；1/4的孩子在单亲家庭中生活；在美国的人类免疫缺陷病毒（HIV）感染者中，1/5是青少年。由此可见，美国性自由给青少年和整个社会带来的危害是很大的。性自由的直接后果是：①离婚率猛增，许多家庭解体，大量儿童失去双亲的爱抚，家庭对子女的教育职能因此严重削弱。②青少年性犯罪率激增。③未婚生育的母亲和孩子增多。④性病和艾滋病的肆虐。

由于性自由导致的性交已经在西方造成明显的恶果，欧美各国社会重建性道德的呼声日益高涨。许多有识之士希望振兴家庭，强调家庭价值及一夫一妻的健康生活方式和忠诚的性关系。社会、家庭和学校也向青少年提出推迟性交关系的原则，要求中学生积极参与洁身自爱运动，并抵制吸毒、嫖娼、卖淫及同性恋等行为。

性自由的积极意义是打破了传统道德和宗教式的性禁锢将性看成是罪恶和不洁的观念，解放了对人性的束缚和压抑，恢复了性是自然和美好的理念。但任何事情都不能走极端，历史事实已经证明，性自由对传统性道德全面的否定是错误的。20世纪60~80年代，仅仅20多年时间，西方性自由就已经给人类社会带来大量的社会问题。然而，要消除性自由的消极后果，却需要很长的时间，对此我们应该保持清

醒的认识。

（樊民胜）

xìng jìngù

性禁锢（sexual confinement）

对人类性行为的强制性限制。是在宗法社会和中世纪影响甚广的性观念。

性禁锢是在性禁忌基础是发展起来的。性禁忌是原始人对性行为的一种自律的限制，而性禁锢则是后来产生的一种对性行为的宗教式的强制。性禁锢产生于中世纪的欧洲。它在基督教性禁欲主义的思想支配下，贬低性的价值，压制性的表现，否定性肉体现实，提倡性的纯精神化。5~19 世纪，它统制了西方约 1500 年，不仅统制了整个欧洲，而且随着西方文明的传播，也统制了北美洲、澳洲，极大地影响了南美洲，以至成为 20 世纪性革命的主要对象。

最初的原始人类尚未摆脱动物习性，实行群婚制，在性关系上少有制约。但随着人类的生存和生产发展的需要，由于对性的无知、对生殖的崇拜、对生命的敬畏和死亡的恐惧，原始社会出现了人类对自身性行为的最初的禁律，即在某些特定的时间、特定的场合、特定的对象之间禁止发生性关系，甚至禁止两性之间的一切接触。包括乱伦禁忌、月经禁忌、狩猎禁忌、生产禁忌等。全世界各民族几乎都有自己的禁忌，这些禁忌包括了人类重要活动的各个方面。由于性活动是人类最基本的活动，它既是快乐的源泉，也是冲突的根源，所以原始人认为性活动中隐藏的危险最大，他们对性行为的禁忌也最为严厉。从人类学和民族学的经典著作，如英国詹姆斯·乔治·弗雷泽（James George Frazer）的

《金枝》、英国马利诺夫斯基（Malinowski）的《野蛮人的性生活》中，可以找到许多原始民族中奉行性禁忌的例证，其中一些重要的性禁忌后来又通过基督教的教义得到了保存和发挥。最著名的就是"原罪"说。根据这一理论，不仅在特定条件下的性活动作为禁忌，甚至性本身也成为禁忌，成为要严加防范的领域。法国性学家居尤（Guyou）指出："性禁忌是特殊的社会和宗教教育的结果，绝不是事物的自然状况。"

性禁锢是性道德的起源之一。历史上的性禁忌也曾起过积极作用。因为禁忌常常是要避免某些可能发生的危险和不幸，例如，当性接触成为原始群内部为争夺性交机会而发生互相斗殴和伤害的根源时，为了保证生产活动的正常进行而停止一个时期的性接触，即生产上的性禁忌不但是有用的而且是必要的，它最终是保护了人类自身。这一类禁忌后来演变成性道德，在人类历史上发挥着重要作用。但性禁锢后来走向反面，最严重的后果在于，否定性快乐，阻碍了人类科学地认识性，而陷入神秘、盲目的性愚昧状态，以致成为西方性革命的对象。打破了性禁锢使人类获得新的自由。

（樊民胜）

fànxìnglùn

泛性论（pan-sexualism）

视性为生命本质与身心活动地位的观点和理论。将性欲视为高于一切、决定一切的根本因素。

泛性论在西方源远流长，古希腊人的哲学思想中已显露泛性论痕迹；德国哲学家亚瑟·叔本华（Arthur Schopenhauer）称："性爱才是这个世界真正的世袭君

主，它已意识到自己权利的伟大，倨傲地高坐在那世袭的宝座上，以轻蔑的眼神统驭着恋爱，当人们尽一切手段想要限制它、隐藏它，或者认为它是人生的副产品，甚至当作不足取的邪道时，它便冷冷地嘲笑他们的徒劳无功。"叔本华的学生弗里德里尼·威廉·尼采（Friedrich Wilhelm Nietzsche）把艺术创造与性活动关联一起，认为："艺术家按其本质来说恐怕难免是好色之徒……一个人在艺术构思中消耗的力和一个人在性行为中消耗的力是同一种力。"

西格蒙德·弗洛伊德（Sigmund Freud）是泛性论的集大成者，他认为，生殖活动虽然是性的主要表现形式，但是，除此之外，性还有其他的表现形式，例如，唇舌、乳房、皮肤，这些都不是生殖器官，但也可以产生快感（如接吻、触摸）。并由此推论，一切快感，都直接或间接地和性有关。他创造"力比多"等一系列新词，大多出自发挥泛性论思想的需要。他认为力比多是包含在"爱"字里的所有本能力量，这种性本能力量必须获得释放，成为促进人类达到最高成就的原动力。性欲又是使人感到不满足的原因，如果性受到压抑，就会导致人得精神疾病。这种性本能力量可以转移或升华，人类社会的发展与文化创造，全是性本能乔装打扮向外发泄的方式。弗洛伊德的泛性论已成了性欲决定主义，他甚至把人世间的社会关系，如各类社团、教会、军队，更直接的亲属关系，均认为是由力比多做纽带联结起来的，无限地泛化性活动，把人际关系和社会活动均归结为性的原因。在 20 世纪 20 年代，弗洛伊德的学生威廉·赖希（Wilhelm Reich）继承

了弗洛伊德的泛性论思想，他先后发表了《性革命》《性高潮的功能》等著作，主张通过性的政治运动改造社会。中国的《易·序卦》说："有天地然后有万物，有万物然后有男女，有男女然后有夫妇，有夫妇然后有父子，有父子然后有君臣，有君臣然后有上下，有上下然后礼义有所措。"虽然在古汉语中，性这个词并不用来表达男女的性别和男女的关系，但是性欲却是一切伦理的基础，其中隐含了泛性论的含义。泛性论形成的思想根源是：①禁欲主义，使人们对性感受特别过敏，长期处于性饥饿中的人，容易诱发性联想，认为任何一个物体的性状、形态和功能，均可与男女性器官相关联。②把感情世界的爱与男女之异的性混为一谈，把一切快感均与性混同。

泛性论对于历史上的禁欲主义有巨大的冲击力。但它将性欲提升到作为人类一切活动的主宰力量时，明显地不合乎科学的理性判断而有很大片面性和危害性。西方在 20 世纪出现的性自由、性滥用，以及离奇古怪的超现实荒诞艺术，不少方面是受到泛性论的影响。

（樊民胜）

xìngxíngwéi de shèhuì kòngzhì

性行为的社会控制（the society control of sexual behavior）

人类性行为社会控制的法理依据。

概述 性行为的社会控制古已有之。由于性行为是人类的本能活动，它既有保持人的物种繁衍的重要功用，同时又有不易受控制的特点，可能成为冲突的根源和社会结构的破坏力量。最初的原始人类处于无限制的杂交状态。混乱杂交的两性关系的后果之一是，成为群体内部冲突的根源，男人之间为了争夺与女人的性交权，摩擦、争斗、互相残杀。原始人的平均寿命很低。除了生活条件艰苦，食物短缺之外，一个重要的原因是内部的争斗，而争夺性交权无疑是争斗的导火线。无限制的两性关系的另一个严重后果是，由于近亲繁殖造成了人口质量的下降，出现体弱、多病和繁殖力低下等现象。原始人开始注意到了性行为中所隐藏的某种危险的后果，为了避免后果的发生，需要一种对性行为控制的力量，于是性禁忌就产生了。狩猎性禁忌和乱伦禁忌是其中最主要的两种。前一种是指在原始人类最初的生产活动——狩猎生产的准备和实际进行的全过程（从数天到数月）中，禁止男女之间的性行为，甚至一切接触；后一种指禁止有血缘关系的男女之间的性行为，开始禁止不同辈分的人之间，后来发展到禁止同辈之间的性行为，最严厉时连同姓之间的性行为也被禁止，在中国古书《左传》中赫然写下"男女同姓，其生不蕃"的禁句。对此比较合理的解释是原始人是以姓氏来区分血缘关系的，同姓就意味着同宗同族，因而同姓人之间的性关系当属被禁之列。违反上述的禁忌者被认为会给群体带来灾祸，要受到直至杀头的最严厉的处罚。

性行为的社会控制是从性道德开始并随后出现了法律控制的。性禁忌最后演变为性道德，是人类性道德的起源。英国著名社会生物学家德斯蒙德·莫里斯（Desmond Morris）在其社会生物学名著《裸猿》中说过："与其说是文明的进步造就了现代人的性行为，倒不如说是性行为塑造了人类文明。"社会对性行为的调控一般分两个层次：第一层次是道德调控，主要是针对轻度越轨但尚不触犯法律的一类性行为；第二层次是法律调控，完全是针对性犯罪行为。二者互相补充，相辅相成。

在古今中外的历史上，对非婚性行为、同性恋、卖淫与淫秽书画传播都有过社会控制的措施。道德层面主要通过宗教的宣传，法律层面则通过立法和法律执行。例如，美国节育运动的领导者之一美国纽约的护士玛格丽特·桑格（Margaret Sanger）由于通过邮件散发节育忠告，她被控告并受45 年的监禁（这个控告后来取消了）。1916 年，由于她在纽约布鲁克林开了全国第一家节育门诊她被逮捕。桑格夫人在监狱服刑30 天，但是她的上诉案例导致1918 年法庭判决，此判决为医师开拓了节育忠告的途径。而她在1929 年访问中国时，也曾经被北洋政府拒绝。

性行为的道德调控在人类社会的形成和进化中发挥了巨大的作用，但是道德调控有其本身的弱点，并非是万能的，特别是当私有财产的出现、阶级产生之后，人类的婚姻家庭形式不断变化，从群婚制、对偶婚制过渡到一夫一妻制。人与人之间的关系也变得越来越复杂，性行为不仅涉及当事人的人身权利，而且关系到经济利益、家庭结构、社会组织等各个方面，单靠道德的力量已经不能起到保护个人的性权利、婚姻家庭的利益和维护社会稳定的作用，必须有另外一种社会成员普遍承认和共同遵守的强制性标准来保护社会成员的正当利益，制裁越轨行为，打击性犯罪，维护家庭和社会的稳定。这种标准就是法律。

随着人类社会组织结构不断发展和完善，调节性行为的法律就产生了，并成为调节人与人之间的性关系，处理与性行为有关的矛盾和纠纷的主要依据。与性有关的法律大致可以分3类：第一类是保护人身权利不受侵犯的法律，如民法；第二类是保护婚姻的法律，如婚姻法；第三类是惩治性犯罪的法律，如刑法。人类的性行为不但受到道德的约束，又加入了法律的调控。

婚姻是法律对性行为调控的最重要的方面。在现代文明社会中，婚内性行为才是合法的性行为，一对男女之间只有结婚才能获得过性生活的合法权利。而非婚性行为，不管是婚前、婚外的性行为都属于违法行为。也就是说人们能否满足性需要，不是由生殖系统是否发育成熟决定的，而是由法律决定的。这也是人类两性关系与动物两性关系的不同之处。

由于婚姻的性质所决定，它的存在从一开始就是与性爱相矛盾的。婚姻一方面向人们提供了满足性欲的机会，男女之间婚内的性行为得到了法律的保护，另一方面，婚姻又限制了人们的性欲宣泄对象，将性行为严格限定在婚内，因而使人们只能在道德和法律准许的范围内亲昵和性交。婚姻对性行为的这种限定，从最初的保护家庭财产和经济利益不受侵犯的动机，到以后逐步发展成为一种夫妻双方从肉体到精神的相互占有和对非婚性行为的严厉禁锢的规范。但是性的需求是一种强大的力量，有时可以冲破一切束缚去寻找发泄的机会。因而围绕着婚姻，在古今中外的历史舞台上演出了一幕又一幕的悲喜剧。从"孔雀东南飞"的千古绝唱到《廊桥遗梦》所展示的现代人在婚姻观上的矛盾和冲突，表示了人类对婚姻与性的探索从未停止过。美国性社会学家阿尔弗莱德·查尔斯·金赛（Alfred Charles Kinsey）的调查证明了婚姻之外的性行为是如此的普遍。但是人类婚姻制度的确立和进化有其内在的动因和存在的价值。而且直到今天，人们似乎还没有找到一种比婚姻更有效的调控性行为的途径。这说明在现阶段，婚姻的价值并未过时，法律仍然发挥作用。

伦理争议 ①对性行为应不应当予以社会限制存在不同认识。有一种观点认为，性是人权，只要是成人之间自愿发生的性行为完全属于私人领域，社会不应干涉。政府不应去管婚外同居、换妻、卖淫等行为；但反对者认为，性虽然是人权的一部分，但社会放任不管的后果极其严重，小则败家，大可亡国。因此社会必须调控，但应明确调控的范围和尺度。过分强调个人自由，反对一切社会调控和过分限制个人自由，片面加强政府监管的观点和做法都是有害的。②保守主义与自由主义之争。性行为的社会控制反映人们对道德问题的判断有两种态度：基于宗教是对上帝意志的信仰，基于世俗则是对个人自由意志的推崇。坚持保守主义道德观的人认为，这种性道德观已经奉行了数千年，并被证明是正确的，因此构成保守主义道德观的基础。保守主义道德观主张限制性行为的范围，认为婚姻关系中的异性性交是唯一在道德上可以接受的性行为方式，其余的一切性活动都不被接受。但激进的自由主义者的观点，是毫不掩饰地接受所有类型的性行为，包括手淫、同性恋、非婚性行为等，只要它对另一方没有造成明显的伤害，就不应给予限制。但两者之间并非水火不相容，人们在性行为的社会限制问题上仍存在共识。

社会限制 ①自由与自愿意志的社会限制。任何性行为，只要违背自己或他人的自我意识、自由意愿、自由意志，如包括强奸、乱伦、猥亵儿童和对非自愿者实施性侵犯、性骚扰、性虐待等行为，都应当受到限制。对当事人造成伤害的，要追究其法律责任，由法律予以禁止。②性行为对象的社会限制。有直系血亲和三代以内的旁系血亲关系的、已构成对偶家庭的夫妻发生的婚外情，应实行性行为的社会限制；前者可能造成血缘关系的混乱而危害人类的繁衍，后者可能危害社会的和谐与稳定。③性行为的年龄限制。性行为的年龄限制，主要来自各民族、各种文化观念对人成熟年岁或达到生殖年岁的判定。中国古代有"丈夫二十而室，妇人十五而嫁"（《韩非子·外储说右下》）的记载，《周礼·内则》还规定："（男子）二十而冠……三十而有室，始理男事……女子十有五年笄，二十而嫁。"《中华人民共和国婚姻法》规定婚姻年龄为：男子不得早于二十二周岁，女子不得早于二十周岁。性行为的年龄限制主要是从后代健康成长考虑的；年龄限制还包括女子产子和月经期间不得发生性行为。超越一定年龄（如对14岁以下未成年的幼女）施行性行为者视为犯罪，要受到法律的制裁。④性行为的场所限制。性行为不得在他人在场的状态进行，性行为必须回避他人而严格限之于当事人的私人空间。在公共场所暴露自己的私处，应以有伤风化进行制止。⑤性行为的程度限制。性行为如果超过一定限度，导致对方生理、心理上无法承受而受到伤害，损伤了对方的身体健康，是不道德的；如果受到伤害的一方明确要求终止而对方拒绝终止而强行继续进行，则构成性暴力、性虐待的犯罪，应接受法律的制裁。⑥性行为的金钱限制。将性视为交易的商品，以获取金钱为目的性交易、卖淫嫖娼、买卖婚姻，都是非法的，应与禁止。并根据具体情况追究法律责任。

（樊民胜）

xìng jiàoyù

性教育（sex education） 对社会公众和青少年普及性知识和遵守性道德的教育。

概述 人类自古以来就有通过长辈对子女的口头传授，将有关性的知识和观念教给后代的传统。有两种不同的性教育，一种是正确的性教育，传授科学的性知识；另一种是错误的性教育，灌输错误的性知识。在现代社会里，如果没有性教育，文化教育、道德教育可以说是残缺不全的，而性教育倘若游离于文化、道德教育之外，也会成为无源之水，无本之木。应该把性教育作为整个教育事业中的有机组成部分。

性教育的内容包括：①性知识。涉及生物学方面的基本事实，比如关于男女生殖器官的解剖学知识、人类生育知识、性的发育、性器官卫生、性心理知识、性行为知识、手淫问题、遗精问题、月经问题等，这些内容纯属科学范畴。②性道德。这部分内容与社会制度、法律体系、文化传统有密切的联系，东西方有许多不同的地方。在进行这方面教育时，不能照搬照抄西方的内容，应适合中国的国情。性教育的重点对象是青春期的青少年，其长远目的在于打破性的神秘感，让青少年获得有益的性生理、性心理知识，帮助青少年树立正确的性态度，提高他们与他人（尤其是异性）的交际能力，促进人类的性健康；其现实目的是，减少青少年妊娠，防止性越轨行为的发生。

性教育两个最重要的时期，一个是 5 岁前，另一个是 13 岁之前。5 岁前是儿童性身份的确立和性角色的培养时期，所谓性身份是一个人对自己性别的私下体验，而性角色就是性别的公开表现。家长给孩子取什么名字，穿什么衣服，什么打扮，买什么玩具，允许他玩什么游戏，和谁一起玩等都包含有培养、确立儿童性身份的意义，也是最初的性教育，而这种教育是在家庭中完成的。13 岁前即青春发育开始之前，目前中国的青少年生理发育已大大提前，这个阶段孩子身体已经出现或将要出现巨大的变化，心理、性格上也出现了相应的改变。孩子面对这些巨大变化会一下子适应不了，也产生了许多自己无法解答的问题。朝夕相处的父母亲如果能及时发现孩子身上的细微变化，及时通过交谈解除孩子的疑虑，对帮助孩子放下包袱，成长进步是大有益处的。

性教育的 3 个最主要的途径是家庭、学校和社会，三者各有不同的侧重，相互补充。

家庭是对一个人成长起最主要影响的场所，性又是一个人在成长过程中不能回避的重要问题之一，但目前它在一般家庭中却都被回避了，青少年不能从家庭中得到他想得到的任何与性有关的知识和信息。之所以会出现这种局面主要原因是：长期的封建传统和性禁锢政策，所谓"非礼勿视，非礼勿听，非礼勿言，非礼勿动"，使得性成为一个在家庭中不得不回避的话题，人们不敢正视"性"，一谈到往总是与黄色、淫秽联系起来；许多家长也知道性教育的重要性，也想对孩子进行性教育，但由于自己从小生活在没有性教育的社会环境中，自己许多问题也不懂，因此对孩子的教育也无从谈起；家庭是性教育的第一课堂，家长是孩子性教育的第一任教师。没有一个学校或教师能够比父母更了解自己孩子的需要，教师也不可能解答每一个学生的问题。因为性教育不仅仅是有关生殖器官的功能等生理知识教育，而且是培养一个健全的人的成人教育，是人格教育和人生观教育的重要组成部分。它的目标是教育一个人怎样做人，担当起自己的性角色，做一个好儿子、好女儿、好男人、好女人。家庭作为个人成长最重要的场所，有着学校性教育无法取代的地位。

学校性教育的长处是，除了学习比较系统和科学的性知识之外，也是良好的性心理和性角色的培养场所。学校是男女学生频繁接触的地方，对于学习两性之间的正常交往、尊重异性、良好性角色行为的形成等，都有积极作用。学校的性教育必须由受过专业训练的教师来承担。学校的性教育必须针对青少年的特点，采用他们能够和乐意接受的方式进行。学校的性教育要贯彻循序渐进的原则，并根据此原则制定出纲要。从认识自己的身体和自己的性别特征开始，逐步地学习有关的性生理、性心理和性道德知识，要针对各年龄段孩子的认知特点，进行适时、适度、适量的性教育，培养青少年掌握科学的性知识，树立正确的性观念，完成性的社会化。学校的性教育除了在课堂进行之外，也要根据在学生中发现的情况，如早恋，私下传看黄色物品等，作个别的教育和辅导。学校的性教育应当与家庭性教育口径一致，不能向孩子提供相互矛盾的教育，因此学校可以定期与家长联系和沟通，取得比较统一的认识。

社会的性教育是在政府的支持下，通过性教育的专业机构和群众团体组织教育、卫生、新闻、出版、司法等各界人士通力协作，充分利用书籍、报纸、广播、电影、电视、讲座、咨询、展览会等各种渠道进行。性教育是一个系统工程，必须依靠家庭、学校和社会的密切配合，才能取得最大的效果。当今世界上黄色文化泛滥成灾，书刊、杂志、广告、银幕，各种性的挑逗随处可见，性的商业化和商业的性化并存。小孩子从小就处于各种性信息的包围之中。通过扫黄，净化环境是必要的，但更重要的是要用科学战胜愚昧。可以说，各种媒体和书籍是社会性教育的最基本方面。通过性学方面的专家编著各种适合不同层次读者需要的性教育读物，传播科学的性知识和健康的性观念，抵制黄色文化和错误性信息的误导，促进社会的文明和进步是社会性教育最根本的任务。

伦理原则 ①性教育要以科学的性知识教育为导向。要破除性的神秘感，坦然面对青春期出现的性问题，针对年龄特点，开展适时、适度的性教育促进青少年的健康成长和社会的文明进步。认为科学知识的性教育打扰了儿童天真单纯的无性世界，点燃了

他们青春期的性欲爆发火焰，可能造成一系列社会问题的认识，是没有根据的。只有让青少年掌握性科学的知识，才能破除性的种种神秘感，才能有助于人们树立正确的性价值观，帮助人们预防性病、避免意外妊娠、纠正性的迷信和偏见所引起的不必要焦虑和恐慌，远离性罪错，作出正确的选择。②性教育必须坚持正确的价值观，坚持优秀传统文化和主流性意识，抵御形形色色的性诱惑。特别是抵制不受任何约束下的性自由观和泛性论思想，提倡以性爱为基础的、一夫一妻关系的婚姻观，反对形形色色的色情乱性行为。③区分性教育与黄色污染的界限。性知识是以科学为基础，是从人的发育与生长过程出发，对人类性的萌发与增长作出科学的解释，是对性的生理基础的科学说明，它是严肃的，与那种鼓噪色情宣泄完全不同。相反，只有正确的普及性的科学知识，才能驱散神秘感，真正与色情宣传划清界限。

（樊民胜）

gēlǐ

割礼（circumcision） 对儿童或青少年施行割除部分包皮的手术。又称成年礼，流传于一些地区和民族的性风俗，最早起源于埃及，在埃及考古发现的公元前 2000 年前的尸体上就已经有受过割礼的痕迹。在非洲不少国家，判定少男少女是否成年，不是根据其年龄，而是看其是否举行过成年礼。所谓成年礼，就是割礼。长到一定年龄，男子必须割除阴茎的包皮，而女子则必须部分或全部割除阴核和小阴唇，甚至将阴道口部分缝合。

割礼这种习俗后传于犹太教，并成为一种必须遵守的礼仪。据

《圣经》记载，耶和华曾对亚伯拉罕说，"所有男子都要施行割礼，你们世世代代的男子，无论是家里生的，是在你后裔之外用银子从外人买的，生下来第八日，都要受割礼。不受割礼的男子，必从民中剪除，因他背了我的约"。因此男人被割是尽义务。在犹太人中间，割礼实际上是履行与上帝之立约、确定犹太人身份、进入婚姻许可范围的一种标志。现在，割礼早已不局限于犹太人，也不限于男子，而是盛行于世界很多民族的少男少女之中。在非洲，50 多个国家中有 30 多个在不同范围内施行割礼。其中，肯尼亚、乌干达、埃塞俄比亚、索马里、苏丹等国家，大约有 80% 的男女实行过这种手术。各民族在施行割礼的时间上有所不同，犹太人自古以割礼作为一种宗教的仪式，婴儿生下第八天必须接受割礼。索马里人在三四岁时施行，波斯人在 3~13 岁之间施行，秘鲁人在青春期以后施行，埃塞俄比亚南部的土人迟至结婚后施行。

关于割礼的目的有种种不同的说法，有一些学者主张割礼的最初目的是基于卫生的考虑，因为当时人们穿着衣服宽松而且不多，沙砾容易跑到包皮内引起刺激，甚至造成伤害。另外，割礼能防止性传播疾病（主要是梅毒和艾滋病）的传播。但卫生说不能解释为什么在没有卫生思想的民族中更盛行割礼。1971 年，美国儿科学会第一次表明了对男性包皮环切的立场，认为常规进行新生儿包皮切除"没有明确的医学证据"。第二种说法与性欲有关系，阿拉伯古医学家迈蒙尼德（Maimonides）认为，割礼是非洲土人为抑制强烈的性冲动而起的风俗，但土耳其的学者却认为割

礼是促进性欲的，意见正好相反。比较能被接受的说法是割礼代表一种"青春期仪式"，割去包皮，显露象征男性的龟头，表明已经成人，可以享有成人的权利并承担成人的义务，而且其中的另一层含义是献祭于神，乞求神的保佑，与初夜相似。澳大利亚和新几内亚的一些原始民族，男性的割礼，似乎与月经禁忌有关，他们直到20世纪40年代，还施行这样的割礼，从肛门到阴茎之间的会阴部割开一英寸到几乎是全长的一道伤口，让血流出来，称为"男人的月经"。只要伤口没有愈合，女性在月经期的一切禁忌与规矩，被割的男性也要照办不误。这是男性企图学到、效仿或抵消女性月经魔力的表现。现代的一些宗教如犹太教的信徒，仍将割礼作为他们必须做的手术。其他民族做包皮切除手术主要是卫生学方面的理由，因为有些医师宣称包皮垢是导致女性宫颈癌的罪魁祸首。这一假设后来被沃勒斯坦（Wallerstein）1980年的研究所否定，他认为是否割除包皮与任何种类的癌症无必然联系。

（樊民胜）

tóngxìngliàn

同性恋（homosexuality） 倾向于选择与自己相同性别的人作为性满足的对象。这里的性满足，必须同时包括情感兴趣、性器官兴趣和性生理兴奋3方面，但三者的比重变化范围可以很大。

概述 性取向是指人们会被哪一性别的人所吸引并产生爱意。同性恋是指性取向指向同性者；异性恋就是性取向指向异性者；双性恋就是指性取向同时指向同性和异性者。尽管人类中的绝大多数人都取向异性恋，但也确实有少数人取向同性恋和双性恋。

同性恋这个词源自希腊字根homo，其意思就是"同一的"最早创立同性恋（homosexuality）这个词的是一名匈牙利医师卡罗利·本克特（Karoly Benkert），他在1869年首次用同性恋这个词来描述同性恋现象。这个词可以概括地指男女同性恋，也可以特指男同性恋。后来通过德国医师赫希菲尔德（Herschfeld）使它在德国流传开来，哈维洛克·艾利斯（Havelock Ellis）又将其引入英语世界。

同性恋自人类有史以来就已存在。在古希腊、古代中国、古代印度都产生过大量的有关同性恋的文学艺术作品和文字记录。今天我们从博物馆、历史文献和印度神庙中还可以接触到古代社会有关同性恋存在的事实。耶鲁大学著名的历史学家博斯韦尔（Boswell）发现，同性恋者"在大多数欧洲国家的许多层次的社会中是杰出的，有影响的和受到尊重的，并在那个时代的文化遗产中留下永恒的印记，无论是宗教方面还是在世俗社会"。著名社会学家潘光旦先生在1946年翻译性心理学家埃利斯的《性心理学》时所加的注释和附录，就有从中国大量历史文献中系统考察中国同性恋的记录后，摘录和引用的材料。已经发现，在各种社会文化背景（无论是禁止或纵容同性恋行为）中，在社会各阶层、各种职业者中，都有同性恋存在。同性恋现象不仅存在于现代人类，也存在于各国家、民族历史的各个阶段。不仅人类有，与人类关系密切的动物也有。

最初研究同性恋的是医师们，他们希望从同性恋案例中寻找产生同性恋的生物学原因。他们当时给同性恋者下的定义是：同与自己具有相同性别的人实践性行为。这个定义隐含着这种假设：人们要么是绝对的异性恋者，要么是绝对的同性恋者，二者必居其一。后来的研究表明，所有这些假设均属谬误。

20世纪以来，研究人员对同性恋问题做大量的调查研究，发现在不同的历史发展阶段和不同的经济文化背景的国家和地区，各种被调查的人群中都有一定比例的人是同性恋者。其中最权威的数据来自美国学者阿尔弗莱德·查尔斯·金赛（Alfred Charles Kinsey）的调查。他报告说37%的男性和13%的女性在他们的一生中，有段时间有过明显的同性恋倾向或经验；其中绝对的同性恋者在男性中占4%，女性中占2%。尽管有人对金赛的研究成果持有异议，但可以确认的是，同性恋未必就是人们的终身义务，也不大可能使人绝对不沾。同性恋要求人们用包括心理学和社会学在内的多学科解释，而不是单纯的生物学解释。国内有学者用社会学方法对北京市成年男性市民的调查表明，同性恋者所占的比例的保守数字为1%~2%。

据国外一项最新研究报告表明，同性恋具有生物学的基础，同性恋者大脑不同于异性恋者。研究发现，男性信息素对男同性恋和女同性恋大脑的相同区域都有刺激作用。而异性恋男女大脑中的该区域则只对发现于女性尿液中的雌激素化合物AND有此反应，对男性信息素无反应。AND是信息素的一种，是发现于男性汗液中一种源自睾丸激素的化学物质。它能使男同性恋和女同性恋大脑中的视丘下部前端和中间区域变得活跃。该研究小组由瑞典卡罗林斯卡大学医院的伊万卡（Ivanka）领导。他们认为正是大脑中这个区域将激素和感官刺激结合起来，从而指导性行为。

美国纽约一个名为阿达·富卢蒙曼（Ada Fulman）的精神治疗医师曾就相关问题发表过论文，称性取向很可能是由生理和心理影响共同作用而形成的。

对同性恋的形成原因探讨至今尚未统一。一般认为同性恋不能以单一的原因作解释，它是"心理动力学的、社会文化的、生物学的、情景的因素等多重原因决定的"。

一些心理学家认为，人类的性倾向有双向发展的可能。同性恋的原因与异性恋的原因没有什么不同，二者同样都是有意义的生活方式，其差别只是选择对象的性别不同而已。但也有一些心理学家不同意这种看法，他们认为同性恋是一种神经精神症状，是恋母情结在青春期未能克服、阉割恐惧的结果，由此出现了与异性交往中的心理障碍。并强调了大多数同性恋的男子来自母亲强有力且富有魅力，而父亲则软弱和疏远的家庭中。

对双胞胎的性爱指向研究发现，同卵双胞胎兄弟中若一人是同性恋，那么另一人也是的概率高达50%以上。1994年被评为世界十大科研成果之一的一项研究报告指出，男性同性恋由母系遗传所决定。据认为，同性恋的发生70%与遗传因素有关。还有一些研究则揭示了同性恋形成的先天因素，指出胎儿在脑分化阶段所受的性激素刺激以及母亲在妊娠期间所受到的心理创伤等也可能影响胎儿未来的性倾向。

社会学习理论强调同性恋与个体在儿童期的性别认同紊乱和性发育过程中的性经历（尤其是性挫折）与同性恋的发生的关系，注重社会环境对个体行为的影响。

不存在特别的同性恋行为，口交、肛交或其他同性恋者身体密切接触的行为在异性爱中也存在，只是同性恋者间没有阴道性交。感情以及性器官以外的情欲刺激也是性活动中的重要部分。与一般人的想象不同的是，肛交并不是男同性恋者间最普遍的性表达方式。

伦理争议　同性恋长期以来不被社会接受和认可，充满争议，经历了罪恶行为-病态行为-正常行为的演变过程。在20世纪之前，在欧洲和美国占主导地位的思想认为，同性恋是罪恶行为或是异端。在中世纪宗教裁判所期间，人们被指控为异教徒，也往往被指认为同性恋，这些人会被绑在树桩上烧死。实际上在那个年代，所有的精神疾病都被认为是一种罪恶。同性性行为在一些欧洲国家同性恋被定为违法，甚至可能因为同性恋遭到起诉和监禁。

西方人关于同性性行为有罪的观念，起源于12世纪后半叶，最初出现在通俗文学中的敌意和攻击，后来又传播到神学文献中，最终形成对同性恋歧视的法律。同性性行为因其"违反自然"和"不导致生育"，被基督教会谴责为罪恶行为，在一些欧洲国家同性恋被定为违法，甚至可能因为同性恋遭到起诉和监禁。20世纪20年代在德国，一个同性恋运动产生了，并有一个图书馆和中心在柏林建立。1939年，纳粹摧毁了这个中心，焚烧了那个图书馆。随后不久，这个政府颁布法律禁止同性性行为，数以千计的同性恋者被监禁并死在集中营中。

在20世纪，同性恋是罪恶的观点被医学模式所取代。同性恋不再被认为是罪恶，而被看作是一种心理疾病，美国精神卫生协会在其《精神障碍诊断与统计手册》中将同性恋作为一种心理障碍疾病列入其中，从"罪恶行为"变成"异常行为"，同性恋者的地位有所改善。但是强迫同性恋转换成异性恋的"转换疗法"却作为治疗常规而流行了100年之久。甚至有使用电击、阉割或脑手术等粗暴和不人道的治疗手段对同性恋进行性取向转换治疗的，其依据是同性恋是一种精神疾病，但所有的治疗方法没有一种获得成功。威廉马斯特斯（William Masters）和维吉尼亚·约翰逊（Virginia Johnson）报告了异性恋者与同性恋者男女在性反应和性行为方面的差异和共性。他们发现，同性恋和异性恋男人或同性恋和异性恋女人在性反应上没有解剖或生理上的差异。

由于同性恋者发起争取少数人权利运动，坚持长期抗争，同时也由于医学研究和阿尔弗蒙德·查尔斯·金赛（Alfred Charles Kinsey）调查发表后转变了人们对同性恋的歧视态度，尽管还有争议和不同看法，但平等对待同性恋者的权利已逐渐成为共识。1973年，美国精神卫生协会召开全国代表大会，以58%赞成、38%反对、4%弃权通过决议，把同性恋从"异常行为"中剔除，同性恋第一次被正式承认为"一种并非病态的性行为方式"，承认了同性恋者的合法地位。1975年，美国精神科学会宣告"所有心理健康的专业人员应率先除掉长久以来认定同性恋为心理疾病的耻辱"。

在中国的史书上，并不乏同性恋的记载，虽也被视为不雅和变态，但没有什么严厉的镇压措施，总体上要比西方宽容许多。但将同性恋看成不正常的情形还比较普遍，以往的精神医学诊断标准中也将同性恋视为需要接受治疗的病态。随着改革开放和社会进步，中国对同性恋的认识也发生了变化。《中国精神障碍分类与诊断标准》第三版于2001年4月20日出版发行，中国重新定义精神病标准，同性恋不再统划为病态。这不但是中国精神病学界的一件大事，也会对社会生活产生深刻的影响。新版《精神障碍分类与诊断标准》在制订之前，有专门的课题小组对同性恋做研究，在对51例同性恋者1年多的跟踪调查发现，只有6人需要精神科医师的帮助。因此，在新版诊断标准中对同性恋的定义比1989年版更加详细，同性恋的性活动不一定看作是心理异常的表现，只有由于同性的性行为导致了心理矛盾、焦虑，严重影响正常的生活和学习的，才被认为是性心理障碍。这样的规定更加接近WHO所施行的政策，符合国际精神疾病诊断标准。中国制定新标准比美国晚了28年，但不再将同性恋看作一种病态心理，无疑是中国社会的一个进步。

人类学的大量研究已经证实，同性恋是与社会道德水平无关的现象。国际上从20世纪70年代开始已经将一般的同性恋排除于心理疾病的范畴之外。现代性学认为只有自我否定型的同性恋才需要治疗。治疗方法有心理治疗和行为治疗，包括系统脱敏、厌恶疗法等。需要指出的是，同性恋不是个人意志自由选择的结果，而且一般同性恋者并不具有侵害性，不需要通过法律解决。

（樊民胜）

nǚ tóngxìngliàn
女同性恋（lesbian）
女子之间的性爱关系。

女同性恋在人群中的比率较少，也相对隐蔽，但中外历史书上也不乏记载。西方称之为"累斯波斯"，因古希腊时累斯波斯岛上曾流行过女同性恋，其中有位首领兼诗人萨福（Sappho）写过许多歌颂女同性恋的诗篇。女同性恋的性行为方式主要是抚摸、手淫和磨镜（双方腹部接触摩擦），一般认为女同性恋行为更多倾向精神恋爱形式。中国古代称为"对食""磨镜"。《汉书·外戚传下·孝成赵皇后》："房与宫对食。"颜师古注引应劭曰："宫人自相与为夫妇名对食。"房，道房；宫，曹宫，皆宫女。

女同性恋的发生率较难统计，因其行动比男同性恋更加隐蔽，对社会的惊动更少。根据阿尔弗蒙德·查尔斯·金赛（Alfred Charles Kinsey）的报告，女同性恋者在人数上仅为男性的一半。在整个女性人口中，有2%的女性是绝对同性恋者，还有与这一比例近似的双性恋者。女同性恋的形成原因既有与男同性恋相同之处，即生物学上的基因结构和遗传。但也有部分原因与女性的境遇有关。例如，在中国古代宫廷中，因为长期处于性饥饿状态，宫女或嫔妃间的同性爱现象非常普遍，明清两代的春宫画中，即专门画有在宫中秘密出售淫具，以供宫女们同性间泄欲使用的画面。女同性恋者之间的关系不仅是肉体的吸引，还有感情的吸引，甚至对情感的需求胜于对肉体的需要。女同性恋也不像男同性恋，容易导向淫乱，其性对象大多比较固定在1～2个，而49%的男同性恋者有3个以上的性对象。女

同性恋关系也维持得更久，表明女性有更强的结合能力，这是以生物因素或者女性的社会化为基础的，也恰恰反映了社会对女性间关系干涉较少。所有的研究都表明，女同性恋者更相似于其他女性，而不太相似于任何群体的男人。

传统观念倡导男尊女卑，认为女性应该本分，除了满足丈夫的性要求之外，不应该主动表现性欲和追求性满足。因此女性同性恋反映了在男女不平等的传统社会中，女性性权利受到压制的事实。也可以看作是女性反抗压迫，争取自身权利的一种形式。女同性恋造成的社会问题较少，因此无论东西方社会，对女同性恋的关注程度远不如男同性恋。但女同性恋作为一种客观存在，也应当给予足够的关注和研究。另一方面，近年来女同性恋女权主义日趋公开、活跃，在西方，有很多人将女权主义与女同性恋联系在一起，激进的文化女权主义者庞克斯特（Pankhurst）甚至提出"女人的利益在于反对异性恋"。她被批评为仇男倾向和翻转过来的性别歧视，带有很深的乌托邦色彩。

（樊民胜）

nán tóngxìngliàn
男同性恋（gay）
男子之间的性爱关系。

同性恋又称作所多玛现象或鸡奸，因为当时所多玛和蛾摩拉两个城市因火山而毁灭，人们却以为是城里的人盛行同性恋，因而惹恼了上帝所招致的惩罚。因此《圣经》上这样记载："他们（指男同性恋）和周围城邑的人一味地行淫，随从逆性的情欲，就受永火的刑罚，作为鉴戒。"中国古代用龙阳、相公、余桃、断袖、

安陵等称呼同性恋者；在古希腊，男同性恋是一种受到鼓励的高雅生活方式。而在基督教传统中，将同性恋看作是一种罪恶。古希腊时，同性恋在上流社会盛行，有地位的男子以拥有年轻的男子作为恋人为荣。

对同性恋问题的权威研究来自阿尔弗蒙德·查尔斯·金赛（Alfred Charles Kinsey）报告，报告指出："37%的美国男性在他们的一生中，有段时间有过明显的同性恋倾向或经验；其中绝对的同性恋者占4%。"其性行为的方式有口交、肛交、相互手淫等。个别男同性恋者在无同性对象时可自我刺激性器官并吸食自己的精液。他们的性活动多为秘密进行，有些中上层地位的男同性恋者极为隐蔽，连自己的妻子或密友也毫无察觉，其性爱对象比较单一，少乱交。但一些较年轻的、社会地位较低的男同性恋者则爱结伙活动，频繁地交换性爱对象。大多数男同性恋者在人格表现上与异性恋者无差异，在社会上正常地履行职责，人际关系良好。男同性恋者若有妻子，也可过性生活，生儿育女，但他们对与妻子性交兴趣较低，表现也较被动，或出于不得已，或通过角色的互换（想象自己或妻子是取代了心目中的男性钟情对象）借助扭曲现实的性现象达到性唤起、性兴奋。男同性恋者常易因自己的行为被发现而受到要挟与迫害。他们中有些人始终为自己不能成为异性恋而苦恼，甚至临近老年还想改变性兴趣。异性恋传统观念中的男性"主动"与女性"被动"很普遍，以致一些早期研究者认为，每个男同性恋者都只喜欢其中一个角色，主动的男性被认为更具男性化，而被动的男性

则被认为较少男性化，但大多数男同性恋者其实无法归入上述模式。男同性恋者一般认为他们的同伴特征也应该是男性化的。

由于同性恋在人群中只占少数，而且同性性行为被看作是反自然的，与生殖无关的行为，因此围绕同性恋的争议始终不断。在大多数的社会中，男性同性恋较女同性恋常见。因此他们受到更多的关注。由于美国艾滋病流行最早见于同性恋人群，所以不仅在美国，而且在全世界都有一种感觉：同性恋可以和艾滋病画等号。虽然同性恋某些行为方式，如肛交，具有传播艾滋病的高度危险；而男同性恋，更容易导向淫乱，金赛报告49%的男同性恋者有3个以上的性对象。2017年，中国报告艾滋病感染者中男性同性传播为25.5%。然而这不能成为社会歧视同性恋者的理由。因为异性爱中也会有肛交行为，因此这不是唯一的危险因素。商业性行为、多性伴和无保护措施的性行为才是最大的危险因素。而且歧视同性恋人群的做法，容易将他们推向社会的对立面，更加不利于控制艾滋病的传播。理解同性恋者的性倾向并不是道德堕落，在同性恋人群中开展宣传教育，使他们也参与到预防艾滋病的社会实践中，承担责任，可能是最好的办法。

（樊民胜）

xìngbìng fángzhì lúnlǐ

性病防治伦理 （ethics of prevention and therapy of sexually transmitted disease） 防治性传播疾病应坚持的伦理原则。

概述 性传播疾病，简称性病，指通过性接触或经由患病产道出生传染的各种微生物引起的可以传染的一组疾病，又称花柳

病，取自爱神，20世纪40年代医学界对性病的病因、传播途径有了较明确的认识，性病被认为是由不洁性交引起的一类特殊疾病。1975年经WHO规定，统一称为性传播疾病，扩大了性病的范围，除5种经典性病外，还包括非淋菌性尿道炎、尖锐湿疣、生殖器疱疹、滴虫病、泌尿生殖道念珠菌病、非特异性阴道炎、阴虱、疥疮、传染性软疣、病毒性肝炎等20余种疾病，1981年，将艾滋病也列为性病新病种。所谓通过性传播，不一定就指阴茎-阴道性交而言，还包括肛交、口交等方式的性接触，都可使人们受到有害病菌的侵害。性病不仅牵涉到患者及患者家属的隐私，而且会对社会的卫生保健带来极大的影响。

性传播疾病是影响公众健康最严重的问题之一，青年人尤其容易患病，主要发病年龄组在15~29岁，这与青年人性生活活跃，性伴侣不固定，采用无保护措施的方式进行性活动有关。2005年WHO估计，世界上每天有100多万人感染上述某一种性病，每年有4亿新病例。其中包括6200万例淋病和1200万例梅毒，衣原体感染8900万例，人乳头瘤病毒感染3000万例，生殖器疱疹2000万例，以及软下疳700万例。自1981年在美国发现首例艾滋病病例以来已过去了40年，艾滋病已经被列入性传播性疾病，其主要的传播方式为性传播、血液传播和母婴传播，迄今为止，还未找到防治艾滋病的有效方法。联合国艾滋病规划署发布的《2012艾滋病疫情报告》显示，2011年底，全球存活的人类免疫缺陷病毒（HIV）感染者和患者3400万人；2011年，新发感染

250 万人,艾滋病相关死亡 170 万人。在全世界,每分钟就有一个女性感染 HIV。

中华人民共和国成立前,中国是性病高发国家。据新中国成立初期的调查材料显示,梅毒患病率在一些大城市为 4.5% ~ 10.10%,农村为 0.85% ~ 3.80%,某些少数民族地区高达 21.70% ~ 48.00%。1949 年冬,政府采取了封闭妓院、解放妓女,取缔暗娼的重大社会改革措施,中央和省、市先后组建了性病防治和科研机构,形成性病防治网络,培训大批的专业干部和基层卫生人员,并派出卫生工作队到发病较重的地区开展性病的调查与防治,经过几年的积极防治取得了控制性病的重大成果。1964 年中国曾向世界宣布,中国大陆基本消灭了性病。但随着中国的改革开放和经济转型,自 1979 年开始,性病在中国又死灰复燃。1991 ~ 2000 年全国性病发病率年均增长 19.30%。2003 ~ 2008 年,母亲将梅毒传染给新生儿的个案比例已从 7/10 万升至 57/10 万,性病防治的形势十分严峻。为此,中国卫生部于 1991 年公布了《性病防治管理办法》,将梅毒、淋病、艾滋病三种列入必须作为乙类传染病报告的性病,另将软下疳、性病性淋巴肉芽肿、尖锐湿疣、生殖器疱疹、非淋菌性尿道炎 5 种疾病列为应重点监测的性病。自《性病防治管理办法》实施以来,对于加强和规范性病防治工作,10 年来中国性病防治形势发生了很大变化,主要体现在以下几个方面:一是报告性病的构成发生了显著变化,一些性病(如梅毒和生殖道沙眼衣原体感染)报告发病数逐年上升,一些性病(如软下疳、性病性淋巴肉芽肿)在

中国已基本没有病例报告。二是中国艾滋病经性传播比例不断上升。性病是艾滋病传播的协同因素,性病患者更容易感染艾滋病,患艾滋病的性病患者更容易通过性接触方式传播艾滋病,加强性病防控对于预防艾滋病传播有积极的作用。根据这些变化,卫生部对 1991 年《性病防治管理办法》进行了修订,新的《性病防治管理办法》于 2013 年 1 月 1 日起正式实施。新的管理办法对原来监测的性传播疾病的种类进行了调整,所称性病包括《传染病防治法》规定的乙类传染病中的梅毒和淋病,中国重点防治的生殖道沙眼衣原体感染、尖锐湿疣、生殖器疱疹以及卫生部根据疾病危害程度、流行情况等因素,确定需要管理的其他性病等。

目前中国的艾滋病传播方式与以往主要在吸毒和卖血人群中的经血液传播不同,正转向通过性行为传播。在中国 HIV 感染者中,女性已上升至 30%,其中 62% 的女性为已婚有配偶者。

伦理要求 ①预防为主。性病是一种传染病,属于社会医学的范畴。由于性病的传播特点与人们的生活方式有密切关系,如商业性的性交易、性贿赂、吸毒、性乱交、多性伴等不良行为有关系。如果仅仅在性病暴发之后再采取医疗措施去控制,不仅代价昂贵,而且收效甚微,根本的办法是贯彻预防为主的原则。开展扫黄打非,净化社会环境,推广重点人群的性教育,普及性病防治知识,提倡使用避孕套等无疑能从根本上切断性病的传染源,起到事半功倍的效果。承接性病治疗同样是医务工作者的责任,医务人员的道德水准和责任感强弱,对性病的预防和治疗都有着

极为重要的影响。②一视同仁,纠正对性病患者的歧视。要尊重性病患者,不能将性病患者污名化,消除他们的心理顾虑。医务人员要本着对患者和社会负责的态度,不仅要尊重他们的人格,不歧视他们,而且还要热情礼貌,处处维护患者的自尊心,要消除戴着道德评判的眼光俯视患者的思想,认为只有做了坏事的人才感染这种病,将性病和艾滋病"污名化",将性病的传播归罪于"携带者"群体。一方面,拒绝为身患性病、艾滋病的患者手术、接生和诊治,侵犯了患者的平等权利;也破坏人们确认、治疗和控制性病的努力,可能把患者推向社会对立面,反而增加了传播性病的危险。无论其国籍、种族、年龄、性别、婚姻状况、受教育水平、财产、性倾向或社会地位如何,都有可能患上性传播疾病。因此对他们应当一视同仁,像对待其他普通患者一样。③正确处理为患者保密与维护社会公众健康利益的关系。一般而言,就诊期间,医务人员应承担为其保密的道德义务。但保密并不是绝对的,当为患者保密可能危及他人甚至社会的健康利益时,医务人员应必须及时向他人和防疫部门报告疫情,防止传染,通知患者的性伴侣前来检查治疗,以减少对他人和社会的危害。④综合治理的原则。性病传播是一个公共卫生问题,性病艾滋病防治绝不仅仅是卫生部门的事,全社会都有控制性病传播的责任。公立医院更应把防治性传播疾病看成是公立医院应尽的社会责任,推诿、敷衍甚至鄙视患者,让患者不敢前往公立医院就诊,只能任凭不规范的私人诊所宰割;必须动员全社会的力量,尤其需要政府力

量的组织和参与，充分运用法律和行政的干预，医院、教育、宣传、卫生防疫、公安、文化、旅游、社会团体等密切配合，才能营造不适合性病传播的社会文化环境，起到防治效果。

(樊民胜)

xìng zhìliáo lúnlǐ

性治疗伦理（ethics of sex therapy）

在性治疗实施中需要处理的伦理问题和必须遵循的伦理原则。

概述 性治疗是一种在性医学理论指导下，由性医学专业工作者施行的，主要依靠心理咨询和行为训练的手段，针对性功能障碍的一类治疗。目的在于纠正影响夫妻中任何一方或双方性功能正常发挥的错误观念、态度和行为，重建夫妇间美满的性关系。

性治疗医师是受过训练，专门从事性心理咨询和性功能障碍治疗的性医学专业工作者。性治疗医师必须具备两个基本条件：首先必须是医师；第二要经过性学专门训练。由于性功能障碍不仅仅是个生理问题，作为一个性治疗医师，除了懂得生物医学知识，还要懂得心理学方面的知识，懂得社会因素对人际关系的影响，熟悉有关性行为的道德、法律、宗教、历史、文化等知识，了解性问题的由来和发展，能对患者作详细的心理方面的咨询，找到问题的根源，并进行心理治疗。还要掌握有关性行为治疗的专业知识和技能，会使用特殊方法指导患者训练，以恢复正常性功能。性治疗机构是专业从事性治疗的诊所。一般这种诊所要获得医疗管理部门的批准并获得行医执照。性治疗是20世纪60年代末期在美国兴起的新行业，它不像其他治疗专业，其管理工作还不健全。

马斯特斯（Masters）和约翰逊（Johnson）在《人类性功能障碍》一书中提出了性治疗的两个共同原则：其一是直接、快速的治疗原则。过去用传统的精神分析方法治疗性功能障碍，过程长达数年。而现在的性治疗直接针对性功能障碍，其重点在于症状的消除，而不在于改变不良心理和重建性领域以外的生活关系。因此这种治疗是快速的，一般疗程只需要2周。其二是夫妇共同治疗的原则。不管何种原因引起的性功能障碍，性治疗的重点都在夫妇双方而不是单独一方。因为不是单独一方有性问题，也不是哪一方存在疾病，性功能障碍患者中有不少是配偶方面的原因，某一方的行为和态度，以及性功能的状况常会影响到对方的性功能和性的满足程度。因此需要对夫妇双方同时进行治疗。夫妻在性交时既要学会给予，也要学会接受性快感，主动配合而不是作为"旁观者"或"被动角色"。就是纯属于与夫妇关系无关的原因，共同治疗的原则仍然有效。因为有些性功能障碍是由于夫妇缺乏交流的结果，如果仅对一方作性指导而忽视另一方的交流配合，也会影响到治疗效果。对夫妇双方同时指导的结果，常可使性功能健全的一方担当起性治疗医师的角色，从而使治疗更为有效。

伦理原则 ①维护个人隐私，不向所有外人泄露患者的任何性情况。性问题是比较敏感的问题，通过性治疗，医师会了解许多患者的秘密，一个合格的性治疗医师必须能够为患者严守秘密。首先是充分保护求治者的隐私，并按照伦理的要求做好知情同意书的签署。无论何种情形，未得到当事人的允许，不可将秘密泄露。在公布学术研究成果和发表科研论文时也不可透露患者的姓名、照片或其他可能损害患者隐私权的材料。由于政治、宗教、教育背景文化环境等因素，医患之间的伦理观并不一致，此时性治疗医师必须保持道德中立的立场，不以自己的价值观影响患者。医师可以作为一个倾听者和指导者，但最终的决定必须由患者自行作出。②性治疗医师不能与患者有任何形式的性接触。医师与患者的性关系对性治疗有极不好的影响，是不道德的和非法的。医师对患者不能有性的暗示，同时也不应接受患者主动提出的性要求。医师与患者的性关系不但严重违背职业道德，而且破坏治疗。③医师与性病患者接触时态度应严肃认真，注意个人仪表与尊严，同时维护患者的尊严与人格。④正确使用有性内容的影视资料。在治疗中需要使用一些有性内容的影视材料，这些材料虽然也"具体"表现性器官和性行为，但目的是传授正确的性知识和性技术，帮助建立和促进患者的性反应，与黄色淫秽物品是根本不同的，要注意与宣扬色情淫秽划清界限。

(樊民胜)

biànxìng shǒushù

变性手术（sex revision surgery）

重造性器官和第二性征改变个体性别的手术。又称性别转变手术或性别改造手术。分女变男和男变女两种。变性手术是一直存在激烈伦理争论的手术。

概述 变性手术的历史并不长，20世纪60年代末70年代初，美国首先开始做变性手术。在美国，平均每10万人中有1~2人为性变异者，其中男女比例为 4∶1；在瑞典，每 10 万人中有 3~4 人为性变异者，男女比例为 3∶1；在澳大利亚，每 10 万人中有 4~5 人为性变异者，男女比例为 6∶1。以此为据，全世界的性变异者大概可达 60 万；变性手术在中国开展得更晚一些，1986 年，上海长征医院何清濂教授为挽救一位罹患易性癖，并自行切除自己男性器官的患者做了第一例变性手术。截至 2005 年，中国有 10 多万人要求对自己的性别进行改变，已有 1000 余人实施了变性手术。如此之多的变性手术背后，等待变性人的不一定会是美梦成真，很可能是噩梦的开始。以美国为例，变性人因性别认同、性别表达而在社会场合遭偏见的占 73.7%，遭口头骚扰的占 68.4%，遭躲避的占 50.0%，遭身体暴力威胁的占 36.8%，遭财产损毁或破坏的占 26.3%，遭身体攻击的占 15.8%。可见，变性手术作为一项医学新技术，仍处于困境之中。

变性手术源于易性癖，易性癖是一种性心理变态，疾病，病位在心而不在身，多数患者能与异性配偶结婚并且生儿育女，有着正常的性生理和性行为，但变态的性心理却使他们将自己认同为异性，甚至企图用医疗手段来改变其性别。变性手术不是纠正其病态之心以适应正常之身，而是变完善之身为残缺之身以适应变态之心，这种留病而残身的做法不是上乘之选。易性癖的治疗首选是心理治疗，心理治疗包括：①支持性心理治疗，即心理医师与患者建立良好的医患关系，引导患者将内心的痛苦倾吐出来，并给予患者理解、关心和支持。②认知领悟疗法，即让患者确认自身问题，接受现实；让患者宣

泄、调整情绪；让患者改变认知，接纳自我，消除自卑感。③疏导疗法，即帮助患者分析易性癖产生的原因及其危害，提高患者对性别的认识，接受现实，使患者从痛苦中解放出来。教给患者一些治疗方法，树立起矫正易性癖行为的勇气和信心，使性心理恢复正常。变性手术是不可逆的，因此必须慎重决定，只有在心理治疗失败后才做变性手术。

安全负责的变性手术方案应包括精神病学、社会医学、激素治疗和手术治疗的全面安排。对是否适合进行手术，需要进行小心选择。手术候选人要接受心理咨询和评估及法律相关问题的指导；对变性的要求至少持续 5 年以上，且无反复过程；术前接受心理、精神治疗 1 年以上且无效；未在婚姻状态；年龄必须大于 20 岁；无手术禁忌证。不论是男变女或者女变男，术后较长时期均需服用相应的性激素。通过变性手术可在一定程度上使患者心理得到平衡。手术的预后因人而异，有研究表明，通过漫长的随访（平均 12 年）只有 1/3 的人能保持住人工阴道的功能，虽然半数的变性人经历了性高潮，但仅仅 1/3 的人手术后有成功的性适应。有国内外资料报道有些人术后后悔，认为是个错误。因此手术治疗未可乐观，必须慎重对待。中国已有成功的变性手术报道，但也有不正规开展手术的负面消息。为规范变性手术的管理，中国卫生部于 2009 年公布了《变性手术技术管理规范（试行）》并将其列入第三类临床技术管理。规定首次应用于临床前，必须经过卫生部组织的安全性、有效性临床试验研究、论证及伦理审查。临床应用前实行第三方技术审核制度；

技术审核机构专家库成员应当由医学、法学、伦理学、管理学等方面的人员组成；有严格的技术准入条件，说明除要符合一般外科手术的选择条件，还要考虑这一手术的特殊伦理条件，确实是慎重的工作。

伦理冲突 ①满足易性癖患者变性的要求与维护易性癖患者身体健康的冲突。赞成者认为，易性癖是一种性别焦虑症，除非通过手术改变其性别，否则无法解除其痛苦，甚至会为变性作出自残行为。大多数的易性癖患者都清楚知道自己的生物学性别，却在心理上感受并深信自己为另一性别，进而强烈要求改变自己的生物学性别，渴望完全按异性的角色去生活。有的患者虽经心理医师长期治疗也毫无效果，根本谈不上生命质量。通过变性手术，可以满足患者的心理需求，使他们能如愿以偿地以异性的身份生活从而对未来充满信心，这既解除了患者的痛苦，又不会给别人带来多大损害的手术应当为社会所容。反对者认为，易性癖的病因至今尚未明了，变性手术虽然在某种程度上满足了患者性别转换的心理需求，但毕竟是一种对其身体具有较大创伤性的、多次进行的而且是不可逆转的手术。这种为了治疗心理疾病而不惜破坏身体自然构造进而给身体健康带来严重伤害，本身就是对医学目的一种道德挑战。②维护个人主观认同、自主选择权与维护社会共识、社会性生活秩序的冲突。易性癖患者通过变性手术，实现了变性的愿望，得了自我认同，自我选择变成了现实，但性别的改变，却带来了社会性别确定和变性人与社会相处的困难。许多变性人的实践表明，社会、

单位、朋友，一般不接受易性癖患者变性后的事实，不会因为通过变性手术将男变女或女变男，将他当作女人或男人看待，进而引发一系列社会伦理和法律问题。无论就变性者或就社会方面而言，都将处于十分尴尬的困境。对患者而言，虽然通过变性解脱了易性癖的痛苦，但同时也因此处于社会、单位、朋友不接纳其新的身份的心理负担中。③维护个人自主性别选择与维护家庭及其成员的关系的冲突等。任何人总是处在一定的家庭关系中。任何人的性别，是从呱呱坠地一刻起就确定了的，并以此确定其在家庭中的儿子、女儿、兄弟、姐妹的位置，形成了家庭成员间的伦理亲属关系。变性后，必然引起与变性人在家庭中位置的变化，女儿变为儿子，妹妹变为弟弟，这是家庭伦理亲属关系所不容的，因而造成变性人与家庭成员之间的冲突，一些变性人因此而游离于家庭关系之外，处于长期内心痛苦中。④变性手术价值定位的冲突。变性手术时间长，手术次数多，且是不可逆的，给变性者造成多次伤害，丧失正常的健康器官，背离伦理学的不伤害原则；术后需要长期服用激素，费用昂贵，对一般家庭而言是一笔难以支付的开支；以如此高昂的经济付出，如此严重的躯体损失甚至残缺、高昂的费用为代价换取一种单纯的心理满足同时又面临新的心理负担的手术，是否得不偿失？

伦理要求 ①慎重原则。医务人员对这种手术必须持慎重态度。鉴于变性手术要以一定的身体伤害为前提，同时面临社会排斥、伦理、社会、家庭、亲友可能形成的心理压力，以及可能产生的种种法律问题，一定要给予受术者较长的时间考虑。只有经多次和长时间的酝酿后，并在律师或三方见证情况下，方可签订知情同意书。②严格认真履行知情同意原则。术前要反复多次向要求手术的人及其家属告知术后的种种后果和可能遇到的问题，包括手术本身的复杂性和多次性，术后的服药，变性后人格定位的。③术后的随访和关照。鉴于变性手术的复杂性和术后问题的长期性，医师必须坚持对受术者较长时间的跟踪随访，及时发现问题，向变性者提供帮助和支持，尤其是提供变性后可能遇到的种种社会歧视、排斥的支持，绝不能以，术后受术者面临一系列的伦理社会精神压力，经济耗费巨大，必须持十分谨慎态度，尽可能地说服要求手术的人放弃手术，切不可着眼于医学创新和医院的经济收入轻易手术，切不可以认为术后可以万事大吉、不闻不问。

（樊民胜）

易性癖（transsexualism） 性别认同障碍。又称异性别焦虑综合征、异性认同症、性别转换症，是一种要求重新指派自身性别的现象。

易性癖是一种性别认同障碍的疾病。据美国精神病学会1987年的估计，约每30 000个男人中有一个是易性癖者，每100 000个女人中有一个，他们中寻求进行变性手术的男女概率分别为8∶1和1∶1。该病发生的原因目前尚不清楚，人们一般接受的是生物性理论和环境理论。从生物学角度看，胎儿在出生之前组织发育的关键时期，某些因素影响了大脑性别的正常发育，以致出生后出现性别认同障碍。从环境角度看，如果孩子的父母在孩子性别认同的关键年龄，即5岁以前，给予孩子性别相反的性角色要求教育和抚养，有可能导致孩子的性别认同障碍。易性癖者的生理发育完全正常，但心理性别与生理性别截然相反。易性癖患者从心理上否定自己的性别，认为自己的性别与外生殖器的性别相反，而要求变换生理的性别特征，属于性别身份识别障碍。美国《精神疾病诊断与统计手册》中，对易性癖的诊断标准是：①对自己的解剖学性别感到不适应，并且不能接受。②希望改变自己的生殖器官，以异性的身份生活。③上述情况至少持续2年以上。④身体没有雌雄间性的体征或性遗传学异常。⑤与精神疾病，如精神分裂症无关。此种变态行为男女都可见，以男性较多，男女比例约为3∶1。这种人往往着异性装束，言谈举止如同异样一样，还常到医院请医师做转变性别的手术。男性于青春期前后在心理上认定自己是女性，并经常穿着女式服装，蓄女式发型，抹口红，画眉毛，逼尖嗓音说话，模仿女性的姿态，使用化学剂脱须，垫起胸部乳房，参加女性社会活动，喜爱烹调缝纫，性欲较低，仅有1/3的患者结婚，婚后又有半数离婚。他们纠缠医师，固执地要求用手术改变乳腺与外生殖器的形状，在医师不能满足要求时，常有自行切除外生殖器，或服用女性激素的。抑郁自杀者也常见。女性患者同样从外表打扮到内部感情、习惯爱好，均模仿男性，要求医师做乳房和子宫切除，少数的甚至要求做安装塑料阴茎的矫形手术。

在诊断易性癖时，需要与同性恋和异装癖区别开来。同性恋患者在性伴侣的关系中，是从自己的生殖器上得到快乐，没有切除外生殖器的要求。易性癖患者与性伙伴的关系，一般是追求心理上的满足或心身合一；易性癖虽然也像异装癖一样有穿异性服装、异性打扮的偏好，但这完全是出于心理上的需要，觉得自己就是个女性，因此在穿着异性服装时并不引起性兴奋。而异装癖患者则在穿着异性服装时，伴有性兴奋，得到性满足的特点。

尽管对其发病机制尚无定论，但医学界有越来越多的证据显示，所谓易性癖其实是一种疾病。据了解，20世纪40年代美国整形外科专家提出"易性癖"一说，认为男性或女性性格、心理、行为上的"女性化""男性化"是一种单纯的性心理障碍。然而在国际上曾发表的研究报告表明，有变性欲望男性的大脑和正常人不一样。大脑解剖显示，他们脑中指挥人体自我性别识别功能的细胞丛存在着发育缺陷，导致男性发生女性思维倾向，产生易性要求。1999年中国出版的权威专著《整形外科学》，明确指出"易性"不是"癖"，而是"病"。有关专家指出，这种大脑发育缺陷引起的病态具有不可逆转性，药物无法治疗，患者只有通过做变性手术，才能获得正常心理。变性人虽是极少数，但他们也是患者，不应被视作"另类"，而应得到人们应有的尊重与理解。医学上只是把他们看成深受心理障碍性疾病困扰、需要帮助和理解的对象。

（樊民胜）

xìngyánjiū lúnlǐ

性研究伦理（ethics of sex research） 研究性的生理、心理、社会的本质特征和性疾病应遵循的伦理规范。性研究旨在破除由于对性的无知、迷信和偏见对人类造成的压抑和焦虑，帮助这些人恢复健康。而这常常是导致一部分人影响性功能的正常发挥，甚至造成婚姻不幸的重要原因。

概述 现代意义上的性学发源于19世纪末期，于19世纪与20世纪交替时期在欧洲发展为一门科学。性学的奠基人几乎全是讲德语的医师。一些医师在研究中发现，运用现成的生物医学理论和方法无法对性异常作出科学的解释，必须寻找新的途径。德国性医学家伊万·布洛赫（Iwan Bloch）在这方面取得了决定性的突破。他在性功能障碍的研究中引入了其他学科的研究方法，特别是人种学和人类学的研究方法。由于研究方法更加多样化，已经不是原来意义上的医学，而成为一门新的学科，他为这门新学科取名为"性学"，并对这门学科作了如下论述："为了充分了解人类个体和整个社会性爱的完整含意，了解人类的全部文化发展，性学研究必须与对人的研究并行，要将对所有学科的研究结合起来，包括普通生物学、人类学、人种学、哲学、心理学、医学以及整个文学史和文化史。"社会科学方法的介入，标志着人类对性现象和性疾患的认识开始超出医学范围，逐步形成为多学科协同研究的一门现代新学科。与布洛克同时代的一批医学家，如奥地利精神病学家克拉夫特·埃宾（Krafft Ebing）、德国医学家摩尔（A. Moll）、赫希菲尔德（M. Hirschfeld）、瑞士医学家福雷尔（A. H. Forel）等，也从医学的角度为现代性学奠定了基础。

现代性学是从性医学拓展开来的一门庞大的学科；性医学则是性学的基础和重要枝干。以后，奥地利精神病学家西格蒙德·弗洛伊德（Sigmund Freud）和英国性学家哈维洛克·艾利斯（Havelock Ellis）又从心理学领域对性学的发展作出了重要贡献，他们的研究使得性学对20世纪的文化和社会产生了巨大的冲击和影响力。早期的性学研究者中，克拉夫特·埃宾、弗洛伊德、埃利斯是三个最重要的代表人物，他们分别代表了三种对人类性行为的不同态度和性学研究的三种不同的传统。克拉夫特·埃宾最早打破性学禁区，第一次把性的疾病独立出来讨论，并提出"性倒错"不是犯罪而是疾病的观点，但是他把人类的性行为看成是一个令人厌恶的疾病之集合，他对这类疾病严词痛骂，以此形成了近代性学研究的第一个传统；弗洛伊德在对性疾病的认识上与克拉夫特-埃宾一致，所不同的是他并没有厌恶这些患者，而是想方设法进行医治，因此创立了精神分析疗法，并作为近代性学研究的另一个传统；埃利斯与前两位性学家在对性的认识不同，克拉夫特·埃宾和弗洛伊德都是精神病医师，找他们治疗的都是不正常的人和反常的行为，他们得出的结论离正常人很远，以此推导到正常人身上就会发生偏差。埃利斯看到了这一点，因此他主张研究正常人，并以远比其他人更为宽容的态度看待性问题。虽然当时的环境不许他从事实际研究，但他的这种思想却为后来阿尔弗蒙德·查尔斯·金赛（Alfred Charles Kinsey）和威廉·马斯特斯（William Masters）和维吉尼亚·约翰逊（Virginia Johnson）的性学实验研究指明了方向。以埃利斯为代表的第三大性学研究传统对现代的性学研究的影响最大。

随着人类科学探索的迅猛发展，性反应的实验室研究禁区能否打破成为一道阻碍性研究继续发展的难题。美国著名心理学家、行为主义心理学的创始人约翰·华生（John Waston）是世界上最早勇敢地对性反应过程进行实验室研究的科学家，1914～1920 年因主持一项性行为的实验研究太超前于社会的接受的性道德标准而身败名裂。

20 世纪 40 年代，美国著名性社会学家、印第安纳大学生物学教授金赛对性学的发展作出了重要的贡献。他运用自己的专业特长，使用了对黄蜂研究时的分类方法，还创造了一种直接面对面交谈的调查方式，以揭示一个人的性生活实际状况，对美国人的性行为进行了开拓性的研究。他设计了一套多达 350 个问题的调查提纲，调查对象包括不同肤色、不同年龄、不同教育程度、不同职业、不同地区的人的性生活的各个方面。他和他的助手们花了整整十年的时间，完成了 1.7 万例的个案调查，并于 1947 年创办了性研究所。他从 20 世纪 50 年代起，收集胶片、艺术品、日记、个人历史以及有关性欲、性行为的文字图片资料，试图建立权威性的图书馆。1948 年和 1953 年分别出版了《人类男性性行为》和《人类女性性行为》两本共 800 多页的调查报告，被誉为现代性学的第一座里程碑。提出性行为同时也是社会阶层的产物，例如，在受过高等教育的人中有 90%以上的人有过口交，而文化程度很低的人群中只有 20%左右。美国白人男性 37%，女性 13%为同性恋；92%男子，62%女子有过手淫；大多数男子和半数女子承认婚前性交；50%已婚男子和 25%已婚女子至少有过一次婚外性交。

20 世纪 50 年代，美国妇产科专家玛斯特斯和心理学家约翰逊并肩闯入了曾使一些科学家功败垂成以及金西完成后也不敢公布的性行为实验研究禁区。许多志愿者，18～89 岁的不同职业的男女，纷纷参加了实验。他们是用实验室观察的方法获取资料的。这些方法有：临床访问、直接观察摄影和使用特制仪器所做的生理测量等。在 11 年时间里，他们研究了数百名男女在性交时和手淫时产生的生理反应，研究小组人员观察到 7500 次女性性高潮和 2500 次男性射精的情形。1966 年，马斯特斯（Masters）和约翰逊（Johnson）合著的一本划时代的著作《人类性反应》问世。他们所以能够完成这样的研究，不被追究和起诉，主要是得益于性革命之后人们在性态度和性观念方面的巨大变化。以后他们又进行了对人类性反应异常的研究，1970 年出版了两人合写的第二本专著《人类性机能障碍》，使人们对性有了更广泛的了解。至此，性学研究开始成熟，性学的科学地位才算真正确立。

中国的性医学研究起步于 1979 年之后，吴阶平教授主持编译的《性医学》和阮芳赋教授主编的《性知识手册》在 1982 年和 1985 年先后出版，标志着现代性学和性医学作为一个专门学术领域在中国的建立，具有不可磨灭的历史功绩。

伦理原则 ①性医学研究需要冲破社会传统的阻力，否则便不能转变观念，造福人类。但这种转变是缓慢和渐进的，如果急速冒进，太超前于社会公众的认知水平和可接受程度，则可能欲速不达，甚至使研究者身败名裂。

②维护受试者的个人权利。性医学研究所涉猎的领域涉及个人隐私，如何保护被研究对象的权利不受侵犯是研究者不可推卸的责任。必须充分尊重受试者，研究之前必须将研究目的、研究方法、研究内容、受试者的可能收益和风险、受试者的权利等向受试者作详细的说明，并回答受试者的任何疑问，并和受试者进行讨论后签署书面的知情同意书和才可以进行研究。③不伤害受试者。不使受试者处于承受痛苦、伤害和屈辱之下，因为这很可能导致身体和精神方面的创伤。例如，不能以观察胎儿对睾酮的反应为名，给孕妇使用该激素；同样也不能让孩子参与性活动，来观察这种活动对他们性发育的影响。④保密对性医学研究特别重要。因为披露受试者个人的性隐私，有可能会导致丑闻、社会负面影响、婚姻危机、职业风险及法律诉讼。在研究方案的设计中需要有周密的考虑和特别的保护措施。为保护受试者的信息不被泄露，金西和他的研究团队就设计了一个精心编制的编码系统，非研究者看不懂研究记录。成为性学研究的成功案例。⑤负责任。实验完成之后受试者会被随访，随访员需要向受试者澄清研究的真实性，同时帮助受试者克服思想或情感上的困惑。

（樊民胜）

shēngwù yīxué yánjiū lúnlǐxué
生物医学研究伦理学（ethics of biomedical research） 研究在生物医学和健康研究中应遵循的伦理原则的学科。是医学伦理学的分支。生物医学研究伦理学有助于研究人员和研究监管人员在面对伦理难题时作出合乎伦理的决策。生物医学研究伦理学已经制度化，有关生物医学研究的学术成就和伦理规范体现在国际准则和各国的法律法规之中。

历史 对人体的生物学研究经历了漫长而又曲折的历史。早期的医学研究是个别医师在邻居、亲戚和自己身上进行的。当解剖学进入最兴盛的早期，生理学及病理学基于当时的数学及哲学的发展方向，朝向实验方向发展，其代表事件就是当时逐渐兴起的物理医学和化学医学两大学派。意大利帕多瓦大学教授桑克托留斯（Sanctorius）作为物理学派代表，应用精确的计算和客观的观察研究人体新陈代谢；医化学派的创始人、荷兰科学家欧赫内·杜波伊斯（Eugene Dubois），他建立了解剖学、生理学及临床医学的新知识系统——血液循环、淋巴系统；法兰西学院的医学教授克劳德尔·贝尔纳（Claude Bernard）认为，要解释生与死、健康与疾病的问题，必须利用生理学及生物化学的实验结果。他不仅自己进行了突破性的生理学实验，并且撰写了有关实验方法和伦理学的论文。他认为："医学的道德原则是绝不能在人身上做可能伤害他的实验，即使结果对科学有益，对他人健康有利。"最著名的例子是美国医师沃尔特·里德（Walter Reed）的黄热病研究，招募说西班牙语的工人做受试者，但签订的合同对黄热病的严重性轻描淡写，而对提供的医疗保健做了空洞的许愿。上述案例说明，有效的医学必须进行人体试验，但人体试验必须保护受试者的利益和健康，这是人体试验中两大基本伦理价值，有时这两个价值之间会发生冲突。

生物医学研究受挫是第二次世界大战期间德日法西斯借用科学试验之名，用人体试验杀死数百万犹太人、战俘及其他无辜者的灭绝人性的暴行。具有讽刺意味的是，尽管最早对生物医学研究制定规范的是德国的普鲁士，但在第二次世界大战期间，纳粹在奥斯维辛、布痕瓦尔德、萨克森豪森等集中营迫使无数的受害者接受惨无人道的"试验"，实验结束后大多数受害者惨遭杀害。1945~1947年，盟军在德国纽伦堡成立军事法庭对23名纳粹医师进行了审判，最后判决其中15人犯有战争罪和反人类罪，7人被判处死刑。日本侵略军在侵华战争期间，"731部队"建立了一批从事人体细菌战实验的杀人工厂，1941~1945年，至少有3000人死于石井支队，还有5000~6000人死于长春、牡丹江、南京等地的细菌战死亡工厂。然而，这些日本的军国主义医师并未在审判日本战犯的盟国国际东京审判受到法律追究，因为美国急需石井部队的细菌战人体试验数据。

20世纪初的美国，涉及人的生物医学研究已经有了一些具体标准，但在生物学研究中，仍然多次发生违反伦理的实验。塔斯吉基梅毒研究案例则是美国也是国际医学研究史上最为声名狼藉的案例。1932年，美国公共卫生署（即当时的卫生部）启动了一项历时40年研究，考查梅毒在黑人中的患病率、最后的转归及可能的治疗机制。塔斯吉基研究具有强烈的种族主义色彩。研究者既不告诉患者患有梅毒，也不给予任何治疗。1969年美国疾病控制中心对276例未予治疗的受试者的研究，已有7名受试者由于梅毒直接致死。直到1972年7月，美国全国性报纸才公开揭露了塔斯基吉梅毒试验的报道，国

会议员们得知这一消息后称此为一场"道德和伦理的梦魇"。1994年发现，自二次世界大战到20世纪70年代中期，一些医学研究者迫使1.6万美国患者接受放射试验，能源部在21个州设置了435个试验，将人当作老鼠一样进行放射试验；1945~1947年，罗彻斯特大学斯特朗纪念医院，医师们向晚期癌症患者注射钚，其中包括11名住院患者，以研究在核战争中人体将受到什么损伤；20世纪40年代，在范比尔特大学，819名孕妇被注射放射性铁做营养研究；在这种背景下，当时的美国健康教育和福利部（即卫生部）才召集了一个专家委员会，委员会开会制订了《贝尔蒙报告》，论证了人体试验的尊重、有益和公正三原则。

这些严重违犯伦理规范的研究丑闻的揭发和暴露，推动了人们对涉及人的生物医学研究的规范管理，不论在国家层次，还是在国际层次，都先后制订了相应的伦理准则。《纽伦堡法典》是1946年审判纳粹战争罪犯的纽伦堡军事法庭最后判决书中的一节，原文为"可允许的医学试验"，是第一部规范涉及人类受试者研究的10项国际伦理准则，主要包括风险和受益评估以及尊重受试者的同意和退出的决定。1964年世界医学协会发表了《赫尔辛基宣言》，其要点是要求在产生有用的医学和治疗知识的需要与保护受试者健康和利益的需要之间进行平衡，并于1983年、1989年、1996年、2000年、2008年和2013年进行了多次修订。1993年，国际医学科学组织理事会（The Council for International Organizations of Medical Sciences，CIOMS）和WHO制定了更为具体的、更可操作的

《涉及人的生物医学研究的国际伦理准则》，并于 1999 年和 2002 年相继进行了修订；2016 年，又与 WHO 编写了题为《涉及人的健康相关研究的国际伦理准则》的最新 CIOMS 伦理准则。新版准则扩大了准则的适用范围，从生物研究扩大到与健康相关的研究，同时更加强调了研究的社会价值的重要性，强调在资源贫乏地区进行研究的公平性，对社区参与、弱势群体和知情同意提出了新的建议。1999 年中国国家食品药品监督管理局率先制定并颁布了《药物临床实验质量管理规范》，2007 年卫生部颁布了《涉及人的生物医学研究伦理审查办法（试行）》，2016 年修订后经国家卫生计生委颁布为正式的伦理审查办法准则。

伦理准则 ①研究必须具有社会价值：研究必须对社会有益，对社会公众的健康有益。首先必须明确谁能受益，对患者将有哪些受益；研究产生的成果对他们所患疾病在某地区或全国可能造成多大疾病负担等。②研究设计符合伦理要求：包括研究选题及研究设计必须以已有的文献为根据；事先应有先行的实验室研究和动物实验；必须设置随机对照组，随机对照（单盲或双盲）试验应按黄金方法来设计和进行；提出的假设要有根据并经验证；研究应该具有符合试验要求的样本量；以及无偏倚的测量以及数据的统计方法处理等；参加研究人员拥有一定的资质和研究经验，学生、研究生、年轻研究人员的研究必须在导师指导下进行。所有临床试验的目的是，通过比较两种或更多的方法的相对优缺点为预防、诊断或治疗干预的抉择提供依据。临床试验的要素包括：随机化、对照、盲法、安慰剂和统计处理。③公平选择受试者：选择受试者要确保研究的科学性，纳入和排除的医学标准的制订要确保研究可获得可靠结果；选择受试者时要使风险最小化；选择受试者时要特别注意保护脆弱人群，即没有能力维护自己权利和利益的人群，如贫困者、无文化者、智障者、儿童等。④尊重和保护受试者的生命权、健康权、知情同意权和其他各种权利，维护受试者的利益：包括尊重受试者的人格尊严、自主性、个人隐私、不伤害受试者等。在生物医学研究中，自主性是指受试者按照他/她自己所选择的计划决定他/她行动方针的理性能力，这种能力常受到内在的和外在的限制，前者如未成年、精神障碍，后者如监狱对犯人的限制。尊重受试者的自主性，意味着受试者不应受到外部环境和自身心理、身体局限性的限制。由于个人与家庭关系密切，家庭成员可能参与决策，但这只能是受试者个人自主的补充，不能直接替代受试者的自主。由于相关的信息对真实的决策是一个关键条件，只有当决策以知情为基础时，才能实现真正的自主，因此在生物医学研究中，研究者应当向受试者充分告知与研究相关的信息并在受试者对信息有适当理解的前提下，由具有知情同意能力的受试者自由的同意参与研究。尊重人，还必须尊重人的隐私和保密，并对通过研究者/受试者取得的研究成果以及相关的数据保密；不伤害包括在试验过程中对受试者肉体和精神的损伤，某些轻微的、一过性的损伤必须事先告知，并尽可能采取防范措施同时使伤害限制在最低程度。⑤风险-受益评估不可缺少：在涉及人的生物医学研究（包括临床试验）中进行风险-受益的评估非常重要，这是一项合乎伦理的研究所不可缺少的，也是机构伦理审查委员会最为重要的任务之一。风险是指可能的或潜在的伤害。风险/伤害有身体的、精神的、社会的。临床研究中潜在的受益有对受试者的受益（因参与研究而受益）和对社会的受益（即因研究结果而产生的未来受益）。对所有的潜在的风险和受益都应该尽可能地加以考查和弄清其性质、程度（大小和持续时间）以及概率（可能性），以获得一个可接受的风险-受益比。如果风险-受益比不可接受，那么该研究就不应该进行，其他因素虽好也无济于事。要优先考虑对受试者的安全、健康和权益。研究不同于治疗，治疗是用已经证明有效的方法解决患者健康问题，使患者受益；而研究或是试验的目的是获得可以被普遍化的知识，有利于医学科学知识的增长，有利于患者，有利于社会。对受试者不一定受益，而且面临不同程度的风险。因此必须保护受试者，受试者的利益是第一位的。⑥有效的知情同意：有效的知情同意是维护研究参与者权益的重要支柱。研究中有效的知情同意要求是：向受试者提供全面、准确和为他们作决定所必需的信息；帮助他们真正理解了所提供的信息；他们在作出同意的决定时是完全自愿的、自由的，而没有受到强迫和不正当的引诱。同意必须是一位拥有行为能力（就自己的行动做出决定的能力）人作出的自主决定。生物医学研究的知情同意包括如下不同的同意类型：经典的或明确的和特定的同意。这种同意是默认受试者不同意参加为前提，为此，首先必须充分地、完整地、如实地向他们提供作出决定必需的信息，帮助他们理解这些信息，然后由他们自愿地自由地作出是否同意参加研究的决定。总同意或广同意，一般用于为建立生物材料数据库从捐赠者那里收集样本，采取病史和其他相关信息资料。这种类型是在样本捐赠时给予捐赠者一次作出是否参与研究的选择，一旦选择参加，就默认为同意以后所有的研究，但捐赠者除了开始时可在知情后选择不参加，也可以在样本存于数据库后自己主动要求退出。代理同意：尚未拥有同意能力（儿童、青少年）或以前拥有同意能力而现在失去同意能力（如严重精神障碍患者），可以由监护人代替他们表示同意参加研究。在一定情境下可以免除知情同意的要求。例如，当研究的风险（可能的伤害）属最低程度、非侵入性（如流行病学研究，使用匿名的医疗档案和人体组织样本），而且要求获得个人同意很不现实时（如研究人员只需从受试者已往病历中摘取数据时）；或者在一些特殊研究（如在心理学研究和管理研究）中，知情同意可能影响受试者对问题的回答，从而影响研究结果的准确性，可以免除知情同意。但所有免除知情同意的研究均需机构伦理审查委员会审查和批准其研究方案。⑦独立的伦理审查：伦理审查是研究伦理学体制化的重要组成部分。独立的伦理审查，可以由法律或法规授权的伦理审查委员会按照相关的法律法规要求，对研究者递交的研究方案是否符合伦理要求、是否保护受试者进行审查并给予批准或拒绝批准或提出修改意见再行审查；伦理审查的目的是为了

维护受试者的尊严、权利、安全和福祉，同时确保科研顺利、健康发展和负责任地进行；伦理审查是一种外部审查，依靠研究团队的自律和自查是不够的；独立的伦理审查，是指机构伦理审查委员会及其每个成员，在审查研究方案时是独立的，不受任何第三方干扰，按照相应的法律、法规、伦理准则作出批准、不批准或修改的伦理判断。独立的伦理审查，是指道德判断上的独立性。凡是不科学的，也必定是不符合伦理的；伦理委员会的审查，一般是根据本国的法律法规规章进行审查的，同时参照诸如《纽伦堡法典》《赫尔辛基宣言》和国际医学科学组织理事会/WHO的《国际伦理准则》等国际公认的相关规则。公然背离国际公认的伦理准则的伦理审查是不可接受的。⑧利益冲突申明制度：存在利益冲突或潜在的利益冲突时的公开申明。⑨坚持实验动物的 3R 原则：善待研究工作中涉及的实验动物。

（翟晓梅）

yánjiū yǔ zhìliáo de qūfēn
研究与治疗的区分 （distinguishing between research and therapy） 研究和治疗在追求目的、诉诸方法、承担风险、可能收益等方面存在的实质性差异。区分研究与治疗的差别，对于医学研究和临床医疗实践具有重要的实践和伦理意义。

最早的医学研究是与治疗混在一起的，医学传统在很长时间往往把生物医学研究看作是临床治疗的一部分，二者并不存在严格的区分。随着经验的积累，医师开始在个人诊疗经验或者文献研究的基础上提升为改进诊疗方法，研究与治疗有所区分。由于

医学研究通常由医师本人完成，医师既是研究者，又是治疗者，因而常常把治疗与研究混同起来。到了 19 世纪，随着实验医学的发展，有人类受试者参加的医学研究的规模日益扩大，医学研究从治疗中分离出来，研究与治疗才真正分开。

研究与治疗的不同 ①研究与治疗的对象不同。研究的对象是受试者，受试者是按照试验要求和伦理学的标准，经过研究人员严格挑选的。在整个试验过程中要确保尊重受试者的权益，并且允许受试者随时退出试验；治疗的对象是因病求医的患者，是医师无法也不应该挑选的；将受试者视为患者，或者将患者视为受试者，都是不符合事实的，也是不允许的。②研究与治疗追求的目标不同。医学研究是一项科学事业，其目标是获得具有普遍意义的科学知识，进而确立各种医学理论、技术和方法，关心的主要是对人体功能所涉及的生化、生理、病理和疾病转归等过程获得更好更准的理解，以便未来治疗患者获得更好的效益；尽管许多受试者通过参加研究获得治疗性的收益，但研究所带来的治疗收益仍然不同于治疗收益，因为这些收益是不确定的、间接的，可以说是研究根本目的的副产品；而治疗的目的则是尽可能减轻患者的痛苦，缓解病情，消除疾病，帮助患者恢复健康。③研究与治疗遵循的方法不同。目前公认科学的研究方法是按照严格设计的方案，采取双盲的大样本随机对照试验进行的。在随机对照试验中，除非超过了设计方案规定的界限，研究者通常不会根据受试者具体病情的变化调整研究方案，并可能在对照组中使用安慰剂代

替治疗或者不给予治疗，从而引发特殊的伦理问题。而治疗在方法上的基本取向是个体性的，医务人员针对个体患者的综合症状进行个别化的处理，并根据病情的发展变化及时调整。④研究与治疗中承担风险量级和正当性不同。无论治疗或研究都存的风险，包括服用药物、注射、手术等，这些风险也可以有大或小，但两者的风险有着不同的含义。在治疗中发生的风险，医务人员所使用的技术、药品或器械的安全性和有效性一般都已得到证明，风险一般较小，且大多在医师的意料中，而且患者所承担的风险可以为患者在治疗中自身获得的收益抵消或平衡；相较而言，研究中受试者承担的风险常常具有不确定性，其正当性不是因为受试者从中直接受益，而是为未来患者以及社会的受益相平衡的结果，而这种平衡往往难于把握。⑤鉴于治疗与研究之间的不同，两种行为遵循的伦理原则也有所不同。生命伦理学的四大原则一般都适用于研究和治疗，但在不同情况下，治疗与研究对这些原则的应用各有侧重。如治疗中强调有利和不伤害原则，其主要含义是任何治疗一定要以个体患者的健康利益为最终目的，其中产生新知识是附带性的，而研究则更强调尊重受试者的自主，非常注意知情同意和自由意愿。如果说知情同意在治疗情况下可以有所妥协的话，那么在研究的情境中，家长主义则是绝不允许的。研究也强调不伤害，但如何在风险和受益之间进行功利主义的权衡更是研究的重要议题。⑥研究和治疗中获得的收益不同。研究通常不以为受试者带来直接的诊断、治疗或预防利益为目标，真正受益

的是社会大众或者未来的患者；即使某些研究项目可能为受试者带来诊断、治疗或预防利益，这种收益也是不确定的。而在治疗中，患者健康是医务人员的首要考虑，患者承担风险是为了获得直接的诊断、治疗或预防利益。

区分研究与治疗的意义

①有利于研究和治疗的沿着各自的目标正常开展。医学研究和医疗实践虽然有一定联系，两者互相促进，但两者有着根本性的区别。特别是现代意义上的医学科学研究，有着一系列的特殊要求和标准。混淆两者的区别，既不利于治疗、不利于患者的利益，也不利于医学科学研究目的实现，并且极可能给患者和医学科研造成严重后果。②有利于避免和减少对患者的伤害。由于将治疗与研究混为一谈，将研究视为治疗，那么极有可能将没有经过严格筛选和试验的药物当作常规药物用于治疗疾病，这就极有可能给患者带来伤害甚至严重的后果。反应停就是一起未经致癌试验的药物直接用于治疗孕妇的妊娠呕吐，在欧洲各国和澳大利亚、加拿大等 17 个国家投放市场，造成 6000 ~ 8000 个畸胎出生的严重后果。③有利于避免受试者对治疗性的误解。对许多受试者而言，他们往往同时是患有某种疾病的患者，极易将接受药物试验当作治疗，如果从事此项实验研究的医师不严格将研究和治疗加以区分，向受试者说明研究与治疗的区别，极易使受试者将试验误解为治疗，同时也极易放松在研究过程中对出现种种问题的观察和防护，一旦发生问题，就可能出现无法收拾的后果。④有利于认真切实履行知情同意原则，保护患者和受试者的利益。无论治疗

和研究都需履行知情同意原则，但研究和治疗对此的要求是有重要区别的。就治疗而言，医师无疑需要如实、全面向患者告知有关治疗的一切，但治疗中的知情同意，在某些情况下可以使用推定同意，代理同意也比较宽松；而研究对知情同意则要求比较严格，一般不使用推定同意的方法，同意后可以自由终止同意，可以退出试验；对风险的告知要求更为详尽，告知后可以不参加试验。因而《赫尔辛基宣言》，特别是国际医学科学组织理事会制定的《涉及人的健康相关国际伦理准则》，对受试者的知情同意做了详细的规定，以保护受试者的利益，防止因参加研究可能给受试者带来的伤害。

鉴于一些医师和研究人员在医学研究或临床实践中会有意或无意的混淆二者的差异，使受试者产生治疗性误解。为此，必须要求在医学研究和临床实践中对研究和治疗作出明确的区分，并以不同的伦理规范对医学研究和治疗进行调节，分别采取不同的措施和方法保护受试者和患者的利益。

（兰礼吉　张洪松　杜治政）

zhìliáoxìng wùjiě

治疗性误解（therapeutic misconception）临床试验中受试者混淆治疗和研究之间的本质区别，将参加研究理解为患者接受医师治疗的现象。研究和治疗有根本区别。当参加研究的受试者认为他们能从研究中获得普通临床治疗所提供的服务，医师应将患者的利益放在首位的时候，治疗性误解就产生了。

自 1982 年《法与精神病国际杂志》的第 5 期发表阿佩尔鲍姆（Appelbaum）等的《治疗性误

解——精神病研究中的知情同意》的文章以来，人们一直争论不休，而且也不乏证据表明，治疗性误解确实普遍存在。1995 年，人体辐射试验专家委员会对 1882 名接受过试验的受试者调查，发现这些受试者相信，如果医学干预不能给患者带来受益，医师/研究者是不会建议使用；他们还相信，如果这种干预会带来重大风险的话，医师/研究者也会不让他们使用这种药物。有的调查表明，高达 70% 的受试者存在这种治疗性误解。中国一些媒体报道药物临床试验中出现的很多问题也与治疗性误解有关。一些接受参加临床试验的受试者，常常说自己在接受国外先进药物的免费治疗。

受试者发生治疗性误解的原因有：①受试者的心理期待：大多数参加临床药物试验的受者，同时也是某种疾病的患者。他们的这种身份背景以及以往求医的习惯，极易导致他们将接受试验理解为治疗。患者一贯的看病经验使他们相信医师的天职就是治病救人，主观必然期待和夸大试验的受益，而忽视受试可能带来的风险。②不充分甚至诱导性的信息告知：无论中国或西方，某些医师在招募受试者时，都存在不明确告知研究的性质、目的、具体方法，特别是不充分告知可能的风险，有的甚至隐瞒风险；在履行知情同意过程中，研究者常常使用进口药、免费药的词语诱导受试者接受参加试验，同时避免告知对照组、安慰剂等研究方法，从而导致受试者将研究理解为治疗。③临床均势的观念在一定程度上助长了治疗性误解：临床均势是指临床研究人员对控制组和对照组之间的对比效果处于不确定时的真实状态，即不知

道哪种方法对哪些病例效果最好。如果明明知道那种方法优于另一种方法，伦理要求只能使用更好的治疗方法。临床均势认为对任何受试者不能随机分组到明知效果不好的一组中，认为临床试验应该承担起治疗的基本义务。它强调的治疗和研究的相同性，忽略了治疗与研究的根本性差别，而这种混同无疑会在各种层面上促成治疗性误解的产生。④临床研究者和医师的双重身份，也容易使研究与治疗混同起来：临床试验一般是由医师负责的，这在实际上就构成了研究和治疗同时由一个人担任。而《日内瓦宣言》强调医师应该永远将患者健康放在第一位，而《赫尔辛基宣言》则规定，医学研究的主要目的是改进预防性诊断和治疗程序以及对疾病病原学和病理学的认识。这种规定使得双重身份的承担者容易混淆治疗与研究的界限。糊涂的研究者必然造成糊涂的受试者。

治疗性误解违背了科研伦理准则，损害了科研伦理的基础。科学研究的知情同意包含着受试者可以退出研究，即同意放弃参加试验的受益。治疗性误解因而削弱了临床研究中知情同意的要求，违背临床研究中的基本道德原则。如果受试者产生了治疗性误解，不能完全理解或者误解了科学研究的本质，在此基础上作出的知情同意，必然会损害他们的根本利益。

大量的研究表明，治疗性误解可以通过以下措施加以避免：①强化知情同意信息告知的要求，突出研究的性质以及风险告知，告知受试者有充分自由决定是否参加这种研究，并可随时决定自由退出；告知研究设计的随机、

双盲的研究特点，并建立测量受试者理解程度的方法模式。②在招募受试者过程中，尤其是在作知情同意的时候，研究者要有意识地进行医师和研究者的角色转换。如首先向受试者说明他们的双重身份；研究者和受试者的谈话，最好选择会议室而非诊室；最好不要身着白大褂等。③完善临床试验管理规范、规范术语的使用。如在知情同意书中，要确切而不宜混淆使用"研究""治疗""试验"等用语，并严格界定使用的情境。④加强伦理审查。伦理委员会的伦理审查，不仅要审查研究方案的科学性、可行性、受益和风险等，还应对受试者的选择、知情同意的过程等进行审查，特别要检查信息是否告知全面，受试者是否真正理解，是否存在治疗性误解，是否出于真实的自愿同意。

（兰礼吉　张洪松）

línchuáng jūnshì
临床均势（clinical equipoise）

在"临床专家共同体"内对试验药物和对照药物的安全性或疗效孰优孰劣未取得一致性意见的现象。亦即对于随机对照试验中使用的新药和对照组用药，作为一个共同体，医学专家之间并不能确信哪种药物对受试者的效果更好。如果"临床专家共同体"相信一种药物或治疗比另外一种药物或治疗效果更好，也就是这两种药物或治疗方法已经不再处于均势状态，那么就没有必要进行临床试验了，而应该为他们提供已知的最佳治疗，以保障他们的健康权利。在临床均势的要求下，试验设计的前提是没有数据或证据表明足以打破这种临床均势，医学专家共同体对两种药物疗效的优劣没有达成一致意见。

临床试验的假说是零假说，意思是说，试验者假设二者药物或疗法的优劣差异为零，临床试验的目的是证伪这个假说，证明二者是有显著差异的。

均势概念由加拿大哲学家本杰明·弗雷德曼（Benjamin Freedman）提出。均势被认为是随机对照试验的伦理基础，以解决临床伦理要求提供给患者最佳疗法而在临床试验中不一定能满足这一要求之间的矛盾。因为在临床试验开始时医师专家共同体并未对哪一种疗法更优持一致看法，尽管研究者 A 或 B 个人有一定看法。例如，在实际临床试验当中，研究者 A 可能觉得试验疗法的治疗效果更佳，而研究者 B 却认为原有的疗法更佳。然而他们之间的不同看法，并未影响到医学专家共同体作出一致的决定。弗雷德曼提出了临床均势的原则，很快为临床科学研究人员广泛采纳，作为随机对照试验及其他类型试验的根本原则。临床均势概念的伦理意义，在于为随即对照试验提出了如下明确的要求：①随机对照试验要以存在临床均势为前提，即新的治疗或药物和对照治疗和药物的疗效优劣是没有在医疗专家共同体内取得一致意见的：如果新药物与对照药物优劣已经分明就无需进行临床试验了，直接将安全和疗效更佳的疗法提供给患者好了。②随着试验的进行，当越来越多的数据使研究者相信一种治疗或药物优于另外一种治疗或药物时，均势就被打破，这时试验就需终止：这就是为什么生物医学研究需要成立数据管理委员会负责搜集、分析和管理试验数据，并判断这些数据能否在统计学意义上表明两种或多种治疗或药品的对比性疗效具有明显

的差异，判断均势是否消除，决定是否应该终止试验，保障受试者接受已知疗效最好的治疗或药物。但也有学者认为"均势"概念并无必要，因为本来研究与治疗就是有区别的，参加临床试验就是为人类作出贡献。

（胡林英）

shēngwù yīxué yánjiū shāngyèhuà

生物医学研究商业化（commercialization of biomedical research）

运用市场规则开拓、推进和管理生物医学研究。20 世纪以来生物医学研究商业化，既促进了生物医学研究的发展，也给生物医学研究带来多方负面影响，必须进行认真切实的伦理管理与调控。

概述 19 世纪以前，由于当时的医学科研多为研究爱好者致力于真理的探求，且研究规模较小，不需要巨额资金投入，通常无需追求外部的资金支持；而当时的医学研究没有突出的商业价值，医学研究没有成为商业寻求的目标，规模宏大的药品、医疗器械制造企业没有出现，大多数医学研究与商业没有发生直接关系。19 世纪中后期，特别是 20 世纪以来，医学研究的规模逐渐扩大，大型实验室的出现和医学科研的复杂性与长期性，增加了研究的成本，国家的财力难以提供日益膨胀的资金支持，独立的基于爱好的研究不适应日益扩大的医学研究情境而日渐衰落，而大规模的医学研究不断提供了人们需要的医疗产品，医院需要运用这些源源不断的产品以满足患者的需求，生产这些产品的医药企业出现了，医学界与制药业及其他相关企业的联系与合作逐渐发展起来了。

由于药品和器械的研发有望

为那些掌控新技术的研究者和生产这些产品的企业带来巨大的利益，为了加快药品和器械的研发，许多制药企业开始与医学研究单位建立商业合作关系，并聘请医学研究专家作为顾问，或者直接投入巨资雇佣自己的科学家开展研究工作。直到 20 世纪初，这种趋势主要发生在应用科学研究领域；20 世纪后半叶，基础科学与应用科学之间的差距缩小，基础研究也越来越依赖商界提供的资金。尤其是 20 世纪 70 年代中期以后，出于多种原因，医学研究单位和私营部门之间的商业合作迅速增加。特别是 1980 年美国国会通过的《贝赫-多尔法案》，规定大学和小公司有权为得到美国国立卫生研究院资助的研究成果申请专利，有权将专利让渡给制药公司。这一法案极大地推动了新生的生物科技行业以及大型制药公司的发展，同时也改变了医院和医学院的风气。这些非营利性机构开始将自己视为制药业的合伙人，他们变得像企业家一样，急于抓住一切机会将自己的发现转化为经济收入。而 1984 年通过的《哈奇-维克斯曼法案》等法案，为绕过美国食品药品监督管理局的审核将通用名药品推向市场，刺激通用名药品行业的繁荣。20 世纪后期以来，"产、学、研结合"的医学科研模式，日益成为医学科研和医药产品开发的途径。随着各国医疗保健费用及其他公共事业对预算资金需求的大幅增长，投入的医学研究经费增长日益趋缓甚至有所削减；与此同时，以基因技术等为代表的现代生物技术的飞速发展又亟须为医学研究寻找大额的科研资金，于是各国政府鼓励研究单位从产业界寻求替代性的资金来源，医

药企业也采取多种形式吸纳科学研究单位和研究人员参与合作，包括直接向研究者提供大额的研究资助，授予研究者公司的股权、期权或其他财产权益，资助研究者参加国内外的学术会议，邀请他们参加公司组织的会议并向其支付巨额酬金或者奢华的食宿安排，聘请研究者担任公司的咨询顾问或者在公司兼职等。在中国，推进产学研相结合是国家的一项战略性措施。为了促进科技成果转化为现实生产力，国家鼓励研究开发机构、高等院校等事业单位与生产企业相结合，联合实施科技成果转化。面对医学科研日益增加的财政压力，政府鼓励研究单位与企业进行商业合作。

生物医学研究的商业化有助于满足医学科研单位的资金需求，也有利于研究成果向临床和预防医学等领域转化，使医学更好地为身心健康服务。但生物医学研究的商业化同时改变了科研人员研究的性质和整体学术氛围，商业利益对科研的干预越来越突出。①干预科研选题和试验设计，即选择那些经济收益较大的项目和研究设计方案：如只关注那些经济收益较大和较快的研究项目，忽视基础性和公共卫生方面的选题；为了得到有利的结论而选择更均质、更健康的受试人群，或者对照组的设计给药剂量不足，或者选择对其有利的替代终点来评价效果。②干预受试者选择：如招募一些本来不应该作为研究对象的受试者，或者不适当地阻碍受试者退出研究，或者为了增加受试者数量而不适当地夸大与研究相关的好处。③干预数据分析：如保留对试验数据分析过程的控制权，选择性地采用研究数据，甚至在数据处理过程中弄虚作假，出具虚假的临床试验报告。④干预结果发表：如为了获得申请专利的资格而迟延发表研究成果，或者在资助研究的企业确认该结果是否需要申请专利保护之前禁止发表相关的研究成果；再如当研究结果对其不利时，选择不发表相关的研究成果，即使该成果对公众健康具有重要意义。⑤雇佣论文作者代写研究报告，如雇佣专业性医疗作家以临床研究者名义发表文章，将有利的内容放到文章之中；所有这些做法严重损害了医学研究的客观性，阻碍了医学的发展，破坏了社会公众对医学科的信任，更可怕的是导致各种假药的出笼，危及患者的生命健康。医学科研商业化，给医学研究带了严重的后果，医学科研违背科研的性质，背离了探求客观真实的根本宗旨，与科学研究的目标是寻求更好的治疗效果发生了根本性的利益冲突，并可能给公众生命和健康带来严重后果。医学科研商业化，急需进行严格的伦理管控与调节。

伦理管控与调节 ①坚持生物医学研究的公共目的：生物医学研究直接影响社会大众的生、老、病、死，承担着特殊的社会职能，政府应当加大对生物医学研究尤其是基础性研究的经费投入，医学科研的资金完全依赖私营企业的投入是不恰当的；即使是私营医药企业，也应将社会公众的健康利益作为首要目的；为了激励更多的人参与其中，可以赋予某些具有商业价值的研究成果申请知识产权，但这种产权赋权应以不阻碍医学的发展和公众的健康利益为前提。②规范企业资助医学研究的行为：产业界应当改变根据登记在册的受试者人数按人头向受试者支付费用的方式，不宜就受试者全程参与完成整个研究项目等情形向研究者支付额外的费用，以免诱导研究者不公平的选择受试者。在资助Ⅳ期临床试验时，向医师支付的费用应当与他们在招募受试者和记录、报告研究结果上付出的努力成正比，避免诱导研究者向受试者过度开具或者使用被试验的药品或医疗器械。③实行公开、回避、审查的原则，规范研究者在涉及商业利益的研究中的行为：根据利益冲突是否可能破坏研究者的职业责任及其可能造成的损害，研究机构可以限制研究者从产业界接受的资助，限制研究者可能投入到外部工作的时间，或者直接禁止某些可疑项目的参与。④诚实地对待研究数据和成果：科学研究成果必须以真实的数据为基础，研究者应当诚实的对待研究数据和成果，严禁造假、杜撰、篡改行为，在涉及商业利益的医学研究项目中引入监督机制，严惩不端或者故意的偏倚行为。⑤公开所有的商业联系和利益：研究者应当事先向受试者、伦理审查委员会、学术期刊等公布研究项目的资金来源、潜在的商业利益等，以便相关方评估该研究潜在的风险。披露本身虽然不能根除利益冲突，但充分、及时的披露，既可以促使研究人员更加谨慎的评估自己研究工作中的潜在偏见，也可以使管理者和研究同行更好地监管相关利益，进而更有效的防止欺骗。⑥对涉及商业利益的研究项目进行公正和切实的伦理审查：伦理审查委员会在审查涉及人的生物医学研究项目时，要同时审查该研究是否涉及商业利益，是否会危及受试者的利益和科学研究的利益，并在此基础上作出审查决定。进行伦理审查时，与研究项目存在利益关系的伦理委员会的成员应退出评审。

（兰礼吉　张洪松）

利益共享（benefit sharing）

lìyì gòngxiǎng

生物医学研究的受试者及其所在的共同体共同分享从研究中获得的利益。共同分享所指的利益，不是单纯的避免伤害，也不能等同于货币或者经济意义上的利润，而是一种有助于受试者个体或者团体成员身体健康甚或其他福利提升的好处。

受试者有权分享的利益的具体形式可能是多种多样的：①在较为基础的层次上，当研究结束时，应当确保参加研究的每位患者都能够获得在研究中被证明最有效的预防、诊断和治疗方法的医护安排：2004年世界医学大会（日本东京）通过增加对《赫尔辛基宣言》第20条内容的注解重申了这一要求，并且规定试验结束之后的医护安排必须在研究方案中给予明确的说明，以便伦理审查委员会可以在审查阶段考量相关安排。②在较为中间的层次上，是对人体组织及其衍生物的财产权：在医学研究中，可能会大量提取受试者的人体组织。由于人体组织具有再生能力，经由适当的培育，这些人体组织可能繁殖出若干后代、衍生物或者制造分泌出化学物质。这些物质通常具备"有体物"的特征，因而可能成为受试者要求分享财产权的标的。如果研究者可以从这些物质的销售中受益，允许受试者从他们已经被用来创造收益的人体组织及其衍生物中获得一些好处，也是公平和公正的。③在更高的层次上，受试者可能直接要求分享研究数据的使用权或所有权，这些权益主要以专利或者商业秘密等形式存在：根据分享强度的不同，受试者对研究数据可能主张的利益分享方式包括：不对研究成果授予专利权、分享研究成果实施后的商业利益、许可受试者无偿或者低成本实施研究成果、专利权共享等。一般说来，对研究成果作为专利或者商业秘密在实施后获得的利润进行分配，而非直接由受试者获得专利或商业秘密，可以更好地平衡研究者-受试者之间的利益关系。

有权分享利益的主体并不限于受试者个体，受试者抽样的国家或社区也有权分享作为研究成果的产品、知识或者医学干预措施。例如，根据国际医学科学组织理事会和WHO《涉及人的生物医学研究的国际伦理准则》第十条的要求，在资源贫乏的人群或者社区进行研究之前，资助者和研究者必须尽可能确保通过研究获得的知识及其所研发的产品和医学干预措施能够为该人群或者社区合理可得。由于"合理可得"的具体内涵是复杂的，往往需要结合个案来确定。在研究开始之前，资助者与研究者应当就"针对性"和"合理可得性"的具体含义与受试者所在社区或国家的适格代表进行磋商并达成协议。2000年，国际人类基因组伦理委员会《关于利益分享的声明》建议，赢利的单位应提供一定百分比（如1%～3%）的年净利润于医疗卫生基础设施建设和/或人道主义援助。当分享利润的用途被限定在基础设施或者人道主义援助上时，有权参与利益分享的主体往往是所在国家或地区的官方代表。

（兰礼吉　张洪松）

跨国研究（transnational research）

kuàguó yánjiū

超越国界限制，同时在两个以上国家进行，或虽在一国进行，但有多国人员或资金、技术资料等涉外因素参与的生物医学研究。是生物医学研究国际化的重要表现。跨国研究中，以发达国家资助（资助国）在发展中国家进行（东道国）研究，引起的道德问题需要引起关注。

概述 20世纪70年代以来，跨国背景下的生物医学研究大幅增加，尤其是由工业化发达国家资助，在发展中国家进行的跨国研究类型最多。多种因素促成了这种类型的跨国研究：①医药产业的发展催生了西方发达国家医药产业对人体受试者的巨大需求：由于新的医药产品在上市之前和之后都需要通过人体试验证明其安全性和有效性，随着医药研发规模的迅速扩大，医药产业对人类受试者的需求迅速增长，受试者成为一种稀缺资源。②生命伦理学的发展限制了人类受试者的选择范围：在美国等西方发达国家，以往囚犯等社会弱势人群是生物医学研究的主要受试者人群，但随着人权意识的增强，囚犯等社会弱势人群参加涉及人的生物医学研究越来越受到严格限制，可供选择的受试者大幅减少，在全球范围内招募人体受试者成为医药公司重要的替代选择。③医药产业的迅速发展急需到发展中国家需求更大的市场：医药产业国际化也促进了跨国研究，而这必然促使在发展中国家开展相关的生物医学研究，也适应了不同人种或民族的遗传多样性对药物效果和不良反应的影响的需要。④一些威胁人类健康的疾病在全球范围内流行，迫切需要各国协同开展相关的研究，寻求共同的防治方法：例如，艾滋病和严重急性呼吸综合征等传染病在全球范围内的流行，客观上要求医学研究方面的国际合作。⑤由于过去医疗卫生条件的限制，发展中国家作为跨国研究的东道国反而具有一些技术上的优势：例如，过去长期缺乏有效的医疗保健，使得对一些疾病晚期的研究成为可能；又如，发展中国家有大量受试者过去没有实施过其他可能干扰受试药物效果的药物治疗。

伦理问题　在跨国研究中，资助国一般为发达国家，东道国一般为发展中国家，由此引发了一些特殊的伦理问题。①东道国的受试者可能因其教育水平偏低或者对现代生物医学研究不太熟悉，不能完全正确地理解其所要参加的研究的性质和风险，因此可能在跨国研究中以某种方式被蒙骗；同时，发展中国家较低的经济社会发展水平及与此相关的较低的医疗卫生水平，也使得这些国家或地区的受试者更容易受到不正当的诱导，进而被剥削。例如，东道国的受试者可能为了获得他们平时无法获得的医疗卫生服务，而选择参加一些风险明显超过利益的研究项目。②资助国和东道国的文化规范和做法可能有所不同，导致在这些规范和做法发生冲突时应当遵守哪一种往往成为问题：西方发达国家的研究伦理是建立在世俗社会和个人主义之上的，但发展中国家往往有其独特的社会结构和传统习俗，这使得伦理规则的适用可能发生冲突。例如，有的民族或者国家的居民对于疾病、生死具有不同于西方发达国家的理解；又如，在有些发展中国家，社会的关联关系而非个人的自由意志更

受重视，在这些地区，社区领袖或者家长的意见在知情同意过程中往往发挥着决定性的作用，在开展跨国研究之前必须考虑研究项目的实施与东道国文化、传统、道德、习俗和宗教信仰之间的兼容性。③跨国研究在发展中国家进行，发展中国家、社区和人群是研究风险的主要承担者，当这些涉及人的生物医学研究产生了成功的医药产品以后，对研究的参与者、社区或整个东道国应当产生什么影响？这是一个关于利益分享的问题，其核心是：应当向受试者提供什么？由谁提供？应当使东道国或社区的其他人得到什么？如何提供？应予特别关注。④由于工业化发达国家与发展中国家在医疗卫生资源上存在巨大的差距，某些特定的医学干预措施在发达国家具有可及性，但在资源贫乏的发展中国家却是不可获得的，这就给涉及人的生物医学研究提出了一个特殊的问题，即，当特定的医学干预措施在发展中国家的医疗实践中并不具有可获得性时，是否可以在涉及人的生物医学研究中使用安慰剂对照组？在发达国家不能被接受的安慰剂对照试验在发展中国家是否可以得到辩护？发展中国家和发达国家在人体试验中究竟应当遵循相同的标准还是可以采取双重标准？这一问题主要是由在非洲和亚洲国家进行的艾滋病研究提出的。⑤发展中国家一般缺乏足够的能力来评价或确保在其法律制度下实施的生物医学研究项目的科学质量和伦理可接受性；医学研究人员和科研管理人员对伦理审查往往缺乏深刻的理解和认同，缺乏独立进行研究设计和伦理审查的能力，这使得一些跨国研究无法达到应有的伦理

标准。

发展中国家进行的生物医学研究的特殊问题，逐渐引起了一些国际组织和某些发达国家的关注。1991年，国际医学科学组织理事会和WHO制定的《流行病学研究中伦理审查的国际准则》，专门提到了跨国研究中的伦理问题；1999年，英国医学研究理事会制定了《发展中国家涉及人类受试者研究暂行准则》，规定了由英国医学研究理事会资助的跨国研究中应当遵循的伦理准则；2000年，针对跨国研究中安慰剂对照组的使用问题，世界医学会修订了《赫尔辛基宣言》的一些规定；2001年，美国国家生命伦理学顾问委员会发布了《国际性研究中的伦理与政策问题：发展中国家的临床试验》报告；2002年，国际医学科学组织理事会和WHO制定了新的《涉及人的生物医学研究的国际伦理准则》，特别强调了如何在发展中国家应用伦理标准的问题。这些国际或者国家文件针对发展中国家的特殊文化背景建立了一些独特的机制，对于推动跨国研究的伦理管理和控制发挥了积极的作用。

伦理调控　①平等参与：东道国发展中国家的研究人员和管理人员，以平等的资格参与跨国研究，允许他们参与跨国研究的全过程，包括研究设计、伦理审查、研究实施和随访监督等，以确保研究项目达到东道国的伦理标准。②利益共享：境外资助者应当承诺对受试者及其所在的社区、国家参与研究利益的分享。这种利益共享既包括研究结束之后被证实有效的医药产品甚至研究所产生的知识，也包括参与生物医学研究本身，尤其是当这种参与意味着发展中国家的受试者

获得此前得不到的治疗机会时。承诺的作出者，可以是发达国家的政府，也可以是跨国医药公司，或者其他的境外资助者。为保障利益共享的实现，在资源贫乏的发展中国家进行生物医学研究之前，外部资助者有伦理上的义务为受试者及其所在的社区提供必要的服务，使研究所获得的知识及其所研发的产品和医学干预措施能够为该人群或者社区合理可得。在跨国研究的试验方案中，应当具体说明在研究之中和研究结束之后将向受试者个人、受试者抽样的社区和东道国提供什么样的医疗保健服务以及提供多久，并由相关方进行协商就安排的细节达成协议。③社区知情同意：在一些传统的发展中国家，由于个人的自由意志被传统的社会结构和习俗所削弱，研究者只有在获得社区领袖或者家长一方的允许之后，才能合法的开展生物医学研究，此时研究者应设法取得该文化中合法权威的知情同意。但是，为保障受试者的权益，这种同意在任何情况下都不能取代受试者个人的知情同意。④限制安慰剂对照试验：研究者/医师对受试者/患者的责任，使得研究者有义务为治疗性研究的受试者提供经证实的最佳的诊断和治疗方法。在检验新方法的好处、风险、负担和有效性时，必须与当前公认的最佳预防、诊断和治疗方法相比较，除非基于令人信服的科学上合理的理由，使用安慰剂对照组确有必要，而且这种使用不会给受试者造成严重或不可逆的伤害。⑤双重伦理审查：在跨国研究中，资助国和东道国的伦理审查委员会都有责任按照本国的标准对研究项目进行科学和伦理学两方面的审查，同时有权撤销

对不符合科学或伦理标准的研究项目的批准意见。在东道国的伦理审查委员会中，必须包括对东道国文化传统和社区习俗具有透彻理解的委员或者顾问，这些人可以根据受试者所在地区的习俗和传统来评估一些特殊的问题，例如，研究设计是否尊重了受试者的权益、补偿安排是否会对受试者构成不正当诱导等。同时，在跨国研究中，外部的资助者和研究者有伦理上的义务帮助东道国提高其对研究项目进行伦理和科学审查的能力，具体的能力建设目标可以由外部资助者与东道国当局及研究者通过对话和协商来决定。

（兰礼吉　张洪松）

yīxué yánjiū bùduān xíngwéi

医学研究不端行为 （misconduct in medical research）　在医学研究的申请、实施、评议研究项目和报告研究结果时发生的捏造、篡改或剽窃等违反科学共同体公认的科研行为准则。其判定要求：①必须明确偏离医学界公认的科研行为准则。②医学研究的不端行为必须是行为人蓄意、明知故犯的或者肆无忌惮的。医学不端行为不包括无意犯下的错误，或因研究能力、水平等原因造成的解释、判断错误等无意导致的观点差异。

概述　科学史表明，从观察自然和进行实验研究开始，不同形式的科学不端行为就出现了，一些伟大的科学家也不能幸免。达尔文在其名著《人类与动物情绪的表达》一书中，使用了各种人面部表情的照片，它们表达了达尔文确认的人类几种最基本的情绪：悲伤、惊讶、担心、恐惧和害羞等。后来从达尔文遗留下来的档案和通信发现，达尔文在

此书中发表的一些照片，是用电极刺激面部肌肉群而造出来的；书中另一张嘲笑表情的照片，则是摄影师雷兰德的妻子专为达尔文所需而扮演出来的。从20世纪70年代威廉萨默林（William Summerlin）科学做假案开始，大量的科学欺诈案例被揭露出来。萨默林于埃默里大学医学院毕业后，做了几年实习医师，1971年投奔明尼苏达大学的古德（Good）实验室，在声名显赫的古德指导下从事移植免疫方面的研究，开始了一项具有重大临床意义的研究，他将异体皮肤、组织和器官在体外培养几周后再进行异体移植，就可以避免排斥反应的发生，并宣称他已用这个方法在兔子和小鼠的皮肤角膜移植上获得成功。古德调任纽约斯隆凯特林癌症研究所长，同时带上萨默林，古德新官上任，急需出成果，于1973年3月在美国癌学会年会上宣布了这项成果。但其他研究人员，包括他自己研究室的成员，都不能重复这项研究的结果。萨默林急于表白自己的研究结果是真实的，他于1974年3月26日将经过皮肤移植的白鼠送给古德过目。他用黑色水笔将两只白鼠皮肤涂上色彩浓重的黑斑，称这就是移植存活的皮肤。但当萨默林将白鼠送回实验室，高级实验师马丁（Martin）将小鼠放到原来的位置上时发现，小鼠的黑色皮毛色异样，用酒精擦洗后，黑色就没有了。萨默林的作假行为立即暴露，他也随即被开除。此事被称为"科学界的水门事件"。1942年，科学社会学家罗伯特·K.默顿（Robert K. Merton）在《民主秩序下的科学与技术》一文中，提出了普遍主义、公有主义、无私利性、有组织的怀疑主义，并将其

定义为科学精神的特质。在默顿看来，科学是超越一切其他职业以外的特殊职业，科学家们完全是从发展科学的愿望出发，无私地追求科学真理。萨默林及其以后不断被揭露的科学作假丑闻说明，科学并非如科学哲学家和科学社会学家所说的那样超凡脱俗。历史和现实中的科学不端行为绝不是偶然发生的事件。著名的科学史家霍勒斯·弗里兰·贾德森（Horace Freeland Judson）质疑地提出："欺诈是科学体制固有的吗？"科学不端行为开始清楚地展现了它本质中"病理学"的一面。1957 年，科学家默顿发表《科学发现的优先权》一文，首次提出了科学产品最独特的性质，即"原创性"，并由此确定了科学发现的优先权原则。既然原创是科学产品的价值判定标准，在科学和技术发明上争夺优先权，就成为科学家追求自身利益理所当然的行为，这就使科学"无私利性"的特质理论处于困境，因而促成了科学史上争夺优先权而不择手段的事件屡屡发生，其中牛顿为微分的发明权与莱布尼茨的争论已广为人知。关于人类免疫缺陷病毒（HIV）发现的优先权的争论，甚至发展为美、法两国的利益之战。

面对学术界对默顿的普遍主义的质疑，默顿解释说：一项研究成果能否得到承认，与科学家的社会地位、种族、信仰无关，它取决于同行评议、论文审查和重复试验 3 项措施，这 3 项措施可以确保科学的普遍主义，但不断暴露的科学丑闻，使科学普遍主义受到强烈的质疑。美国研究诚信办公室顾问、密歇根大学科学史家尼古拉斯·斯坦尼克（Nicholas Steneck）做过跨度达 20

年的研究，于 2000 年发布的研究报告指出，在科学研究中存在 10% 或更高的学术不端行为，修改数据或选择性地使用研究结果。论文署名不真实，几乎普遍存在，尤其在生物学、临床医学中发生率高得惊人。而这些不端行为，大多不是同行评议、论文审查发现的；而重复实验是在问题暴露后才进行。大量事实表明，科学实际上是掌握在一个利益相互纠缠的精英集团手中。他们制定科学规划，确定拨款项目，决定项目申请人的命运，并决定论文是否发表，还享有约定俗成的成果免检特权。在这种状态下，科学普遍主义只能是一句空话。科学不端行为很难在科学家掌控科学的情况下得到纠正。

20 世纪 70 年代，英国爱丁堡大学以巴里·巴恩斯（Barry Barns）、大卫·布卢尔（David Bloor）为首的一批激进的科学社会学家对默顿的科学社会学发起了攻击。他们认为，默顿只是在科学建制的层面对科学进行社会诠释，因而对科学活动的产品，丝毫不敢涉及，因而仍然不能摆脱"科学婢女"的形象。他们认为，科学知识与其他一切知识没有什么不同，从而把对科学的社会分析推入"科学知识"领域，提出了"科学知识社会学"的强纲领，以社会建构主义取代默顿的功能主义的研究传统，主张科学知识不完全是纯自然实在的反映，主要是社会实践和社会制度的产物；科学也有非理性的一面，认为科学知识是科学家在实验中预设的理论"制造"出来的，具有不确定性，与客观实在无关，科学与现实的不符可以通过宣传，以及科学共同体内部协商、妥协等一系列过程而被接受。这些社

会学家进入实验室，记录科学家们的工作，观察科学知识的制造过程。他们发现，理性并非科学的唯一要素。创造力、想象力、直觉、偏好等许多非理性因素，在科学知识形成过程中起了重要重用。对科学家的考察一旦进入社会过程，科学头上的耀眼光芒就消失了。科学是一种社会建制，由科学家们运作，而科学家的人性和社会性与普通人没有什么不同，他们也有七情六欲。这样，各种各样的不端行为就发生了。科学舞弊现象突出了科学合乎人性的那个方面。科学社会学从更深层次上揭示了科学的一些本性，为不端行为提供了社会学的解释。

医学不端行为到 20 世纪 80 年代引起了人们更大的关注。这首先是因为科学技术发展水平成为衡量国家力量的重要标志，各国医学科技人员你追我赶日益白热化，谁掌握了优先权和原创权，谁就能为国家、单位和个人带来丰厚的权利、物质和精神利益，国家、单位和专业同行之间的竞争更加激烈；再加上由于技术进步所提供的造假、篡改、剽窃的手段，也日益精明，不易发现，极易逃过各种监管，在利益驱动下，科学不端行为几乎泛滥成灾。而科学不端行为的泛滥，不仅严重影响了科学技术自身发展，而且还败坏了国家、单位和个人的声誉，背弃了科研诚信的要求；医学研究的不端行为既不符合道义论的要求，也不能为利益相关人带来效用的最大化；在后果上，医学研究的不端行为侵害医学科学研究领域的公平竞争，挫伤诚信科研人员的积极性；误导医学科学研究的方向，造成稀缺医学研究资源的浪费；导致错误的医学结论，直接损害患者的生命和

健康；败坏医学研究在社会公众中的声誉，阻碍医学的发展和进步，腐蚀了科研技术人员，因而引起了社会的强烈不满，受到了社会舆论的谴责。在这种背景下，各国政府和医学研究机构开始介入不端行为的认定和处理。

1981年，美国国会责成联邦政府机构和科研单位对科研不端行为作出界定，并制定一系列惩戒和防范科研不端行为的法规、政策和指南。1989年，美国公共卫生局将科研不端行为定义为"在研究的申请、执行或报告时杜撰、造假、剽窃或者其他严重背离科学界公认科研行为准则的行为"；2000年，美国白宫科技政策办公室正式公布了现行的标准定义，即在申请、执行或评审科研项目或者在报告科研成果时杜撰、造假或剽窃的行为。

在中国，从20世纪90年代中期开始，对科研不端行为的认定和处理逐步进入制度化阶段。中国科学院和中国工程院分别于1996年、1997年设立了科学道德建设委员会，中国科学院还于2001年制定并通过了《中国科学院院士科学道德自律准则》。2007年，中国科技部将科研不端行为正式定义为"违反科学共同体公认的科研行为准则的行为"，中国科学院进一步将"滥用和骗取科研资源"等违背社会道德的行为也纳入其中，将科研不端行为定义为"研究和学术领域内的各种编造、作假、剽窃和其他违背科学共同体公认道德的行为；滥用和骗取科研资源等科研活动过程中违背社会道德的行为"。一般而言，政府部门对医学研究不端行为的定义，反映了特定国家或地区最低限度的要求，医学职业协会、医学研究人员所属的科研单位对医学研究的要求往往更细密、严格，对医学研究不端行为的定义也更广泛，通常会将一些虽然不构成"不端"但也不高尚的"不规矩"研究行为包括在内。

干预措施 ①在科学共同体内部：加强科研道德的教育，提高道德自律水平，养成自觉遵守科研道德规范的习惯，杜绝科研不端行为。②加强科研道德的制度建设：完善伦理审查、同行评议等学术监督机制；建立强而有力的科研道德的监督机构，打击各种科学研究不端行为，形成有利于科研道德养成的机制，从制度上防范科研不端行为的产生。③吸引社会参与，接纳科技人员和社会公众的举报：调查机关接到举报后，应及时成立由相关领域的技术专家、法律专家和道德伦理专家组成的专家组进行调查，形成调查报告，作出处理决定。同时严格保护投诉人的合法权益，同时注意听取被投诉人的申诉，保护其正当权益。④严惩医学研究中的不端行为：一旦科研不端行为成立，项目主持机关或者项目承担单位将根据其权限和不端行为的情节轻重，对科研不端行为责任人作出包括警告、通报批评、中止项目、终止项目、收缴剩余经费、追缴已拨付经费等处罚；严重者要撤销其行政职务和技术职称；并将对其所有处置公之于众，促使科研不端行为无藏身之处。

（杜治政　兰礼吉　张洪松）

dùzhuàn

杜撰（fabrication）　医学研究中伪造研究数据、实验结果或研究成果并将其记录或报告的行为。实质是无中生有、捏造数据。

杜撰的表现形式是多种多样的，可能发生在医学科研的申请过程中，也可能发生在医学科研的实施过程中。医学科研申请过程中的"杜撰"主要指在项目或者成果申报等科研程序中做虚假陈述。例如，捏造学历或者在有关人员职称、简历以及研究基础等方面提供虚假信息。医学科研实施过程中的"杜撰"主要指研究者在科研实施程序中不以实际观察和实验中取得的真实数据为依据，凭空编造、虚构研究数据或者实验结果。杜撰的研究数据、实验结果或者研究成果不具有真实性，由此导致的错误甚至有害结论不仅可能直接危害患者利益，而且背离了医学科研机构和研究人员对社会和公众负有的责任，严重影响了医学科研人员乃至医学科学事业的声誉和形象。不管出自何种原因的杜撰，在道义上都严重违背了科研诚信的基本要求，与科技人员应有的品德极不相称，为科学界所耻。

（兰礼吉　张洪松）

zàojiǎ

造假（falsification）　研究中按照自己的期望随意篡改或取舍研究数据、实验结果或研究成果的行为。实质是在取得数据和事实后进行篡改。

造假的表现形式是多种多样的，可能表现为任意修改数据、篡改结果，也可能表现为任意取舍数据，隐瞒一些与研究者期望值不符的试验结果，只报告符合研究假设或者研究者希望达到的实验结果。造假在道义上严重违背了科研诚信的基本要求，研究者用个人主观意愿任意干预研究结果，违背了忠实记录和保存研究数据的义务，其实验结果不具有基本的信度和效度，并必然导致错误甚至有害的医学研究结论，进而直接威胁和损害到患者利益和公众健康；同时，造假严重损害了医学科学家和医学事业在公众之中的声誉和形象，其他医学科学家和整个医学界还可能为验证或者纠正造假形成的研究错误而浪费大量研究资源。因此，各国一般都明确禁止造假的科研不端行为，并给予相应的处罚。

（兰礼吉　张洪松）

pioaqiè

剽窃（plagiarism）

医学研究中将别人的知识成果作为自己的知识成果并传递给他人的行为。剽窃的对象可以是文字、图像、数据，也可以是创意、过程或结果等。

剽窃的认定，并不以其成果是否获得外界好评为转移。剽窃可以分为低级剽窃和高级剽窃。低级剽窃：是原封不动或者基本原封不动地复制他人知识成果的行为。认定相对容易。例如，直接将他人材料上的文字作为自己的发表，故意省略引用他人成果的事实，使人产生为其新发现、新发明的印象；又如，利用评审科研基金或者审稿等同行评议机会，窃取他人重要的学术认识、假设、学说或者研究计划等。高级剽窃：是经过改头换面后将他人知识成果窃为己有的行为。一般需要认真辨别，尤其是学术共同体的专家鉴定后才能认定。例如，对剽窃的资料进行混合重组并在参考文献中故意隐去被剽窃的文献，使读者无法识别资料的真实来源；又如，在本人经治的少量临床病例中加入大量他人经治的临床病例，却对他人的贡献只字不提等。剽窃没有对他人的知识成果给予承认，严重损害医学科研领域的道德诚信风尚；剽窃抹杀他人的学术贡献，窃取他人本来应得的学术声誉，对诚实正直的科研人员极不公平；剽窃严重挫伤其他科研人员的积极性，极大的损害整个医学科学研究事业的发展。所有正直的科技人员都视剽窃为可耻的行为，各国政府一般都明确禁止剽窃。

（兰礼吉　张洪松）

gùyì bùshí

故意不实（deliberate dishonesty）

欺诈性的不实陈述，隐瞒真象、制造假象，使对方受诱导和误判，以实现自己利益的陈述或言行。

在生物医学研究领域，故意不实主要表现为对研究的目的、方法、程序、结果等故意作出不真实的陈述。故意不实与杜撰、造假等基本近义，它们都是具有主观恶意的不真实陈述，但一般而言，故意不实的主观恶意较杜撰、造假的主观恶意稍低。故意不实在伦理道义上严重违背了生物医学科研诚信的基本要求，严重损害生物医学科研领域的道德诚信风尚；不实的研究数据或实验结果可能导致有害的医学研究结论，进而直接威胁和损害到患者和公众利益，严重损害医学科学家和医学事业在公众之中的声誉和形象。因此，各国均明确禁止生物医学研究中的故意不实。

（兰礼吉　张洪松）

shǔmíngquán

署名权（authorship）

在作品上签署本人姓名、表明作者系本作品著作者身份的权利。作品一般被看作是作者本人人格的延伸，署名权旨在保护作者与其作品之间的联系。

根据《伯尔尼公约》及世界知识产权组织对《伯尔尼公约》的解释，署名权不受作者财产权的影响，其具体内容包括：在自己的作品上署名并决定如何署名、禁止他人在自己的作品上署名、禁止他人假冒自己的署名等权利。保护署名权是加强科研行为规范建设的重要内容，其意义在于：①确定各个研究者在某项研究中的贡献，公平地分配该项研究为科研人员带来的荣誉和功绩。②确定各个研究者对研究资料和研究结论的真实性和客观性所应承担的责任。因此，署名不仅分配荣誉和功绩，同时也意味着责任，包括向同行介绍其研究工作并在必要时进行答辩，以及为研究的真实性和客观性负责等。

在研究实践中，不当的署名有多种表现形式。包括：将作出创造性贡献的人排除在作者名单之外，未经本人同意将其列入作者名单，将不应享有署名权的人列入作者名单，无理要求著者或合著者身份或排名，或未经原作者允许用其他手段取得他人作品的著者或合著者身份。根据国际医学期刊编辑委员会的要求，署名的作者应当同时满足以下 3 个条件：①对概念和设计，或数据获取，或者数据分析和阐释有实质性贡献。②起草文章或对其重要的知识内容进行了修改。③对文章最终版本的认可。署名的顺序通常从第一作者开始，按照贡献由大到小的顺序排列。虽然对不同作者的贡献作精确的定性和定量评估并不是一件容易的事情，但意见基本一致的是，如果只是为研究提供经费或者实验设备或者担任研究者所在单位的领导，不能因此取得署名资格。随着跨学科生物医学研究的增加，不同专业的作者之间要相互了解并核实对方的数据可能存在困难，但原则上至少应当要求所有作者都通读文稿，并了解研究工作的基本原理。

（兰礼吉 张洪松）

yánjiū fāng'àn shèjì lúnlǐ

研究方案设计伦理（ethics of design in protocol）　评估医学科研方案设计是否符合伦理规范的学问是生物医学研究伦理学的重要课题。科研方案设计处于科研源头的位置，探讨科研设计的伦理，是从源头上把住伦理关口，使医学研究从一开始就能在符合伦理规范的轨道上运行，从而保证医学研究能够造福于人类健康。

医学科研关涉人的生命和健康，任何医学科研必须对社会有益才能获得社会支持。一项符合伦理的研究，必须要求它有社会价值。医学研究的所有项目，必须首先明确谁能受益，研究可以有两类受益：受试者本人受益（如Ⅲ期临床试验中的受试患者）和社会受益（如获得可以普遍化的知识，使得未来患者受益）。只有受试者个人的受益不能称为研究，也就是说，研究必须有社会价值。但实现上述社会价值首先要通过研究的科学设计来保证。医学科研是一项造福人类的创新性活动，具有鲜明的伦理要求：科研选题是否有益于人类的生命和健康；科研的目标在现有的条件下能否实现，研究成功的可靠性有多少；如何保证科研数据的真实性和可靠性；如何招募受试者；如何防范受试者可能遭遇的风险；如何使受试者受益。所有这些都必须在科研计中予以充分考虑，而这些问题的不同选择都涉及尖锐的伦理问题。任何科研设计都存在不同选择，而不同选择就存在不同的伦理指向。不符合科学的设计必然也必然是不符合伦理的，符合科学研究设计的方案从科学方面说也许是可能实

现的，但如果它背离了最基本的伦理要求，仍是不可取的。

中国南方科技大学贺建奎副教授应用 CRISPR/Cas9 技术进行以生殖为目的的基因编辑，他受到中国和其他许多国家科学界的严厉谴责，被国际著名期刊《科学》（*Science*）公布为 2018 年三大恶劣科学事件之一，就是因为这一研究本身就是违背伦理的。

医学科研设计的伦理要求是：①选题必须有益于人类的生命和健康，并有充分的文献支持：任何背离人类生命和健康现时和长远利益的选题，都是不符合伦理要求的。②提出的假设要有充分的根据，研究程序应有验证假设阶段的必要安排。③必须具备研究需要的不可缺少的实验室和足够数量的符合标准的实验动物。④实验必须按照随机对照（单盲或双盲）试验的金标准来设计和进行。随机对照试验是一种科学或医学的试验，被公认为是临床试验的金标准。随机对照试验要素包括随机化、对照、盲法和统计学处理。随机对照试验基于求异法，即从试验组和对照组内因素差异来确定何者更为安全和有效。随机对照试验基于零假说，其假说是：要试验的药物 B 与原有最佳药物 A 在安全和有效方面等价，同时不存在比 A 和 B 更佳的 C。临床试验就是要设法证伪这个零假说，用证据证明 A 和 B 之中有一个更佳。任何违反随机对照要求或简化随机步骤都是不符合设计伦理要求的。⑤医师应该提供给患者最佳的治疗，但随机对照要求至少让一组患者服用的药物不是最佳疗法，甚至提供的是无疗效的安慰剂。解决这一矛盾的办法是哲学家本杰明·弗里德曼（Benjamin Freedman）于

1987 年提出的均势概念。临床均势的概念设定要求，临床专家如尚不能判断何种治疗对患者更优，需要进行试验来打破这种临床均势。如果已经有证据证实要检验的疗法比原有最佳疗法在安全性和有效性方面好或差，就不应该进行临床试验；在试验过程中如果已经获得数据已能证实要检验的疗法比原有最佳疗法好或差，就应该立即停止试验。⑥在临床试验中用安慰剂作对照有试验结果比较准确、所需样本量较小、试验时间较短、试验成本较低等好处，但应该以不损害受试者健康为前提。默认的立场是对照组使用业已确定的有效疗法（established effective treatment，EET）。对照组可以不用 EET 的条件是：没有 EET；不用 EET 的风险限于暂时的不适或延迟症状的缓解；使用 EET 不能产生科学上可靠的结果，而不用 EET 不会添加严重的或不可逆的伤害；当研究目的是研发一种低廉的替代药物用于贫困国家时，也可不用 EET。⑦在数据处理与统计中要坚持无偏倚的测量以及数据的统计方法，研究人员拥有一定的资质和研究经验，学生、研究生、年轻研究人员的研究必须在导师指导下进行。

（翟晓梅）

suíjī duìzhào shìyàn

随机对照试验（randomized controlled trial，RCT）　将合格的受试者按随机分配的方法分别分配到试验组和对照组，在相同的环境和条件下同步接受相应的试验，对两组试验结果进行测量和评价的临床研究方法。

1946 年，英国医学家奥斯汀·布拉德福德·希尔（Austin Bradford Hill）首次将 RCT 的方法

应用到临床研究，用来评价链霉素治疗肺结核效果。近60年来，随着理论和方法的日趋成熟，RCT被公认为评价干预措施疗效的金标准或标准方案，广泛应用于临床研究中，为疾病治疗、预防和康复提供了大量真实、可靠的依据。

RCT的设计包括以下几个基本要素：①一个或多个试验组和对照组。②控制对试验结果可能有重要影响的因素，并将受试者随机分配到不同的亚组。③常采用单盲或双盲的设计，受试者和研究者对于分组情况完全不知情，以减少主观偏倚和安慰剂效应。RCT在研究设计中包含一个或一个以上的对照组，并按完全随机化原则把受试者平均分配到试验组和对照组，其设计目的和优点在于使对研究结果有影响的各种因素在各组之间均等化，最大限度地避免研究者的偏倚，使研究结果更佳科学和客观可靠，以便客观、公正、无偏倚地观察干预措施的安全性和有效性，从而保证了受试者利益与风险的公正分配。拜厄（Byar）等归纳出RCT的三大优点：①消除研究人员的主观偏倚。②平衡和抵消研究中可能出现的各种混杂因素，包括安慰剂效应。③提高统计学检验的有效性，能有效阻止无效治疗的滥用，并肯定有效治疗的价值。

RCT被认为是一种令人信服的试验方法，但是在临床研究实践中，它也产生了一些伦理问题：①RCT凸显了临床医师/研究者的双重身份和双重责任之间的冲突，有可能使受试者的健康利益屈从于科学研究利益。作为医师，需要对患者进行个体化治疗，以促进患者的最大健康福利；与之相对，生物医学研究采用RCT方法，主要是为了科学目的，而非为了受试者本人的健康利益。医师作为医学研究者，必须把患者受试者看作一个受试群体，要求他们严格遵守研究方案的程序，以达到获得可普遍化的知识为最终目的，使未来患者获益，而非以保障和促进受试者个体的健康为目的。②RCT中安慰剂的使用也长期存在伦理争议。安慰剂对照排除了很多混杂因素的影响，更利于判断试验药物的效应。但是，根据科研伦理的要求，任何受试者都不应失去接受医疗的平等权利，而被纳入安慰剂对照组的受试者可能因为参加该试验，而未能获得已知有效的常规治疗，从而健康可能会受到损害。对此，国际医学组织理事会和WHO的国际伦理准则对都安慰剂对照进行了严格的规定，如现在没有已证明有效的药物或疗法，科学的方法论要求使用安慰剂，为贫穷国家研发可负担得起的疗法，而且使用安慰剂不会增加任何使受试者遭受严重或不可逆性伤害的风险时，RCT中可以安慰剂作为试验性干预措施的对照组。这一准则旨在为对照组的受试者提供更大的利益和更多的保护，并把伤害和风险降至最低程度。

（胡林英）

安慰剂对照试验 （placebo-controlled trial）

ānwèijì duìzhào shìyàn

采用按药物学上无任何药物作用被称为安慰剂的物质作为对照的临床药物的随机对照试验。在临床药物随机对照试验中，为了验证新药物是否有效，通常会设置试验组和对照组进行比较。试验组受试者接受试验的新药，而被纳入对照组的受试者则使用对照品。对照品可以是已知的有效药物，即阳性对照；也可以使用安慰剂作为对照，即是安慰剂对照。安慰剂是一种惰性或无效物质，没有药物活性，但是在剂型、大小、颜色、重量上与试验药物外形相像。

概述 安慰剂对照试验的历史可以追溯至1784年由本杰明·富兰克林（Benjamin Franklin）领导的法国皇家委员会进行的一项评估磁性疗效的研究。但是一直到20世纪中期，随机双盲安慰剂对照试验才逐渐成为临床研究公认的黄金标准。安慰剂进入临床始于美国的比彻（Beecher），他是一个第二次世界大战战场的麻醉师，在攻占意大利南部海滩的战斗中，镇痛剂十分缺乏。当伤兵嚎叫要镇痛剂时，万般无奈的护士告诉他现在注射的是强力镇痛剂，但实际上是盐水，令人惊奇的是伤兵居然停止了嚎叫，疼痛止住了。比彻战后回到美国的哈佛大学，开始了安慰效应用的研究。1955年，他在《美国医学会杂志》（The Journal of the American Medical Journal）发表著名的论文《强力的安慰剂》（The powerful placebo），描述了数十种常规药物的效应其实来自安慰剂。他第一次指出吃药这个动作本身就有一定的治疗作用，只有强于安慰剂的药物作用才能认定为有效药物。从临床研究方法上说，与阳性对照试验相比，安慰剂对照试验有着不可替代的优势。当随机对照试验采用阳性对照的时候，对照组使用的是已知疗效最好的药物，因此试验只能证明新药物和已知常规药物之间的效力差异，却证明不了其基于零基线的绝对效力，即药物本身在患者身上的独立疗效。相反，安慰剂对照试验则能够有效区别新药物和安慰剂之间的疗效差别，从而证实试验药物的真正疗效和不良反应，从而弥补阳性对照试验中新药物疗效有效性证据的不足。

伦理争论 自随机对照试验成为主要的临床研究方法，采用安慰剂作为对照就引发了激烈的伦理争论。1994 年，美国和法国医学研究人员主持的一项研究证明，齐多夫定能使艾滋病毒的母婴传播降低 2/3。美国疾病控制中心、美国国立卫生研究院及 WHO 当即公布了这一显著结果，并把该药物确定为预防人类免疫缺陷病毒（HIV）母婴传播的常规药品。但是，这一药品非常昂贵，发展中国家，尤其是世界 HIV 母婴传播率最高的南撒哈拉沙漠地区，大量的 HIV 阳性孕妇根本无力购买。为了降低成本，普及该药品的适用，该研究团体在数个贫困国家进行了用小剂量齐多夫定预防 HIV 母婴传播的安慰剂随机对照试验。

这一试验在世界上引起了轩然大波，也引发了对安慰剂随机对照试验的广泛争论。以《新英格兰医学杂志》和《柳叶刀》发表了一系列文章为代表的反对观点认为，医师-研究者负有为患者-受试者提供最佳治疗的职责，这就要求在随机对照试验中，在存在常规药物和疗法的情况下，研究者要遵循临床均势原则，不能使用安慰剂对照，以避免被纳入对照组的受试者无法获得常规治疗，而使其健康权益受到损害，因此，他们认为随机对照试验应该严格遵照《赫尔辛基宣言》的规定，在存在常规药物或疗法的情况下，使用安慰剂对照是不道德的。而支持安慰剂对照试验的观点则坚持：①与阳性对照试验相比，在验证新的药物或疗法的

有效性上，安慰剂对照试验具有更强的科学性，是无法被阳性对照试验所取代的。尤其是在常规药物的疗效并不明显优于安慰剂的情况下，如果不设置安慰剂对照组，实际上是无法验证新药的真实疗效。②研究的目的在于获得可普遍化的知识，而不是为患者提供最佳治疗，因此，无论是否存在常规疗法，安慰剂对照试验只要符合合理的风险/受益评估比，确保受试者"不会因为没有接受常规治疗而受到伤害"或"受到永久性的不良后果"的风险，那么安慰剂对照就是符合伦理的。③安慰剂对照试验可以通过充分的知情同意，对受试者起到保护作用。此外，尤其值得注意的是，安慰剂对照试验对国际临床试验提出了更大的伦理挑战。往往发达国家拥有的一种有效治疗方法，在贫困国家由于资源匮乏，有效治疗方法成本太过或供应不足而无法得到，在这种情况下，使用安慰剂对照而非昂贵的常规药物做对照，到底是一种基于现实的明智选择还是使用了双重标准，这一争论可能无法得到明确的普遍适用的答案。

基于安慰剂对照试验的争论，诸多国际生物医学研究伦理准则都进行了相应的回应和调整。如世界医学会颁布的《赫尔辛基宣言》和国际医学科学组织委员会发布的《人体生物医学研究国际伦理指南》，一方面坚持在存在已被证明的有效药物情况下，临床试验应采用阳性对照，而不能使用安慰剂对照；但另一方面又规定在特殊情况下，安慰剂对照试验也是可以接受的，如在科学方法上，如果不设置安慰剂对照就无法进行有效试验；而且安慰剂对照试验不能使受试者因参加对

照试验而受到"重大的健康风险"等。

伦理共识 学术界一致同意只有在同时满足以下情形时，安慰剂对照试验才是符合伦理的：①目前尚不存在已被证明是安全有效的常规药物或疗法。②从方法论上，不设置安慰剂对照，该研究无法获得可靠有效的研究成果。③为贫穷国家研发可负担得起的药物。④确保安慰剂对照试验对受试者带来的伤害最小化。⑤对受试者进行充分的知情同意。应当指出的是，在科研实践中，风险与受益如何保持平衡、采用安慰剂对照所造成的潜在风险能否准确地加以评估等问题尚不能得到完全解决；同时，知情不充分、不当诱导、缺乏理解等现象普遍存在。在这种情况下，采用安慰剂对照试验应该更加谨慎。

（胡林英 杜治政）

shuāngmáng

双盲（double blind） 临床随机对照试验中，受试者和研究者都不知道具体的分组情况和试验的关键信息，由试验设计者设计和控制试验过程，以消除受试者的安慰剂效应和研究者的主观偏倚的试验方法。

20 世纪后半叶，随着临床试验方法论的发展，生物医学研究的性质发生了巨大转变。为了达到更为可信和有效的研究结果，研究者探寻各种方法来避免研究设计中可能产生的偏倚。在涉及人体受试者的临床试验中，研究者发现，如果受试者知道自己用的是新药、对照药，甚至安慰剂，会影响到他们对治疗的态度、对研究的配合、对问题的回答，甚至影响到病情等；同样，研究者本人潜意识的意愿、偏好或态度也同样会影响到他们对待受试者

的方式，甚至是对结果的评估。例如，研究者对新疗法的倾向往往会自觉或不自觉地影响到检查患者的频度、辅助治疗的应用、护士的关心程度，甚至来自研究者暗示的程度对患者病情都会产生一定的影响。为了消除受试者的预期、主观意愿，以及研究者的主观偏倚对结果的影响，临床随机对照研究往往采用双盲设计，即受试者和研究者都不知道分组情况，不知道受试者所用的药物到底是试验药还是对照药。一般来说，评定者、监察员、数据管理人员和统计分析者也都不知道分组情况，直到试验结束并揭盲。这样，研究者自身的态度和观点就不会对研究结果产生影响，对疗效和不良反应的评定更为客观，试验结果更为可靠。随着临床研究方法的发展，1948 年以后，双盲和随机、对照等方法一起逐渐被系统地引进设计人体的临床试验中，并被认为是验证新药或新疗法疗效的最可靠的科学方法。目前，双盲法在临床试验中被普遍使用。但是，在某些情况下，为了保护受试者的基本健康权益，即使双盲设计能够获得更为可靠的试验结果，但是仍不宜采用双盲：①双盲法一般不能适用危重病例。②双盲法的使用给患者带来额外的风险和伤害。例如，两种剂量不同的注射型药物，或者每日注射次数不同。在这种情况下，达到双盲的方法是双盲双模拟，即每个患者每次都要注射两次，其中一次是安慰剂。这种设计在方法论上是合理的，但是，如果疗程较长，受试者需要被频繁地注射安慰剂，这种情况就不宜采用双盲法。③从可行性上看，不同的治疗方法，如针灸和手术；不同的药品形态，如注射剂和喷剂等；特殊的疾病和药品，如需要经常调整剂量，要求医师了解使用药物等情况，都难以适用双盲法。对于双盲试验方法，目前尚无明确的国际或国内伦理准则规范。双盲方法的运用要在遵从国际科研伦理基本原则的前提下，基于保护受试者的健康权益，结合研究的具体情况，进行个案分析。

（胡林英）

shìyànxìng zhìliáo

试验性治疗（innovative therapy）

在病情或疫情凶险又缺乏有效的常规治疗或预防措施的情况下，医师根据动物实验、早期临床试验的证据、文献搜索或临床经验，在征得患者同意后，对患者试用某种安全性和有效性尚未经过证明的药物或疗法。

试验性治疗具有非常特殊的性质，它既不同于常规的临床治疗，也不同于一般的临床试验。①试验性治疗和常规的临床治疗不同：试验性治疗虽然同样以治疗为目的，但它所采用的药物或疗法，主要还是基于医师个人的判断，包括医师对疗效的主观期望、对疾病严重性的判断，以及以往的治疗经验，而没有正式的临床试验研究结果或循证医学的证据。所以它的风险和受益，以及对健康的长期影响等方面尚不清楚，疗效也不明确。②试验性治疗也不同于以科研为目的的临床试验：试验性治疗从根本上是以促进个体患者的健康为目的的，而不是为了获得新的知识；因为该疗法的风险和受益等信息还不清楚，所以它的合理性也无法通过风险受益的权衡来证实。③试验性治疗一般没有严格的标准研究方案：可以随着患者病情的改变而随时调整药物和治疗方案等。

由于缺少安全标准和严格的审查管理，不恰当地实施试验性治疗可能会给患者带来严重的健康风险和伤害：①在没有充分支持性证据的情况下，过早地进行试验性治疗可能会导致无效的疗法被广泛应用到临床。例如，以卧床休息来预防早产、运用骨髓移植治疗乳腺癌等疗法曾经在临床上广为应用，但是，后来大样本的临床研究证实是无效的。从伦理学的角度来看，和常规治疗相比，试验性治疗本身就具有不可评估的风险，可能增加不必要的健康和经济上的负担。②未经过正式的科学研究的试验性治疗会使医师和患者对效果和风险受益无从判断，也无法对该试验和其他疗法进行比较。而且，试验性治疗也可能带来长期的安全问题。例如，胞质内精子注射技术可能引起性染色体异常的风险，就必须经过正式的研究才能得到确认。③由于试验性治疗缺乏关于风险和受益的数据，因此，试验性治疗难以获得真正意义上的患者的知情同意。

医师有责任为患者提供安全有效的治疗，因此对于试验性治疗要非常谨慎。进行试验性治疗应该满足以下要求：①治疗方案应经伦理审查委员会审查批准，在不存在伦理审查委员会时，应设立特设委员会来从事治疗方案的审查批准工作。②必须坚持有效的知情同意，确保患者或家属理解试验性治疗的性质、风险、受益，以及疗效的不确定性，尊重患者的选择自由。③如果这种试验性结果良好，应立即转入临床试验。④试验性治疗必须仅在个别患者身上试验，不可像手术戒毒、干细胞治疗、树突状细胞-细胞因子诱导的杀伤细胞肿瘤免疫治疗大面积使用。

基于试验性治疗本身带有的不确定性，以及正式临床研究对于循证医学的重要意义，为了保障患者的健康权益，在以下情况下，试验性治疗应该转为正式的临床试验：①如果试验性治疗和常规治疗差别很大，试验性治疗就应该遵循正式的研究方案来进行。例如，一项新的技术和疗法就不适用试验性治疗；但如果是较小的改变和调整，如手术中的步骤、不同的缝合方法等，就不需要进行严格的临床研究。②当试验性治疗可能带来较大的未知风险，或者远远超过期望的受益，在这种情况下就应该先通过正式的研究对其安全性进行评估。③医师进行试验性治疗的唯一目的应该是个体患者的健康福利。如果医师的主要目的在于利用试验性治疗的结果，获得可普遍化的新知识，那么这种试验性治疗也应该转为正式的临床研究。

(胡林英)

shòushìzhě bǎohù

受试者保护 (protection of human subjects)

生物医学和健康研究中采取各种措施维护受试者在临床研究（包括临床试验）或公共卫生研究中的生命、健康及其他利益和权利。受试者的保护是医学研究中必须遵守的重要原则。

明确提出要对受试者进行保护始于《纽伦堡法典》，该法典是1946年审判纳粹战争罪犯的纽伦堡军事法庭决议的一部分。此文件的第七条明确规定：必须做好充分准备和有足够能力保护受试者排除哪怕是微之又微的创伤、残废和死亡的可能性。2000年修订的《赫尔辛基宣言》第8条要求：医学研究必须遵循尊重所有的人们，保护他们的健康和权利的伦理标准。对弱势人群要给予特别的保护。必须了解经济和医疗状况不佳的人们的特殊需要。要特别关注不能为自己给出知情同意的人们、可能被迫同意参加试验的人们、个人不能直接从试验中受益的人们以及同时既要接受试验又要接受研究的人们。

国际医学界一致认可对受试者的保护要求做到：①坚持将受试者的人身安全、健康利益置于首位：任何以科学发展的需要应当牺牲个人利益的理由强迫受试者接受试验是不允许的。研究人员的其他利益，如他们所在工作的研究所或医院的利益，他们手中握有公司的股票的利益，在公司任职或为公司提供其他服务的利益，以及他们个人及其家庭的利益，都必须服从受试者的安全和健康利益。②切实遵守受试者参加试验必须严格履行知情同意原则，尊重受试者是否参加研究的自主决定权，防止使用欺骗、利诱、胁迫等手段使受试者参加研究，允许受试者在任何阶段无条件退出研究：受试者的知情同意要求在形式上和实质上达到应有的伦理学标准。形式上的知情同意就是研究者获得了一份有受试者签字的知情同意书。实质性的知情同意必须满足下列3个条件：一是向受试者告知充分、准确和完整的信息，而没有欺骗、隐瞒、歪曲；二是帮助受试者真正理解告知给他们的信息；三是受试者表示的同意是自愿的、自由的，没有强迫和不正当的引诱。③做好试验风险的防范，降低风险和使风险最小化：涉及人的研究不可能没有风险。风险包括身体的、精神的（如焦虑）、社会适应性上的（如歧视）和经济的风险。风险有其严重程度和概率大小之分。即使身体风险很小，研究中生成的数据始终存在被泄露的风险，称之为"信息风险"，并可能导致在精神和社会适应性方面的风险。为保护受试者，确定在研究过程中不应使受试者遭受大于最低程度的风险，最低程度风险是指受试者在研究中可能遭遇的风险类似在日常生活中或常规医疗检查中可能遇到的风险。如果社会受益很大，可以允许风险稍微超过最低程度的风险，但不允许发生严重的和不可逆的风险。由于受试者参加研究的风险始终存在，因此必须要求研究人员采取措施降低对受试者可能造成的风险，并使之最小化。④做好对脆弱人群的特殊保护：脆弱人群是指那些不能保护自己利益和权利的人群，包括儿童、孕妇、老年人、智障者、精神病患者、穷人、犯人等特殊人群，甚至包括研究负责人手下级别较低的研究人员和学生。对脆弱人群进行特殊保护的伦理要求：一是对脆弱人群的研究应有益于脆弱人群自身，仅有益于成年的研究不能利用儿童作为受试者进行。只有在风险极低时才允许进行潜在受益涉及成人而潜在伤害影响儿童的研究，如允许观察流行病学儿童中的流行情况。不能对脆弱人群进行仅仅有利于其他人群而对他们现在或未来均无益的研究。二是某些有益于包括脆弱人群在内的所有人群的研究，应该在对一般人群的研究证明安全和有效之后，方可开始对脆弱人群的研究。三是不允许通过夸大受益或其他不正当办法引诱脆弱人群参加试验，这实际上是变相的强迫。也不应该允许提供相对的高额金钱补偿，使受试者同意参加他们本来不会同意的研究。四是未成年儿童参加研究要求得到其父母允许，大龄儿童则要求得到他们本人认可，对于其他认知脆弱的人群，则应有其监护人代理他们表示同意，犯人的知情同意不能以提升待遇或减少刑期为交换，对于其他在机构或社会方面有脆弱性的受试者，应有第三者去做知情同意的工作。⑤保护隐私：切实保护受试者的隐私，将受试者个人信息妥善储存，不让无关第三者知晓，未经授权不得将受试者个人信息向第三方透露。保守受试者的隐私，就是保护受试者避免遭受信息风险，防止引致精神和社会适应性方面的伤害。专业人员不得有意或者在言谈中无意泄露受试者的隐私和相关信息；不能受外部压力的影响泄漏受试者的秘密。⑥正确处理免费、补偿和赔偿问题：研究与治疗不同，治疗是用业已证明有效的疗法为患者治病，解决患者的健康问题，而研究是试验尚未证明安全有效的新疗法，从未获得可以被普遍化的知识，是使未来的患者受益，因此受试者参加研究是他们对研究作出贡献，对受试者参加研究不得收取任何费用。由于参加研究，受试者花费的如路费、饭费、甚至误工等费用，应该得到合理的补偿。研究是一个事先无法预知一切的过程，其中可能发生对受试者的伤害或损伤，对此要使受试者得到及时、免费治疗，并依据法律法规及双方约定得到经济上的赔偿。

（瞿晓梅　于兰亦）

shòushìzhě gàozhī yǔ tóngyì

受试者告知与同意 （informed consent of research subject）

受试者在被充分告知与研究有关的信息并充分理解这些信息后，自主作出参与或者不参与医学研究的过程。是研究者和医务人员必须遵从的法律和道德义务。

历史 受试者告知与同意作为调整涉及人的生物医学研究的基本原则，起源于对纳粹德国惨绝人寰的人体试验的伦理反思。1947 年，纽伦堡军事法庭宣布了后来被称之为《纽伦堡法典》的关于人体试验的 10 项道德原则，其中第一条即"受试者的自由同意是绝对必要的"。1964 年世界医学会发表并分别于 1975 年、1983 年、1989 年、1996 年、2000 年和 2008 年先后 6 次修订的《赫尔辛基宣言》，一直被看作是临床医学研究伦理的基石。此后，许多国际性或全国性的医学伦理规范无一例外的强调了受试者告知与同意的重要性。1974 年，美国保护生物医学研究和行为研究人类受试者委员会发布的《贝尔蒙报告》，提出要"保证受试者能够得到足够的信息"；国际医学科学组织理事会和 WHO 也发布了《涉及人的生物医学研究的国际伦理准则》；随后美国发布的《保护人类受试者的联邦政策》（联邦法第 45 主题 46 部分 45CFR46），提出了 8 项知情的要素。

在中国，1998 年制定的《执业医师法》第二十六条第二款明确规定，医师进行实验性临床医疗时应当经医院批准并征得患者本人或者其家属同意。为了更好地保护受试者的权益和安全，中国国家药品监管部门和卫生行政部门先后制定了《药物临床试验质量管理规范》《医疗器械临床试验质量管理规范》《涉及人的生物医学研究伦理审查办法》《药物临床试验伦理审查工作指导原则》等规范性文件。这些文件在内容上都强调医学研究人员必须遵守《赫尔辛基宣言》所确立的道德原则，要求在充分告知实验风险并确保受试者在充分了解临床试验内容的基础上获得受试者的知情同意。

内涵 受试者告知与同意包含 3 要素：①信息告知：指研究者应当向受试者提供充分的信息，这是受试者自主作出是否参与研究的前提。为了获得真正意义上的知情同意，向受试者告知的信息范围要大于临床医疗中向患者披露的信息，包括研究的目的、方法、资金来源；研究的预期受益和潜在的风险以及可能出现的不适；可能的利益冲突；研究者所在的研究附属机构；有无对受试者有益的其他措施或者治疗方案；保密范围和措施；补偿情况，发生损害的赔偿和免费治疗；以及可以随时退出而不会受到任何报复的权利；发生问题时的联系人和联系方式等。②对信息的理解：有效的知情同意要求研究者确保受试者对相关的信息具有适当的理解。受试者理解的程度取决于受试者的成熟程度、智力、文化、教育、语言、社会环境、宗教信仰和价值观等因素，也取决于研究者是否尽最大努力使受试者理解这些信息。研究者必须用受试者能够理解的语言和适合于受试者理解力的方式向其反复解释研究的目的和内容，什么是受试者的权利等；研究者要给受试者提问题的机会，真实地、详尽地回答他们的问题，并给予足够的时间理解与考虑有关信息。当研究项目在某些发展中国家或地区实施时，受试者所在社区特定的文化、教育和社会环境等也可能实质性的阻碍受试者对被告知信息的理解，此时研究者应当以一种适合当地文化的方式与受试者进行交流，并尽可能取得当地政治领袖或者社区领袖的理解和支持。但是，在任何情况下，社区领袖或者其他权威的知情同意都不应替代受试者个人的知情同意。③确保受试者的自愿参与：所谓自愿参与，是指受试者在充分理解与研究有关的作息后，在不受任何外在因素影响的情况下，特别是不受研究者和医师的不正当影响，以及潜在受试者的欺骗、强制和胁迫，完全自主与自由地作出参与研究的决定。为此，受试者必须具备有能力理解被告知的信息并对选择的后果进行推理。如果受试者欠缺这种能力，则必须由法律授权的代表给予同意（代理知情同意）；在判断受试者给予的某一同意是否出于自愿时，应当注意区分不合法或者不正当的强制性因素和单纯的影响或者压力。那些基于家庭的需要、法律的义务、道德的认知或者正当的说服等方面的影响或压力作出的决定应当被认为是自愿的；在受试者告知与同意的过程中，须有受试者签名和注明日期的知情同意书作为文件证明；知情同意不仅发生在研究项目启动之初，而且延续到整个研究项目结束之时，在此期间，如果研究条件或者研究程序在研究过程中发生了实质性的改变，或者研究者获得了可能影响受试者继续参与研究的研究结果和文献资料，应及时向受试者及时通报这些信息，并再次寻求受试者的知情同意。

脆弱人群的知情同意 容易受到伤害和缺乏自我保护能力的脆弱人群，包括未成年的婴儿和儿童、妇女和孕妇、智力/行为障碍者、残疾人、老年人、晚期肿瘤患者/绝症患者，以及其他缺乏充分自主决定的行为能力和自我

保护能力的受试者、社会经济地位低下的人群，在确保知情同意权利时，要求做到：①确保脆弱人群受试者的知情同意是出于真正的自主自愿，而不是在不正当影响或欺骗、强制、压力、胁迫或暴力下作出的。②无行为能力的脆弱人群受试者必须由其监护人或法定代理人行使知情同意的决定，并在受试者能力所及的程度内取得本人的同意或赞同。③要保证脆弱人群受试者的权利和福利，承诺在研究结束后将对他们合理地提供作为研究结果的诊断、治疗、预防产品和措施；④研究给脆弱人群受试者带来的风险一般不应超过最低风险，即不超过日常医学和心理学检查所造成的风险；同时还要避免对这类潜在受试者的过度使用，绝对禁止对他们的剥削。

知情同意的豁免 受试者告知与同意的要求在以下情况下可以豁免。①急诊急救研究：在危及生命的情况下，如果没有其他已经得到普遍认可的治疗方法，而使用研究性药物、器械或者疗法可能提供相当或者更好的效果，即使未能取得患者或其代理人同意，也可以进行研究性药物、器械或疗法。②不具备获取知情同意可能性的最小风险研究：豁免知情同意不会给受试者的权利或福利造成不良影响，而不豁免知情同意则该项研究无法进行的，可以豁免受试者告知与同意的要求。③利用生物样本开展的特定类型的研究：在医学研究中使用有个人身份标识的样本或数据，原则上必须获得受试者的同意，但如果已经无法找到该受试者且研究项目不涉及个人隐私和商业利益，可以豁免受试者告知和同意的要求。此外，如果已

经对生物样本进行去标识或匿名化处理，不能识别受试者身份，也可以豁免受试者告知和同意的要求。

（兰礼吉　张洪松）

shòushìzhě yǐnsī hé bǎomì

受试者隐私和保密 （privacy and confidentiality of research subject）

研究者不得将受试者的个人身份信息及受试者参加试验研究的资料和其他相关信息透露给无权知晓者，为受试者保密的过程。受试者个人的一切信息及其提供给研究者的一切资料，研究过程中获得和产生的一切资料，都属于受试者隐私和保密的范畴，应当受到保护而不应被随意泄露。

概述 尊重受试者的隐私权为其保密，是对受试者人格尊严和受试者主体性的尊重；对受试者的隐私权的尊重和保密，使受试者确信研究者采集的数据不会被滥用或者泄露，有利于在研究者与受试者之间建立一种信任关系，进而鼓励受试者向研究者提供真实的数据。隐私的泄露有可能造成对患者/受试者的严重伤害和难以预计的社会后果。因而保护受试者隐私和保密成为研究者必须恪守的一项基本义务，为许多国际性或全国性的文件所确认。《赫尔辛基宣言》明确规定："必须尊重研究受试者维护自己完整性及不受损害的权利。应采取各种预防措施，尊重受试者的隐私权，做好患者资料保密，并将研究对受试者身体、精神完整性及对其人格的影响降至最低。"国际医学科学组织理事会和WHO在《涉及人的生物医学研究的国际伦理准则》中也设专条处理受试者隐私和保密问题，要求研究者建立对受试者研究数据保密的可靠

保护措施，同时应告知受试者研究者的保密义务受到法律或其他方面的限制。美国联邦《共同规则》（45CFR46）要求研究者向受试者提供保密程度的说明；2007年3月26日，中国卫生部《涉及人的生物医学研究伦理审查办法》要求研究者尊重和保护受试者的隐私，如实将涉及受试者隐私的资料储存和使用情况及保密措施告知受试者，同时不得将涉及受试者隐私的资料和情况向无关的第三者或者传播媒体透露。

措施 ①删去所有可被识别的身份信息，对资料和人体生物样本进行匿名化处理，确保不能通过资料或者人体生物样本追踪到受试者。②严格保管研究资料，并严格限制无关人员接触研究档案，尤其是限制用人单位或者保险公司随意接触研究资料，将信息的使用和披露限定在最小范围内。在现代信息化管理模式下，由于受试者的研究资料都进入了计算机系统，应严格规定并限制不同人员的查阅权限。③在研究项目开始之前，就有关研究资料的保密和受试者的隐私问题事先取得每个受试者的知情同意。④由伦理委员会对研究项目中的保护隐私和保密措施进行审查和监督，包括受试者个人信息的保密和安全措施，以及有可能接触到受试者资料的人员，一旦发现严重违规的情形，伦理委员会有权干预或者暂停研究项目的进行。⑤建立由独立于实施研究、中期分析和数据核查的人员组成的数据安全和监察委员会，监督保密措施的执行情况。⑥在发表研究成果时注意避免侵犯个人或者群体隐私的做法。研究数据一般应在综合分析之后以图或表的形式表达和发表。能识别身份的资料一般不得发表。⑦在社区内或者受试者彼此熟悉的单位内进行研究时，防止研究信息在社区或单位内被无意识的传播。

保护隐私与保密的限制 ①国家要求研究者向主管部门报告某些传染病，不能借口保密而拒绝报告，传染病防控的公共利益优先于受试者的隐私和保密。②为受试者保密会直接并严重危及第三方的安全和健康，不应对相关方保密。如发现受试的夫妻一方患有艾滋病，应向艾滋病患者的配偶或性伴侣披露患者罹患艾滋病的病情。③司法部门依法要求研究者提供法律所需要的证据。④为遗传性疾病基因携带者保密会严重影响其他家族成员健康，不应对其家庭成员保密。⑤国家药品监督管理部门、药物临床试验伦理委员会或者申报者任命的监察员需要审查临床试验的有关文件、设施、记录或者对研究资料进行核实，不能以保密为由拒绝提供。但研究者在披露相关信息之前应当通知受试者，并且隐私的披露与研究者试图保护的受试者、他人或社会利益之间应当维持适当的比例关系。

（兰礼吉 张洪松）

értóng shòushìzhě bǎohù

儿童受试者保护（children as research subject）

将儿童作为受试者需要采取的特殊保护。儿童群体由于未达到法定年龄，无法对参加试验的意愿以及试验信息表达知情同意，容易受到强迫或控制，对儿童加以严格保护，以保障他们的健康权益不因参加临床试验而受到损害。

由于缺乏临床疗效和安全性数据，很多药物没有针对儿童的剂型，临床医师常常以成年人用量进行折算，忽视了儿童独特的生理、病理特征，导致儿童用药不良反应的增加。为了保障儿童获得安全有效的药物和治疗，防治疾病，保持健康，就必须针对儿童进行临床随机对照试验，以获得有效安全的药物和治疗方法。

涉及儿童受试者的临床试验引发广泛的伦理关注，主要是因为他们自主性和知情同意的行为能力都远远低于成年人。但是，限制儿童作为受试者加入临床试验，或者保护政策过于严格，保护措施过于繁复，儿童临床试验就难以进行，最终使儿童群体不能获得可靠有效的药物或治疗，无法从医学发展中获得益处。目前，多数的研究和文献都认为，儿童作为受试者的道德基础是受益和潜在风险之间的平衡，以及有效而充分的知情同意。

基于儿童作为受试者的脆弱性特点，涉及儿童受试者的临床试验需要遵循以下伦理要求：①儿童参加临床试验应当获得其父母或法定监护人的知情同意，并且在他们有能力表达意愿时，获得他们本人的同意，才能将他们纳入临床试验。虽然儿童不具有法律意义上的行为能力和知情同意能力，但是越来越多的研究证明，11岁以上的年长儿童对临床研究相关信息的理解能力，以及参与研究的意愿表达能力，都大大超过年幼儿童。因此在对其监护人进行知情同意的同时，也应询问他们是否愿意参加，并尊重其意见。《赫尔辛基宣言》（2008年）中有关儿童临床试验的规定，对无行为能力的受试者，研究人员必须取得其法定监护人的同意。若受试者被视为无行为能力，但能表达是否同意参加研究的决定时，医师除应取得该受试者法定监护人的同意外，也必须取得其本人的同意。应该尊重无行为能力受试者不赞同的意见。中国 2020 年 7 月 1 日施行的新版《药物临床试验管理规范（GCP）》也做了类似的规定。研究涉及 6 周岁~8 周岁学龄儿童时，建议口头告知并获得其赞成；涉及 8 周岁以上儿童且能做出书面同意者，应予儿童版知情同意书并获取其本人的书面同意；16 周岁以上者，以自己劳动收入为主要生活来源的，视为完全民事行为能力人。②将儿童纳入临床试验，必须权衡试验给受试者带来的潜在风险程度和可能受益。涉及儿童受试者的临床试验可能存在以下 3 种情况：试验所带来的风险和最低风险相当；虽然试验风险大于最低风险，但儿童受试者可以从参加试验中直接获益；还有试验风险大于最低风险，而且儿童受试者不可能从中直接受益。针对不同的具体情况，为了平衡临床试验的社会受益和对儿童健康的保护，常规的做法是，风险越大，程序性保护和知情同意的要求就应该越严格和谨慎。伦理审查委员会在审查儿童作为受试者的临床试验时，也应采用这一原则，对是否需要儿童本人的同意、父母双方同意，以及试验如何控制潜在的风险水平等问题进行判断。③儿童作为受试者的临床试验应该遵循更为严格谨慎的研究方案和程序。一般来讲，儿童临床试验的药物应该经过成人试验的检验，特殊情况，如仅针对新生儿疾病的药物或疗法除外；而且在临床试验中，研究者应该更为密切地观察儿童受试者在试验过程中的反应；以及在审查儿童作为受试者的临床试验时，伦理审查委员会里应有儿科医师或儿科医学专家，以对专业问题作出更可靠的判断。

近些年随着对保护儿童权益的重视，涉及儿童的临床试验在遵从一般国内国际科研伦理准则之外，研究者和伦理审查委员会还必须更谨慎地考虑研究给儿童带来的潜在受益、风险、不适，以及把儿童纳入试验的正当性和合理性。此外，研究者和伦理审查委员会还应该考虑到涉及儿童的临床试验对未来患者或社会可能带来的收益等各方面因素，并加以审慎权衡。

(胡林英)

yùnfù shòushìzhě bǎohù

孕妇受试者保护 （protection of pregnant women as research subject） 将孕妇作为受试者涉及胎儿的健康，故科研伦理规范要求把孕妇归为易受伤害群体进行特殊的保护。孕妇受试者是弱势群体受试者，但不能因孕妇受试者可能面对特殊风险，将孕妇群体排除在孕妇用药临床试验之外。政府相关部门应细化相关法规，规范孕妇用药研究临床人体试验，维护孕妇受试者权益。

与普通临床试验相比，为保证胎儿的健康和安全，孕妇作为受试者的临床试验必须具备一定的条件才可以进行：①该试验应该是针对孕妇或胎儿特有的健康需要的，必须是旨在促进孕妇和胎儿健康的药物或疗法试验，且是通过其他手段无法获得的重要的生物医学知识。②临床前的研究（包括对妊娠动物的研究）和临床研究（包括对非妊娠妇女的研究）应该已获得是否致畸和致突变风险的可靠证据，能够评估对孕妇和胎儿的预期风险。③该试验所涉及的干预措施或方法对孕妇或胎儿应该有可能的直接受益；如果没有直接受益的前景，

对胎儿的风险必须不大于最小风险；对胎儿最小风险一般定义为，试验对胎儿的预期风险不大于无并发症妊娠所采用的常规医疗程序的风险，或者不大于与试验情况相类似的有并发症妊娠所采用的常规医疗程序的风险。在大多数妊娠中，超声波检查，相当于工间或休闲水平的母亲的锻炼活动，羊膜穿刺术和坐位分娩被认为是最小风险。④研究者必须对孕妇和胎儿的父亲双方进行充分的知情同意，明确告知参加该项研究可能对孕妇自身、妊娠、胎儿等存在的潜在风险和可能受益。研究者在知情同意过程中要对孕妇给予特别的关心，以保证她们有充分的时间，适当的环境，根据明确给予的信息作出自主决定。⑤针对孕妇健康问题的孕妇试验，对孕妇利益的考虑应该优先于对胎儿利益的考虑，除非研究对妇女的健康受益极少，而对胎儿的风险性可能很大。⑥针对有关妊娠、分娩和生产的正常过程或异常过程机制的孕妇试验，要求最大限度地保障胎儿的健康安全，临床研究所涉及的干预措施对胎儿的风险要求真"最小风险"。如研究发动生产的生理机制的研究；控制孕妇血糖水平对怀孕结果的影响的研究等。⑦伦理审查委员会里应有妇产科医师或专家，对孕妇和胎儿的受益风险进行更加可靠的专业判断，以便更好地保护受试孕妇和胎儿的健康权益。

(胡林英 汪秀琴)

jīngshén zhàng'ài huànzhě shòushìzhě bǎohù

精神障碍患者受试者保护 （mental illness as research subject） 将精神障碍患者作为受试者进行临床研究时，可能出现的

种种伤害精神障碍患者健康而采取的保护措施。当患有精神障碍的人参加临床试验时，由于疾病本身可能会损害受试者的情感、认知能力，使他们无法充分理解自身状况和临床试验的信息，分析参加试验可能带来的收益风险，作出参加临床试验的有效的知情同意；精神障碍患者长期受到歧视、污名化、生活上不能自理、家庭关系不健全、贫穷、孤独等诸多问题的重大挑战，这使他们在生活的各个方面都处于不利的、易受伤害的状态。精神障碍患者作为临床试验的受试者，显然比普通受试者更容易受到剥削和利用。精神障碍患者受试者应该作为脆弱人群而得到更多的保护。

对精神障碍患者受试者保护的伦理要求是：①临床试验的目的必须是为了获得有关精神障碍病人特有的健康需要的知识。只要能在精神正常的人身上能有效地进行研究，就不能将精神障碍病人纳入临床试验。在临床研究的历史上，曾经有过无论研究是否和精神障碍患者的健康需求有关，研究者往往偏爱将精神障碍病人作为受试者。这主要是因为研究的便利，例如，精神障碍患者被集中在医院接受治疗，更容易召集，封闭管理，免于外部影响，医疗监控比较方便等。但是，这种做法会大大削弱精神障碍患者的自主权利，使他们的健康权益受损。精神障碍患者作为受试者，首先就要求涉及精神疾病的临床研究，应该与精神障碍患者的特定疾病状况有关，而不应该仅仅因为研究的便利，而选择他们参加与他们特定疾病无关的临床试验。②要对潜在受试者的知情同意能力进行正式的和审慎的评估，对知情同意的过程进行更加严格的审查，以保障受试者的自主权利。和普通成年受试者相比，精神障碍患者受试者的知情同意能力是一个非常重要也非常复杂的问题。精神障碍患者的知情同意能力不是一个非此即彼的静态状态。被诊断为精神障碍的患者，在不同的时间随着病情的变化会表现出不同的知情同意能力。他们有可能因为病情恶化暂时失去知情同意能力，也可能在病情稳定时表现出较强的理解能力。诊断为精神障碍并不意味着病人自然失去知情同意能力，临床研究要审慎地对此进行专业评估；此外，对知情同意的伦理审查还应考虑，知情同意能力的评估是否由独立于研究团队的第三方进行；使用的评估工具是否专业；知情同意的过程以及辅助理解的措施是否恰当等因素。③对于精神障碍没有知情同意能力或由于病情恶化而暂时失去能力的患者，应该由其法定代理人代理行使知情同意权利。如果受试患者之前有真实意愿表达或预嘱，代理人应该遵照受试者的预嘱进行决定；如果没有预嘱，代理人应该和研究者应以受试者的最大利益为原则，代替受试者作出决定。研究人员和伦理委员应该认识到代理人可能因为经济压力和感情问题而影响同意的决策；一般来讲，要根据参加临床试验可能带来的收益和风险，来平衡代理决定和本人意愿之间的要求。风险越大，就越要求尊重受试者本人的感觉和意愿。

（胡林英）

dòngwù shíyàn lúnlǐxué

动物实验伦理学（ethics of animal experimentation）研究使用动物进行医学研究应遵循的伦理原则或规范的学科。是生物医学研究伦理学的分支学科。任何医药产品的开发、研究、安全测试用于人体前，必须经过动物实验阶段，但动物也是生命，动物实验中常会引起动物疼痛或降低其生活质量，因此动物实验伦理学引起人们的关注，成为生物医学研究伦理的组成部分。

历史 人类动物伦理思想历史久远。古希腊－罗马时期就认为："动物是自然状态的组成部分和自然法的主体。"尽管基督教削弱了广延共同体的理想，但动物法则在欧洲思想中却生生不息；在中国古代也有诸多动物伦理思想。儒家从"恻隐之心"角度关心动物。《孟子·梁惠王上》中云："君子之于禽兽也，见其生，不忍其死；闻其声，不忍食其肉。是以君子远庖厨也。"《论语·述而》中说："钩而不纲，弋不射宿。"在近代，伊曼努尔·康德（Immanuel Kant）认为：人因为拥有理性而有资格获得道德关怀，他同时认为，对动物的温柔情感，非常有助于培养对他人的道德情感。1693年，英国唯物主义哲学家约翰洛克（John Locke）指出：不仅应当善待那些被人拥有且有用的动物，而且还应善待事实上是"所有活着的动物"；1789年，英国著名的思想家杰里米·边沁（Jeremy Bentham）在《道德与立法之原理》一书中认为：在判断人们行为的对错时，必须把动物的苦乐考虑进去；1892年，英国的亨利·赛尔（Henry Scil）在他的《动物权利与社会进步》一书中指出："并非只有人的生命才是可爱和神圣的，其他天真美丽的生命也同样是神圣可爱的。""如果人们拥有生存权和自由权，那么动物也拥有。"这些论述为动物伦理提供了重要的思想基础。

随着医学科学发展的需要，动物实验愈来愈受到重视，生物医学研究越来越离不开动物实验。据不完全统计，在欧盟，每年有1200万只动物用于实验，这一数字在美国达到了2200万只；在中国，用于科研的动物约为2000万只，全球每年约有数十亿动物成为实验品，实验动物为人类健康作出了巨大的牺牲。因而动物伦理日益引起人们的关注，维护动物福利的呼声日渐高涨。早在1959年，鲁塞利（Rusell）首次提出了在科学研究中关于减少、替代、优化的3R原则；1966年，美国正式通过了《动物福利法》，该法案先后修订4次，现已日臻完善；1975年，彼得·辛格（Peter Singer）的《动物解放》一书出版，该书被称为"当代动物权利运动的圣经"；1976年由休斯（Hughs）提出了动物福利的概念，随后1992年英国农场动物福利委员会提出动物的"5项自由"的基本权利，即免受饥渴的自由，生活舒适的自由，免受痛苦伤害和疾病的自由，表达行为天性的自由，免受恐惧和不安的自由。此"5项自由"将动物的伦理提到一个新的高度。

在中国，1988年出台了《动物实验管理条例》，2002后起开始修订，《动物福利法》也即将问世。2006年，中国科技部颁布了《关于善待实验动物的指导意见》，规定实验动物生产及使用单位应设立实验动物伦理委员会，其主要职责是负责实验动物科技中的伦理问题的咨询和审查，主要工作涵盖整个生命科学领域。

伦理争论 利用动物实验有助于推进科学知识、研究疾病、开发药物，评估化学制品的安全性，对于增进人类的健康、安全受益、改善生活质量是绝对需要的。从进化论角度看，研究非人动物有助于了解人类动物。同理，研究人类动物也有助于了解非人动物。但人们对动物实验的必要性和重要性在认识上也存在分歧。反对以动物做实验的人认为：①给实验动物带来巨大伤害，无数动物被用作实验，用后被杀死，严重受伤，永远被关在笼子内。②动物实验非常昂贵，消耗社会大量宝贵资源，而受益不大。③药物在动物体内反应与人完全不同。治愈动物的方法不能用于人，因为人与动物的生理学和基本功能有差异。即使动物实验证明安全有效的药物，也只有小部分可用于临床试验。④动物模型不具有可靠的预报性。⑤动物实验造就了追求利润的大规模饲养实验动物的产业，他们与大学和研究所形成利益链，促成了大批有感受痛苦能力的动物受苦受难的恶性循环。但对于动物实验是否要遵循必要伦理准则，则存在不同观点：①只要动物实验有价值，有价值就是伦理的，无需进行伦理辩护。②利害相权说。动物实验在道德上可接受的条件是受益超过代价，但必须采取一切合理的步骤来减少对动物的伤害。③全部禁止，任何有害于动物的实验都不能得到道德辩护。尽管如此，但以人为本的社会，在医学科研中，世界各国的医学科学研究，还是接受了将动物实验作为医学科研的重要环节，同时主张在动物实验中应尽可能减少动物的痛苦和不必要的伤害。

动物实验伦理问题是什么？与人类的伦理有何区别？人们的认识也不一致，如：①非人动物和人类动物都可以招募去参加生物医学研究，然而伦理学上要求获得人类动物的知情同意。但非人动物没有知情同意的行为能力，它们是未给予同意的。对于未给予同意的人类动物（儿童、精神障碍者等），允许他们参加研究必须满足两个条件：一是研究直接使他们受益；二是应该从他们监护人那里获得同意。但对于非人动物却没有这种伦理要求，他们的要求如何表达、如何体现？②未经同意的人体试验与未经同意的动物实验是否可比？反对可比的理由有：人比动物有更高的价值；人比动物更有智能；唯有人才尽责任。然而，如果拿动物（除人以外的其他物种）做残酷实验能根据相对价值高低来辩护，据此逻辑，在人这个物种内进行残酷实验也必定能得到辩护。纳粹拿犹太人做试验、美国拿阿拉巴马黑种人做梅毒试验，日本人拿中国人（"木头"）做试验，都是认为后者价值低。故相对价值论是伦理判断不合理的危险标准；智能论也是不科学的标准。有些动物（导盲犬、警犬等）显然比有些人（如严重学习障碍者、严重老年性痴呆者等）具有更高智能。如果智能是道德判断的决定因素，那么也可以拿这些人做实验了。至于以能否尽职尽责为由判断一个人应否具有接受身体伤害的权利，逻辑上也难以成立，因为任何合情合理的人都不会因为他们不能尽责任而拒绝婴儿、智障者或昏迷患者有不受伤害的权利。人类与一般动物的确有很大的不同，人类伦理不能简单地移植为动物伦理，但动物也和人一样，是具有生命的，是有血有肉的，因而人类伦理在某些方面可以为动物伦理提供启示。事实上，人们在动物实验中，也探索到许多有关动物伦理的共识，这些动物伦理共识，在一定程度上减少的痛苦和伤害，为动物谋得了可能的福利。

伦理要求 ①动物实验必须具有良好的风险-受益比，即能使人类有很大的受益，同时要关注实验动物的福利，采取措施减少对实验动物的伤害。②在动物实验中遵循代替、减少和善待 3R 原则：代替，指用其他技术代替动物实验，包括非生物学替代（即利用数学模型，计算机模拟）和生物学替代（即利用微生物、体外制剂、非脊椎动物和脊椎动物胚胎），以及回顾性和前瞻性流行病学调查。减少：减少在实验中所用动物的数量；善待：改进技术以减少动物所受的痛苦，改善它们的生活条件。③改善对动物实验伦理管理。包括对动物实验伦理管理准则、动物实验设计和动物实验研究方案进行伦理审查。应由相关部门制定关注动物福利的动物实验伦理管理准则，明确动物实验设计的伦理要求，并进行动物实验的伦理审查；动物实验研究方案的伦理审查是动物实验的伦理管理涉及一个重要的环节。开展涉及动物研究的机构应建立机构实验动物福利和使用委员会审查动物实验方案，也可以由若干研究机构建立一个审查动物实验方案的实验动物委员会。

(雷瑞鹏　冯君妍)

dòngwù de quánlì hé fúlì

动物的权利和福利 （animal right and welfare）

维护和创造使动物生存需要的环境，满足其基本的自然要求，保证自然生存的福利。尊重动物的权利和福利，有利于保护生态环境，促进人与动物的和谐发展。

概述 动物福利早已引起人们的关注。但"动物福利"一词最早由美国人休斯（Hughs）于1976年提出，当时他是指农场饲养中的动物与其环境协调一致的精神和生理完全健康的状态。该词目前一般指维持动物生理、心理健康和其正常生长所需要的一切条件，并被国际社会广泛承认的概念。动物福利并非指不能利用动物，也不是一味地去保护动物，而是主张合理地、人道地利用动物，尽量保证那些为人类作出贡献的动物享有最基本的人道对待，亦即在动物的繁殖、饲养、运输、表演、实验、展示、陪伴、工作、治疗和捕杀过程中，尽量减少其痛苦、伤害和忧伤。

在国际上，动物福利的概念经过发展，已经被普遍理解为让动物享有免受饥饿的自由，生活舒适的自由，免受痛、伤害和疾病的自由，生活无恐惧和悲伤感的自由，以及自由表达天性的自由，这五个自由又被广泛地归纳为动物福利保护的五个基本原则。遵照这 5 个原则，一些发达国家相继对动物福利采取立法保护措施。1979 年，欧洲理事会通过的《保护屠宰用动物的欧洲公约》的导言要求"敦促各国所采用屠宰方法不至于使动物遭受不必要的痛苦或者伤害"；1987 年，欧洲理事会通过的《保护宠物动物的欧洲公约》，提出"人类具有尊重所有具有生命的生物，并且把宠物动物与人类有一种特殊关系的观念印入脑海的道德义务"；1997 年，瑞典颁布的《牲畜权利法》，明确该法的"权利"并不是法律主体即人所享有的权利意义上的权利，而是指一种福利；1998 年，德国修订的《动物福利法》也有类似的表述，并要求"在没有合理理由情况下，任何人不得引起动物疼痛、使其遭受痛苦或伤害"。

动物的福利和权利也引起中国的重视。2006 年，在中国第十届全国人民代表大会第四次会议上，一些代表呼吁尽快出台《动物福利法》的建议，在全国引起了强烈反响。2009 年 9 月，中国"人大常委会"启动动物福利立法程序。在此之前，中国已有濒危野生动植物保护条例，这次立法涉及的面更广，将保护所有动物，这体现了中国立法当局对动物福利问题的重视，是科学发展观的体现。

内涵 ①生理福利：满足生理成长的正常食物、饮用水的需求，免除饥渴之忧虑。②环境福利：即让动物有适当的居所，交通要道应设置过桥涵洞，可以让动物顺利找到牧场和栖息地。③卫生福利：尽量减少动物的伤病法案，及时检测各种传染病，控制疫情传播，防治各种疫情对动物的伤害，为防止疫情的扩大对动物的屠杀应控制在十分必要的范围。④安全福利：禁止无故殴打、虐待任何驴、马、羊或其他牲口，除非牲口先攻击人；人类应该人道地对待动物，防止严惩；凶狠动物应与温驯动物隔离，严防凶狠动物对温驯动物的伤害。⑤行为福利：即保证动物表达天性的自由，不得随意玩弄、干预动物天性的表达，不顾动物的疲劳而肆意取乐。⑥心理福利：减少动物恐惧和焦虑的心情，要排除过激的声、光对动物栖息地的干扰。⑦对濒危动物进行特殊保护：拯救珍贵、濒危野生动物，保护、发展和合理利用野生动物资源，维护生态平衡。⑧为医学和其他学科需要的动物试验，应遵循替代、减少和优化 3R 原则。

(杜治政)

lúnlǐ wěiyuánhuì

伦理委员会 (ethics committee)

由医学专业人员、伦理和法学工作者、社区代表组成，依据一定的伦理学原则，对涉及人的生物医学研究、药物临床试验以及预防、保健和医疗实践中的伦理问题实施独立伦理审查、批准、监督和咨询的组织。又称伦理审查委员会。

历史 伦理委员会起源于20世纪中叶工业化国家。它最早可追溯至1803年一位珀西瓦尔 (Percival) 的医师提及在实施新的治疗方法之前应当征求同行的意见。直到1953年，美国最早出台了关于临床研究程序的集体讨论指南，并在部分大学建立了委员会审查制度。1966年美国制定了第一部关于保护人类受试者的联邦政策，要求在单位伦理审查委员会中对每个由美国卫生部资助的研究项目进行审查。1969年美国卫生部修订了机构伦理审查委员会准则。从20世纪60年代开始，伦理委员会在美国医疗保健环境中扮演了重要的角色，一些医院建立委员会来批准关于流产和绝育的申请以及配置稀缺的透析仪器，学校和医院建立人类受试者委员会来审议研究协议和知情同意书。1974年通过的《国家研究法案》，要求各个研究机构必须成立伦理委员会 (Institutional Review Board，IRB) 来管控所有联邦政府资助的人体问题研究。1971年加拿大的学者在《医德指南》中提出了建立医院伦理委员会的建议。1975年修订的《赫尔辛基宣言》正式明确："每个涉及人类受试者的实验程序的设计和执行均应在实验方案中清楚地说明，并提交特别任命的独立的委员会进行考虑、评议和指导。"

1984年，美国医学会作出了"每个医院建立一个生命伦理委员会"的决议，以"协商由于医学和疾病引起的生命伦理学的复杂问题"。几任美国总统分别组建了由知名科学家、生物医学伦理学家和律师等组成的总统生命伦理学顾问委员会，监督干细胞等生物技术研究，制定管理细节，研究各种生物医学技术对社会和伦理带来的影响。随后，加拿大、西欧国家也相继建立了医学伦理委员会。各类国际医学组织相继就医学伦理问题或医学伦理审查发布了多项文件或宣言，国际人类基因组织设置了专门的伦理、法律和社会委员会，后改名为伦理委员会，发布了"关于遗传研究正当行为"等一系列声明。亚太地区建立了"亚太地区伦理审查委员会论坛"的伦理组织，以促进本地区的伦理委员会能力建设。

1987年中国学者首次在国内公开使用医院伦理委员会的概念，1990年中华医学会医学伦理学会法规委员会原则通过了《医院伦理委员会组织规则（草案）》，中国部分医院开始组建医院伦理委员会。1994年中华医学会医学伦理学会法规委员会发出了《关于建立"医院伦理委员会"倡议书》，推动了中国医院伦理委员会的建立和发展，在天津、北京率先组建了一批医院伦理委员会。中国卫生部于1998年颁布《涉及人体的生物医学研究伦理审查办法》（试行），并于同年11月，中国卫生部成立了"卫生部涉及人体的生物医学研究伦理审查委员会"（简称为"卫生部医学研究伦理委员会"）；国家食品药品监督管理局也于1999年颁布（2003年修订）了《药品临床试验质量管理规范（GCP）》明确提出："为确保临床试验中受试者的权益并为之提供公共保证，应在参加试验的临床机构内成立伦理委员会。"；2000年3月6日，卫生部成立了"卫生部医学伦理专家委员会"，并于2001年颁布（2003修订）了《实施人类辅助生殖技术的伦理原则》，对药物临床实验和实施人类辅助生殖技术的伦理审查作出明确要求。2016年10月国家卫生计生委正式颁布《涉及人的生物医学研究伦理审查办法》，明确规定了有关人的生物医学研究必须经过伦理审查的规程。中国的人类基因组北方和南方研究中心也分别成立了医学伦理委员会，开展相关的伦理、法律和社会问题研究。各医科大学附属医疗机构、国家临床药理基地、人工辅助生殖中心和精子库、器官移植中心以及部分医院和医疗卫生研究部门，相继按照要求分别成立了具有不同职能的专业或综合的医学伦理委员会，包括卫生部和部分省市的医学伦理专家咨询委员会、具有综合功能的医院伦理委员会、辅助生殖医学伦理委员会、人体器官移植技术临床应用伦理委员会、国家临床药理基地伦理委员会、生物医学研究伦理审查委员会等，至2018年底，中国大部分省、自治区、直辖市和医科大学及其所属医院，80%以上都成立了伦理委员会。中国在涉及人的生物医学研究和特殊的临床领域，医学伦理审查已经逐步制度化、规范化，在保证人类受试者和患者权益及人民群众健康利益、协调医疗人际关系、保证医学科研的伦理正当性和医学发展的正确方向等方面发挥越来越重要的作用。

分类 ①国家及地区性的伦理委员会：国家伦理委员会为国

家制定科学和卫生政策提供伦理论证和支持，就医疗、生物学、生物医学、生物技术和公共卫生进步带来的伦理问题，向政府、议会和其他政府机构提供建议；地区性的伦理委员会负责本地区伦理审查指导咨询，组织重大伦理问题的研究讨论，提出政策咨询意见，必要时可组织对重大科研项目的伦理审查。②科研、药物开发伦理委员会：对生物学、生物医学和行为学研究、药物开发进行伦理审查和人类受试者保护，特别是为弱势受试者提供保护，包括维护受试者的知情同意、私密保护、利益共享等权益；维护动物的合理权利和福利；倡导公平合理的国际合作秩序。③医疗卫生行业（包括专业）伦理委员会：医疗卫生工作领域包括诸多不同的行业和专业，这些行业和专业，如公共卫生、外科、美容、生殖技术、器官移植，均面临许多伦理问题，伦理委员会为解决和应对这些问题提供伦理决策和咨询服务。④医院及其他医疗单位伦理委员会：为医务人员和病人在现代医学科学技术快速进步造成的迷宫中指点迷津，构建良好的医疗决策过程，确保自主、公正、有利、不伤害原则得到执行，营造良好的医患关系。各类伦理委员会需要保持一致性，建立合作和交流机制。

性质和构成 ①伦理审查委员会具有独立性，在确定伦理政策、伦理原则和进行伦理审查时，不受经济、政治、行业、单位等外部因素的干扰或其他因素的影响，坚持伦理审查的独立性。②伦理委员会的组成成员应当是多部门、多学科和多元化的，知识特长、年龄和性别应保持适当和合理结构，要有一定比例的法律、伦理学、社会学、心理学和非生物医学专业人员和社代表参加；全部由专业人员组成的伦理委员会不符伦理审查的要求。③伦理委员会组成人员的多少，要根据不同类型的伦理委员会的具体情况确定，国家级别和较大地区或较大行业的伦理委员的组成人员可以多一些，单位和科研审查伦理委员会的组成人员不宜太多。④与伦理审查有明显利益冲突的人员不宜进入伦理委员会，以免影响伦理审查的客观性和公正性；当因某种需要不能完全避免时，应将该委员的利益关系公开，在讨论某项目或问题与其发生直接利益关系时应当回避。⑤在审查某些特殊疾病诊治中的伦理问题时，应邀请能代表这些患者的个人或团体代表参加并听取他们的意见，在涉及儿童、学生、老人和雇员时，应邀请他们的代表或代言人参加。⑥对伦理委员会组成成员的推选或任命，要履行合理的程序和手续，包括人员资质条件公开、推选的程序规范、连任和辞职的条件、程式合理。⑦应坚持定期和按比例进行伦理委员会成员的更换，既要不断吸收新鲜血液，又要保持委员会的稳定性与连续性。⑧伦理委员会可根据需要，就特殊专业或特殊课题聘请独立的专业、法律、伦理顾问。

职责和工作范围 ①伦理委员的首要职责是在医疗实践一切活动中维护人类的尊严、利益和安全，特别在新技术的运用、生物医学研究和开发中，要维护患者和受试者的尊严、利益和安全，防止伤害人类生命和健康的事件发生。②为重大的医疗卫生政策和公共卫生产品投入应用提供伦理咨询服务，保证卫生政策和公共卫生服务的公平性、公正性和可持续性、可得性，维护弱势群体的合理利益。③对涉及人类的生物医学研究项目以及临床药理试验、医疗器械试验等项目进行伦理审批，确保实验的科学性、伦理正当性及对受试者的无伤害性，维护受试者的尊严和权益，尊重受试者的知情同意权、拒绝权、退出权和利益共享权，保守受试者的私密。④对投入运用的医学高新医疗技术实施伦理审查，如对人类辅助生殖技术、器官移植、干细胞技术、基因编辑等新技术等进行伦理审查，保证这些技术的应用对家庭、后代和社会有益，杜绝伤害生命和健康的事件出现。⑤为临床实践中的伦理两难选择提供咨询服务。如临终病人治疗方案的优劣、器官移植供体受体双方风险收益的评估、重度残疾新生儿抢救、变性手术、整容、强制治疗、基因诊断等特殊治疗中的多元伦理选择等。⑥面对医学实践中越来越尖锐的道德风险和利益冲突，医学伦理委员会应为医患双方提供符合医学伦理原则、有价值的咨询意见，保护医患双方的权益和利益，促进医患和谐关系的建立和发展。

（王丽宇 杜治政）

yàowù línchuáng shìyàn lúnlǐ shěnchá wěiyuánhuì

药物临床试验伦理审查委员会（ethics review committee of drug clinical trials）

为充分保障受试者的个人权益，在药物临床试验的过程中对药物试验方案进行伦理审查的独立组织。可以是机构伦理审查委员会（如在中国和美国），也可以是区域伦理审查委员会（如在欧洲）。

药物临床试验伦理审查委员会的目的是保护受试者，确保受试者的安全、健康和个人权益受。其具体职责是：对药物临床试验方案进行审批；监督药物临床试验实施，药物临床试验方案需经伦理审查委员会审议同意并签署批准意见后方可实施。在试验进行期间，试验方案的任何修改均应经伦理委员会批准；核查临床试验方案及附件是否合乎伦理，试验中发生严重不良事件，应及时向伦理委员会报告。为确保临床试验中受试者的权益，必须成立独立的伦理审查委员会，它是对药物临床试验进行伦理审批的独立组织，其工作不受进行临床试验的团队以及它们所属机构或地区行政管理部门的影响和干扰。该委员会由上级医学伦理专家委员会指导，向国家食品药品监督管理局备案，接受所在医疗卫生机构的管理和受试者的监督。

伦理审查委员会的构成，一般应由从事医药相关专业人员、伦理学专家、法律专家及来自其他单位包括含有不同性别的不少五人组成。因工作需要可邀请非委员的专家作为顾问参与伦理审查，但顾问不参与审查决议的投票。药物临床试验伦理审查委员会的审查原则是：所有以人为对象的研究必须符合《赫尔辛基宣言》的原则和精神，即公正、尊重人、力求使受试者最大程度受益和尽可能避免伤害；受试者的权益、安全和健康必须高于对科学和社会利益的考虑。审查内容为：①研究者的资格、经验、是否有充分的时间参加临床试验，人员配备及设备条件等是否符合试验要求。②试验方案是否充分考虑了伦理原则，包括研究目的、受试者及其他人员可能遭受的风险和受益及试验设计的科学性。③受试者入选的方法，向受试者

（或其家属、监护人、法定代理人）提供有关本试验的信息资料是否完整易懂，获取知情同意书的方法是否适当。④受试者因参加临床试验而受到损害甚至发生死亡时，是否给予治疗和/或保险措施。⑤对试验方案提出的修正意见是否可接受或不应接受。⑥是否定期审查临床试验进行中受试者的风险程度。

为保障受试者权益，伦理委员会应严格按下列各项要求审议知情同意过程及知情同意书：①受试者参加试验是否是自愿的，是否给予受试者充分的时间以便考虑是否愿意参加试验，对无能力表达同意与否的受试者，是否向其法定代理人提供上述介绍与说明；是否向受试者告知，有权在试验的任何阶段随时退出试验而不会遭到歧视不公正对待，其医疗待遇与权益是否受到影响。②是否告知受试者，参加试验及在试验中的个人资料均会得到保密。③是否向受试者告知试验目的、试验的过程与期限、检查操作、受试者预期可能的受益和风险，是否告知受试者可能被分配到试验的不同组别。④知情同意过程是否采用受试者或法定代理人能理解的语言和文字；试验期间，是否告知受试者可随时了解与其有关的信息资料。⑤如发生与试验相关的损害时，是否告知受试者可以获得治疗和相应的补偿。⑥由受试者或其法定代理人在知情同意书上签字是否注明日期，执行知情同意过程的研究者是否也在知情同意书上签署姓名和日期。⑦当伦理委员会原则上同意对某些无能力表达意愿的受试者参加试验符合其本身利益在进入试验前，是否向其法定代理人提供上述介绍与说明，是否得

其法定监护人同意并签名及注明日期。⑧儿童作为受试者，是否征得其法定监护人的知情同意并签署知情同意书；当儿童能作出同意参加研究的决定时，是否征得其本人赞同。⑨如发现涉及试验药物的重要新资料则必须将知情同意书作书面修改送伦理委员会批准后，确定是否需要再次获得受试者同意。

伦理委员会员会审查程序是：伦理委员会接到申请召开审查会议，审阅讨论，签发书面意见，并附出席会议的委员名单、专业情况及本人签名。伦理委员会的意见可以是：批准；作必要的修正后批准；不批准；终止或暂停已批准的试验。伦理审查委员会在讨论后以投票方式对临床试验方案的审查意见作出决定。参与该临床试验的委员应当回避，因工作需要可邀请非委员的专家出席会议，虽然特聘的专家不参与投票，但他们的专业意见应得到充分尊重。书面记录所有会议及其决议，并根据伦理审查委员会的管理制度和标准操作规程规定保存一定年限。

（翟晓梅）

lúnlǐ shěnchá wěiyuánhuì de jiānguǎn
伦理审查委员会的监管（oversight of ethics review committee）

伦理审查委员会对研究方案的审查进行监督、检查、管理和指导。

医疗卫生服务领域中各类伦理委员会，担负着对医疗技术的应用和科研的伦理审查的重任，是医疗技术和医学科研沿着正确方向发展的一道屏障。为了做好伦理委员会的工作，促进伦理委员会的工作责任落实，各国都十分重伦理委员会的监督与管理。国家卫生计生委 2016 年 12 月 1 日开始施行的《涉及人的生物医

学研究伦理审查办法》（简称"审查办法"）第五章就监督管理作了明确的规定：国家卫生委员会负责组织全国涉及人的生物医学研究伦理审查工作的检查、督导；国家中医药管理局负责组织全国中医药研究伦理审查工作的检查、督导。在监管工作中，国家医学伦理专家委员会负责对涉及人的生物医学研究中的重大伦理问题进行研究，提供政策咨询意见，指导省级医学伦理专家委员会的伦理审查相关工作。省级、自治区级医学伦理专家委员会协助推动本行政区域涉及人的生物医学研究伦理审查工作的制度化、规范化，指导、检查、评估本行政区域从事涉及人的生物医学研究的医疗卫生伦理委员会的工作，开展相关培训、咨询等工作；重点对伦理委员会的组成、规章制度及审查程序的规范性、审查过程的独立性、审查结果的可靠性、项目管理的有效性等内容进行评估，并对发现的问题提出改进意见或者建议。

审查办法规定：县级以上地方卫生计生行政部门应当加强对本行政区域涉及人的生物医学研究伦理审查工作的日常监督管理。主要监督检查以下内容有：①医疗卫生机构是否按照要求设立伦理委员会，并进行备案。②伦理委员会是否建立伦理审查制度。③伦理审查内容和程序是否符合要求。④审查的研究项目是否如实在中国医学研究登记备案信息系统进行登记。⑤伦理审查结果执行情况。⑥伦理审查文档管理情况。⑦伦理委员会委员的伦理培训、学习情况。⑧对国家和省级、自治区级医学伦理专家委员会提出的改进意见或者建议是否落实。⑨其他需要监督检查的相关内容。

为保证监管到位，《涉及人的生物医学研究伦理审查办法》还规定医疗卫生机构应当加强对本机构设立的伦理委员会开展的涉及人的生物医学研究伦理审查工作的日常管理，定期评估伦理委员会工作质量，对发现的问题及时提出改进意见或者建议，根据需要调整伦理委员会委员等。医疗卫生机构应当督促本机构的伦理委员会落实县级以上卫生计生行政部门提出的整改意见；伦理委员会未在规定期限内完成整改或者拒绝整改，违规情节严重或者造成严重后果的，其所在医疗卫生机构应当撤销伦理委员会主任委员资格，追究相关人员责任。

(翟晓梅)

lúnlǐ shěnchá yǔ kēxué shěnchá

伦理审查与科学审查（ethics review and scientific review）由法律或法规授权的伦理审查委员会按照相关的伦理规范和法律法规要求，对研究者递交的研究方案是否符合伦理要求和法律法规规定、是否保护受试者、是否符合科学研究的基本要求进行审查，给予批准或拒绝批准或提出修改意见再行审查。伦理审查旨在维护实际的或可能的受试者的尊严、权利、安全和安康，同时确保研究负责任地顺利进行。

对科研进行伦理审查和科学工作者审查来自 1975 年和 2000 年修订的《赫尔辛基宣言》。2000 年修订的《赫尔辛基宣言》的 13 条明确规定：每一项人体试验设计与实践均应在试验方案中明确说明。试验方案要应提交一个特别任命的、独立于研究者、主办者、不受不适当影响的伦理审查委员会研究、评定、指导或批准。伦理委员会须遵守试验所在国的

法规，并有权对正在进行的试验进行监控。研究者有义务将监控情况，尤其是出现的一切严重的不良反应报告给伦理委员会。研究者还应向伦理审查委员会提供有关资金、主办者、研究机构、可能出现的利益冲突及给予受试者的奖励等信息，供其审查。

伦理审查与科学审查是密切关联的。有些伦理审查委员会只做伦理审查，不作科学审查，认为有专门委员会做科学审查，这是不对的。凡是不科学的，也必定是不符合伦理的。不科学的研究，使受试者白白遭受风险甚至伤害，浪费本来就稀缺的人力、物力和财政资源和时间，本身就是不符合伦理的。即使有专门委员会做科学审查，也不应该阻止伦理审查委员们就科研设计表示意见，尤其是在评价风险-受益比时，必然会涉及研究设计，如要不要取那么多样本，要不要抽那么多血，要不要用安慰剂，有没有减少风险的办法，如何增加受试者的直接受益等。

伦理审查委员会为保证伦理审查的质量，必须评估研究方案中的研究设计。伦理审查委员会评估研究设计的首要要求是，确保伦理委员会完全理解研究方案的设计，包括该项研究设法获得什么样的信息，建议如何获得这些信息，以及其选择的设计与其他可供选择的设计相比对受试者有什么样的效应。如果设计将风险或其他负担加于受试者身上而没有潜在受益作为补偿，研究伦理委员会就可设法判定，是否可用一种不同的设计，它将减轻负担或限制遭受风险的人数，为此必须获得借鉴比较的信息；其次，在设计科学要求的优缺点与受试者的安康之间的权衡，不是简单

地分门别类加以解决，也不是一个遵照检核表办事的问题，而是一个道德判断的问题。如果对受试者的负担不能减轻，委员会则必须权衡这种负担与对社会的潜在受益。如果受试者的负担巨大，则任何量的社会受益也不能为这项研究辩护。最后，伦理审查委员会对研究设计的评估，是否严格根据它们对受试者的影响，还是也应该考虑更为宽广的问题，例如，该项研究对现有科学知识能作出多大贡献，或研究是否能满足与受试者类似的患者的健康需要。伦理委员会必须在如此多项中作出决定。

伦理审查委员会通过对研究负责人递交的研究方案进行周密审慎伦理审查中，要把握伦理审查中的核心原则，特别是要重视审查研究方案在下列方面是否已经达到一个符合伦理要求的基准：①本研究是否是具有社会价值，是否为了解决与本国、本地区有关的某个健康问题，减轻国家的疾病负担，而不仅仅是为了获得资助；②本研究的研究设计是否在科学上可靠和在伦理学上合乎规范。③本研究是否公平地和合乎伦理地选择受试者，使受益和负担在受试者之间公平分配，而不是出现例如在发展国家的临床试验用风险低的正常剂量而在发展中国家用风险大的大剂量进行试验，或在发达国家用成人做试验，而在发展中国家用儿童进行试验等情况。④本研究的潜在的风险-受益比是否可接受。⑤本研究的知情同意过程是否是真正有效的，是否充分尊重受试者，保障他们自愿、自由参加和退出的权利。⑥对他们的个人数据有充分的保密措施，他们因参加研究而受到损伤时有免费治疗和赔偿

的权利，研究结束时被证明安全有效的治疗方法他们有合理可得的权利。⑦本研究的研究者是否存在利益冲突，是否有防止因利益冲突损害受试者权益措施。

（翟晓梅 王继超）

dàodé dúlìxìng

道德独立性（moral independency）

伦理审查委员会委员不受外部或利益冲突的压力，独立地对研究方案作出道德判断的能力。是保证伦理审查的客观性和公正性的重要原则。

概述 道德独立性的命题有其形成的历史渊源。早在古希腊时代，直至中世纪乃至当代，一些人认为，道德与宗教是不可分离的，唯有在宗教的语境之中才能理解道德。这种理论认为：如果是上帝命令做的，那么这个行动就是正确的，如果是上帝禁止做的，那么这个行动就是错误的。古希腊哲学家苏格拉底（Socrates）曾对这种理论提出了质疑。上帝与善不是同义词，道德与宗教是两件事：道德不以宗教为前提；宗教也不以道德为前提。道德是一个理性和良知问题，而宗教是一个信仰问题。宗教考虑面临的许多有争议的伦理问题，但并未提供确定的解决办法。人们做道德判断是要依靠人们的理性和良知，而不是依靠上帝的权威。机构伦理审查委员会的委员不能因为作出了服从权威而违反伦理规范和法律法规的判断而不负道义和法律上的责任，这些委员对放弃道德独立性以及因放弃道德独立性而因此造成对受试者的伤害，要负完全责任。

一些国家为医学研究研究设置伦理审查委员会时，都要求在审查过程中保持道德独立性。在美国，被称之为机构伦理委员会，

在审查和批准医学和健康试验研究研究方案时，其目的是确保受试者的权利和利益得到保护，委员会委员在他们投票批准或不批准研究方案时，不受来自任何方面的影响和压力，独立行使道德判断。

在中国，国家卫生计生委于2007年发布2016年修正的《涉及人的生物医学研究伦理审查办法》，就强调了道德判断的独立性，该法第七条规定："从事涉及人的生物医学研究的医疗卫生机构是涉及人的生物医学研究伦理审查工作的管理责任主体，应当设立伦理委员会，并采取有效措施保障伦理委员会独立开展伦理审查工作。"第十七条规定："伦理委员会应当建立伦理审查工作制度或者操作规程，保证伦理审查过程独立、客观、公正。"第三十二条规定："伦理审查工作具有独立性，任何单位和个人不得干预伦理委员会的伦理审查过程及审查决定。"第四十一条规定："国家医学伦理专家委员会应当对省级医学伦理专家委员会的工作进行指导、检查和评估。省级医学伦理专家委员会应当对本行政区域内医疗卫生机构的伦理委员会进行检查和评估，重点对伦理委员会的组成、规章制度及审查程序的规范性、审查过程的独立性检查和评估。"

伦理要求 ①伦理审查委员会的委员对研究方案是否符合伦理规范和法律规定，应根据国内已有的伦理规范和法律法规自行作出判断，不受外界或其他影响的干扰。②为保证独立的道德判断，要特别注意排除可能来自机构的领导或负责人和来自所属部门负责人强使委员们按照他们的意见批准或不批准研究方案的影

响。③伦理审查委员会的委员要回避自身的利益冲突，涉及与自身利益相关的项目本人不能参加表决，严禁在委员会内从事拉票等谋私活动。④委员会的组成成员必须有一定数量的公众利益的代表。由本部门专业人士组成的伦理审查委员会难以以保证独立的道德判断。⑤机构伦理审查委员会的委员违反伦理规范和法律法规，要对因放弃道德独立性及因此造成的对受试者的伤害，承担法律责任。

（雷瑞鹏）

gōnggòng wèishēng yánjiū lúnlǐ

公共卫生研究伦理（ethics of public health research）

以人群为对象探索疾病的传播因素及评价保护或促进健康的公共卫生研究应遵循的伦理准则。

概述 公共卫生研究可包括观察性研究和试验性或干预性研究，流行病学研究在公共卫生研究中占重要地位。流行病学是研究特定人群内与健康相关状态或事件的分布和决定因素，以及这种研究产生的信息应用于控制健康问题。流行病学研究也使用观察性研究和干预性或试验性研究。观察性研究包括4种类型：描述性、群组性、对照性和横断面性。公共卫生不同于医学的是注重群体而不是个体，注重预防而不是治疗，这两个特点引发公共卫生研究一些特殊伦理问题。在许多情况下，作为群体的最佳利益与社区成员的个体利益并不一致，有时甚或对立。当人们需要知道他们接触的人是否患有性传播疾病时，就可能要求这个人放弃隐私权。参加研究的风险必须与研究给社会带来的受益相权衡。这时人群是分析的单元。

公共卫生研究与公共卫生实践是有不同的：①有关人类受试者的国家法律、条例或规章以及伦理原则要求对这些研究必须履行一定的程序，如果将公共卫生活动错误地分类为研究，结果就会由于需要坚持履行这些程序而延误这些活动，或降低这些活动的效率，或付出更高的成本。②确定其活动是公共卫生实践还是公共卫生研究，对于没有个人书面授权而揭示给公共卫生人员的可辨认身份的健康信息所用的标准是不同的。在公共卫生研究中，为了研究的目的而获得可辨认身份的健康信息比较难。③将公共卫生实践与公共卫生研究分开所用的不同方法可导致不必要或重复的伦理审查。尽管这种区分十分重要，但对公共卫生实践与公共卫生研究作出区分的途径、因素或基础缺乏一致意见。2004年，美国国家和领土流行病学家理事会制订了一个全面的区分公共卫生实践与公共卫生研究的进路，其建议的方法是通过分析现存的法律、学术和应用途径来制订区分公共卫生实践与公共卫生研究的标准，对"人类受试者研究"和"公共卫生实践"提出了新的定义，同时提供了将公共卫生实践和公共卫生研究活动加以分类的原则，集中于法律授权、特定的意图、责任、参加的受益、试验，以及受试者的选择这些要素的不同。

特点与伦理要求 ①研究对象的"社群"性：社群一词来自古法语"communite"，由拉丁文"communitas"演化而来。可以从两个视角来定义社群：一个人成为一个社群的成员可能是出于自己的选择，就像自愿参加的社团一样；或由于他或她的与生俱来的个人特征，如年龄、性别、种族或族群。任何个体可属于多个社群；从社会学的视角来看，社群的概念是指在诸如地理、共同利益、价值观、经历或传统等若干特征内至少有一个共同特征把他们联合起来的一群人。社群参与研究是研究人员与人群协同合作的过程，以解决影响着社群中可能成为受试者人选福祉的问题。目前社群参与研究已经开始发展到一个新的阶段称为"社群-研究伙伴关系"（"社群参与式研究""社群合作研究"或"基于社群的参与式研究"）。双方的协作范围可以从非正式的讨论（旨在相互理解和调整所提出的研究方案）到参与研究各个方面的协商——例如研究目标的选择、受试群体的认定、研究设计、数据的所有权以及研究结果的发表。②"社群同意"和"群体同意"：尽管社群参与整个研究过程或者社群-研究伙伴关系，对于公共卫生研究是可取的和必要的，但是不应将它与作出同意的决定混为一谈。当处于伙伴关系的研究人员和社群代表以平等的地位讨论风险-受益比，包括个体成员（如果他们参与研究）的风险-受益比，非同意和非受试的第三方的风险利益比，以及该群体或社群的风险-受益比时，这是一回事；作出是否同意参与研究的决定，则是另一回事。同意是一个个人的决定，这个决定是为一个个体是否参加研究而作出的。如果使用"社群同意"这个术语，它将会导致概念上的混淆。在实际应用中，"社群同意"这个术语将起误导作用：将会引导人们错误地认为部落、氏族或者村庄的领导有权利决定他或她的社群中哪个成员应该成为某一研究的研究参与者。在任何一个社群，其成员并不是平等的：一些人有特权或优势地位，有的人则处于脆弱或劣势地位。社群的权利结构可能使"社群同意"危害到同意的自愿性和自由。一些文化赋予公共决定比个人决定更高的价值。在一些情况下，部落的头领决定谁应该成为研究参与者，而违反他们的意愿。这导致了强制，违反了基本的研究伦理原则。"社群同意"一词会为这种行为作出声名狼藉的辩护。研究人员所面临的选项有：放弃在该社群进行的研究；或者寻找另一个社群进行研究。如果该研究非常重要，可能会给这个社群带来巨大受益，研究人员可以通过将个人同意作为他们参与研究的一个条件来帮助保护个人研究受试者免于社群的强制。例如，研究方案可允许个体研究受试者秘密决定不参与研究，而不让社群中任何人知道。"社群同意"这样的用语掩盖了群体的异质性，可能隐瞒社群内并不一致的状况，消除边缘人群的诉求，将穷人、残疾人、被族群抛弃者以及其他受歧视的群体排除在参与之外。正式授权的社群代表往往代表着精英而非整体的人群。在家庭/社群关系紧密和传统文化非常浓厚的背景下，社群融入知情同意的过程应该得到提倡，但并不意味着社群领导有权决定哪位成员应该参与研究。是否参与研究的决定应该由个体成员自己作出。"家庭同意"和"社群同意"这两个词容易让人误解。这种知情同意可被称为"社群辅助同意"为宜。③数据保密特殊性：公共卫生研究会生成大量的数据或信息，对数据的储存、可及和保密非常重要。适应保密的需要可在数据储存方面采取多种办法：直接标识数据：在一个数据集中，

每一个参加者有一个个人标识符，例如，姓名或病人号码，以及这个人的其他信息；编码数据：用编码代替标识符，可减少泄露受试者身份的风险，这就需要建立另一数据集，其中列出每一个受试者的编码和标识符。获得这个编码的数据集仅仅限于极少数人（也许就是研究负责人），并被一个密码保护，或把它锁在文件箱或保险箱内；匿名化数据：加强保密的下一步是去除编码与个人标识符之间的联系。这些数据被称为无联系的或"匿名化的"；匿名数据：数据或样本从未标识的，称为无标识或匿名的。使用匿名或匿名化数据，很难鉴定与信息相连的个人。遗传数据难以匿名化，因为至少在理论上可以把这些数据与另一有遗传信息和标识符的生物学样本联系起来。而且，虽然标识身份的信息，例如姓名可从数据或样本除去，留下的数据可指向某一个或一些人，这称为推演鉴定。例如，有一数据集涉及一特定城镇或城区的人，人们可从受试者的性别、年龄、种族、职业及所住街区的信息推演出这个人是谁。有些研究还不能用匿名数据做，特别是研究者需要标识符将一种记录与另一组记录联系起来。研究一旦结束数据可以匿名化。但在研究期间因不能保密产生的风险始终存在。受到伤害的可以是社区，匿名数据无法演绎鉴定，但报告研究结果也可以使社区受到凌辱。如人类基因组中常见遗传多态位点的目录（HapMap）研究，样本的个人标识虽然不存在，但知道它们来自中国北京，日本东京，还是尼日利亚。当研究单元是社区，如果研究成果发表人们能鉴定出哪个社区，如果研究以负面的色

彩描绘该城镇的话，企业家也许不愿投资于此城镇，使社区受到伤害。在中国就有因报道某村流行艾滋病，致使该村的农产品在集市上卖不出去的例子。

（翟晓梅）

zhōngyī lúnlǐ

中医伦理（ethics of traditional chinese medicine）

中国传统医学在长期实践过程中逐渐形成的以儒家思想为主体，同时又吸收佛教、道教思想营养的诊疗疾病和维护生命健康应遵循的伦理思想和准则。

概述 中医伦理思想有久远的历史渊源。早在周秦时期的《易经·天雷无妄》中就有"无妄之疾，勿药可喜""无妄之药，不可试也"的论述，意即不是大疾，勿需用药；与疾病不对症的药不可在人身上试用；2000年前的《黄帝内经·疏五过论》就明确指出，医生不了解病情，不了解患者的社会地位和家境变化，不了解患者的生活方式，不体察脉象等，就是医生的过失，就不能做一个好医生；隋唐时期大医孙思邈的《千金方》中"论大医精诚"，对医生的伦理道德做了全面论述："凡大医治病，必当安神定志。无欲无求，先发大慈恻隐之心，誓愿普救含灵之苦"，以及"普同一等"等思想，可与《希波克拉底誓言》相比；宋代张杲的《医说》强调："凡为医者，须略通古今，粗守仁义，绝驰骛利名者之心，专博施救援之志"，并将"治病庸医比之不慈不孝"；明代徐春甫的《古今医统》中的"慎疾慎医""庸医速报"，龚廷贤《万病回春》中的"医家十要"，陈实功的《外科正宗》的"医家五戒十要"等篇，以及清代喻昌的《医门法律》中的"治

病"等篇章，都论述了医生行医的道德规范，成为中医伦理道德的范本。中医伦理思想不仅重视医生的道德规制，而且关注患者应有道德要求。司马迁所著《史记·扁鹊仓公列传》"就提出"六不治"，即骄恣不论于理；轻身重财；衣食不能适；阴阳并，藏气不定；形羸不能服药；信巫不信医，不能治。其中骄恣不论于理、轻身重财、信巫不信医等几不治就属于病家的伦理要求；龚廷贤《万病回春》中的"病家十要"中提出的"戒恼怒、肯服药、莫信邪、节饮食"，讲的也是病家应遵守的伦理规则。

中医伦理思想有着鲜明的特点：①中医伦理思想的核心是儒家的"仁爱"理论。儒家学说自汉唐以后，是中国社会的正统和主体思想，特别是一些医家本身就是由儒而医，众多医家将儒家的"仁爱"思想引入医学，认为"医乃仁术""夫医者，非仁爱之士不可托也"；但中医的传统医学伦理思想，同时也吸收了佛教与道教的许多思想精华。例如，孙思邈在《千金方》的二十九卷中要求医生"凡欲学禁，先持知五戒十善八忌四归"，而所谓五戒就是指不杀、不盗、不淫、不妄语、不饮酒，就反映了佛教的思想；道家的养生理念与实践，也成为中医宝藏中的重要元素。②中国传统医学伦理思想以医患个体关系为基础，医患间的个体关系是中医诊治体系的基本单元。中医在很长时间，医生行走于乡村百里之间，深入百姓家中看病，这种行医方式维系了医患间的信任与和谐；医生与患者的关系，通常是医生与患者一对一的关系，少有医生群体与患者群体间的照应，医生也只对他面前的患者负

责，少有顾及人类群体之健康；就医生群体而言，也是各自为战，少有同行群体行为的发生。这与今日医生只是医院广大群体中的一员，以医生群体面对的广大患者群体有着很大的区别。③中国传统医学伦理思想，立足于医学发展初期经验医学，依靠的是医生个人积累的经验和对患者忠诚等优秀品格。医生个人的美德，是中医伦理思想的集中体现，也是中医在几千年发展过程中为人称赞的根本原因。当今的医疗无疑仍然需要医生的个人美德，但远不止于医生的个人美德。当今维系医疗正常运转，需要适应各种情况的医疗行为的规范，包括医护人员相互配合和支持的规范、医疗技术应用的规范化、医患关系调节的规范。④中国传统医学伦理有其固有的医学观和生死观，敬生忌死，与当代医学的生死观大不相同。中国传统医德视挽救生命为医学的根本宗旨，救人一命，胜造七级浮屠。几乎所有中医既往名家，一般只讨论生，少有论死的声音和言论。由于医学技术的进步，在生与死的问题上，在应用医学技术的问题上，出现了许多新情况，传统的医学伦理思想难以给予回答和正确解决。尽管如此，传统医学伦理关于忠实于患者利益的思想，关于尽一切努力挽救患者生命的思想，无疑是永不过时的。

伦理思想和准则 ①贵生，尊重生命，生命至上。"天覆地载，万物备悉，莫贵于人""人命至重，有贵千金"，中医的这些经典论述，表明"生命至上"是中医伦理思想的基础，是中医行医诊病的首要原则，"至重唯生命，最难却是医"，医生行医的"重"和"难"均在于生命。"贵生"

的伦理思想充分体现了将患者生命看作是至高无上的中医行医理念，是医生行医唯一目标。只有把尊重人的生命和敬畏人的生命作为最高价值，才能成为一个合格的医生。②"医乃仁术"是医学的根本价值属性。明代王绍隆在《医灯续焰》称："医以活人为心。故曰，医乃仁术"。"医乃仁慈之术，须披发撄冠，而往救之可以"。"医乃仁术"最简明扼要的解释，就是医术是一种爱人之术，是一种救人之术，是一种帮助人们解除病痛之术。张仲景在他的《伤寒杂病论》的《序》中明确指出："精究方术"是为了"上以疗君亲之疾，下以救贫贱之厄，中以保身长全，以养其身"，这是对医学目的和宗旨最好的说明，体现了"医乃仁术"的核心思想。医学作为一种技术和物质手段，可以行善，也可作恶。善和恶的界限如何区分？这个标尺就是"仁"。医学只有在"仁术"的范围内才是应当做的，否则就不是医学，就是医学不应做和不可以做的。③"重义轻利"的职业价值观。良医处世，不矜名，不计利。医生行医，是为了救治疾病而不是为了个人的钱财。"凡大医治病，心当安神定志，无欲无求，先发大慈恻隐之心，誓愿普救含灵之苦"，这是孙思邈流传下来的千古名言；明代李梴在《医学入门》中强调"治病既愈，亦医家分内事也。纵守清素，借此治生，亦不可过取重索，……如病家赤贫，一毫不取。"这当然不是说医生没有任何个人物质诉求，而是指医学不能将医术作为谋求个人利益的手段。"勿重利，当存仁义"，不是将"利"放在首位，而首先要考虑的是"仁义"。这是中医伦理处理义利关系

的基本原则，也是中医的职业价值观。④"一视同仁"、平等待人的医患观。孙思邈在《大医精诚》中要求医生要做到"若有疾厄来求救者，不得问其贵贱贫富，长幼妍媸，怨亲善友，华夷愚智，普同一等，皆如至亲之想。"明代陈实功在《医家五戒十要》中指出"凡娼妓及私伙家请看，亦当正己，视如良家子女"；宋代《小儿卫生总微论方》中亦有"贫富用心皆一，贵贱使药无别。"这些医家的论述，表明"一视同仁"是中医的重要伦理的思想。所谓"一视同仁"就是对身份、地位、财富等不同的患者均能平等相待。在等级界限鲜明的封建社会，古代医家要求对待患者要"普同一等"，在今天看来也是十分可贵的。⑤推己及人，医患同心。孙思邈在《大医精诚》中有"见彼苦恼，苦己有之，深心凄怆"；元代朱丹溪说"疾者度刻如岁，而欲自逸耶？"明代江瓘在《名医类案》中说"人身疾苦，与我无异"；清代喻昌在《医门法律》中言"笃于情，则视人犹己，问其所苦，自无不到之处。"清代费伯雄指出："我之父母有疾，欲求医相救者何如？我之妻子儿女有疾，欲求医相救者何如？"这些推己及人、医患同心的理念，表明古代医家对患者"视人犹己"的深切同情与真诚关爱，是十分难能可贵的。⑥尊重同道，谦和谨慎。"夫为医之法，不得多语调笑，谈谑喧哗，道说是非，议论人物，炫耀声名，訾毁诸医，自矜己德"，这是大医孙思邈对如何处理同道关系最精辟的论述，几乎被视为医家名训。清代名医张石顽在《张氏医通》"医门十戒"，提出"同流合污戒，乘危苟取戒，因名误实戒，诋毁同道

戒"，直指医学同道中几种不正歪风；后世诸多医家，将那些"炫虚名，好嫉妒"之人称为庸医，称谦和谨慎是医生的必备品质。

应当看到，中国传统医德思想形成于农耕经济和封建社会组织形态，儒家思想主导社会文化观念，个人自由行医模式以及医生与患者单一的医患关系等，已成为历史的过去。当今医学的新理念、新的生命观和死亡观，现代化、自动化和即将到来的智能医疗，父权主义的医患关系已逐渐为患者自主、医患互动、医患共创的崭新的医患关系取代等，和以往的医学有了本质不同，中医传统医学伦理思想远不适应当今时代的要求。但是，中医伦理关于生命至上，医乃仁术，重义轻利，医生的职责是为患者谋利益，以及种种经久不衰的医生美德，对于建设今日的医学伦理学，仍具有重要的现实意义。

(杜治政　孔祥金)

yīnǎirénshù

医乃仁术 （medicine as humane technique）

医术是一种爱人、救治性命、帮助人类解除疾苦的技术。医乃仁术是中国传统医德思想的宝贵财富，体现了医学的宗旨和本质，规定了医学是仁与术的统一。

医乃仁术是中国传统医学中的一个重要命题，是儒家伦理与传统医学逐渐融合的产物。"仁"是儒家伦理思想的核心，其基本精神为"爱人"，包括恭、宽、信、敏、惠、智、勇、忠、恕、孝等内容。中国传统医学重视医学的伦理价值，"医乃仁术"被普遍信奉为医师职业伦理的基本原则，它强调的是医学技术的根本性质与宗旨。在医德中体现儒家人文精神的，主要是孔子的仁学

思想，"仁"字在《论语》中出现了一百多次。"仁"是自我修养过程，医术是"仁术"，"济世活人"是行医的宗旨，"普救含灵之苦"是医学的目的。"仁"是儒家伦理思想的结晶，也是儒家医德的核心，基本观点是"爱人、行善、慎独"。儒家强调爱人是一种美德，而不主张建立严格的法律和规则。儒家称医术为"仁术"，即医是一门"救人生命""活人性命"的技术。认为良心是医师美德的基础，即医师应具备同情怜悯之心，孟子说："无恻隐之心非人也。"（《孟子·公孙丑上》）"仁术"要求医师重视人的生命，要以"无伤"为原则。孟子说："无伤也，是乃仁术。"（《孟子·梁惠王上》）尤其是用药要慎重，开处方要安全可靠。"医乃仁术"贯穿于全部医德的内容之中，既体现了人道精神，也反映了医学的社会职能和医师的职业道德特点。东汉名医张仲景在他所著的《伤寒杂病论·序》比较集中体现了"医乃仁术"的思想，表明"医乃仁术"的医德观念已基本形成。隋唐时期的名医孙思邈在《大医习业》《大医精诚》中，则全面论述了"医乃仁术"思想。由于儒家"治国平天下"的社会理想与医家"悬壶济世"的社会功能又极为接近，因此，儒者把从医作为仅次于致仕的人生选择，正如宋代名相范仲淹曾说"不为良相，即为良医"。宋代以后，大量儒者从医，形成了儒医，以诊病施药来践履和推行仁爱思想，以行医事亲、敏长、忠君、慈幼、泛爱百姓，就是把医学作为实行仁爱的手段。随着儒医的大量涌现和以身示范，以及宋明时期的理学家对仁爱思想的进一步传播，医学便被定名为

"仁术"，"医乃仁术"的思想被发扬光大，几乎成为全社会的共识。

关于"医乃仁术"内涵，学界取得了以下几个比较一致的观点：①医乃仁术，说明医学包括"仁"与"术"两个最基本方面的内容，两者具有相辅相成的关系，医学要实现爱人救人的目的，必须具备仁爱思想以及掌握医学技术，两者缺一不可。在两者的关系中，术必须要以仁作为宗旨和归宿，术才是仁术，仁是术的前提；而术是实现仁的手段，没有术，也就不能成为医学。只有仁、术并重，双管齐下，才能实现治病救人，仁爱济世。②医乃仁术中的仁爱思想，主要包括：第一，对人的生命的尊重。"天覆地载，万物备悉，莫贵于人"，"人命至重，有贵千金"，正是对生命的珍视，要求医者在疾病诊疗，处方开药时认真负责，小心谨慎，以免诊断或用药错误而伤害患者。儒家的个体生命又是与家族和社会紧密相连，强调个人对宗族和社会的义务，个人的价值也是在其中得以实现，受此影响，医者把对患者和家族与社会的责任有机地结合起来。第二，对医家的仁德要求。主要有：为医者首先应具有仁爱之心。医者的仁爱之心是指对患者的同情心，看见患者遭受疾苦，感同身受，竭尽全力加以爱护和医治，使患者摆脱困境的深厚及迫切的情感；医者应对所有患者一视同仁，都当作自己的亲人看待，孙思邈在《大医精诚》中倡导"若有疾厄来求救者，不得问其贵贱贫富，长幼妍媸，怨亲善友，华夷愚智，普同一等，皆如至亲所想"，集中体现了这一思想；为医者应不顾艰辛疲劳，坚持出诊应诊，一心赴救。凡是病家有请，医者无论

气候好坏，路途远近，自身疲劳与否，都应全力赶赴，积极救治；为医者应求实不欺。求实不欺是诚信的表现，医师首先要做到不自欺，"知之为知之，不知为不知"，要有严谨求实的态度，这是对患者负责的态度。然后做到不欺人：首先不欺患者，对于患者的病情要据实相告，不能大病化小，更不能小病言大；不欺人，还表现为不欺同道，要求医者不能诋毁同道，说同道是非的，背后议论同行的，显示自己功劳、狂妄自大的都是不道德的行为，医者应当对同道中"年尊者恭敬之，有学者师事之，骄傲者逊让之，不及者荐拔之"；施行仁术的一个重要标志就是重义轻利，清正廉洁。医者认为治病救人是分内之事，不能把医术作为追求名利的手段，"欲救人而学医则可，欲谋利而学医则不可"。在中国历史上，出现了许多医家以济世救人为己任，而如"杏林春暖"这样描写医家不贪钱财、不计报酬、扶贫济困的事例更是不胜枚举。这些都是医乃仁术的生动体现；"上医医国"是古代医者的人生追求。在这种人生理想的激励下，造就了古代医者强烈的社会责任感，正是在这种责任感的驱动下，《伤寒论》《千金方》《本草纲目》《瘟疫论》等医学巨著频频诞生。第三，医疗实践中道德修养的方法和途径。受儒家修身思想的影响，医者也非常重视自我修养，认为只有具备良好的医德才能施行医术，即"凡为医之道，必先正己，然后正物"。如何正己？医家的修养途径也极为丰富和深刻。比如医家认为医德修养离不开读书，把研读经典特别是儒家经典看作是道德修养的途径，"盖医出于儒，非读书明理，终是庸俗昏

昧"，因此读书明理，是一个重要的方法。内省也是提高道德修养的必要途径：包括反省和思考医疗实践和医学理论。医家要不断地反省自身的行医过程，扪心自问，自己的处方用药是否切合病情，有无不当和需要改进之处，是否有仁爱之心，有无加害于人；"慎独"是医者道德修养的较高要求，也是所要达到的一种较高境界，是指医者在个体的诊疗过程中，无人监督的情况下仍要坚持自己的道德信念，坚信自己施行的是仁术，为医者必须要心地纯正，言行谨慎，严格按照行医规范诊疗治病，并依照这样的要求践履相关过程：例如，诊疗女科疾病，需保护隐私，态度庄重；要用贵重药材时，要病家自备并当众兑入；药物的剂量、炮制和煎煮等都应遵循古训，不能敷衍了事。除此以外，还需要通过克制自己的贪欲，持久磨炼道德意志等途径来提升医者的道德修养。③精通医理、专研医术是仁爱生命的重要基础。医者首先必须刻苦学习广博的知识，结合天文、地理、人事"三才"，做到"上知天文，下知地理，中知人事，三者俱明，然后可以语人之疾病"；医者也需要由博返约，精究医药之道。通过涉猎群书，医者可以懂得"古今之事""仁义之道""慈悲喜善之德"，提高认识能力，洞察事物奥妙，有助于把握医道，并使之尽善尽美；为医者要做到博精结合，相辅相成。医者在精通医理同时还要致力于临床实践，不断探索，提升技能，进而取得好的疗效。

（樊民胜　顾云湘）

dàyījīngchéng

大医精诚（great doctor）　做一个好医师必须具备精湛的技术

和对患者忠诚的品质。出自中国历史上早期的名篇。《大医精诚》是中国医学中最重要的医德文献，原载于中国隋唐时期孙思邈所著之《备急千金要方》第一卷，是中医学典籍中论述医德的一篇极重要文献，为习医者所必读。孙思邈堪称中国传统医德的集大成者，他撰著的《备急千金要方》，就是以"人命至重，有贵千金，一方济之，德逾于此"的意义而命名的。不仅是传之不朽的医学著作，而且是中国医学史上最早，且全面地、系统地论述医德思想的专著。对后世医德发展产生了深远的影响。

在孙思邈之前，中医评价的标准主要是医术的好坏，《周礼·天官·医师》："医师掌医之政令，聚毒药以共医事……岁终则稽其医事，以制其食。十全为上，十失一次之，十失二次之，十失三次之，十失四为下。"其中并没有医德要求。《大医精诚》主张医家必须具备"精"和"诚"的品质，提出了一个优秀的医师，为患者诊病时，"必当安神定志，无欲无求，先发大慈恻隐之心，誓愿普救含灵之苦""不得问其贵贱贫富，长幼妍媸，怨亲善友，华夷愚智，普同一等，皆如至亲之想"。对于危重患者，"亦不得瞻前顾后，自虑吉凶，护惜身命。见彼苦恼，若己有之，深心凄怆。勿避险巇、昼夜寒暑、饥渴疲劳，一心赴救，无作功夫形迹之心。如此可为苍生大医。反此则是含灵巨贼"。孙思邈的医学道德思想，正是唐以前中国医家道德的一次系统总结，也是自己一生实践的记录，还紧密结合临床实际，使伦理渗透于医理之中，进行医德教育和评价。

（樊民胜）

pǔtóngyīděng

普同一等（equal treatment for all）　对患者无高低贵贱之别，一视同仁。出自唐代名医孙思邈所著之《备急千金要方》第一卷第一篇"大医精诚"，乃是中医学典籍中，论述医师对待患者应一视同仁和医师整个道德品质的一篇极重要文献，为习医者所必读，也成为今日医师的道德信条。

"凡大医治病，必当安神定志，无欲无求，先发大慈恻隐之心，誓愿普救含灵之苦。若有疾厄来求救者，不得问其贵贱贫富，长幼妍媸，怨亲善友，华夷愚智，普同一等，皆如至亲之想；亦不得瞻前顾后，自虑吉凶，护惜身命。见彼苦恼，若己有之，深心凄怆。勿避险巇、昼夜寒暑、饥渴疲劳，一心赴救，无作功夫形迹之心，如此可为苍生大医；反此则是含灵巨贼。"

以儒家三纲五常作为核心的中国传统社会等级森严，没有平等的观念。华佗因为一心想做民间医师，不愿意作曹操的御医，挑战了君臣上下的秩序而惨遭杀害。张仲景面对战乱和疫病流行，同情百姓的困苦，萌生从医的愿望，但其行医目的，仍停留在"上以疗君亲之疾，下以救贫贱之厄，中以保身长全，以养其生"之上，未产生普同一等的思想。在中国要完全破除封建等级观念，真正实现医疗平等还有很长的路要走。然而难能可贵的是，随着佛教进入，深刻影响中国的伦理观，开始出现了平等的思想。因为医师所面对的服务对象是不分长幼、不分美丑、不分性别、不分贫富、不分种族、不分愚智的患者，作为集道、佛、儒三教于一身的饱学之士，孙思邈倡导的普同一等就成为这一观念的先行

者。孙思邈的《大医精诚》，被誉为是"东方的希波克拉底誓言"。它明确地说明了作为一名优秀的医师，不光要有精湛的医疗技术，还要拥有良好的医德。普同一等，体现了当代医疗公平正义的要求，至今有重要的现实意义。

（樊民胜）

cūshǒurényì

粗守仁义（strire follow）　以极大的努力遵守儒家关于仁义的道德规范。中医文献中经常出现的伦理用语。孔子曾说："何者为仁，仁则爱人。"儒家视"仁"为最高道德标准。孔子曾对"仁"的内涵作过解释："仁"包括恭、宽、信、敏、惠、智、勇、忠、恕、孝、悌等内容。"义"指符合一定标准的思想和行为，包括情谊、道义等。孟子云："义之实，从兄是也。""舍生取义者也。"（《孟子·离娄上》）。《孟子·告子上》即从兄弟之情、朋友之义到为正义而献身。南宋名医张杲说："凡为医者，须略通古今，粗守仁义。绝驰骛利名之心，专博施救援之志。如此则心识自明，神物来相，又何戚戚沾名，龊龊求利也。"人有求利的欲望很正常，但是不能见利忘义，面对孤苦无助的患者仍然利欲熏心，谈何宅心仁厚？倡导医者须懂得历史，恪守道德底线，断绝追求名利的思想，专心及时济世救人的崇高事业。也鞭挞了见利忘义的思想和行为。"粗"有厚重、粗豪之意，医家应以厚重、粗豪之心守住仁义，根绝追逐名利的思想。

（樊民胜）

lèshànhàoshī

乐善好施（philanthropic-minded）　喜欢做善事和帮助他人。"乐施好善"一词出自西汉·司马迁《史记·乐书论》："闻征音，

使人乐善而好施；闻羽音，使人整齐而好礼。"宋朝周密的《齐东野语·朱氏阴德》："朱承逸居雪之城东门，为本州孔目官，乐善好施。"《文明小史》第五十七回："所以他在外洋虽赶不上辞尊居卑的大彼得，却可以算乐善好施的小孟尝。"欧阳山《三家巷》十七："陈君既然乐善好施，我自然也当仁不让。"

古代医家将其引申到医学的职业活动中，乐善好施就是一种职业美德。自古以来就不乏以解囊相助救治贫病交加患者的医师。如"杏林春暖"和"橘井泉香"等民间传说即为典型。清代《古今图书集成医部全录·医术名流列传》记载了明代医家李台春的高尚德行："李台春，字怀川，邵阳人，世精医理，中无城府。与人药，不问其值；穷民日填户，无倦容。途远莫继者，则斟酌其时日，增减予以方药，无不验。"今有海军医科大学腔内血管外科景在平教授，创立微创手术治疗过去需要开胸才能完成的主动脉瓣置换等复杂手术，当获知患者无力承担 30 万元的手术费用时，景教授利用自己的绘画专长，卖画筹款救患者，其崇高的医德，乐善好施的精神受到社会的普遍赞誉。

（樊民胜）

cúnlǐqùyù
存理去欲（keep reason and e-liminate desire）

就是存天理，灭人欲。"存天理，灭人欲"理学的初创者为北宋的周敦颐，而发扬光大者是程颢、程颐两兄弟以及南宋的朱熹。周敦颐提出"无极"是宇宙之根源，而二程则更进一步提出"理"是天下万物之本。但程颢注重内心修养，后为南宋陆九渊所承。程颐主张格物致知，并提出"去人欲，存天理"，宣扬"饿死事小，失节事大"。其主张由南宋的朱熹所祖循，并称为"程朱之学"。直白的解释就是，保存自然规律，追求万物之真理，去除私欲和利己之欲！

程朱理学关于人的范型，"天理"，天赋人性：仁义礼智。即孟子所说的人皆有之的"恻隐之心""羞恶之心""恭敬之心""是非之心"，即人性本善。程朱理学认同孟子的"人性善"，但又认为孟子只说对了一半，无法解释善恶为什么集于人之一身，于是引入"气"的概念。简单说，人由形而上之"理"和形而下之"气"构成，所以善恶集于一身，善的是"天理"，恶的才是"人欲"。"人性恶"的根源：来自血肉之躯的人欲。朱熹说："饮食，天理也；要求美味，人欲也。"依此类推：男女，天理也；要求美色，人欲也。

程朱理学不是提倡禁欲，而是节欲，节制过度的欲望追求，以保持心灵的宁静和谐，不被物欲所纷乱。中医的发展，离不开中国哲学思想的浇灌，程朱理学对宋以后的中医影响极大。医学史家陈邦贤认为，北宋的时候，性理学说盛行，遂将性理之说也混入医学，到近世尚受其影响，这是医林中的憾事。

（樊民胜）

tuījǐjírén
推己及人（treat others as you would treat yourself）

意指换位思考，用自己的心意去推想别人的心意。指设身处地替别人着想。出自《论语·卫灵公》的"己所不欲，勿施于人"。春秋时，一年冬天，连下了三天三夜大雪没停。齐景公披件狐腋皮袍，坐在厅堂欣赏雪景，心中盼望再多下几天。晏子走近，看景公皮袍裹得紧紧地，又在室内，就有意追问："真的不冷吗？"景公点点头。晏子知景公没了解他的意思，就直爽地说："我听闻古之贤君：自己吃饱了要去想想还有人饿着；自己穿暖了还有人冻着；自己安逸了还有人累着。可是，你怎么都不去想想别人啊！"景公被晏子说得一句话也答不出来。

联系在医患关系方面，由于家庭出生、居住环境、社会地位、教育程度、知识结构、经济状况的差别，患者与医师的想法不同是一个客观事实。在医患关系中，医师不能"饱汉不知饿汉饥"想当然地替患者作决定，必须理解患者的心理，设身处地替患者着想。医师需要理解并站在患者立场进行换位思考，才能与患者很好沟通，建立和谐医患关系，达到共同战胜疾病的目标。

（樊民胜）

shénnóng chángbǎicǎo
神农尝百草（Shennong tasted hundreds of herbs）

关于神农氏为寻找治病救人的草药，先本人尝试以辨明无害再用之于民的故事。是一则著名的中国古代神话传说。

在中国古代传说中，"古者，民茹草饮水，采树木之实，食蠃蚌之肉，时多疾病毒伤之害，于是神农乃始教民播种五谷，相土地宜，燥湿肥墽高下，尝百草之滋味，水泉之甘苦，令民知所辟就。当此之时，一日而遇七十毒"，"民有疾，未知药石，炎帝始味草木之滋，尝一日而遇七十毒，神而化之，遂作方书，以疗民疾，而医道立矣"。这些记载虽然是传说，但反映了人类早期医疗保健活动的一些事实。

传说在中国远古三皇时期，出现了一位著名的人物——神农。神农氏本是三皇之一，出生在烈山的一个石洞里，传说他牛头人身。由于他的特殊外形和勤劳勇敢，长大后被人们推为部落首领，因为他的部落居住在炎热的南方，称炎族，大家就称他为炎帝。

远古时候，人民吃野菜、喝生水，采树上的果实充饥，吃生的螺蚌肉果腹，经常得疾病和受到有毒食物的伤害。在这种情况下，神农便开始教导人民播种五谷，观察土壤的干燥潮湿、肥沃贫瘠、地势高低，看它们各适宜种什么样的农作物，神农还品尝百草的滋味、泉水的甜苦，让人民知道怎样避开有害的东西、趋就有益的事物。这个时候，神农一天之中要遭受七十余次的毒害。

神农尝百草的传说，一是指明了中医药不是天上掉下来的，而是来源于实践。上古时代生活物质匮乏，生活艰难，茹毛饮血，疾病丛生。神农发明了农业种植，使人民摆脱了饥饿，又遍尝天下的草，以寻找医药之道，开创了中国医药之源。二是颂扬了牺牲自己、造福众人的崇高医学道德。发现医药的过程充满危险，以神农为代表的中国古代医家为了证明草药的作用和功效，不惜以自己为试验对象，才找到了既有效又安全的药物和治疗方法，并形成了中医的道德传统。中国历代医家继承了这种舍己利人的优良传统，从明朝李时珍著《本草纲目》到屠呦呦发现"青蒿素"都是神农尝百草精神的体现。正是一代又一代中医人的贡献，才使得中医药不断发扬光大，造福人类社会。

（樊民胜）

xìnglínchūnnuǎn

杏林春暖（apricot forest and warm spring）

描绘医师义诊济贫、关爱患者的故事。传说三国时候，吴国侯官（今福建长乐市）有一位叫董奉的人，是一位很高明的医师，传说有"仙术"。《太平广记》第十二卷记载："奉居山不种田，日为人治病，亦不取钱。重病愈者，使栽杏五株，轻者一株。如此数年，计得十万余株，郁然成林。乃使山中百禽群兽，游戏其下。卒不生草，常如芸治也。"奉每年货杏得谷，旋以赈救贫乏，供给行旅不逮者，岁二万余斛。

董奉住在山里不种田，天天给人治病也不取分文。得重病经他治好的，就让患者栽五棵杏树，病轻的治好后栽一棵，这样过了几年就栽了十万多株杏树，成了一大片杏林。他就让山中的鸟兽都在杏林中嬉戏，树下不生杂草，像是专门把草锄尽了一样。杏子熟后，他就在杏林里用草盖了一间仓房，并告诉人们，想要买杏的不用告诉他，只要拿一罐粮食倒进仓房，就可以装一罐杏子走。剩下的杏正好和送去的粮食一样多。有时有人来偷杏，老虎就一直追到偷杏人的家中把他咬死，死者家人知道是因为偷了杏，就赶快把杏拿来还给董奉，并磕头认罪，董奉就让死者复活。董奉每年把卖杏得来的粮食全部救济了贫困的人和在外赶路缺少路费的人，一年能散发出去两万斛粮食。后来董奉"仙去"了。为了感激董奉的德行，有人写了"杏林春暖"的条幅挂在他家门口。从此，许多中药店都挂上了"杏林春暖"的匾额，"杏林"也逐渐成了中医药行业的代名词。

有关董奉得道成仙和善恶有报的故事，来自道家的道德观念，并通过民间的传说起到教化的作用。在中医药传统中，强调行医的目的不是为获利，而是为行善。

（樊民胜）

xuánhújìshì

悬壶济世（practice medicine to help the people）

中国历史中一位老翁为民治病消灾的故事。据《后汉书·费长房传》记载，东汉时期，汝南有个叫费长房的人，曾经做过管理集市的小吏。市场中有位卖药的老翁，总是将一只壶挂在自己店铺门口，遂被人称为"壶公"。壶公卖药言无二价，而药甚是灵验有效，等到集市结束，壶公就跳进壶里面。集市上没人看见，只有费长房能从楼上看到这一幕，他感到很奇怪，觉得这卖药老翁一定不是普通人，于是买了酒和肉脯，恭恭敬敬地去拜见壶公。壶公见费长房一片诚心，是可造之才，便嘱其傍晚无人时再来。傍晚时分，壶公带着费长房一起跳入壶中，费长房睁眼一看，只见处处奇花异草，朱栏画栋，富丽堂皇，宛若仙山琼阁，别有洞天。壶公告诉费长房，自己原来乃是神仙，由于失职才被贬入人间，通过治病救人来弥补原先的过错。后来，费长房随壶公十余日学得方术，临别前壶公送他一根竹杖，骑行如飞。费长房返回故里时，他的家人们都以为他已经死了，原来壶中十余日，世间已过了十多年。从此，费长房便能医百病、驱瘟疫，令人起死回生，成为一位名传千里的医师。这个故事在葛洪的《神仙传·壶公》中也有相类似的记载。东汉以来，中国的本土宗教道教在道家学说的影响下形成，同时也与葫芦结下不解之缘。在古代汉语中，"壶"和"葫"音同而含义相通，可以相互假借，所以上文"悬壶济世"典故当中的"壶"其实就是指"壶卢"，也就是今天人们所熟知的"葫芦"。壶公的事迹流传甚广，为了纪念他，历朝历代的民间医师开业出诊，都会在自家的药铺门口挂一个葫芦作为行医的标志。今天，葫芦也理所当然成为中医尤其是中药的象征。

（樊民胜）

jújǐngquánxiāng

橘井泉香（clear sweet spring water in orange well）

中国史书中讲述用井泉熬制橘叶治病的故事。"橘井泉香"与"杏林春暖""悬壶济世"一样，在中医学界脍炙人口。过去医家常常以"橘井"一词或橘、杏并用来为医书取名，诸如"橘井元珠""橘杏春秋"等，寓意深刻。

葛洪《神仙传·苏仙公传》记载：苏耽在汉文帝的时候受天命为天仙，天上的仪仗队降落苏宅迎接苏耽。苏耽在辞别母亲、超脱凡俗时告知母亲："明年天下将流行瘟疫，咱们家庭院中的井水和橘树能治疗瘟疫。患瘟疫的人，给他井水一升，橘叶一枚，吃下橘叶、喝下井水就能治愈了。"后来果然像他所说，前来求取井水、橘叶的人很多，都被治愈了。于是医学史上就有了"橘井泉香"的典故。清代陈梦雷《古今图书集成》就将其收入《医术名流列传》之中，流传甚广。

郴州古时瘴病横行，民不聊生，人们最大的希冀是摆脱病魔的折磨。传说中的苏仙，其实是个叫苏耽的放牛娃，他掌握了治疗瘴病的草药，并热心地为百姓治病。他的药方主要一味是橘叶。橘树可以说全身包括枝叶都是药，能治疗肺、胃、肝等部位的疾病。也许是这个放牛娃经常跟着山中采药的郎中，发现了橘树的疗病功能，并用屋门前的井水煎熬，救济前来求诊的患者，而且分文不取。因而，苏耽的名字才得以广为传播。民间以"橘井情深"来颂扬医德。至今湖南郴州市东北郊苏仙岭上的苏仙观、飞升石、鹿洞，以及市内第一中学内的橘井，都是纪念苏仙的遗迹。

（樊民胜）

yīyìsānshàn

一艺三善（one skill and three merits）

医师应掌握精湛的技艺同时又具有立德、立言、立行的三善品质。概括医师为患者造福的德行特定用语。一艺指医疗技术精湛；三善指立德、立功、立言。三善原来是衡量一个人为人处世的标准，也是道德理想，引用到医师身上，立德指不图名利；立功指能起死回生；立言指专著传世。清代医家华岫云在为叶天士所著《临证指南医案》写的序言中对其师行医业绩作出评价："良医处世，不矜名，不计利，此其立德也；挽回造化，立起沉疴，此其立功也；阐发蕴奥，聿著方书，此其立言也。一艺而三善咸备，医道之有关于世，岂不重且大耶？"

立德、立功、立言是中国历代衡量一个人平生作为的标准，人们也常用它作为自己奋斗的目标。立德，指树立高尚的道德；立功，指建树非凡的功绩；立言，指著书立说。三者又有位次之分，最高是立德，其次是立功，再次才是立言。作为一名良医，其品德行为是否够得上这三条标准呢？答案是肯定的。它正确地指出：良医为人处世，不为自己崇高的名望而骄傲，不计较私利的得失，这就是立德；挽救天地所创造化育的患者生命，使危重之病迅速痊愈，这就是立功；阐发医学深奥精微的道理，撰写医药著作，这就是立言。这段话，既是对良医的肯定，也可作为今天医者行为的参照。其中最重要的是立德、立功，作不到这两点，就不是好医师。至于立言，有能力自应去立，功夫不到可从长计议。

（樊民胜）

zhìbìngwǔnán

治病五难（five difficulties in treating diseases）

治病必须懂得辨疾、治疾、饮药、处方、别药的五难的精诚负责的思想。中医表现医师治病认真负责的概括用语，强调医师必须掌握治病的原则，辨证施治。出自北宋·沈括《良方自序》："予尝论治病有五难：辨疾、治疾、饮药、处方、别药，此五也。"沈括进一步阐述："今之视疾者，惟候气口六脉而已。古之人视疾，必察其声音、颜色、举动、肤理、情性、嗜好，问其所为，考其所行，已得其大半……此辨疾之难，一也。""今之治疾者，以一二药，书其服饵之节，授之而已。古之治疾者，先知阴阳运历之变故，山林川泽之窍发。而又视其人老少、肥瘠、贵贱、居养、性术、好恶、忧喜、劳逸，顺其所宜，违其所不宜。或药，或火，或刺，或砭，或汤，或液，矫易其故常，揉摩其性理，捣而索之，投几顺变，间不容发……此治疾之难，二也。""古之饮药者，煑炼有节，饮啜有宜。药有可以久煑，有不可以久煑者；有宜炽火，有宜温火者。此煑炼之节也。宜温宜寒，或缓或速；或乘饮食喜怒，而饮食喜怒为用者；有违饮食喜怒，而饮食喜怒为敌者。此饮啜之宜也。而水泉有美恶，操药之人有勤惰。如此而责药之不效者，非药之罪也。此服药之难，三也。""药之单用为易知，药之复用为难知。世之处方者，以一药为不足，又以众药益之。殊不知药之有相使者，相反者，有相合而性易者……此处方之难，四也。""橘过江而为枳，麦得湿而为蛾，鸡逾岭而黑，鹳鹆逾岭而白，月亏而蚌蛤消，露下而蚊喙坏，此形器之易知者也……此辨药之难，五也。"

（樊民胜）

医家五戒十要 yījiā wǔjiè shíyào（five disciplines and ten criterion for doctors）

中医关于医师从业要做到五戒和十要的医德规范的要求。中医深受儒家、道家和佛家影响，以仁为重，以术为用。当时的中医师都是个体行医，自开药号、医馆，医事以坐诊和出诊相结合，没有形成行业规模，也没有建立医院，使得那时的中医均以加强医师自身修养为主题。在历代医家的著作中常有体现。明代陈实功在《外科正宗》中对中国古代医德做了系统总结，他概括的"医家五戒十要"被美国 1978 年出版的《生命伦理学百科全书》列为世界古典医药道德文献之一。

医家五戒：一戒：无论病家大小、贫富，有请便往，勿得迟延、厌弃，欲往而不往，不为平易。二戒：凡遇妇女及孀妇、尼僧等，必候侍者在旁，然后入房诊视，倘旁无伴，不可自看。三戒：不得出脱病家珠珀珍贵等物，送家合药，以虚存假换，如果该用，令彼自制入之。四戒：凡为医者，不可行乐登山，携酒游玩，又不可片时离去家中，致就诊者守候无时。五戒：凡娼妓及私伙家请看，亦当正己视如良家子女，不可任意儿戏，以取不正，视毕便回。

医家十要：一要：先知儒理，然后方知医理。二要：选买药品，必遵雷公炮炙。三要：凡乡井同道之士，不可生轻侮傲慢之心，交接切要谦和谨慎。四要：治家与治病同，治家若不固根本而奢华，费用太过，流荡日生，轻则无积，重则贫窘。五要：人之受命于天，不可负天之命。六要：里中亲友人情，除婚丧疾病庆贺外，其余家务，至于馈送往来之礼，不可求奇好胜。七要：贫穷之家及游食僧道衙门差役人等，凡求看病，不可要他药钱，只当奉药。倘遇贫难者，当量力微赠，方为仁术。八要：凡有所蓄，随其大小便当，置买产业以为根本，不可收买玩器及不紧物件，浪费钱财。九要：凡室中所用各样物具，俱要精备齐整，不得临时缺少。十要：凡奉官衙所请，必当速去，毋得怠缓，要诚意恭敬，告明病源，开具药方。

（樊民胜）

五端 wǔduān（five bud）

中医关于医师资质品格的要求。五端起于孟子的四端之学。四端，是儒家称应有的四种德行，即，恻隐之心，仁之端也；羞恶之心，义之端也；辞让之心，礼之端也；是非之心，智之端也。"四端"说是孟子思想的一个重要内容，也是他对先秦儒学理论的一个重要贡献。

根据孟子的"四端"说，清代名医徐大椿针对当时的医界时弊，在《医学源流论》中提出"五端"说，即选拔医师的五条资质标准。五端的要求是：非聪明敏哲之人不可学也；非渊博通达之人不可学也；非虚怀灵变之人不可学也；非勤读善记之人不可学也；非精鉴确识之人不可学也。并对五端逐条进行阐述："今之学医者，皆无聊之甚，习此业以为衣食之计耳。孰知医之为道，乃古圣人所以泄天地之秘，夺造化之权，以救人之死。其理精妙入

神，非聪明敏哲之人不可学也。黄帝、神农、越人、仲景之书，文词古奥，搜罗广远，非渊博通达之人不可学也；凡病之情，传变在于顷刻，真伪一时难辨，一或执滞，生死立判，非虚怀灵变之人不可学也；病名以千计，病症以万计，脏腑经络，内服外治方药之书，数年不能竟其说，非勤读善记之人不可学也。又《内经》以后，支分派别，人自为师，不无偏驳；更有怪僻之论，鄙俚之说，纷陈错立，淆惑百端，一或误信，终身不返，非精鉴确识之人不可学也。故为此道者，必具过人之资，通人之识，又能摒去俗事，专心数年，更得师之传授，方能与古圣人之心，潜通默契。若今之学医者，与前数端事事相反。以通儒毕世不能工之事，乃以全无文理之人，欲顷刻而能之。宜道之所以日丧，而枉死者遍天下也。"

（樊民胜）

十弊 shíbì（ten deficiency）

中医关于医师从业应当戒律的十种弊端。出自清代医家黄凯钧的《友渔斋医话》。他认为："治病如救焚，须器械整齐，同心合力，处置有方，自然手到成功，存乎其人耳。其不能者，盖有大弊十端。"为剖析医疗效果为何不佳的原因，他例证了临床工作中医师十种不良表现："一曰不辨；二曰辨不真；三曰过于小心；四曰粗心胆大；五曰假立名目；六曰固塞不通；七曰性急误事；八曰贪心损德；九曰妄自为能；十曰虚耗精神。"十弊是劝戒医师固守医学道德之作。

不辨是指医师未能按照中医理论中四诊八纲要求辨析病因病机，而后辨证施治，落入"头痛

治头，脚酸医脚"的失误；辨不真是指医师辨证能力不强，若不辨真，与不辨无异；过于小心是指技术不精，用药不足，杯水难胜车薪；粗心胆大，指抓不住主要矛盾，得末忘本，妄自用药；假立名目指不懂装懂，自欺欺人；固窒不通指墨守成规，固执己见；性急误事是指疾病发生发展自有过程，医患间要充分沟通，避免急于求成；贪心损德指医师要善待患者，不能嫌贫爱富；妄自为能指医师需学习孙思邈的治病方法，力戒粗枝大叶；虚耗精神指医师不要因酒色财气而耗神伤身。"医之为道，首重保生，未有自己不立，而能立人者。《内经》四气调神诸篇，皆贵怡养。故业斯道者，远酒色财气及一切耗心费神之事，养得一片精明，闲来读书会意，临症至诚聪明。"

（樊民胜）

xíyī guīzé

习医规则 （principle of practicing medicine）

从事医学专业的道德规范。出自明代李梴《医学入门》第七卷，用与友人对答的方式，阐述医师必须具备如下一些职业道德。

因为医出于儒，不读书明理，终是庸俗昏昧，不能变化贯通。"如欲专小科，则亦不可不读大科；欲专外科，亦不可不读内科。"因为学医只有触类旁通的道理，没有对其他科一窍不通却能精通一科的道理。学医人要潜思默想，深究书中意义，遇有疑难之处，学医人就要检阅古今名家方书来增广见闻；或者向医术高明、医德高尚之士恭敬请教。

到为患者诊视的时候，医师先问患者病症起于何日，再从头到脚，根据伤寒初证、杂证的辨证方法以及内伤、外感的辨证方

法，逐一详细询问。

到讨论病情时，医师要明白开释论证。断定病症是内伤，还是外感？是属于杂病，还是属于阴虚？是内伤而兼几分外感，还是外感而兼几分内伤？

到议定处方时，医师要根据当前脉象拟定处方，不可稍有隐秘。要根据古代成法，再参酌气候时宜、患者年纪、患者处于顺境还是逆境，以及患者曾经服药与否，虽然本于古却不泥于古，真的如同见到了患者脏腑。这样既打消了患者的疑虑，又不至于自己失误。

对医师的根本要求就是忠于职守，归根结底就是不欺。"欺则良知日以蔽塞，而医道终失；不欺则良知日益发扬，而医道愈昌。"在该书的节录中，他提出为医七不欺的要求。即：读书不欺，悟理不欺，诊视不欺，断病不欺，用药不欺，取酬不欺，传方不欺。

（樊民胜）

zhòngshēng

重生 （high regard for life）

珍重身体，爱惜生命。重生是道教理想之一，认为在绝处逢生时经受了巨大的痛苦和升华后人们才能得以更美好的躯体得以重生。重生有两重意思，一是表示复生，死而复生。二是表示珍视自己的身体。重生，也就是说涅槃，获得新的生命。当然这只是狭义的理解。广义地说来，重生是获得新的生机，例如说大自然的复苏，这也是一种重生。

道教是中国自创的宗教，是从中国原始宗教的巫术和战国秦汉以来的神仙方术等发展而来的一种宗教。道教的基本教义是追求长生不死而成神仙。因此，道教倡导珍重身体，爱惜生命。道家以生命为贵，以富贵利欲足以

妨其生，故强调重生轻物。

道家主要创始人和历代道家代表人物对此都有阐述，先秦庄子："重生则利轻。"初唐大臣陆德明释文引李颐曰："重存生之道者，则名利轻。"韩非子："爱子者慈于子，重生者慈于身，贵功者慈于事。"吕氏春秋："故古之人有不肯富贵者矣，由重生故也。"中医起源于道家，因此道家这种理念与中医的养生保健理念完全一致。

（樊民胜）

rújiā yǔ yīxué lúnlǐxué

儒家与医学伦理学 （confucianism and medical ethics）

探讨儒家与医学伦理学的关系。儒家是先秦时期孔子开创的一个学术流派，此后不断发展，其思想代表了中国传统文化的主流。儒家思想博大精深，在生、死等围绕人类生命健康和人性尊严方面形成了丰富的道德理念与行为准则，具有丰富的医学伦理思想。

自古以来，人们就产生了对于生、死等生命伦理问题的关注与思考，古今中外哲学家和思想家们纷纷作出解答。作为中华文化的主要代表者儒家也进行了关于生命现象和生命问题的深刻考察，其思想中蕴含着丰富且具有特色的生命伦理智慧。儒家的生命意识源起于天地宇宙，儒家经典《周易》认为"天地氤氲，万物化醇；男女构精，万物化生"，"有天地，然后万物生焉"，指出整个生命世界都是由天地构精生成演化而来，天地是化育万物的本原，人的生命也是天地所赋予的，具有自然的属性，后世儒家也支持这种观点，并提出了使生命得以产生和构成的最原始的本体是气，"人受天地之气而生""人气便是天地之气"等主张，进

一步阐明人的生命具有自然的特质。儒家又认为个人生命与群体生命之间有共生关系，每个人的生命不完全属于自身，而是绑在了亲属与群体的纽带上，其提出的守身为大、敬身为大等，即是出于家族伦理之考虑，是受制于礼法规范的。因此，儒家的生命是主体性的自我存在与客观的社会礼法融为一体的具有社会群体属性的生命形态。儒家认为生命是身、心一体的，即肉体与精神是一个统一体，无法分离，身即心之身，心即身之心，身心互为体用，是生命体的一体两面。出于对生命本质的深刻认识，儒家提出了对于生命的基本伦理态度，形成了具有特点的生命伦理思想。目前，大多数学者认为，儒家的生命伦理思想基本包含以下几种观念：生命观、生死观、养生观和人生观。

儒家生命观 ①体现为敬重生命。儒家将包括人类在内的自然万物的生长视为天地的本性，是天地之大德："天地之大德曰生。"（《易传·系辞下》）儒家认为既然天道贵生，那么人道应遵循和效仿天道，应该尊重一切生命。但儒家又特别强调了只有人类具有伦理道德意识，即"水火有气而无性，草木有生而无知，禽兽有生而无义，人有气有生有知，亦且有义，故最为天下贵"（《荀子·王制》），因此人贵于物，是万物之灵，人类生命在宇宙间具有至高无上的地位，应无比尊重，肯定了人的价值和尊严。儒家主张不仅要尊重人的肉体生命，更要敬重人的精神生命。相较于肉体生命，精神和道德生命其价值更为重要。当人的肉体生命和精神生命没有矛盾时，儒家自然提倡要珍视自己的身体，这

既是对于本身生命的重视，也是社会孝道的要求，然而一旦两者发生冲突，儒家就要求遵从更高层次的道德价值，倡导人们"以义为上"。②体现为仁爱生命。出于对人类以及万物生命的尊重，儒家倡导仁爱精神，善待生命。首先对自身生命的爱护，所谓"身体发肤，受之父母，不敢毁伤，孝之始也"，因此，儒家反对自杀轻生等对自身生命的伤害行为。其次，对他人生命的维护。孟子指出每个人都有"不忍人之心"，不忍伤害别人，当别人处于危难之时，会极力相救。而且，儒家主张推己及人的行仁方法，对自身生命的爱护也推及对别人生命的热爱。因此，儒家坚决反对杀人的做法，反对战争，并认为在政治治理中，只有热爱生命的人才能赢得天下。最后，对其他自然生命的关爱。早在孔子，就表现出了对动物的同情、怜悯和珍爱，孟子则提出了"仁民而爱物"的主张，后世宋代儒家更是把万物作为人类的同伴和朋友而进行关照。至此，儒家仁爱精神从善待人类生命又进一步更广泛地推及其他生命及世间万物。③追求生命的和谐。首先表现为个人生命的身心和谐，儒家认为身、心构成了完整的生命体，修身可以养性，养性利于修身，两者相互促进，修身正心，从而达到圆融的境界。其次，儒家提出了"天人合一"的思想，强调了人与自然的整体性和不可分割性，宣扬"人"与"天"的和谐共生。儒家肯定了人在自然宇宙中的重要地位，但并没有把自然作为人类的对立面，而是推崇"仁者以天地万物为一体"，要尊重自然规律，对于自然生态资源应"用之有时，取之有度"，主张正

确处理人与自然的关系，使人与自然形成和谐共生的有机整体。

儒家生死观 儒家不仅关注"生"，而且也关注"死"，"人之所欲，生甚矣；人之所恶，死甚矣"，在儒家看来，"生"是人们向往和追求的，而"死"则是令人厌恶的，儒家具有明显的乐生哀死的思想，但是情感上的排斥并没有在理性上回避死亡这一现实，而是坦然地面对生死问题。儒家认为生与死构成了完整的生命，人的生命就是一个由生到死的必然过程，属于自然规律，是人力所无法改变的，所谓"死生有命，富贵在天"（《论语·颜渊》），"有生者，必有死；有始者，必有终，自然之道也"（《扬子法言》）。儒家能够坦然地面对死亡，但并不是消极待命，任其自然和无所作为，而是通过积极的立德、立功和立言（又称"三不朽"），超越死亡，实现生命的永恒。当仁义与生命发生冲突时，"舍生而取义""无求生以害仁，有杀身以成仁"，宁可牺牲生命，也要坚守仁义；同样是死，但价值不同，有的重于泰山，有的轻于鸿毛，明确肯定了死亡的价值在一定条件下会超过生命，并强调人"生"时应该为仁道而努力奋斗，面对死亡的威胁时，也应该为实现仁道而从容就死。这样的"生"才有价值，"死"才有意义。所以，儒家更注重的是生命的价值，而不是生命的长度。

儒家养生观 儒家关注外部形体的保养，有大量关于合理饮食的讲究。儒家还提出了许多养生理论，诸如食不语、寝不言、节制饮食、衣着穿戴合乎时宜等思想，帮助人们提高抵抗疾病侵袭的能力，维护身体功能的健康。儒家重视以德养生，强调通过不

断反省自身，时刻检讨自身，克服自身的不足，使自身的言行符合礼仪规范和仁德要求，并在此基础上进一步"善养吾浩然之气"，通过调节心理，持以积极进取之态度，充分体会心中的"善端"，使它不断扩充，发展壮大，这是一个道德力量外现的过程，刚强而伟大。在追求人类生命与天地自然的融通中实现养生，这也是儒家以德养生思想的应有之义。

在儒家思想影响下，形成了丰富的医学伦理思想，这些医学伦理思想对当今的医疗实践仍有重要的指导意义：①儒家的医学伦理思想是建立中国医学伦理学重要观念的理论资源。儒家重生贵生，讲道德，讲有为，注重生命的社会价值，启示中国医学伦理学要强调生命的神圣与生命的质量与价值相统一的科学的生命观；儒家强调"生"要为社会做贡献，"死"要坦然面对，并努力实现死亡的价值和尊严，有助于建立科学的生死观；儒家的仁民爱物思想是重建人类与自然的和谐发展，建构现代生态伦理观的重要基石。②儒家关于"凡大医治病，必当安神定志，无欲无求""勿重利，当存仁义，贫富殊，药施无二"等医德理念，对于疏解中国当代医学伦理中的困惑，构建和谐的医患关系极具现实意义。在儒家的道德理念哺育下涌现的许多名医，以"杏林春暖""悬壶济世""推己及人"的仁爱精神和强烈的社会责任感，处处以患者的利益为先，至今仍是当代医师从医的指针。③儒家主张生命的自然过程，重视以血缘关系为纽带形成的家庭社会人伦关系，对于厘清当代辅助生殖技术，诸如试管婴儿、代孕、三亲婴儿，以及器官移植过程中遇到的诸多

问题，制定这些技术应用中的伦理规范，防止一些社会伦理问题的弊端出现，都具有重要的参考意义。④在儒家思想影响下形成的"医乃仁术""至重唯人命""夫医者，非仁爱不可托"等医学伦理道德观念，对于处理当代医学面临的诸多生死两难问题，以及理解自律、不伤害、仁爱、公正等生命伦理原则，认真履行知情同意、维护患者隐私权、信守对患者的承诺等，都极具现实意义。⑤儒家关注个人修养的许多论述，如"三人行，必有我师焉""礼之用，和为贵"、"思无邪""三思而后行""己所不欲，勿施于人"等，对当代医师的个人修养，正确处理师长、同事间的关系，建立和谐团结的医师共同体，仍不失为是重要的精神支撑。

挖掘儒家生命伦理思想时需要注意的是，孔子所处的时代是封建等级社会，必然带有时代的局限性。儒家所说的"爱人"并非今天人道主义所倡导的"平等"和"博爱"，而是按等级关系去爱人，推己及人也不能超越等级的界限。因此，在发扬儒家仁爱精神的时候，不能将其伦理学说归之为近代的人道主义。人道主义的特点是打破等级制度，以平等为原则，而孔子的仁和为仁之方，则是以不平等为基础的。

（樊民胜　顾云湘）

fójiào yǔ yīxué lúnlǐxué

佛教与医学伦理学（Buddhism and medical ethics）　探讨佛教与医学伦理学的关系。

佛教是世界主要宗教之一，起源于印度，广泛流传于亚洲许多国家，西汉末年传入中国。创始人是悉达多，族姓为乔达摩，相传为净饭王太子，生于迦毗罗卫国（现在尼泊尔王国境内），他

一生的活动在古印度的北部、中部、恒河流域一带。向大众宣传自己证悟的真理，拥有越来越多的信徒，从而组织教团，形成佛教。80岁时在拘尸那迦逝世。释迦牟尼是佛教徒对他的尊号。佛是觉悟的意思，指他觉悟到了绝对真理。

佛教创造了一套相当精致的宗教思想体系，佛教教义将现实痛苦归罪于前世不行善，要人们忍受今世苦难，寄希望于来世，这种思想易为当时处于战乱动荡社会之中的人们所接受，"因果报应""灵魂不灭""三世轮回"等，并宣扬极乐净土、地狱等宗教世界。它以佛为最高教主，以超脱轮回、投身净土为最高境界。佛教伦理思想内容丰富，涉及面广，贴近生活，已逐渐发展成为社会伦理的重要组成部分。佛教伦理思想，贯穿于整个佛教教义之中，其中最基本的就是"五戒""十善"、"慈悲""涅槃"等"六度"，既是佛教教义的基石，也是佛教伦理思想的核心。佛教教义中有两句话，堪称佛教伦理思想的基石。全部佛教伦理思想，可以说都是由这两句话发展而来的。这两句话就是佛教徒常说的"诸恶莫做，众善奉行"。

佛教传入中国后，开始信佛者不多，它只在皇族和贵族上层少数人物中有影响。汉代也有少量佛寺，主要是为了满足西域来华胡商的宗教信仰，法律上不允许中国人出家做和尚。魏晋时期印度和西域僧人陆续来到中国，随着佛经翻译增加和佛寺兴建，佛教迅速传播，印度医学也随之传入中国。南北朝时期大力提倡佛教，于是造佛寺、塑佛像、释佛经、传佛学形成高潮。以至"招提栉比，佛塔骈罗"，僧尼人

数也大量增加。佛教经南北朝的长足发展，到唐朝进入鼎盛阶段，唐高祖托付老子李聃为先祖，提高了道教地位，而儒学则一直是统治者始终尊崇的治国之本。太宗、高宗时，朝廷均曾进行过儒、道、佛孰先孰后之争论，最后则有"三教合一"之说，形成儒、道、佛并尊的局面。三者之间既有斗争，也有融合。佛教得到下层广大信众的原因是与农民起义的失败有关系，农民利用道教作为起义组织形式。起义失败后，道教虽继续存在，但佛教也取得进一步的发展。佛教在当时曾丰富了中国的文学、艺术、音乐，也曾帮助了中国的医学、历法的发展。

佛学经典中，佛陀将自己所创之佛教视为一门医学，其出处不可胜数。事实上，佛将自己称为医王，佛法称为方药，僧众称为看护，整个佛学称为治疗众生疾病的医学。大乘佛学所极力提倡的无住涅槃，已完全超出了对个人身心道德的完整健康的追求，而把所有人类及有情众生的完整健康当作目标，即普度众生。佛家的目的是"超度众生脱离苦海"，僧侣们也注意掌握一定的医药技术以自护或救人，佛门弟子要求坐禅（气功中的静修），或习武（动功），主张戒荤食素，这些均有利于人体健康。佛教在传播佛学的过程中，也普及了中医学知识。

佛道儒的发展对医学和医学家也产生重要影响，许多医学著作中也可看到儒、道、佛的时代烙印。许多重要的医师，如孙思邈就是集道、佛、儒三教于一身的饱学之士。佛经中若干医学思想和医疗经验、道家的养生学说等曾被隋唐医家广泛吸取。佛教

哲学理论是古印度文化的结晶，反映了古代印度人的智慧，佛教哲学中富含深刻的哲理，有着丰富的辩证法和合理的认识论、逻辑学。这些深刻的哲学思想在历史上曾经对中国的哲学和文化产生巨大的影响，也深刻地影响中国的中医思想。中国文化历来讲辈分、秩序和等级，儒家所谓的五伦即是等级思想的核心，尽管早期道教在发动农民起义时出现过反对剥削、压迫，要求平等的思想，但魏晋以降，经过葛洪、陶弘景等人的改造，按照儒家所倡导的世俗社会的等级秩序，道教所构筑的依然是一个等级森严的世界。而外来的佛教则不同，众生平等是佛教生态伦理的核心价值。佛教的众生平等不仅是人与人之间的平等，而且是宇宙间一切生命的平等。它提倡一视同仁，普度众生。随着佛教进入，国人的伦理观也发生改变，开始出现了平等的思想。孙思邈接受了佛教这一理念并在《大医精诚》中首次喊出了"普同一等"的口号，成为这一观念的先行者。

佛教主张慈悲救世，佛教中的僧人如同其他宗教一样，在从事宗教活动的同时，也研究医学，采用气功等医疗措施为百姓防治疾病，以济世救人。当时佛教中的高僧，很多人均以医术高明而闻名于天下。如唐代著名高僧鉴真通晓医学，精通本草，他把中国中药鉴别、炮制、配方、收藏、应用等技术带到了日本，并传授医学，热忱为患者治病。至德元年（公元 756 年，日本天平胜宝八年），鉴真及弟子法荣治愈圣武天皇的疾病，当时鉴真虽已双目失明，但他以口尝、鼻嗅、手摸来鉴别药物真伪，辨之无误，因此他在日本医药界享有崇高的威

望，被称为汉方医药始祖，日本之神农。

（樊民胜）

dàojiā yǔ yīxué lúnlǐxué

道家与医学伦理学 （daoism and bioethics） 探讨道家与医学伦理学的关系。

医学与哲学的关系十分密切。中医学的起源与发展离不开中国哲学，医学与道家的思想渊源关系也甚为密切。道家的创始人老聃，老氏，名聃。一说姓李，名耳，字伯阳，"聃"是谥号，相传为楚国若县人，通晓上下古今之变，晚年退隐居沛（今江苏沛县），躬耕授徒，讲道论德，其语录流传甚广，经环渊最后整理，成《道德经》上下篇，即今本《老子》。在《老子》书中，把宇宙万物的本体看作"道"，或"朴"，有时称"无"。"道"是宇宙的本原和根本法则，"人法地，地法天，天法道，道法自然"。"道生一，一生二，二生三，三生万物。万物负阴而抱阳，冲气以为和。"这个玄之又玄的"道"，永远按照"自然"法则，循环周转，"周行而不殆"。老子认为，以儒教的元德"礼"，即"礼节"来维系的世界是层次最低的。他所要求的是与儒教的下德相反的上德，表明他所要求的是完全绝对的伦理，而非社会化的相对的伦理。老子创立了一种积极无为的人生哲学和"超善恶"的道德学说。"道常无为而无不为。"道是无为的，故虽生成万物，却不作主宰。人应该以"道"为法，清静无为，朴素自然，保持无知、无欲、无争的状态，这是人性之"常然"。达到并保持这种境界，就是与"道"合一，也就做到了"体道"。在道家的伦理思想中，还包含着保全自身的处世方法。

老子主张懦弱谦下，提出"后其身而身先，外其身而身存"，认为"以其无私，故能成其私"，以其不争，"故天下莫能与之争"。庄周提出，人应该"无所可用"以成已之"大用"。他说："为善无近名，为恶无近刑。缘督以为经。可以保身，可以全生，可以养亲，可以尽年。"

奠定中医理论基础和基本框架的《黄帝内经》，也冠以黄帝之名，以黄帝和岐伯问答的形式，全面而系统地阐述了中医的理论，证明了道家与中医产生有不可分隔的关系。在道家哲学中有关气的概念、阴阳五行学说、天人合一的整体观念，成为中医理论最重要的支撑。在中医创立的过程中道家哲学思想无疑起了重要的作用。在中国医学史上，《内经》的地位是不可取代的。《内经》中关于气、阴阳五行、脏腑、经络的基础理论，以及对生命起源、疾病成因，以及形神关系等医学思想，都与道家思想相关。

道家思想与道教有联系又有区别。道教于东汉末年由张道陵创立，源于中国民间，在东晋和南北朝时期，道教教义理论和宗教组织迅速发展，形成一派很有影响的宗教势力，其根本教义在于追求长生不老，还宣扬"谶纬"之说和"清静虚无"等观点。这些宗教迷信和无所作为的思想，无疑对社会和医学的发展都产生消极影响，但是道术中有不少与医药保健有关的养生学内容，炼丹过程也积累了丰富的化学和药物学知识，为道教典籍和相关书籍所保存。

道家思想对医学伦理学的意义有：①老子的道法自然、尊重自然、顺应自然的思想，对当今医学探索人造生命、组装人体、定制婴儿等不断干预人体自然的医学行为，启示人们需要思考。人体，这个经历了多少万年进化到今天的人，是否应当再造，是否可以不顾其原貌肆无忌惮地重塑和改造？其后果可能有哪些？联想到人类对自然环境无限制的改造、破坏带来的种种灾难，医学技术对人体的干预，也是应当有限度、有分寸的。"道"是宇宙的本原和根本法则，永远按照"自然"法则，循环周转，"周行而不殆"，这个规律，在人体上也是不应破坏和打断的。②道家关于重生的思想，倡导珍重身体、爱惜生命，以生命为贵，和当今的医学伦理学尽其努力呵护生命、敬畏生命有其共同性，它启示我们要尽一切努力挽救患者的生命，给患者的生命以更多的关怀，绝不能对处于危急状态的患者生命掉以轻心。③道家清心寡欲、清静无为的人生哲学，当然是那个时代的产物，与当今社会有些格格不入，但它视名利为空的思想，对今日那些过于看重名利、利欲熏心，不惜损害患者利益的行为，无疑也是一幅清醒剂。在人人为名忙、为利忙的当下，汲取清心寡欲思想的某些成分，也许能解脱一些不必要的负担，避开某些不必要的烦恼，享受医师快乐的人生。④道家主张无为而治，顺其自然，与今日永不满足的赶超时代是相背而行的，但永无止境的赶超，对疾病和健康永无止境干预，并不都是有利于疾病治疗和身体健康的。一些研究证明，对某些疾病不给治疗就是最好的治疗。在对人体生命和疾病过度干预在医疗领域中无处不在的当今，重温老子无为而治的理念，是有益的。

（樊民胜）

yīyuàn lúnlǐ

医院伦理（hospital ethics） 以防治疾病为主要任务的医院在经营管理和履行职责中应遵循的伦理规则。医院承载着救死扶伤、防病治病的重任，是人民大众维护生命、维护健康的寄托和希望，历来受到社会公众的关心和爱戴。医院伦理是医院职业精神的集中体现，对于践行医院的宗旨和任务有着十分重要的意义。

概述 医院的产生和发展受社会经济和科学文化水平的制约，与医药科技发展密切相关，是伴随着特定的文化和科学而产生和不断发展完善的一种特殊的社会组织。医院最早是为穷人、朝圣者或无家可归者提供食宿的慈善机构，它经历了受疾病折磨的穷人和士兵受伤救治的场所、宗教活动的中心、作为贫民院、作为临终者之家和现代医学科学技术的中心等不同发展阶段。

古埃及和古希腊提供医疗服务的场所是庙宇。公元前3世纪，古罗马军队开始占领地中海地区，军医院从此诞生。公元1世纪，基督教诞生。修道院是基督教行使慈善职能的机构，医院通常设在修道院内。公元325年，受君士坦丁大帝的指示，基督教在尼西亚召开了第一次基督教全体会议，会议号召在每一个教区建一所医院，为贫穷者、患者和流浪者服务。圣·巴塞尔（St. Basil）医院是响应这次会议号召所建立的第一所医院。此后，法比欧拉（Fabiola）于公元390年建立了西方最早的民办慈善性质医院。公元7世纪，罗马帝国的首都君士坦丁堡建立一些设施完善的医院；公元9世纪的欧洲设立了许多与宗教场所相连的医院，供朝圣者住宿和看病；公元12世纪初，英国伦敦有了第一所医院；15 世纪末，仅意大利的佛罗伦萨就有 33 所医院。16 世纪初新教诞生。新教强调现世，反对修道院制度，修道院医院受挫，世俗医院得以发展。与宗教和慈善相关而诞生的医院，一开始就强调人类有责任向患者和穷人提供帮助，就有了伦理的意蕴。

20 世纪以来，特别是近几十年来，医院有了快速的发展。医院从承担单一治病救人的任务发展为承担治病防病、育人、科研、健康促进等多重任务；医院的结构和功能适应客观需求，逐步形成了综合性的大型医院、专科医院和遍布全国城乡各地的基层医疗卫生中心（初级卫生保健）；按资产所有权不同形成的有国有（公立）医院、集体所有制医院、私人所有制医院和股份制医院；在互联网影响下，远程医疗、在线医疗、互联网医院也出现在人们面前；智能革命兴起后，又将智能医院提到医院发展的日程中。所有这些不同形式、不同级别的医院，向人们提出了这样一个问题：医院的传统宗旨和性质是否仍然适应当今的形势？医院的人道主义行善的性质是否发生了变化？

中国医院有几种不同的来源。中国政府官办的医院雏形可以追溯到周朝。周成王在成周大会的会场中设置了为诸侯服务的医疗场所。公元前 7 世纪，齐国管仲创建了许多类似分科医院的机构。东汉延熹五年（公元 162 年）官方设置了野战医院性质的机构——庵庐。到了宋代，政府已经设立了安济坊、养济院和药局等多种医疗机构；宗教慈善教义和以医传教的形式使宗教成为医院又一个起源。道教对中医的影

响很深，道观也成为治病的地方。佛教传入中国以后，许多寺院便成为治病场所；中国世俗的民办医院起源于北宋著名全才型天才苏轼。哲宗元祐四年（公元 1089 年），面对疫病流行的杭州，苏轼一方面接济穷困的民众，一方面积极筹资办起了中国第一家为平民服务的慈善性质的安乐坊，开创了中国慈善民办医院的先河。近代西方教会在中国开办教会医院，具有近现代特征的医院才在中国逐步发展起来。近代中国的教会医院起源于伯驾 1835 年在广州创办的眼科医局（即后来的广州博济医院）。初来时实行免费施诊制度，后来实行对贫困病人免费而对其他人收费的慈善性质的收费制度。在这样的制度下，教会医院在中国迅速扩散，到 1905 年新教在华所办的教会医院达到 166 所、诊所 241 所。随后慈善性质安乐坊一类的民办医院层出不穷，直到近现代，中国的爱国人士才纷纷办起了具有近现代特征的民间慈善性质的医院。世界和中国医院发展的历程表明，医院是随着社会发展和科学进步不断改变自己的形式，但它的人道主义的行善性质，关爱生命，首先是关爱丧失生活和工作能力、处于贫困的患病状态的患者，不以谋利为目的，广大公众的可及性、可获得性的本色没有变化。

挑战 ①医院的任务从以往治病救人的单一任务，演变为诊疗、教学与科研等多重任务，医院和医师成为多重角色的承担者，医院人道主义的行善宗旨需要在多重任务中分解和协调，行善的性质受到了冲击和淡化。②医学新技术大量涌入医院，医院已成为医学技术集大成的主体，医院由医师主宰日益演变为技术主宰，

医师与患者的关系日益变成技术与患者、技术与技术的关系，随着智能革命推进引发智能医院的出现，传统医学面貌将发生更深刻的变化，医院人性的异化将进一步突出。③医学的进步不仅为疾病的治疗提供了多种效果的可能，而且还可以满足人们诸多生活方面的需求，诸如美容、体型再造、增强体质、增强神经等医学生活化的服务，正在异军突起，医疗服务跨出了维持和保护生命的原初底线，因而为适合不同人群需求购买不同价格的医学服务提供了可能，免费的、国家提供的单一服务变成了购买的多重服务。④医学已经发展为有科学研究机构和医药产业界参与的庞大的社会事业，医院成为医药、医疗器械产业开发商不可缺少的重要伙伴，医院、科研组织、医药器械开发商的利益连接链条已经形成，市场运作机制无可避免地渗入医院经营领域。⑤医院任务的主要承担者医务人员日趋专业化，医疗成为医务人员的终身职业，是他们处世立命和养家糊口的根基，他们承担着治病救人任务的同时，也承载着发展自身和谋求幸福生活的追求，医院和医务人员履行医学根本宗旨的职责与谋求自身发展的目标发生了一定程度的分离。

当代医院发生的这些重大变化给医院的传统伦理基础带来的主要冲击是：①医院医学人道主义的行善宗旨受到严重的冲击。医院的历史传统以救死扶伤、防病治病为主要宗旨，至今世界上绝大多数国家仍然坚守医疗服务是社会的公益事业，医院不能以赢利为目的，但事实上由于诸多原因，特别是在某些资源缺少、以市场机制营运医院的国家，医

疗服务实际上已沦为赚钱的机器，但这种走向又备受社会的批评和指责，医院游离于义利冲突、毁誉参半的矛盾中。这是当今医院面临的最大挑战。②医院人文关怀的传统遇到严重挑战。医疗技术的快速进步，促成了医院的技术装备日趋完善和壮大，给患者带来希望和喜悦，但同时也助长技术主义的泛滥，人与人的关系日渐衍化为人与物的关系，医师与患者的直接交流日益淡化，医院人文关怀的情结日趋衰落，昔日温情脉脉的诚信关系逐渐沦为矛盾、对抗与冲突。③治病与致病的矛盾日益显现。传统的医院虽然由于缺乏有效的技术手段，存在医疗效率不高的缺陷，但由于医疗不当而致病的情况并不普遍。现今的医院技术装备精良，几乎遍及医疗服务的一切领域。技术越先进、越多，意味着医院越强大，越有实力，而装备精良的技术是要收回成本和赢利的，这就必然催生过度医疗。对人体自然力的过度干预，不断发现疾病和制造疾病，是当今全球医疗服务的通病。医源性疾病，药源性疾病，生活的医学化，生命医学化，成为当代医学治病与致病突出的矛盾现象。④医学公平性与可及性受到威胁。传统的医院同情弱者，曾经是公平与正义的扬声场。医院的发祥地是流落街头、无处藏身的患病贫民和受伤的士兵，医院也因此获得社会的广泛赞誉而得到各方支持迅速发展。现今的医院由于追求利润转而嫌贫爱富，低廉的、便民的设备和药品被废弃，高端的、昂贵的设备和药品充斥医院，医院逐渐远离公平性和可及性。这也是当代医院面临的严重的伦理挑战。

伦理原则 ①坚守医学人道主义的行善原则。医学人道主义的行善宗旨，是自医院诞生、发展至今的一贯传统。尽管当代医院的任务日益复杂和多元，但行善的宗旨不能动摇。它既是推动医学技术的发展，扩展医院规模，培育优秀医学人才等各项工作的根本出发点，也是这一切的最终归宿。当代医院面临市场利益诱惑的种种新情况，提示坚守医学人道主义行善宗旨的重要性和迫切性，而不是与之相反。医院要突破障碍，抓住根本，不忘初心，毫不动摇地引导医务人员将有利、不伤害的人道主义的行善原则奉行到底。②严守患者利益优先的原则，正确处理义与利的关系。医学人道主义的行善宗旨，要求将患者利益置于医务人员利益之上。社会对医院的信任，是坚信医院能够将其自身利益置于公众利益之下的。患者利益优先，是医院立命的基础。不是否定医务人员利益的合理性，反而应该重视医务人员的利益。医务人员的正当利益，是医务人员践行医学人道主义事业积极性的条件，但医务人员的利益不能置于患者利益之上，不能背离、伤害患者利益谋求医务人员利益。医院应当弘扬"敬佑生命、救死扶伤、甘于奉献、大爱无疆"的职业精神，拒绝市场、社会力量和其他管理需要的影响，增强服务意识，提高服务质量，全心全意为患者服务，同时探索相应的规章制度，正确处理义与利的关系，建设医术精湛、医德高尚、医风严谨的医务人员队伍，塑造行业清风正气。③树立以患者为中心的理念，践行"以人为本"的职责。以患者为中心强调在医疗卫生全过程中要囊括患者的视角和要求，尊

重患者的自主权，认真履行知情同意原则；直面患者的情感；关注患者对疾病的信息和渴求；鼓励患者、患者家人和朋友参与，医患共同决策，保证治疗的连续性和医患共创，建立医患同心的医疗，争取最理想的、患者渴求的医疗效果。以患者为中心，是医学人文精神在临床实践中的集中体现，它要求医务人员尊重和维护患者的权利，提供身心并重的医疗服务，切实做好医患沟通，重视患者在医疗过程中的体验，将医疗视角从以疾病为中心转移到以患者为中心的基点上来。④坚守公平正义原则，正确合理分配与使用卫生资源，优先照护弱势人群。公平正义的原则是履行医学人道主义必须遵守的基本准则。没有公平正义，处处、事事以钱和权取舍医疗行为，是没有医学人道主义可言的。医院履行公平正义原则，要求在基本医疗和特需医疗的安排上、在紧缺医疗资源的分配上、在对待普通一般患者和拥有财富和权势患者关照上、在医疗技术与药物的提供与投入上，均应优先考虑广大人群患者和弱势群体需求与承受力，应当将他们的需求摆在优先位置，而不是相反。为落实公平正义的伦理原则，医院经营和管理必须抛弃那种以钱和权定位的思维，回归医学的根本使命和宗旨。⑤遵守诚信原则，规范医疗行为，合理用药、合理诊治行为。在诊治中，应当如实地向患者说明经过实践证明的疗效和可能风险，不得随意夸大效果引诱患者接受某种技术和药物；采用医疗新技术，应当经过技术评估和伦理审查，未经审查合格的技术不能用于患者；未经审查合格和国家批准的药品，不能向患者推荐；

任何单位和个人，不得篡改、伪造、隐匿、毁灭病历；患者对诊疗行为提出的质疑，应及时予以核实、自查，如实地向患者说明，不得撒谎。要充分认识培育诚信道德观念的重要意义，把信誉作为医院最重要的无形资产和精神财富，作为社会责任和医院发展的生命。⑥肩负起促进全民健康的责任，为医学的终极目标尽职尽责。医院要逐步从目前以治疗为主转移到防治并重，最终转移到以健康促进为主的轨道上来。健康是医学的最终目标，是医学的最后归宿。临床诊治不应止于疾病的缓解和症状的消失，要进一步指导患者康复和健身，养成良好的生活、饮食习惯；医院要重视加强临床流行病学的研究，探索慢性病的流行规律，指导慢性病的防控；要抽出适当的人力，支持和参与基层卫生服务的健康管理和健康促进；要利用医院的阵地和互联网、报纸等其他途径，向公众宣传健康的科学知识，革除陈旧的养生观念，从各方面促进健康社区、健康城市、健康国家的建设。

(冯泽永　杜治政)

yīyuàn de shèhuì zérèn

医院的社会责任 (social responsibility of hospital)

医院在做好防治疾病服务的同时，向社会提供公平可及的卫生保健服务，参与突发公共卫生事件应急救治，促进公众健康素质提高和健康社区、健康城市、健康国家建设等应承担的责任。医院承诺自身的社会责任是新的社会背景下医院防病治病传统职能的发展和提升，是医院社会化的重要体现。

概述　医院的社会责任有两个源头，一是由企业的社会责任引申而来，企业的社会责任则可追索到古代商人的社会责任。在中世纪的西方，商业被教会定位为只为社会公共利益而存在，必须关心社会福利。在古代中国，商人为了争取社会的认可，就必须具有儒商思想，要有"经世济民"的商业理想、以人为本的经营观念和"义""信"为根的经营道德。这样，社会责任便成为商人在社会上立足的重要条件。企业社会责任是 20 世纪 30 年代以 E. 梅里克·多德 (E. Merrick Dodd) 为代表的学者提出的，他们认为企业应该对雇员、消费者和广大公众承担社会责任。20 世纪 50 年代"贝利－曼恩"的论战使企业责任的探讨走向深入。霍华德·R. 鲍恩 (Howard R. Bowen)《企业家的社会责任》一书从企业家对经济社会发展的贡献和对企业发展的作用的角度深入分析了企业社会责任的内涵。希尔伯特·西蒙 (Herbert Simon) 认为，企业的社会责任应是企业组织活动的目的。彼得·F. 德鲁克 (Peter F. Drucker) 在《管理：任务、责任和实践》一书中指出，企业承担社会责任是企业正常发展和不断进步所必需的机制。20 世纪 80 年代以后，企业社会责任的研究日益深化，支持企业社会责任的理论基础是利益相关者理论和社会契约理论。医院社会责任另一来源是医院自身的性质与特点。近现代的医院产生于西方，西方医院多由教会组织，具有慈善性质。因此，早期的医院社会责任经常被定义为慈善医疗或未补偿的医疗服务。随着医学和医院的发展，现代医院逐渐演变成为追求多目标的社会组织，企业社会责任的理论也被引入到医疗卫生行业。二者结合才有了现代的医院社会责任理论。目前，医院社会责任在一些国家已经走上立法层面。在过去 20 年中，美国的 20 个州陆续要求医院披露社会责任报告。作为中国第一个医药卫生行业社会责任研究报告，《2008 中国医药卫生行业社会责任红皮书》探索性地对中国医药卫生行业履行社会责任的整体状况进行了分析和总结，并提出了今后的工作设想。

关于医院社会责任的研究，西方学者认为医院社会责任主要是提供未补偿医疗（包括慈善医疗和坏账两部分）和其他社会责任，如社区卫生教育、健康免疫活动、完全免费或是带有救助性的门诊、健康知识的专业教育等。美国天主教健康协会制定了一个《社会责任计划和报告指南》，将医院社会责任定义为特定的社会需求而提供的治疗或是一种积极促进社会健康的计划或活动，并指出是一种责任，而不是出于市场的目的。美国基督健康联合会颁布的《社会责任计划和报告指南》中给出了医院社会责任的 5 条标准，包括较低的费用、反映特殊人群（如贫困家庭或犯人）的需求、提供的服务是连续的、反映了公众健康需求、有利于教育和科研。他们还以此为标准修订了《社会责任报告指南》，把医院社会责任分为 7 个方面：健康促进服务、健康职业教育、补贴的医疗服务、科研、捐赠、社区建设、社会效益活动。美国非营利卫生服务机构联盟认为医院社会责任包含以下几个方面：未补偿的医疗、具有外部正效应的医疗服务、科研和教育、服务的开放能力和社区健康目标。

中国的公立医院有着更高的社会责任。这些责任主要有：基本医疗服务、突发事件医疗援助、社会卫生服务指导、支农、支边、援外及医学教育科研等任务。同时还包括政府交给的公共卫生服务，突发性公共卫生事件的应急医疗救治、公益性医疗救治、控制医疗费用过快上涨、解决群众看病难看病贵，以及解决医疗的公平性、可及性等诸多方面的责任。事实上，卫生部《医院管理评价指南》中的社会效益就是对公立医院社会责任的另一种表述，主要指：在医疗服务过程中，始终把社会效益放在首位，履行相应的社会责任和义务；认真完成政府指令性任务，积极参加政府组织的社会公益性活动，完成卫生行政部门下达的城市医院支援农村和社区、支援边疆卫生工作、援外医疗等指令性任务；根据医疗卫生管理法律、法规、规章，提供全面、连续的医疗服务，为下级医院转诊的急危重症患者和疑难病患者提供诊疗任务，为下级医疗机构提供技术指导，开展双向转诊；履行公共卫生职能，开展健康教育、科普宣传，普及防病知识，开展重大疾病、传染病以及慢性非传染性疾病的防治工作，承担突发公共卫生事件和重大灾害事故紧急医疗救援任务；承担教学、科研和人才培养工作。中国的民营医院首先是医院，其次是企业。所有企业都必须承担社会责任，这是全世界的共识，而民营医院比一般企业有着更多的有行业特点的社会责任，必须把救死扶伤、防病治病、实行医学人道主义放在首位。建设健康社区、健康城市、健康中国目标的国策提出后，积极参与健康中国的建设，成为当今医院的十分重要的社会责任。

挑战 医院必须承担社会责任，是没有争议的共识。但经济和社会转型的过程中却面临一些新的挑战：①在经营性补偿为主要补偿机制的情况下，公立医院应当如何处理承担社会责任、回归公益性与经营性补偿的关系？②民营医院和其他营利性医院如何处理承担社会责任与营利的关系？③如何界定中国医院社会责任的外延？在增强医疗可及性和可获得性方面，怎样划分政府与医院的职责？④医院履行社会责任的动力来源是什么？是为了提升医院品牌扩大市场，还是医者的良心和职责？⑤既然承担社会责任是医院获得社会支持的条件，政府是否需要建立相应的评价指标体系和评价机制？

回应挑战，解决好当前中国医院社会责任问题，有利于广大民众的健康和对基本医疗、基本公共卫生服务的公平享有，有利于健康中国的实现，有利于医院在"义""利"的选择中正常发展，有利于医院在社会支持的良好环境中持续发展，有利于医院员工权利和尊严的维护，也有利于医患关系的和谐。因此我们必须认真对待和研究。

(冯泽永 柯斌铮)

yǐ huànzhě wéi zhōngxīn

以患者为中心（patient-centered） 在医疗活动中，医院和医务人员将患者和为患者的服务放在中心位置，尊重患者的选择，关注患者的经历、情感和渴求，鼓励患者、家属的参与，保证治疗的连贯性和合作。以患者为中心的医疗，实际上就是没有分歧的医疗。

概述 以患者为中心的医疗是一项起源于美国和英国的理念和临床运动。运动的领导人之一的毛艾拉·斯图尔特（Moira Stewart）写道："它寻求对患者整个世界的认识——也就是他们整个人情感需要、生活中的问题；能够在整体上找到问题的所在，并一致同意对这些问题采取的管理措施。"以患者为中心能够增强医生与患者之间的持久关系。以患者为中心首先由 K. 巴林特（K. Balint）教授于 20 世纪 50 年代在医学文献中提出，并与"以疾病为中心"（illness-centered medicine）作了对比。一些学者将"以疾病为中心"的医疗服务模式称为"传统医疗服务模式"。B. 恩格尔（B. Engel）指出："传统的医疗服务模式对疾病只注意生物学方面的变化，而忽略其他方面，如社会、行为、精神与心理等因素对疾病的影响"。20 世纪 70 年代，伯恩（Byrne）认为"以患者为中心"的模式是一种方法，患者的知识和经历有助于指导医务工作者的治疗决策。20 世纪 80 年代中后期，麦克温尼（McWhinney）等进一步阐述了"以患者为中心"的方法，指出："医生应力求进入患者的内心世界，从患者的角度出发，去了解患病的过程"。20 世纪 90 年代以来，斯图尔特认为"以患者为中心"的方法将包括 6 个部分：探索疾病与患病的过程、从整体去了解患者、寻找与治疗方案相关的共同因素、预防与健康促进相结合、促进医患关系、"更现实"地认识医师个人的局限性。进入 21 世纪，米德（Mead）等学者又对"以患者为中心"的方法重新定义为 5 个方面，认为应从生物、心理、社会角度看问题，从单纯的生物医学到心理、社会医学的延伸；"将患者作为人"，了解患者的患病过程及感受；共享权利与责任；形成医患诊治联盟，根据患者的保健措施、文化背景、移情因素建立医患关系；"将患者作为人"，在医患关系中，注意情感提示及自我意识。1996 年 11 月，中国卫生部召开的"以病人为中心，深化医院改革经验交流会"上提出了"以病人为中心"是医院工作指导原则，是中国医院"救死扶伤，实行人道主义，全心全意为人民服务"办院宗旨的体现，是中国卫生改革和医院工作的基本出发点和落脚点。医院的诊疗、护理、后勤、管理、改革等各项工作都要以患者为中心进行，以体现和维护患者的合法权益。目前以患者为中心已经从诊疗过程扩展到医疗活动和医院工作的全过程，它包括在医疗活动的各个主体中把患者放在中心位置；在医院的一切工作中把为患者服务的工作放在中心位置；在整个诊治过程中把生病的人放在中心位置。以患者为中心就要让就医流程更便捷、友好和人性化。医院以患者为中心的服务理念，正是医院工作生命至上、患者至上精神的传承与延伸。

内涵 ①理解患者，理解患者及其角色，全面了解患者就医的背景，了解患者对医师的期望。②理解患者的健康问题，针对患者的健康问题进行服务。③用心倾听，开放式引导，理解患者的体验，患者受到尊重和保护。④要充分发挥患者的主观能动性，医患共同决策，充分调动患者自己的康复潜力；病人对医疗的满意程度，取决于医师满足患者期望的程度。⑤充分利用各种资源，为病人提供全面支持和帮助。

意义 ①体现了医学的本质和宗旨，体现了医学和医业的人文精神，是落实将患者的健康和生命放首位的具体体现，是当代

医院对医学初心的坚守和回归。②"以病人为中心"突出了患者至高无上的地位，尊重人，珍惜人的生命，把患者当人看，体现了"人是目的"和医学人道主义精神。③"以病人为中心"，体现了医学模式从生物医学模式向生物心理社会医学模式的转变，体现了科学和人文的整合。即使病人作为完整的人得到诊治和关怀，又使医生成为冷静的科技工作者和充满爱心同情心的仁者的集合。④"以病人为中心"为医院一切工作和医院文化奠定了核心和基础。医院环境、建筑及设施等器物层面，医院规章制度等制度层面，诊治决策、诊治手段、医学技术的选择等技术层面，以及医院员工思想及行为层面都必须建立贯彻"以病人为中心"的核心价值观，从而保障病人的健康和权利。⑤"以病人为中心"为医院工作的合理有序运行提供了保证和支持；以病人为主轴，围绕病人的第一层次是临床医护人员和临床工作，紧随其后的外层是医技人员和医技工作，再外层是医院的后勤工作人员和后勤工作，最外层是医院的管理人员、决策者和管理工作。每一个层次，以满足内层的需要，服务于内层为工作目标，推动医院的全面工作，形成医院"以病人为中心"的合理有序状态，形成医院的圈层结构。⑥"以病人为中心"践行了医院"以社会效益为最高准则"的精神。医院工作的中心是病人而不是技术工作，所有技术和非技术工作最后的落脚点都是病人，这就形成一种医院信仰，可以使医务工作者从保护病人的身心健康利益出发做好工作，充分发挥医院的社会功能。

(冯泽永 柯斌铮 杜治政)

yīyuàn lúnlǐ wěiyuánhuì

医院伦理委员会（hospital ethics committee）

医院为开展医疗技术伦理咨询、医学科研伦理审查、伦理监督和医务人员伦理培训、和谐医患关系的建设组织。医院伦理委员会的任务是为医院、医务人员在现代医学科技造成的迷宫中找到正确的出路，确保医院良好的决策过程和患者正确的选择。医院伦理委员会遵循公平、正义的原则，秉承独立，不受政治的、经济的、机构的、专业的、市场及其他任何力量影响开展工作。

历史 1953 年美国出台了最早的关于临床研究程序的集体讨论指南，并在部分大学建立了委员会审查制度。医院伦理委员会伦理审查的渊源可追溯到《纽伦堡法典》；1964 年公布的《赫尔辛基宣言》明确要求对涉及人的生物医学试验需进行伦理审查。以后，随着医学的快速发展使临床及医学科研中的伦理问题日渐突出，从而催生了医院伦理委员会的诞生。1966 年美国制定了第一部关于保护人类受试者的联邦政策，要求在单位伦理审查委员会中对每个由美国卫生部资助的研究项目进行审查。1969 年美国卫生部修订了机构伦理审查委员会准则。1971 年加拿大的学者在《医德指南》中提出了建立医院伦理委员会的建议。1974 年美国诞生世界上第一个医院伦理委员会。1983 年 4 月，美国在华盛顿召开全国医院伦理委员会专题会议，讨论"机构伦理委员会在制定医疗决定中的作用"，同年颁布了《美国医疗保健机构道德委员会准则》。1984 年，美国医学会做出了"每个医院建立一个生命伦理学委员会"的决议，以"协商由

于医学和疾病引起的生命伦理学的复杂问题"，到20世纪80年代末，美国已有60%以上的医院建立了医院伦理委员会；1982年12月，日本德岛大学以审议有关不孕症治疗为目的的体外授精为契机，在日本的医科大学中率先成立了医院伦理委员会，20纪80年代后期，日本各医科大学纷纷效仿设置了医院伦理委员会。1983年2月，法国建立了"国家生命和健康科学伦理学顾问委员会"。2000年WHO制定的《生物医学研究审查伦理委员会操作指南》，促进了全世界独立的和称职的伦理审查工作。操作指南为伦理委员会和伦理审查体系的建立、组成和操作程序的发展提供了基本的指导，为涉及人类受试者研究的伦理审查提供了维护与促进保护受试者及其所代表群体的基本措施。2005年由联合国教育、科学与文化组织出版的《建立生命伦理委员会（指南1、指南2、指南3）》的前言，明确将伦理委员会区分为：①国家级别的伦理委员会、道德或生命伦理委员会、生命伦理理事会。②国家或地区级别的有卫生行业协会生命伦理委员会。③医疗/医院伦理委员会，通常设立在地方层次。④各会员国还会在不同级别设立研究伦理委员会，并认为"对于整个生物学和各种生物技术进步所带来的生命伦理问题进行持续的反思，将使我们有机会开创一个最符合各会员国公民利益的将来"。

中国于20世纪80年代提出了建立医院伦理委员会的倡议。1987年11月，彭瑞骢教授在全国第四届医学辩证法学术研讨会上，提出"在一些大医院建立医院的伦理委员会的建议"；1990年中华医学会医学伦理学分会法规委员会原则通过了《医院伦理委员会组织规则草案》，中国部分医院开始组建医院伦理委员会。1992年11月，由中华医学会医学伦理学分会，北京、上海、天津、广西卫生局的负责人11名成员参与的中华医学会医学伦理学代表团，应邀参加日本第10回医学伦理学术会议期间，专程至东京分别听取了东京卫生局长和东京医科大学校长关于日本医学伦理委员会情况介绍，索取了医院伦理委员会组成的相关资料，这次访问对促进中国医院伦理委员会的建立和发展起了较大的作用。1994年中华医学会医学伦理学分会法规委员会发出了《关于建立"医院伦理委员会"倡议书》，推动了中国医院伦理委员会的建立和发展。1995年，卫生部在《卫生部临床药理基地管理指导原则》中要求"每个临床药理基地或所在单位均应建立一个独立的由5~7人组成的医学伦理委员会"；卫生部于1998年颁布《涉及人的生物医学研究伦理审查办法》（试行），1999年国家食品药品监督管理局颁布（2003年修订）《药品临床试验管理规范》，卫生部于2001年颁布（2003年修订）《实施人类辅助生殖技术的伦理原则》。这些文件都对医院伦理委员会的设置、功能和规范作出了规定，中国医院伦理委员会从此进入到快速而规范的发展阶段。至今为止，中国三级医院基本上都建立医院伦理委员会，医院伦理委员会的总数已达1000多个，并从以单位为主体的伦理委员向筹建区域性伦理委员发展；伦理委员会的类别也多样化，有医学伦理专家委员会、医院伦理委员会、机构伦理委员会（又称研究伦理委员会）、医学专业和学术组织伦理委员会等。

组成 ①医院伦理委员会一般由7~11人组成。②成员包括具有一定资质的医院管理者、医师和护士等医学专业人员、伦理学家、律师、社区代表。③成员应在专业、年龄、性别等方面有合理的构成比例。④伦理委员会是独立的，评审、评论不受外部因素的干扰，委员会设主任委员、副主任委员和专职办事人员；主任委员、副主任委员经选举产生。

职能 ①咨询指导。就医学新技术的采用、诊疗实践中的伦理难题、医患纠纷个案的调节进行咨询指导。②依据国家相关规定，对医学研究项目、重要的医疗决策、医疗资源分配等进行评审，提出相关建议或意见。③教育培训。根据医院需要，协助医院领导，对医务人员进行医学伦理学和其他相关伦理专题进行教育培训，组织相关培训和教育活动。④分辨冲突的利益、权利与义务，调节和维护医患之间的和谐关系，协助解决医患纠纷。⑤伦理监督。对医院有关医疗技术、制度、管理及其他方面进行伦理监督；对涉及违反伦理原则的事件和案例提出处理意见。⑥政策研究。就医院建设、发展及涉及医患双方利益的相关规定进行研究和伦理评议。

建设 ①明确医院伦理委员会的性质和任务。医院伦理委员会是在医院领导下开展医学伦理评论、咨询、监管、培训的群众性组织，是医院发展的伦理咨询机构。②建立医院伦理委员会准入、认证标准和监管机制，明确认证体系、注册机构和注册手续。③明确和完善医院伦理委员组成人员的资质要求和标准，保证伦理审查、伦理监督职责到位。④构建医院伦理委员会的统一规章，规范医院伦理委员会的运行程序，建立保证伦理委员的独立、连续进行工作的相关制度或规定。⑤理顺以履行咨询、伦理评审、监督、培训教育为主的医院伦理委员会与药物、科研、医疗器械等伦理审查委员会之间的关系，形成两者间的资源共享、协同发展的秩序。⑥医院在办公场所、专职人员配置、经费支持等方面，为医院伦理委员会提供保障条件。

意义 ①医院伦理委员会是顺应医院处于空前发展、任务繁多复杂、社会期望日益增高的新时代产物，它对于保障医院发展适应时代的要求，坚持医院的办院宗旨和以患者为中心的发展方向，具有重要意义。②医院伦理委员会高举医学人文的旗帜，消减医院日益技术化带来的对人文的冲击，纠正忽视心理、社会、环境等因素对疾病与健康的影响，倡导以患者为中心的办院思想，是一种制度性的保障。③医院伦理委员会履行技术伦理咨询、开展伦理培训、咨询医患纠纷调解等工作，对于提高医务人员和医学科研人员的伦理素养，促进医院医德医风和诚信唯实的科研道德风尚的建设，将起到实实在在的推动作用。④医院伦理委员会和其他从事药物、干细胞研究伦理审查的伦理委员会合作，共同致力于维护患者和受试者的利益，保护患者和受试者权利，对于营造医师、患者、科学研究人员和受试者之间的和谐关系，具有重要的实际意义。

(冯泽永 柯斌铮 杜治政)

yōuxiān yuánzé

优先原则 (principle of priority)

在多种可选择的对象、方案、措施或行为中，从医学的根本宗旨出发，按照价值大小和序位高低排序，将价值最大和序位最高的对象、方案、措施和行为放在优先地位的原则。它不是一个伦理原则，而是一种决策方法。优先原则在医疗卫生领域的运用十分广泛，它体现了医疗卫生行业的价值取向。医学的使命和历史的经验表明：无论环境和条件如何变化，作为医疗卫生行业，必须坚持人本、公正和至善的伦理价值取向，确保优先原则不偏离方向，维护生命和健康的最大利益。

自医学诞生之日起，就面临优先选择的问题，一直坚持救人至善优先和患者第一。《希波克拉底誓言》中指出医术的唯一目的是解除和减轻患者的痛苦，是为病家谋利益。中国唐代医学家孙思邈在《大医精诚》中也说："凡大医治病，必当安神定志，无欲无求，先发大慈恻隐之心，誓愿普救含灵之苦。"他们都强调，在临床诊治中，当患者利益与医师或其他主体的利益发生冲突时，医师只能坚持患者第一和救人至善优先的原则；在预防与临床诊治的关系上要坚持预防工作优先。中国《黄帝内经》提出"是故圣人不治已病治未病"，《淮南子》也说"良医者，常治无病，故无病"，都强调预防优先；随着社会、经济、科技的发展和医院服务的规模化、多样化，服务对象从患者个体扩展到群体和社会整体，服务主体从个体扩展到群体、单位和系统，优先原则面临的对象和问题愈来愈复杂。在个体与群体需求面前，在不同群体诸如老年人、儿童、妇女、残疾人面前，医学服务多项选择面前，在医改的效率与公平两难面前，在

紧缺的医疗资源的分配和使用面前，在病情轻重不同的求诊患者面前，在众多患者排队求诊可否有人优先面前，在治疗有效和无效或效益不大、在确定性与不确定性的选择面前，在患者贫富、权势相差悬殊面前，何者为重、何者为先，已经成为实现医疗公正和公平的难题，成为医院和医务人员无法回避的风口浪尖，成为当前医疗卫生保健服务中的重要伦理问题，而厘清何者优先，何者靠后，对于构建有序和公平正义的医疗秩序，具有十分重要的意义。

回答当前医疗保健服务中面临的诸多何者优先的问题，根本立足点在于坚持医学的宗旨，坚守关爱生命的医学使命，以人命至重、人命至尊的理念，突破狭小的本位主义和局部利益的局限性，突破特权、等级思想的束缚，放眼人类的长远利益，将医学人道主义视为处理和解决问题的基准。其具体要求是：①在医疗和公共卫生服务中，应公平优先，兼顾效率。②在临床和预防之间坚持预防为主，公共卫生优先。③在公共卫生和基本医疗等公共和准公共服务领域，坚持民众公平享有原则至上，同时优先照顾老年人、儿童和其他弱势群体。④在医疗服务诸多选项面前，应以基本医疗为先为重。⑤在临床工作中，急危重症患者应优先于一般患者，危重患者中有治愈希望的应优先于治疗无效的，非急危重症患者中应当老年人、儿童、妇女优先。⑥在确定性与不确定性的选择面前应以确定性优先。⑦在稀有、紧缺资源分配与使用面前，应以资源利用的最大效益优先。

(冯泽永 柯斌铮 杜治政)

医疗安全与患者安全 （medical safety and patient safety）

yīliáo ānquán yǔ huànzhě ānquán

在医疗服务中，避免、预防、减轻对患者机体及心理的不良后果或伤害。医疗安全与患者安全有很大的相似性，均为保障患者就医的安全。医疗安全是医学界长期以来的努力目标，而患者安全则是近十几年在国际上兴起的运动。医疗安全包括医疗机构运行和医务人员行医的安全，患者安全更直接体现了以患者为中心、一切活动和工作必须围绕患者安全这个中心目标进行。医疗安全强调医疗机构运行和医务人员行医安全，是以不出事、不出医疗事故为核心，两者有一定的差异，侧重面有所不同，患者安全内容较广，包括医疗行为和非医疗行为如环境不好、患者自杀、摔倒等安全事件。

概述 患者安全关系着患者的生命和健康，关系着医疗卫生事业能否持续健康发展，各国对此都非常重视。患者安全源于《希波克拉底誓言》"遵守被认为对病人有益的生活规范，严禁对病人的一切毒害和妄为"；医疗保健背景下医疗错误和不良事件是全球性的医疗负担和死亡的重要致因。自1994年起，美国相继发生诊疗设施医疗事故并被新闻媒体连续报道，医疗安全问题引起了公众和医疗行业的高度重视。此后，威廉·杰斐逊·克林顿（William Jefferson Clinton）总统建议组建医疗质量咨询委员会，这个委员会委托美国医学研究院对医疗事故进行研究，并于1999年11月出版了名为《人类的错误：建立一个安全的健康系统》的报告。随后美国联邦政府组织了各级医疗安全事故委员会。英国

1997年皇家教会儿童医院心脏手术死亡率增高，促使英国政府组建了全国患者安全机构和国家临床优质服务机构。2004年10月，WHO成立了"世界病人安全联盟"（world alliance for patient safety），成为引导全球医疗卫生保健背景下患者安全运动的核心。第55届世界卫生大会审议了关于保健的质量，敦促各会员国对患者安全问题给予最密切的关注，建立和加强提高患者安全及卫生保健质量所必需的以科学为基础的系统，包括对药物、医疗设备和医疗技术的监控。目前，日本等一些国家的专家提出了医疗安全管理的理念和实施建议，美国、英国、澳大利亚、日本等国借鉴了航空安全管理经验之后进行了初步的尝试，取得了比较好的效果。目前，WHO积极应对医疗安全与患者安全，已经发布了9条指导原则：①涉及防止混淆药物名称的措施。建议医务人员填写清晰的处方，使用电子处方或者打印处方，以及采取其他避免混淆的措施。②涉及防止混淆患者的措施。建议医务人员充分核实患者身份，各医疗机构采取统一的患者身份登记办法，以及对同名同姓的患者采取统一的识别标准。③建议不同医疗机构或医务人员在交接患者时加强沟通，确保整个过程顺畅无误。④涉及确保手术部位和手术程序正确的措施。建议医务人员采取术前核查措施，确认患者身份、手术程序和手术部位的准确无误。⑤建议加强对输液过程的控制，建立药物剂量、单位和名称的统一标准，以及防止混用某些药液。⑥建议确保患者病情变化过程中准确用药。建议医务人员填写完整准确的患者当前用药列表，并将列表

与患者入院、转院和出院时的处方进行对照；在患者转院或出院时，与患者未来的治疗医师做好沟通。⑦涉及防止使用导管或注射器时发生失误的措施。⑧涉及防止重复使用注射工具。建议各医疗机构采取措施防止重复使用针头，定期对医务人员就防止感染进行培训，对患者及家属进行有关通过血液传播的疾病的教育，以及对用过的针头妥善处理。⑨涉及清洁保健，要求医疗机构确保医务人员随时清洁双手，防止病菌传播。

中国自改革开放以来，逐步健全了医疗卫生相关政策和法律法规体系，牢固树立了"以患者为中心"、以医疗质量和医疗安全为核心的医疗服务价值观，完善了以临床技术操作规范、临床诊疗指南和临床路径为代表的技术规范体系，建立了医疗质量控制体系和评价制度，加强了医疗安全人才培养和人员培训，建立了安全质量控制长效机制。

影响因素 ①医学发展的局限性与不成熟性。由于研究对象的复杂性、研究者的有限理性和研究方法的局限性，医学对人体和疾病的认识还远远没有达到自由王国的地步，医学认知的有限性和诊疗手段的不完善性就决定了医疗风险的不可避免。②医疗过程的不确定性与高风险性。疾病的复杂性和人体的个体差异使医疗过程充满了不确定性和高风险性。每种药物的毒副作用在不同的人身上可以有完全不同的表现，没有特定规律，难以防范。由于疾病的复杂性和人体的个体差异性，临床误诊和医疗失误在所难免。③医务人员在诊断治疗操作和医疗服务管理中难以完全避免的差错与疏忽。事实表明，

由于医疗卫生服务的复杂性，尽管医疗机构和医务人员多方努力，医疗中的差错仍时有发生，并构成医疗与患者安全的重要原因。④医务人员的责任心不强，工作作风不严谨，也是发生医疗安全与患者安全问题的重要原因。如输血、输液中发生的差错，手术切错器官和组织，发药交代不清服错药或剂量有误等，都与此有关。⑤其他意想不到的原因，如患者在行动中摔伤、饮食不慎引起腹泻、家庭发生激烈事件引起情绪的反常变化导致病情恶化等。

防范 ①提高医疗安全与患者安全的意识。要充分认识医疗不安全、患者不安全带来的危害及其带来的深远影响，树立医疗安全、患者安全第一的思想，构建医院安全文化，形成浓厚的医院安全文化氛围。②树立正确的医疗安全与患者安全的理念。传统的医疗安全以防止医疗过失与事故的出现、防范患者投诉和医患纠纷为出发点，这种以医方为中心的防御性医疗安全，虽然在很大程度上保证了患者的安全，但未能完全体现以患者为中心的理念，并可能导致过度防范性医疗的出现和蔓延，而过度防范性医疗有时会损害患者的利益，甚或反而带来新的不安全。患者安全的理念体现了医疗安全的归宿，可以避免过度防御性医疗安全的出现。患者安全与医务人员的安全是一致的，没有医务人员的安全，难有患者的安全。③重视规章制度的建设。要从系统论角度对医疗安全过程可能发生的各种风险出发，有针对性地作出相应的规定，形成全面控制医疗风险的网络。防范医疗风险、保障患者安全的各种规制，要具有针对性、可操作性、有效性和实用性。

诸如落实首诊负责制度、三级医师查房制度、会诊制度、分级护理制度、值班和交接班制度、疑难病例讨论制度、急危重症患者抢救制度、术前讨论制度、死亡病例讨论制度、查对制度、手术安全核查制度等，对于防范医疗风险均有十分重要的作用。规章制度，贵在执行，形同虚设的规章制度是安全的最大隐患，必须坚决杜绝。④提高医务人员技术素质和道德素质。要针对容易出现安全事故的技术环节，对相关的医务人员进行技术培训和技术考核，严格执行技术标准和操作规程，杜绝技术层面发生安全事件的可能；要重视医德医风的教育，特别是对患者生命和健康负责的忠诚精神与一丝不苟的严谨作风。就医务人员个人而言，必须认识到责任意识、安全意识、严谨意识、慎独意识，是医务人员的必备品质，是落实医学人道主义的必然要求，马虎不得。⑤全面全员检查与监督。医疗安全与患者安全，是不能一劳永逸的。过去不发生，不等于今天或明天不会发生；已经发生过的安全事件不等于不会再发生。对个人也是如此。在一定时期内进行全面全员检查，持续全员监督，是非常必要的，懈怠不得。

(冯泽永 姜柏生)

yīliáo shìgù

医疗事故 (medical malpractice)

医疗机构及其医务人员在医疗活动中，因违反诊疗护理规范和医疗卫生法律、行政法规、部门规章造成患者人身伤害的事故。医疗事故因医疗行为的过错引起，医疗行为的过错与患者的人身伤害之间存在因果关系。正视和认真对待医疗事故，是医疗机构和医务人员履行医学人道主义职责的要求。

概述 医疗事故在医疗过程中是难以完全避免的，世界各国的情况均不例外。据哈佛大学公共卫生学院发表于 2006 年 6 月《柳叶刀》(*The Lancet*) 的一份研究报告称，在全世界每年实施的大手术 2.34 亿例中，有近 100 万例死亡；WHO 统计显示，在工业化国家中，外科手术后严重并发症所占比重高达 16%；2008 年，在美国，医疗事故致死人数超过艾滋病，比交通事故和疫情致死的人多，也超过乳腺癌、空难和吸毒过量；在奥巴马政府担任联邦保险计负责人的唐·贝利克 (Down Belik) 说："去医院中的人有 2%～3% 会在医院受到某种伤害；科罗拉多州和犹他州 1992 年的调查，医疗事故的死亡率分别是 2.9% 和 3.7%"。《生命时报》2013 年报道，美国医疗事故每年死亡甚至增至 20 万例；据中国红十字会的估计，中国的医疗灾害性事故每年导致 40 万人非正常死亡。

对医疗过失或与医疗事故相关的论述最早可追溯到《汉穆拉比法典》，该法典规定，如医师用手术刀做大手术致病人死亡，可绳之断手之罪；在《希波克拉底全集》中，指出"完全正确的真理极为少见"，"无论到哪儿只犯小错误，那是需要辛勤劳动的。只犯小错误的医师将要得到我衷心的赞扬"。近代西方国家大多将医师的医疗过失归于业务上的过失。现代西方国家中，美国将具有赔偿可能的医疗事件归为医疗事故，并将其划分为 3 个等级。在美国，与医疗事故相对应的法律术语是"医疗不当"或"医疗过失"。该定义的特点是：①医疗不当的主体较为广泛，不仅包括个人，也包括组织，也不限于具有医疗资格的人。只要他提供了医疗服务，就可以成为医疗不当的主体。②医疗不当是一种过失，不包括故意造成的损害。③医疗行为造成了损害的后果。如果没有造成损害后果，即使医疗服务提供者有过失也不是医疗不当。英国将医方有过错并造成患者损害的称作医疗事故。日本的医疗事故概念是指，与医疗有关的场合，包括诊断、检查、治疗等医疗全过程中，以医疗行为的接受者——患者作为被害人发生的一切人身事故。其中，医疗行为以外的，如患者从病房窗户坠楼、器具缺陷导致患者受伤等医院管理方面发生的事故也包括在内，将不存在医师过失的情形下发生的事故也定为医疗普遍事故；西方国家在对待医疗事故的问题上有几个共同的特点：一是医方存在与患者损害有因果关系的过错；二是过错方承担责任的主要方式是经济赔偿。

中国早在西周时期的《周礼·天官·冢宰》中就对医师医疗过失责任的范围和处置作出规定。唐朝的《唐律·职制律》又对此有了更为详细的规制。以后历朝历代都对医师医疗过失责任进行了相应的完善和补充。清朝《大清新刑律》和中华民国1928年3月及1935年1月相继制定并颁布的两部《中华民国刑法》，则把医疗事故列为各类"业务上的过失"之中。新中国成立之后，1951年3月15日政务院卫生部公布的《医院诊所暂行条例》和1951年5月1日政务院卫生部公布的《医师暂行条例》又对医疗过失刑事责任进行了规定。中国最早对医疗事故进行界定的是1987年国务院颁布的《医疗事故处理办法》，其中指出："医疗事故是指在诊疗护理工作中，因医务人员诊疗护理过失，直接造成病员死亡、残废、组织器官损伤导致功能障碍的事故。" 2002年国务院公布了《医疗事故处理条例》，把医疗事故界定为："医疗机构及其医务人员在医疗活动中，因违反医疗卫生管理法律、行政法规、部门规章和诊疗护理规范、常规，过失造成患者人身损害的事故。" 同时将医疗事故根据对患者人身造成的损害程度分为4个等级。①一级医疗事故：造成患者死亡、重度残疾的。②二级医疗事故：造成患者中度残疾、器官组织损伤导致严重功能障碍的。③三级医疗事故：造成患者轻度残疾、器官组织损伤导致一般功能障碍的。④四级医疗事故：造成患者明显人身损害的其他后果的。明确把以下情况排除在医疗事故之外：①在紧急情况下为抢救垂危患者生命而采取紧急医学措施造成不良后果的。②在医疗活动中由于患者病情异常或患者体质特殊而发生医疗意外的。③在现有医学科学技术条件下，发生无法预料或者不能防范的不良后果的。④无过错输血感染造成不良后果的。⑤因患方原因延误诊疗导致不良后果的。⑥因不可抗力造成不良后果的。

伦理问题 ①不恰当的归因归责，从而带来不恰当的纠纷或逃避责任。导致医疗不良后果的原因很多，有一部分属于不可避免的医疗风险。医学科学对人体健康与疾病的认识十分有限，许多规律都还没有掌握，加上临床手段的局限性、患者个性特点的差异性、医务人员理性的不完全性等，都使医疗效果具有不确定性和高风险性。由于责任只存在于自由之中，认识客观必然性是自由的基础，所以，对于这类人类尚未掌握客观必然性而引起的后果，医疗主体既不能为其良好后果而领功，也不能为其不良后果而担责。如果这部分后果不恰当地归因归责于医疗主体，就会导致纠纷增加和医患关系紧张。反之，如果把主体可控范围的后果都归为外部因素，就会导致主体逃避责任。②泛道德化与去道德化并存。作为医疗主体可控范围内而出现的医疗后果，主体当然应该享受成果或承担责任。但是，导致这种后果的原因不仅仅是道德上的原因，而是包括道德、技能、认知、外部条件等多种原因。不能将医疗事故均归因为道德因素，不能泛道德化。当然，也不能否认医疗事故的道德因素，不能去道德化。泛道德化和去道德化都不利于医疗事故的防范和纠正。③医疗事故鉴定和赔偿的公正性要求与主体偏差的矛盾。医疗事故的鉴定或认定必须坚持公正原则，要以客观事实为依据，既要保护患方的权利和利益，又要保护医方的正当权利。但在具体工作中，医疗事故鉴定或认定主体总会因立场、价值观、知识背景和认知方法的不同而有所偏差。这就要求鉴定和认定主体是一个高素质的、立场公正的团队，并由具有医学、法学、伦理学和其他学科合理的知识背景的专家组成。

伦理要求 ①增强责任心，提高诊疗水平与应变能力，防范医疗事故的发生。在医学科学技术和疾病演变存在诸多不确定性的情况下，应努力提高诊疗技术的水平，以对患者高度负责的精神，对诊疗决断和处置必须精益求精，慎之又慎，克服急躁、草率、马虎等不良作为，尽一切努力减少和防止医疗事故的发生。不论是因诊疗技术过失或违反相关规定造成患者的人身损害，如果责任感强烈，均可得到避免或减少。②遵守相关法规、认真执行诊疗技术规范。诊疗技术规范是一定时期内经过实践检验的医疗技术的操作规程，法律和规章是人们在医疗实践和管理中积累的经验和总结，遵守和认真执行这些规范，同时又能审时度势，认真履行诊疗个体化原则，就能避免和减少事故发生的概率。③做好医患沟通，切实履行知情原则。成功的医疗不仅有赖于医师高超的诊疗技术，同时也与患者的理解、支持密切相关。认真向患者介绍诊疗方案，在患者充分理解的基础上虚心听取患者的意见并取得患者同意，在诊疗全程中谋求患者的主动配合，细心观察患者在诊治中的身体反应，是防止医疗事故发生的重要环节。防范医疗事故必须牢记"医疗专断主义是医疗事故温床"的警示。④坚持客观公正对待医疗事故的原则。医疗事故一旦发生，即是在事实上给患者带来了伤害，甚或给患者生命造成致命的威胁。患者要求查明事故的性质和原因，要求赔偿损害是正当的，绝不是无理取闹。医方对待医疗事故的态度，首先应当是同情和理解事故给患者造成的伤害，而不是首先考虑医方的声誉和医院赔偿带来的损失。应当坚持客观公正的原则，按照国家相关规定，评估事故等级，给患者合理赔偿；同时总结经验，吸取教训，防止和减少事故的发生。

（姜柏生 杜治政）

yīliáo sǔnhài

医疗损害 （medical damage）

诊疗活动中医疗机构及其医务人员的过错行为或者医疗用品缺陷等所致患者人身或财产损害。医疗损害，既可能由医疗技术过错行为、医疗管理不当行为所造成，也可能是医疗伦理不当行为所造成，还可能是医疗用品缺陷等原因所导致。

概述　医疗损害是医疗过程中无法回避的现实，各国政府和医疗卫生部门都给予充分重视，并先后建立、完善对待处理医疗损害的相应措施。2010 年颁布的《中华人民共和国侵权责任法》正式使用了"医疗损害"的概念，并作出相应规定。在此之前，对于不构成医疗事故的医疗不当行为，临床工作中通常使用医疗差错、医疗疏忽等概念予以表述，司法实践中又有医疗过错行为、医疗侵权行为等说法，由此呈现出概念使用混乱的现象。从内涵上讲，医疗损害包括且不限于医疗事故、医疗差错、医疗疏忽、医疗过错、医疗侵权等概念所指称的医疗不当行为，通常可以分为医疗技术损害、医疗伦理损害、医疗用品损害及医疗管理损害。

医疗技术损害　医务人员在诊疗活动中未尽到与当时的医疗水平相应的诊疗义务或不恰当地使用医疗技术而造成患者人身或财产损害的，构成医疗技术损害。在诊疗活动中，医疗机构及其医务人员应当恪尽职守、谨慎勤勉，遵守法律、行政法规、规章以及其他有关诊疗规范，并应当履行与医疗机构等级或医务人员资质相匹配、与所在地区医疗技术发展状况相适应的诊疗义务，避免医疗技术损害的发生。

医疗伦理损害　医疗机构及其医务人员从事各种医疗行为时，违反医疗职业良知或职业伦理，未对患者充分告知或者说明其病情，未保守与病情有关的各种秘密，或未取得病患同意即采取某种医疗措施等，造成患者人身或财产损害的，构成医疗伦理损害。医务人员在诊疗活动中应当向患者说明病情和医疗措施，应当充分保护患者隐私；需要实施手术、特殊检查、特殊治疗的，医务人员应当及时向患者说明医疗风险、替代医疗方案等情况，并取得其明确同意。

医疗用品损害　因药品、消毒药剂、医疗器械的缺陷，或者输入不合格的血液造成患者人身或财产损害的，构成医疗用品损害。医疗机构及其医务人员应当保证其临床使用的血液合格，其使用的药品、消毒药剂、医疗器械不存在质量缺陷、警示缺陷或者设计缺陷，以保证患者生命健康权或财产权免受侵害。医疗用品造成患者损害的，即便医疗机构及其医务人员并无过错也应当先行承担赔偿责任，涉及生产者、销售者或血液提供者责任的，医疗机构在赔偿之后有权向负有责任的机构或组织追偿。

医疗管理损害　医疗机构及其医务人员因故意或过失在医疗管理中发生违背管理规范或违反管理职责要求的行为而造成患者人身或财产损害的，构成医疗管理损害。在医疗工作中，救护车抛弃贫困患者、违反管理职责丢失病历资料、违反工作职责致使新生儿丢失、工作失职导致死亡患者遗体或器官丢失、医院安全工作不到位失火伤及患者等，均属于医疗管理损害。

原因　①医疗机构管理人员、医务人员、医疗产品生产人员责任心不强、作风不严谨、过于自信、心猿意马等医德修养方面欠缺，造成医疗服务和医疗用品欠缺导致医疗损害。②医疗机构和医药生产部门规章制度不健全、制度没有落实、管理不严格等管理方面的原因。如没认真建立手术核对制度导致手术失误，没有建立严格的产品检验制度，导致提供的医用用品缺陷造成了医疗损害。③医疗技术和医疗用品技术不过硬，将没有经过严格临床检验的医疗技术和医疗用品用之于临床所造成的医疗损害，如20世纪50年代联邦德国格仑南苏厂出售该厂生产的沙利度胺导致的妊娠中毒事件（反应停事件），在放置支架时因技术不当或药物过量造成血管栓塞等，均属于医疗技术和医疗用品技术不过硬造成的医疗损害。④医务人员工作繁杂、任务过重、时间不足、精力疲惫等客观方面，也是常导致医疗疏忽的原因。医疗疏忽如果给患者造成损害后果，不仅意味着医疗机构及其医务人员要受到道德的谴责，而且还要承担相应的法律责任。由于疾病发展不确定性和医疗技术的局限性所造成的不良后果，不应以医疗损害论之。

伦理要求 ①正视医疗损害，认真对待医疗损害。医疗损害是医疗过程中难以完全避免的客观现实。不论是可以避免或难以避免的医疗损害，都会给患者健康带来了伤害，甚或是伤害了患者的生命。医疗机构和医务人员均应予以重视，认真对待，尽可能减少损害，缩小、降低损害的范围和程度，帮助患者恢复和增进健康，不能以某种损害非医疗机构和医务人员的过错造成为由而不闻不问，更不应掩蔽那些因医方过错造成的损害，甚至敷衍了事、逃避责任。②区分医疗损害的不同性质和情况，正确处理医疗损害。对那些由于疾病发展不

确定性、医疗技术局限性造成的不良后果，应当积极向患者说明原因，讲清医学局限性的道理，帮助患者理解疾病、理解医学，同时采取一切可能的办法，为患者医治损害，恢复和增进健康；对那些由于医方的过错与不当造成的医疗损害，要认真进行处理，如对由于未尽到告知义务造成的损害，由于未尽到与当时的医疗水平相应的诊疗义务造成的损害，由于违反法律、行政法规及有关诊疗规范等原因造成的损害，则应主动向患者说明事实经过与真相，主动承担责任，向患者道歉，同时采取一切措施，减轻损害带来的创伤，尽力帮助患者恢复健康，并根据国家相关法规，给予患者赔偿；对于因患者及其近亲属不配合医疗机构进行符合规范的诊疗、对于医务人员在抢救中已做到合理诊疗，以及对于限于当时医疗水平的诊疗所造成的医疗损害，医疗机构和医务人员不需要承担责任，但医疗机构仍然应主动向患者说明原因和事实真相，并帮助和支持患者恢复健康。③在医院和医务人员中开展医疗安全与患者安全的教育，提高防范医疗损害的意识。要充分认识医疗不安全、患者不安全带来的危害及其带来的深远影响，树立医疗安全、患者安全第一的思想，构建医院安全文化，形成浓厚的医院安全文化氛围，尽可能将一切医疗损害消除于萌芽状态。④利用各种机会向患者传播正确的医疗意识，树立正确的医疗观。防范医疗损害，当然首先是医务人员的责任，但同时也需要患者的配合与合作。要通过实例和其他形象丰富的方式进行沟通，使患者认识到，尽管近百年来医学有了很大的进步，但医学应对疾

病的能力还是很有限的，在医疗中出现医疗损害和一些不如意的事件，是难以完全避免的；要正确对待医疗损害，不应将那些当代医学办不到的事苛求于医务人员，这既不利于医疗工作的进步和发展，对患者健康也是极不利的。⑤以患者的生命和健康为本，建立和完善医院的各种规章制度，构建防范医疗损害的强有力的屏障。其中包括手术核对制度，护理工作的三查七对制度，新技术、新药物使用批准的制度，疑难重诊多学科会诊与合作制度等，同时完善医院伦理委员会和其他各种伦理委员会的职能，充分发挥其维护医疗、科研安全、患者与受试者权利的职能。

（姜柏生 杜治政）

yīliáo yìwài

医疗意外（medical accident）

在医疗活动中，医患双方均无过错的情形下，由于患者自身病情异常或体质特殊以及其他意外原因而发生的难以预料和防范的不良后果。

由于人体生命的无穷奥妙以及疾病的复杂性，医学对人体生命和疾病的认识不完善，医疗技术水平在疾病面前远未实现从"必然王国"到"自由王国"的飞跃。面对一些未知的疾病，医务人员仍然难以发现，也难以预防和治疗，即便面对一些已经发现的疾病，由于技术水平和条件的限制以及患者自身体质的特殊性，医务人员虽尽心尽力却仍然无法防范和治愈全部疾病，以及防止疾病给患者带来的损害。医疗意外具有以下特点：①普遍性，即在医疗服务各领域、各环节、任何时空均可发生意外。②不确定性，由于医学局限性、医务人员认知能力有限性、人与疾病的

复杂性等，使医疗活动和后果具有不确定性。③严重性，意外一旦发生，可能给患者身心带来严重损害，带来医患双方人身或财产上的严重损害。④突发性，医疗意外由于种种原因，具有突出性的特点，常在人们未有准备的情况下出现，使人们防不胜防，造成难以控制的损失。

医疗意外可在麻醉、手术、药物过敏等情况下出现。在医疗意外的情况下，患者所遭受的损害后果是由于患者病情异常、自身体质特殊、医疗技术的局限等原因结合在一起而突然发生的。医务人员根据当时的医疗技术、条件和特定的情况，对可能产生的患者死亡、残疾或者器官功能障碍及其他损害等不良后果根本不可能预料到，或者即便预料到，但由于医疗技术条件和水平的限制，也难以防范。《医疗事故处理条例》第33条第2款规定：在医疗活动中由于患者病情异常或者患者体质特殊而发生医疗意外的，不属于医疗事故。

尽管医疗意外不属于医疗侵权损害，在发生医疗意外的情形下，医患双方均无过错，医疗机构及医务人员无需承担法律上的责任。但是，医疗机构及医务人员绝不可因为无需承担法律责任而对医疗意外冷漠处之。一方面，医方应当对患者高度负责，不可推诿责任，应与患者进行充分的沟通、交流，在医患之间建立互相信任的关系，让患者理解医学科学的局限性。另一方面，应以积极的态度分析和研究医疗意外的原因，推动医学技术的发展和进步，减少医疗意外的发生，并且利用自身优势，推动设立相关制度，如药物损害基金等，解决对患者损害的补偿问题，缓解医疗意外带来的社会问题。

（姜柏生 祝彬）

yīliáo guòcuò jiàndìng

医疗过错鉴定（the authentication of medical mistake） 有关机构或组织在法定权限范围内以一定程序和方法查明医疗行为是否存在过错的鉴定活动。司法实践中的医疗损害技术鉴定、医疗事故技术鉴定可统称为医疗过错鉴定。

医疗过错是医疗主体承担法律责任的前提条件。英美法系国家大多采用专家证人制度查明医疗行为是否存在过错，而大陆法系国家则大多采用司法鉴定人制度。专家证人制度模式下，医疗过错鉴定的组织者是审判机构，由当事人自行聘请专家证人，医学会等行业组织对专家证人的品德、专业水平等进行必要的评判和管理；在司法鉴定人模式下，鉴定的组织者是医学会或者社会司法鉴定机构，鉴定专家应当依法获得鉴定资质。中国的医疗过错鉴定一般包括鉴定委托、受理、召开鉴定会（听证会）、出具鉴定报告、送达等几个步骤。

在中国，《侵权责任法》实施之前，医疗过错鉴定曾是一个与医疗事故技术鉴定并列的概念。当时，为了将社会司法鉴定机构开展的医疗纠纷鉴定活动与医学会开展的医疗事故技术鉴定活动区分开来，医疗过错鉴定被引入到医疗纠纷审判实践当中。《侵权责任法》实施之后，民事审判中不再使用医疗过错鉴定的表述，而是统一采用医疗损害技术鉴定的表述，而医疗事故技术鉴定则可见于追究医务人员、医疗机构等行医主体行政责任、刑事责任的案件中。

需遵循的伦理原则如下。

①科学性原则：是基于医学作为自然科学之特性的必然要求。医学虽然是科学、文化、艺术、技术和社会活动的综合体，但是它的基础是自然科学，有其自身的科学规律和内在逻辑体系，以及操作规范体系。故此，鉴定人必须以临床专家为主。同时，现代医学发展迅速，分工不断细化，医疗过错鉴定通常涉及跨学科的问题，不是单个鉴定人所能解决的，由此决定了医疗过错鉴定必须采取专家组和合议制的形式。②中立性原则：鉴定人中立是当事人对医疗过错鉴定信任的精神支柱。中立性强调利益的超然和态度的不偏不倚，要求鉴定主体中立于各诉讼参与主体，独立对专业性问题进行分析、检验并作出判断。中立性原则的实现有赖于鉴定人遴选、鉴定人独立鉴定等方面制度的保障。③公平公正原则：医疗过错鉴定活动应当保证实体层面的客观公正以及程序层面的公平公正。实体层面的公平公正要求鉴定结论符合科学规律和客观事实，程序层面的公平公正要求鉴定活动以事实为依据，在程序设计上应当保证各方当事人平等地享有参与鉴定的权利、应用的规则应当中立且始终如一、鉴定标准与鉴定手段等信息全面公开，鉴定过程还应当接受当事人和委托方的监督。

（姜柏生 顾加栋）

yīliáo sǔnhài zérèn

医疗损害责任（medical impairment liability） 医疗机构及其医务人员在医疗活动中因过失造成患者人身损害或者其他损害应当承担的以损害赔偿为主要方式的侵权责任。医疗责任损害包括医疗技术损害责任、医疗伦理损害责任和医疗产品损害责任3

种类型。

概述　对于医疗损害的认识和态度最早表现为原始社会的同态复仇，直到古罗马《阿奎利亚法》才从同态复仇转向了金钱赔偿。随着社会的发展，国外对医疗损害的认识逐步深入。1804 年《法国民法典》把过错责任原则作为医疗损害的一般归责原则。此后《德国民法典》也接受并采用了过错责任原则。到了近代，法国基于医疗过错形态的不同，将医疗损害责任分为医疗科学上的责任和医疗伦理上的责任。法国医疗损害责任的归责原则也实行了双轨制，即医疗科学过错实行过错责任原则，而医疗伦理过错则实行过错推定原则。中国古代从西周时期的《周礼·天官·冢宰》、唐朝的《唐律·职制律》到清朝《大清新刑律》都对医疗损害有所涉及。经过新中国成立以后几十年的研究，国务院于1986 年出台了《医疗事故处理办法》。20 世纪 90 年代初最高人民法院又相继出台了五个司法解释，2009 年中国十一届全国人大常委会第十二次会议审议于 2009 年 12月 26 日通了《中华人民共和国侵权责任法》，并于 2010 年 7 月 1日实施。对医疗损害责任的认识和处理办法日趋完善。《侵权责任法》专门设置了"医疗损害责任"一章，把医疗损害责任分为3 种类型：①医疗技术损害责任，指医疗机构及医务人员在医疗活动中，违反医疗技术上的高度注意义务，具有违背当时的医疗水平的技术过失，造成患者人身损害的医疗损害责任。如检查过失医疗技术损害责任、诊断过失医疗技术损害责任、治疗过失医疗技术损害责任、护理过失医疗技术损害责任、组织过失医疗技术

损害责任等。②医疗伦理损害责任，指医疗机构及医务人员从事各种医疗行为时，未对患者充分告知或者说明其病情，未对患者提供及时有用的医疗建议，未保守与病情有关的各种秘密，未取得患者同意即采取某种医疗措施或停止继续治疗，或违反医疗职业良知或职业伦理等过失行为所导致的医疗损害责任。医疗伦理损害责任的核心是医疗机构及其医务人员具有医疗伦理过失，如侵犯患者知情权的医疗伦理损害责任、侵犯患者同意权的医疗伦理损害责任、侵犯患者隐私权的医疗损害责任等。③医疗产品损害责任。

医疗损害责任作为民事侵权责任的一种，构成侵权责任涉及违法行为、损害后果、因果关系、主观过错四方面因素。只有在 4方面要素同时具备的情况下，医疗损害责任才能成立。①医疗机构及其医务人员在诊疗活动中存在违法行为。即主体必须是医疗机构及其医务人员，必须发生在诊疗活动过程中，必须存在违反医疗卫生法律法规、行政规章以及其他有关诊疗规范的规定的行为。医疗损害责任是因医疗机构及医务人员的过失行为而发生的责任。②必须对患者造成了损害后果，即医疗损害责任是因患者人身等权益受到损害而发生的责任。医疗损害包括造成患者生命权损害、患者健康权损害、患者身体权损害；患者其他损害，包括医师未尽告知义务、违反保密义务所侵害的患者知情权、自我决定权、隐私权等其他民事权益。③医疗机构及其医务人员的违法行为和患者的损害后果之间存在实实在在的因果关系，且得到专业鉴定机构的认定。有下列情形

之一的医疗机构不承担赔偿责任：患者或者其近亲属不配合医疗机构进行符合诊疗规范的诊疗；医务人员在抢救生命垂危的患者等紧急情况下已经尽到合理诊疗义务；限于当时的医疗水平难以诊疗。

伦理原则　①客观公正原则。在确认医疗损害责任时，应当以事实为依据，公正客观地确认医疗损害责任的行为主体与责任主体，确认被损害人的状况。既要保护患者包括生命权、健康权、财产权、知情权、同意权和隐私权等在内的各种权利和利益，又要保护医务人员和医疗机构的正当权利，要在保护患者利益与保护医务人员的权益方面寻求最佳的平衡。②恰当归因归责原则。医疗后果的影响因素很多，一定要正确归因归责，只有合乎法律上"违法行为、损害后果、因果关系、主观过错"四大要件才能确定为医疗损害责任。在确定为医疗损害责任之后，还要认真分析，作出公正恰当的责任划分。③防范风险原则。尽可能防止发生医疗损害。医疗机构在选任医务人员时，就根据履行职责的要求，选拔具备资质和医疗水平的医务人员；要提供适用而合理的场所、仪器、设备及其他条件；同时制定责任明确、可操作的规章制度，防范医疗损害。医务人员是行为主体，一定要提高道德素质、法律素质、心理素质和业务能力，坚决按科学规律和法律、道德、医疗操作等各种规范行事，防范医疗损害。

（冯泽永　姜柏生）

yīliáo sǔnhài péicháng

医疗损害赔偿（medical injury compensation）　医疗机构和医务人员在诊疗过程中，因过错未

履行所应承担的义务而造成患者人身、财产或精神等权益伤害的，依法应予以物质性赔偿。

医疗损害赔偿经历了从同态复仇且以结果论模式，演变到物质性赔偿并强调因果关系及过错要件的文明理性模式。中国《民法总则》第186条规定，因当事人一方的违约行为，损害对方人身权益、财产权益的，受损害方有权选择请求其承担违约责任或者侵权责任。在司法实践活动中，绝大多数患方是以医方侵权为由，要求其承担侵权赔偿责任。医疗损害赔偿的实现途径多样化，主要包括医患双方协商、请求卫生行政部门调解、申请第三方调解组织调解，或提起民事诉讼。法治社会对负性的私力方式如医闹、医疗暴力、伤医、杀医等强制任何一方的医疗赔偿，都是禁止的。诉讼是权益救济的最后一道关卡，具有终局性、强制性和权威性；但其必须在法定诉讼时效内提起，否则将丧失胜诉权。

医疗损害赔偿得以实现，必须符合法定条件：①医方存在违法行为。医疗机构及其医务人员在诊疗活动中存在违法行为，包括积极作为和消极不作为。所违之法，是指广义上的医事法，包括一般法律、医疗法律和行政法规，以及医疗部门规章、诊疗护理规范、技术操作规程等。②必须对患方造成了损害后果。该损害后果，是指医方的医疗行为，造成了患方的人身伤亡、财产损失、精神损失等。③医方违法行为与患方损害后果之间存在因果关系。在判断因果关系时，除了医方的过错外，医疗本身的风险性，患者自身体质的特殊性以及患方治疗过程中的依从性差异等都会产生损害结果。因此，即使

医方有过错，绝大多数的医疗损害赔偿仍难以构成全责，常需区分主要责任、次要责任、轻微责任，甚至无责任的不同情况。违法医疗行为与损害结果是否存在因果关系以及原因力大小，需要借助具有医学专业知识专家的意见。④医方主观上存在过错。包括故意和过失两种形式。故意是指明知自己的行为会发生危害社会的结果，希望或放任这种结果发生的心理状态；过失是指应当预见自己的行为可能会损害他人、危害社会，因疏忽大意而没有预见，或已预见却轻信能避免，以致发生危害结果的心理状态。对于医方过错的认定，一般情况下实行"谁主张，谁举证"的原则。但在特定情形如中国《侵权责任法》第58条规定医方存在隐匿或者拒绝提供或伪造、篡改或者销毁与纠纷有关的病历资料，实行过错推定。此外，对于涉及产品质量责任的问题如因药品、消毒药剂、医疗器械的缺陷，或者输入不合格的血液造成患者损害的，通常实行严格责任原则。

补偿赔偿与否以及赔偿金额的确定，还需依据公平原则来加以确定。损害必须以法律规定的范围为准，并非所有的损害在法律层面上均予以赔偿。非物质性损失需要量化为物质赔偿。对人身损害尤其是生命权受侵害时，无法恢复原状，也不能强制侵权人经历同样的身体损害。精神损害赔偿，是用于填补与抚慰被侵权人或其近亲属的精神痛苦。对人身损害、精神损害予以物质性赔偿，是人类文明的体现。而如何赔偿、赔偿金额的计算标准如何确定，如计算的方法、计算的时间点、计算基准地，各国存在差异。赔偿必须公平、合理，并

应限定在一个合理的范畴之内。

医疗方因过错给患方造成的损失应予赔偿，具有重要的伦理学意义。①它是对患方因医疗伤害而得到物质补偿，有利于克服因医疗伤害造成的经济困难。②它体现了对患者生命与健康的尊重，受伤害的患方因为得到补偿而得到精神抚慰，会感知医疗机构和医务人员对生命与健康尽职尽责的医学良知。③它体现了医疗机构和医务人员对自身工作的反省与检讨，有利于提高医疗服务的质量，避免重蹈覆辙，是医疗机构和医务人员自律精神的表现。④它有利于赢得社会对医疗机构和医务人员的信誉，社会公众能够从医疗伤害赔偿中看到，医疗机构和医务人员对自身做错的事是认账的，这样的医疗机构和医务人员是值得信赖的，将生命和健康交给他们，是放心的。

医疗机构和医务人员应当将医疗伤害的赔偿视为履行医学人道主义精神职责应有之举。

(姜柏生　曾日红)

yīyuàn gǎigé lúnlǐ

医院改革伦理 (ethics of hospital reform)

医院改革的价值取向、改革的各种政策、措施应遵循的伦理原则。各级各类公立医院是中国医院的主体，承担着医疗卫生服务和公共卫生服务的重要任务，是医院改革的重点和难点。中国医院改革的伦理主要是中国公立医院改革的伦理。

历史　1949年新中国成立以来，中国一直在进行着医院改革。新中国成立之初，卫生事业基础薄弱，近80%归属于私有制机构，服务能力十分薄弱，难以保证人民的卫生服务需求。国家通过政府举办各级各类卫生机构及对私有化改造等多种形式，形成了集

预防、保健和治疗于一体的三级医疗服务网，以公立医院为主体的卫生服务体系。同时建立了公费医疗制度、劳保医疗制度，随后在农村建立了合作医疗制度等医疗保障体系，人民得到了基本的医疗卫生服务，中国人均期望寿命从新中国成立前的 35 岁提高到 1981 年的 67.8 岁，卫生服务的公平性得到人们的广泛赞扬。20 世纪 70 年代末前后，由于先前的医院完全依靠国家财政支持难以满足卫生事业的发展需要，公费医疗、劳保医疗也不适应广大公众对医疗保障的需求，农村合作医疗也不适应农村经济体制的变化，由此便引发了市场经济下的第一次医改。从 20 世纪 80 年代初开始至 90 年代这一时期医改的核心思想是放权让利，扩大医院自主权。1989 年又积极推行各种形式的承包责任制，开展有偿业余服务，调整医疗卫生服务收费标准，卫生事业单位实行"以副补主""以工助医"等。随后几年又有了医疗服务市场化、以药养医、公立医院转换经营机制、医疗服务主体多元化、实行医疗机构分类管理、医院产权制度改革与法人治理等一系列改革措施。这一时期的医改，充分运用了市场机制，改善了医院的医疗条件，提高了医疗质量，调动了医务人员的积极性，医院规模扩大，技术装备日益先进与完备，医院的服务能力和服务效率有较大提高。但出现了卫生资源分配不公、医疗机构以利润最大化为目标而偏离公益性、医疗网底破损、医药价格虚高，以及由此带来的"看病贵、看病难"和医患关系紧张等问题也越来越突出。2006 年 9 月，以回归公益性为特征的新一轮的医改正式启动，公立医院改革的目标指向医院回归公益性、正确处理公平与效率的关系、医院与市场的关系，以及产权改革中的一系列复杂问题。中国医院改革从 20 世纪 80 年代初起始至现今的近 30 余年的历程中，反映了医院改革的核心和难点，是医院改革价值目标的定位，医院改革是否坚持以患者为中心、将患者利益置于首位的传统宗旨。理论上医学界认同医院的传统宗旨不能改变，但实践上却难以从市场经营轨道上脱身，这是当前中国和世界上一些国家医院发展和改革的困局。中国医院改革的方向已经明确，但实现公益性真正切实的回归，路途仍然长远曲折，有诸多问题有待探索解决。医院改革仍在路途中。

伦理原则 ①坚持防病治病、治病救人的传统宗旨，维护公立医院的公益性质。尽管当代医院在市场经济的环境下遇到诸多挑战，但医院仍是履行防病治病、救死扶伤为主旨的人道主义职责的公益性的社会组织，医疗卫生事业是社会公益事业，与工厂、商店等企业以谋取利润为主要目的有根本不同，这是医院改革不能逾越的底线；特别是以公立名义由国家举办的公立医院，更必须坚持医院的公益性质；即使是由私人投资的医院，也不能置救死扶伤的紧迫任务不顾。只要是医院，在患者处于生死关头，见死不救都要受到舆论谴责，并为社会所不容。②正确处理公平与效率的关系，坚持公平优先，兼顾效率。在医院营运中，诸如在危重患者和难以支付费用的患者救治中，在适宜技术、基本药物与高新技术、高价药物等的选项中，在对待低收入人群和高收入人群的需求中，都必须从健康权是基本人权的理念出发，首先满足广大人群的基本医疗卫生保健的需求，其次才考虑某些特需人群的需要，而不是相反；为适应医院的发展和员工的正当利益诉求，不能置效率不顾，应当而且可以在公平优先的情况下实施兼顾效率的措施，以保障医院发展的需要和满足员工合理的利益需求。③实行以国家调控为主、市场调控为辅的营运机制。国家举办的公立医院和其他医疗卫生机构，是保障基本医疗卫生服务公平可及性的非营利性机构，要接受国家在医疗服务价格、资源配置等各方面的调控，以保证医疗服务的公平性和可及性。医院，特别是公立医院，不能摆脱国家的调控，在基本医疗服务、基本药物供给、资源配置等方面，必须设置市场禁区，限制市场进入，否则公立医院就会成为脱缰之马，践踏医疗保健服务的公平性和可及性，丧失作为公立医院的本色；社会人群对医疗保健的需求是不同的，对于某些高收入人群的特需需求，可以实行优质优价、优先优价的市场规则。④适应新形势，认真全面履行医院的社会责任。从古至今，世界各国的医院积极参加救灾、抢险等灾难性的救治，是医院履行社会责任的一贯传统。当今医院的社会责任的另一重要任务，是要从医院的不同情况出发，走出传统的只治不防、重治轻防的行医老规则，积极参与健康社区、健康城市和健康国家的建设。这是当今医院改革不可忽视的课题，也是医院改革的一项重要的伦理要求。⑤探索医务人员的激励机制，激发医务人员的积极性。医务人员的积极性和主动性，是医院为患者提供优质服务的基础。这种积极性和主动性，首先来自医务人员对患者生命和健康的忠诚，但从物质方面探索合理的激励机制，保证他们在尽职尽责的努力中获得应有的报酬，也是不可缺少的条件，而这种激励机制应当是符合伦理要求的。⑥加强医德医风的建设。医院探索各种改革的同时，需要采取各种措施加强医德医风建设，坚定医务人员医学人道主义的信念，为改革提供正确的思想基础；同时通过医德医风的建设，营造医院、医务人员与患者和社会之间的协调融洽的和谐关系，树立社会对医院和医务人员的诚信，为改革提供精神动力和良好的环境条件。

（冯泽永 杜治政）

yīyuàn gǎigézhōng de xiàoyì yǔ gōngpíng

医院改革中的效益与公平

（efficiency and fairness of hospital reform） 在医院改革中如何处理医院经营获得良好效益和医疗服务坚守公平原则之间的关系。是医院改革中的重点和难点之一。

概述 公平和效率是医院始终追求的两个目标。医学从诞生之日起就追求人人享有公平的医疗权和健康权。中外历代医学家都主张平等待患。《希波克拉底誓言》提出："不论我进任何人家，我该维护病人的利益。"孙思邈在《大医精诚》中要求："若有病厄来求救者，不得问及贵贱贫富、长幼妍媸、怨亲善友、华夷愚智，普同一等。"医院自诞生之日起也一直追求着民众就医的可及性和可获得性。WHO早就把民众就医的可及性、可获得性和筹资公平性作为卫生系统的主要目标。但医院的服务需要有强大后勤的支持，特别是现代的医院由于技术装备日益精良，患者需求日益增

长，单纯依赖以往那种社会捐赠，依靠国家的投入已经不够了，医院需要从自身经营中谋取收入以应对开支，医院的效益成为不可回避的现实问题，但谋求医院的收入和医院的公平性往往存在矛盾，如何处理公平与效益的关系，提到医院经营的议事日程上来，特别是在卫生资源有限而卫生需求不断增长的情况下，效率问题显得更加突出。正确恰当的处理公平与效益的关系，是各国医院改革的关注点。

中国的医院管理从1949年到第一次医改前一直把公平放在首位，人民的基本医疗权得到保障，中国人均期望寿命从新中国成立前的35岁提高到1981年的67.8岁，但仅仅依靠国家财政投入，医院遇到了越办越穷的局面，满足不了人们对医疗卫生服务的需求。医院不讲究效益，不提高效率，医院将难以生存和发展。中国20世纪80年代后期开始的第一次医改把效率放在优先地位。医院管理也开始采用绩效管理、成本核算、绩效与个人收入挂钩等一系列市场运作的改革。通过十几年的努力，医院的医疗条件得以改善，医疗质量得以提高，医务人员的积极性被调动起来，医院的服务能力和服务效率明显提高。但医疗卫生的公平性受到严重破坏，公立医院以利润最大化为目标而偏离了公益性，"看病贵、看病难"和医患关系紧张等问题也越来越突出。2006年9月，以回归公益性为特征的新一轮医改正式启动，医院管理再次把公平性放到了优先于效率的地位。

当前中国卫生资源分配不公平现象仍比较严重。第四次全国卫生服务调查显示，中国约有38.2%的居民有病未去就医，21%

的居民应住院而未住院。医师诊断需住院而未住院以及自己要求出院的患者主要原因是"经济困难"（分别占70.3%和54.5%）；卫生资源过多地集中于大城市和发达地区，边远地区和农村比较薄弱；卫生系统内部的不公平现象也十分突出，地区差距越来越大，各级医疗机构差距越来越大，医院内部各层人员收入的差距也越来越大。医院管理必须把公平放在十分重要的位置。但是，公立医院的资金来源包括财政拨款只占医院业务支出比例不到10%，公立医院必须依靠经营性收入来维持多种刚性支出。同时，由于医院人力成本和其他成本提高，医院支出增长，医院的效率问题仍然是医院领导高度重视的问题。虽然随着医保覆盖面增大和医保水平的提高，医院经营性收入会随之增长，但是药品零差率和基本药物制度的实施，又制约着经营性收入的增长。因此，许多大型公立医院便利用其他很多措施提高经营性收入，比如兴办医疗集团、开办特需医疗等。这些措施又会加大医疗的不公平。同时，为了提高效率，很多医院根据科斯定律而开展产权改革，推进法人治理，但是，这些措施又可能在医院内部扩大差距，加大不公平。回归公益性、提高公平性的要求与这些加大不公平性措施的矛盾，就是医院管理在公平与效率问题上不得不面对的新问题。

伦理原则 ①坚持公平优先，正确理解公平和效益的关系。公平是效益的落脚点与归宿点，医疗卫生保健服务的总目标，是为广大人群提供最基本的医疗服务，保障人人享有健康权的实现，效益是为了实现这个总目标服务的，离开公平或者背离这个总目标的

效益是不可取的；但效率同时也是公平或者更好地实现公平的重要条件。没有一定的经济支持，没有效益的医院服务，是难以为继的，而且常常只能是低水平的服务，它适应不了当前人们对医疗保健服务的需求。谋求公平与效益的协调互补，是医院改革的重要目标，也是医院服务必须解决的重要课题。②在满足公平要求的前提下谋求医院经营的效益。现代化的医院，拥有强大的人力资源和物质资源，有条件通过各种渠道和方法谋求最大化的效益。如将大部分床位变成特需病房，将主要力量用之于为富裕人群提供特需服务，大量采用进口和贵重药物，废弃适用但价格低廉的药物，强强联手垄断医疗市场，兼并中小医院，这些都可能为医院带来丰厚的经济效益，但这些谋求效益的做法势必损害医疗服务的公平性，将一般群众的要求拒之于医院的大门之外，它是不可取的。医院效益的谋求必须满足不损害公平原则的要求。③公平必须兼顾效益，不能完全不顾效益讲究公平。没有效益的公平，是难以持久、难以提高的。应当探索在公平前提下兼顾效益的种种措施，如安排适量的人力，动用适量的设备，开设特需门诊和特需病房；在满足基本医疗和基本药物的条件下提供适当数量的高价药和高新设备的医疗。这些提高医院效益的措施，因为限定在一定范围内，不会影响医疗的公平性，且能弥补大众需求之不足。④树立效益的全局观。效益不仅是经济效益，也包括医院服务各方面的效益。为广大人群提供了满意的基本医疗服务，医疗质量过硬的效益，种种为患者着想的行善效益，赢得社会信任和

支持的效益，也是医院的效益，而这些方面的效益，也会转为医院的经济效益。要以广阔的视域看待效益，不宜仅盯在眼前赚钱多少这一点上。⑤重视医院内部的公平与效益的关系。医院改革中的公平与效益关系，也包括医院内部员工之间的公平与效益的关系。医院主要是以医疗技术手段为患者提供服务的，对那些能够熟练掌握和运用技术的员工，对那些能及时引进和应用高新技术的员工，增加他们的薪资待遇，调动他们的积极性和主动性，对于提高整个医院效益，是不可缺少的，但同时也要考虑对待全体员工的公平性。任何技术的运用，包括高新技术的使用，都需要有其他员工的配合和支持，少数掌握高新技术的员工，常常不能孤立独自完成这些高新技术的应用，需要整个医院员工的合作，包括后勤系统的合作与支持。对少数有特殊贡献的员工的优厚待遇，要顾及全体员工的公平，差距不能太大，特殊员工为医院带来的效益，在全体员工中要有适当的分享，维系公平与效益的平衡。

（冯泽永）

yīyuàn bǔcháng jīzhì lúnlǐ

医院补偿机制伦理（hospital ethics of compensation mechanism） 医疗服务过程中卫生资源耗费的弥补、充实的方式和途径应遵循的伦理要求。医院在营运活动消耗必需的人力劳动和物化劳动，必须得到足额的补偿，这是医院持续营运的必要条件，而消耗的人力和物力资源的补偿，是需要遵守一定伦理规则的。违背伦理规则的补偿，不仅难以持续，且有损医院救死扶伤的人道主义的宗旨，特别是公立医院的公益性受到玷辱。

伦理问题 在国家实行计划经济时期，公立医院的运行主要依赖国家财政的补偿，医院作为具有一定福利性的公益性事业得到了较好的保障，但运营效率不高，医疗条件的改善受到了限制。20世纪80年代开始的改革，国家对卫生事业单位实行预算包干，医院经营引入市场机制，医院大部分消耗由医院业务收入解决，经营性收入成为补偿的主要渠道，运营效率提高，但是严重偏离公益性。运用市场机制开发医院经营性收入的补偿机制面临的伦理问题主要有：①补偿机制与医院能否坚持公益性有着十分密切的联系，以政府财政投入为主是医院公益性最有力的保障，目前占医院医疗服务实际总量80%以上的公立医院，数量庞大，需要投入巨额资金，国家无力提供巨额资金保障其公益性的开支，依靠国家投入保障公立医院的公益难以兑现。②经市场渠道医院自营性收入弥补国家投入保障医院公益性，其标准难以控制，多大的数量是保障公益性的恰当标准？多大的数量就会导致对公益性否定？难以估量，势必造成由弥补医院公益性之名演变为对利润追求之实。③市场机制是不以人的意志为转移的。追逐利润是市场的本性，只要开放市场，就无法阻止它对利润的追逐，10%的利润往往会激发其对利润100%的追逐。以市场机制谋求弥补公益性是无法得到保证的。目前中国公立医院面临的公益性之名和无公益性之实的矛盾，就是最好的证明。

伦理要求 ①随着国家财政力量的增强，分批分期地逐步加大对公立医院投入，逐步缩小公立医院自营增收的医院数量，分批分期实现公立医院的公益性。

②对主要依靠自身力量创收营运的医院，依据医院维持公益性营运的支出需要，包括员工合理报酬，实行医院收入与支出总量限制，阻止其弥补财政不足以外的利润过分扩张。③将一部分公立医院转为股份制或公私合营性质的医院，减少国家对公立医院投入的规模，以有限的投入保障适当数量公立医院的补给，为其公益性的营运提供资金支持。④探索合理的有利于彰显医院公益性的付费方式，实行一般性疾病的预付制与重大疾病按病种付费相结合的结算方式，控制医院对利润的无限追逐。

（冯泽永）

yīyuàn yǔ shìchǎng

医院与市场（hospital and market） 医院经营引入市场机制如何处理与医院传统行善宗旨的关系及应遵循的伦理原则。医院是作为适应社会救死扶伤的需要而不是以商品的形式满足社会需求面世的，在以往的长期发展中与市场没有关联。医院寻求市场和市场寻求医院是近现代出现的新问题，由于两者的源流和目标不一，因而引起人们和社会的关注，成为当代社会和医院必须面对的现实，关系着医院的发展方向、宗旨应否修正和偏离。

概述 医院寻求市场和市场寻求医院大致始于 20 世纪 50 年代前后。自 20 世纪五六十年代以来，医学技术有了飞速的进步，医院装备种种新技术需要巨额资金，单靠政府的财政难以提供足够的支持；而由于医学新技术和新药物的不断涌现，拉开为社会不同人群对医疗保健需求的距离，富裕阶层的人群有能力出资购买高品格的医疗保健服务，医疗保健服务为市场提供了空间。

医院对资金的需求和社会部分人群对高品格的保健服务的愿望，为资本进入医院提供了主客观条件。在这种新的情况下，一些国家的医院与市场发生了关联，最先是美国从 20 世纪 60 年代开始，将医院区分为营利性医院与非营利性医院，使一部分医院将获取利润作为医院追逐的目标。目前世界各国医院与市场的关系大致有 3 种情况：①医院与市场无关。医院的经费完全由国家提供。如朝鲜、古巴，还有些阿拉伯非常富裕的国家；中国香港特别行政区等。②医院与市场稍有关系，或因医疗经费短缺正在探索适当利用市场机制弥补经费不足的国家，如德国、英国、加拿大、澳大利亚和北欧的一些福利国家。③医院与市场关系密切，或者医院市场化的国家，如美国、中国等。但美国和中国也有不同，在美国 2003 年全国共有医院 5764 所，其中联邦政府所属 239 所，非联邦政府所属 5525 所，其中社会举办的 4895 所，非营利的 2984 所，营利的 790 所，地方政府所属的 1121 所。联邦政府兴办的为退伍军人服务的医院，与市场无关。公开宣称为营利性医院有 790 所，占整个医院总数的 10.4%。其余的医院可能是营利性与非营利性同时存在。美国是公认的市场化程度较高的国家。在市场与医院关联密切的国家，尽管医院仍声称以拯救生灵为目标，但实际上已经成为一种追求利润的商业活动。

中国在 20 世纪 80 年代以前，医院的资金需求由国家提供，医院与市场没有关联，但这种完全以计划经济营运医院的模式，也遇到了国家财力不足、医院越办越穷、难以为继的困局，借助企业经营的办法解决医院困局的思路出现在中国医院改革的进程中。从 20 世纪 80 年代的后期开始，医院逐步走上医疗服务市场化的道路，途中几经周折，总结教训，吸取经验，至今已经基本上看清了市场经营医院的利与弊，认识到作为医疗保健服务主体的由国家举办的公立医院，应当坚持医院的公益性，实行以国家调控为主、市场调节为辅助的方针，借以发挥市场机制的积极作用，克服其消极影响。

积极作用 ①有利于动员各种社会资本进入医疗保健服务领域，克服单靠政府财政支持的不足，为医院发展提供较为充足的资金支持。在引入市场机制医院的这些年中，医院的规模、床位、技术装备、技术人才品格和数量、服务水平等方面，都有极大的发展，是单靠计划经济经营不可比拟的。②有利于医院服务满足社会不同人群的需求。中国自实行改革开放政策以来，已经涌现近几亿中等收入以上的社会群体，他们有获得较高水平的医疗保健服务的需求，医院提供千篇一律低水平的服务不适合时代的要求；医院在保证基本医疗服务到位的前提下，为这部分人员提供他们需要的服务是应当的。③有利于支持医院的科学研究。医院，特别是大型医院，同时担负着开展科学研究，促进医学技术进步的任务，而开展科学研究，也需要资金支持，除国家提供经费支持外，也需要筹集社会资本。医院的市场经营，也有利于这方面资金的筹集。④有利于提高医院经营者和医务人员的积极性。就医院经营者来说，市场经营为他们提了较为广阔的舞台，一改以往在计划经济时代的那种被动等待的消极习惯，创收成为许多院长的无穷动力；就医务人员而言，医院可以从市场经营的收入中，拿出一部分充作奖金，奖励为医疗服务作出不同贡献的人员，填补医务人员工资收入的不足，克服了吃大锅饭的平均主义的缺点。

消极影响 ①主导、拉动了医疗费用的急速增长，加重了国家的经济负担。医疗费用随着国民经济的增长而增长是应当和必需的，但医院的市场经营好像是给医疗费用打了一支强心剂，使它的增长像一只脱缰的野马。由于市场经营，医院广泛采取以药养医，普遍采用高价药和进口药、过度医疗、小病大治、重复诊断、过度用药、扩大手术指征、滥用高新技术、放宽疾病诊断标准，甚或制造疾病，造成医疗费用的大幅度增长，而这种增长并未用在患者真正的需要上，并造成大量医源性和药源性疾病的出现。②导致医疗服务的公平性下降，模糊了医院的公益性质。医院的市场经营，导致了医院服务选择赢利最多的项目，而忽视适用但费用低廉的药品和技术；服务优先向支付能力强的患者倾斜；医务人员的服务态度出现了嫌贫爱富的现象；医疗费用增长过快造成部分人群的就医困难，致使回归医院的公益性成为医院改革的重点和难点。③促成了医疗资源利用效率低下。医院的市场营运，导致高端医疗设备和高端技术人才过度向大医院集中，CT、磁共振成像等高端设备配置远超国家规定的配备标准，结果形成了高新技术设备使用的阳性率远低于国家的标准，小病大治，不应手术的手术，不应放置支架的放置支架，一些适宜技术和药物被废弃，造成了医疗资源效用低下的

局面。④严重妨碍了医师专业精神的建设，助长不良医德医风的蔓延。在市场机制驱使医院运转的机制下，医院向科室下达每年的经济指标，医师为科室创收而努力，形成了一切向钱看的不良风尚，一切以患者为中心的观念日益淡薄，在医院间、科室间、个人间，相互比创收多少，医德医风逐渐下降，并造成了不良的社会影响。

伦理要求 在中国某种特殊情况下医院引进市场机制经营，迫切需要采取各种措施，其中包括伦理约束，张扬其积极作用，抑制其消极影响。①明确认识市场规则与医院的性质和宗旨是不相融的，市场规则营运医院只能作为次要的补充，公立医院的营运不能由市场规则主导。由市场规则主导公立医院的运转，必然导致医院救死扶伤人道主义精神的消失和瓦解。②市场机制营运医院，必须限定在适当的较小的范围。公立医院承担的公共卫生服务、基本医疗服务，必须执行国家规定的免费和限价政策，不能随行就市；市场机制营运医院只能限定于营利性医院，公立医院的特需医疗服务，以及基本医疗、基本药物以外的服务项目；公立医院经费的拮据，只能通过国家逐步增加财政投入解决；这是世界各国公立医院的通例，是公立医院公益性的根本保证。③在公立医院，不能实行医院经济指标科室包干、责任到人、个人收入和个人创收直接挂钩的激励机制，这种企业经营的规则不适合公立医院是社会公益事业的宗旨，应当改革并逐步废除。④接受医药开发企业的支持，和医药企业共谋开发医药产品，要执行国际医学界普遍认同的规则，

做到资金透明，报酬公开，切忌暗箱操作。⑤激励医务人员的积极性和主动性，是办好医院的重要基础，主要依靠来自医务人员对医疗卫生事业的忠诚，但不能忽视医务人员待遇不断改善。应当执行以精神鼓励为主、物质鼓励为辅的激励机制。医务人员待遇的提高，主要依靠特需服务的收入、科研的劳动报酬和与企业合作的分成，不能通过过度医疗的收入解决。⑥在医务人员中，要经常持续开展医师专业精神教育，结合实际，做好医德医风的建设，张扬先进，批评不良行为，增强对不良风气的抵抗力，杜绝医疗腐败。

（冯泽永 杜治政）

yōuzhì yōujià

优质优价（higher price for better quality） 在医疗范围内对自愿支付高于规定费用的患者，优先安排专家诊疗，自主选择手术医师，优先接受先进设备检查或安排手术，住入条件较好的病房，享受就诊、住院、手术及其他诊疗优先和优质服务的医院改革措施。中国 20 世纪 80 年代探索以市场为导向的医院改革而推出。患者多支付的费用不在报销范围之内，由患者自己承担。

历史 20 世纪 80 年代初期和中期，中国医院期盼改变医院越办越穷、经营难以为继的困局，借助市场机制的力量，推出一系列市场化的措施，医疗价格改革也是其中之一。1987 年卫生部和国家中医药管理局发布的《"七五"期间卫生改革提要》第 20 条提出："医疗收费制度改革的基本目标是逐步实行按成本收费（不含工资）和体现优质优价……各地可根据医疗卫生机构不同等级的技术条件订立各层次的收费标

准，体现优质优价。"此后，各地纷纷推出了优质优价的措施，出现了专家门诊、点名手术、特级护理等服务项目；也出现了一些医院在收费改革中乘机乱提价或层层收费等不良现象。由此而引发了激烈的伦理争论。

主张优质优价者认为：医疗保健服务属于第三产业，优质优价合乎价值规律；此举措有利于对医院的补偿；有利于调动医务人员的积极性；有利于缓解患者就医的紧张局面，既能增加服务的提供，又能抑制不必要的医疗消费。

反对优质优价者认为：医疗服务不同于一般商品，不能市场化；医疗服务包括技术性和非技术性两部分，有些内容不能也不该以价定值；优质优价、优先优价将不可避免地使医患关系商业化，医患之间的情感、义务和责任将被货币关系所取代；医疗活动有很大的或然性，优价未必能够保证优质，从而容易发生医患纠纷；优价只能短期激发医务人员的积极性而不具备可持续性；在基本医疗范围内实施优质优价违背公平公正原则，导致医疗保健服务不平等加剧；基本医疗服务与特需医疗服务有区别，应该区别对待。

这些争论随着医疗改革的不断深入逐步归于平静，一些过激的市场行为也逐步停了下来。特别是由于 2006 年以来医院回归公益性的呼声高涨和政府主导新医改的到来，人们对这一问题又有了新的认识。

伦理共识 ①明确优质优价的适用范围。优质优价是完全的市场行为，公共卫生属于公共物品，具有非竞争性和非排他性，由政府提供，不宜市场化；基本医疗属于准公共物品，也不宜市场化；特需医疗服务属于纯私人物品，具有竞争性和排他性的物品，可以而且应该市场化；对于医疗服务属于纯私人物品和混合型的物品的医疗服务可以实行优质优价。②即使是纯私人物品和混合型物品的医疗服务也应该有政府对价格的规制。医疗服务市场的信息极度不对称，会使市场失灵而出现道德风险与逆向选择。医疗服务提供者不能以利润的最大化为最高目标，必须以社会效益及救死扶伤的人道主义精神为最高目标，它属于准竞争性市场竞争。无论是计划经济还是市场经济体制，医疗服务价格应该由政府控制并实行协定价格。不应该完全向市场开放。③优先供给必须以不背离公正公平原则为前提。公正公平原则是伦理学的基本原则，也是人类社会的基本追求。作为健康权和医疗权等人的基本权利，任何人都应该是平等的，都不应该享有优先权，全盘推行医疗服务的优质优价是不合乎伦理原则的。但对于诸如美容等特需医疗服务，它不是人的基本权利，不涉及医疗资源公平公正的分配，优质优价是可以得到伦理辩护的。④优质优价必须坚持以善为先。优质优价是市场经济的基本规则，在医疗保健服务中的某些领域适当运用优质优价的规则无可厚非，但由于医疗保健服务不是一般的商品，它承担着维护生命和健康的使命，因而医疗保健服务在任何情况下都必须以善为先，任何情况下为富不仁都是不被许可的。

（冯泽永）

yōuxiān yōujià

优先优价（higher price for priority）享受优先的医疗服务必须支付较多费用的医院改革措施。是中国在 20 世纪 80 年代以市场为导向的医院改革中由部分医院在推出优质优价的同时推出。

概述 20 世纪 80 年代以前，中国实行的是计划经济体制，医院全部是由国家提供财政支持的公立医院，因而出现了医疗服务供给严重不足的困难，看病挂号要排队，手术常被拖延，当市场机制引入医疗部门时，很自然地出现了优质优价、优先优价的市场行为。主张者认为：医疗消费与其他市场消费一样，优价自然可以优先，谁能支付更多的费用，谁就可以优先得到希望的医疗服务。这对于一般性的消费而言，似无可非议。一位患者享受比其他患者优先的就医权利，从中得到相对优惠的照顾，而付出高于一般的医疗费用，使得到的好处与所支出的费用相符合，在市场经济消费活动中是有理由的。但这种市场行为却引起了许多人的反对。反对者认为：医疗卫生服务维护的是人的健康和生命，因为医疗行为绝不是普通的消费行为，而是一种人道主义的善行，其选择优先的标准不是金钱，而是生命和健康的价值，因而不能完全市场化，必须坚持公平原则。优先优价违背了公平原则，背离了医疗服务首要的职责是保证人们的生命权和健康权的实现，背离医学的传统道德。随着人们认识的提高和医疗改革的不断探索，优先优价很快退出了医疗保健服务的舞台。

医疗保健服务并不完全排斥优先原则，如在临床工作中，危急重病患者应优先于一般患者，危重患者中有治愈希望的患者应优先于治疗无效的患者，非危急重病患者中应当老人、儿童、妇女优先；在确定性不确定性选择面前应以确定性优先；在稀有、紧缺资源分配与使用面前，应以资源利用的最大效益优先。但在基本医疗、公共卫生等公共产品和准公共产品的服务中，不能以付费多少确定优先项目。金钱不能凌驾于生命权与健康权之上。

（冯泽永）

yàopǐn huíkòu

药品回扣（drug rebate）

医疗机构相关负责人、医务人员在医疗活动中获得药品生产商或代理商按一定比例付给的佣金。药品回扣行为是药品生产或经营销售部门与医疗机构（或其代表）之间在药品交易过程中发生的不正当经济行为，是医药购销中的一种违法违纪行为。

中国药品回扣最早出现于 20 世纪 80 年代末到 90 年代初，此后愈演愈烈，逐渐成为全国行业性的一种潜规则。由于医药卫生行业关乎每一位社会成员的切身利益，因而备受媒体和社会各界以及国家管理部门的高度重视。药品回扣是造成患者药品费用负担过重的主要原因之一，已经成为广大群众深恶痛绝的一大社会顽疾。中国药品回扣产生的原因主要有：①以药养医医疗制度。在此制度下，由于医疗补偿机制不健全，以药补医便成为一种重要的补偿机制，与此相伴随的药品回扣也就有了滋生的条件。②药品生产流通环节混乱。医药商业企业数量众多，竞争激烈，药品生产和流通环节的复杂和结构布局的不合理，使不法厂商有利可图。为了使自己生产的药品能够顺利进入医院药房，占据市场，商家纷纷采取多种回扣或行贿措施（如送红包、实物、业务宣传、出国考察、参加研讨会等），使药品回扣持续不断。③药品管理机构监管不力，管理不到位，给予回扣可乘之机。④公立医院在药品零售环节拥有垄断地位，医疗服务价格管制和购销加价率管制合在一起，构成回扣产生的充分必要条件。⑤医院药品采购制度不透明，暗箱操作，为回扣现象蔓延提供了机会。

药品回扣危害极大并带来了很多伦理问题，主要有：①药品虚高定价，药价居高不下，导致或加剧看病贵看病难，影响看病的可及性和可获得性，从而影响人们的健康权和生命权。②国家税收流失，浪费大量的社会资源，从而影响人们对医疗卫生资源的享有。③败坏行业风气，加速医德滑坡，扰乱了医药市场秩序，腐蚀了医药卫生队伍。④助长医疗腐败。部分医院院长、科室主任、医师因收受回扣，成为医疗腐败的重要源头，污染了医疗行业的崇高声誉。

治理药品回扣的方略：①建立健全医药器材产品的生产、销售、购买的相关立法，将医药器材产品的生产、销售、购买纳入法治管理的轨道，清除、堵塞药品回扣的一切漏洞，从源头上治理回扣的恶习。②加强对药品和医用器材产、销、购全部环节的监管，国家设立专门的监管机构，严格执法，对所有违法的行为严惩不贷。③建立和规范药品、器材定价制度，消除虚假定价，清除药品、器材回扣因虚高定价而形成的空间。④健全医院和其他相关部门的管理制度，落实管理措施。建立和完善阳光采购、院务公开、处方点评、公示等各项制度，使内部管理制度真正落实到位，防止药品回扣行为发生。⑤加强医德医风建设。在医院和其他相关部门，开展遵纪守法的教育，牢记医务人员的使命和人道主义精神，在任何情况下坚持"独善其身"，拒绝药品回扣。

（冯泽永　柯斌铮）

yīyào héyī yǔ fēnlí

医药合一与分离（combination and separation of medical service and drug）

医疗机构在为患者诊治疾病的同时向患者销售药品或者只诊治疾病不向患者销售药品的医疗制度。医药是合一还是分离，涉及诸多伦理问题，是医学伦理学关注的课题之一。

历史 医学发展的早期，中国和西方医药大多是合一的，医师为患者诊治疾病的同时也为患者提供药物。古希腊的一些有经验的走方医师，自己也制药、卖药，甚至在今日的希腊乡村的集市上，仍可以看到这种走方医师。在中国，《史记》称，"神农氏……始尝百草，始有医药"；扁鹊也是医药并用的。扁鹊过虢，为虢太子治病，先使弟子历针砥石，以取外三阳五会，太子苏，继而使子豹为五分之熨，以八减之齐和煮之，太子起坐，服汤二旬而复故。

医药分离与药物学的发展相关。医学的发展需要带动了药物开发与制作的专业化。13 世纪末，意大利境内开始有公家药房开设，药店的架子上摆满装药品的瓶子、罐子，以及数以百计的药物，威尼斯市在 1285 年开始制订医师与药师协会的规章。随后，由于化学药物的开发，极大地促进了药物的发展，药物的生产、销售成为一个很大的行业；同时由于医师和医院需要专门致力于疾病诊治和医学研究，以及回避医药合一带来的弊端，在西方，医与药逐渐分离，医院不设药房，医师出具处方后，患者持处方至药店买药。

中国在 1949 年前，一些较大的医院，也是医药分离的。新中国成立后，政府接管了原先的一些医院，同时建立了一大批公立医院，这些由国家举办的医院，经费由国家提供，医院普遍设有药房，药品的销售按成本收费，不存在以药养医的问题，医药合一的制度无多弊端显现。20 世纪 80 年代以后，由于医学事业的迅速发展，政府的财政支持满足不了医院的需求，国家开始允许医院在药品进价基础上加价 15%，以弥补医院经费之不足。随着社会和经济的发展，这种制度的弊病逐步显现，一些医院突破了 15% 的加价线，以药养医演变为以药谋利，医院逐利倾向增加了患者的负担，医患矛盾激化，因而开始了医药分离的改革。1997 年至 2002 年，中国政府有关部门提出了进行医药分业改革。2002 年底至 2005 年，开始了医药分业试点。从 2005 年开始，国家对医疗体制改革的整体情况进行了总结，改革"以药补医"的补偿机制再次被提出来，医药分业的改革更加受到重视，沿着医药分离的思路，出现了"药房托管""药房协管""药房剥离"等多种模式。目前在医与药的关系上，实际上存在的是职业上分业但经济上合业的医药合业。2016 年 11 月 8 日，中共中央办公厅、国务院办公厅转发了《国务院深化医疗卫生体制改革经验的若干意见》，要求建立公立医院运行新机制，所有公立医院取消药品加成，药品零差率的实施，使医药分离向前迈进了重要一步。但这些改革措施离医药的真正分离还有很长的路要走。医药分离又称医药分业，国际上通行医药分业的含义，不仅包括医与药在经营销售分离，也包含医师和医院药师各自专业范围和业务工作的分工，医师对患者有诊断权和处方权，但无审核和调配处方权，医院药师有参与临床药物治疗、审核医师处方和调配处方权，但无诊断权。中国医院改革中讨论的医药分开，主要是医院是否既向患者开药、又向患者卖药，是医师诊疗与药品销售在经济活动上的分离，使药品销售变为独立经营的药品零售企业，从而实现切断医疗机构和药品销售企业之间的利益链条，以消除医师开高价药的动机和行为，达到规范医疗行为，规范合理用药，降低药品价格，减轻医疗费用负担的目的。当前中国许多医院实行的医药分开，没有真正革除医药合业的弊病，探索还将继续进行下去。

伦理与社会问题 ①医药合业，以药养医的补偿制度，诱发了医疗机构将医院药品收入和医师的绩效工资直接挂钩，推动药品价格上涨，加重了患者的经济负担，成为"看病贵"的重要原因之一，从而影响人们对医药服务的购买意愿和购买能力，进而影响人们的健康利益。②医药合业与经营性补偿制度、以药养医制度以及资本寻租等共同成为药品回扣的重要原因，并进而使药价虚高，扭曲了市场价格的规则，破坏了市场的正当竞争，不利于医药产品的研发与生产。③诱发了过度用药。由于医药合一，多开药、开贵药可以给医院和医师带来利益，过度用药成为当今医院甚为普遍的现象，因而造成了药源性疾病大幅度的提升，给患者生命和健康造成严重危害。④医药合业与经营性补偿制度、以药养医制度、资本寻租的存在，以及医药企业众多而竞争无序，促使一些企业不择手段地公关，向医方行贿，从而加剧了医药界的腐败，毁损了医院救死扶伤人道主义的宗旨，败坏了医院和医师的名誉。要解决"看病贵"、药品回扣、医药界腐败和过度医疗等问题，就必须把医药合业向医药分业作为医改的综合措施之一进行认真研究和积极推动。

意义 医药分离，是当今适应市场经济等多方面的情况，世界上许多国家采用的制度，它有利于控制医疗费用过快上涨，有利于减少药品滥用，有利于医院公益性的回归，有利于在一定程度上切断医与药之间的利益链条，防止医疗腐败，因而成为医院改革的一项重要任务。2009 年颁布的《中共中央　国务院关于深化医药卫生体制改革的意见》，明确要求"推进医药分开，积极探索多种有效方式逐步改革以药补医机制"；2010 年 2 月国务院通过的《关于公立医院改革试点指导意见》指出，要"探索实现医药分开的具体途径，改变医疗机构过度依赖药品销售收入的局面，逐步取消药品加成政策，合理调整医疗服务价格，完善基本医疗保障支付方式，落实财政补助"；在药品销售、监管、市场药店建设等多方面形成配套工程；同时在医院中做好对员工的思想教育，提高对医药分开重要性的认识，树立以人民利益为重的大局、克服单位意识的落后观念，自觉促进保证医药分开的实现。

(冯泽永　柯斌铮)

tèxū yīliáo fúwù

特需医疗服务 （special medical services）　医院在保证满足基本医疗需求的基础上，为适应部分人群的高端医疗需要而开展的医疗服务活动。包括点名手术、加班手术、全程护理、特需门诊、特需病房等。特需医疗服务是基本医疗服务之外的较高规格的医疗服务，其特征是可以满足某些患者在看病、住院、护理等方面提出的特别要求，自愿支付较高的医疗服务费用。

历史　中国的特需医疗服务的前身，可以追溯到新中国成立后的高干病房和改革开放后的外宾病房。1979 年，位于南方的医院创立了惠侨科，专门面向港澳及海外侨胞，是全国最早的特需医疗服务中心；随着经济的发展，医疗服务需求呈现出多样化的趋势，特需医疗应运而生；20 世纪80 年代初期，为了解决医疗服务能力不足、筹资困难、医院活力不足等问题，中国开始了市场导向的医改。卫生部在 1993 年、1994 年卫生事业计划中提出：城市大中型医院要在保证基本医疗服务和需求的前提下，扩大服务能力，开展特需医疗服务，满足不同层次的医疗保健要求。2000年颁布的《国家计委、卫生部印发关于改革医疗服务管理的意见的通知》指出：放宽非营利性医疗机构提供的供患者自愿选择的特需医疗服务的指导价格，以满足不同层次患者的需求。在此基础上，特需医疗在一些地区迅速发展，点名手术、特殊护理、特殊病房等如雨后春笋般在各地医院涌现。中国最初的特需医疗服务，主要体现在专家门诊挂号、点名手术、开设温馨病房等方面，目前中国特需医疗服务已经有以下主要类型：①门诊服务项目，含点名门诊、特约门诊、特色门诊、家庭门诊、假日门诊、专家门诊、提前检查、加急检查、导医服务等。②保健服务项目，含

整形、美容、健美、减肥、正畸、气功、药膳、健康体检、保健咨询、保健系列饮食、家庭保健等。③治疗服务项目，含点名手术、提前手术、点名经治医师以及点名护理等。④住院服务项目，含家庭式病房、优质病房、特需病房、温馨产房等。一些医院还开辟了特需服务专区或 VIP 区。特需医疗服务的价格不执行非营利性医疗机构的收费标准，由医院根据情况自主确定，一般按成本加适当盈余、兼顾市场供求情况确定，真正从市场的角度来实行价格区间调节，实施前必须报物价、卫生部门备案，并实行公示、公告制度，由患者自愿选择。特需医疗服务在发展过程中还有不少问题有待解决，诸如提供特需医疗服务主体是公立医院还是民营医院、特需医疗的服务价格全由市场调控还是也要接受政府的监管、公立医院举办特需医疗服务如何不影响基本医疗服务等，但特需医疗由于适应改革开放形势的新情况，满足了社会特定人群的需要，同时也有利于弥补医院经费的不足，其存在价值无疑是肯定的。

伦理与社会问题　①特需医疗服务造成了对基本医疗服务的冲击，在一定程度上影响广大民众的就医权和健康权。已经开展特需服务的医院，多为条件好、实力强的非营利医院，他们的主要任务应当是开展基本医疗服务，满足广大人民的就医需求。但以市场运作的特需服务诱使医院更看重给医院带来极大经济效益的富人，却不重视广大民众，从而出现基本医疗服务供给不足，为特殊人群服务的优质服务过度提供的现象。②影响了医疗卫生资源分配和使用的公平性。公立医

院的医疗资源是"公共"的，民众应该公平享有。但是，特需医疗服务使富人挤占公共资源，医院的最好场所，技术水平优秀的医师和护士，都向富裕人群靠拢，普通患者只好望洋兴叹；特别是一些医院为获取更多的经济效益，随意扩大特需服务的床位，大批优质人力资源集中于特需服务，影响基本医疗服务的质量和供给，违背了公平公正原则。③特需医疗服务对基本医疗服务质量产生一些不良影响，诱导了医疗服务价格的上涨，加重了看病难、看病贵。特需医疗服务概念不清、监管不力、范围不明，难以界定，容易导致一些医院借特需服务之名涨价，扩大特需服务范围，过多占用优秀医疗资源，影响基本医疗服务质量等问题。

伦理要求　①医院必须在保证基本医疗服务充分提供的前提下来提供特需医疗服务。公立医院担负的主要任务是为广大人民群众提供基本医疗服务，在医疗物质资源、人力资源等方面，必须优先满足基本医疗的需要，而不是相反。②必须保证基本医疗服务质量不受任何影响。特需医疗服务是基本医疗服务的有效补充，它们的区别是医疗服务数量和内容而不是服务质量，不能以特需医疗服务和基本医疗服务在费用收入的差别而在服务质量上有任何差别。③正确处理公平与效益的关系。公立医院在提供基本医疗服务同时又开展特殊医疗服务，实际上本身就存在公平与效益的关系。在医院事务的处理上，在物资、人员的安排上，必须坚持公平优先的原则，在公平竞争优先的前提下兼顾效益，不能效益优先而牺牲公平。开展特需医疗服务的目的之一，是为了

反哺基本医疗服务,解决医院生存和发展的问题,以期更好地做好基本医疗,服务社会,造福人民。④在服务态度上要一视同仁。不能对待特殊医疗服务的患者,笑脸相迎,满面春风;而对待基本医疗服务的患者,愁眉苦脸,敷衍了事。不能嫌贫爱富,厚此薄彼。

(冯泽永)

yínglìxìng yīyuàn

营利性医院 (hospital for-profit)

依法建立的自主经营、自负盈亏,具有一定公益性质的民间注资的企业型医院。是医疗服务的补充。

概述 最早的营利性医院以美国最具代表性,美国最早发展起来的是私立非营利医院,直到19世纪后半叶到20世纪前半叶,由于市场经济的发展和医学科学的发展,一部分富人产生了多元化的非公共产品的医疗卫生需求,医学为满足这些需求提供了可能,营利性医院便在美国快速发展起来。据统计,2005年,美国的政府医院有1336家,占医院总数的23.21%,社区医院4936家,占医院总数的85.75%,其中民营医院3826家,占医院总数66.47%。2014年,美国的4974家美国社区医院中,约78%是非营利实体,其中58%是私营非营利机构,20%由州或地方政府运营,其余22%为营利性投资者拥有的机构。德国公立医院占37.0%,非营利性的民营医院占40.0%,而营利性民营医院占23.0%。印度民营医院占医院总数70.0%,英国民营医院占医院总数9.07%。

中国的营利性医院起源于20世纪80年代。当时为了激活医疗市场,吸引社会资本进入医疗领域,更好地发展医疗卫生事业,

国家允许私人资金、外来资金等投资医疗卫生事业。在这样的背景下,20世纪80年代后期中国出现了民营医院。2000年,国家八部委联合下发《城镇医药卫生体制改革的指导意见》,对医院实行"营利性"与"非营利性"的区分,民营医院中的绝大多数都被划为营利性医院。至2015年5月底,民营医院数量已达13 153家,约占全国医院总数50%,但所占床位数的比例较低,只约占3%。这些情况表明,营利性医院是各国医疗服务的重要补充部分。

营利性医院属于以提供私人产品为主的医疗企业,完全以市场化的方式经营,服务价格放开,以获得最大利润为主要目标,所得收入可用于投资者的投入回报。营利性医院与企业一样,必须缴纳企业所得税、营业税、城建税、教育费附加等相关税费。而营利性医院与其他企业的区别,则在于它是医院,为人民健康服务是其宗旨,也必须具有一定的公益性。

伦理要求 ①正确处理营利性医院与非营利医院的关系。鉴于医疗卫生事业是带有一定福利性的公益事业,医疗卫生服务机构必须以政府或社会组织举办的非营利性的机构为主体,营利性的医疗机构只能是整个医疗机构的补充而不应成为医疗服务的主体,基本医疗和公共卫生等公共产品或准公共产品,只能由非营利医院来提供。营利性医院主要以适应医疗卫生多元化和特殊人群的需求为主。②非营利性医院和营利性医院必须在各自的轨道上独自经营而不应混合经营,包括公立医院在内的非营利性医院不应向营利性医院出租、转让、承包医疗科室和本应属于非营利性的医疗业务,严防营利性医疗

机构对非营利性医疗机构的腐蚀和侵吞,维护公立医院和其他类型的非营利性医疗机构的公益性。不应提倡公立医院与营利性医院合资的股份制医院。③在防范资本对医疗卫生服务公益性损害的同时,应支持、促进营利性医院的发展。适当规模的营利性医院有利于满足不同人群不同层次的保健需求,有利于促进医疗资源的合理配置,有利于促进和激发非营利性医疗机构的活力,有利于推动公立医院的改革。应当为营利性医院提供适合其发展的环境和条件,营利性医院在医疗保险定点、税收、人才引进、职称评定、政策信息、大型设备购置、建设用地审批、资金借贷等方面应享受合理的待遇,克服歧视、排斥营利性医院的思想。④营利性医院要树立正确的服务态度和医疗作风。要尊重患者的权利,诚信地对待患者,关心并尽一切努力减轻患者的疾苦,端正经营思想,不欺瞒患者,不兜售假冒伪劣和一切未经过科学验证的医疗产品,不扩大手术指征,不伪造检验数据和虚构影像资料,收费要名实相符,要牢牢树立关爱患者生命和健康的思想,坚决摒弃那种见钱眼开、草菅人命的恶劣经营思想。⑤树立合法合理的经营思想。营利性医院必须明确自身首先是救死扶伤的医院,而不是单纯以谋利为目的的企业。营利性医院需要盈利,但营利必须是合理合法的,必须以不损害患者的生命和健康为前提。必须遵守国家的法律和法规,特别要遵守卫生保健服务的一切法律和法规。想方设法逃避国家法规的约束以谋利的思想必然导致营利性医院社会信誉的丧失。

(冯泽永)

fēiyínglìxìng yīyuàn

非营利性医院（hospital non-profit）

为社会公众利益服务而设立的不以营利为目的的医疗机构。当今世界各国为社会公众提供医疗保健服务的主要医疗组织。

历史 为社会服务的医疗组织，包括其前身的贫民院、临终者之家，以及 18、19 世纪逐步发展起来的不同形式的医院，都是不以营利为目的的。美国最早发展起来的是私立非营利性医院，如 1713 年在费城建立的第一家医院、1752 年建立的宾夕法尼亚医院、1771 年开业的纽约医院和 1821 年开业的马萨诸塞总医院等，都是这样的医院。它们主要靠慈善捐赠来维持医院运行。后来美国也有了公立非营利性医院，公立医疗机构注重服务于无保险者和穷人，是卫生服务体系的安全网，承担支撑和托底的职能。私立非营利医院以社区利益为宗旨，服务于主体市场，是卫生服务体系的主角。英国 1948 年宣布实行国家卫生服务制度，为全体国民提供广泛的医疗服务，支付大部分或全部医疗费用，实行包括初级服务（全科开业医师提供）、区域服务（当地政府提供）和医院服务（专科医疗服务）的三级服务体制。公立非营利医院是提供医疗卫生服务的主体。中国 1949 年以前有国立或省立医院、教会医院、私人医院和个体诊所，但是数量很少、质量有限，不能满足人民的健康需求。1949 年新中国成立以后，政府兴办了大量公立医院，又通过公私合营使所有存量医院都变成了政府办的非营利医院，数量和质量都有了极大的发展和提高，基本解决了中国卫生服务的供给问题。20 世纪 80 年代改革开放以后，作为卫生产品提供者一种补充的私人诊所和民营医疗机构出现。2000 年国家八部委《城镇医药卫生体制改革的指导意见》下达以后，中国对医疗机构开始实施营利性与非营利性的分类经营管理，中国的医院全部划为非营利医院。2018 年，中国共有公立医疗机构 12 032 个，民营医疗机构 20 977 个，但公立医疗机构拥有的床位数 4 802 171 张，民营医院 1 717 578 张；公立医院诊疗病人为 30.5 亿人次，民营医院仅为 5.3 亿人次。公立医院是中国医疗服务的主体力量。非营利性医疗机构分为政府举办的非营利性医疗机构和其他非营利性医疗机构两类。前者主要提供基本医疗服务并完成政府交办的其他任务。后者主要提供基本医疗服务。二者均可提供少量的非基本医疗服务。

特点 ①以社会效益为经营目标。中国卫生事业是政府实行一定福利政策的社会公益事业，决定了非营利性医院应以追求社会效益、满足群众效用最大化为最终目标，而非追求经济效益。②接受和承担国家分配的相关卫生保健和公共卫生的紧迫任务。如地震伤员的救治、各种传染病与流行病等疫情的防控，公立医院的医务人员都是中坚力量。在这些紧迫的任务中，国家一声令下，他们都是毫不犹豫地冲在最前线。③收支结余的不可分配性。非营利性医院运行过程中的收支结余，任何组织或个人都没有索取剩余权；非营利性医院经营运转过程中产生的结余只能用于自身发展。④接受政府价格管制。医疗卫生服务具有高度的信息不对称性，为保证患者的合法权益，非营利性医院必须执行政府规定的医疗服务指导价格。⑤享受国家给予的优惠政策。非营利性医院主要提供基本医疗服务，并承担重大灾害、事故、疫情的紧急救治等公共卫生任务，享受免征经营所得税、增值税等优惠政策。

伦理与社会问题 ①如何应对市场的挑战，是当今非营利性医院面对的最大课题。非营利性医院的中坚是国家举办的公立医院，一般应由国家提供财政支持，但由于现代医院越来越有赖于各种先进技术装备以满足患者的需求，而国家财政难以满足其无止境的扩展，一些公立医院常常通过市场满足其经费的短缺，这就必然带来对公立医院公益性的冲击和消解，其中包括医院以谋利为目的，擅自提高或变相提高服务价格，医务人员的收入与创收挂钩等，因而逐步形成公立医院公立是名、民营是实的结局。非营利性医院适当地运用市场机制而又不削弱医院的公益性，这是当今世界各国，也是中国非营利性医院面临的最大难题，有待逐步探索和解决。②国家对非营利医院中的公立医院补偿标准与途径有待探索。一般认为造成非营利性的公立医院趋利性重要原因之一是政府对医院补偿不足，使得医院过分依赖经营收入以满足其营运。但国家对公立医院补偿多少才能满足医院的营运而不致使他们过分依赖自身的创收？特别是由于不少公立医院不断扩充床位，开支迅速扩大，实际上使得国家补助满足其要求根本不可能；而国家对医疗卫生费用的投入只能是逐步扩大医保覆盖范围、提高医保标准和增加对公共卫生的投入以惠及百姓，不可能将财政投入主要用于支持公立医院，这就使得通过增加国家投入以保证公立医院的公益成为一个有待破解的难题。③非营利性医院员工激励机制面临的困境有待研究。目前非营利性医院,特别是公立医院主要依靠物质刺激(医院的赢利分红)以激励员工的积极性,而这一做法必然导致医院员工拼命从患者囊中掏钱致使医院的公益性荡然无存。公立医院如何形成卓有成效的精神鼓励与物质刺激相结合的激励机制,是确保非营利性医院的非营利性不可回避的课题。④探索有效途径引导社会资本依法兴办非营利性医疗机构。国际经验表明,非营利医院不能只限于国家举办的公立医院。医院是一种济世惠民的慈善事业,不少社会团体、宗教组织,甚至一些企业,都有兴办医院的积极性,一些国家和地区在历史上已形成了社会办医的传统。世界上许多国家都鼓励民办机构兴办非营利医院,并给予民办非营利性医疗机构不纳税等优惠和扶持。美国承担医疗卫生服务主体的就是私立非营利医院,其他国家都有除公立医院以外的非营利性医院。只有公立和民办非营利性机构在医疗卫生领域中共同作为提供的主体,才可能有效制约医疗卫生服务的价格水平和非道德行为,从而保证人们享受到基本的医疗卫生服务。要鼓励企业家和富人进行慈善捐赠。社会资本进入非营利医疗机构,国家要制定相关的法律法规、规章制度,在产权、监管、法人治理结构等方面作出明确的规定,确保逐利的资本不控制非营利性医院。

(冯泽永)

jiānbìng hé shōugòu
兼并和收购 (mergers and acuisistions) 医院或其他形式的法人、自然人通过某种手段使医院最高经营决策权和产权发生重大改变,达到控制目标医院经营活动的行为。兼并与收购常合称并购。医疗卫生服务领域互相竞争中发生的医院合并与重组现象。由于国有医院并不是产权所有者,国有医院本身不能成为收购兼并的出让主体。国有医院之间的并购不是产权转让,只是医院或其他形式的法人、自然人通过某种手段使医院最高经营决策权发生重大改变。民营医院之间,或者民营医院与国有医院之间的并购,实质是产权的转让。

概述 国际上的医院并购开始于20世纪中后叶。20世纪70年代起美国把并购引入医疗保健系统,到1975年美国已经有202个多医院联合体。随着新加坡1980年经济起飞,他们的医院并购也随之启动,并且很快组建了东西部两大医疗集团。中国的医院并购主要有两个时期。第一个时期是新中国成立初期,由于中国医疗卫生服务机构极少,规模极小的私人诊所是医疗服务的提供主体,远远不能满足中国人民的医疗需求。1953年开始,通过政策鼓励私人诊所合并成立联合医疗机构,从私人所有走向了集体所有。第二个时期开始于20世纪90年代中期,中央下达了《中共中央 国务院关于卫生改革与发展的决定》,全国各地开始了区域卫生资源的重组和医疗机构改革。上海、天津、辽宁、江苏、湖北、山东等地纷纷以大医院为依托实施了一系列医院并购。之后又出现了江苏宿迁的整体拍卖以及其他地方托管-并购等多种医院并购方式。医院的并购进入一个小高潮阶段。以上并购大多属于公立医院经营权重组,但也有部分医院并购是产权转让。

医院并购在市场竞争条件下出现有其客观必然性。医院并购在有限的资源条件下有利于提高医院的经营效益,充分发挥现有医疗资源的效益,也有利于创造新的资源,提供更多的保健服务。就宏观而言,市场竞争会促进医院市场化收购与兼并行为,并最终由市场进行医疗资源的有效配置。就微观而言,医院并购的动机在于:①促进医院发展。收购兼并基于医院发展战略的需求,横向并购即以扩大某一市场或细分市场的市场份额为目标的整合型并购;纵向并购则是以整合产业链为目标的产业扩展型并购,如由医疗服务延伸至医院物业管理、物流等,从整体上降低经营成本。②发展规模经营。横向并购可以扩大经营规模,规模化本身可降低单位产品分摊的间接费用而获得规模收益。并购后的医疗集团有较强的市场控制力,在讨价还价、市场开发等方面更容易获得利益。③产生协同效应。既能优势互补,又能减少竞争,还能发挥财务协同效应。因此无论宏观微观都存在并购动力。

伦理要求 ①保证在并购中人民群众的医疗权和健康权不受损害。医院并购着眼于经济效益,但医院经营的目标并非只是经济效益,医院,特别是公立医院,更重要的任务是提供公平的医疗卫生保健服务,保证人人享有医疗权和健康权得以实现。医院的并购,如果侵害了医疗保健服务的公平性,造成众多低收入人群、偏远地区人群就医困难;或者削弱、消解了公共卫生和初级卫生保健;或进而驱使医疗资源向大城市、向大的医疗中心集中,向高端医疗服务手段看齐,都是不可取的。②在医院并购中,要防止国有医院资产的流失，保护全民所有的国有资产。国有医院之间的并购，也存在资产流失和损耗，要尽量避免；国有医院参与股份制医院集团，或者参与民营医院的合并，其中常出现一方尽可能低估另一方资产的情况，都可能造成资产流失，一般不应得到认可。③要重视医院优良传统和无形文化资源的保护。一些有着长远历史的医院，积淀着医院的优良医疗文化传统，它是医院资源的组成部分。医院并购中不能以有形资产作为医院估值的唯一依据，要重视医院优良医疗文化传统评估，重视它的保护和继承，医院并购不能忽略医院产业的这一特点。④要坚持政府在医院并购中发挥指导和调控作用。医疗行业市场化程度低，医院并购机制还未完全形成，医院间的并购不能完全通过市场进行；医院间的并购，不能单以效益定乾坤，它涉及一级、二级、三级医院的合理配置，涉及地区医疗资源的合理分布；特别就公立医院的合并而言，政府是公立医院所有权的代表，所有这些情况，决定了医院并购必须在政府指导下才能完成。⑤在医院并购过程中要保护职工的合法权益。医院的并购决策，特别是公立医院的并购，要广泛听取全体职工的意见，不能逆民意而行；并购后人员的疏散和工作岗位的调整，都涉及职工的切身利益，都必须妥善安置，不能掉以轻心，更不能造成职工流离失所。

（冯泽永）

gōnggòng wèishēng lúnlǐxué

公共卫生伦理学（public health ethics）

由政府、社会或社群通过有组织的努力以改善社会条件以促进人群健康的公共卫生事业

全过程中应遵循的伦理原则。与临床医学以关注患者个体健康为主要目标不同，公共卫生的任务是寻求了解不良健康和良好健康的条件与原因，促使人群健康优良环境的形成，从而实现人群健康的目的。

概述 公共卫生的发展与人类历史一样长久。最早的公共卫生，可以追溯到古罗马时代，当时就开始办一些水利事业，如排除城市中的池沼，修建暗沟，从公元前300~前144年，罗马前后建筑了供饮用的四条水管，同时开始监督市场上的食品，禁售腐坏食品，禁止在城内埋葬死人，并制定了相关的法规；文艺复兴时期，由于新生活的兴起，以及欧洲一些国家采取了种种卫生预防措施，公共卫生状况有所改善；此后，随着天花、麻疹、水痘、鼠疫、斑疹伤寒、梅毒等传染病的流行，公共卫生愈来愈引起人们的关注，但至17世纪和18世纪，世界各国在广泛的传染病侵袭面前仍束手无策；直到18世纪末，科学家们发现了细菌和病毒，发现了它们的传播途径，才提出了"消灭传染源、控制传播途径、保护易感人群"的策略，从而有可能大规模控制传染病的流行；19世纪上半叶，有人提出社会控制传染病的设想。在意大利，国家制定了抗疟法令，奎宁由政府管理，国家制定统一的卫生法，规定国家"最高卫生会议"管理全国的公共卫生，各省设立较小的卫生机构管理相应的公共卫生事宜。现代公共卫生最大的成就，是天花的消灭和对鼠疫、霍乱、疟疾等传染病的控制。

公共卫生的历史发展可以划分为三个阶段：第一次卫生革命，主要针对由外源性传染源（如细菌、病毒、寄生虫等）所引发的传染病，以及由于贫困和营养不良导致的母婴死亡；第二次卫生革命，主要针对由人们的行为和社会经济环境所导致的非传染性疾病，如心脑血管疾病和肿瘤；第三次卫生革命，是通过提高生命质量改善健康公平的全球性努力，促进人类总体健康。不同的国家处于不同的发展阶段，如西方发达国家多处于第二次和第三次卫生革命阶段，而中国则处于第一次和第二次卫生革命阶段，有些欠发达国家仍然深受传染病危害，还处于第一次卫生革命阶段。

"公共卫生"这一概念为医学界广泛采纳，标志着医学活动的对象从个体逐渐转向群体和整个社会。但这并不代表现代医学不再关注个体的健康与否，而是强调更加重视群体健康。医学理念的这种转变，反映以关注人类生命和健康的医学伦理思想的发展和丰富。公共卫生关注的群体和社会健康，将医学伦理从关注个人生命和健康推向关注群体生命和健康，是医学伦理学的扩大和延伸，诸如在公共卫生实践中提出的戒烟、隔离传染病患者等要求，即个人应当严格克制自己的感性欲望而遵守义务规则，不得伤害他人，显然是符合道德价值标准的。公共卫生强调需要利他精神等道德观，其价值不仅体现在保证人们的身心健康，还表现在对人类社会文明建设的贡献等方面。公共卫生特别关注贫困、居住偏远地区等弱势群体的卫生服务，因而公共卫生更加突显了公平、正义、机会均等等伦理学原则。

20世纪以来，公共卫生引起WHO和各国政府的重视。公共卫

生是预防疾病、延长寿命、促进健康的科学和艺术；公共卫生通过有组织的社会努力，改善环境卫生，控制传染病，教育人们改善个人卫生习惯，组织医护人员对疾病作出早期诊断，提供治疗和预防服务，并建立社会体制，确保社会每一个成员维持健康的生活标准，实现其与生俱有的健康和长寿权利。1978年在阿拉木图召开的"国际初级卫生保健会议"，呼吁世界各国，本着技术合作精神及符合经济发展水平的可能，在全世界，特别是发展中国家，开展和实施初级卫生保健，这是落实公共卫生的重大举措；1986年的国际健康促进大会通过的《渥太华宣言》，确定了新时期公共卫生的主要精神，即健全和完善健康政策、开创有利健康的物质和社会环境、鼓励民众团体积极参与、提高民众的健康知识和技能水平、改革医疗健康服务结构以使其适应人们健康需求。

伦理原则　公共卫生伦理是医学伦理学的重要部分，有诸多特殊的伦理要求。

效用原则　公共卫生伦理学的效用原则，要求公共卫生采取的一切措施，必须能给目标人群带来的收益尽可能大大超过可能的风险，实现效用最大化。在任何情况下，公共卫生不能采取无效或低效或得不偿失的措施。这是公共卫生伦理要求的首要原则。"效用"和"受益"的概念有所不同，"受益"一般限于行动的正面效应，"效用"则是对行动带来的正面效应与负面后果的全面评价，是效用/风险比的正值，而这种正值必须大到一定程度才能产生公共卫生的效用。公共卫生行动效用的最大化并不是对个人利益和负担的简单整合，也不应是

为了产生健康的最大受益的结果而任意或没有必要地伤害个体的利益，而是在伤害某些个人或某些群体的利益不可避免时，使这种伤害在尽可能最小化的情况下，使整体人群受益最大化。

公正原则　公共卫生的公正，包括公共卫生资源分配的公正、受益和负担在人群之间分配的公正、公共卫生政策优先排序公正和确保公众参与的公正。公正原则是对效用原则的一种约束。追求效用最大化有时会导致不公正。任何公共卫生行动在遵循效用原则的同时，还必须遵循公正原则。公正原则主要是针对由于经济、社会地位等社会因素所造成的资源、风险、负担以及受益等分配不公提出的。这种社会不公极大地阻碍了社会群体的健康水平。如果存在不公正，公共卫生的措施就不能实现其保护公众健康、预防或损伤最小的效用。如何实现公正分配资源理想的选择是按需分配，但在资源短缺时需要考虑效用标准。如流感大流行时，应该给所有居民，或者至少给相关居民发放流感疫苗或其他抗流感药物，不应优先发放给无流感威胁地区的居民，即使他们有很大的权利和财力；而在疫苗短缺时，则需要优先发给参与抗流感的医务人员。

尊重原则　作为医学伦理学的基本原则之一，尊重和自主同样适用于公共卫生伦理。尊重原则的要点是以人为本。人是公共卫生的目的，而非实现公共卫生目的的工具，如建立居民健康档案的目的应该是给予患者以更好的医疗服务和更好地保护易感人群，而非完成公共卫生任务；尊重原则要求对于有行为能力的当事人，必须事先提供全面和充分

的信息，经他们理解后获得自主的书面同意。如本人无行为能力，则应从其监护人或代理人那里获得同意。在某些紧急情况下，如果干预措施风险不大，可以推定当事人同意实施干预措施，但同时应给予他们知情后不参加或退出的权利；公共卫生在追求效用最大化时，有时需要对个人的行为实行某些干预，这种干预可能导致对个体的不尊重，甚或导致对个人自由和权利不必要的限制。尊重原则要求我们尽可能将这种对个人权利的限制缩小到最小范围和程度，处理好群体与个体之间的关系。

共济与互助原则　共济一般是指有条件的一方对另一方的支持与救济，支持与救济稳定了社会，营造了人群之间的和谐和团结，同时有利于全体人群的生存和发展，使得许多公共卫生问题得以解决。共济的后面就是共赢，共赢是在共济中实现的。共济是处理公共卫生问题的重要原则和手段。当疫情流行时，需要将疑似患者、感染者、接触者隔离起来，这种隔离既是牺牲个人的自主和自由以保全他人和社会全体的利益，也有利于被隔离者的健康，体现了人群间的互相帮助。共济既有互惠性，也有利他性。公共卫生最基本的保障是清洁的空气、安全的饮用水和无害的食品，但这不是一个人能办到的，需要个人、社群、政府诸多方面的合力，有时需要条件好的人群对弱势群体的帮助，而这种合力和帮助，对每一个群体都是支持，是不可缺少的。

公众知情原则　公共卫生问题往往涉及广大人群的健康，各种公共卫生问题的解决都离不开人民群众的参与。公共卫生信息

公开透明，既是妥善处理公共卫生问题必须遵守的伦理原则，也是处理公共卫生问题的重要手段。信息公开和公众知情包括公共卫生基本知识的透明与知情；公共卫生问题的情况和对广大群众要求的透明与知情；疫情的性质、危害和传播途径的透明与知情；预防疫情感染方法和维护健康信息的透明与知情；政府的相关公共卫生政策，特别是某些重要紧急措施的公开与透明；同时也包括传染病病因、感染途径研究成果的发现与发明的公开透明。信息公开、公众知情体现了政府对公民权利的尊重，保障了公民平等的权利，同时也减少了公民和政府之间因信息不对称造成的误解，避免某些人心混乱和干预公共卫生政策、措施实施中的谣言传播，稳定社会秩序。信息公开应当及时、准确，既不能夸大，也不能缩小，要注意信息之间的整合，正确地引导社会舆论，振奋人心。

相称原则　相称原则是一个具有悠久历史的法律概念，它将公正视为恰当的比例；现代的相称性在应用于自卫权利时，要求自卫必须与受到的威胁相称；公共卫生机构在维护公众健康中，有时不可避免地要侵犯个人权利或利益。相称性原则要求：国家追求的目标必须符合社会所有成员的利益；对个人权利或利益的侵犯不可超过为了有效追求这个目标所必要的。执行相称性原则意味着，公共卫生机构采取的影响个人权利的任何措施对于目标人群是合适的、必要的，不存在达到这一目标更宽松的措施；能够合理地期望受影响人群可接受这些措施。

（张拓红　丛亚丽　杜治政）

qúntǐ jiànkāng yǔ gèrén zìyóu

群体健康与个人自由 （ public health and individual freedom）

公共卫生在追求实现人群健康目标时如何处理与个人自由的关系。公共卫生实践中重要的伦理学问题。

二者关系　群体健康与个人自由具有内在的统一性。人是社会的动物，社会是由许多个人组成的，没有个人的存在，就没有社会；不尊重个人的利益，没有个体的自由和自主，社会是无法维系而必将瓦解；公共卫生没有个人的积极参与努力，公共卫生的人群健康目标是无法实现的，而个人在没有任何自由的情况下是不会主动积极参与公共卫生事业的；当然，个人也无法离开社会，脱离社会的个人，不与他人联系的个人，是无法生存的；社会群体的健康，也是个人健康与个人自由存在的条件。整个社会群体都感染了传染病，是无法维系个人健康的，也很难有个人自由。认为公共卫生与个人自由存在根本性的冲突，无论在理论上或实践上，都是不正确的。

但在现实的公共卫生事业活动中，的确存在群体健康与个人自由的冲突。公共卫生奉行的基本准则是群体的健康利益高于个体的健康利益。为了保障群体的健康，在某些个体的健康与自由出现威胁群体健康与自由时，公共卫生利益要求对个体的自由作某种限制以确保群体的健康，其中也包括确保个体本人的健康。公共卫生对个体自由的限制有两种形式：一是限制个人选择的自由，如禁止个人在公共场所吸烟以减少吸烟对群体健康的伤害。二是直接限制个人的活动自由，如在传染病大流行期间限制个人

行动的自由，不允许个人随意出入疾病流行区；或者限制那些经过检测发现感染了传染病毒以及具有潜在感染病毒可能的个体的自由行动，将他隔离起来，当消除了传染威胁后再恢复他们的自由。公共卫生为了控制疾病的流行和扩散，对自由的限制不仅限于对个人或少数人范围，有时可能为了保护少数人健康和自由对多数人实行限制。因为在这种情况下限制感染了病菌的多数人的自由确保少数人不被感染，是为了不让病菌侵蚀全体人群的健康，为控制疾病的流行创造条件，最终赢得全体人群的健康。

限制个人自由的条件　当群体健康与个人自由发生冲突，必须限制个人自由时，要满足以下相关条件。

必要性　在维护公众健康行动中限制个人自由，前提条件必须是必要的。如果不在一定时间内限制某些人的个人自由，无法控制疫情的传播与扩散，而且没有其他办法取代，这是限制个人自由必要条件。

有效性　仅有必要性还不够，还必须证明这种限制个人自由对保护公众健康或公共卫生是有效的。如强制性免疫接种和流感大流行期间的检疫和隔离，业已证明这些措施对预防传染病和控制大流行是十分有效的；但将所有艾滋病感染者隔离起来以控制艾滋病的蔓延，结果证明是无效的，因后一种做法得不到伦理学的辩护。

相称性　仅有必要性和有效性还不能说有限制个人自由的充分理由，还必须补充相称性的条件，即对个人自由限制带来的损失与保护人群健康的收益是相称的。一般来说，后者的收益应当大于前者的损失，或者两者至少

是相当的。在严重急性呼吸综合征流行期间为防止其蔓延，在一定时间内限制某些人的自由，保证了更多人的健康，当疫情得到控制后随即取消对这些人的限制。两者相比，是相称的。

限制最小化 尽管为了维护公众的健康和确保公共卫生的需要，对限制个人自由满足了前三个条件，还不能说是最充分的。在诸多限制个人自由的政策和措施中，应当选择其中对限制个人自由最小的、给个人带来不方便最少的，使对个人自由的限制最小化，真正成为一种人道的、公正的限制，并且能够为被限制的人和社会公众接受。

补偿性 在对个人自由实行某些限制时，可能给本人、家庭和其他方面带来生活不便或其他损失，如经济困难、老人或子女无人关照等。为此，应当保证在受限时间受限人的正常生活需要，并在可能条件下给予补偿，使之在限制期间安心接受限制，避免私自逃越、突破限制等行为的发生，减少本人或家庭在解除限制后面临的困难。

公开透明性 政府、公共卫生机关及其工作人员，应当向被暂时受限的人员、社会公众，公开说明和解释暂时限制某些个人自由的必要性及限制的种种措施、注意事项，争取他们的理解，避免不必要的误解，自觉的接受限制，稳定人心，稳定社会。

(杜治政)

gāowēi rénqún jiànkāng guǎnlǐ lúnlǐ

高危人群健康管理伦理 （ethics of high risk group health management） 对明显存在对健康有高危影响的人群进行健康管理时应遵守的伦理规则。

群体特征 在广大人群中，存在明显影响健康的高危人群，其发病的概率明显高于其他人群。在实现全民健康的目标过程中，首先关注他们的健康，加强对他们的健康管理，防止他们的健康恶化，具有重要意义。高危健康人群包括：①吸毒、酗酒、吸烟成瘾和其他成瘾的人群。②机体内存有诱发疾病甚或死亡危险因素的人群，诸如血压高、血脂高、血糖高、肥胖、消瘦、体力过度衰弱，以及心衰等其他危险因素的人群。③处于不良的生活方式、不良生活环境、不良职业环境等容易滋生疾病危险因素的人群。④处于不良社会环境因素，诸如人际关系紧张、长期与周围同事或同学相处不融洽，经常抑郁的人群。⑤由于多种原因酿成精神长期处于紧张状态的人群，长期失眠、神经衰弱、脾气暴躁的人群。⑥家庭缺失，如单亲、孤寡单独、丧妻丧子的人群。

伦理要求 这些人群由于以上种种原因，容易催生某些疾病，且数量巨大。做好他们的健康管理，帮助他们降低健康风险，使他们避免由危险因素酿成疾病，或推迟疾病的发生，是健康促进的一项重要任务。

政府、社会与个人共同担责 首先，政府和相应的社会组织必须对高危人群健康管理担责。一方面，政府和社会有实现全民健康的责任，而高危人群的不健康生活方式已经成为影响民众健康的主要因素。当前的公共卫生及疾病预防工作必须把对高危人群的健康管理放在极其重要的位置。另一方面，健康管理的很多工作也只有政府才有能力承担。因为健康管理是对个人及人群的各种健康危险因素进行全面监测、分析、评估、预测，并进行计划、预防和控制，旨在调动个人、集体和社会的积极性，有效地利用有限的卫生资源来满足健康需求以达到最大的健康效果的复杂性工作。离开政府，这项工作就很难实施。其次，个人必须对健康管理担责。因为每个人都有义务和责任维护自己的健康，而不良生活方式的改变最终还是需要依靠每一个人的努力才能实现。

尊重个人权利与尊重集体人权相统一 高危健康人群中每一个人的权利都应该得到充分的尊重。虽然他们的生活方式和行为会对自身健康甚至他人带来极大的风险或危害，但是，对他们行为的改变主要是通过健康教育和指导来改变他们的认知，再通过他们正确的认知来自主选择正确的健康行为和生活方式。对他们任何人（如吸毒、酗酒、不良性行为、吸烟成瘾和其他成瘾的人）都不能歧视。与此同时，社会人群和集体人权也应该充分尊重。由于高危健康人群中部分人的行为（如吸毒、酗酒、不良性行为等）会危害其他人或公众的权利和利益，为了保护其他人及集体人权不受损害，在必要的时候也可以对他们的有害行为进行强制改造（如戒毒）。

卫生工作必须前移和下移 一方面把卫生工作前移，坚持预防为主。对高危人群的健康管理必须坚持预防为主的方针，做好对各种健康危险因素的监测、分析、评估和预防工作，强化健康教育，纠正人们的认知，防止和纠正不良的生活方式，从而把危害健康因素的影响降到最低。另一方面把卫生工作下移，要充分发挥社区卫生机构的守门人作用，把对高危人群的健康管理做细做深，做到全覆盖。

切实转变医学模式 克服单一的生物医学观点，要从生物、社会、心理、环境等多方面对高危健康人群进行管理，对相关环境进行改造。多维度、全方位发挥健康管理的作用。

（杜治政）

mànxìng fēichuánrǎnxìng jíbìng fángzhì lúnlǐ

慢性非传染性疾病防治伦理

（ethics of chronic non-communicable disease） 慢性非传染性疾病研究、治疗和预防中应遵循的伦理原则。

概述 慢性非传染性疾病随着经济、社会、文化的发展而变化。在工业化之前，社会生产、生活水平不高，影响人群健康的主要疾病是各种传染病和营养不良，慢性非传染性疾病所占比重较小。随着社会进步、经济发展带来的生活水平的提高，生活方式的变化，以及人口的老龄化和环境污染，传染病退居次要地位，慢性非传染性疾病，如心脑血管疾病、恶性肿瘤、糖尿病、慢性阻塞性肺气肿、心理精神性疾病，成为影响人类健康的主要疾病。WHO 2012 年的一份报告提到，心脑血管疾病、糖尿病、肺病和多种癌症等慢性非传染性疾病在全球夺去 3800 万人的生命，其中 1600 万人不到 70 岁；3800 万人中，约有 600 万是因为吸烟，330 万人是因为酗酒，320 万人因为缺乏体育运动，170 万人因为摄入盐过多。WHO 国际癌症研究中心 2018 年 9 月公布的一组数据，仅 2018 年，新增癌症患者 1810 万，死亡人数达 960 万。2020 年国务院发布的《中国防治慢性病中长期规划（2017—2015）》显示，中国约有 2.4 亿高血压人口，5.07 亿超重及肥胖症人口，1.21 亿糖尿病人

口。2018 年卫生总费用占 GDP 的比例为 6.43%，2019 年为 6.58%。慢性病经济负担不断增加。

促成慢性非传染性疾病上升的主要原因是：①人类寿命的延长。20 世纪前，人类寿命较短，此类疾病还未出现，人已死亡。世界人口寿命最长的日本，1902 年，男性平均寿命为 42.8 岁，女性为 44.3 岁，而今却几乎翻了一番。据有关资料称，如冠心病，40 岁以后，每增加 10 岁，患病率增加 1 倍。②生活条件的改善，生活水平的提高。诸如高血脂、高胆固醇、高血压、高血糖、肥胖，都与此有关。③工业污染和环境恶化。2018 年一份研究资料显示，全球 95% 以上人口呼吸污染的空气，空气污染导致 2017 年 600 万人死亡。④社会心理因素的影响加剧。由于社会多变和节奏加快等原因，社会心理因素对健康的影响加剧。和急性传染病相比，慢性非传染性疾病呈现一系列特点：因为慢性非传染性疾病与生活方式、环境、精神、心理因素密切相关，而这些因素是人都要接触的，故患病人群特别巨大，常以亿计。病程迁延时间长，演变的规律是治疗、复发、再治疗、再复发直至死亡；发病原因复杂，控制难度大，要从根本上控制发展速度是很难的。⑤患病人群基数大、病因复杂，耗费资源多，难以有效控制，有终身性质，致使患病人群日益增多，且慢性病患病人群呈年轻化趋势。18~30 岁男性的血脂异常患病率已达 58.5%，30 岁至 40 岁接近 70%；女性略好于男性，但 30 岁以后的女性也超过 30%。⑥慢性非传染性疾病相关的致病因素进一步恶化。数据显示，80% 的家庭人均日摄盐量超过 12 克，

83.4% 的家庭人均食用油量超过 25 克，47% 的男性处于吸烟状态，18 岁以上的居民中，仅有 11.9% 的人经常运动。

伦理要求 ①克服单一的生物医学观点。从生物、社会、心理、环境等方面看待慢性非传染性疾病。慢性病的一个基本特点是致病原因是多方面的。即使像癌症这样的疾病，也是遗传、环境、生活方式等多种原因酿成的。甚或个人的道德修养，诸如心胸狭隘，自私自利，整天泡在个人私利的小圈圈中，都容易滋长高血压、肿瘤、抑郁症等疾病。对慢性非传染性疾病的预防、治疗、康复，必须摆脱传统的生物医学观点。②着眼于社会全体人群，坚持预防为主。特别是一级预防为主的方针，慢性非传染性疾病防控不在于治疗而在于预防，但预防不能限于二级预防，二级预防的目标是早发现、早治疗，但早发现、早治疗不能扼制慢性病滋生。人群普查，早期发现，早期诊断等，无助于控制心脑血管疾病、癌症等慢性病的蔓延。只有从调整生活方式，戒烟、限酒、加强运动等一级预防的措施着手，才能从源头上控制慢性病的发展势头。防控慢性非传染性疾病的方略，既是公共卫生问题，同时也是伦理学问题，只有如此才是真正保护广大人群的健康利益。③摆脱依靠大医院、高技术、专科制服慢性非传染性疾病的思路。要改变传统的思路，走促进全民健康的大道。当前国内外医学界，似乎仍是以办大医院、发展高新技术、深化专科的办法应对慢性病对健康的肆虐，但这种办法只能为中晚期慢性病患者提供医疗支持，这对减少他们的痛苦当然是需要的，但它无益于控制慢性

病的滋生与发展，而且要消耗巨额的卫生资源，抑制预防为主的卫生方针，在客观上为医院和医药开发商提供源源不断的财源。这实际上是一个为少数人还是为多数人健康利益的伦理问题。④坚持公正原则。对晚期慢性病患者的治疗，提倡选用适宜而有效的技术，避免盲目选用高新无效或效益不大的技术。由于慢性非传染性疾病的患病人群很大，其中绝大部为低收入人群，他们无法享用昂贵的新药和新技术，在昂贵的技术和疗法面前他们往往望而生畏，这对他们是不公的。医药开发商在开发新药、新技术时，应当考虑低收入人群的支付能力，为他们提供价廉的药物和技术；医院和医师也应当为低收入人群的利益着想，抑制过高的利益冲动，选用价廉而效果也好的药物和疗法。⑤重视晚期患者的生命质量。慢性病中许多晚期患者，要挽救他们的生命，是难以做到的，但提高晚期患者的生命质量，还是可能的。如减轻疼痛，预防避免压疮，提高睡眠质量，改进饮食，提高食欲，以及提供各种精神思想方面的营养，使他们生活得愉快一些，过得舒坦一些。⑥重视晚期患者的心理支持和心灵抚慰。许多晚期的慢性病患者，是无法治愈的，甚或减轻疼痛也很有限。医师和医院能做的，只能是为他们提供心理支持和心灵抚慰。医院和医师应当根据不同晚期患者的情况，从实际出发，积极探索，开展各种形式的心理支持和心灵抚慰，创造安详死亡的环境；对不能存活患者照料，与对能存活患者的照料一样重要，使患者安详的离世，家属也心安。

（杜治政）

chuánrǎnbìng fángkòng lúnlǐ

传染病防控伦理 （ethics of prevention and control of infectious disease） 采取针对环境和人群的各种措施，以控制传染病的发病，防止流行、消除或消灭疾病应遵守的伦理规则。

概述 传染病是一种古老而又年轻的疾病。早在公元前430年前后开始的一次传染病，使雅典军队25%的军人死亡；公元2世纪起，一种被称为黑死病的传染病，袭击了整个罗马帝国，从公元165年至180年期间流行于西欧各国，可能导致感染区内1/4到1/3的人口死亡；1347~1359年的鼠疫，是人类历史上的一次大灾难，前后夺去6200万人的生命；1666~1675年，天花在英国及东欧特别猖獗，欧洲死于天花的人数在1.5亿以上；1918年9月至1919年6月间，在美国暴发的流感，10个月内以前所未有的毒力横扫世界，使2000万~4000万人丧生。随着社会的进步和医学的发展，一些长期肆虐的经典性的传染病在20世纪得到了有效控制，死亡率明显下降，但一类以病毒感染为主的新传染病又肆虐起来，其中危害最为严重的是艾滋病，从1981年美国第一例艾滋病例得以诊断，至2006年11月全球有3950万人感染人类免疫缺陷病毒（HIV），2500多万人死于该病。病毒性传染病的特点有：对人体的攻击具有普遍性、广泛性；病毒的生存无处不在，令人防不胜防，具有高度的适应性和变异性，给人类制服它带来许多困难；病毒对人体攻击的恶毒性；十分顽固，彻底消灭十分困难；预防的难度大。

传染病发展历程和演变的历史表明，它是由各种病原体引起，

能在人与人、人与动物或动物与动物之间相互传播，严重危害人类和动物健康的一类疾病。传染病的传播和流行必须具备三个条件：传染源、传播途径和易感者。传染病防控主要包括：疾病或疫情未出现时的预防措施，出现后的防疫措施以及治疗性预防措施。具体的防控手段主要有：疾病监测、病例登记追踪、筛检、隔离、强制治疗、免疫接种、健康教育、环境治理等。在传染病防控使用这些手段中，均可能涉及很多伦理问题，其核心问题是个人权利与公共卫生要求即公权力间的矛盾。传染病防控有诸多手段措施，均以预防疾病发生与蔓延，保障人群生命健康权为原则与目标，但很多措施的实施与个人的自由权、自主权等构成一定冲突，从而引发一系列伦理学争论，因而正确处理遇到的种种伦理问题，是传染病防控能否获得成功的重要条件。

伦理原则 ①正确处理个人自由与隔离、强制隔离需要的关系。个人自由是个人的基本权利，但在传染病防治某些紧急情况下，限制个人自由以切断传染源，对保障广大公民健康免受伤害是必要而且是十分重要的。但这种强制隔离应当尽量限制在必要的病种、必要的人群、必要的时间和必要的地域范围，当疫情得到控制时应及时解除。特别对强制隔离的病种、人群、时间的地域更应慎重对待；对疾病控制没有作用的过多病种、人群、时间、地域的，会引起群众的不满，造成社会恐慌，进而影响确实需要强制隔离的实行；同时要提供被隔离人员的基本生活和医疗服务。②疫情传播流行和防控信息必须公开、透明。传染病的防治是广

大人群全体的行为，不是任何个人或少部分人能够代替的，必须有全体人群的参与，漏掉一人或几人都不可以。为此，则必须向社会公开疫情流行和防控措施的所有信息，让他们知晓信息，自觉地投入抗传染病洪流中来，否则无法动员全体社会人群参与传染病的防控。信息公开透明不能只限于局部地区，而应当是全社会的，甚或是全球性的。对疫情实行封锁，不向主管部门报告，不向社会公布，必然造成群众恐慌，谣言四起，感染传染病的人散布于广大人群中必然导致疾病迅速蔓延，隐瞒疫情信息是防控传染病的大敌。③合理、公正地使用卫生资源。在正常情况下，所有患者都有同等权利获得需要的服务，但由于传染病的受害人群往往十分庞大，而控制传染病的药物或其他资源，特别是某些紧缺资源往往十分有限，因而必须公正合理分配和使用有限的资源，首先确保急需人群，暂缓或削减不是急切需要的人群；在资源特别紧张的情况，则首先要保障投入抗病的医务人员的需求。④正确处理保护个人隐私与维护公共卫生需要的关系。在传染病防控中，登记监测可以提供特定区域内某种传染病的发病和控制情况，但在登记监测、上报患者信息过程中，必然涉及患者隐私权的保护与公共卫生需要的冲突。当没有强有力的措施和规范来保护患者隐私权时，登记制度所获得的患者信息则很可能为虚假信息，不利于疾病进一步防控，因而保护个人隐私仍然是必须遵守而不能忽视的原则，但隐私权的保护不能伤害广大人群的健康，某些紧急情况下需要对个人隐私权作一定限制，甚或在一定时间内否定个人隐私权，以保护公众健康免受伤害；但不能以保护个人隐私为由，隐瞒传染病疫情信息而置公共卫生安全不顾，更不能允许借保护隐私故意传播的行为。⑤团结互助。在疾病大流行期间，为控制疫情的迅速蔓延，常常会挑战国家主权、区域管理、地区边界等传统观念；在医疗卫生机构和医务人员之间，往往需要调配或重新组织使用力量，也可能触及彼此的利益。因而特别需要发扬团结友爱的精神，互助互帮；帮了别人，控制了疫情，也就是帮助了自己。只顾自己，强调局部利益的亏赢，听任疫情传播而死抓局部利益不放，对于防控传染病来说，是极不道德的。

（张拓红　杜治政）

àizībìng fángkòng lúnlǐ

艾滋病防控伦理（ethics of prevention and control of AIDS）

防治艾滋病应遵守的伦理规则。艾滋病比其他任何疾病更显示出其生物-心理-社会性质，涉及一系列的观念、价值、道德、政策和法律问题。

概述　1981 年 1 月，美国加州大学洛杉矶分校研究中心的一位研究员发现了一个奇怪的患者，并引起免疫学助理教授迈克尔·戈特利（Michael Gotley）的注意，经检查，发现此患者的免疫系统出现了问题，随后在洛杉矶发现了 5 个相似的病例，戈特利和他的同事就此写成了一篇《发病率与病死率周报》，1981 年 6 月 5 日，美国疾病控制与预防中心发布了这篇报告；1982 年 9 月，此病被正式命名为"获得性免疫缺陷综合征"。随着被发现的感染人数和死亡人数的增多，人们发现，不仅是男同性恋、吸毒者，异性恋男女等更多的人都患有这种病，

公众紧张情绪增高，关于此病怎样传播的种种理论不断产生；1983 年 5 月，法国巴斯德研究所病毒室主任吕克·蒙塔格尼（Luc Montagny）等人在《科学》（Science）杂志发表一篇报告，称分离出一新的人类反转录病毒；1984 年美国国家卫生研究院肿瘤研究所的罗伯特·盖洛（Robert Gallo）及同事在《科学》（Science）杂志也宣布，他们发现了一种人类反转录病毒，可能是艾滋病的元凶。尽管存在发明权的争议，但对导致这种病的病毒的认识是一致的。人类 1983 年发现艾滋病以来，根据联合国艾滋病规划署数据，全球范围内人类免疫缺陷病毒（HIV）携带者和艾滋病患者人数从 2013 年末的 3430 万人增至 2018 年末的 3790 万人，携带者数量仍逐年增长。近两年来，艾滋病的扩散速度虽有所放缓，防控艾滋病的疫苗已通过早期人体试验，但科学家们持谨慎的乐观态度，称仍然是威胁人类生命最凶险的传染病。

中国自 1985 年发现第 1 例艾滋病病例，至 2001 年，可能有超过 100 万人感染了 HIV；中国疾病控制中心、联合国艾滋病规划署和 WHO 联合评估的报告显示，截至 2018 年底，中国存活 HIV 感染者约为 125 万人，其中仍有近 1/3 的感染者尚未进行检测。值得关注的是，目前艾滋病感染者在高等学校中呈高发趋势。2016~2018 年，平均每年新报告 3000 多例学生感染者。艾滋病是跨世纪的全球流行病，是人类在 21 世纪面临的严重挑战。

人们在几十年防控艾滋病过程中，形成了一些共识：艾滋病目前仍是难以治愈的疾病，但是可以预防的；艾滋病是一种典型

的生物-心理-社会性质的疾病；艾滋病患者或 HIV 感染者与道德不相干；预防和控制艾滋病和 HIV 感染的蔓延关系到每个人；预防和控制艾滋病和 HIV 感染的目的是维护个人及其家庭的健康、幸福和尊严，也是为了社会的发展和安定；预防和控制艾滋病和 HIV 感染的政策应当既是有效的，又是合乎伦理的。艾滋病的治疗、预防和控制的有关概念、理论、观念、价值、道德、政策和法律的问题可区分为两类：一类是艾滋病治疗、预防和控制中的问题，另一类是与人类社会亚文化共同体有关的社会问题。这些亚文化共同体长期处于社会边缘，受到社会主流共同体的偏见、羞辱和歧视。在游荡的艾滋病幽灵面前，似乎在人类历史上第一次凸显出不同共同体的共同利益。为了共同抵御艾滋病，主流社会共同体应当结束对亚文化边缘共同体的偏见，形成正确对待艾滋病的道德、法律观点，对于防控艾滋病具有重要的实际意义。

伦理原则 ①有利原则。包括不伤害和确有助益两个方面。不伤害是指不给患者带来本可避免的疼痛、痛苦、损失、残疾和死亡，包括不应该发生有意的伤害和伤害的危险，也包括并无恶意、甚或无意造成的伤害。如在是否决定进行强制性体检时，就要看给 HIV 抗体阴性和阳性的受检者体检对社会带来多大的好处，给受检者和社会带来多大的负担，包括受检结果的假阳性和假阴性有多大的比例，权衡两者的得与失，是利大于弊，还是弊大于利。强制性检测结果是普遍性的阴性，则这种检测得不偿失，具有伤害性，是不该做的；有选择性的进行检测，如对供血者、供精者、

则可能是得大于失，这种检测不具有伤害性。②尊重原则。对艾滋病患者的尊重包含两方面，一是把他们当作普通人一样的尊重，一视同仁的对待他们，不歧视他们；二是尊重他们作为一个公民应当享有的法律和道德权利。法律权利是指他们同样享有健康权、人身权、隐私权，以及其他权利；道德权是指他们和其他公民一样，在医疗中享有知情同意权、自主权、保密权。开除阳性抗体者的学籍、公职，就是歧视。尊重要求对艾滋病患者去歧视和污名化。社会对艾滋病感染者及相关人群最大的影响就是羞辱与歧视。艾滋病也许是历史上最被污名化的疾病。在使用 HIV 暴露前预防（pre-exposure prophylaxis，PrEP）时，大部分 PrEP 阴性高危人群都担心 PrEP 所带来的社会污名和歧视。在许多国家和地区，与艾滋病相关的羞辱以及由此引发的歧视，同疾病本身一样会导致灾难性后果。如果不能正确理解羞辱的实质和影响，对艾滋病的干预无法迈向成功。③公正原则。宏观的分配公正要求一个国家应在防治艾滋病方面花费多少资源，以及在应用于治疗研究、监测、预防等方面分配应当是公正的；中观分配是指一个单位分到的资源如何合理分配，将资源用于与艾滋病无关的项目上，就是不公正的；微观分配是指一个医师掌握的资源如何分配，重病患者分得少，轻病患者分得多；认识的分得多，不认识的分得少，就是不公正的。研究艾滋病和预防艾滋病的药物和疫苗，需要的资源由谁负担，研究成功的药物与疫苗，对艾滋病患者及病毒感染者，对非感染者都带来利益，应该由谁享有，都涉及公正原则。④互

助原则。艾滋病是一种超越国家、民族、文化的疾病，不同国家、民族、文化的人，只要感染了 HIV，都会成为艾滋病患者。在艾滋病肆虐人类面前，人们应当相互帮助，不分你我。未感染的人，应当关心、帮助艾滋病患者和感染者；艾滋病患者和感染者，也应当关心未感染者，尽可能不将病毒传给他们；艾滋病病毒的传播超越国家、民族、文化的界限，抗击艾滋病也应不分国家、民族和文化；富国帮助穷国，未受艾滋病侵袭的国家，应当帮助遭受艾滋病侵袭的国家。只有团结互助，才能有效地免遭艾滋病的浩劫。⑤宽容原则。患有艾滋病和感染了 HIV 的人，处于极度衰弱和悲惨的境地，他们不仅遭受病毒带来的生理痛苦，还因为各种原因带来了极度的精神折磨，而且常是全家陷入深渊而难以自拔。应当宽容地对待艾滋病患者和感染者，不要远离他们，尽可能帮助他们；不能认为艾滋病就是道德病。有许多艾滋病患者和感染者，并非他们的"不良行为"。如输血没有安全保障、呱呱坠地的婴儿通过垂直传播感染了病毒，均与道德无关。不能将道德失检的帽子扣在他们头上而不宽容他们。嫌弃他们，远离他们，丝毫无益于艾滋病的防控。⑥保密原则。艾滋病因为种种原因，保密原则更为重要和突出。中国的《艾滋病防治条例》第三十九条明确规定："未经本人或者其监护人同意，任何单位或者个人不得公开 HIV 感染者、艾滋病患者及其家属的姓名、住址、单位、肖像、病史资料及其他可能推断出其身份的信息。"故意泄露或有意披露艾滋病患和感染者的信息，不仅会给他们带来多重伤害，而且极

不利于艾滋病的防控。对艾滋病患者和感染者的歧视，是对国家有关法规的公然挑衅。

（杜治政）

gélí

隔离（quarantine） 将传染期内的患者、病原携带者及疑似传染病病原携带者置于不可能传染给他人的条件下，以防止病原体的进一步扩散的措施。强制隔离是指对传染性极强的烈性传染病，必须采取强制隔离措施，严防病原体的散播，保证患者的治疗和人群的健康。一种针对传染性疾病的防控措施。隔离可以是自愿采取的，但强制隔离是国家法律规定的，公民必须遵守。

概述 隔离措施分为隔离治疗与隔离观察。隔离治疗指对传染期内的患者、病原携带者在上述的条件下进行医学治疗，保证其不传染给其他人员。实行隔离治疗有利于患者和病原携带者尽早治愈和恢复健康，同时保护其他公民身体健康，免受传染病的危害，并迅速控制疫情；隔离观察指对疑似传染病病原携带者或传染病患者的密切接触者在上述条件下，进行密切观察，定期进行检查，保证其不传染给其他人员。隔离观察可分为住院隔离观察、集中隔离观察、居家隔离观察。隔离对象包括：患者、病原携带者、疑似患者及他们的密切接触者。近百年来，由于人们对传染病的规律越来越了解，通过隔离的办法阻断传染病的传播获得了很大的成功，世界各国积累了丰富的经验：①凡由国家规定的甲乙两类传染病患者，均应采取隔离的办法阻断疫情传播和扩散。②隔离应根据不同情况进行。对患者、病原携带者予以隔离治疗，隔离期限根据医学检查结果

确定；对疑似患者，确诊前在指定场所单独隔离治疗；对医疗机构的患者、病原携带者、疑似患者的密切接触者，在指定场所进行医学观察和采取其他必要的预防措施。③拒绝隔离治疗或隔离期未满擅自脱离隔离治疗的，可由公安机关协助医疗机构采取强制隔离治疗措施。有的国家还规定违反隔离规定者，可以给予相应的处罚。④为切断传染源，隔离还包括地区、人群聚集场所的隔离。如限制或停止集市、影院演出或其他人群聚集的活动；停课、停工、停业；封闭或半封闭被传染的公共饮水、食品、家畜或家禽；封闭可造成疾病传染的场所；甚至必要时可封闭交通和国境。⑤为切实控制传染病的流行，切断传染源，在必要时可依法宣布传染病流行区为疫区。⑥为了防止传染病通过交通工具或乘运人员、物资传播，对一切可能传染疾病的实物，均应实行卫生检疫。患甲类传染病死亡者，其遗体应按要求进行卫生处理，就地火化。

由于隔离，特别是强制隔离是外在强制而不能按照自己的意志进行活动的行为，是对个人自由权利的限制甚至剥夺。隔离措施导致的公共利益和个人利益的冲突，以及如何在个人权利与公共利益间寻找平衡点，是伦理学争论的焦点问题，尤其是由于对某些传染病的传染规律不甚了解，对无需隔离但却实行了隔离。如对麻风病一度认为不能治愈，强制隔离麻风病患者是与麻风病做斗争的唯一手段，许多国家采取了极端的法律手段。但事实证明，这些强制手段并未有效遏制麻风病的蔓延，相反却引起了社会巨大的恐惧，引起了对麻风患者、

从事防治麻风病工作的医护人员巨大的歧视和人身攻击等一系列社会问题。医学界已经证实人类免疫缺陷病毒可被一般消毒剂、清洁剂灭活（如 1：10 的漂白液、乙醇等），它在干燥环境下也不能存活，56℃ 30 分钟就能灭活。艾滋病的传播并非由于人们的接触、空气传播等，而是通过性接触、血液、母婴垂直传播的渠道，将艾滋病患者隔离起来无助于扼制病毒的扩散。

伦理规则 ①严格地、科学地确定需要隔离和强制隔离的传染病种和人群，不随意扩大，也不随意缩小；对某些传播途径不明的传染病，为防止发生意外，可先实行隔离观察，一旦知道无需隔离，则及时取消隔离和强制隔离。②严格限制需要隔离的人群、隔离范围、隔离强度、隔离时间、隔离地区；对疑似疫情感染者采取相应的隔离办法，区别对待；隔离人群越多越好，时间越长越好的做法，不仅容易引起人们的反感，且不利于确实需要隔离人群的隔离。③当疫情传播危险消除后，应立即取消隔离，恢复社会的正常生活；延长、扩大没有必要的隔离，不仅背离隔离的宗旨，也是对个人权利的侵犯，应予禁止。④对大规模的隔离，包括疫区的宣布、交通封锁、国境的关闭，要广泛认真地做好宣传，避免人心恐慌和社会动荡。⑤维护被隔离人员的一切合法权利。保障被隔离人群的正常生活，不得停发隔离人员的工资，不得剥夺他们任何的政治权利；对因隔离者的家庭经济受影响者，国家应予扶助。⑥所有因控制传染病暂时被隔离的人，他们为减少传染病对社会的破坏而牺牲个人的权利，有理由受到社会的同情

和支持。任何对他们的歧视、排斥，都是不道德的，也不利于传染病的控制。

（张拓红　王江蓉　杜治政）

qiángzhì gélí

强制隔离（compulsory quarantine）

见隔离。

（张拓红　王江蓉　杜治政）

dòngwù yìyuánxìng jíbìng fángkòng lúnlǐ

动物疫源性疾病防控伦理

（ethics of prevention and control of animal focal disease）　以动物为传染源，由患病或带菌动物通过各种不同的传播方式传给人的疾病防治应遵循的伦理规则。

概述　动物疫源性疾病又称动物源性传染病、人畜共患病。此类疾病与各种野生或者家养动物有关，包括以鼠类等啮齿动物为传染源的鼠疫、流行性出血热、钩端螺旋体病、多种立克次体病；以猪、牛、羊等家畜为传染源的布氏杆菌病；以狗、猫、狼、貉等为传染源的狂犬病；以野生鸟类为传染源传播给家禽和人类的动物源性疾病。动物疫源性疾病都是传染病，病原体包括病毒、立克次体、细菌、螺旋体等。狂犬病是人类第一个被证实由病毒引起的从动物传播给人类的致死性传染病。由动物传播到人方式也有很多，如被动物叮咬伤、吸入被动物病毒污染的空气、直接接触患病动物及其排泄物、食入被带病原体动物污染的食物等，以往这种传染病主要来源于人们到野外接触了野生动物，如打猎，在农村地区较为常见。但近年来，由于人们大量饲养家畜和宠物，这类疾病在城市逐渐增多，如狂犬病的发病在城市变得常见。但是这类疾病可用疫苗来预防，对于经济价值低的动物，可进行监控或者捕杀等措施预防。

动物疫源性疾病对人类的威胁极大，常导致死亡。到 2004 年为止已知的 200 多种动物传染病和 150 多种动物寄生虫病中，有 160 多种可以传染给人类，还可能作为人类病原携带者，同样能引发人患病，动物却安然无恙。WHO 统计，拉丁美洲 5 岁以下儿童死亡一半以上的原因是营养不良和动物疫源性疾病。此外，动物疫源性疾病影响经济动物的产品（肉、蛋、奶和皮毛），造成经济损失。2003 年以来，新的动物疫源性疾病不断发生，如 2003 年的 SRAS、2004 年亚洲暴发禽流感和 2009 年的甲型 H1N1 流感，2020 年新型冠状病毒肺炎（coronavirus disease 2019，COVID-19）、还有那些老牌人畜共患病也时隐时现（如结核病、布氏杆菌病、炭疽、鼠疫、流行性乙型脑炎等）。人类为获取自身利益，不惜猎杀野生动物，食用野生动物，是导致动物疫源性疾病发生和传播的重要原因之一。

在 2020 年春季发生的新冠病毒传染病，是一次自新中国成立以来中国发生的最大的公共卫生事件，也是人类疾病史上少有的以动物为疫源的疾病。此次抗疫斗争中，在以习近平主席为核心的党和政府的集中领导下，以人民至上、生命至上，保护人民生命安全和身体健康可以不惜一切代价的精神，在全国范围内调集最优秀的医师，包括解放军的优秀医师共 4 万多人，和最先进的设备，全力以赴投入疫病救治，从而迅速控制了疫情的传播，将疫情控制在最小损失的范围，成为全世界感染最少、死人最少、启动恢复生产和各项工作最快的国家。

伦理原则　①坚持确保人类健康，采取有效措施制止动物疫源性疾病蔓延和扩散，包括宰杀、掩埋带有病毒的动物，隔离带有病毒动物与未被感染病毒的动物等。②对已感染病毒或病菌的人群实行隔离，防止在人群中传播和扩散，包括封城、地区与地区、国与国之间实行封锁与隔离，杜绝一切可能传播病毒或病菌的渠道。③正确处理保护人类生命、健康与经济的关系。对动物疫源性疾病控制必须实行对带病动物的宰杀和人群隔离，必然给经济带来损失甚或重大损失，但不采取果断措施必然招至更大的灾难，因而必须坚持保护人类生命和健康的首要原则，绝不能因姑息迁就经济损失而纵容疾病的蔓延与扩散。④加强野外工作人员、畜产工人、动物园工作人员、兽医以及实验室人员防护感染病菌的教育，同时采取切实措施，包括配置切实有效的防护装备，杜绝感染疾病的各种可能。⑤通过开展多种形式的教育，国家颁布相应的法规，逐步减少和杜绝对野生动物的乱杀乱捕，引导人们抛弃食用野生动物的习俗，禁止兜售野生动物、买卖野生动物食品的行业和商贩。⑥开展爱护自然、保护自然的全民教育，引导群众了解人类与自然和谐相处的重要性和必要性，顺应自然、善待生命，树立天人合一的理念。

（张拓红　王富华　杜治政）

jiànkāng lúnlǐ

健康伦理（health ethics）　健康及维护健康应遵循的伦理原则。

概述　健康伦理与人们对健康的认识密切相关，健康的内涵及其涉及的方面往往直接关涉种种伦理问题。在人类早期，人类对健康的认识充满神话色彩，认为疾病是魔鬼作怪或天神惩罚。随着传统医学以及朴素哲学的不断发展，东西方逐渐形成了各自不同却又殊途同归的健康观。公元前 500 年，医学之父希波克拉底（Hippocrates）创立了"体液学说"，该学说认为人体的生命活动取决于四种体液：血液、黏液、黄胆汁、黑胆汁。当这四种体液的比例、能量和体积配合得当，并且完善地混合在一起时，就达到了健康状态。古代中医认为人体"天人相应、阴阳平衡"就是健康；17～19 世纪，科学技术的发展催生了微生物学与病理学，形成了病源（微生物）、宿主（生理、病理）和环境（自然环境）三者之平衡就是健康的概念；20 世纪中叶，生物医学模式的概念逐渐受到质疑。越来越多的研究发现，很多疾病的出现往往是生物、心理、社会等因素共同作用的结果，健康不仅是没有疾病或虚弱，而是生理上、心理上和社会适应上的完好状态的健康概念逐渐为人们接受。

伴随着对健康认识的不同，人们对健康伦理的认识也有不同。人们对健康伦理的认识经历了不同阶段，有其相应不同层次的要求：①认为健康是上天、神明所赐，崇拜上天、神明、菩萨、上帝，就是远古或宗教信仰时代的健康道德，因为上帝和菩萨能保佑、赐予人们的健康。②健康是纯粹自然衍生的结果，要健康，就必须遵守自然法则，顺乎自然天理，如不能乱伦，遵守人类繁衍后代的规则；在现今，在辅助生殖技术、性别选择等方面，都要遵守相关的道德规范。③健康不仅是生理问题，同时与心理有关，而良好的道德修养，能培养人们良好的心态，仁者寿，深刻

地反映了道德与健康的关系。④健康不仅是个生理、心理的问题，而且与社会密切相关。只有与社会相适应，因而健康道德要求处理好与社会的关系，才能健康。⑤健康在当今已为国家公民的公民权利，为公民提供健康权利的保障，成为现今国家的责任，在这方面也提出了相应的道德要求。

健康道德与道德健康是两个不同的概念，必须加以区分。健康道德讨论的主题是道德在哪些方面能够影响健康，影响健康的道德因素有哪些、如何从道德方面更好地构建人们的健康，但道德本身不是健康的要素；道德健康认为它和生理、心理、社会因素一样，是健康的构成要素。即所谓生理、心理、社会、道德的健康四要素说。实际上，WHO 从未修改健康定义，从未在社会因素之后加上道德因素。道德健康的概念容易将不道德行为与疾病混为一谈，将赌博、嫖娼等视为疾病，并导致种种不良社会后果。

伦理原则 ①遵守正确科学的生活、生育规范，戒除一切不良恶习，维护本人、子女良好的自然体质，形成良好的生育观念。②养成高尚的道德品格，坚信仁者寿的理念，免除不必要的贪婪欲，减少、根除贪图名利的苦恼，豁达大度，为健康创造的心理条件。③正确处理人际关系，养成敬人互助的习惯，己所不欲，勿施于人，为自己创造良好的社会环境，使自己生活在适意的社会中。④坚守公民职责，在享受国家为个人提供的健康福利和服务的同时，尽职尽责地完成为他人、为社会、为国家应尽的义务，不做害人、害社会、害国家的事。

（张拓红　冯泽永）

健康标准评价伦理（ethics of health standard evaluation）　健康标准及其制定中应遵循的伦理原则。

概述　健康是一个整体的、复合的概念，其内涵包括诸多方面，判定一个个体（或群体）的健康水平是一个较为复杂的过程。所谓健康标准评价，是依据一定的健康标准，对个体（或群体）的健康水平作出客观、准确的评估。实施健康标准评价，有助于正确理解健康概念，并使之进一步规范与完善。健康评价标准体系，是在具体的时空环境和一定的社会发展水平下总结出来的。传统的健康指标只局限于躯体健康指标，而现代的健康状况评价不仅包括了躯体健康指标，也将社会适应性、心理健康纳入测量，并且随着对健康影响因素认识的全面和深入，也有将健康影响因素特别是行为生活方式纳入健康测量的趋势。随着科学的发展，对健康研究也将会不断深入，任何时期的健康标准在实施中总会存在一定的局限性，这就需要及时对标准加以修订，才能使标准不断地细化和实用，保证标准的与时俱进，以使其准确评价健康。

伦理原则 ①全面性。人不仅仅是生物人，应以生物、心理、社会、伦理全方位的整体来评价健康。1989 年 WHO 提出的身体健康、心理健康、道德健康、社会适应良好四项健康标准，要求对健康的评价必须从生理、心理、道德和社会适应四个方面来考虑评定的内容，而这四个方面又都是要通过个体（或群体）的意识、知识、能力和现时状况具体体现出来的。因此，如何将这种具体体现标准化，就成为健康标准评

价的重要课题。在身体健康方面，应包括经过临床全面系统检查、医师的诊断证实有无疾病，机体各组成部分的功能状况及抗病能力等；心理健康方面，是指知、情、意的统一，人格的完善，以及心理调控能力是否健全等；道德健康是较高层次的内容，是建立在身体健康与心理健康基础之上的，包含着一个人的人生目标及价值标准；而社会适应良好则更多地侧重于自知与他知的协调、个体与环境（自然与社会）的协调，以及自我实现的过程等方面。健康标准制定评价时应该因地制宜，既要考虑到整体的自然、经济、政治、社会等背景，又要兼顾到不同个体（或群体）的认知水平、生活状态、价值取向及其与整体的关系等方面，以保证健康标准评价的合理性和公平性，这就为评价内容的规范性增加了难度。健康标准评价，特别是道德健康和一些行为生活方式的客观测量在现实中有一定难度，并且可能涉及个人的隐私，也存在导致被试者"污名化"的风险。②科学性。科学性要求就健康的四项标准，即身体健康、心理健康、道德健康、社会适应提出来具体合理科学要求的具体细则。如身体健康包括哪些主要内容，其他心理健康、道德健康、社会适应的具体要求是什么，这都是健康评价标准必须回答的课题。健康标准评价方法的科学与否，将直接关系健康目标是否能够真正实现，关系健康社区、健康国家的建设，关系到评价结果是否客观准确。如何将健康的评价标准通过健康的意识、知识、能力和现时状况体现出来，如何将被评价个体（或群体）的真实健康水平通过工具客观地反映出来，

如何使评价者能合理地使用并准确地解释评定的工具等，都在一定程度上反映了评定方法的科学性，需要在具体工具编制过程中予以重视的高度。另一方面，健康评价中有相当一部分指标来源于被试者的主观感受，受到被试者认知水平、情绪情感、评价背景等因素的影响。评价健康最终的目的是发现健康问题，寻求解决问题的办法，进而提高全民的健康水平。随着大众健康意识的逐步增强，公众对完整、准确了解个体健康状况的需求明显增加，在群体水平上改善促进健康，也需要以人群健康评价为基础，才能使健康促进活动更有科学性和针对性。基于"不科学就不伦理"的基本考量，评价指标和方法的科学性，也是健康标准评价中重要的伦理问题，需要从健康涉及的不同领域提升对于客观指标和主观指标评价的科学性，使之更符合伦理要求。③差异性。承认差异，不强求统一，是伦理学的视角之一。任何人的健康与不健康，都不是一朝一夕形成的。一旦形成，就比较稳定；但健康标准不是固定不变的。时代不同，民族、国域的不同，健康标准也会有所差异；比如，欧洲人和亚洲人，对健康的偏爱、关注的重点就有所不同；黄种人和黑种人的体质不同，对于健康标准在某些共同点的基础上也会有差别；至于古代人和现代人对健康标准的认知，可能差别就更大了；健康有其共同的 般标准，但落实到每个具体的大身上，又会有所不同。比如，强壮而又发达的肌肉，可能是许多人的健康追求，但对某些天生瘦小身材的人来说，追求强壮发达的肌肉，也许会适得其反。④个体与社会视角的统

一。传统的健康评价更关注与个体视角的健康评价，即评价一个个体是否健康，由于健康影响因素广泛存在，健康评价必然还涉及不同的部门和行业，如农业、食品加工业、教育部门、体育部门等。对于不同行业、部门相关指标的测量，以及有关评价结果如何向公众发布，需要注重维护公众知情权和健康权，也需要考虑对公众舆论的引导和对相关部门、行业提升和发展的思考，在不违反法律的基础上，也能考虑后者的权益。只有倡导和落实"把健康融入所有政策"的理念，全社会都能承担促进健康的责任，才能全面维护和促进全民健康，并推动国家和社会不断向前发展。

（常　春　冯泽永）

jiànkāng de shèhuì zérèn yǔ gètǐ zérèn

健康的社会责任与个体责任

（social and individual responsibilities of public health）　社会和个人对于健康各自应尽的责任及两者的相互关系。实现 WHO 定义的健康目标，需要国家、社会和个人承担各自的责任，这既是一个庞大的社会工程，也是重要的健康伦理学命题，具有重要的伦理意义。

健康的社会责任　实现健康目标，首先国家、社会负有义不容辞的责任。健康权作为一项基本人权，国家、社会有责任为实现健康目标提供一切必要的条件。包括国家在内的整个社会对健康承担的社会责任主要有：①提供政策、制度、法律及相关规范等方面的支持，为实现健康目标提供体制保障。健康，特别是整个国家的全民健康，没有全国统一的，包括政策、法规在内的完整体制，是不可能实现的；如覆盖

全民的完整的基本医疗保险制度，就是实现健康目标不可缺少的体制条件。②提供实现健康目标需要最基本的物质保障。首先是满足全体人民衣食住行的基本要求，食不果腹、衣不蔽体是无健康可谈的；其他关于促进全民健康的物资设备，如良好的生态环境、运动场所等，也是实现健康不可短缺的。③为实现健康目标必要的财力支持。无论开展何种促进健康的活动和工作，都需要一定的财力支持，否则就难以迈出着实有利健康的步伐。为此，国家必须投入适量的财力，为某些健康工程项目设置专项基金，社会有关组织也应为此作出应有的贡献。④开展全民健康教育。首先必须从中小学做起，开设相关健康教学课程，向学生传授基本的健康知识，办好体育课，坚持学生课间的体操；同时在职工中也要开展健康教育，做好课间操，兴办各种类型的运动会，造就全民热爱健康、热爱运动的氛围。⑤切实搞好公共卫生建设。公共卫生是实现健康目标的重要途径和手段。除了要切实及时做好传染病的预防，管控急性传染病流行病传播，保证饮水、食品、药品安全外，还要分别做好幼儿卫生、学校卫生、工业卫生、妇女卫生、老年人的卫生，使一些公共卫生基本项目覆盖全体人群。

健康的个人责任 任何人的身体健康与不健康，既有国家、社会的责任，更有本人的直接责任，都直接与本人的努力分不开。实现健康目标所有工作，最终都要落实到个人身上，个人的努力和责任必须到位，否则无健康可谈。健康的个人责任主要有：①树立对健康负责的责任意识。健康是公民的权利，同时也是对自己、对社会、对国家的一种义务。个人是健康的最先最大直接受益者，当然同时也是不健康的直接最大的受害者。任何个人都应该自觉地维护自身健康，自觉承担促进个人和他人健康的责任。②有责任科学安排本人的生活方式，养成健康的生活习惯，杜绝一切有害健康的生活方式和行为。③有责任响应政府促进健康的各种政策、措施和号召，认真执行这些政策和措施，不做损害个人和他人健康的事。④有责任学习有关健康的各种知识，了解各种常见多发病滋生的环境和条件，提高个人的健康素养，积极参加各种体育和健身活动，提高本人身体的健康水平，远离疾病。⑤有责任和义务利用本人方便的条件，向周围的人群，首先是本人的家庭成员，宣传健康的重要性和各种健康知识，关心社会和他人的健康，促进健康事业的发展。

社会责任与个人责任的关系
在促进健康的事业中，社会、国家的责任与个人的责任是紧密联系在一起的。没有社会、国家的政策支持和种种健康环境、条件的创设，个人即使很努力，虽然某些条件较好的人群可能谋得个人的健康，但很难有整个社会群体的健康，特别是某些经济条件较差人群的健康，难有保障；但国家、社会为促进健康制定政策和措施，都有赖于广大群众的执行，为健康所创设的环境和条件，必须有广大群众的使用，否则没有任何意义。国家、社会为健康所做的一切，即使做得再多、再好，仍然只能是一种可能，一种成就健康的条件，并非广大社会人群的健康现实。要将国家、社会为健康创设的条件真正成为健康的现实，还必须有个人对健康的责任意识和健康行动。个人健康责任是实现全民健康的基础。

（常　春　冯泽永）

jiànkāng cùjìn

健康促进（health promotion）

一切能使行为和生活条件向有益于健康的方向改变的教育与环境支持的综合体及其需要面对的伦理问题。

概述 按照健康促进的定义，其中环境包括社会的、政治的、经济的和自然的环境，而支持是指政策、立法、财政、组织、社会开发等各个系统的支持。健康促进是调动教育、社会、经济和政治的广泛力量，改善人群健康的活动过程，它不仅包括一些旨在直接增强个体和群体知识技能的健康教育活动，更包括那些直接改变社会、经济和环境条件的活动，以减少它们对个体和大众健康的不利影响。1986年首届国际健康促进大会通过的《渥太华宣言》中明确指出，健康促进包括五个主要活动领域：①制定促进健康的公共政策。政策对于健康、健康行为的影响至关重要，各个部门、各级政府和组织的决策者都要把促进健康问题提到议事日程上，使他们了解他们的决策对健康后果的影响并承担责任。②创造健康支持环境。保护自然环境与资源，创造安全、舒适、愉快和健康的生活和工作环境，也是健康促进的重要活动领域，该领域的工作内容包括评估环境对健康以及健康相关行为的影响，通过政策倡导和有针对性的环境策略为行为改变提供支持性环境，合理开发利用自然资源等。③加强社区行动。加强社区行动首先要赋权，即激发社区领导、居民的主人翁意识，分析发现社区的健康问题、确定社区的健康目标；然后提出解决问题的办法，并充分发动社区力量，挖掘社区资源，积极有效地让社区群众参与卫生保健计划的制定和执行，最终解决社区健康问题，实现社区健康与发展目标。④发展个人健康技能。通过提供健康信息，开展教育并帮助人们提高作出健康选择的技能，支持个人和社会的发展。个人技能是多方面的，包括基本的健康知识、疾病预防与自我保护技能、自我与家庭健康管理能力、保护环境与节约资源的意识，维护公共健康与安全的意识和能力等。除了要鼓励个体不断地从生活中学习健康知识，积累经验，有准备地应付人生各个阶段可能出现的健康问题；学校、家庭、工作单位等功能社区和居民社区都有责任帮助人们发展个人技能，从个体和群体水平预防疾病、增进健康。⑤调整卫生服务方向。长期以来，世界范围内都将临床医疗作为卫生服务的主体，疑难及重症疾病的治疗占据了大量的卫生资源，而人们的卫生需求却是以预防保健、基本医疗服务为主，形成了卫生投入及资源配置与人群卫生服务需求之间的不对等。调整卫生服务方向意味着需要转变观念，真正体现预防为主的思想，将健康促进和预防作为提供卫生服务模式的组成部分，逐步使卫生投入和资源配置与人群的卫生需求更好地统一起来，以适应广大群众日益增长的公共卫生服务需求，让最广人的人群公平受益。《渥太华宣言》明确了健康促进的三个基本策略，即倡导、赋权与协调。倡导主要强调的是针对政策决策者运用倡导的策略，促进有利于健康的公共政策的制定和出台。此外，倡导的

策略还可用于说服和动员多部门关注健康，激发各部门和人群参与的积极性，共同创造促进健康的社会氛围与环境。赋权主要指健康是基本人权，每个人也应该担负个人的健康责任。为使人们最充分地发挥各自健康的潜能，要开展社区及人群的能力建设，使其具备维护健康的意识、掌握科学的知识和可行的技术；激发社区和个人的潜能，最终使社区、每个家庭和个人具备承担起各自的健康责任的能力，并能付之于行动。协调主要指健康促进涉及政府各部门、社会团体、非政府组织、社区、个人，使各方面力量有效发挥作用，并能互相支持、配合，需要运用协调策略，关注到各自的利益与行动，形成促进健康的强大联盟和社会支持体系，努力实现维护和增进全社会健康的共同目标。

基本特征 ①健康促进以全民为服务对象，涉及整个人群的健康和生活的各个层面，而非仅限于某一部分人群和针对某一疾病的危险因素。②在疾病三级预防中，健康促进强调一级预防甚至更早阶段，即避免暴露于各种行为、心理、社会环境的危险因素，全面增进健康素质，促进健康。③健康促进不仅采取人群教育策略，还在组织、政治、经济、法律上提供改变人们行为的外部支持环境，健康促进融健康教育、行政措施、环境支持于一体。对行为改变的作用比较持久并且带有约束性；它不仅是卫生部门的事业，更是要求全社会参与和多部门合作的系统的社会工程。④社区和群众参与是健康发展的基础，而人群的健康知识和观念是主动参与的关键。通过健康教育激发领导者、社区和个人参与

的意愿，营造健康促进的氛围。因此，健康教育是健康促进的基础，健康促进是健康教育的发展。

伦理要求 ①重视健康促进的公平性。健康促进属于公共服务，是公共产品，是保障人们健康权的基本措施之一。无论从人人享有平等健康权的角度还是从公共服务性质的角度，公平性都是健康服务的重要要求。由于城乡之间、区域之间、行业之间、受教育程度和收入状况等各方面的差异，使健康促进存在着明显的不公平现象。通过组织、政治、经济（尤其是财政投入）、法律、政策等多种措施减少不公平现象，逐步实现健康促进的公平性，是健康促进不可缺少的条件，也是政府和卫生部门的道德责任。②在健康促进工作中遵守知情同意原则。健康促进是面向整个人群，健康促进策略的实施之前应该告知群众，听取群众的意见；健康促进过程还涉及个体利益与社会利益的冲突，如公共场所全面禁烟、免疫接种，均可涉及个人自主权与群体利益的冲突。开展这些健康促进工作时，应先告知群众，以便公众理解，使个体利益自觉地服从整体利益，提高健康促进的效益。③坚持资源配置平衡、公正原则。当前医疗资源高度集中在大城市、大医院，长时期的实行重临床、重治疗的方略，是极不利于健康促进的，也是不公正的。为了更好地推动健康促进工作的开展，卫生工作必须从以临床为主逐渐转变为以预防为主，充实和发展基层卫生组织，扭转人力、财力、物力等资源集中于大医院的不平衡现象，这是推动健康促进不可缺少的条件，也是通过健康促进平衡卫生资源配置的要求。④提高个人权

利与社会责任统一的意识。健康促进以实现人人健康为目标，是落实公民健康权的重要举措，但落实公民健康权同时也要求公民提高社会责任意识，在促进自身健康的同时，自觉地为人群健康和他人的健康积极贡献力量，在必要时接受某些暂时的约束以保证他们和人群的健康，如为了开展统一健康促进活动时，接受某些暂时缩小个人空间的管约。

（常 春 冯泽永）

jiànkāng jiàoyù

健康教育 （health education）

通过有计划、有组织、有系统的信息传播和行为干预，帮助个人和群体掌握卫生保健知识、树立健康观念，自愿采纳有利于健康行为和生活方式的教育活动和过程。

概述 健康教育是健康促进、实现人人健康目标的重要手段和方法，其目的为人们消除或减轻影响健康的危险因素，预防疾病，促进健康和提高生活质量提供知识武装，进而干预种种不健康的行为，改变不利于健康的行为与生活方式。由于健康教育适合在各种不同条件开展，便于广大人群接受、成本低廉、社会阻力小，现已受到世界各国普遍重视，将它视为实现全民健康目标的首选的重要手段。《中华人民共和国基本医疗与健康促进法（草案）》第六章对健康教育作了全面的规定，要求国家建立健康教育制度，保障公民获得健康教育的权利；要求国家将健康教育纳入国民教育体系，学校、医疗卫生部门、宣传机构、基层群众性的自治组织和社会组织，都要开展健康知识的宣传和普及。

健康教育组织实施过程最主要的理论依据为 PRECEDE 模式，PRECEDE 是 predisposing, reinfor-cing and enabling constructs in edu-cational/environmental diagnosis and evaluation 的英文缩写，指在教育/环境诊断和评价中应用倾向因素、促成因素及强化因素，将影响人们健康行为的因素分为倾向因素（知识、态度、信念和价值观、行为动机与意向等）、促成因素（主要支持人们行为实现的保健设施、医疗费用、支持条件等）以及强化因素（是激励行为维持、发展或减弱的因素，包括他人的肯定与激励，对不健康行为的批评、谴责等），并认为健康教育需要通过对这三类因素进行干预，进而促使人们形成有利于健康的生活行为方式。

健康促进是一项长期和渐进的过程，健康教育必须是有计划、有组织、有系统地进行，其干预活动应当是一个组合设计，而不是零散的活动。健康教育方法有：①首先是学校，特别是幼儿园、小学、中学等学校，要开设健康的课程或专门设置健康教育项目，将健康教育纳入国民教育体系。②医疗卫生部门，包括医院、疾病防控中心、妇幼保健站、卫生教育馆、城乡社区卫生中心等，要结合自身业务的实际，开展有针对性的、理论联系实际的健康教育，提高患者和其他人群的健康知识和预防疾病的水平。③运用传统的和现代的电子媒介等媒体，印制书籍、小册子、宣传画、张贴画、传单，制作电视节目、广播节目、公益广告、网络信息等，宣传健康知识，传播健康信息，并将这些节目制成录像带、录音带、光碟等在人群中反复使用。④开展各种群众性的健康教育活动，包括组织健康讲座、小组讨论、健康咨询、健康知识竞赛，观摩学习，入户指导，以及广泛运用墙体标语、板报、墙报、展览等宣传形式。⑤运用民俗、文体等活动，如相声、戏曲、民歌、庙会、赶集等，宣传健康知识。⑥针对特定的目标人群，如老人、幼儿、中小学生等，选择适合目标人群的健身项目，开展有针对性的健康教育活动。

伦理要求 ①向公众传送的健康教育知识必须是科学的，要的确有益于健康促进和健康水平的提高。传播未经证实有益于健康的知识，传播道听途说、虚无缥缈的健康知识，都是有违健康教育伦理的。②关注健康教育的公平性。健康教育是针对全体人群的活动，但由于人们在经济、文化、城乡、环境等方面存在差异，而处于这些条件较差的弱势人群，往往不容易有机会接受健康教育，因而在健康教育中，要特别为经济困难、居住偏僻、文化水平较低的人群创造条件，使他们有机会接受健康教育，防止他们因健康教育缺失造成健康水平的下降，并因此而形成新的不公。③警惕资本利用健康教育作为产品的机会，推销那些有害于健康的商品，进而助推过度医疗、过度保健。一些保健品开发商加入健康宣传的行列，通过宣传他们那些有益于健康的产品传播健康知识，开展健康教育，应予支持。但其中某些名为开展健康教育，实为追逐利润的资本，以假乱真，应予抵制，防止资本污染健康教育。④反对封建迷信，引导群众科学健身。由于长期历史积累原因，封建迷信的"健体强身"的影响仍广泛存在，特别在农村和边远地区，以及文化水平较低的人群中，有不小的市场，误导人们寻求健康之路；对于历史上流传下来的某些健康知识，也要加以分析，听听医师和科学家的意见，不能盲目接受。

(常 春 冯泽永)

jiànkāng xiāngguān xíngwéi

健康相关行为 (health-related behavior)

人类个体和群体与健康和疾病有关的行为。健康相关行为受多种因素影响，但亦与伦理相关。

概述 人类行为是一种复杂的生物和社会现象，美国心理学家伍德沃斯 (Woodworth) 提出行为是有机体在外界环境刺激下所引起的反应。人的行为是指具有认知、思维能力、情感、意志等心理活动的人，对内外环境因素作出的能动反应，这种反应可能是外显的，能被他人直接观察到；也可能是内隐的，不能直接观察到，而需要通过测量及观察外显行为来间接了解。健康相关行为指的是人类个体和群体与健康和疾病有关的行为，按行为对行为者自身和他人健康状况的影响，健康相关行为可分为促进健康行为和危害健康行为、短期健康相关行为和长期健康相关行为、个体健康相关行为与群体健康相关行为。其中促进健康行为指个体或群体表现出的、客观上有益于自身和他人健康的一组行为。这些行为是朝向健康的或被健康结果所强化，具有有利性、规律性、和谐性、一致性和适宜性等特点。

健康行为既包括维持和增加健康保护因素的行为，也包括减少健康危害因素的行为。常见的健康行为有：①日常基本健康行为，指日常生活中一系列有利于健康的基本行为，如合理营养、适当运动、良好的休息和睡眠等。②改变不良行为习惯，如戒烟限酒，戒除网瘾等。③保健行为，指主动接受基本卫生保健服务以实现疾病的三级预防的行为，如定期体检、预防接种。④避免危害行为，包括预警行为（如驾车时使用安全带）以及避免或脱离危害健康的自然和社会环境等行为。⑤合理的医疗行为，如求医行为，遵医行为等。

随着社会经济和医学科学技术的发展，人们对健康影响因素的认识逐步从单纯的遗传-生物因素，扩展到遗传-生物因素、环境因素、行为生活方式因素和卫生服务因素，其中，行为生活方式对健康的影响越来越多地受到关注。WHO 估计 2016 年全球 71% 的死亡由不良的生活方式和行为造成，其中高收入国家占 87.8%，中低收入国家占 67.7%。

行为是慢性非传染性疾病的危险因素，也是预防和控制慢性病的重要举措。目前已知吸烟、高脂低纤维膳食、久坐、肥胖、饮酒等不良行为和生活方式，是危及健康和心脏病、癌症、脑卒中、意外伤害、糖尿病、慢性阻塞性肺疾病致病和造成死亡的主要危险因素。1992 年国际心脏保健会议提出的《维多利亚心脏保健宣言》提出健康的四大基石是合理膳食、适量运动、戒烟和限制饮酒、心理平衡，表明行为生活方式对于慢性病预防控制的重要意义。有益于健康的行为可以在传染病防控中发挥保护易感者、切断传播途径的作用。从消灭（控制）传染源、切断传播途径、保护易感者的视角出发，健康的行为生活方式在保护易感者、切断传播途径方面发挥着积极有效的作用。

向全民提供预防、保健、医疗、康复、健康促进等贯穿人的生命周期的卫生服务，是卫生机构和卫生专业人员为了维护和增进健康，预防和治疗疾病的健康相关行为。人群对于卫生服务的利用，如及时就医、遵从医嘱、合理有效利用计划免疫、基本公共卫生服务，可以增进健康，减少疾病，这些都是影响健康的相关行为；保护环境，尽力减轻对环境的污染；关注文化对健康的影响，特别是家庭、朋友、同事、社会成员形成社会网络，互联网构筑的信息网络，也在不知不觉地影响健康，也属于健康相关行为的范围。在某种意义上说，健康相关行为无处不在。

伦理要求 ①每一个主体都应该承担对自身和群体的健康责任，履行健康义务，从而加强有利健康的行为。维护每一个人的健康，既是政府的责任和义务，是医疗机构及医务人员的职责，也是每一个人的责任和义务。每一个主体都应该自觉加强有利于健康的行为，减少和反对有害健康的行为。只有这样才能维护每一个人的健康和幸福，才能减少对有限社会资源的浪费。②他律与自律并重。要维护和坚持有利于健康的行为，减少有害于健康的行为，既需要国家和相关组织以法律、政策、纪律等多种措施来对行为主体进行规范，又需要每一个行为主体提高自律自觉的意识，要做到慎独。在任何环境和条件下都不做有害于自己和他人健康的事情。③提高个人的道德修养，培养良好的个人心态。个人的道德修养是自觉守法遵纪守德的条件，是他律和自律维护健康行为的基础。同时，任何个人健康都是躯体健康与心理健康的统一。没有良好的心态，很难保持个人稳定持久的健康，也难以随时随地保持良好的健康行为。个人心身健康和心身和谐也离不开道德修养的提高。

(常春 冯泽永)

chángqī zhàohù

长期照护 （long-term care）

为身体功能障碍缺乏自我照护能力的老年人，提供健康照护、个人照护，以及社会服务公共卫生工作。极富人道主义性质和伦理含义。又称持续治疗。长期照护服务包括诊断、治疗、预防、康复、支持性及维护性的服务。作为现代社会主要针对高龄老人的一种制度性安排，与传统的家庭照护有着本质的区别，它具有连续性、专业性、规范性等特点，也不同于由专业护士承担的医疗照护，它不以治疗疾病或挽救患者生命为目的，旨在提供保健和生活照料等方面的服务。

概述 长期照护的对象主要是患有慢性病和认知障碍的老年人，急性病恢复期和长期康复的患者，重症和晚期肿瘤患者，因其他原因导致长期卧床不起、生活不能自理，处于失能或半失能状态，需要长期照护和康复服务的患者。长期照护包括医院、护理院、康复机构等组织机构对心理或生理失能者提供的照护，还包括各种旨在维持身心健康和生活质量的服务。根据联合国的统计标准，一个国家或地区，60岁以上的人口占总人口的比重达10%以上，或65岁以上的人口占总人口的比重达7%以上，就称为人口老龄化国家或社会。联合国对191个国家和地区的统计结果显示，1999年已进入老龄化社会的国家和地区包括中国在内共有62个，占统计国家和地区总数的32.4%。到2025年，全世界老年人口将达到11.2亿，占全世界总人口的13.66%，91.6%的国家和地区都将进入老龄化社会。长期照护是适应老年人口迅速增加形势的需要，世界各国共同面对老龄化社会带来的老年医疗照护、养老、社会保障等方面的压力而出现的一种社会服务。

根据长期照护的供方主体的不同，可将长期照护分为居家照护、社区照护和机构照护。根据照护内容的不同，可区分为生活照护、医疗照护。生活照护，如室内卫生清理、洗漱、更衣、洗澡、洗衣、做饭、协助进食和服药等基本生活照护服务。医疗照护包括提供注射、输液、鼻饲、导尿、灌肠、压疮、康复锻炼、康复指导及日常生活自理能力锻炼，以及对高血压、冠心病、糖尿病、心脑血管疾病、精神障碍、阿尔茨海默病等慢性病的干预性照护，控制血压、血脂、血糖生理指标等。

荷兰是世界上最早建立长期照护保险制度的国家，在1968年就建立了长期照护保险制度。随后在美国、德国、法国、日本等相继发展起来。英国的长期照护服务主要是以国家健康服务为组织框架展开的；美国、德国和日本等已经形成了3种长期照护服务组织，即家庭照护、社区照护、机构照护。家庭照护主要来自家庭成员，又称非正式照护；社区照护是以社区为载体，使有照护需要的老人或特殊人群在社区或其居住的地方享受生活照护、医疗康复、保健人员上门服务等照料的方式；机构照护则是将照护服务交给专业的服务机构。社区服务和机构服务又称正式照护。美国长期照护的服务组织分为持续照护退休老人社区、护理院、寄宿的照护之家；长期照护最为重要的环节是资金保证。目前国际上已形成了长期照护服务体系的筹资模式，如公共保险模式、公共保证与救济混合模式、公共资金与市场化结合模式，主要采取政府投入或救济、护理或公共保险、企业购买、个人支付相结合的筹资形式，以多种方式结合，满足不同人群的需求。中国由于老龄化的形势发展迅速，符合中国国情的长期照护势在必行。2019年11月，中共中央国务院发布的《国家积极应对人口老龄化中长期规划》提出的目标是将"健全以居家养老为基础、社区为依托、机构充分发展，医养有机结合多层次养老体系"。目前中国长期照护正在积极推进中。

长期照护保险就是当被保险人因年老、疾病或者意外伤害而致使生活自理能力部分或全部丧失时，为其提供长期照护服务或者对其支付长期照护服务费用进行补偿的保险，是发达国家在应对老龄化挑战中逐步发展起来的一个全新险种，也是个人和家庭实现风险分担机制的有效办法。受各国各地区政治制度、经济状况、人口结构、文化传统等因素的影响，长期照护服务及保险的覆盖范围、保障对象、筹资机制、照护标准、费用支付、经办管理等不尽相同。长期照护不仅影响着失能者的生存和生活质量，而且影响着家庭及社会的和谐发展，影响着社会的公平正义。提高对该问题的认识，加强对其伦理问题的研究，对于完善相关的保障政策和措施，具有十分重要的意义。2016年6月27日，中国国家人力资源和社会保障部正式出台《人力资源社会保障部办公厅关于开展长期护理保险制度试点的指导意见》（人社厅发〔2016〕80号），并公布了启动长期护理保险制度试点的城市名单，标志着中国长期照护服务的正式启动。

伦理问题 ①长期照护体现了对失能半失能人员和老年人的人文关怀，体现了对其享有权利的支持。老年人及其他人员过去为社会和国家作出了贡献，为家庭养育儿女作出了牺牲，是社会的弱势人群，当他们失能和年老体弱时，长期照护他们，是对他们的公正回报，体现了社会的正义，有利于家庭和社会的稳定。②公正看待和处理长期照护的资源消耗。长期照护的确要消耗相当的社会资源，可能影响其他人群的福利。但人人都要老，家家有老人，现在的年轻人未来老了同样享有长期照护的权利，将老年弱势人群与年轻强势人群等量齐观，因为年老失能就剥夺他们的医疗保健权利，是不公正的；卫生资源不能根据种族、年龄、性别来分配，只能根据医疗需要来分配，才是公正合理的；老年人群体因为年龄大，容易罹患疾病，医疗需求当然要多一些，但应根据国家和社会的财力许可情况，量力而行，安排长期照护的水平和具体服务项目；长期照护的资源分配，必须注意公平性，从核定照护资格、分配照护资源、落实照护服务，都要保证接受服务的机会均等。③提倡多种长期护理的形式，维护长期照护的可持续性。受生育观念、生育政策及家庭结构变化的影响，家庭的长期照护能力日渐式微，需要强化政府与社会的长期照护责任，充分发挥保险在长期照护保险的作用，但仍需坚持国家和社会兴办独立的养老机构、社区养老和家庭养老多种长期护理并举的形式，减少单一形式的压力，特别应倡导构建居家为基础、社区为依托、机构为补充、医养相结合

的养老服务体系，使长期照护能够持续坚持。④尊重老年人和失能人员的人格，克服歧视老年人和弱势人群的现象。在长期照护服务中，要克服各种基于种族、性别、年龄、户籍、健康条件以及其他偏见，消除他们的被排斥感；任何歧视、嘲讽、辱骂、殴打老年人和失能人员的行为都是不允许的；要从人格尊严、认可、参与、自主和平等多方面尊重他们，保证老年人和失能人员能够有尊严地接受长期照护。⑤提高长期照护人员的职业素养，加强他们的情绪管理。由于老年人和失能人员病情复杂多变，照护难度大；在长期照护中，从事照护的工作人员极易积蓄不良情绪，消耗他们的耐心，这种情绪传递到照护工作中，常常给老年患者和失能人员形成不良刺激，加重他们的心理精神负担，甚或演变成恶性后果，使长期照护无果而终。必须加强培训从事长期照护人员的业务素养，提高他们的道德素质，搞好长期照护中的人文关怀。

（刘俊荣 杜治政）

cánjírén bǎojiàn lúnlǐ

残疾人保健伦理 （ethics of disabled person's healthcare） 为肢体、精神、智力或感官有长期损伤的人提供医疗保健服务应遵循的伦理规范。

概述 据联合国统计，残疾人约占世界人口的 10%，总数约为 6.5 亿人，其中约 80% 生活在发展中国家。全国第二次抽查结果表明，全国各种类型残疾人共有 8296 万人，2017 年的资料，中国现有残疾人口已达 8500 万人，约占中国总人口比例的 6.21%。

近几十年来，残疾人的权利和需要一直被放在联合国议程的较高位置上，并经过多年的努力，

联合国残疾人权利公约及其议定书于 2006 年获得通过，并在 2008 年 5 月 3 日生效。该公约的一般原则包括：尊重固有尊严和个人自主，包括自由作出自己的选择，以及个人的自立、不歧视、充分和切实地参与和融入社会、尊重差异，接受残疾人是人的多样性的一部分和人类的一分子、机会均等、无障碍、男女平等以及尊重残疾儿童逐渐发展的能力并尊重残疾儿童保持其身份特性的权利。其中第二十五条健康权中明确指出缔约国确认，残疾人有权享有可达到的最高健康标准，不受基于残疾的歧视。缔约国应当采取一切适当措施，确保残疾人获得考虑到性别因素的医疗卫生服务，包括与健康有关的康复服务。从联合国残疾人公约中可以看出，残疾人的保健伦理问题围绕在对其人权的维护，使其享受到同等的医疗以及康复服务。

各国对于残疾人的定义略有不同，中国对于残疾人的定义为心理、生理、人体结构上，某种组织、功能丧失或者不正常，全部或者部分丧失以正常方式从事某种活动能力的人，具体包括视力残疾、听力残疾、言语残疾、肢体残疾、智力残疾、精神残疾、多重残疾和其他残疾的人，这些损伤与各种障碍相互作用，可能阻碍残疾人在与他人平等的基础上充分和切实地参与社会活动，给其生活和参与社会带来困难。如何对待残疾人，是近代社会文明和道德水平的重要标尺，越来越为国际社会和各国政府重视。

伦理原则 ①尊重残疾人的人格和正当权利。残疾人的身心残疾是由于遗传及其他种种原因造成的，他们本身并无过错，且要终身面对残疾所带来的生活不

便和痛苦，这已经是对他们的最大伤害。我们应同情他们，帮助和扶植他们，对他们进行嘲讽、侮辱、调戏，都是不道德的。对待残疾人的态度，是社会道德的重要标尺。②残疾人具有享受同等医疗保健服务的权利。通过康复等医疗服务，可以使残疾人相对更加健康的享受社会生活，并为社会作出许多贡献。许多残疾人，在生产、科学研究、写作、书画、体育运动的突出贡献，是人所共知的。那种认为残疾人无所作为，为他们提供医疗保健服务是浪费资金的认识是十分错误的。③在为残疾人提供医疗和其他服务时，应尊重他们的自主权利。在残疾人权利公约中明确规定，医务人员在对残疾人进行保健服务时，要在征得残疾人自由表示的知情同意基础上，向残疾人提供质量上与其他人所得相同的护理。残疾人虽然在肢体、精神、智力或感官上存在一定的损伤，但只要他们能够正确表达自己的意愿时，医务人员应在其知情同意的基础上，进行医疗保健服务，而不应从医师专业的角度去判断残疾人需要的服务，医师不应违背残疾人的意愿而进行相关的医疗保健服务。如残疾人的意旨的确不利于他们的健康时，医师应进行耐心的解释，并获得他们的认可。④尊重并支持为残疾人创造平等的生活理念。社会不仅要尊重残疾人，同时要支持和帮助他们与社会成员平等相处。随着康复医学的兴起，残疾人能够通过自身的努力与康复治疗的协助，在形体、身体、心理以及社会功能等方面的能力尽最大可能地恢复，使其能够在社会中自立的生活，能够与其他人处于一种平等的地位。《残疾人权利公约》要求为使残疾人保持最大程度的自立和能力，缔约国应在保健、就业和教育领域提供综合性适应训练和康复服务，尊重残疾人的选择权与决定权。

（张拓红　王富华　杜治政）

fànrén bǎojiàn lúnlǐ

犯人保健伦理（ethics of prisoner healthcare）

为犯罪而在监狱服刑人员提供保健服务应遵守的伦理规范。

概述　人人在法律与裁判面前平等，当有人触犯所在地区的法律时，应根据相应法律条文对其进行惩处，但并不因为其犯罪而丧失作为人的权利，联合国《公民权利及政治权利国际盟约》中认为，监狱制度的目的是使犯人忏悔自省，重新适应社会生活，因此该条约认为自由被剥夺之人，应给予人道及尊重其天赋人格之待遇。中国的《监狱法》第七条第二款中明确规定"罪犯的人格不受侮辱，其人身安全、合法财产和辩护、申诉、控告、检举及其他未剥夺或者限制的权利不受侵犯。"其中与健康保健相关的权利包括生命权，即罪犯拥有不得以任何方式被剥夺或侵害的生命权、健康权，即肢体完整、器官健全与身体健康等受到保护以及不受痛苦权，即除人身自由的剥夺所自然造成的不可避免的痛苦外，不受任何肉体或精神痛苦的权利。

伦理原则　①享有与公民同等的健康权。根据联合国大会1948年通过的《世界人权宣言》"人人有权享有为维持他本人和家属的健康和福利所需的生活水准，包括食物、衣着、住房、医疗和必要的社会服务"的规定，犯人应该获得他们维持生存的必要的生活资料；与其他公民一样享受到同等水平的医疗保健服务。监狱犯人应与其他人一样根据其需要，平等地享受、利用可获得的同等质量的卫生保健。不能因为他们是犯人而剥夺他们应有的权利。②履行自主与知情同意原则。在为犯人提供医疗保健服务时，医师有义务向其详细说明各种医疗方案的优点与风险，取得犯人的知情同意。犯人在接受医疗保健服务的时候有自主选择的权利，当其拒绝治疗时，医师应尊重犯人自己的选择，而不应该强迫犯人接受被安排的治疗方案。③以对待精神病患者同样的态度和原则对待患有精神病的犯人。不得任意虐待精神病犯人；严禁拿精神病患者做科学试验；对精神病犯人的约束治疗应遵循约束治疗的伦理规范。④禁止任意将死刑犯器官作为器官移植的供体。死刑犯的机体虽然有助于解决器官移植的短缺，但鉴于死刑犯的处境难于获得真实的知情同意，国际社会普遍反对利用死刑犯器官作为器官移植的供体。中国政府于2015年1月1日起，全面停止使用死囚器官作为移植供体来源。

（张拓红　王富华　杜治政）

fēijiànkāng xíngwéi

非健康行为（unhealthy behavior）

偏离个人、他人及社会的健康期望，客观上不利于预防疾病、维持、增进或恢复健康的行为。又称健康危害行为。非健康行为也涉及伦理问题，我们应予以重视。

概述　随着疾病谱的改变，行为与生活方式因素已在影响健康的四大因素（生物学因素、环境因素、卫生保健服务因素以及行为和生活方式因素）中占据首要地位。WHO 1992年的报告指出，全球约60%的死亡与非健康行为及生活方式有关。非健康行为的共同特点是：①潜伏期长。不良生活方式形成以后，一般要经过相当长的时间才能对健康产生影响，出现明显的致病作用。这一特点使得人们不易发现并理解不良生活方式与疾病的关系，加之行为的习惯性，改变起来难度较大。但这种特点也给了我们充分的时间采取干预措施，阻断其对健康的危害。②特异性差。与致病行为模式的特异性不同，不良生活方式与疾病之间没有明确的对应关系，表现为一种不良生活方式与多种疾病和健康问题有关，而一种疾病或健康问题又与不良生活方式中的多种因素有关。例如，吸烟与肺癌、冠心病、高血压等多种疾病有关；而高血压又与吸烟、高盐饮食、缺乏锻炼等多种不良生活方式有关。③协同作用强。当多种不良生活方式同时存在时，各因素之间能协同作用、互相加强，这种协同作用最终产生的危害，将大于每一因素单独作用之和。④差异性大。不良生活方式对健康的危害大小、发生时间早晚存在着明显的个体差异，例如，有的人吸烟会发生肺癌，而有的人也同样有此不良生活方式却没有得肺癌。此外，即使是同时开始不良生活方式，以同样的量作用同样长时间，其结果也不尽相同。⑤广泛存在。不良生活方式广泛存在于人们的日常生活中，且具有这样或那样不良生活方式的人数较多，其对健康的危害是广泛的。非健康行为很多，通常包括不健康生活方式与习惯（如吸烟、酗酒、缺乏运动锻炼、高盐高脂饮食、不良进食习惯等）、致病的行为习性（如过强的竞争意识、敌对心理、情感冲动等）、不良医疗行为（如讳疾忌医、惧怕医疗、不及时就诊、不遵从医嘱、迷信）、违反社会法律和道德的不健康行为（如吸毒、嫖娼、赌博等）。所有这些非健康行为不仅会直接危害个人和人群的健康，也会严重影响和谐有序的社会氛围，具有极大的危害性。

伦理问题 ①个人的非健康行为与自身健康义务的矛盾。健康是每一个人的基本权利，维护健康则是社会和每一个个体应尽的义务。任何个人的非健康行为，都会损害个人的健康，妨碍本人身心的正常发育与成长，违背了维护自身健康的义务和责任，是对自己不负责任的非道德行为，应当坚决抛弃和改正。②个人非健康行为与他人及社会人群健康的矛盾。任何人都是生活在一定的社会关系中。在人际关系的来往中，个人的非健康行为，如吸烟、酗酒等非健康行为，在危害个人健康的同时，也给社会人群健康带来损害。如吸烟产生的二手烟对家庭成员和其他接触者带来的危害，丝毫不亚于给吸烟者带来的危害；艾滋病患者的性行为将人类免疫缺陷病毒（HIV）传染给他人，更是赤裸裸地伤害他人健康，是对社会极不负责的非道德行为，应予教育、抵制。③非健康行为给国家财力造成极大的损失。当今慢性病猖獗，高血压、糖尿病、心脑血管病、肿瘤患病人数以亿计，且呈爆发性的增长，为防治这些慢性病，国家，也包括家庭，要消耗极大的财力，影响了国家其他方面事业的发展，也使许多家庭处于贫困状态中。从一定意义上说，非健康行为也是对国家财力的侵占，是对国家不负责任的行为，沾染了非健康行为的人，应以高度负责的责任感自觉纠正，国家也应采取必要的措施帮助他们改正。④非健康行为严重影响民族、国家人口的体质，影响国家的国力。一个强大的民族和国家，必须要以国民体质的健壮为基础；以往旧中国的衰弱有多方面的原因，衰弱的体质，也是其中缘由之一。必须从为建设强大国家提供国民健壮的体质来认识清除非健康行为的道德意义。

（冯泽永　常　春）

chéngyǐn

成瘾（addiction）　由于对某类事物或物品的依赖性形成的重复性强迫行为。在成瘾状态下，即使这些行为在已知可能造成不良后果的情形下，仍然被持续重复。

概述　成瘾是与人类文明共生的一种现象，它的发生至少有五千年的历史，现已发展成为影响人类心身健康的全球性灾难。成瘾行为分为物质成瘾和精神行为成瘾。但成瘾的概念来自药物依赖，或者说来自药物成瘾。现在成瘾行为包含药物成瘾和行为成瘾，主要表现为处方药滥用成瘾（如止咳药水、曲马多、复方甘草片、复方地芬诺酯）、阿片类药物成瘾（如吗啡、哌替啶、美沙酮、丁丙诺啡等）、新型毒品成瘾（如K粉、摇头丸、冰毒、麻古等）、传统毒品成瘾（如海洛因、黄皮、大麻）、安眠药成瘾（如地西泮、艾司唑仑、三唑仑、阿普唑仑等）、酒瘾、烟瘾、性爱成瘾、电子游戏成瘾、网络成瘾等行为。

药物成瘾是一种以强迫性寻求和使用药物、对用药失去控制能力为主要特征的慢性复发性脑疾病。其形成机制是个体反复使用药物，药物的化学成分直接作用于大脑，广泛改变大脑神经系统的结构和功能，并进一步推动寻药和用药行为，最终导致成瘾障碍的发生。从神经生物学观看，行为成瘾、药物成瘾有着共同的生物学机制，在个体易感素质的催化下反复从事，经由外部行为刺激而引起大脑内部生理状态失衡，导致成瘾状态的出现。如今，成瘾是疾病的观点被普遍接受，并被相关研究机构、学会所认同。美国国家吸毒问题研究所将成瘾定义为一种慢性的、易复发的大脑疾病。人们发现成瘾者的大脑影像跟判断、决策、学习、记忆和行为控制密切相关的大脑区域发生了物理性的改变，且成瘾者神经突触密度的下降，均一直被认为是成瘾为大脑疾病的黄金证据。国内学者何日辉提出成瘾不仅是一类躯体疾病，更是一种心理疾病。这样就将传统上从道德角度来看待成瘾性问题转入从医学和心理学角度看待患者，这一转换具有相当重大的意义，将有助于对成瘾性疾病的进一步研究以及正确对待患有成瘾性疾病的人群。2018 年 6 月，WHO 发布新版《国际疾病分类》（ICD-11），其中将"游戏障碍"添加到关于成瘾性疾患的章节中。这意味着"游戏成瘾"被列为精神疾病，未来有可能进入世界各国的医疗体系。

药物滥用与成瘾的产生和发展取决于政治、文化、经济等宏观环境以及具体个体的心理特点、行为习惯等因素。因此，不同国家或地域的药物滥用与成瘾情况差异很大。澳大利亚 2009 年的药物滥用患病率为 5.1%；美国 2011 年青少年中抽样调查结果显示，其酒瘾及非法药物滥用的终生患病率（个体从出生后，一直

到接受抽样之前，曾出现过的比例）分别是 8% 及 2%~3%。中国 2008~2012 年药物滥用监测数据显示，新型合成毒品滥用者已成为新发生药物滥用人群的主体。新发生药物滥用人群中，海洛因滥用者逐渐减少，所占比例从 70.3% 下降到 23.6%；"冰毒"等新型合成毒品滥用者逐渐增长，所占比例从 28.8% 上升到 75.1%；初次滥用药物的人群中有一半是 25 岁以下青少年，低龄人群仍然是预防药物滥用的重点人群。另外，2019 年中国互联网络信息中心发布的第 44 次《中国互联网络发展状况统计报告》显示，青少年网民已占 16.9%。

成瘾性疾病的治疗目前在国内外都是一个难题。以前的治疗往往局限于药物治疗，多年的实践证明单纯的药物治疗复发率很高。事实上，污名化成瘾者、道德上的歧视、周围人的流言蜚语，使成瘾者受到严重的心理压力，使他们更难以康复，即使恢复也难以回归社会。因此，现在倾向于药物治疗和心理治疗及家庭治疗相结合进行综合性治疗。

伦理问题 ①个人成瘾行为与自身健康义务的矛盾。健康是每一个人的基本权利，维护健康则是社会和每一个个体应尽的义务。道德选择以意志自由为前提，又以道德责任为结果，主体在自由选择的同时，也就选择了责任。成瘾行为的严重后果是从多方面损害了个人肉体和精神健康，违背了维护健康的义务和责任。成瘾是不恰当的行为选择，应当戒除。②个人成瘾行为与社会伦理法规的矛盾。行为选择的自主权是人区别于动物很重要的权利。但是，人作为受动的社会存在物，自主选择权不是指任意妄为，而

是在自然规律、社会历史条件和社会规律的制约下进行选择。成瘾行为不仅严重影响了自身的正常生活、学习、工作和家庭关系，诸如酗酒、吸毒、网络成瘾等，也干扰了社会的正常生活秩序。为了维护人的健康和社会的稳定，社会和政府都把成瘾视为不合理、不合规、不合法行为。成瘾行为必须禁止，对成瘾性疾病必须治疗。③成瘾性疾病治疗过程中的安全性问题。药物成瘾治疗与其他临床医学治疗相比具有特殊性，成瘾患者的脑部结构与功能已经受到严重损害，并且还存在心理障碍，这就给成瘾的治疗带来了一定的困难性与复杂性。同时目前的成瘾治疗还存在许多局限，如治疗方案的标准化衡量、治疗结果的有效性预测、医师的行为规范等，都有可能给人类提出新的伦理挑战。④尊重成瘾者的人格问题。患有成瘾的患者，由于本人缺乏自制力和道德自觉性，他们在接受治疗的过程中，社会上的某些人，甚至是部分医务人员，歧视他们，不公正地对待他们，他们的某些权益难以得到保障。但他（她）终究是患者，他们的人格应当受到尊重，应该享受和普通患者同样的权益。在成瘾行为的矫治活动中，可能对某些成瘾状态严重的人，要采取强制治疗或非自愿治疗，在治疗中实行一定的强制约束。但即使在这种条件下，他们的人格应受到尊重，切不可歧视和虐待他们，更不应对他们的家属有任何不公正的对待。对那些青少年瘾者，需要更多地给予关爱。

（冯泽永　张拓红）

xīdú

吸毒（drug use）　非医疗目的地采用各种方法大量反复摄入具

有依赖性潜力物质的行为。又称药物滥用。吸毒的后果是吸毒者产生对该物质的依赖，无止境地追求使用，造成严重的健康损害和社会危害，并带来法律和伦理诸多问题，应予高度重视。

概述　吸毒是一种久远的社会现象，并已成当今世界各国滋生罪恶的重要源头。目前全世界约有 6000 万吸毒者；据美国国家毒品滥用研究所调查，吸毒已成为该国久治不绝的社会问题，60% 的毒品在美国销售，吸毒者以 18～25 岁年龄组的人群最多；澳大利亚联邦警察局统计，涉及毒品违法者中 18～25 岁的人占 70%；新西兰最常见毒品犯法者是 19～24 岁的男子。中国 1998 年在册吸毒人数为 60 万，其中以男性为多，65% 为 25 岁以下的人群，兰州 2000 年的调查，吸毒人群中 18～25 岁的占 11.5%，26～35 岁的占 70%，武汉 2000 年的调查，吸毒者的平均年龄为 26.79 岁。中国现有吸毒人员 255.3 万名，吸毒人员数量仍然呈现上升趋势。吸毒泛滥成灾有多方面的原因，吸毒与性的关系密切，毒品可以用于催淫和增加性能力，许多毒品本身就是性药，大约有 1/4 的吸毒者与性有关。凡是性乱的地方和时代，也是吸毒之风盛行的地方和时代。吸毒不能简单地理解为麻醉和幻觉的需要，这也是违法毒品屡治不衰、屡禁不止的原因，是助长艾滋病泛滥的原因之一。

危害　①对吸毒者本人身心造成极大的多方面的危害。因使用剂量过大或时间过长而引起的毒性作用，通常伴有机体功能失调和组织病理变化；长时间吸毒形成药物依赖与成瘾，一旦机体缺乏该物质，便会形成明显的戒断症状，酿成严重的心理冲击；因注射相关危险行为引起的感染性疾病，特别是性病、艾滋病；容易产生幻觉等精神障碍。②对家庭的危害。吸毒者在自我毁灭的同时，也破坏自己的家庭，使家庭陷入经济破产、亲属离散、夫妻反目，甚至是家破人亡的困难境地。毒品的昂贵费用和吸毒者的成瘾往往使家庭倾家荡产，亲人受到严重的身体和心理伤害，甚至连累亲人进行贩毒、盗窃等违法活动，将家庭引向毁灭。③对社会的危害。吸毒催生了制毒、贩毒等一系列犯罪行为，扰乱经济和社会秩序，破坏了社会安定；吸毒者为了获取毒品，铤而走险，不惜采用抢劫、卖淫等各种手段，严重破坏社会治安；吸毒者同时也是疾病传播的媒介，常将肝炎、结核病、艾滋病等传染病向普通人群传播，威胁他人健康；吸毒者因劳动能力降低甚至丧失，影响社会生产。吸毒吞噬金钱，摧残肉体，腐蚀灵魂，祸害社会和国家，成为罪恶之源，受到全世界各国政府和人民的一致反对。

但是，学术界对吸毒行为的法律和伦理性质的认识有所不同，如"违法说"和"犯罪说"。"犯罪说"认为吸毒行为是一种犯罪行为，其逻辑为"因为吸毒会激发严重的社会危害（刑事犯罪、毒品市场、艾滋病）和造成办案困难，社会危害性极大，要将其从违法进一步定性为犯罪"。但对此也有持不同见解者，认为吸毒激发的刑事犯罪只是一种可能性，并非直接必然后果。另外，在单纯私人领域的吸毒行为，除吸毒者外没有其他人直接受到侵害，也没有故意危害他人和社会的主观动机，对社会的危害性有限，定性为犯罪被认为理由不够充分，故在广泛的法学界认知中，单纯的吸毒行为仅被认定为"违法行为"，而不构成"犯罪"。

关于吸毒行为的伦理性质，不同伦理学派的认识也有差异。功利主义从制度建设层面保护多数人利益出发，对吸毒行为的评价持否定态度，认为吸毒是不道德行为。对个人而言，吸毒是一种自伤行为，虽然存在短暂感官快乐，但个人幸福受到最终损害；对社会而言，吸毒者间接危害社会，可能导致关联性违法犯罪和其他社会问题，损害大多数人的幸福。功利主义伦理学依照行为后果进行道德评判，所以是不道德行为。自由主义伦理学派强调个人基本自由权具有绝对的价值优先性，认为除了被强迫吸毒外，无论出于什么动机，吸毒者的吸毒行为都是个人自由选择的结果，是对自我利益的损害和放弃，他的独立性在权利上是绝对的。虽然人有社会性，但纯粹的吸毒行为并不会直接危害他人和社会利益，不应单独对吸毒行为进行惩罚。至于因吸毒导致的其他危害社会的行为，应对那些行为进行道德或法律的批判。

个人的行为自由不是绝对的，人作为受动的自然存在物，不可能摆脱自然条件和自然规律的制约。人作为一切动物中最社会化的动物，人的行为必然受到社会历史条件和社会规律的制约，必须兼顾社会和他人的利益，必须服从法律法规和道德规范的约束。吸毒行为严重损害自己、他人和社会利益，既是违法行为，又是极不道德行为，必须坚决禁止。对吸毒人员必须坚决戒毒。在戒毒过程中的心理干预、法制学习、行为治理和家庭社区干预都是正当的干预，应当在法律和道德上给予支持，但对吸毒者的人格应予尊重。对于制毒贩毒等严重犯罪行为，必须严厉打击。

(冯泽永 郑韵婷)

xīyān

吸烟（smoking）

拥有或支配点燃的烟草制品的现象无论是否实际吸入或呼出烟雾。二手烟草烟雾是指从卷烟或其他烟草制品燃烧端散发的烟雾，且通常与吸烟者散发的烟雾混杂在一起。吸烟有害自身及他人健康，伦理问题应当重视。

概述 吸烟是危害健康的重要元凶。WHO 和一些国家的政府多次呼吁加强烟草控制，以拯救诸多生命并确保国家拥有健康的劳动力继续推动经济发展。证据表明，吸烟者比不吸烟者平均寿命要少十年。吸烟者吸入大部分的主流烟草烟雾中含有 7000 多种已知的化学物质，包括尼古丁、焦油、一氧化碳、胺类、酚类、烷烃、醇类、多环芳烃、氮氧化合物、重金属元素镍、镉及有机农药等。这些复杂化合物通过 DNA 损伤、炎症反应和氧化应激等机制造成不良健康结果。烟草烟雾中的有毒物和致癌物几乎损害吸烟者身体的每一个器官，目前已知烟雾中含有 69 种致癌物，这些致癌物会引起机体内关键基因突变，正常生长控制机制失调，最终导致癌变和恶性肿瘤的发生。烟草导致的主要疾病包括：肺癌及多种恶性肿瘤、慢性阻塞性肺部疾病、心血管疾病、脑血管疾病、生殖相关疾病等。二手烟在成分上与吸烟者吸入的主流烟雾没有差别。数十年来，上万个科学研究证明二手烟暴露对人群健康危害严重，能导致癌症、心血管疾病和呼吸系统疾病等。二手烟没有所谓安全水平，即使短时间暴露于二手烟也会对人体健康造成危害。中国是世界上最大的烟草生产国和最大烟草消费国。

危害 ①严重损害个人健康。全球每年因吸烟死亡的人数超过 600 万；在中国，每年由于吸烟引起的相关疾病超过 100 万人。②妨害公共卫生，伤害他人健康。每年因二手烟暴露造成的过早死亡人数约 89 万。③污染空气，恶化生态环境。④威胁发展和经济增长，浪费国家资源。2014 年治疗烟草引起的相关疾病给中国造成的直接损失约为 530 亿元；生产力损失和劳动力减少带来的经济损失；数百万中国家庭因烟草相关疾病和过早死亡而沦于贫困的损失。吸烟带来的灾难超过了政府烟草的财政收入。烟草增加财政收入是一种经济假象。

伦理要求 ①重视吸烟危害个人和他人健康的后果，远离烟草。健康是每个公民的基本权利。每个公民都享有呼吸无烟空气的权利。当前由烟草行业所引导的吸烟的自主决定权，是违背公共健康伦理学基本原则的。吸烟，不仅是个人生活习惯和自主选择问题，其引发的二手烟还会带来公共健康危害，具有负外部性。吸烟者应当重视吸烟给自身和他人带来的危害，主动尽力戒烟，自觉维护自身和他人的健康；政府有责任制定和实施一系列政策和措施，引导公民和有关行为体采取有益于健康的行为，积极推行禁烟的相关政策，减少吸烟危害。②权衡烟草行业的利与弊，两者相较取其轻。烟草行业强调烟草对于税收的贡献，认为提高烟草价格及税收以减少吸烟人群的政策可能影响对国家的税收贡献。且不说烟草价格的上涨并不必然导致烟草消费的下降而影响税收，更为重要的是，因吸烟所致的疾病带来的经济负担及吸烟人群因吸烟致病所造成的损失，远远高于烟草的税收，这是实行坚持戒烟国家的经验证明了的。何况提高烟草价格及税收，还会带来可观的税收，并可用于卫生服务支出，是双赢的公共卫生政策。③拒绝和禁止烟草广告。烟草制品具有成瘾性，是当前全球唯一的一种会导致使用者死亡的合法消费品。烟草行业在明知其巨大危害，仍然生产销售，并且投放大量广告，采取多种策略进行烟草营销，是危害公民健康和生命的行为。烟草慈善，被烟草企业称之为履行企业的社会责任感，实际上烟草业以每年导致众多人死亡为代价，赚取数千亿的利润，只是从中拿出一个小小的零头慈善，还在捐赠的物品上用他们的品牌冠名，这是变相的广告营销方式。应当辨明烟草慈善的虚伪性，拒绝和禁止一切形式的烟草广告和捐助。

(杜治政 郑韵婷)

xùjiǔ

酗酒（alcohol abuse）

无节制地过量饮酒的行为。又称酒精滥用，俗称撒酒疯。酗酒是一种非健康行为，也是一种心理和精神疾病。

概述 酒是人们接触最多的饮料之一，在日常生活中占有重要地位。酒是多种化学物质的混合物，主要成分是酒精（乙醇）和水。个体摄入的酒精量或饮酒频率超过适当范围，可导致生理、心理、精神、行为、社会交往等功能出现一系列障碍。医学界将酗酒定义为一次喝 5 瓶或 5 瓶以上的啤酒，或者血液中的酒精含量 $\geq 0.08 g/dl$。研究表明，酗酒是由遗传、生理、心理和社会环境等诸多因素造成的。遗传可能与酗酒的形成及能否成功戒酒有关。某些特定基因的变异会促使该个体酗酒，并且在戒酒时产生较强烈的戒断反应而不易戒断。生理及心理因素是个体酗酒的重要原因，酗酒常被作为缓解躯体痛苦、排解内心冲突的重要途径，酗酒者多具有一定程度的情感障碍。此外，社会文化氛围对酗酒的形成也起着重要作用，青少年是否酗酒会在很大程度上受到父母及同伴饮酒情况和态度的影响，成年人则更多面临社会交往的压力。

危害 ①严重影响个人身心健康。酗酒形成的急性酒精中毒，表现为最先产生意识蒙眬、兴奋、欣快感；超过一定剂量时，则出现口齿不清、步态蹒跚、共济失调等行为异常状态；严重者进入昏睡期，甚至因呼吸心脏骤停而死亡；酗酒还会损害消化道黏膜，引起肝、脑等器官的急性损害；长期酗酒与胃炎、肠炎、胰腺炎、骨质疏松、糖尿病、高血压、心脑血管疾病、肝脏疾病、脑部功能降低密切关联；酗酒对生育功能及胎儿的发育也有不良影响；酗酒还会导致精神损害和心身疾病，如出现酒精性精神疾病、酒精依赖综合征等。《柳叶刀》等诸多权威杂志发表的最新研究报告表明，喝酒不能带来任何健康收益。"适量饮酒有益"的说法，没有科学的根据；而且，饮酒是全世界范围内导致中青年男性（15～49 岁）死亡的头号凶子。②给家庭带来灾难。酗酒者往往很难控制自己的情绪和行为，酒后疑心重，胡言乱语，经常与家人吵架、打骂儿女，极易引起家庭冲突，并成为离婚的重要原因，中国离婚案件 32% 与酗酒有关；

影响子女正常成长，常导致辍学，甚或走上堕落犯罪的道路。酗酒者造成妻离子散的事例并非罕见。③带来诸多严重的社会问题，造成社会物质和精神财富的损失。酗酒后容易出现各种危险行为，使交通事故、意外伤害和暴力犯罪等发生率增高。WHO 指出，驾驶员血液酒精浓度为 0.05g/dl 时发生交通事故的危险性是浓度为 0 时的近 2 倍，并且呈剂量反应关系；酗酒者极易相互打斗、对骂，甚或群斗，破坏社会治安。国外则有调查表明，造成社会不安定的诸多因素中，酗酒的问题居首位。

酗酒的危害很早就已经得到认识，世界中许多国家都采取过措施控制民众酗酒，如俄罗斯曾多次颁布限酒法令；在中国，早在周代就已经颁布《酒诰》，禁止聚众饮酒。然而，由于饮酒具有深厚的社会和文化根源，这些法令和措施往往收效甚微，甚或遭到部分民众抵触甚至反抗。减少和消除酗酒这种社会病毒，需要长期努力。

伦理要求 ①加强宣传教育，提高对酗酒危害性的认识。要向广大公众，特别是妇女、青少年介绍最新科学研究成果，知道任何形式和剂量的饮酒都无益于健康的观点，逐渐养成远离酒的习惯，提高健康意识。②正确地分析和看待酒文化的历史传统。以酒助兴，以酒求乐，在古今中外的历史上有着久远的历史传统，在中国更是如此。由于人们对酒对心身的影响缺乏科学认识，只看到饮酒带来一时的精神兴奋，没有看到饮酒给个人带来的身心伤害和对社会家庭正常生活的冲击；古时人们的表达欢乐情绪的方法和途径单一，舍酒之后少有其他，因而历史上的酒文化是可

理解的，但而今对酒的作用已明，且人们消遣方法和途径很多，应当逐渐告别酒文化，酒文化不是值得发扬光大的文化。③从小开始，从家庭开始，引导少儿、青少年，远离饮酒。可喜的是，现在许多家庭的父母，都注意到不要让孩子养成酗酒的习惯，应当发扬好的生活理念，同时力争父母也应以榜样影响子女。④创造条件，逐渐转变当今到处宣传好酒的广告舆论氛围。酒能带来丰厚的利润，是国家重要的税收来源，要一下子收紧酒的收入是很难的，也可能引起部分人群的不满。但是，改变一边倒的颂酒、扬酒的舆论，也讲讲酗酒、嗜酒的坏处，讲讲近年对酒成分的研究成果，也是能得到广大公众支持的。

（杜治政 申 洋）

wèishēng bǎojiàn zhèngcè lúnlǐ
卫生保健政策伦理（ethics of health care policy） 卫生保健政策制定和实施过程中遵循的伦理准则。是医学伦理学的分支，反映一个国家或民族卫生保健工作的基本信念和价值判断，是卫生保健政策制定的重要根据，也是卫生保健政策制定和实施中各种价值观念冲突评判和取舍标准。卫生保健政策伦理是卫生保健政策的道德基础，是卫生保健政策的生命线。

概述 卫生保健政策是控制医学知识和卫生资源社会使用的最优化战略，受国家的政治制度和经济发展水平制约，同时也与文化传统、宗教信仰密切相关。卫生保健政策面临诸多问题，主要有：如何分配卫生资源、如何发挥资源的最大效益、如何处理个人与群体的关系、如何维系卫生保健服务的公平和公正等，这

些问题的解决均需要依据一定伦理思想和准则进行评估而决定取舍。

伦理学作为卫生保健政策的出发点和归宿点，历来为许多国家所重视，它是衡量不同卫生政策在道德上的可行性，寻求解决选择方案过程中必然遇到的价值观念分歧的途径，成为卫生政策制定和抉择的基本准则。20世纪70年代，美国制定的老年人医疗照护方案和医疗救助计划，就是首先从照顾社会部分弱势人群的伦理视角出发的。20世纪90年代美国威廉·杰斐逊·克林顿（William Jefferson Clinton）总统开启的医疗改革，就曾成立了由分析哲学家、临床伦理学家、神学家和律师等31人组成的伦理学工作组，设置了双主席，并提出了保健政策14条伦理学原则，即根本重要、普遍享有、全面受益、平等受益、公平负担、代间互助、明智分配、有效治疗、优质关怀、有效管理、个人选择、个人责任、专业尊重、公平程序。克林顿在他的1993年9月的国会演说中，将其简化为安全、节约、简单、责任、选择、公平、质量7条；在1994年的国会两院会议上，他曾威胁要否决不能保证普遍享有的任何卫生立法，公平和公正，普遍享有，应成为卫生政策的核心。当然，美国的伦理学家和当时政府的这种努力并未获得持续的成功。西欧的卫生系统长期以来向所有人提供以团结为基础的公正和有效的保健服务。自从1871~1881年由保守的公共政策推动的德意志帝国里程碑式的疾病基金立法，以及其他国家类似的健康保险立法以来，实际上所有欧洲国家都享有急诊和住院医疗、诊断和预防服务、药物以及

疾病津贴。文化团结原则深深植根于欧洲。后来团结原则受到保健费用日益增长等因素的制约，团结原则演变为团结、责任、支援的三分体，他们认识到，卫生保健模型不能完全依靠团结原则，必须补充责任和支援原则，并将责任作为首要原则。个人对医疗卫生保健财务责任的增加，事实上是福利国家整个社会保障系统改变的一部分。欧洲国家的卫生政策，至今仍保留团结、责任、支援三分体的这种伦理学的特点。

中国卫生政策的伦理学基础与中国国情密切相连。1949年中华人民共和国成立后，将医院收归国有，由国家财政提供经费支持，分别实行国家职工公费医疗和工人劳保医疗的制度，保证了部分人群的医疗权和健康权，但农民的医疗权没有得到解决；20世纪60年代以后，在农村推行合作医疗制度，使大部分农民的医疗权有了初步的保障，但80年代以后，由于农村经济制度的调整，原先的合作医疗制度随之瓦解；90年代末期以后，国家从中国国情出发，实行"低标准、广覆盖"的政策，经过近十多年的努力，分别为城镇职工和城镇居民提供了标准不同的基本医疗保险，在农村推行新的合作医疗制度，尤其近几年各级财政对新农合的人均补助标准不断提高使农民的医疗保障逐步改善。尽管中国医疗保健政策在提供平等和公正的医疗保障、公立医院的公益性回归等方面还有很长的路要走，但近几十年的医疗保健政策的目标，始终是沿着为全体人群提供公平、公正的医疗保障，保证公民的医疗权和健康权的伦理方向前进的。

伦理问题 ①卫生保健政策的根本目标是什么？由于卫生保

健工作的特殊性，卫生保健政策在制定目标时，必须考虑这一目标及实现这一目标的手段是否符合最大多数人的健康利益。伦理学是卫生政策和价值之间的桥梁。卫生政策的价值目标，必须具备正确的道德基础。②如何从各自国家的国情或地区的情况出发，选择适当的卫生保健制度，保证人人享有卫生保健服务。资源较为紧缺的国家和资源较为充裕的国家，卫生保健政策是不同的。例如，中国根据自己的国情，选择"低标准、广覆盖"的卫生保健政策，以保证最大多数的人群得到应有的保健服务，就代表了资源紧缺国家的一种选择。③如何公正地分配卫生资源？人们对卫生保健的需求是不断增长的，而且这种增长是无限的。卫生资源在任何情况下总是难以满足不断增长的需求，某些稀有资源如何分配使用？公平公正享有卫生资源，就成为卫生保健政策伦理的重要课题。④依据什么价值标准判断确定优先或主次使用卫生资源？人们对卫生资源需求的紧迫性和重要性是不同的，有的关涉生命安危，瞬息万变；有的则是养生保健，锦上添花。这些都是合理的保健需求，根据什么伦理准则判断谁先谁后，谁主谁从？⑤如何处理公平与效益的关系？卫生保健服务的使命是保障人人享有的医疗权、健康权的实现，公平是卫生保健服务必须遵守的基本规则，但保健服务不能没有效益，没有效益的保健服务是难以持续的。而在某些情况下，维护公平有时可能有损效益，满足了效益要求又有悖公平。公平与效益矛盾的权衡与协调，是卫生保健政策不可回避的难题。⑥卫生保健服务可及性与可得性的协

调统一。国家根据财力物力情况，经过周密的计算，可以为全体居民提供基本医疗保健服务，满足全体居民的需求，这是卫生保健的可及性，但这种设计的可及性，在实施中，遇到医疗点的分布过少或因边远地区难于就诊；或者因医师数量的不足，或患者过多造成就诊困难，影响了可得性。可及性与可得性的统一，是卫生保健服务实际落实必须解决的课题。经过各国医疗卫生界的努力和相互交流，对卫生保健政策达成了许多伦理共识，为卫生保健政策提供了伦理学的支持。

伦理原则 ①道德为本。卫生保健政策具有道德的根本重要性，它反映了卫生保健政策的基本出发点。以德为本的卫生保健政策，着眼于对生命和健康的关爱与尊重，着眼于为全体人群减少痛苦与疼痛，预防过早死，提供健康的维护和支持，为人们实现自己的生活目标提供保证。卫生保健政策以道德为本，反映卫生保健政策人道主义性质而非谋求利润的根本宗旨，体现了卫生保健政策的目标和方向。②普遍受益。普遍受益就是要使有限的卫生资源尽可能覆盖更多的人群，使更多的人受益。医疗卫生保健是人的基本权利，而不是特权，决定了卫生政策指向是应尽可能使更多的人能够享受到这种权利，全面满足各种不同人群的保健需求，为各种不同的人群提供保健服务。由于卫生资源的有限性，普遍受益可能是一个逐步推进的过程。在全民健康覆盖基础上为不同人群的不同需要提供某些特殊服务，使社会普遍受益，是对全民覆盖的一种补充。普遍受益的伦理基础是公平享有。公平享有意味着卫生保健服务的获取取决于其健康需要，而不是支付能力；对于贫困者和支付能力低下者，不能因为其缺乏支付能力或能力不足而失去享有基本卫生保健服务的权利；卫生保健服务的获得和质量也不应因人、因价格、因项目而异。卫生保健政策的出发点和核心是要实现卫生保健服务的公平享有。③公正为先。即卫生保健政策要以改善公民的健康为先，以实现公民的健康权利为先。公正被视为健康使命中的核心价值，是卫生保健政策伦理的最基本准则。公正强调公共益处的公平分配和公共负担的分担，关注弱势群体的需要，其目的是维护公民的基本健康权，确保公民在满足健康需要和卫生保健服务获取中得到公正的机会。任何卫生保健政策的制定和实施都应体现而不背离这一准则。公正包括健康结果的公平、各种保健可及性的公平以及筹资的公平；也包括在管理和分配中的效率。公正要求过程公正，即国家保证每一个公民在享受卫生体系提供的各种利益时机会是均等的，给予每个人机会。公正分配是公正伦理准则中的重要方面。公正分配并非是平均分配，是一种按照健康需要的分配，是基于在公平需要的基础上分配，尤其着眼于优先保证医疗保险能够覆盖那些低收入、无购买力人群的需求。④受益公平。受益公平并非是一种平均分配或平均受益。由于种种原因，诸如患者的病情不同，患者个人经济状况的差异，患者家庭共济能力的高低，都可能在提供的保健服务中出现差别，因而保健服务提供普遍受益是有差异的而非同一的，但这种并非同一的受益应当是公正的。公平的满足健康需要的理念，要求卫生保健需要的满足基于公平的机会均等性而非同质同量的受益。美国伦理学家约翰·罗尔斯（John Rawls）提出来的可供选择的分配原则，又称差异原则，是对公正受益的补充。没有差异的分配，如弱势群体和强势群体享有同一的服务，受益是不公平的。受益公平原则体现社会成员利益分配和受益应根据需要，既有差异又各有所得，即在平等的基础上同时要依据不同的差异按需分配。⑤优先次序。卫生资源是有限的，健康需求是无限的，任何卫生系统都不可能支付和提供所有期望的服务，都必须面临着在诸多的资源投入和服务提供清单中经过考虑排出优先顺序。在卫生保健政策制定过程中，通常需要选定优先次序，如是优先投入到预防保健干预还是扩充新技术设施建设上，是优先确保满足最弱势群体的需要改善其可及性还是提高其他人群的保障水平等，这些次序的抉择通常要运用和体现一些价值观和伦理原则，以确保在公平和效率的原则下政策的合理性和可接受性。20世纪90年代初美国俄勒冈州对卫生服务进行优先次序选择来设计基本卫生服务包，确定了卫生政策制定优先选择的三类价值：社会价值、个人价值、对基本卫生服务的重要程度。也有一些国家（如新西兰）在卫生政策制定中采取其他的原则和价值观，如服务效果、效率、公平和可接受性，来指导卫生保健服务的优先次序的选择。⑥健康责任。提高健康水平，是全社会的共同责任。国家、社会、单位、个人以及家庭及社区对健康都承担着相应的责任。健康是促进人的全面发展的必然要求，是经济社会发展的基础条件。实现国民健康长寿，是国家富强、民族振兴的重要标志，国家当然要承担保障和维护公民健康的责任，国家通过税收等经济政策投资于卫生保健服务，为构建基本医疗保障制度筹资，为建立和发展卫生服务体系以及基础设施的建设提供资金和政策上的支持。国家把健康的责任推给社会和个人是不应当的；个人也应当对自己的健康承担责任，提高健康素养，形成自主自律、符合自身特点的健康生活方式，有效控制影响健康的生活行为因素，积极参与健康影响因素的防控和健康促进活动，承担一定限额的卫生费用等；家庭是社会的细胞，在抚养子女、关照老人等方面也对健康承担责任；社区组织也有责任开展促进健康的相关活动，为健康尽职尽责。有利于促进社会和谐与稳定，促进经济社会的可持续发展。针对生活行为方式、生产生活环境以及医疗卫生服务等健康影响因素，坚持政府主导与调动社会、个人的积极性相结合，推动人人参与、人人尽力、人人享有，落实预防为主，推行健康生活方式，减少疾病发生，强化早诊断、早治疗、早康复，实现全民健康。⑦公民参与。卫生保健涉及全社会及每一公民的切身利益，应当鼓励公民的广泛和积极参与，参与卫生保健改革措施的制定，参与保健权利实现的监督；并为公民参与创造条件。公众的参与有利于更好的完善保健制度的改革，有利于克服某些弊端，有利于增强个人的保健责任感。鼓励公民参与也是卫生政策制定和资源分配优先选择过程中必不可少的，可以使政策和资源分配方案更容易被公众接受和认可。⑧团结互助。团结原则基于人道主义思想，

出自对那些生存条件受到威胁的人的考虑，这些条件超越他们自身控制，如自然灾害或不平等的社会结构，包括由于智残、痴呆症或精神病，不能为自己提供卫生服务，这些人除了国家给予支持外，也需要社会中那些条件优越的人提供帮助。团结原则体现了社会的互助和共济，是欧洲卫生保健系统长期奉行的责任、团结和支援的三分体之一，也值得当今各国卫生政策的借鉴。

（任 苒 杜治政）

jiànkāngquán

健康权（right to health） 公民享有可能达到的最高健康水平的均等机会的健康保护的权利。一些国际组织制定的公约规定并为多国政府所确认的人的基本权利。

1946年WHO在其宪章中首次界定健康权的概念：享有尽可能高的健康水平是每一个人的基本人权，无论种族、宗教、政治信仰、经济或社会条件。联合国大会1948年12月10日第217A（Ⅲ）号决议通过的《世界人权宣言》第25条1款明确规定："人人有权享受为维持他本人或家庭的健康和福利所需的生活水平，包括食物衣着、住房、医疗和必要的社会服务。"这是最高国际组织对健康权的确认。健康权最重要的公约是联合国大会1966年12月16日第2200A（ⅩⅩⅠ）号决议通过并开放给各国签字、批准加入1976年生效的《经济、社会与文化权利国际公约》（The International Covenant on Economic, Social and Cultural Rights，ICESCR），其中第十二条规定："本公约缔约国承认人人有权享有能达到的最高的体质和心理健康的标准。"这一条的"二、本公约缔约各国为充分实现这一权利而采取的步骤应

包括为达到下列目标所需的步骤：（甲）减低死胎率和婴儿死亡率，和使儿童得到健康的发育；（乙）改善环境卫生和工业卫生的各个方面；（丙）预防、治疗和控制传染病、风土病、职业病以及其他的疾病；（丁）创造保证人人在患病时能得到医疗照顾的条件"。《经济、社会及文化权利国际公约》第一次以法律形式对经济、社会及文化权利加以确认，推动了世界各国，特别是发展中国家对健康权的重视，对促进各国人民的健康起到了重要作用。

随后，一些区域性文件也都规定有健康权的条款，如《欧洲社会宪章》《美洲人权公约议定书》以及《非洲人权宪章》等。世界上近2/3的国家宪法中相继都规定了健康权的相关内容，并不断明确和完善相关的条款。大部分欧洲国家的宪法都明确健康权是一项基本人权，并将基本医疗卫生服务作为实施健康权和相关社会保障的基础。如意大利宪法第32条规定："共和国保护作为个人基本权利和作为集体性关注的健康，保障贫困人口的免费护理。"荷兰宪法第22条规定："政府应采取措施促进人民之健康。"一些发展中国家也将健康权作为一项基本权利予以明确和保护。印度最高法院曾裁定，健康权和为保护在役和退休职工健康和精力而获得医疗援助的权利是一项基本权利。印度宪法中没有规定健康权，但印度最高法院在一些判例中，通过印度宪法中的生命权条款（印度宪法第21条）以及国际人权法的规定解释出了健康权。《南非宪法》规定，人人有权获得卫生保健服务，不得拒绝向任何人提供紧急医疗。中国宪法中第21条、第26条第1款

规定："国家应发展医疗卫生事业、体育事业、保护生活和生态环境，从而保护和促进公民健康。"第 33 条第 3 款、第 36 条第 3 款规定："公民健康不受侵犯"。第 33 条第 3 款、第 45 条第 1 款规定："公民在患病时有权从国家和社会获得医疗照护、物质给付和其他服务。"

但在许多国家宪法层面上健康权仍存在较大的模糊性，还处于需要相关法律补充的状态中。一些国家仅从规定政府义务的角度确认了保护和促进公共卫生的义务，没有明确它是一项人人平等享有健康保障的权利。一些国家的宪法规定了社会权，但只是作为国家政策指导原则，如印度、爱尔兰、尼日利亚、冰岛、斯里兰卡、丹麦、荷兰、瑞士等。20 世纪中叶，尽管一些国家宪法的前言或社会政策的内容都隐含着促进和保护健康的政府责任，但通常不把健康权列入宪法。在这些国家中，健康权的法律保障必须通过法庭的决定。如美国宪法未包括健康权，但是在司法上作出关于国家管理卫生的责任的裁决，阐明国家有义务使公民平等得到医疗卫生和福利制度的照顾。对于健康权入宪，一些亚非拉国家早于发达国家，其中拉美国家起步最早。1925 年智利即明确了促进居民健康的国家义务，并将其纳入宪法；1843 年墨西哥宪法提出国家保护公共卫生的义务；哥伦比亚宪法第四十九条中宣称，国家以公共服务的形式对居民的生命健康负责，每个人都有权利获得全面的健康照顾；国家有按照高效、普遍和社会稳定性原则，组织、调节和管理为居民提供健康服务的义务。

（郭永松　任　茸）

rénrén xiǎngyǒu wèishēng bǎojiàn

人人享有卫生保健（health care for all）

到 2000 年，所有国家的所有人民都能达到躯体上，精神上和社会适应性上的完好状态的健康水平。这是 WHO 1977 年 5 月第 30 届世界卫生大会通过的第 WHO30.43 号决议提出的一项全球性卫生目标：2000 年人人享有卫生保健。

概述　WHO 提出来的人人享有保健的全球性目标，是使每个人能享受到最低限度的卫生保健服务，并争取达到在身体、心理和社会适应性三个方面尽可能高的健康水平；以促使人们能够有效地工作，积极参加所在社区的社会生活；到 2000 年，世界上每一个人，包括偏僻地区和贫穷地区的社会成员都能享受到卫生保健服务，并达到能使社会和经济生活富有成效所需要的健康状态，消除妨碍健康的各种有害因素。

在提出人人享有保健的目标后，1978 年世界卫生组织在阿拉木图发布了《阿拉木图宣言》，呼吁为所有人提供初级保健，明确初级卫生保健是实现人人享有卫生保健目标的策略与关键途径。初级卫生保健作为《阿拉木图宣言》的结果，成为 WHO 提出的人人享有卫生保健目标的核心概念，一直是 WHO 的中心政策与策略；人人享有卫生保健和初级卫生保健多次在世界卫生大会上提出和出现在 WHO 颁布的文件和报告中。WHO 2008 年世界卫生报告再次强调了对初级卫生保健的承诺。

1981 年第 34 届卫生大会进一步论述这一全球性策略，提出了到 2000 年全球应达到的十个方面的目标：①每个国家的所有人至少已经使用基本卫生保健和第一级转诊设施。②所有人在其可能的范围内积极参加自己及其家庭的保健工作，并且积极参加社区的卫生活动。③全世界的社区都能同政府共同承担对其成员的卫生保健责任。④所有政府对其人民的健康都负担起全部责任。⑤全体人民都有安全的饮水和卫生设备。⑥全体人民都得到足够的营养。⑦所有儿童都做儿童主要传染病的免疫接种。⑧发展中国家传染病在公共卫生学上的重要程度到 2000 年不超过发达国家 1980 年的程度。⑨使用一切可能的方法，通过影响生活方式和控制自然及社会心理环境来预防和控制非传染性疾病，促进精神卫生。⑩人人都得到基本药物。

WHO 在提出人人享有卫生保健的目标后，为了推进这一目标在全球的实施，确定了十二项具体的全球性指标作为对各国人人享有卫生保健目标最低限度的衡量标准：① 人人享有卫生保健继续成为最高层政策承诺的国家数，人民参与的实施策略机制的全面启动或不断开发的国家数。②国内生产总值中用于卫生的比例。③国家卫生经费中用于地方卫生服务的比例。④用于初级卫生保健资源分配更公平的国家数。⑤接受或给予卫生的国际援助的数量。⑥接受或给予国际卫生援助的数量。⑦人口被初级卫生保健覆盖的比例。至少在下列方面：家庭安全用水或者合理可及、适当的卫生设施；预防白喉、破伤风、百日咳、麻疹、脊髓灰质炎和结核的计划免疫；在 1 小时步行或乘车获得当地卫生服务，包括基本药物的可得性；由经培训过的卫生人员的接生、至少 1 岁内的儿童保健、采取计划生育妊娠的妇女百分比。⑧体重低于

2500g 的新生儿百分比,合格的年龄体重和身高体重儿童百分比。⑨婴儿死亡率、孕产妇死亡率和5岁以下儿童死亡率,及各个分年龄组死亡率。⑩按性别和各个分年龄组的预期寿命。⑪按性别和各个年龄组的成人识字率。⑫人均国内生产总值。

《阿拉木图宣言》发表后,WHO 陆续召开了多次会议,推动人人享有卫生保健和初级卫生保健在全球的实现。1998 年的第 51 届世界卫生会议上,WHO 提出有必要重新承诺和更新对《阿拉木图宣言》和人人享有卫生保健政策,尤其是倡导各国应关注贫困人口的健康。在这个会议中,各个成员国重新承诺其确保基本初级卫生保健的可得性的理念,并由此引发了人人享有卫生保健的相关政策与规划的制定行动。WHO 文件中强调,在未来的人人享有卫生保健目标中,初级卫生保健仍然是实现人人享有卫生保健目标的关键方法,但为了满足新情况的变化,这一目标应该更新和补充。对于公平性,推荐每一个国家确定和调查卫生保健(身体上、筹资上和文化上的)及健康状况公平的程度。同时,应确定和研究导致不公平可能的原因。

进入 21 世纪后,WHO 和联合国又提出了全民健康覆盖(Universal Health Coverage,UHC)的全球目标,2012 年 4 月通过了《全民健康覆盖墨西哥城政治宣言》、2012 年 1 月通过了《全民健康覆盖曼谷声明》;并在 2012 年 12 月 12 日联合国大会通过了这一新的全球卫生目标的决议。其中提到,已特别关切到,人人享有能达到的最高标准身心健康(包括获得医药)的权利仍是一个

遥远的目标,特别是对于儿童和生活贫困的人来说,实现这个目标的前景正变得越来越遥不可及;千千万万的人正因为昂贵的保健自付费而陷于贫困,过高的自付费会使穷人难于寻求保健服务。由此,该决议提出,要认识到国家卫生系统覆盖全民的重要性,尤其要通过初级保健和社会保护机制覆盖全民,以期为所有人,特别是人口中最贫穷的阶层,提供获得卫生服务的机会。2015 年,联合国大会通过的 2030 年全球可持续发展目标(Sustainable Development Goals,SDGs)中的目标 3.8 即为实现全民健康覆盖。全民健康覆盖是建立在健康是人权而不是特权这一信念之上,其目标是确保所有人都获得所需要的基本医疗卫生服务,而在付费时不必陷入经济困境;它敦促各国政府努力向全体国民提供负担得起的高质量卫生保健服务,将得到的回报是所有人享有更安全、更公平和更健康的世界;这是对人人享有卫生保健目标新的传承和发展。

中国政府对 WHO 提出的"2000 年人人享有卫生保健"的全球性目标极为重视,宣布支持世界卫生组织为之所做的一切努力,积极促进这一目标的实现。2015 年召开的中共中央十八届五中全会提出要"推进健康中国的建设",2016 年全国卫生与健康大会再次强调"加快推进健康中国建设,努力全方位全周期保障人民健康",随后发布了《健康中国 2030 年规划纲要》。2018 年全国人民代表大会常务委员会第二次审议的《中华人民共和国基本医疗与健康促进法》的二次审议稿的第六章"健康促进",就人人享有保健,做出了一系列的规定。

该法于 2019 年 12 月 28 日审议通过。

伦理意义 ①极大地推动了健康权的落实。人人享有保健目标的核心是确保每个公民的健康权,其宗旨就是要促使健康权的实现,使世界上所有社会成员都能享受到基本的卫生保健服务,无论其种族、宗教和政治信仰以及经济和社会状况。为了推进这一目标,WHO 要求各国首脑做出在本国实现的承诺,要确保公民健康权的保护,并将其纳入规划和制定相关的政策以及提出实施的评价体系和策略。②有效地推进各国改善卫生保健公平性的进程。WHO 强调人人享有卫生保健的宗旨是确保健康权的获得和促进健康的公平性,使可得的资源能更有效的利用和获得更好的效果。《阿拉木图宣言》特别关注公平问题,指出目前在发展中国家与发达国家之间存在广泛的卫生保健方面的不公平以及国家内部的不公平;认为这种不公平在政治、社会和经济上都是不能接受的。WHO 敦促各国政府在目标实施的过程中要强调公平性的改善,其中特别是要关注脆弱人群的健康公平性的改善,这正是人人享有卫生保健目标的伦理价值的核心。对于如何改善公平性,要求每个国家要调查和确定卫生保健以及健康状况的公平程度;同时,研究和确定导致卫生保健和健康不公平的原因,并作为新政策导向的基础加以推进。③有利于调动社会各方力量共同致力于发展卫生工作。在卫生保健策略中,均呼吁和强调人人享有卫生保健和初级卫生保健的实施,必须采取多部门的方式,动员社会各个方面参与。这也是全球第一次社会动员多部门参与卫生工作的成

功先例。④有利于缩小发达国家与发展中国家、不发达国家之间健康和基本卫生保健服务的差距。

(任 苒)

wèishēng bǎojiàn kějíxìng

卫生保健可及性 （access of health care）

根据需要及时获得卫生保健服务的接受适宜卫生保健的机会或权利。一个国家根据自身资源情况为本国居民，包括低收入和边远地区等弱势群体提供他们能够获得适宜的卫生保健服务。

卫生保健可及性是卫生保健伦理中十分重要的课题。卫生保健可及性涉及健康的基本权利，涉及健康权利是否落实和兑现，直接影响基本医疗卫生服务和健康的公平性，是卫生工作的目标和绩效的关键要素之一，也是卫生政策关注的核心问题，成为许多国家卫生改革的出发点和落脚点，因而引起学者们的关注。安德森行为模型是国际公认的医疗卫生服务行为研究的理论模型，它从四个方面评价和测量可及性：环境因素、人群特征、卫生行为和健康结果。该模型从系统学的角度分析卫生保健可及性的决定因素，帮助决策者分析这些影响因素进而制定改善可及性的政策。美国学者彼得斯·大卫（Peters David）等建立了一个以供给和需求因素为出发点的概念框架，从四个方面描述可及性：①地理可及性：自然的距离或用户到服务提供点的旅行时间。②可得性：为有需要的人提供正确类型的服务，如操作时间和等待时间符合需要服务的人们的要求，以及具有适当类型的服务提供者和工具。③经济可及性：服务价格、购买意愿，以及用户支付卫生服务的能力之间的关系，也包括被保护

免受健康成本的经济影响。④可接受性：卫生服务提供者如何回答个人用户和社区的社会、文化的期望。

卫生保健的可及性应当是公平可及性。公平可及性是卫生保健系统工作是否公平或公正的重要价值判断。几乎在所有发达国家的卫生体系，都提供全民覆盖的公平可及的公共卫生和个人医疗服务，确保全人口卫生保健的公平性。2012 年 12 月 12 日联合国大会通过了一个决议，它敦促各国政府努力向所有人提供负担得起的高质量卫生保健服务。全民健康覆盖，就是要保证所有人都能在需要时公平地享受基本医疗卫生服务，而不会被经济困难所牵制陷入经济困境。实现全民健康覆盖，意味着将针对不同人群的具体情况，提供既包括针对人群的、也包括以人为本的终端免费优质服务。WHO 提出，全民健康覆盖是公平的最终表述，是政府致力于改善其公民福祉的标志。尽管全民健康覆盖作为减少社会不公平的关键要素，但由于受其他因素的影响，一些国家和地区不同人群中仍存在卫生保健可及性和健康不公平的现象。

许多国家对所有居民提供卫生保健的全民可及性，但其可及的内涵和保健服务包的内容各不相同，所提供的层次也有差异。例如，一个国家也许认为对阿尔茨海默病的一种特殊药物是不值得花费的；而其他国家的卫生体系则提供这种药物，使这类患者可及这种药物。有时这种差异也体现在服务的种类上。例如，加拿大国家法律要求仅对住院药品覆盖而不覆盖门诊药品。通常，在提供全民可及的国家的卫生体系中，各个国家对保健可及性的标

准和内涵是不同的，并非所有的服务都覆盖，如一些国家将美容手术排除在可及性保健服务之外。

中国政府在制定卫生保健政策中，对卫生保健可及性给予了充分关注。2009 年 3 月发布的《中共中央 国务院关于深化医药卫生体制改革意见》，将提供基本医疗卫生服务可及性作为重要内容，要求"到 2011 年，基本医疗保障制度全面覆盖城乡居民，基本药物制度初步建立，城乡基层医疗卫生服务体系进一步健全，基本公共卫生服务得到普及，公立医院改革试点取得突破，明显提高基本医疗卫生服务可及性，有效减轻居民就医费用负担，切实缓解'看病难、看病贵'问题"。2018 年 10 月提交的《中华人民共和国基本医疗卫生和健康促进法》（二次审议稿）的第 16 条规定："基本医疗卫生服务是指维护人体健康所必需、与社会经济发展水平相适应、公民可以公平获得的，采用适宜药物、适宜技术、适宜设备提供的疾病预防、诊断、治疗、护理和康复等服务"，再次强调了基本医疗卫生服务应当是公民可能公平获得的服务，体现了卫生政策的伦理性。该法于 2019 年 12 月 28 日审议通过。

(任 苒)

wèishēng bǎojiàn kědéxìng

卫生保健可得性 （availability of health care）

当人们需要时获得卫生保健的机会、现存保健服务（或资源）的数量和类型对于消费者需要的数量和类型的关系和适度性。如涉及医师的数量、其他提供者以及设施（如诊所、医院）和服务（如精神保健、急诊保健）的适度性。

概述 通常卫生保健可得性

反映卫生机构地理位置与服务时间与需要之间的适宜程度，如交通设施与服务的可得性；服务的配置与布局，如预约和转诊体系；是否有规划和服务的提供（如提供口腔保健）、是否有适宜的提供者（如精神保健医师）等。卫生保健可得性也可单指在某个特定地区是否提供了某种保健服务，通常指的是物质或设施的可得性，如在 1 小时步行或乘车获得当地卫生保健服务，包括基本药物。

卫生保健可得性的障碍通常分为 3 方面：服务地理分布，服务与需要之间的适宜性，以及社区服务需要的意愿与资源。物质的可获得性和实际的可得性之间可能产生差异，因为各种障碍（成本、旅途时间、服务差）可能阻止人们使用现有的设施，如医疗保险覆盖范围、服务价格、服务水平、候诊时间和文化的可接受性等。在卫生政策制定和评估过程中，可得性的测量引导政策制定者关注卫生保健可得性的障碍及其带来的影响，进而通过政策的实施消除这些障碍，改善卫生保健的可得性。

从卫生保健可得性与卫生保健可及性的关系来看，可得性是决定可及性的影响因素之一。通常，可得性更多的与卫生保健的提供方，如医疗卫生机构、医务人员有关，在地理上与基本医疗卫生机构设施是否是可及的，在技术上是否有经过培训的有资质的卫生保健人员；可及性则更多的与需求方相关联。因此，要保证需方的基本卫生保健的可及性，可得性是基本前提。有时，需要服务的人们虽然物质上或设施上具有卫生保健服务的可得性，但存在可及性的障碍，这些障碍和困难限制了其可及性，诸如个人

的、经济的和组织上的障碍，如筹资上的障碍等。

伦理意义 有助于将人人享有健康真正落到实处。人人享有保健，不是画饼充饥，不仅是一种法律的规定，而且从资源的配置与需求数量等方面来看是可及的，是人人能够享受到的；而保健的可及性则进一步要求，在服务地点安排的远近、医护人员的配置数量、服务场所的条件等方面，能够保证实际上得到这些服务。保健服务的可得性，是实实在在享受到卫生保健服务，是人人享有保健落实的最终标志，是健康权实现的标志，具有伦理学的终极意义。确保有效的卫生保健可得性是卫生系统的目标之一，是体现健康权和改善基本医疗卫生服务公平可及性的直接体现。政府有义务通过卫生规划和卫生保健政策的制定等干预措施消除卫生保健可得性的障碍，确保人群基本卫生保健资源和服务的可得性。

（任 苒）

wèishēng bǎojiàn kěfùdānxìng

卫生保健可负担性（afford-ability of health care） 人们在利用卫生保健服务中本人需要支付费用的承受能力。又称卫生保健的经济可及性。卫生保健可负担性通常与卫生保健的成本和费用支出相关联，也与医疗保险覆盖率和人们的卫生保健费用的支付能力有关，即因此，卫生保健的可承受性与医疗保险制度密切相关。

保健服务的可负担性提示考虑卫生保健服务可得性时，要关注其可承受性。对于一个健康保障系统来说，如果不能有效地减少人们在医疗方面的经济负担，保证他们有能力支付需要个人承

担的部分，即使医疗卫生服务是可得的，人们也会因为支付不起应付的费用而被迫放弃求医。以美国为例，高医疗费用负担是常见的，在收入超过 400% 联邦贫困线的无保险的人中，约 13% 的人卫生保健的费用超出 30% 的收入；约 10% 的人的个人卫生支出超出 30% 的收入，2% 家庭超出 30% 的家庭费用用于卫生保健；即使是高收入的无保险者中也常有发生。在发展中国家，有研究发现对于需要保健的人为了卫生保健支出使他们不得不放弃其他必需生活物品的支付。

从国际上看，尽管医疗保险覆盖率不断扩充，但是由于卫生保健质量的不断改善，人们支付卫生保健意愿的偏好，以及医疗新技术的快速发展等原因所形成的医疗费用不断提升，卫生保健费用占家庭收入的比例不断提高，卫生保健可负担性的问题日益突出。不仅在低收入国家，即使在高收入国家（如美国），无医疗保险人群和已被医疗保险覆盖的人群，由于高医疗费用负担导致家庭陷入贫困的比例有增加之势。理论和经验显示，卫生保健服务需求主要取决于卫生保健需要、卫生保健的可得性和对卫生保健服务的支付能力，即卫生保健的可负担性。由此也反映出，卫生保健可负担性也是影响卫生保健公平可及性的一个重要因素。为了消除卫生保健服务中的经济可及性的障碍，WHO 提出了全民健康覆盖的目标。卫生保健政策应确保所有人都能公平获得满足他们健康需要的基本医疗卫生保健服务，这是一个卫生保健政策是否合理和可行的基准，即衡量卫生政策伦理考量的一个基本尺度。如果现有卫生政策和体制由于经

济上的难以承担而限制了一些人群基本医疗卫生保健的可及性，那么就应该调整现行的卫生政策和卫生体制。

（任 苒）

jiànkāng bùgōngpíng

健康不公平 （health inequity）

国家内部和国家之间各人群之间可避免的健康不公平等现象。健康不公平现象既存在于社会内部，又存在于各社会之间。健康社会决定因素是造成健康不公平现象的主要因素，导致本可避免的国家内部、各国之间的健康状况存在差异。WHO 将"健康不公平"定义为"社会、经济、人口统计学或地理上界定的人口群体或分组在健康的一个或多个方面存在系统和潜在的差异"。

健康不公平曾引起诸多学者的关注。玛格丽特·怀特海德（Margaret Whitehead）提出，"不公平"指的是"不必要的、可以避免的，但也被认为是不公平和不公正的差异"。他提出了衡量健康公平的 3 个尺度：对于公平需要应保证可得资源的公平可及性；公平的需要应公平的利用；对所有人保健质量的公平性。这 3 个尺度显示出医疗卫生服务和卫生资源公正分配的特殊性，同时也反映了健康不公平之所在。

2000 年联合国提出千年发展目标后，在资金、技术援助和新理念与政策的支持下，许多发展中国家中一些脆弱群体健康状况有了明显的改善。然而，这种改善与进展是不平衡的，在国家之间和国家内部一些健康指标仍然有较大的差异。从全球来看，经济不公平及其差距的拓宽，使健康不公平的差距进一步加大。低收入国家由于经济落后，难以实施改善不公平的政策。需要努力增强公平的可及性目标的实现。WHO 第 65 届世界卫生大会决心针对健康问题社会决定因素采取行动，以减少健康不公平。重申国家内部和国家之间存在的健康不公平现象在政治、社会和经济上是不能接受的，也是不公正的，而且在很大程度上是可以避免的。促进健康公平对于可持续发展和改善全体人民的生活质量和福祉必不可少，而这反过来可以促进和平与安全。WHO 提出，要使健康公平成为一项国家、区域和全球目标的政治意愿，并要应对当前的各种挑战。为此，健康不公平已成为当今国际社会公共政策的重点问题，纳入联合国及其成员国优先发展日程中，正在不断向前推进。

健康方面的不平等和不公平虽有一定的关联性，但具有不同的涵义。健康不公平是指健康状况的差异或健康决定因素在不同人口群体之间分布的差异，是指在健康方面的系统性差异，可以通过合理的手段加以避免；健康不平等可归因于生物变异或自由选择，个人无法控制的外部环境和条件的差异，因此健康不平等是不可避免的。健康不公平是健康不平等的一种具体类型，表明这种健康差异是不公平的，即健康方面存在着不公正的差别。当健康差异是可以预防的和不必要的则是不公正的。从这个意义上说，健康不公平是指在健康方面的系统性差异，可以通过合理的手段加以避免。一般而言，健康方面的社会群体差异，如基于种族或宗教的健康差异，被认为是健康不公平的。

健康不平等一般是指任何可测量的个人或群体健康方面的差异。个人或社会相关群体健康方面的差异称为健康不平等，如年龄所导致的差异。如 18～68 岁的人之间的健康差异可以被认为是健康不平等，而不是健康不公平；因为基于年龄的健康差异在很大程度上是不可避免的，因此年轻人和老年人之间的健康差异并非是不公正的。

健康不平等一词可以描述美国婴儿死亡率的种族/民族差异，非西班牙裔黑种人死亡率比白种人高近 3 倍，而且 20 多岁的人比 60 多岁的人健康状况好。在这两个例子中，只有婴儿死亡率的差异才会被视为健康不公平。20～60 岁的人的健康差异可以被认为是健康不平等，而不是健康不公平。基于年龄的健康差异在很大程度上是不可避免的，很难说年轻人和老年人之间的健康差异是不公正的。

"健康不平等"和"健康不公平"这两个术语的关键区别在于，前者只是在数量不平等时使用的一种维度描述，而后者则需要对这种不平等作出道德判断。即在健康不平等的定义中，没有任何关于观察到的差异是否公平或公正的道德判断。总体上，健康不公平的定义，涉及追求社会正义，并相信健康的不平等或差异是由一些社会因素或系统因素造成的，因此是可以改变的。

（任 苒 郭永松）

wèishēng zīyuán pèijǐ lúnlǐ

卫生资源配给伦理 （ethics of health care resource allocation）

卫生资源特别是紧缺稀少的卫生资源在地区间、人群间合理配置应遵循的伦理原则。卫生政策伦理的重要组成部分，制定卫生政策必须高度重视的伦理准则。

概述 配给通常指的是资源如何分配的决定过程，即当保健需求超过可用供给时的分配过程。一个国家或地区的卫生资源或卫生保健服务的提供总是有限的。当医疗保健卫生需求大于可提供的卫生资源时，如何合理配置和使用卫生资源及配置应遵循的伦理原则的问题就提出来了。卫生保健资源配给伦理始于两种考虑：①配给的发生是源于卫生资源的有限性，因此必须抉择这些有限的资源的分配问题，即谁应该得到什么；特别是对于那些生命和健康所必需的又是紧缺稀少的卫生资源，如果在其分配和使用时没有伦理约束，难以保证弱势群体获得他们所需要的卫生资源。②在资源是有限时配给就是不可避免的，如果不进行配给，就必然选择不公正的配给方式。卫生保健配给伦理是在配给过程中，如何按照伦理学的基本理论和原则，公平、有效的配置有限的保健服务或资源，满足人群健康需要和需求，实现公平的机会均等，尤其是对于紧缺稀少的卫生资源的合理分配。

卫生保健配给通常是在资源短缺情况下，为满足社会各成员基本或最低需求，通常由政府采用计划手段，依据公平原则，按人均定额进行非市场供给的资源分配，它有别于市场机制的资源分配方式，隐含了对市场分配结果的否定。在卫生资源分配和卫生服务提供的过程中，公平的卫生保健配给应按照垂直公平原则，即要按照不同地区和不同人群的健康和卫生保健需要配置，将有限的资源投放到最需要的人群和地区中；尤其是应确保对弱势人群卫生资源配置的优先权，确保他们的基本医疗卫生服务的可及性和公平性；对高需要人群提供满足其需要的医疗卫生服务和相应的资源。

资源分配在历史上曾经有过两种选择。一种是按照功利主义原则，应将有限的资源花在取得效益最大的地方，并且只考虑总的结果有利，而不管结果的公平与否，也不管对于特定个人或人群的负面影响如何。另一种选择是平等主义原则。如当流行病发生时，需要配给稀缺性疫苗，涉及怎样配给和按照什么原则来配给疫苗的问题。平等主义则是基于疫苗作为基本医疗保健和维护健康的必需品，避免出现不公正，主张平均分配。功利主义是基于成本-效益分析和机会成本决定资源配置产生最大的效用；平等主义基于公平而忽略资源效用的发挥，两者各有优点与不足。一些伦理学家认为对解决短缺的流感疫苗的配给采用多元性的伦理原则更为可取。成功配给稀缺卫生资源的典型是俄勒冈基本医疗卫生保健干预进行优先选择的改革。1989年出台的俄勒冈基本卫生服务法旨在对所有没有保险的俄勒冈居民建立一种基本医疗保健的全民可及性机制，根据俄勒冈法律，对于在联邦收入贫困线以下的居民将按照可得的资金提供基本医疗保健服务。为了控制医疗保健成本的增加，俄勒冈计划通过按照医疗干预的优先选择顺位表的方式来限制预算资金。

伦理原则 ①按需分配。依据卫生保健需要进行分配是卫生资源配给伦理的基本准则。卫生保健是一种特殊的基本商品，其获得并保持机会均等至关重要，是社会中的每个人都应该有的行为机会。为确保公平的机会均等性，卫生资源配给按照"需要"而非依据支付"能力"分配，是符合要求的。依据支付能力分配是一种不公平的配给方式。②平等。平等原则意味着每一个人都有平等的机会享受社会公共产品总额相等的份额，平等获得是国家卫生服务资源配给的重要原则。平等原则并不是将公共医疗卫生资源按人头平均地分配给每一个国民，而是指每一个有相同医疗保健需求的人应当有同等的机会获得适当的医疗保健服务。平等分配原则要求考虑哪些因素使在医疗保健上相同或相似地对待患者是公正的，哪些因素使在医疗保健上区别地对待患者也同样公正。③公平与公正。卫生资源配给中的公正与公平原则，是一种基于健康需要的基础上公平分配资源的道德信念，并非指卫生资源的平均拥有，而是要求资源配置时必须恪守公正无偏的原则，必须公平地对待任何一个地区和人群的需求，尊重他们合理的利益要求；如果因公共需要而对某些地区或人群的资源获得不公平配给，必须是正当而审慎的。卫生资源配给的公平与公正原则，确保包括最弱势人群在内的人都有平等机会享受到公共医疗卫生服务资源。但由于每个人的技能和能力的禀赋是不同的，这种机会在人与人之间有一定的区别，这种由于某种自然天赋和社会文化方面原因形成的差异，应该通过再分配方式消除这种不平等，但是所有人都必须被赋予公平的份额。公平和公正是现代社会最基本的、最重要的伦理基准，也是卫生资源配给中最为重要的原则。④弱势群体优先。弱势群体优先和利益最大化原则，指卫生资源配给在利益的选择与资源配置过程中，要对那些在社会上处于劣势的弱势群体有意识地偏向，针对其不同的需求或需要排出优先顺序，使配给的最终结果能够对他们优先考虑，使其利益得到最大的安排。朱利安·都铎·哈特（Julian Tudor Hart）于1971年提出的逆向照顾法则（inverse care law），为如何确保弱势群体利益最大化和改善卫生保健配给的公平性提供了伦理学考量。该法则意指良好的医疗服务的可得性通常与人们的卫生保健需要相反，即最弱势和最需要服务的个人、群体和地区，往往获得最少的医疗保健服务与照顾。通常当医疗保健服务由市场机制主导时，存在这种逆保健法则的现象；因为市场配给机制超出了社会规范与价值准则；难以确保提供公平的卫生保健服务，不仅没有缩小反而加宽了地区间和人群间的卫生资源与医疗保健服务获得的差距。因此，在卫生资源配给中政府制定公共政策正是基于弥补市场机制缺陷的需要，需要加强对弱势群体的保护和支持。⑤普遍受益。鉴于卫生保健的特殊性，普遍受益原则要求卫生保健配给所涉及的资源配置有别于市场机制的资源分配方式，由政府采用计划的手段来进行，以确保全体国民共同享有和普遍受益。卫生资源配给要使社会上所有人（地区）的利益得到合理的重视，而不是仅仅只照顾部分人（地区）的利益，特别是在社会资源中占据支配地位的少数人（地区）的利益。⑥稀缺卫生资源的配给。主张按照垂直公平的原则，即要按照地区和人群的健康和卫生保健需要配给，将有限的资源投放到最需要的人群和地区中，尤其是确保对弱势人群卫生资源配置的优先权。稀有卫生资源的配给原则应遵循：有限的资源实现健康受益最大化目标；公平分配保

护原则，即给予不同等的诉求以不同等的权衡，对于一些境遇更差、对抢救治疗有更强烈诉求的人应优先配给；建立和遵循公平配给的程序和责任。稀缺卫生资源配给的主要伦理意义是维护公平性。

（任 苒）

gōngzhèng fēnpèi

公正分配（distributive justice）

公民在享有卫生资源分配和卫生保健服务过程中机会均等。涉及经济受益和负担分配的公平性。在现实中，相对于人们的需要，资源是有限的，人们必须面对如何配置有限资源的选择。公正分配理论为这种抉择提供伦理学的基础。

美国学者诺尔曼·丹尼尔斯（Norman Daniels）将卫生保健的公正性定义为"机会的公平均等"。他认为公正要求国家保证每一个公民在享受一个卫生体系的各种利益时机会均等。国家的作用在于改变那些不利于个人拥有均等机会的状况，如保证医疗保险能够覆盖那些低收入、无购买力的人群。公正分配的核心在于"机会均等"，它要求给予每个人享有卫生资源的机会是均等的，而不是全体成员享受成果的均等。公正分配强调过程的公正。

公正分配包括两个层次：第一个层次是宏观分配，即整个卫生资源在不同人群（如城乡、公务员与普通公民、富裕阶层与贫困阶层）之间的分配。宏观分配应力争做到统筹兼顾，相互之间有一个适当的比例，不能以损害一部分人的正当权益满足另一部分人的过高需求；第二个层次是微观分配，即个人之间的分配，其原则是相同条件的人待遇相同，不同条件的人待遇不同，并根据

轻重缓急和效用原则确定优先系列。

对于公正分配，无论是国际上还是中国，古代还是现代，都有相关的理念和理论作为其伦理学基础。中国传统文化中就有公正分配的理念。《礼记·礼运》描绘了理想的公正社会——大同的景象："大道之行也，天下为公，使老有所终，壮有所用，幼有所长，矜、寡、孤、独、废、疾者，皆有所养。男有分，女有归。"其中的"大道之行，天下为公"是中国先秦儒家的世界大同理想，反映了华夏祖先对社会公正的憧憬。相对于"大同"描述的是一种完全的公正，"小康"则是相对的公正世界。

国际上，公正论最著名的学者，美国政治哲学家、伦理学家约翰·罗尔斯（John Rawls）提出了一般正义观：所有的社会基本价值——自由和机会、收入和财富、自尊的基础都要平等的分配，除非对某一种或所有价值的一种不平等分配合乎每一个人的利益。体现这一正义观的两个正义原则：第一个正义原则即平等自由原则：每个人对与所有人拥有的充分恰当的、平等的基本自由体系相容的类似自由体系，都应有一种平等的权利。第二个正义原则即差异原则：社会的和经济的不平等应这样安排，使其实现以下的状态：①在与正义原则一致的情况下，适合于最少受惠者的最大利益，即一种不平等只有在它有利于最少受惠人群时，才是可以被允许的。②依系于在机会公平平等的条件下职务和地位向所有人开放（机会的公正平等原则）。罗尔斯的正义理论，提出了公共卫生资源配置的伦理基础，亦即公共卫生资源配置的伦理属性权利

的公平、分配的公平和制度的公平。

公正分配的衡量主要是通过卫生资源或医疗卫生服务的分配依据的评估，是按照"需要"还是"支付能力"或社会地位；即是将卫生保健需要作为卫生资源配置的依据还是其他因素。美国学者迈克尔·沃尔泽（Michael Walzer）主张，不同的社会领域应依据其特点和在社会中的作用采取不同的公平分配标准。他认为，对工商业适用的公平分配机制可能对卫生保健和教育部门不适用，而且不公平。因此，卫生部门为追求公正所采用的分配标准应符合社会中这一特定领域道义与社会的目的。目前人们大多认可以健康状况和需要为依据来衡量卫生领域的公正。

按照公正分配原则，须遵循"按需分配"的原则，贫困人群应得到优先分配更多卫生资源的机会，即实现垂直公平目标，以更有效地改善其健康，以减少他们与富裕组人群之间健康的不公平。在卫生领域，公正分配的实现主要依靠政府责任和干预，而非依靠市场机制。公正分配的主体角色是政府，政府要承担公正配置卫生资源的责任。在实践意义上，对于卫生资源的公正分配不仅是政府的重要职能也是政府的伦理责任。政府在公正分配责任的实现途径是实现卫生资源（服务）配置的制度公平、分配公平和补偿性公平；实现机制是制定和实施相关的制度，如法律、法规、政策；构建相应的体系，如建设基本医疗卫生制度，建立全民医疗保障体系等。通过制度确保公平分配是政府的责任和目标。作为一种公共产品，卫生资源的配置格局无疑是制度选择和作用的

结果，政府依靠制度体系的构建对卫生资源进行公正和有效配置。任何一个国家或地区，其医疗卫生政策是否满足人群的健康需要，使所有人群受益，基本医疗卫生服务是否可及；确保整个人群健康状况和社会医疗卫生状况不断得到改善，是衡量卫生资源分配是否合理和公正的尺度。

卫生保健服务体系中公正分配的实现，不仅符合健康权的伦理准则，也是健康公平目标的前提和基础。在国际上无论何种医疗卫生体制，如果遵循公正性和公平性的要求，对卫生资源的分配满足每一位社会成员的基本需求，通过建立和完善全民覆盖的医疗保障制度和基本医疗卫生服务体系，促进卫生资源分配和基本医疗卫生服务提供的普惠性，不断改善最基本的医疗卫生保障水平，就会确保使每一位社会成员充分、公平地获得到更多的福祉，不仅实现公正分配的目标，也将促进健康的公平性。

（任 苒）

qūyù wèishēng guīhuà

区域卫生规划（regional health planning）

在特定区域范围内，根据其经济、人口、地理环境、卫生与疾病状况、人群医疗卫生需求等多种因素，确定区域卫生发展目标、发展模式、卫生资源配置，使卫生总供给与总需求基本平衡的规划。

概述 区域卫生规划是区域经济与社会发展规划的组成部分，是国家卫生发展规划的基础。区域卫生规划是政府对卫生发展实行宏观调控的重要手段和进行卫生资源合理配置的依据，它以保护和增进区域内全体居民的健康为目的，以满足区域内全体居民的基本卫生服务需求为目标，针

对区域内主要的卫生问题，统筹规划与合理配置卫生资源，使卫生资源供给与卫生服务需求保持平衡而有计划的采取一系列决策程序和步骤。

区域卫生规划是中长期的发展规划，周期一般为 5 年。区域卫生规划编制内容包括分析社会经济、居民健康和卫生资源状况，确定主要卫生问题，制定规划目标和资源配置标准，提出对策措施和实施监督评价。区域卫生规划以市（地）行政区域为基本规划单位。考虑到中心城市的辐射功能，直辖市、计划单列市、省会城市为特殊的规划单位。区域卫生规划的内容随着经济和社会发展而不断地加以调整和完善。

区域卫生规划实现的目标是满足区域内全体居民的基本医疗卫生服务需要；其目的是确保公平分配区域内卫生资源，保护和增进区域内全体居民的健康。基本医疗卫生服务通常是指卫生服务提供者根据居民的健康状况、遵循医学与公共卫生学原理原则，按照常规要求认为必须提供的医疗卫生服务。基本医疗卫生服务应采用成熟的、成本效果好的适宜卫生技术，由掌握该技术、并有卫生行政部门颁发的行业许可的卫生技术人员实施。区域卫生规划目的主要有两个方面：一是统筹规划与合理配置卫生资源；规划卫生资源总量，调整布局和结构，使卫生资源供给能力与卫生服务需求相适应，使供需之间大体上处于平衡状态。二是按照本地区影响居民健康的主要卫生问题以及相关的危险因素，选择具有较好成本效果的干预措施，通过区域卫生规划的制定，采取干预性卫生项目的形式，确保向辖区内居民提供最基本的医疗卫生服

务，满足人民群众医疗卫生需求，不断改善和促进人群健康状况。

伦理意义 区域卫生规划是通过规划的机制及其政府调控手段与市场机制相结合的方式，实现区域内卫生资源公平分配和有效利用的途径。其伦理意义是，通过运用规划这一有效的政府干预手段和资源分配的机制，实现区域内有限的卫生资源公平分配，实现区域内卫生资源的优化配置，确保促进基本卫生保健公平的可及性和基本公共卫生与医疗服务的均等化。在市场经济条件下，区域卫生规划针对卫生资源配置不公平和利用的低效率，作为政府对区域内卫生资源进行合理配置和优化调整的重要依据，以满足区域内全体居民的健康需要和基本卫生服务需求为目标，对机构、床位、人员、设备、经费和信息等卫生资源实行统筹规划、公平配置、确定优先顺序；卫生行政部门依据区域卫生规划，对区域内卫生发展实行政策指导、组织协调、监督检查；对现有卫生资源逐步调整，新增卫生资源严格审批管理，以改善卫生资源配置的公平性和资源分配利用的高效率。

伦理原则 ①以需要为中心。区域卫生规划从区域和人群健康出发，以主要健康问题为规划依据，以改善居民健康为目标。②公平配置。区域卫生规划以公平和优化配置区域卫生资源为核心，围绕区域人群健康目标，对区域各项卫生资源规划总量，调整存量、优化增量，特别是对存量卫生资源从结构、空间分布上进行横向和纵向调整，按照公平、效率的原则合理配置增量资源，使有限的卫生资源得到充分的利用。③受益最大化。采取符合成本-效果（效益）干预措施，推动卫生资源向成本低、效益高的卫生服务领域流动，使有限的资源有效利用，确保人群受益最大化。④弱势群体优先。确保弱势群体和资源匮乏地区卫生资源的优先配置，改善区域卫生资源配置不合理、不公平的状况。

（任 苒）

jīběn yīliáo

基本医疗（basic medical care）维护人体健康所必需，与经济社会发展水平相适应，公民可以获得，采用适宜药物、适宜技术、适宜设备提供的急慢性疾病预防、诊断、治疗、护理和康复等服务。是国家保障公民健康的制度安排。

概述 医疗服务的范围非常广泛，内容十分丰富；人民群众对医疗服务的需求是多样的，需求的层次是不同的；同时由于经济社会发展是一个逐步增长的过程，国家和社会物质力量一时还难以做到满足所有人的所有医疗服务需求。基于这些情况，许多国家将医疗保健服务区分为基本的医疗服务和非基本医疗服务，以便于首先满足广大人群最基本的医疗保健服务的需求。基本医疗概念的明确，意味着国家为所有人提供适当范围的基本医疗保险，但不是为所有人提供最佳的医疗保险；意味着向所有人提供适当的保险，但不是同等的保险。例如，美国在 20 世纪 60 年代前没有国家参与的医疗保险制度，只是在 1966 年前后，才相继实行医疗救助计划和老年人医疗照护方案；经济合作与发展组织成员国（如英国、德国）实行免费医疗或普遍覆盖的社会医疗保险，同时也都规定了国家医疗保险的上限；而一些经济不发达国家（如古巴），则实行了基本疾病的免费医疗。中华人民共和国《宪法》第 45 条第 1 款明确规定："中华人民共和国公民在年老、疾病或者丧失劳动能力的情况下，有从国家和社会获得物质帮助的权利。国家发展为公民享受这些权利所需要的社会保险、社会救济和医疗卫生事业。"为落实《宪法》的这一规定，《中共中央国务院关于深化医疗体制改革的意见》明确提出"建立覆盖城乡居民的基本医疗卫生制度"。中国香港特别行政区的医疗政策也是保障没有市民会因为无钱而无法获得基本医疗服务。

基本医疗是相对于非基本医疗而言的。基本医疗和非基本医疗之间并没有绝对不变的界限，其范围完全取决于国家经济水平及据此制定的政策。国家经济发展水平较高的国家，基本医疗范围可能更宽、更高一些，反之则反；随着国家的经济发展，某些昨日未纳入基本医疗的服务项目，明天可能成为基本医疗的服务内容。将医疗卫生分为基本医疗和非基本医疗的主要目的，是为了在国家财力、物力和人力允许的情况下，保证最大多数人获得最基本的医疗服务。它对于提高医疗资源使用效率、维护制度的公平性，避免过度医疗行为和医疗资源的浪费，更合理地应用有限的医疗资源等，都具有重要意义。

关于如何确定一个国家合适的基本医疗服务的水平，国内外学者开展了多种研究。一般认为，"基本医疗"范围的界定，首先要确定一个可以依此而确定政府与公民在基本医疗服务方面相互间权利与义务关系的模式，并依据建构这一模式所必须参照的范围和标准向人们提供基本医疗服务，以保障并促进社会公平目的的实现。有学者从卫生经济学的视角出发，认为应该从"医疗卫生事业发展能够提供"和"医疗保障资金能够支付"两个方面去思考合理的基本医疗范围，概括出基本医疗应该包含"基本药物、基本技术、基本服务、基本设施、基本费用"5方面内容。

伦理意义 ①从政策层面保证了人人享有保健权利的落实，体现了卫生事业的公益性和可得性；健康权是一项基本权利。这是在世界范围内公认的。基本医疗的实施是健康权的体现和保障，基本医疗是在制度上确保健康权实现的机制。②从实践上维护了卫生保健服务的公平性。基本医疗制度保证了一个国家的任何公民可以获得该国经济发展水平允许提供的医疗保健服务，而不论其支付能力如何，且不会因为贫困或其他原因给脆弱人群带来的差别和歧视，将健康差异减少到最低可能限度的途径；而那些有着某些特别卫生需求的人群，则可以从非基本医疗方面得到满足。③有利于合理应用有限的卫生资源，提高医疗卫生资源的效率，将卫生资源应用到真正需要的人群；任何国家的卫生资源都是有限的，即使是经济发达的国家。基本医疗制度的确定，将有限的资源首先满足广大人群的基本医疗卫生需求，这无疑是对卫生资源最合理的运用，是提高卫生资源效率的途径。④有利于避免过度医疗，减少医疗资源的浪费。基本医疗制度要求根据国家的经济发展水平，确定为国民提供保证健康需求的适宜药物、适宜技术、适宜设备，提供急慢性疾病预防、诊断、治疗、护理和康复等服务，这就为避免过度医疗设置了一条防线，减少了那些不必要的医疗服务。当前许多国家，即使是经济欠发达的国家，普遍存在卫生资源不足和卫生资源浪费的矛盾现象，而基本医疗制度的设立，为国民确立了保证健康需求的基本标准，有利于克服和减少医疗资源的浪费。

（任 苒）

yīliáo jiùzhù

医疗救助（medical assistance）

对因经济困难和因疾病而陷入生活困境者，对必需的医疗服务缺乏支付能力者提供一定经济支持的医疗保障。通常由政府通过提供政策、财务和技术上的支持以及社会提供的各种慈善行为，对贫困人群、因病而无经济能力进行治疗的人群，或者因支付数额庞大的医疗费用而陷入困境的人群，实施专项帮助和经济支持，使他们获得必要的卫生服务，以维持其基本生存能力，改善目标人群健康状况的一种医疗保障制度。

概述 从17世纪初英国颁布济贫法至今，许多国家陆续建立了符合本国实际的社会救助体系，其中医疗救助制度是这一体系的重要组成部分。第二次世界大战后欧美国家普遍建立了福利国家制度。美国、英国、瑞典、丹麦、法国、日本、加拿大等发达国家均实行了医疗补助制度，为因病致贫的困难群体提供津贴、实物及服务形式的社会援助。一些发展中国家也针对因病致贫群体采取临时或应急性救助措施，如泰国。尽管这些国家的医疗救助在具体制度规定上有所不同，但医疗救助制度都呈现以下特点：①医疗救助制度所覆盖的人群为特定困难人群。②其资金来源主要是政府的财政预算，同时也包括社会筹资。③医疗救助具有公共产品特征。公共产品具有非竞争性和非排他性的本质和核心特征，并具有提供的非营利性特征。医疗救助的对象享有医疗救助并不会影响或妨碍其他人同时享有该救助，也不会减少其他人享有基本卫生保健的水平，具有消费的非排他性；医疗救助的供给目的不是为了追求利润最大化，而是提高公共福利和社会效益。④医疗救助权利和义务的不对等性。医疗救助是由政府提供的对贫困人口的基本医疗服务资助行为，资助的前提条件是其因贫困无力满足医疗保健需求，所以只要是贫困人口，不用尽任何义务，都可以有权申请医疗救助和有资格获得医疗救助。而不像医疗保险要求公民权利和义务的对等，公民要享有更高水平的医疗保险就必须尽更多的义务，缴纳更多的医疗保险费。所以医疗救助更多的是从满足患者的基本医疗需求出发的，是以需求为基础的、不计患者贡献的、权利与义务不挂钩的资助行为。

按救助形式，医疗救助可以分为直接救助和间接救助。直接救助是针对受助人群，通过发放现金、派发医疗救助卡、政策减免等方式使其能享受基本医疗服务。但是其中的发放现金难以保证救助资金的使用方向，可能导致资金使用效率的低下，同时对救助对象也缺乏有效的费用约束。间接救助则是医疗救助部门通过与医疗服务机构核算，将救助资金拨付给医疗机构，由医疗机构为受助人员提供服务的形式。目前很多国家都采取政府直接向医疗机构给付救助资金，形成"第三方付费"模式，这种模式的给付也分为预付和后付，各国都在积极探索中。按救助时间可分为医前救助、医中救助和医后救助。

中国现代的医疗救助制度始于 21 世纪初。2003 年，民政部、卫生部和财政部联合下发的《关于实施农村医疗救助的意见》，农村医疗救助对象为农村五保户、农村贫困家庭成员和地方政府规定的其他符合条件的农村贫困农民。2005 年，为解决贫困群体的就医困难和问题，国务院办公厅转发了民政部、卫生部、劳动保障部和财政部等《"关于建立城市医疗救助制度试点工作的意见"的通知》（国办发〔2005〕10 号），要求"在全国建立起管理制度化、操作规范化的城市医疗救助制度"；其中提及城市医疗救助对象主要是城市居民最低生活保障对象中未参加城镇职工基本医疗保险的人员、已参加城镇职工基本医疗保险但个人负担仍然较重的人员和其他特殊困难群众。对处于就学阶段的困难家庭子女提供必要的学习与生活支持。在实践中，各地区逐步增加了两个《意见》以外的其他救助对象，如低收入老年人、流动人口中的孕妇、精神病患者等。医疗救助制度的建立，使得以低保制度为基础，涵盖医疗、教育、就业、住房、应急（临时救助）等领域的专项救助制度体系逐步完善。中国医疗救助的分类主要有以下几种：按救助病种，可以分为以下 3 类：①门诊救助：主要针对一般疾病，具有救助人次多、次均补偿水平较低的特点，一般采取发放医疗救助卡或政策减免等形式进行救助。②住院救助：主要针对重大疾病，由于住院疾病病情比较复杂，病程较长，次均费用较高，住院救助对救助对象的补偿水平较门诊救助高，因此住院救助是目前医疗救助试点探索中

普遍采用的形式。③综合救助。救助制度由狭义的生活救助向广义的综合救助发展，医疗救助是其中一个重要方向。此外，对一些重大疾病，如精神病、各类传染病（如艾滋病、血吸虫病、结核病等），通过建立专项救助资金实施救助，也成为综合救助模式中的重要组成部分。

伦理意义 ①医疗救助是健康权和保护人权的重要体现。对贫穷人群进行医疗救助，是健康权的重要体现，也是保护人权的充分体现。健康是人类生存的一种状态，是生活质量的重要标志。医疗作为恢复健康、保证人类正常生活的手段，是人类基本生存条件之一。生存权是人在社会和国家中享有的维持自己生命存在的最起码的权利，是一个社会和国家中人的生命不受任意剥夺的权利。贫困人群在患病时应获得医疗救助是公民的基本权利，它属于公民的基本生存权范畴。医疗救助在保障公民的人权、生存权、健康公平权领域起着不可替代的作用。②维护健康公平和社会公正。医疗救助可以让贫困人群的健康得到保障，从而有效地防止贫困人群因疾病陷入极端困境，免除了他们的后顾之忧，不至于因先天不足或某些社会风险的侵害而陷入生存困境；医疗救助可以一定程度地促进结果的公平。医疗救助不仅在一定程度上调节了高收入者和低收入者的收入再分配，而且能解决好社会善款的募集和资助，是社会资源的第三次分配，客观上起到了调节收入差距的作用，有利于改善社会成员在社会发展中的不公平现象。医疗救助计划就是实现这种公平性的手段，医疗救助通过将国民收入部分强制性转移支付给

贫困者，使其享有均等的基本医疗保障的机会，从而逐渐缩小健康状况的差异，保障贫困人群的健康，维护健康公平，并最终达到健康公平。③缓解贫困和改善弱势群体的境遇。从分配角度看，医疗救助制度是经济社会资源再分配制度，其目的是缓解贫困和改善弱势群体的境遇，其宗旨是从根本上解决居民的因病致贫问题。医疗救助制度的设立是为了保障弱势群体享受公平的医疗卫生服务。弱势群体是社会收入最低、保障最少、生活状况最低下，又是极易陷入贫病循环的群体。医疗救助政策面向的群体主要是这些处于社会最不利地位的贫困人群，从政策层面将医疗卫生资源适度向弱势群体倾斜，因而医疗救助制度有力地改善了贫困人群的社会境遇。

（郭永松　任　莉）

wèishēng bǎojiàn gǎigé lúnlǐ

卫生保健改革伦理（ethics of health care reform）　卫生保健改革应遵循的价值观和伦理准则。卫生保健改革中具有共性的道德和伦理观原则，它决定或支撑某一国家或地区卫生保健改革的价值取向和价值基础，是其经济、社会、政治、历史、文化和价值观的反映。

概述　20 世纪 80 年代以来，世界上几乎所有主要国家，都在不同程度地面临医疗卫生系统的危机。引起危机的原因是，包括来自慢性病日益成为人们健康的主要威胁，来自医学高新技术迅速发展与应用，来自人们对医疗卫生服务需求的日益增高，也与人口老龄化有关。而这些因素的叠加，集中反映在医疗费用的迅速增长，危及医疗保健服务覆盖的可及性，原来享有医疗保险服

务的人群受到威胁，服务的质量和数量有所降低；并且使得原先没有医疗保健或享有保健服务不足的人群更难可及和获得这些服务。医疗费用的急速飞涨，国家和个人难于承受，成为推动医疗卫生改革最直接的原因。基于这一背景，各国都将卫生保健服务改革提到了议事日程上。各国卫生系统改革的起点不同，医疗改革方向与措施也不一致；但由于医疗改革攸关生命与健康，医疗卫生的任何改革都不能回避改革的价值和伦理取向，因此，各国医疗卫生改革都必须慎重考虑和共同面临的难题是如何构建并遵循卫生保健改革伦理准则的挑战。

美国的卫生保健服务系统长期处于全球保健费用支出最高而卫生系统绩效低下的状态，尤其是近 4000 万人没有任何保险覆盖，成为基本医疗保健可及性差、卫生系统不公平而又投入最高的发达国家。美国的医疗卫生体制改革引起美国诸多学者和其他国家的关注。最先启动美国医疗卫生改革的是美国较为贫困的俄勒冈州，从 1983 年开始，经过多次酝酿和协商，州的立法机构于 1989 年通过了按病情缓急分配卫生资源的"俄勒冈计划"，其结果是先前没有保险的 15%、保险不足的 8% 俄勒冈人处于医疗保险的覆盖中。随后 1994 年启动的克林顿的医疗改革，其核心是扩大美国医保的覆盖率，美国政府在此后 10 年将投入 9400 亿美元，把 3200 万人纳入医保系统，将覆盖率从 85% 升至 95%，其中数百万人将列为医疗补助项目资助对象；对数百万无法从工作单位获得医保的人，联邦政府提供减税；规定保险商不得以客户过往病史为由拒保或收取高额保费；用人单

位必须为员工投保，每一名美国公民必须投保。为了给卫生保健改革方案提供伦理支撑，在克林顿卫生保健改革工作组中，专门成立了由 31 名学者组成的伦理学工作组，经过较长时间的研究和论证，提出来了一系列的伦理原则。尽管 2009 年 11 月参众两院通过了克林顿的医改计划，但随后有 11 位州首席检察官要向法院提起诉讼，认为克林顿的医改方案背离宪法。唐纳德·特朗普（Donald Trump）继任总统后，多次扬言要否决克林顿的医改。美国的医改仍处于风雨飘摇中。

西欧卫生改革的伦理重点关注和美国有所不同，团结原则深深植根于欧洲，并得到工会的世俗立场和基督教立场的支持。但由于受到人口老龄化及其卫生费用日益增长、人口需要抑制医疗费用等方面的影响，原先的团结原则演变为"责任、团结和支援的三分体"。正如当时的德国联邦医师协会会长卡斯滕·维尔马尔（Carsten Vilmar）所说：在可以预见的将来，它们一起形成卫生政策，以及个人和社会风险管理的基础。泰国卫生系统和医疗保障改革目标是"为人人健康和一切为了健康"，基本健康权、全覆盖、高质量以及优先保护贫困者是泰国卫生系统发展和改革的核心价值观。泰国的宪法体现了维护健康权的伦理价值，明确了政府在保护健康中的责任。1997 年泰国皇家宪法第 52 条中提出：依照法律，人人有权获得具有公平的标准的公共卫生服务权利，贫困人口有权免费享有政府公共医疗中心提供的诊疗服务。中国的卫生保健改革从 20 世纪 80 年代开始，经历了近 40 年的探索，虽然国家没有责成专门人员就卫生

改革的伦理问题展开研究，但诸如低标准、广覆盖、全民享有、人人健康的理念，无疑体现了卫生保健改革的伦理要求。2015 年发布的《"健康中国 2030"规划纲要》中，将"共建共享、全民健康"作为建设健康中国的战略主题，具体提出以农村和基层为重点，推动健康领域基本公共服务均等化，维护基本医疗卫生服务的公益性，逐步缩小城乡、地区、人群间基本健康服务和健康水平的差异，实现全民健康覆盖，促进社会公平。

各国卫生改革的实践表明，制度安排和改革政策设计是改革成败的关键。卫生保健改革伦理是确立卫生改革目标与制度安排的价值准绳。而制度安排和改革政策设计如缺乏伦理准则的考量，未体现伦理的基本原则和要求，必将影响甚至决定卫生改革的安排和改革结果的成败。卫生保健改革伦理决定卫生改革应遵循的伦理准则和价值目标，由此影响卫生改革的目标实现进程和成效。卫生保健改革中的伦理准则，能够回答改革的主要动机和目的、如何改革、改革策略和发展方向等基本卫生政策问题。正确的卫生改革伦理对于卫生保健改革的意义在于：卫生保健改革伦理价值观念和目标应成为确定改革目标和导向的制度安排的基本标准和准则；既为改革目标和方向的确立提供依据，也是衡量改革成效的尺度和准绳。

卫生保健改革伦理与卫生政策伦理有所不同。卫生政策伦理是从卫生保健工作的性质与特点出发，确定卫生工作应持有的基本价值观和伦理准则，是对卫生保健工作根本特质的体现和回应。卫生保健改革伦理是针对卫生保

健政策在新情况产生的问题而发的，是针对保健服务本质和特性在新情况下如何坚持、如何不被新的情况摧毁和淹没，特别集中表现为如何应对费用增长而采取的筹集费用和控制费用途径的伦理认可度。目前一些国家普遍倾向适度开放医疗市场，从市场中谋求缓解费用的困难，同时控制某些费用的支出，这就需要调整保健服务中不同人群的利益关系，谋求不同人群之间的利益协调与均衡，需要评估改革潜在的风险和利益将会使哪些人群受到危害或从中获益，其中包括需要审查改革的目标和追求这些目标的合理性，审查实施改革的手段和运用这些手段的依据，以及卫生保健改革意味着制度的变革和利益的再调整等。纵观许多国家卫生保健改革，涉及的伦理课题主要有：①改革必须坚持和确保全体公民的健康权的落实。②改革的宗旨应以谋求全民覆盖和公平享有，以全民享有基本的公平可及的卫生保健服务为基本导向。③改革方案要特别重视改善不发达地区缺医少药突出问题和弱势群体的健康状况，遏制不公平、不公正的状况的发生。④运用市场机制筹集资金不能动摇医疗卫生事业人道主义的根本性质，有节制、有限度利用市场的某些机制而不是医疗保健服务市场化。⑤改革进程中在调节改革各方利益中要坚持公正和公平原则；在处理效率与公平的关系和权衡改革及其措施的价值取向时，坚持公平优先。⑥改革的成效评估应以是否体现了医疗服务的人道主义精神为基准。围绕这些问题，各国在医疗卫生改革中形成了许多伦理共识。

伦理原则 ①普遍享有。健康权是任何国家公民的健康权利，国家有义务为全体公民提供基本医疗卫生保健服务。改革的任何政策和措施，只能是更好地落实和实践人人享有保健，而不能损害、削弱人人享有保健的权利。②维护和坚守卫生保健服务的公益性。为《世界人权宣言》确认并获得诸多国家法律认可的健康权，是公民的基本权利，决定了为实现健康权提供的医疗卫生服务只能是公益的而非只是某些个人的私有产品。从市场汲取资金等任何改革措施不能违反、淡化医疗卫生保健服务的公益性。医疗卫生服务从其诞生起，就是守护生命与健康的人道主义性质的事业，从来都不是通过金钱购买才能获得的。这是医疗卫生改革不可逾越的伦理准则。③明确界限。医疗卫生保健服务至今已发展成为具有不同水平和不同层次的庞大事业，它可以为不同人群提供他们需要的服务。医疗卫生保健服务从市场途径汲取资金，必须限定在一定范围，即非基本医疗卫生保健服务的范围，也就是某些人群特别需求的范围，如特需病房、特需护理、特需药品等；对于维护人体健康所必需，与经济社会发展水平相适应，公民可以获得的适宜药物、适宜技术、适宜设备提供的疾病预防、诊断、治疗、护理和康复服务，这些属于公共或准公共产品，是不能进入市场、以金钱交换的形式提供服务的。这是保证人人享有健康权的必要条件。①合理分配。在进行医疗卫生改革中，国家必须根据现有的卫生资源，明智地权衡保健服务需求的轻重缓急，将资源用于最需要的人群和最需要的服务上。其中包括城市与乡村、边远地区与繁华地区、富裕人群与低收入人群、适宜技术与高新技术的合理布局。资源的分配不能随着市场转，不能随行就市。⑤减少不公平，防止新的不公平出现。卫生保健改革的一个重要的伦理原则是减少不公平，缩小差异。健康不公平和基本卫生服务可及性是许多国家卫生系统普遍存在的突出问题，通常也是启动卫生保健改革的一个主要的驱动原因。卫生保健改革的目的之一是改变不同地区和不同人群卫生资源配给不公平、基本卫生服务提供的不公平、健康状况不公平等突出问题；而这种不公平是维护健康权和社会公正所不能容忍的，特别要防止出现保健服务最大需要者受益最小、高收入人群占有过多的卫生资源的情况出现。⑥维护弱势群体的利益。卫生改革往往是一场利益博弈，那些处于强势地位的群体常常利用各种手段谋求自身更多的利益，而处于弱势群体由于种种原因常常被边缘化，他们的合理利益诉求往往被漠视和淡化。在卫生保健服务改革中，要特别关注和改善那些处于社会劣势地位的弱势群体，确保他们的利益不受侵犯，获得一般公众享有的基本医疗保健服务，不成为强势群体利益的牺牲品。

(任 苒 杜治政)

zhèngfǔ zhǔdǎo yǔ shìchǎng tiáojié lúnlǐ

政府主导与市场调节伦理

(ethics of government intervention for health service market)

医疗卫生保健服务中正确处理政府主导与市场调节应遵循的伦理原则。是医疗卫生保健服务改革的核心问题。

概述 当今各国医疗卫生保健服务的改革，都面临资金短缺的困难和服务效率不高的情况，不少国家试图引入市场经营机制以缓解当前面临的困局，但提供医疗卫生保健服务是国家承诺履行公民健康权的责任，医疗卫生保健服务不能像其他商品由公民自己直接购买。在某些情况下需要引入市场机制，以便改善卫生资源配置和提高服务效率，而市场机制和医疗卫生保健服务存在天然的不相容性，国家必须干预市场以保证公民健康权益不受侵犯，因而出现了国家干预与市场调节的关系问题。

当前一些国家的医疗卫生保健服务改革需要引入市场机制，一是出资解决资金短缺的困难，将一些可以通过市场的服务项目推向市场，解脱全部由国家承当的负担，同时也有利于通过价格机制、竞争机制和供求机制的市场运作，促使资源的合理流动和有效利用，促进效率提高，克服吃大锅饭和等、靠、要的消极思想，实现医疗卫生保健服务经营的最优状态。但医疗卫生系统具有不同于其他商品和服务的特殊性：①医疗卫生服务是一种特殊的产品，以公共产品和准公共产品为主，也包括私人产品。公共产品是指一种一旦被生产出来即无例外地对所有人提供的产品，被界定为私人不愿意生产或无法生产而理应由政府提供的产品和劳务，即具有消费或使用上的非竞争性和受益上的非排他性的产品。准公共产品是指具有有限的非竞争性或有限的非排他性的公共产品，它介于纯公共产品和私人产品之间。通常，准公共产品的提供采取政府与市场共同分担的方式。②医疗卫生服务市场中的多主体性。由于保险机构等第三方加入了医疗卫生服务供给和

消费的过程，医疗卫生服务体系中出现了三个经济主体，即供方、需方和保险方，保险机构作为介入的第三方负责支付部分或全部患者产生的医疗服务费用；这种机制减弱了供求双方交易的直接性，使消费者的需求上升，医疗服务市场的供求关系难以平衡。③医疗卫生服务市场存在不确定性。由于疾病发生的随机性、复杂性和不可预知性，患者的个体差异性，治疗手段的多样性和治疗效果的不确定性，使得医疗卫生服务需求和供给双方以及医疗卫生服务的效果充满了不确定性。④供求双方存在严重的信息不对称。与完全竞争市场不同，医疗卫生服务市场存在着严重的信息不完全和信息不对称问题，市场有关主体获取或掌握的信息不足以支持其作出理性判断或决策的困难。信息不对称往往在医患之间形成委托—代理关系，由此易于出现诱导需求问题。⑤服务竞争的不充分性。完全竞争市场的条件之一是市场上有众多的产品提供者和消费者，不存在任何一方的垄断。然而，医疗服务市场在实践中经常呈现为一种卖方市场，具有垄断性质。同时，医疗卫生服务的专业性和技术性，存在着进入壁垒。

鉴于此，世界银行认为，完全市场化的提供和配给卫生保健都是不公平的和无效率的，市场机制有其局限性。卫生经济学理论界明确指出，医疗服务市场与完全竞争市场具有不同属性，医疗服务市场中医疗卫生产品的特殊性可能导致市场失灵。由于医疗卫生服务市场价格机制的有限性，竞争的不完全、不充分，使其并不具备完全市场竞争的结构性特征，仅利用市场机制来配置

资源和提供服务难以达到最优产出水平，不可能作出最优资源分配；医疗卫生系统为了实现公平目标和改善服务提供与资源配置的效率，需要政府通过宏观管理和调控进行干预，发挥政府在医疗卫生服务中的主导作用。一些国家的实践证明，医疗卫生保健服务失去政府调控的市场化，将导致卫生保健成本剧增，扰乱卫生资源的合理分配，忽视健康和基本医疗卫生服务的公平和公正，漠视需要优先保护的脆弱人群，背离医学伦理准则和医学的根本宗旨等严重后果。一些推行医疗卫生保健服务改革的国家，在探索政府主导与市场调控结合方面获得了一些成功的经验，认为遵守必要的伦理规则，是政府主导与市场调控结合成功的重要条件。

伦理要求 ①坚持医疗卫生保健服务的根本宗旨。政府主导、市场调节和两者的结合，都是为了保证公民健康权的实现，使医疗卫生保健服务更好地服务人民大众的防病治病和健康事业。任何背离这一根本宗旨的政府主导、市场调控，都是不成功的。②维护公平与公正。合理配置卫生资源是卫生保健活动得以顺利进行的前提，是全体国民健康利益得以维护的基本保证，是政府宏观调控和干预的重要内容。卫生资源和医疗卫生服务作为一种公共产品和准公共产品，不会自发地实现公平分配和公平提供。在卫生资源配置过程中，政府应秉承公平、公正的价值取向和伦理诉求，确立以权利的公平、分配的公平和制度的公平为主要内容的卫生资源配置的伦理准则。在处理效率与公平的关系时，坚持公平优先、兼顾效率的准则；尤其是对于稀缺资源的配置，更应优

先覆盖最需要的地区和人群。③明确政府调节范围。政府调控和干预的范畴包括公共产品和准公共产品，以保障公民健康权的实现；公共卫生、预防与初级卫生保健是人类生存的需要，带有鲜明的公益性和福利性，应由政府投资为主筹集资源，以国家投资为主体承担费用，不以赢利为目的，不能引进市场机制；对医疗卫生资源的调节和再分配，要注意切实保障弱势群体的利益；对紧缺卫生资源的使用，要以疾病治疗的需要为主，不能谁钱多谁就能占用。政府调控的范围不能任意扩大，也不宜随意缩小，否则都不能将市场的作用发挥到正好处，同时又能避免其消极影响。④明确市场机制进入医疗保健服务领域的范围。医疗卫生保健服务的市场范围，主要是医疗卫生服务的非公共产品和非准公共产品部分，如辅助生殖技术、遗传性疾病的检测和治疗、性病治疗、特需的临床服务，以及消费上具有排他性和竞争性的保健服务，这些保健服务不属于人人应当享有基本医疗卫生保健服务，其随行就市的价格调节机制不影响广大人群的健康需求，而且有利于需要它的消费者获得优质高效的卫生服务，有利于补充一些医疗卫生单位经费之不足，有利于调动医疗卫生人员的积极性。⑤加强对医药卫生人员的医德品格和医学伦理学教育。政府主导与市场调控的结合，首先有赖于制定相应的政策和法规，但同时与参与这一工作的所有医药卫生人员的思想认识直接相关。只有他们认识到医疗卫生保健服务必须由政府主导，必须遵守相关的法规和制度，才能将市场机制运用到恰到好处，避免掉进一切向钱看、将所有保健服务视为可以出卖的商品的泥坑。

（任苒）

wèishēng jīngjì lúnlǐ

卫生经济伦理（ethics of health care economics）

卫生经济研究、决策和活动中必须遵守的基本伦理准则。是对卫生经济活动和行为进行的伦理推断和评判，是医学伦理学和经济伦理学分支，经济行为中的伦理考量是经济伦理学的重要议题。经济活动中的经济行为，实质上也是一种伦理行为；经济伦理学要求在经济生产和交易活动中必须遵循相关的道义，必须恪守必要的伦理准则，无论产品生产和服务的提供都不能有悖于这种伦理底线。由于卫生工作的特殊性，卫生经济伦理更为重要。运用卫生保健体系中的公正、公平、效率、健康权等伦理准则，评价卫生经济领域中相关决策的道德价值，是卫生经济活动应当遵循的伦理原则和规范，对于卫生政策价值取向和伦理选择具有重要的指导意义。

概述 卫生经济伦理学的产生和发展，是人类活动领域结构性变迁和人类伦理思维范式转变的必然。随着社会主义市场经济体制的逐步建立和完善，卫生系统改革随之逐步推进；这一改革从始至终贯穿着各种各样的经济活动，这就要求对这些经济活动进行伦理审视，探讨这些经济活动引起的道德问题及其影响，确定卫生经济活动中特有的伦理原则和规范，为医药卫生改革中的经济活动提供伦理判断和理论支持。卫生经济伦理的任务是确定卫生经济的价值取向，实现对经济利益追求和道德完善的内在统一，使对卫生经济利益的追求在道德上是合理的，在行为上是正义的。

卫生经济伦理是卫生经济学活动的行动指南。卫生经济伦理评价卫生经济领域中相关决策的道德价值，在卫生资源分配、生命价值权衡、疾病干预的实施与评估，以及卫生政策制定和评价等方面，确定相关伦理选择的需要，并依据伦理准则作出适宜的伦理推断和抉择。在卫生资源分配和基本卫生保健服务提供过程中，卫生经济伦理是卫生保健资源公平分配的伦理学依据，是资源公平明智和规范分配的保证；在卫生改革中，卫生经济伦理的审视有助于改革更符合伦理规范和准则，更好地实现改革的目的。正如美国著名医学伦理学家丹尼尔·卡拉汉（Daniel Callahan）提出，卫生改革作为社会实验，需要卫生经济伦理学评估。

伦理原则 ①不以谋求最大经济效益为目标，保障居民的健康权兑现和健康收益最大化是卫生经济的根本。医疗卫生保健工作的根本目标是保证公民健康权的实现，为人民的健康服务；医疗卫生事业的基本属性是国家社会公益性事业，与生产企业和其他服务性企业不同，它不以获取利润最大化为目标；卫生工作当然需要经济支持，它的许多活动也离不开经济的运转，但它的费用主要来源是国家的财政拨款，而不是自己的创收。在卫生工作中当然需要考虑成本与效益，需要节省开支，也需要有必要的收入，但这是为了以少的支出获取更多的健康效益，而不赚钱；将医疗卫生的经济活动混同为生产企业一样的经济活动，照搬企业经营机制经营医疗卫生事业，是对医疗卫生事业特殊性质的误解，这种误解必然导致对医疗卫生事业公益性的背离与篡改。②公平、正义与公正是卫生经济伦理的核心。医疗卫生工作的根本目标是为最广大的人群提供公平可及、公平享有的服务，因此，公平、正义与公正原则理应成为卫生经济伦理最基本和核心的原则。公平与公正的原则倡导每个人应该具有同等水平的基本医疗卫生物品和服务，确保基本卫生保健可及性的公平（水平公平）；同时优先满足有更多健康需要的、支付能力相对脆弱的老年人、贫困者等弱势人群的需求（垂直公平），以促进健康结果的公平性。资源分配的公正则是出于卫生资源的有限性以及需要的多样性，人们因需要不同而要求各异以及卫生资源可用的多样性，资源分配过程的复杂性，要将核心伦理价值观（如公平、平等、效率、可接受性、持续性等）作为资源配置的价值取向。在资源有限的状况下如何确定优先选择的地区和人群，当不能满足所有人群健康需求时如何保证脆弱人群的健康必需，首要的是从医疗卫生服务的特性出发，坚持按公平与公正的原则配置卫生资源，而不仅仅是技术上、管理上和经济上的需要的权衡，更不能以权势大小和财富的多寡分配卫生资源。③重视卫生经济效益评估中的伦理考量。卫生经济活动通常需要进行卫生经济效益评估，衡量不同方案（计划）和干预的投入与产出，以确定不同抉择的成本效果。如对项目的投入产出的分析、干预措施的选择、诊治方案的比较，都要运用一些经济评估的方法，进行投入与产出分析、成本效果分析、成本效益分析。效用最大化是经济学和卫生经济学评估中追求的理想的效率目标。对于一般

的经济活动而言，常用的方法是以产出和结果的经济效益多少为成功与否为标准。但对于医疗卫生服务来说，产出和结果的衡量如果仅运用经济评价的指标，仅以经济效益作为评估的标准是不正确的，按照这样的价值判断就会背离医疗卫生工作的根本目标；卫生经济效益的评估，伦理学测度是不可或缺的，相对于其他经济或技术指标来说它更为重要。卫生经济和卫生技术评估中通常要进行生命价值的测度，并依此作为判别分析的依据。生命价值的测度即从人的社会学生命角度，根据生命的社会学价值，判定某一个生命对他人及社会的意义，而不是有多少经济价值。患者生命或人们健康的价值，是不能以经济、以生产能力来衡量的，这是卫生经济效益伦理评估的重要着眼点。④坚持社会效益第一、经济效益第二的原则。卫生经济活动不是不要经济效益。国家的资源不是无限的，国家对卫生工作的经济支持是有限度的，特别是由于医学新技术的发展永无止境，人们对卫生服务的需求不断增长，卫生工作的经济开销迅速增长，这就要求卫生经济活动不仅要节约开支，重视适宜技术的应用，也要求卫生经济活动在可能条件下创造收益，重视经济效益。如何处理卫生经济活动中的经济效益和社会效益的关系，成为卫生经济活动的重要伦理课题。处理这一问题正确的伦理原则是，社会效益第一，经济效益第二。这是医疗卫生工作的根本性质决定的。背离这一原则，实行经济效益第一，社会效益第二，其结果必然导致对医疗卫生工作基本社会公益性的否定。

（任 苒）

quánqiú jiànkāng

全球健康（global health） 适应全球范围内危害健康的因素和健康社会决定因素的全球化、复杂化和多元化的情况，通过全球性的共同认知和共同行动维护与增进全球健康。全球健康关注 3 方面：健康和疾病及其决定因素的全球分布，全球化对健康的影响，全球健康治理的实施及其效果。其目标为让全球所有地区的每个人都能获得维护其健康的公平可及性，最终实现改善全球健康公平性的目的。

概述 全球健康问题的提出与关注，主要源于全球化的发展进程及其影响。全球化的迅速发展，推动了各国经济贸易往来的迅速发展，促进了人口流动加快和交通运输的便利，致使传染病在全球范围内的扩散能力增强，传播速度提升，一些传染性疾病在全球范围内迅速蔓延。全球化必然导致某一国家或地区的健康威胁在较短时期内成为全球的隐患，使得跨越国界的健康风险剧增，全球卫生领域的危害超越了国界。而"跨越国界"的健康问题的出现和健康社会决定因素的范畴不断扩大，几乎遍及农林牧渔业、环境保护、经济与社会发展、外交、全球政治、军事，当然也与卫生政策和卫生政策的改革等多个方面相关，而这些问题是单一国家及其卫生部门难以有效应对的。全球化带来的全球卫生问题，必须运用全球健康的理念和方法，并采取跨越国界的全球性共同行动来应对，由此催生了全球健康的诞生。

全球健康最基本的目标是改善全球健康的公平性，提高全球的健康水平。从社会公正角度来看，首先，疾病与环境的危害是

没有国界的，全球健康从范围来看必须是全球性的，即以全球性的疾病预防和人口健康为最终的追求目标。然而现实中发达与不发达国家之间在人群健康状况（包括患病率和死亡率）方面存在着巨大的鸿沟；从全球视角来思考保健资源配置的"分配公正"及健康的公平，各国政府尤其是发达国家应承担责任来缩小这一鸿沟。其次，发达国家在自身追求富足发展的进程中，已过度的消费了属于全球的环境和健康资源，不仅消费了本该属于发展中国家的资源，也把由于自身过度消费带来的疾病与环境负担转嫁给发展中国家承担；使发展中国家不仅处于资源匮乏的境地，还要过度地承担并非由于自身原因所导致的各种健康和环境灾难。显然，发达国家要对改善这种不公正的局面负有更大的责任。

全球健康兴起的初衷正是基于其应对全球性健康不公平的有效方式，为实现全球健康公平目标提供了新的视野和途径。全球健康集中关注全球范围健康的公平性和健康影响因素，而不是一个特定国家或地区人群的健康状况及其健康影响因素；关注全球化过程对健康公平性的影响以及不公平的分布；尤其注重不发达国家和地区的脆弱人群的健康公平性改善状况。全球健康基于对健康不公平和全球健康决定因素的认知以及全球化对人类健康影响，以改善全球健康公平性为主要目标。

主要措施 ①采用多学科和跨部门的理论和方法，以全球卫生外交作为实施载体。全球健康的运作运用多学科理论和方法，具有多学科性、跨部门的特征。全球健康的多学科性和运用跨学科、跨部门的方法作为全球健康的显著特征是普遍公认的，也是实现全球健康的优势。②运用全球健康的社会决定因素的理念和全球健康治理的方式，重点关注跨越国界的全球性健康问题及健康决定因素，并有针对性地采取相应措施。③针对不同时期全球健康最为紧迫的卫生问题，采取全球性共同行动，应对跨越国界的健康问题及其健康决定因素。如通过全球合作，开展对不明疾病及其病因和传播途径的研究，破解防治难题；开展全球性的防控，控制其传播途径和传播速度，竭力减少对生命和经济等各方面的破坏力。④广泛开展国际合作，特别是发达国家与发展中国家的合作。处于发展中的一些国家，由于受经济、科技发展水平的影响，在实现和完成全球健康的任务中，可能存在诸多困难，发达国家应当给予支援，承担更多的义务。应当认识到，良好的全球健康，是惠及全人类的，同时也是对援助国捐赠者最大回报。⑤通过良好的全球健康治理，全球各国共同努力实现全球健康目标。切实做好各自国家的，特别是与全球健康目标的相关各项工作，切忌民族自私与狭隘的民族主义思想。国家和国际层面上的治理不良将损害全球健康目标的实现，最终也必将危及各国居民的健康和安全，并且，良好的全球健康治理是对援助国的捐赠者最为关切的期望。

伦理原则 ①公平和公正。世界范围中，地区之间、各国之间和各国内部人群健康状况具有较大的差异。全球健康关注这种健康和健康决定因素的差异，并致力于缩小这些差异。并非所有的健康不公平都是不公正的。全球健康公平和公正原则倡导关注全球健康的不公平和避免不可接受的健康不公平，而不是消除这种健康状况的差异。全球健康追求全球范围内的健康"公平"，即每一个人应具有公平的机会维护其全面健康的潜力，如果是可以避免的话，保证没有一个人在促进这种潜力时处于劣势。②团结互助。团结互助原则是国际社会和全球各国的努力解决全球健康不平等问题的道德基础，也是全球共同行动的准绳。近年来，在全民健康覆盖作为一项全球可持续发展的目标提出后，团结互助的原则得到了关注。全球健康目标，不仅是一项政治目标，而且也是一种道德义务。团结互助原则为全球各国的社会制度变革、重新分配和筹集资金以及筹资机制提供了道德基础。③责任共担。责任共担是实现全球健康目标和行使全球健康治理的重要基石。为了促进全球健康，共同应对跨界的公共卫生危机，在全球范围内，加强流行病的全球监测和在全球传染病控制与非传染病防控中承担责任方面已取得共识，并逐步制定了相关的全球健康治理的制度和规则。如2003年通过的《烟草控制框架公约》（Framework Convention on Tobacco Control，FCTC）和2005年修订的《国际卫生条例》（International Health Regulations，IHR），都是对各国参与全球健康治理和责任共担方面具有约束力的工具。④信息共享。传染病的全球化使得公共健康问题由单纯的国内事务演变成了全球危机。为了全球健康安全，需要提供及时、准确、完整和可获取的危害全球健康的各种信息，诸如严重急性呼吸综合征、禽流感、生物武器、埃博拉病毒病疫情等，必须及时向有关组织和世人通报疫情发生的性质、传播途径与范围以及危害，以有利于国际健康危机的处理和应对，避免引发传染病的全球流行，威胁全球的卫生安全与稳定，影响全球经济发展；任何以保密的名义进行信息的封锁、隐瞒都是违背全球健康伦理准则的。⑤行动一致。全球范围内危害健康的因素和健康社会决定因素的全球化、复杂化和多元化，必须通过全球性的共同认知和共同行动加以解决。全球健康所关注的健康问题多为全球性的、跨越国界的，影响健康的因素是许多国家共有的，如气候变化、全球化和城市化对健康的危害与影响、H5N1流感病毒和人类免疫缺陷病毒（HIV）感染、烟草控制、营养缺乏、肥胖、损伤预防、移民健康等，依靠一个国家是难以奏效的。必须取得在全球共识基础上，采取全球性的集体行动。如WHO《烟草控制框架公约》，要求世界各国的共同行动，各国的烟草控制政策要与公约保持一致性，包括在烟草控制与贸易、发展与全球卫生优先事项在目标等政策和实践上的一致性。

（任 苒）

yīxuélúnlǐxué yǔ zhéxué
医学伦理学与哲学（medical ethics and philosophy） 探讨医学伦理学与哲学相互作用的关系。

联系与区别 在学科分类的意义上理解，医学伦理学也是哲学的一个分支学科，是对哲学的应用，也是一种应用哲学。医学伦理学是运用一般伦理学的道德原则，来解决医疗卫生实践和医学科学发展中人与人、医学与社会之间的相互关系而形成的一门学科，它既是伦理学的分支（应用规范伦理学），又是医学的组成部分。而这些都离不开哲学思维的指导与影响。

一方面，伦理学是包罗万象的哲学的一部分。人们需要用特定的哲学概念、方法和理论来理解和分析医疗卫生实践与医学科学技术发展中出现的伦理问题。只要进行伦理学思考，就无法回避对诸如生命、死亡、疾病、医学、价值等一系列概念所进行的哲学反思与定义，并且在特定的生命观、存在论与方法论的指导下展开这种思考；另一方面，医学伦理学与临床实践、医学科技发展和社会公共健康等问题紧密相关，所以它必须突破纯理论思辨的哲学传统研究范式，充分整合多个不同学科的理论、方法与观念，并充分考虑实践活动的影响，采取一种交叉、系统与综合的研究进路。所以，哲学思考只是医学伦理学研究与实践的一个重要的组成部分，不应该也不可能替换医学伦理学自身特有的理论方法与思维模式。

从这两个学科的发展历史来看，各自都有一个漫长的相对独立的历史和思想传统。东西方医学伦理学在其发展的早期阶段，虽然不可能摆脱时代哲学精神的影响，但在现实性上首先表现为职业规范与道德文化传统的继承和转化，如以"君子"或"绅士"来界定医师的道德标准，在其中并不一定存在自觉的哲学反思和哲学规划过程。而现代医学伦理学的兴起，则与医学专业化和医疗产业化的进程密切相关，如何更有效地组织医学共同体和处理医学与社会的关系是其首要任务。事实上，需要认真思考医学伦理学与哲学的关系，是因为当代医学实践难题对某些传统伦理学概念与理念造成了严重挑战，迫使人们不得不对其哲学基础展开反思。

从这两个学科的思维路径来看，哲学虽然在当代已经出现了实践转向的趋势，但理论思辨仍然是其最主要的研究方式，而当代医学伦理学则更多的体现出了一种以实践难题解决为先导的应用学科的特色。当代医学伦理学以医学实践为研究对象，以妥善处理医务人员之间、医学与社会之间、医师和社会之间的伦理问题，推动医学和社会健康发展为目标。对其进行的哲学反思不得不服从这一目标，在某些特定的境遇中甚至被迫牺牲哲学层面的清晰与明确，作出暂时的妥协以获得技术、经济、政治层面的支持。其次，当代医学伦理学是一门交叉学科，除了使用哲学思辨的方法之外，还必须引进医学、心理学、管理学、法学、经济学、政治学等其他社会科学的方法，以获得综合性的行动指南。

哲学对于医学伦理学的作用 ①医学伦理学在一般伦理问题的思考和各种具体伦理学的探索中，人们必须遵守哲学的一般法则，使用哲学方法与概念。②哲学作为伦理思考的基础，决定了人们对具体问题理解和分析的深度与高度。任何一种思考和实践都必然在其自身的哲学文化传统中展开，特定的哲学观念决定了人们如何去理解、分析和思考现实问题，特定的哲学方法决定了对问题进行思考的深度与高度。如果缺乏对伦理问题和伦理思考本身的哲学反思，人们很容易迷失在具体的问题之中。③当代哲学在方法论方面的发展和变革，为医学伦理学的发展提供了工具和指南。除了传统规范伦理学和美德伦理学方法之外，当代哲学提出了诸如现象学、语言哲学、女性主义、身体哲学、主体间性、叙事伦理学、生命政治学等一系列新的方法论选择，这些都对医学伦理学的发展提供了条件。

医学伦理学对哲学的影响与促进作用　①现代医学伦理学的兴起，提出了大量的新问题和新挑战，要求人们对哲学自身进行反思并推动了哲学的发展，诸如医学领域内各种利益冲突和认识差异的调节，特别是类似基因工程、安乐死、人造生命、精神控制技术等面临的伦理冲突，生命、死亡、主体同一性、自由意志、自然等都涉及很多基本哲学概念和理念，迫使哲学对自身的很多基本概念和理论预设展开反思性批判，而这些问题的探索，都将极大地丰富哲学的内容。②当代医学伦理难题所具有的综合属性，迫使人在解决问题的时候突破纯粹哲学思辨的理智主义进路，在方法论上去寻找一种可以平衡、互补、共赢的理智思维，从而有助于哲学走向生活，贴近实践，进而可能为促进哲学在探讨科学技术发展、政治经济利益诉求和挖掘文化传统提供新的启示。③医学伦理学首先是一种伦理实践而非静观的理论思想，它需要实践智慧的引导，同时也推动哲学在解决具体问题的过程中，不断拓展和检验实践智慧的限度，推动了新时期哲学的实践转向进程。

医学伦理学的所有新问题仍然根植于人类自身存在的最古老的追问中，但它在新的历史条件下以新的形式提出来，必然会对这些哲学思考带来自己的影响，从而为丰富当代哲学作出贡献；而吸收了新时代情境营养的哲学，

必然有助于医学伦理学对问题的辨析与解决。医学伦理学与哲学将在新的环境条件下相互影响、共同前进。

（杜治政　程国斌）

yīxué lúnlǐxué yǔ wénhuà chuántǒng
医学伦理学与文化传统（medical ethics and cultural tradition）

解析医学伦理学与文化传统之间的关系。医学伦理学与文化传统的关系，是某一特定学科与构成它的观念、理论、思想的社会文化基础的关系，对于深入研究、认识不同历史阶段的医学伦理学的特点、作用规律有重要的意义。

社会文化是在历史演进中，与社会政治、经济、宗教相适应，逐步形成并不断创造、总结、积累和传承下来的，在其发展进程中逐步形成且具有自身特质的思维方式、传统习俗、民族特征的文化传统。文化传统是人类社会文明的重要成果和民族智慧的结晶。医学伦理学就其渊源来说，是文化传统的构成部分，医学伦理学是在一定文化传统背景下适应医学实践需要而形成的医学人文品格。社会的文化传统孕育着医学伦理学，医学伦理学丰富了社会文化传统。

医学伦理及其后来发展形成的医学伦理学、生命伦理学，原初的形态只是传统文化中医学道德的组成部分，它是伴随着医学的发展不断丰富和逐步形成的。人类寻求解除疾病的痛苦，最早是来自巫医。巫术医学是医学的原始医学文化形态，它的基本特征是通过对超自然力量的信奉和崇拜，达到去病消灾的目的。由于当时人类的知识水平有限，巫医在采用药物治疗病痛的同时，更注重采用咒语、占卜、神符、妖术等原始宗教的方式，为患者

提供心理支持，同时也反映巫医为患者解除病痛的道德愿望。最初的医学伦理，孕育于巫医文化中。巫医文化及医学道德的原始形态是中西方医学的共同经历，但由于古中国、印度、埃及和巴比伦四大文明发祥地的地理、文化、经济等情况的不同，造就了不同的医学和与之相适应的医学和医学道德的萌芽。比如幼发拉底河流域产生的巴比伦文明，认为"恶神和魔鬼的附体是疾病和厄运的根源"，在对医师行为的规范上采用的是法律的形式，在《汉谟拉比法典》中，对医师的行为作出了许多规定，如认定医师是一种职业，并对医师收费、治死了患者的处罚等作出规定，这些规定实际上是对医师的道德约束。古埃及医学强调不同专业的医师应具备与专业相适应的个人素质，"身体无处没有自己的神"，是不同专业医师的共同宗旨；产生于黄河流域的古代中医，一些著名医师在儒家的仁义礼智信、道家重生文化背景影响下，对医学道德的"人命至重，有贵千金""医乃仁术""勿重利，当存仁义"等很多精彩的阐述，反映出文化传统在医学伦理道德上的烙印。

西方的中世纪是宗教控制的世纪，医学是在修道院荫蔽下度日的学术生活。教会医学认为医学是一种对于灵魂的、神秘的，而不对肉体的援助。医学是一种慈善事业，从事援助患者的教士是神意和神的治愈权能的表征。在6世纪以后的许多年代发生长久不止的战争中，瘟疫、饥饿和战争带来的伤残，给人类蒙受极大的痛苦。这时，只有秉承上帝意旨的教会才能为患者提供安全的避难所。医院建筑在寺院周围，

学术性的医学躲藏在修道院内，心灵和肉体倍受折磨的人得以休息和照料。这时的医学伦理道德，是与宗教教义融为一体的。

近代以后的西方医学进入了实验医学时代，追求医学的科学性成为医学的单一目标，科学主义笼罩于一切，医学伦理道德被排斥于医学之外，但由于医学人文的本质特征，迫使医学伦理另辟蹊径发展自身，在文艺复兴的人文主义思想浪潮影响下，同时适应防控传染病和公共卫生兴起的需要，以及医院的建制化和医学教育的发展，医学道德已经不只是医师个人的道德品质问题，而是与医学技术发展的客观需求，医学道德从医师的个人修养逐渐演化为学科形态。如果说古代医学道德思想与文化的关系是直接的和简单的，近代以后由于医学伦理的形成，医学与医学伦理被分属于科学文化与人文文化两种不同的文化了，医学伦理道德与传统文化的关系变得更复杂了。

20 世纪以后，医学伦理学与文化传统的关系又有了新的变化。20 世纪五六十年代在医学领域出现了一系列新技术，安乐死、器官移植、辅助生殖技术、代孕、医助自杀，以及随后的克隆技术、基因技术、生物合成技术等摆在人们面前，这些技术既为人类的幸福带来了希望，同时也给人类带来了前所未有的风险，破解这一难题的生命伦理学诞生了，医学伦理学发展到了一个崭新的阶段。生命伦理学的诞生，向医学伦理与文化传统的关系提出了新的课题：一是原有的文化传统加之于伦理道德的生命是神圣的要义，受到了冲击，需要调整。人们需要思考的是，任何情况下的生命都是神圣的吗？二是由于经济迅速发展带来的资本全球性的扩张与流动，以及科学技术提供的种种便捷带来国际交往的密切，全球化成为人们面临的现实，医学日益成为全球性的医学，医学前沿的许多问题，成为世界各国需要共同面对的课题，原先囿于国家、民族文化传统的医学伦理学，需要超越国家、民族的疆界，与全球化、世俗化接轨；适应 20 世纪后半期医学发展需要而诞生的医学（生命）伦理学，既是民族的、国家的，同时也是国际的、全球性的；当今时代的医学伦理学，它适应了医学全球化的需要，反映了全球医学和人文学界的共识，同时也因吸收本国、本民族文化传统的某些特征而为本国、本民族人民认同。当今时代的医学伦理学，是具有国家、民族特征的同时又汇聚了世界各国文化传统的精华。

医学伦理学与文化传统的关系，还有医学伦理学对文化传统的影响和作用的方面，无论从历史的回顾或者就现实的观察，都可以看到医学伦理道德对社会文化传统的积极影响。中医关于"杏林春暖""悬壶济世"的故事，对于中国社会行善积德的社会风尚，就发生了长久深远的影响；当代的生命伦理学关于生命、死亡、辅助生殖技术的新理念，对于移风易俗，转变家庭观念，创新文化传统方面，也正在发生日益广泛的作用。

（边　林　杜治政）

yīxué lúnlǐxué yǔ zōngjiào

医学伦理学与宗教（medical ethics and religion）探讨医学伦理学与宗教的相互关系。

医学就其发展源头来说始于巫，最早的医与巫是不分的，而巫也可以说是宗教的初始形态，最初的医学伦理学，是与医、巫混同一起的。随后巫医分离，医学逐步形成为一种独立的社会职业，医学伦理寓于医学之中，而巫逐步发展为宗教，但宗教在很长时间始终与医学保持密切的关系，因而也必然带来医学伦理学那种剪不断的关系。即或受古希腊哲学强烈影响的希波克拉底（Hippocrates）那样的医师，仍以阿波罗太阳神之子医神和药神表达了他的誓词。在西方，神学曾是第一哲学，人脱离不了信仰，天地之神意指了人的行动，人不可不为之；加之德性就是知识，美德论和义务论的叙事与表意，集中在《希波克拉底誓言》里，构成最古老、最原始的经典医学伦理学的精神基础。

自公元 313 年起，基督教被确立为罗马帝国的国教，尽管始初基督教对医学采取模棱两可的态度，但基督教对医学、对医学伦理学的影响随处可见。一些传教士通过讲解福音阐述强调诚信对于战胜疾病的作用，许多神殿与阿斯克雷庇护神殿成为为患者朝圣的场所；公元 450 年以后，犹太教和基督教大举兴办医院，为患者、老人、穷人和流浪者提供住所，为他们治疗疾病，教会举办的医院到十世纪前后达到了空前的规模，公元 1250 年开始，在法国和意大利北部的一些城镇，出现了 200 张床位规模的医院，并逐渐成为医学中心。基督徒一向将耶稣视为治病救人的楷模，《圣经》中有诸多作为医师形象的基督故事，这些医院和医师的事迹都是基督教博爱精神的体现，并形成医院慈善爱人的伦理传统，成为医学伦理学人道主义重要的思想渊源。在中国，儒家是主流文化。儒家并不是真正的宗教，但是它却对中国人的信仰、认知、世界观、人生观、价值观起着至关重要的作用。所以，对比西方宗教对人的作用，有人把它称为儒教。儒家对医务人员"君子人格"和对医学"医乃仁术"的定位，成为中医发展轨迹的决定性因素。佛教主张把外在权威与道德良知相结合，它的断恶生善、慈悲为怀、救人一命胜造七级浮屠的思想，已融入中国传统医德中；道教相信道、天、地、人的和谐共处是德性的最高境界，"道"与"德"是完美医学世界的两个方面，人是宇宙的一部分，顺从自然应该是医学道德的内在本质。

进入中世纪后，欧洲经历一段黑暗时期，特别是由于近代科学的兴起，宗教与医学出现了矛盾和冲突，安德烈·维萨里（Andreas Vesalius）因为自己的人体构造理论激怒了宗教，被迫遣送朝圣而死于途中；迈克尔·塞尔维特（Michael Servetus）由于证明血液是流动的而不是固定在脑、肝等器官中，被宗教裁判所烧死；乔尔丹诺·布鲁诺（Giordano Bruno）因提出宇宙是无限的，地球只不过是无限宇宙中的一个微尘，有其自身运动的规律，并非上帝意志被监禁7年之久，最终烧死于罗马的火刑场上；物理学家伽利略·伽利雷（Galileo Galilei），因坚持尼古拉·哥白尼（Mikolaj Kopernik）的学说，被罗马教皇传到宗教裁判所审讯，监禁9年，终于折磨致死。宗教与科学在世界观、本体论和主体认识论等根本问题上产生了分歧，因而必然导致宗教与包括现代医学在内的科学在一些问题的认识上产生分歧，例如，基督教诲人们，病痛是随着原罪来到人间。因为原罪，《圣经》把疼痛解释为

对不忠和背叛的惩罚。基督教部分教派否认微生物致病的理论，有些基督徒拒绝输血，认为其违背教义。基督教认为肉体是堕落的，是上帝的傀儡，由此而区分了牧师和医疗职业。牧师以救治灵魂为己任，而医师以治疗痛苦为己任。在这方面，宗教通过祈祷治疗疾病，为解除患者的精神痛苦，为患者提供心理安慰，作出了贡献。

20世纪以来，由于科学的节节胜利，许多科学成果在生活、生产、教育、军事等各方面得到广泛应用，宗教界也相应地做了调整，宗教与科学在某些方面达成了妥协，出现了向世俗化宗教过渡的变化，形成了科学与宗教各自的边界。虽然宗教在某些方面，仍与科学保持距离，如对堕胎、安乐死、脑死亡、辅助生殖技术、代孕等问题上，一些教会仍不认同现代生命伦理学所持的观点，但在另一些方面，又与科学、与现代医学形成合作，如一些宗教信徒与生命伦理学、医学哲学的学者，共同探讨当前生命伦理学的诸多重要课题，并在一些问题上达成共识，为生命伦理学作出了贡献。医学伦理学在为临终患者提供的安宁疗护中，也有借助宗教信念力量的探索，为临终患者提供精神支持，减轻他们的痛苦和辞世前的悲戚。

医学伦理学与宗教在长期历史发展中虽然存在相互交错的渊源，但两者仍存在重要的区别。宗教是人们对现实的虚幻反映。在宗教的观念中，人间的力量采取了超人间力量的形式，宗教对道德的支撑是靠神的力量维持的，与医学伦理学依靠人们的社会舆论、内心信念和习惯的力量对社会发生作用不同；医学伦理学对

善与恶的认识，是立足于对生命与健康的正负作用的估量，立足于医学科技对社会关系现实影响的考察与分析，而宗教则将伦理道德归之于神，归之于上帝，说神"按照自己的模式和类似物"创造了人并给人制定了道德戒律，要求人为了升入天堂而履行道德义务。宗教在个别和局部问题上能够与医学伦理学相互合作，但宗教与医学伦理学的认识论基础是不同的。医学伦理学的认识论是经验的和理性的，而宗教的认识论则是超验的。

（孙慕义　杜治政）

fǎlǜ yǔ yīxué dàodé

法律与医学道德（law and medical morals）

法律与医学道德相互辅佐、补充的关系。法律与道德，作为社会意识形态和社会关系存在的形式，既有区别又有许多共同的地方。无论是法律，还是道德，都是相对稳定的规范（规则、命令）的总和，都是社会关系的调节阀和稳定器。

联系　法律与医学道德的联系十分紧密，存在一定的相容性和互补性。美国法学家朗·L. 富勒（Lon L. Fuller）指出："真正的法律制度必须符合一定的道德标准。"道德是心中的法律，法律是成文的道德。一方面，道德先于法律产生，法律又源于道德。一些最一般的伦理价值观念及规则，一些最低层次的道德规范，常常直接为法律吸收，成为社会公民必须遵守的法律，而某些较高层次的道德理念也在一定程度上影响法律。直接背离社会基本道德的法，是恶法。在医学领域中，尊重患者的自主权，不伤害患者的生命和健康，保护患者的隐私，既是医学道德的基本要求，也是卫生法律的重要内容，并分

别写入《中华人民共和国执业医师法》和《中华人民共和国侵权责任法》中。另一方面，法律又是实现道德规范的保障，一些违反社会基本道德的行为，要受到法律的惩处，法律是道德的守护神，一些医师因无视患者的自主权和工作失职造成对患者生命与健康的伤害，都受到相应的法律惩处；同样，法律得以执行并为人们自觉遵守，也有赖于人们道德意识的提高；法律与道德的相容性和互补性，还表现在道德与法律的相互转化。一些道德伦理规范，由于它经历了长期的检验和它的重要性，常转化为法律，如患者自主权，就是经历了道德实践的检验而后被确认为法律的；在某些情况下，法律也可先于伦理，也会向伦理转化，如克隆人、代孕这类伦理争议较大的问题，由于法律明令禁止，伦理也有了高低之分。

区别 道德与法律同时也存在诸多不同之处，两者不能等同。①道德与法律规范空间不同。道德的空间远比法律空间广阔，几乎遍及个人生活、家庭、工作的一切方面，而法律一般限于个人与他人、社会、国家等范畴；伦理道德不仅约束人的行为，还约束人的内心，要求为人心存善念，善良正直，富有同情心；而法律不惩罚意向，不禁止思想，不规范个人内心活动。②道德与法律规范层次不同。道德是一个多层次的体系，它既包含低层次的道德，也包含高层次的道德。医师为患者服务，可以是按一般要求，按常规尽职尽责；也可以不计个人得失，甘冒风险，想方设法，尽一切努力抢救患者的生命。患者当然更满意那些尽心尽力的医师，但也不能认为一般完成了诊疗任务的医师没有道德。法律相对而言是单层次的体系，一般取中低层次的价值设立相关法律，法律一般不认可将高层次的道德行为列为法律规则。③法律与道德规范方式和强制程度不同。道德主要依靠自律，靠内心信念约束人的行为；法律主要依靠他律，靠国家的强制力约束人的行为；虽然道德规范也存在他律的作用，也受道德舆论压力的影响，但其强制的作用远低于法律。④道德与法律发挥作用的特点不同。道德常来源于个人的信念，着眼于应当与不应当，出于一定的价值观和道德理想，如医学的所有道德，其本源几乎都来自维护患者的生命与健康是医师天职的信念，其作用具有治本的特点；法律常出于社会生活的基本规则，着眼于可以和不可以，立足于制止那些危害社会和他人的行为，如医学中不可伤害患者，不允许为患者提供有害生命和健康的药物，否则就要到法律的制裁。

道德与法律在某些特殊情况下也可产生相互碰撞、相互冲突。法律的理念包含法的正义性、法的安定性和法的合目的性，这三种理念在处理具体法律事务时常处于相互制约乃至矛盾中。法律更追求效益性，更偏重于功利，从而削弱法律在价值层面与道德的联系，如诉讼时效的确定、对医师过错的推定，有时事实可能并非如此，但为了解决该项问题，法律需要罔顾事实真相与一定的正义换取稳定。此时，道德与法律可能产生冲突，当事人或为了自己的利益，或是利用制度的漏洞为自己牟利，将法律变成防身的工具。医疗服务中的医患之间履行知情同意原则，此法的本意是对患者生命与健康权的尊重，但

在客观事实上有时成为医师免受患者起诉的保护伞，一些患者则认为是医师推脱责任的表现，因而出现了法律与道德相悖的情况。避免道德与法律的相互碰撞，出路在于强化法律的道德基础与法的道德内涵，正确处理法律的正义性与法律的合目的性的关系，法的功利性、合目的性应服从法的正义性，将法的正义性摆在首位。

（杜治政）

yīshī zhíyè yǔ fǎ

医师执业与法（medical profession and law） 医师执业与法的关系。医师执业必须了解相关法律，了解医师的权利与义务，在法律规定的范围内依法行医。

医师执业涉及法律方面的问题甚多，其中最重要的是医师的权利与义务。医师的权利首先要回答的是医师的行医权。行医权是一种通过行政许可而获得的职业垄断权，包括检查权、诊断权、处方权、处置权和证明权。行医权是医师执业的前提。医师执业是指获得执业医师资格或者执业助理医师资格并经注册，取得医师执业证书或者助理医师执业证书，方可以行医作为职业，从事的执业医师或者执业助理医师从事诊疗活动。医师未获注册、未获准可以在医疗、预防、保健机构中按照注册的执业地点、执业类别、执业范围执业，不得从事医师执业活动。

在医疗实践中，医师的"行医权"是作为义务而存在的，即在业已确立的医患关系中，医师必须对患者履行检查、诊断、处方、处置和开具医学证明的义务。医师的权利仅仅是根据医疗原则进行工作，包括收取合理报酬的权利。在医患关系中，一方的权利同时又是对方的义务。如患者

有获得诊疗服务的权利，医疗机构及其医务人员就有为患者提供诊疗服务的义务；患者有知情同意的权利，医疗机构及其医务人员就有告知和说明的义务；医疗机构有收取医疗费的权利，患者就有支付费用的义务。在医患关系中，医师有检查权、诊断权、处方权、处置权等"治疗主导权"，患者有服从和接受检查、诊断、处方、处置的义务。但由于任何医疗都要有患者的配合和支持，包括家属的配合与支持，除特殊情况外，医疗机构及其医务人员并不得强制患者接受检查、诊断、处方和处置等医疗行为，必须要有患者包括家属在内的知情同意。

医师相对于患者而言，医师一般处于强势地位，在各国的医师法或医疗法中，关于医师权利的规定屈指可数，而关于医师义务（或者患者权利）的规定却相对详尽。例如，英国医师法（1983年）第六部分"注册的行医者的权利"中共有4条（第46条至49条），其中第46条规定"费用的收取"，其他3条均为保障医师职业垄断权的条款，而于医师的义务规定较多。日本医师法中关于医师的权利仅规定业务垄断权（第17条）和名称垄断权（第18条）两条，而关于医师的义务却规定了6条，包括应诊、应招（出诊）和交付诊断书的义务（第19条）；亲自诊察的义务（第20条）；报告异常死尸的义务（第21条）；交付外方笺的义务（第22条）；进行保健指导的义务和病志记载及保存的义务（第24条）等。芬兰患者权利条例（1983年）中关于医师权利的规定只有两条，即批准患者入院治疗或终止治疗的权利（第3条）

和对法律上无行为能力的患者有治疗的决定权（第7条，此条同时又是医师的义务）；而关于医师的义务却规定了7条，即关心患者和尊重患者的义务（第2条），平等对待患者和连续治疗的义务（第3条），对候诊患者说明情况的义务（第4条），通知患者的义务（第5条，即患者的知情权），抢救患者的义务（第6条），保密的义务（第8条）和患者对医疗保健不满而提出异议时，必须答复和作出适当处理的义务（第9条）。通常所说的"医师的权利"，在医患法律关系中，都是作为义务被规定的。

在中国，1998年全国人民代表大会常务委员会第三次会议通过的《中华人民共和国执业医师法》的第三章，对医师的权利与义务作出明确规定。其中关于医师权利的规定有：（一）在注册的执业范围内，进行医学诊查、疾病调查、医学处置、出具相应的医学证明文件，选择合理的医疗、预防、保健方案的权利，是指医师在医疗机构任职过程中，有从事医师业务的权利；（二）按照国务院卫生行政部门规定的标准，获得与本人执业活动相当的医疗设备基本条件；（三）从事医学研究、学术交流，参加专业学术团体；（四）参加专业培训，接受继续医学教育；（五）在执业活动中，人格尊严、人身安全不受侵犯；（六）获取工资报酬和津贴，享受国家规定的福利待遇；（七）对所在机构的医疗、预防、保健工作和卫生行政部门的工作提出意见和建议，依法参与所在机构的民主管理。关于医师义务的规定有：（一）遵守法律、法规，遵守技术操作规范；（二）树立敬业精神，遵守职业道德，履行医师

职责，尽职尽责为患者服务；（三）关心、爱护、尊重患者，保护患者隐私；（四）努力钻研业务，更新知识，提高专业技术水平；（五）宣传卫生保健知识，对患者进行健康教育。在这一章中，从二十三条至三十条，还对医师执业规则的其他相关问题作出明确规定：按照规定及时填写医学文书，不得隐匿、伪造或者销毁医学文书及有关资料的义务；危急患者生命时医师应当采取紧急措施进行诊治，不得拒诊；医师应当使用经国家有关部门批准使用的药品、消毒药品和医疗器械；医师应当如实向患者或者其家属说明病情，并注意避免产生不利后果；进行人体试验前获得批准和取得患者同意；不得利用职务之便牟取不当利益；有应征参加救灾的义务；有报告疫情和非正常死亡的义务；有不得从事本专业以外诊疗活动的义务；执业助理医师有接受执业医师业务指导的义务。在其他相关医学法规中，如《中华人民共和国侵权责任法》《中华人民共和国职业病防治法》《中华人民共和国药品管理法》《中华人民共和国传染病防治法》，对涉及医师的权利与义务的有关问题，也作出相关规定。

医师依法行医，在法律规定的范围内从事医疗卫生保健工作，是医师最基本的伦理要求，它为医师顺利开展医疗卫生保健工作提供了最重要的也是最基本的保障。一名合格的执业医师，必须学习和掌握医学的各种法规，并在医疗实践中切实执行。

（卓小勤）

yīliáo bùfǎ xíngwéi

医疗不法行为（malfeasance in clinic） 违反医疗卫生管理的法律、行政法规、部门规章、诊

疗护理规范和常规的医疗行为。不法行为即违反法律规范的行为之总和。不法行为的表述还包括非法行为和违法行为等。医疗不法行为是在形式上和内容上属于医疗行为的不法行为。

医疗不法行为是针对医疗行为而言的。医疗行为又称诊疗行为，指通过各种检查，使用药物、器械及手术等方法，对疾病作出判断以及消除疾病、缓解病情、减轻痛苦、改善功能、延长生命、帮助患者恢复健康的行为。医疗行为是发生在医患关系中的与临床医疗专业相关的行为，特指医务人员对患者实施的检查、诊断和治疗行为。医务人员应当依法执业。任何单位或者个人，违反医疗卫生管理的法律、行政法规、部门规章、诊疗护理规范、常规实施医疗行为，均属于医疗不法行为。

在医疗不法行为中，根据行为主体的职业可以分为医务人员的医疗不法行为和非医务人员的医疗不法行为；根据是否取得行政许可可以分为有照行医和无照行医；根据是否构成刑事责任可以分为刑法意义上的医疗不法行为和行政法意义上以及民事意义上的医疗不法行为。未取得行医资格的单位或者个人，同样也当遵守医疗卫生法中的禁止性规定，任何擅自从事诊疗活动的行为，都属于医疗不法行为。行医许可是指行政机关按照法律规定，对符合法定条件的单位或者个人，准许其从事医疗行为的行政行为。行医许可包括执业医师、执业助理医师和乡村医师的行医许可，还包括医疗机构执业许可。凡经过行医许可的单位或者个人，均可以实施相应的医疗行为或者开展相应的诊疗活动。相反，未经

过行医许可的，均不得实施医疗行为或者开展诊疗活动。凡未经过行医许可而实施医疗行为或者开展诊疗活动的，均属于医疗不法行为。

构成刑事责任的医疗不法行为通常被称为非法行医，对于因非法行医给患者造成严重伤害甚至死亡的，行为人不仅要承担刑事责任，还要承担行政责任和民事责任。但是并不是所有非法行医都构成非法行医罪，对于实施了非法行医行为，但不构成非法行医罪的，行政机关应当给予行政处罚，给患者造成伤害的，行为人还要承担民事责任。

医疗行为是关系到公民生命健康的行为，是国家必须严格控制的行为，几乎所有国家均为医疗行为制定了一系列的法律规范、科学技术规范。中国这些法律规范包括《中华人民共和国基本医疗卫生与健康促进法》《中华人民共和国执业医师法》《中华人民共和国侵权责任法》《中华人民共和国刑法》《中华人民共和国献血法》《中华人民共和国母婴保健法》《中华人民共和国职业病防治法》《中华人民共和国药品管理法》《中华人民共和国传染病防治法》《中华人民共和国精神卫生法》《医疗纠纷预防和处理条例》等法律；包括《医疗机构管理条例》《护士条例》《人体器官移植条例》《乡村医生从业管理条例》《医疗废物管理条例》《中华人民共和国中医药条例》《医疗事故处理条例》《中华人民共和国母婴保健法实施办法》等行政法规；包括《新生儿疾病筛查管理办法》《香港、澳门特别行政区医师在内地短期行医管理规定》《中外合资、合作医疗机构管理暂行办法》《医师外出会诊管理暂行规定》

《产前诊断技术管理办法》《医疗美容服务管理办法》《医院感染管理办法》《处方管理办法》《放射诊疗管理规定》《外国医师来华短期行医暂行管理办法》《消毒管理办法》《人类辅助生殖技术管理办法》《医师资格考试暂行办法》《医师执业注册暂行办法》《医疗机构临床用血管理办法（试行）》《性病防治管理办法》《医疗机构管理条例实施细则》等部门规章；包括《全国医院工作制度与人员岗位职责》等规范性文件；包括《临床诊疗指南》各学科分册等科学规范和行为规范等。根据《中华人民共和国执业医师法》规定，只有经过执业医师资格考试或者执业助理医师资格考试，取得《执业医师资格证书》或者《执业助理医师资格证书》，并经过注册取得《医师执业证书》或者《执业助理医师证书》后，才能从事医师业务。根据《乡村医生从业管理条例》规定，只有通过乡村医生培训并考试合格，并经过乡村医生执业注册，取得《乡村医生执业证书》后，才能从事乡村医生业务。根据《医疗机构管理条例》规定，只有经过登记注册，取得《医疗机构执业许可证》的单位或者个人，才能开展诊疗活动。

（卓小勤）

yīxué lúnlǐxué yǔ yīxué xīnlǐxué
医学伦理学与医学心理学
（medical ethics and medical psychology） 阐述医学伦理学与医学心理学的内在联系和相互关系。医学伦理学是研究医疗保健和医学科研中的医师德性、医疗行为的道德规范和理论的学科，医学心理学是研究心理因素在人体健康和疾病相互转化过程中的作用及其规律的学科。两个学科

的研究对象重点不同，但彼此存在内在联系，且相互影响和相互促进。

伦理学研究行为的规范，心理学研究行为的动机，二者研究的侧面不同。伦理学与心理学的结点不在"思维"层次，而是"行为"。医学伦理学和医学心理学存在内在联系，是因为两个学科都聚焦于人的行为。医学伦理学侧重于行为的规范，对人类行为做价值判断；医学心理侧重于行为的心理动因，但行为的规范与行为的心理动因是紧密相连的。行为规范离不开心理动机，人类的美德离不开人的情感，一种好的善行，常常是美好的情感表现，亚里士多德（Aristotle）将自愿选择作为美德五个构成要素之一，而自愿选择正是选择者的情感表露，德性伦理实际上是行为者的心灵体现。从伊曼努尔·康德（Immanuel Kant）的道义论看，道德高尚的行为的动机出自于责任，并按照责任要求，依责任而行为。行为的动机与行为都应出自于对道德律的尊重。对于医务工作者，其责任是提升患者的福祉，这是医务工作者的善意志，是绝对的命令，医学伦理学和医学心理学都需要以此为原点反思行为动机和行为本身的合理性。伦理学与心理学的内在统一，在美德的构建上也得到最好的说明。美国圣母大学教授阿拉斯代尔·查莫斯·麦金泰尔（Alasdair Chalmers MacIntyre）认为，德性是与自然感情相关或约束自然情感的破坏作用的个人心理气质。这一论断深刻地揭示了心理学与伦理学的内在关联。一个只认识外在善的社会，竞争是唯一最具有导向性质的社会现象，它只能够带来心理的不平衡，在过度竞争的社会很难达到真正的和谐。好的道德总是与好的心理状态相连的。好的道德（美德）往往是以好的心态为其表现形式，心理的扭曲状态不可能是美德的表现形式。具有崇高道德水准的人倾向于自发地做善事，做善事的心理活动一定是愉悦的、快乐的、幸福的。例如，具有美德的医师主动为患者提供帮助，一定是内心愉悦，主动奉献，并在为患者服务的过程中体现人生价值和意义，感受内心的平衡，享受由此带来的愉悦、幸福和快乐。否则帮助别人只是出于强迫的心理，出于客观的要求，属于不得不去做的行为，扭曲的心理则不会在这一过程中体验幸福快乐，做自己不快乐的事情不符合美德的标准。做此类事情或许出自责任和义务，或许出自于伪善，而不是真正的善。从伦理学视角看，善的行为举动应发自于良好的心理状态，美好心理状态促使人行善，行善是美德与心理平衡的一致性。从美德论的视角看，使行为者产生行为动机的东西，就是该行为者认为有道德价值的东西。从心理学视角看，使行为者产生行为动机的东西，一定是能够满足某种心理需求的东西。心理学上的健康人格与美德论伦理学所关注的人的道德的培养是一致的。

医学伦理学与医学心理学的关系，还可以从两个学科的互助互促的关系得到说明。医学伦理规范与高尚的职业道德情操有利于良好的心理环境的营造，而优良的心境也有利于培育高尚的医德精神，忧郁的、焦虑的、苦闷的心理情绪，是难有良好的道德表现的；许多实践还表明，伦理学常常能促进对心理活动的反思、评价和限定。当人们某些心理活动出现时，自然而然地要思考这些想法是否符合道德，是否可能对他人带来伤害，是否有损自身的人格，并视其情况决定抛弃、限制或给予修正；在心理咨询和心理治疗的实践中，良好的道德情操和伦理规范，能有助于增进患者的信任，提高心理咨询和治疗的效果；医学心理学同样也是医学伦理学最好的伴侣。在伦理发挥作用的场域，随处可见医学心理学的踪迹。医学伦理学的实践和诸多规范，如患者在入院或某种手术开始前医师与患者的交谈及随之履行的知情同意手续，其重要目的就是创造良好的心理情绪，让患者放心地接受治疗；其他如医护人员的种种人文关怀，医师通过语言、体态、手势、表情传达给患者的关爱和鼓励，施之重危患者的舒缓医疗的种种措施，实际上都是通过影响患者的心理发挥作用的。

医学伦理学与医学心理学的内在联系及其互助互动关系的揭示，为这两个学科的深入研究和纵深发展，拓宽了视野，开辟了新径；对了解医学伦理学在医疗卫生保健服务的实践中发挥作用的心理机制，对如何为医学伦理学在医务人员中落地生根创造良好的心理环境，对如何为通过营造良好的心态环境培育和谐的医患共同体，都有十分重要的意义。

（王洪奇）

jīngshén fēnxī lúnlǐ

精神分析伦理（ethical issues in psychoanalysis） 精神分析疗法实践中的伦理要求。传统意义上的精神分析是 19 世纪后期到 20 世纪初由奥地利精神病学家和心理学家西格蒙德·弗洛伊德（Sigmund Freud）首创，是一种逼近人的内心世界、探究心理障碍、开展心理治疗的有效方法。精神分析假定大量的精神活动都是在潜意识层面进行的，因此，要理解人就需要翻译和解释那些外在的、表露的或者行为中体现的潜意识意义。

概述　弗洛伊德创立的精神分析学人格理论，包括人格结构、人格动力、人格发展等。精神分析是一种针对儿童、青少年和成年人情感或精神异常患者的治疗方法，其目的是减轻患者的痛苦和无助，增强人格成长和心理发育过程的自主性。后由卡尔·古斯塔夫·荣格（Carl Gustav Jung）、阿尔弗雷德·阿德勒（Alfred Adler）、亚伯拉罕·哈罗德·马斯洛（Abraham Harold Maslow）等发展出新的学派，包括行为治疗、人本主义治疗、小组治疗等。精神分析与心理治疗的发展，主要由3部分专家组成：精神病学家、临床心理学家和临床社会工作者。

传统的精神分析重点关注下列潜意识的影响，诸如：压抑冲动、内在冲突、童年心灵创伤等。传统精神分析的主要依据是幼儿性欲概念、恋母情结、本能理论、快乐原则和现实原则，心理的本我、自我、超我三重划分，以及神经过敏性反应在焦虑和防御机制的中心地位。精神分析治疗方法通过采用人格改造的方法治疗疾病。作为一种类型的治疗方法，精神分析主要应用于精神神经疾病的治疗领域。

约翰·C. 洛克（John C. Ruch）致力于发展新的精神分析，认为精神分析师不仅仅应在医院治疗心理疾病，而且一些精神分析应超越传统医疗的限制，走出医院，致力于分析产生心理问题的原因，预防和减少心理疾病的发生。新精神分析具有以下特征：不再以泛性论的观点解释心理异常的原因，不再把童年时期的经历看作成年后行为问题的决定性因素，不再以潜意识作为解释一切心理异常的基础。

伦理原则　①尊重人权和人的尊严的原则。由于在精神分析师和患者之间存在巨大的心理差异，特别是在针对儿童的精神分析案例中，如果忽略了对于患者及其家庭的尊重，或者怠慢、虐待、苛待他们，将使患者整个家庭蒙受耻辱，从而对双方产生不良影响。因此制定和遵守精神分析伦理规范十分必要。②知情同意原则。精神分析治疗应在精神分析师与患者或其父母、监护人充分沟通，并取得同意的情况下才可以进行。在最初的咨询阶段，治疗协议的各个方面都应该与患者或其父母、监护人认真讨论。由第三方支付治疗费用时，存在的问题也应该讨论清楚。③非歧视原则。由于患者的特殊性以及心理疾病的特殊性，精神分析师应在工作中尽力消除因疾病、年龄、残疾、民族、种族、性别、宗教、性取向或社会经济状况等方面的差异而导致的歧视现象，也应注意不能因遗传因素影响而导致对于患者家庭成员或整个家族的歧视。④尊重隐私和保密原则。精神分析师应尽量避免在公共场合发表有关治疗精神疾病的详细信息，对一切可识别患者个人身份资料的诊疗信息保密。即使是法律允许泄露相关信息，精神分析师也应该尽量减少信息的泄露量。未经患者个人、患儿父母或监护人的知情同意，精神分析师绝不与第三方（如保险公司等）分享处于保密状态的患者信息。对有证据表明极有可能对患者本人、对第三方造成人身伤害或对社会造成危害且这种情况迫在眉睫的患者，对有证据表明的重症抑郁症有自杀倾向的患者，对患有严重的自残或自杀念头的儿童患者，除采取适当的措施预防外，还应告知其父母或监护人，并根据需要，按照当地的法律规定报告给当地的相关政府部门。上述种种情况下，不履行对患者的保密义务符合伦理要求。⑤有利/无害原则。绝不做故意伤害患者的事情，尽力将接受精神分析而给患者造成的精神、肉体以及经济上的伤害减到最小，使患者本人的利益最大化。由于精神疾病的特殊性，精神分析师与患者以及患者监护人之间的谈话所使用的语言要格外注意，诊断结论要慎重。对于潜在的伤害，精神分析师应制定相关预案及补救措施。同时，杜绝开大处方，要尽量减少患者的治疗费用。⑥多学科协作原则。精神疾病往往有躯体症状，属于身心综合疾病；很多精神疾病患者伴有吸毒、性乱、施暴、受虐等行为。精神分析师应根据患者情况考虑多学科综合治疗，必要时考虑社会工作者、法律工作者等相关部门和单位人员的介入。⑦正直守信原则。精神分析师在对待每一位患者都应做到正直守信，恪守职责，努力诊疗，提高患者福祉。精神分析师以及见习人员应熟悉伦理规范以及相关的执业要求，加强与伦理工作者沟通与合作。⑧遵守学术规范和法律法规原则。精神分析师公开展示或者提交给学术刊物发表的材料和数据应力求真实，切忌伪造、篡改、剽窃；临床资料用于展示或者学术刊物发表之前必须去标识，充分保护患者的个人信息不被泄露；不得误用患者的病史资料，避免误导同事得出错误的学术结论；遵守国家和地方的法律法规，遵守相关组织机构和专业学会的有关规定，确保患者的权利受到尊重，确保患者的治疗记录以及相关病史资料不落入第三方手中；将提升患者的福祉放在首位，增强和改进大众福利，提升精神疾病患者以及所在社区无医疗保险人员的生活质量。

（王洪奇）

yīxué lúnlǐxué yǔ yīxué rénlèixué

医学伦理学与医学人类学

（medical ethics and medical anthropology） 阐述医学人类学与医学伦理学的内在联系及医学人类学对于医学伦理学的影响。医学人类学从生物学和社会文化的角度研究人类的疾病和保健问题及其生物学因素的社会文化因素的相互关系，为医学伦理学展示了新的研究视角，开辟了新的视野。

概述 医学人类学是人类学的分支学科，它建立在社会、文化、生物学，以及语言人类学的基础之上，医学人类学研究决定身体健康与完好状态的影响因素，研究疾病的经历与分布，研究疾病的预防与治疗、痊愈过程，研究诊断治疗过程中的社会关系，以及在多元化的（如中医和西医的）医疗体系中文化因素的重要作用。

医学人类学的发展可以追溯至人类学的初始阶段，20 世纪四五十年代由于社会流行病学的研究，西方国家将健康和医疗保健加入到社会问题研究的系列当中，医学人类学得到了进一步的发展。第二次世界大战后随着国际公共卫生运动的社会化不同民族和文化的加速融合推动了医学人类学的巨大发展。经过一系列的研究

和应用，包括威廉·考迪尔（William Caudill）的《医学应用人类学》、斯科奇（Scotch）的《医学人类学》，还有霍契斯特拉塞（Hochstrasser）、塔普（Tapp）、费布雷加（Fabrega）、利班（Lieban）等提出一系列的关于医学人类学的理论，这些理论促使了医学和人类学充分结合，并且产生了其派生学科也就是医学人类学，直至 20 世纪 60 年代其作为人类学的分支学科得到了正式承认。

相互关系 传统的医学伦理学，作为哲学的分支学科，采用分析哲学的方法，以伦理学基本原则为论证出发点，对生物医学领域所存在的问题做分析批判。医学人类学的学者认为这一研究方法存在严重缺陷，没有充分考虑文化、历史、社会、经济、政治等因素对于健康及疾病的影响，因此哲学的分析方法应该转向经验研究。这一观点获得医学伦理学学者的关注，并被引入相关研究领域，被称为医学伦理学的经验转向。

此外，在医学伦理学和生命伦理学传统的研究领域内部也出现了不同的声音，由于强调理性而被称为过于"男性化"的康德主义的研究方法受到了来自于女性主义道德哲学的挑战，关怀论道德哲学成为分析哲学的重要补充。女性主义道德哲学采用具有叙事方法、强调关怀、突出个体性、注重情感等特征，在分析问题的过程中会考虑文化、经济、政治、历史、社会以及与个人的关系等特殊境况，因此具有境遇论和伦理相对主义的特征。

从某种程度上看，人类学与医学人类学是双方进入对方的研究领域，刊物和学术会议在其中起到了重要的推动作用。人类学

工作者对于健康与医疗相关伦理问题进行文化层面分析，对于医学伦理学的发展演变，包括医学伦理学的概念、理论框架，以及对医学伦理学的理论运动、医学伦理学与生命伦理学的关系等问题进行了深入研究。有学者认为，人类学在四维度上影响医学伦理学：对于医学伦理学困境的语境本质的认知，道德体系的文化根基研究，文化多元化对于医学伦理学的影响，医学伦理学作为一种文化现象的反思。人类学家注意到，进入医学伦理学和生命伦理学研究领域的不只是人类学；人类学的引入，也并不能解决医学伦理学所面对的一切伦理问题。

人类学认为文化具有某种程度的内在一致性。人类许多行为方式以及习俗的形成模式及其相互关系形成了文化的多样性。当进入对于道德行为的研究领域时，人类学假定道德困境的解决不能与内在的政治、经济、文化、社会、本体分离。人类学认为医学伦理学应该注重经验层面的研究，认为人类学研究通常使用的质性研究方法、民族志的研究方法，对于医学伦理学研究与发展都具有重要的价值。人类学家认为，道德议题更多的是人们在那里讨论他们自己所面对的道德问题，而不是在讨论伦理学的原理、原则或者准则。通过参与者用他们自己的话语讲出来他们的关切，人类学可以提供很好的研究方法——医学伦理学需要做得更多的事情只是倾听。

不同于伦理学的哲学分析方法，人类学方法侧重于观察问题，将伦理问题看作是文化构成，看作是连续不断地演进的过程。文化建构方法也可以应用于研究医学伦理决策过程。这一决策过程

不是在与外界隔绝的情况下作出，而是在日常活动和社会关系的文本中作出的决策。人类学认为伦理决策的过程不能仅仅从动机、行为和结果去考虑，还应该关注患者生活的文化环境和文化群体，将伦理议题放在这一语境中去审视，经济、法律、政策、文化、社会等因素都对伦理决策产生影响。

人类学的引入扩展了比较伦理学研究的视野，将文化变迁理解为人们道德行为和伦理决策变更的重要因素。如对于死亡的看法、对于正常与异常的认知、对于常态与变态的界定等都与文化变迁有关。人类学的引入使特定文化语境中的伦理议题能够翻译成为被另外一种文化语境理解的伦理议题，并使西方语境下的医学伦理学更容易移植到其他文化语境之中，因此而具有"跨文化塑造力"。

医学人类学将医学放在人类不同文化背景下作为研究对象。从人类学的角度来看，医学是一种文化现象，医学可以划分为大众医学、系统医学（民族医学）、生物医学等不同的医学门类。从民族和文化的观点出发，医院、精神病院、卫生保健机构和公共卫生事业等医疗结构都是应用医学人类学的研究领域。目前，医学人类学成为人类学研究的重点领域，研究的问题主要包括：医学知识与医疗关怀的系统发展；医患关系；不同文化环境中的医学体系的融汇与整合；社会、环境和生物因素对于个体和整个群体的健康与疾病的相互影响；生物医学与生物医学技术对非西方国家所产生的影响。热点研究课题还包括暴力与社会灾难，其他的研究课题还包括生理和心理伤害以及痛苦的经历对于个体和社

会的影响，以及文化精神病、跨文化精神疾病或民族精神病等。

按照一些学者的理解，医学人类学的研究领域包括：生态学层面的"适应与适应不良"与健康问题；大众健康文化与当地保健实践；身体发育过程的当地理解；改善体质的计划与体质状况评价；对于危险、易受伤害和对于疾病和健康的责任与义务的理解；人类行为、文化规范和社会机构等不同的维度对于风险的防护措施；预防与减少健康损伤的实践措施；患病经历与病态社会关系；健康、营养与保健变迁的影响因素分类；民族医学、多元化的治疗模式以及治疗过程；临床互动的社会组织形式；文化与历史条件下的医学实践与政策；现代性、殖民时期与后殖民时期社会形态语境中的医学实践；药物与生物技术形态的使用和说明；健康与医疗的商业化与商品化；疾病分布与健康差异；政府与私人健康保险资源的区别使用和可及性；健康保险条款的政策与经济；传染病、母婴传染疾病、慢性病与营养不良状况，以及暴力的政策与生态；批判性约束与临床适当应用人类学的可能性研究等。医学人类学的上述种种研究，给医学伦理学带来新的启示。

医学人类学为医学伦理学研究提供了一个新的视角。这两个学科的共同点是都研究人。医学人类学研究人种和人类，医学伦理学研究具体的现实社会的人和人群。可以把人的道德情操看作一种社会和文化现象，由此审视不同社会和文化背景下的医学伦理学理论，在大的人类文明史跨度上审视医学伦理学理论范式的合理性以及历史局限性。

（王洪奇）

jūnshì yīxué lúnlǐ

军事医学伦理（military medical ethics）

战伤救治、战俘医疗、军事医学研究、高新医学技术在军事上的应用等军事医学实践应遵循的伦理规范。军事医学伦理是医学伦理的一个特殊分支，是军事伦理和医学伦理之间的交叉互叠。

概述 军事医学伦理思想萌生于古代作战之中，《吴越春秋》中记述"士有疾病不能随军从兵者，吾予其医药，给其糜粥，与之同食"。体现了对患者的人道关爱。随着近代医学的发展，伤员分类概念开始引入到军事医学活动之中，拿破仑的首席医官吉恩·拉瑞（Jean Larrey），将以前不管伤势轻重先救军官和领导的旧规则摈弃，改为优先对伤势最重的伤员进行在救治。克里米亚战争中，弗罗伦斯·南丁格尔（Florence Nightingale）首次在西方军队中引入女护理人员，为士兵提供最基本的医疗护理关怀。然而，直到第二次世界大战中德国和日本纳粹军医对军事医学的滥用，才引发了人们对于军事医学伦理的深刻思索。1933年1月30日，阿道夫·希特勒（Adolf Hitler）成为德国总理，开始推行"种族卫生"政策，制造了医学史上人体试验的悲剧。这些试验包括活体试验、疫苗试验、外伤试验、低温试验、海水试验、绝育试验等。"种族卫生"政策残酷杀害了约600万犹太人、吉卜赛人和残疾人。与此同时，日本军国主义则在中国东北等地公然进行了灭绝人性的细菌武器试验。1933年，日本在哈尔滨秘密组建"关东军防疫给水部"，即日后臭名远扬的731部队。随后，在长春组建了100部队、在南京组建

了 1644 部队等多支细菌部队。并在中国湖南、浙江等地发动了细菌战。第二次世界大战后，随着对纳粹军医的审判，引发了人们对军事医学发展的本体反思。人们认识到对于军事医学的发展必须给予严格的道德限制，只有这样才能确保军事医学发展沿着正确的轨道前行。《日内瓦公约》《纽伦堡法典》《赫尔辛基宣言》《生化武器宣言》等国际伦理法典的相继出台，为军事医学活动提供了伦理指导。2001 年 "9·11" 事件之后，新的反恐战争的兴起引发了大量的军医伦理问题。2004 年 8 月，英国著名医学杂志《柳叶刀》（The Lancet），刊登了美国明尼苏达州大学伦理学教授史蒂文·迈尔斯（Steven Miles）的一篇文章，题目叫《阿布格莱布：军事医学的缺憾》，文章揭露了美军阿布格莱布监狱中医师参与的虐囚事件。围绕军事行动中医师的道德选择，美国政界、军方、医务工作者、学术团体形成了广泛的讨论与争议。现实的需要使军事医学伦理研究在西方骤然成为一门 "显学"。2003 年美军卫生部办公室、沃尔特里德军事医学中心波尔登协会、国防科大联合出版了《军事医学伦理》（Military Medical Ethics），这是目前美国系统构建军事医学伦理体系，进行军事医学伦理教育的权威教科书，又被美军军医称为处理有关战场医学伦理问题的 "红宝书"。与国外相比，国内军事医学伦理研究起步较晚，其概念沿革经历了军队医德学、军医伦理学、军事医学伦理学 3 个阶段。近年，随着多样化军事任务的兴起与发展，军事医学在完成多样化军事任务中的地位日益突显，军事医学伦理学作为一门应用伦理学在中国正逐步兴起发展。相关学者主要关注了战争行动和非战争军事行动中的医学伦理问题，如战争行动中的伤员检伤分类、战地安乐死、战场器官移植、战斗应激反应、战俘生命权益、防生化疫苗使用，非战争军事行动中的军事医学科研、公共卫生事件、国际医疗援助等，都被纳入了军事医学伦理的研究视野。

伦理争议 军事医学伦理与一般医学伦理相比，具有如下四个方面的特殊伦理争议。①医学目的和军事目的的矛盾。战场上医师救治了伤员，也就实现了战斗力的再生，此时，军事目的与医学目的的二者是统一的。但是，在有些情况下二者却是对立的，如某些提升士兵作战能力药物的研发与运用，它满足了军事需求，却危害了士兵的身体，违背了医学的初衷。这样的双重目的，就直接构成了军事行动中医师道德选择的 "二律背反"。②道德主体的医师同时又是军人的身份冲突。军医是服从命令、听从指挥，还是遵循一名医师的道德标准救治伤员？这种双重身份的结构，构成了军医伦理困惑的直接来源。比如，当指挥员命令军医上战场杀敌时，军医应该做何选择？③军事医学服务对象差异带来的医学平等与公平的困惑。军事医学活动中道德客体是所有伤员，但是伤员的成分与结构却是多元复杂的，既可以区分为己方伤员、友邻伤员、平民伤员和敌方伤员，又可以区分为指挥员和战斗员，其身份的差异往往会对医学救治和伦理选择带来很大的影响。如在战场上，指挥员往往优先于战士，己方伤员优先于敌方伤员和战俘。④医学伦理原则与军事伦理原则的叠加。对于军事医学伦理关系所进行的道德调控，既要遵循医学伦理学的一般准则，又要兼顾军事伦理学的道德要求，并且在很大程度上军事长官的意志将直接影响道德的选择，因此，其道德调控是错综复杂的。依据何种标准行事，有时军医难以作出客观公正的判定。

伦理原则 ①战地医务人员中立的原则。日内瓦第 1、2 公约确立了战地医务人员中立的重要原则，要求战地医务人员抛开一切歧见，抢救受伤的敌我双方武装人员及其他有关人员。作为回报，公约给予战地医务人员以非武装人员的待遇和保护，对军用医疗点、医疗船、医务飞机及医疗设备提供特殊尊重和保护，免予遭受攻击。作为战场救死扶伤的医务工作者，首要的医学伦理原则是抢救一切生命，不管伤病者是敌方还是我方。②军事医学人体试验自愿和知情同意的原则。《纽伦堡法典》和《赫尔辛基宣言》确立了无论在战时还是平时，对所有参与人体试验的人而言，自愿和知情同意是绝对的前提。并且进行人体试验必须有利于社会，必须有动物实验的基础，必须力求避免肉体和精神上的损伤和痛楚等。③保护战俘健康权益原则。日内瓦第 3 公约明确规定："战俘在任何时候均须受人道的待遇和保护，不得对战俘加以肢体残伤或任何医学或科学试验"；"不得施以肉体或精神上的酷刑或以任何其他方式来获得任何情报"；"战俘的住宿、饮食及卫生医疗等应得到保障"。这一公约还有专门的战俘 "卫生与医药照顾" 一章。1975 年 6 月世界医学会的《东京宣言》再次强调 "在任何情况下，包括武装冲突和国内冲突中，医师都不能支持、宽恕或参与拷打或任何别的可耻行径。"④医师不得参与研制和开发生化武器原则。1990年第42届世界医学会针对越来越多的医师参与生化武器研制的现状发表了《生化武器宣言》。该宣言开宗明义道："参与研制和开发生化武器的医师是不道德的，因为医师的职责仅仅是提供健康关怀。"

（杨　放　常运立）

zhànshāng jiùzhì lúnlǐ

战伤救治伦理（war wound cure ethics）

战场中对作战受伤和生病人员（包括心灵上、肉体上、精神上的伤病人员）救治时应遵循的伦理规则。战争境遇的特殊性，使得战伤救治不同于普通的医疗实践和医疗活动，军医面临着普通医师所不曾面临的诸多伦理问题和道德困惑。

概述　战伤救治在古代战争中早已有之，最早的雇佣兵与雇主的协议中（公元前3世纪末拜占廷帝国时期）写道："战场上必须有优秀的医生，他要熟悉缝合伤口、拔出投射物。"但是，古代战伤救治思想并不是起源于医学人道关爱，而是通过医学干预减少疾病与治疗伤员，从而保持军队的战斗力。直到16世纪，文艺复兴在欧洲的广泛兴起，人文理念逐步渗入到军事医学活动之中，才萌生了在战场上对所有伤员进行人道关爱的思想。1552年梅兹之战中，指挥官首次对俘虏表现了普遍的人道主义。吉斯公爵（Duc de Guise）并没有烧死患病的俘虏，而是把他们送入医院进行治疗。吉斯公爵的例子促进了战时对待伤员的变革，为其他军队逐渐采取的人道主义救治树立了榜样。19世纪下半叶，人道救治思想才作为一条永恒的战伤救治原则，为各国军队所普遍接受

与遵从。1859年瑞士商人亨利·杜南（Henri Dunant）目睹了索尔费里诺战役尸横遍野、血流成河的悲壮场面和上千名奄奄一息伤员等待求助的惨痛景象。1862年杜南出版了《索尔费里诺回忆录》一书，书中提出了两个设想：一是在各国设立志愿伤兵救护组织，平时开展救护技能训练，战时参与战场救护；二是制定一份国际公约，保护各国军队医务人员和伤兵救护组织人员在战场上开展救护工作。1863年由16个国家代表参加的私人委员会在日内瓦召开了会议，提议成立国家救护协会并请求政府给予支持与保护；1864年，瑞士联邦委员会在日内瓦召开了外交会议，起草了《改善战地武装部队伤者境遇之日内瓦公约》。根据1863年会议决议并以《日内瓦公约》为基础，"国际红十字会"的人道组织逐渐发展起来，之后，许多国家立刻成立了红十字会，并以"人道、平等、博爱"作为其根本宗旨。各国红十字会或红新月会和随后逐步形成的以《日内瓦公约》及其附加议定书为核心内容的国际人道法向世人发出了人道的呼吁，同时也将人道确立为战伤救治的根本原则。

伦理争议　战伤救治伦理既有传统意义战场上存在的伦理问题，也有现代战争中才逐步为人们认识和感知的道德争议。①伤员检伤分类中优先治疗之争。伤员检伤分类是指战争中根据战场军事需要和病员的抢救价值，对伤病员进行筛选、分类，而后确定先后救治程序，以确保最有效地利用医疗人员和医疗设备。第二次世界大战时，青霉素刚刚被发明，资源非常有限，在战事吃紧的情况下，青霉素首先保障的

并不是那些使用后就可活命的士兵，而是那些染上性病的战士，因为他们被治疗后，立即可以重返战场，形成战斗力。1991年海湾战争时，参战的600名美国军医中，22%的人认为应不顾伤情，美军士兵优先治疗。伤员检伤分类的合理性遭到了人们的广泛质疑，围绕谁对医疗资源享有支配权，谁最先被救治等问题，强烈要求医疗机构对此作出合理的回答。②战俘健康与医疗权益之争。战俘是指战争或武装冲突中被交战对方所俘获的合法交战人员。《日内瓦公约》明确规定："战俘在任何时候均须受人道的待遇和保护，不得对战俘加以肢体残伤或任何医学或科学试验"；"不得施以肉体或精神上的酷刑或以任何其他方式来获得任何情报"；"战俘的住宿、饮食及卫生医疗等应得到保障"。但在实际战争状态中，战俘的医疗权却难以得到保证，为获取情报军医参与审讯、虐待战俘的情形时有发生，甚至出现军医利用战俘为受试对象进行的活体试验。③战地安乐死能否实施之争。战争造就了大量不能迅速死亡但也毫无生还希望的伤病员，为摆脱痛苦和可能的潜在威胁，伤病员和指挥员心中就萌生了加速死亡的想法，这就是战地安乐死的雏形。战地安乐死是伴随战场医疗实践由来已久的问题，也是战伤救治中一直争议不定的问题。④疫苗使用知情同意之争。如何应对核生化武器的杀伤，进行有效防护，军医在积极研究应对措施的同时，与此相关的伦理问题也时刻困扰着军医的选择。第一，疫苗使用的真实效果难以知晓，核生化防护药物和疫苗的安全与效益长期以来一直缺乏有效的保障。第二，战场

疫情并不明了，直接影响疫苗使用的选择性。第三，战士对强行注射疫苗极为反感。以"个体防护"和"保存与储备战斗力"为由强行注射防生化疫苗将严重地违背战士的自主权和同意权。⑤战斗应激人员伤病身份认定之争。战斗应激反应指军人在严酷的战争环境下，出现的生理、心理、精神的异常反应。现代战争中，随着对战斗应激认识的不断加深，与之相关的伦理问题日益突显，突出表现为能否将战斗应激反应者视为完全的患者将其撤离战场，还是将其保留在战场中继续作战。

伦理原则 战争救治有着独特的职业道德和伦理原则。①尊重、敬畏所有伤病员的生命和人格。必须要尊重伤病员的生命，不拿生命作儿戏或草菅人命，尊重伤病员的生命价值。同时，必须要求尊重伤病员的人格，绝对不能冷嘲热讽和歧视他们，尤其是对敌国伤病员。更需要尊重伤病员的权利，军医应尽力满足与维护伤病员平等的医疗权利，获得医疗信息的权利，知情同意的权利，要求保守秘密的权利，因病获得休息和免除社会义务的权利，对军医监督的权利。②公平、正直地对待每一位伤病员。公正性原则要求军医在具体医疗实践中必须做到平等待患、公平使用医疗资源。平等待患指伤病员无论官兵、敌军、平民，不分民族、国别、信仰、党派、职务，在社会地位、人格尊严、健康权利上相互平等，均给予公平、正义的关怀，不歧视任何患者。公平地使用医疗资源是指既要考虑到现有伤病员的医疗需求，又要考虑到后继伤病员和潜在伤病员的医疗需求；既要考虑到单个重伤员

的医疗需求，又要考虑到团体轻伤员的医疗需求；既要考虑到小范围、小团队、小时段的医疗需求，又要考虑战斗态势和战争状况发展下的整体医疗需求。③注重救治效益，优化医疗资源。以最小的代价获取最大效果的救治决策，效益性原则的基本信条是"最大多数人的最大幸福是正确与错误的衡量标准"，它注重医疗行为本身的社会价值和群体受益，对战伤救治效益的衡量要兼顾伤病康复和战斗力生成的双重效益标准。

（杨 放 常运立）

shēngwù kǒngbù zhǔyì

生物恐怖主义 （bioterrorism）

基于某种政治和军事目的，有意释放或传播生物制剂，以达到引起人心恐慌、社会动乱之目的。除有组织发动外，生物恐怖主义与其他类型的恐怖主义最大不同之处在于，它可以不通过任何组织而由个人发动攻击。与化学武器一样，生物武器被形容为"穷的原子弹"，恐怖组织不必建造大型工业水平的实验室就可小规模地生产生物武器，从而造成可怕的后果。生物恐怖主义正成为人类最大的威胁之一，如何有效地防范生物恐怖主义，已成为世界各国政府和军队普遍关注的焦点。

历史 用生物战剂作为武器打击对手的概念可以追溯到古罗马、古希腊和波斯文明时代及中世纪时代。那时人们以为疾病与恶臭气味及其播散有关，故在战争中将腐败有恶臭的动物尸体扔入水中，企图通过污染对方饮水系统而导致对手患病。12世纪意大利人巴巴罗沙（Barbarossa）甚至用腐败的人尸体污染敌方饮水源。14世纪，鞑靼人在围攻乌克兰费奥多西亚时，把患鼠疫死亡的己方战士尸体扔入城中，导致

城内鼠疫暴发，最终防守被突破。1976年，英国殖民者入侵美洲印第安部落，把带有天花病毒的毯子和手帕送给北美印第安人，结果引起天花流行。真正研制和使用微生物作武器，始于第一次世界大战。1917年，德国特工在米索不达米亚，用炭疽杆菌感染了法国军队的数万头军用骡子和马匹，严重影响了法国军队战斗力。第二次世界大战时，从1935年开始，侵华日军部队在中国东北地区，大肆生产鼠疫杆菌、炭疽杆菌、霍乱弧菌、伤寒和副伤寒沙门菌、痢疾杆菌，并在浙江宁波、湖南常德等地发动了生物战，造成中国军民大批死亡。1950~1953年，侵朝美军多次使用生物战剂攻击朝鲜和中国军队。1980年苏联使用生物战剂攻击了阿富汗。1987~1988年，伊朗使用生物战剂攻击了境内的库尔德族人。1995年奥姆真理教在日本东京地铁施放神经毒气，造成12人死亡，数千人受伤；并同时在东京8处地点播撒了炭疽杆菌。"9·11"事件不久后2001年10月2日，美国佛罗里达州卫生署及州管辖的西棕榈滩卫生署接到博卡莱顿小城可疑炭疽首例报告，其后在美国纽约、哥伦比亚特区、新泽西州、康涅狄格州也相继发现炭疽病例，最终确认病例总数为23例，死亡5例。

特点 ①致命性、传染性强。一旦发生病例，易在人群中迅速传染流行，造成人员伤亡，甚至造成社会恐慌。②面积效应大。现代生物武器可将生物战剂分散成气溶胶状达到杀伤目的。这种气溶胶技术在适当气象条件下可造成大面积污染。③危害时间长。在适当条件下，有的致命微生物可以存活相当长的时间，如Q热

病原体在毛、棉布、土壤中可存活数月，球孢子菌孢子在土壤中可以存活 4 年，炭疽杆菌芽胞在阴暗潮湿土壤中甚至可存活 10 年。④难以发现。生物战剂气溶胶无色、无味，不容易发现，若在夜间或多雾时偷偷使用就更难及时发现。生物武器的运用给人类带来了严重罪恶，其强烈的反人道、反人性性质，引起了世界人民的极端愤慨。因而被列入禁止和谴责之列。

应对措施 为应对生物武器和生物恐怖主义对人类造成的伤害。第一次世界大战后，1925 年在日内瓦讨论禁止生化武器国际会议上，各国接受了波兰关于"禁止使用细菌作战方法"的提案。签署了《禁止在战争中使用窒息性、毒性或其他气体和细菌作战方法的议定书》（简称《日内瓦议定书》）。1929 年，时任国民政府代表中国加入《日内瓦议定书》，新中国成立后，中华人民共和国于 1952 年承认《日内瓦议定书》。在《日内瓦议定书》的基础上，1975 年国际社会签署了《禁止发展、生产及储存细菌（生物）及毒素武器和销毁此种武器公约》，即《禁止生物武器公约》，共 15 条，主要内容是：缔约国在任何情况下不发展、生产、储存、获取除和平用途外的微生物制剂、毒素及其武器；也不协助、鼓励或引导他国取得这类制剂、毒素及其武器；缔约国在公约生效后 9 个月内销毁一切这类制剂、毒素及其武器；缔约国可向联合国安理会控诉其他国家违反该公约的行为。同时，《禁止生物武器公约》也认识到因生物技术的发展，生物威胁的危险性不断增加，如针对特定人群的 DNA 技术、转基因食品安全、有害生物入侵等。目前《禁止生物武器公约》已成为国际社会共同应对生物恐怖威胁的有力武器。中国自 1984 年加入该公约以来，一贯以积极务实的态度参加《禁止生物武器公约》审议大会、缔约国年会和专家组会议，有力维护了国家利益，对外树立了负责任大国的形象，对内促进了生物安全领域的长足发展。2002 年 5 月，世界卫生大会通过了《针对危害人类健康的生物、化学及放射性物质的自然发生，事故性泄出，或蓄意利用的全球预警应对计划》，将反生物恐怖主义纳入到全球疾病流行预警与应对体系，有重点地监控一些与生物制剂相关，并可能被用于生物恐怖主义的病原体。

（杨　放　常运立）

索　引

条目标题汉字笔画索引

说　明

一、本索引供读者按条目标题的汉字笔画查检条目。

二、条目标题按第一字的笔画由少到多的顺序排列，按画数和起笔笔形横（一）、竖（丨）、撇（丿）、点（丶）、折（乛，包括丁乚𡿨等）的顺序排列。笔画数和起笔笔形相同的字，按字形结构排列，先左右形字，再上下形字，后整体字。第一字相同的，依次按后面各字的笔画数和起笔笔形顺序排列。

三、以拉丁字母、希腊字母和阿拉伯数字、罗马数字开头的条目标题，依次排在汉字条目标题的后面。

七　画

八　画

九　画

十　画

条目外文标题索引

内 容 索 引

说　明

　　一、本索引是本卷条目和条目内容的主题分析索引。索引款目按汉语拼音字母顺序并辅以汉字笔画、起笔笔形顺序排列。同音时，按汉字笔画由少到多的顺序排列，笔画数相同的按起笔笔形横（一）、竖（丨）、撇（丿）、点（丶）、折（乛，包括丁乚𠃊等）的顺序排列。第一字相同时，按第二字，余类推。索引标目中夹有拉丁字母、希腊字母、阿拉伯数字和罗马数字的，依次排在相应的汉字索引款目之后。标点符号不作为排序单元。

　　二、设有条目的款目用黑体字，未设条目的款目用宋体字。

　　三、不同概念（含人物）具有同一标目名称时，分别设置索引款目；未设条目的同名索引标目后括注简单说明或所属类别，以利检索。

　　四、索引标目之后的阿拉伯数字是标目内容所在的页码，数字之后的小写拉丁字母表示索引内容所在的版面区域。本书正文的版面区域划分如右图。

a	c	e
b	d	f

A

阿尔茨海默病（Alzheimer disease）　112b

癌症告知与同意（truth-telling and informed consent of cancer patient）　155a

癌症诊治伦理（ethics of cancer diagnosis and treatment）　153d

艾滋病防控伦理（ethics of prevention and control of AIDS）　457c

安乐死（euthanasia）　308c

安乐死运动（euthanasia movement）　311e

安宁疗护（hospice）　318e

安慰剂对照试验（placebo-controlled trial）　393d

B

保护性医疗（protective medicine）　131a

保密（confidentiality）　101a

避孕（contraception）　269d

边缘环路阻断术　136e

变性手术（sex revision surgery）　374f

濒死（near death）　297c

并购　450c

病人（patient）　73b

病人家属权利（patient's relatives rights）　77a

病人权利（patient's right）　73f

病人权利运动（patient right movement）　75c

病人义务（patient's obligation）　77e

病胎淘汰（feticide）　278c

不伤害（non-maleficence）　32b

不予复苏（do-not-resuscitate，DNR）　125a

不自愿安乐死　313b

C

残疾（disability）　109d

残疾人保健伦理（ethics of disabled person's healthcare）　468d

草泽医　63f

长期照护（long-term care）　467a

成年礼　368d

成瘾（addiction）　470e

诚信关系　82d

痴呆（dementia）　111c

痴呆综合征　111c

持续治疗　467a

持续治疗（persistent therapy）　129e

传染病防控伦理（ethics of prevention and control of infectious disease）　456c

传染病科伦理（ethics of infectious diseases）　174d

粗守仁义（strire follow）　414e

存理去欲（keep reason and eliminate desire）　415b

D

大医精诚（great doctor）　413f

代理决定　98e

代理同意（proxy consent）　98e

代孕（surrogacy）　258c

拉丁字母

阿拉伯数字

本卷主要编辑、出版人员

执行总编　　谢　阳

编　　审　　张之生

责任编辑　　沈冰冰　左　谦

文字编辑　　陈　佩

索引编辑　　陈振起

名词术语编辑　顾　颖

汉语拼音编辑　崔　莉

外文编辑　　顾良军

参见编辑　　徐明皓

责任校对　　苏　沁

责任印制　　陈　楠

装帧设计　　雅昌设计中心·北京